临床检验
质量控制技术

第3版

主　编　王治国

编　者（按姓氏笔画排序）

王　薇（北京医院卫生部临床检验中心）

王治国（北京医院卫生部临床检验中心）

杨　雪（上海市临床检验中心）

肖亚玲（北京协和医学院研究生院）

张传宝（北京医院卫生部临床检验中心）

张建平（首都医科大学附属北京朝阳医院）

赵海建（北京医院卫生部临床检验中心）

胡丽涛（中南大学湘雅医院）

费　阳（北京协和医学院研究生院）

康凤凤（浙江省人民医院浙江省临床检验中心）

曾　蓉（四川大学华西第二医院）

人民卫生出版社

图书在版编目（CIP）数据

临床检验质量控制技术/王治国主编. —3版. —北京：人民卫生出版社,2014

ISBN 978-7-117-18855-5

Ⅰ.①临… Ⅱ.①王… Ⅲ.①临床医学-医学检验-质量控制 Ⅳ.①R446.1

中国版本图书馆CIP数据核字(2014)第063756号

临床检验质量控制技术

第3版

主　　编：王治国
出版发行：人民卫生出版社（中继线 010-59780011）
地　　址：北京市朝阳区潘家园南里19号
邮　　编：100021
E - mail：pmph @ pmph.com
购书热线：010-59787592　010-59787584　010-65264830
印　　刷：北京建宏印刷有限公司
经　　销：新华书店
开　　本：787×1092　1/16　　印张：50
字　　数：1217千字
版　　次：2004年2月第1版　　2014年6月第3版
　　　　　2019年7月第3版第5次印刷（总第14次印刷）
标准书号：ISBN 978-7-117-18855-5/R·18856
定　　价：90.00元

前言

21世纪作为“质量的世纪”，人们已经感受到发生在周围的质量的变化。ISO9000族标准2000年版，ISO/IEC 17025:2005版的颁布，对各行各业的质量管理起到了积极的作用。尤其是，ISO15189:2007《医学实验室—质量和能力的专用要求》标准已作为我国的国家标准（GB/T 22576-2008 医学实验室质量和能力的专用要求），ISO15189:2012版的颁布对临床实验室提出了更为严格的要求，而核心的工作就是临床实验室的质量控制。

自改革开放以来，我国临床检验技术有了飞速的发展，临床实验室使用了一大批各种类型的自动分析仪。但我国的临床检验质量控制技术的应用还存在着一定的缺陷，一方面是缺乏这方面的系统资料，另一方面是质量控制技术的培训教育跟不上检验技术的发展。实践证明，临床检验质量控制对保证临床检验结果的质量已起到了积极的作用。卫生部于2006年2月27日颁布了《医疗机构临床实验室管理办法》（卫医发〔2006〕73号），本书的第1版和第2版对有关室内质量控制和室间质量评价进行了系统的解释。为了更好地落实《医疗机构临床实验室管理办法》及ISO15189:2012，需要对本书中质量控制内容进行更新。

本书第1版编写内容仅21章，第2版扩编内容到27章，本版增加编写内容达到44章。并在本版中增加了临床实验室差错、标本采集、临床实验室质量指标、分析后质量指标——危急值、分析后质量指标——报告周转时间、质量控制计划、临床检验计算项目室内质量控制、临床检验批长度、分子检测室间质量评价、质量经济性分析、临床检验风险管理、POCT质量管理、临床检验的量值溯源、临床实验室信息系统。在本版中又恢复了第1版中的第十九章、第二十章和第二十一章的内容。

本书作者杨雪编写第四章、第五章，曾蓉编写第六章、第七章和第八章，肖亚玲编写第二十章，胡丽涛编写第二十四章、第二十五章、第四十三章及第二十三章中有关内容，康凤凤编写第三十章和第四十章，张建平编写第三十一章，赵海建编写第四十一章，张传宝编写第四十二章，费阳编写第四十四章。其余章节由王治国、王薇编写。康凤凤、肖亚玲对全书审核做了大量的工作。

相关章节内容还可以继续参考本作者主编的书籍:《临床检验方法确认与性能验证》、《临床检验6σ质量设计与控制》和《临床检验生物学变异与参考区间》。

本书的编写希望能对广大检验人员有所帮助,但由于本人知识、水平有限,书中难免存在缺点和错误,恳请广大读者批评指正。

编　者

2014年3月

目 录

第一章

质量控制常用术语和定义

第一节　管理术语

一、有关质量的术语

1. 质量(quality)　一组固有特性满足要求的程度。

注:①术语“质量”可使用形容词如差、好或优秀来修饰。②“固有的”(其反义词是“赋予的”)就是指存在某事或某物中本身就有的,尤其是那种永久的特性。

2. 要求(requirement)　明示的、通常隐含的或必须履行的需求或期望。

注:①“通常隐含”是指组织、顾客和其他相关方的惯例或一般做法,所考虑的需求或期望是不言而喻的。②特定要求可使用修饰词表示,如产品要求、质量管理要求、顾客要求。③规定要求是经明示的要求,如在文件中阐明。④要求可由不同的相关方提出。

3. 等级(grade)　对功能用途相同但质量要求不同的产品、过程或体系所作的分类或分级。

示例:飞机票的舱级和宾馆的等级分类。

注:在确定质量要求时,等级通常是规定的。

4. 顾客满意(customer satisfaction)　顾客对其要求已被满足的程度的感觉。

注:①顾客抱怨是一种满意程度低的最常见的表达方式,但没有抱怨并不一定表明顾客很满意。②即使规定的顾客要求符合顾客的愿望并得到满足,也不一定确保顾客很满意。

5. 能力(capability)　组织、体系或过程实现产品并使其满足要求的本领。

注:ISO 3534-2 中确定了统计领域中过程能力术语。

二、有关管理的术语

1. 体系(系统)(system)　相互关联或相互作用的一组要素。

2. 管理体系(management system)　建立方针和目标并实现这些目标的体系。

注:一个组织的管理体系可包括若干个不同的管理体系,如质量管理体系、财务管理体系或环境管理体系。

3. 质量管理体系(quality management system)　在质量方面指挥和控制组织的管理体系。

4. 质量方针(quality policy)　由组织的最高管理者正式发布的该组织总的质量宗旨和质量方向。

注:①通常质量方针与组织的总方针相一致并为制定质量目标提供框架。②本标准中提出的质量管理原则可以作为制定质量方针的基础。

5. 质量目标(quality objective)　在质量方面所追求的目的。

注:①质量目标通常依据组织的质量方针制定。②通常对组织的各相关职能和层次分别规定质量目标。

6. 管理(management)　指挥和控制组织的协调的活动。

注:在英语中,术语"management"有时指人,即具有领导和控制组织的职责和权限的一个人或一组人。当"management"以这样的意义使用时,均应附有某些修饰词以避免与上述"management"定义所确定的概念相混淆。例如:不赞成使用"management shall……",而应使用"top management shall……"。

7. 最高管理者(top management)　在最高层指挥和控制组织的一个人或一组人。

8. 质量管理(quality management)　在质量方面指挥和控制组织的协调的活动。

注:关于质量方面的指挥和控制活动,通常包括制定质量方针和质量目标以及质量策划、质量控制、质量保证和质量改进。

9. 质量策划(quality planning)　质量管理的一部分,致力于制定质量目标并规定必要的运行过程和相关资源以实现质量目标

注:编制质量计划可以是质量策划的一部分。

10. 质量控制(quality control)　质量管理的一部分,致力于满足质量要求。

11. 质量保证(quality assurance)　质量管理的一部分,致力于提供质量要求会得到满足的信任。

12. 质量改进(quality improvement)　质量管理的一部分,致力于增强满足质量要求的能力。

注:要求可以是有关任何方面的,如有效性、效率或可追溯性。

13. 持续改进(continual improvement)　增强满足要求的能力的循环活动。

注:制定改进目标和寻求改进机会的过程是一个持续的过程,该过程使用审核发现和审核结论、数据分析、管理评审或其他方法,其结果通常导致纠正措施或预防措施。

14. 有效性(effectiveness)　完成策划的活动和达到策划的结果的程度。

15. 效率(efficiency)　达到的结果与所使用的资源之间的关系。

16. 管理评审(management review)　由最高管理者就质量方针和目标,对质量体系的现状和适应性进行的正式评价。

注:①管理评审可以包括质量方针评审。②质量审核的结果可作为管理评审的一种输入。③"最高管理者"指的是其质量体系受到评审的组织的管理者。

17. 合同评审(contract review)　合同签订前,为了确保质量要求规定得合理、明确并形成文件,且供方能实现,由供方所进行的系统的活动。

注:①合同评审是供方的职责,但可以与顾客联合进行。②合同评审可以根据需要在合同的不同阶段重复进行。

18. 质量手册(quality manual)　规定组织质量管理体系的文件。

注:为了适应组织的规模和复杂程度,质量手册在其详略程度和编排格式方面可以不同。

19. 质量审核(quality audit)　确定质量活动和有关结果是否符合计划的安排,以及这些安排是否有效地实施并适合于达到预定目标的、有系统的、独立的检查。

注:①质量审核一般用于(但不限于)对质量体系或其要素、过程、产品或服务的审核。上述这些审核通常称为"质量体系审核"、"过程质量审核"、"产品质量审核"和"服务质量审核"。②质量审核应由与被审核领域无直接责任的人员进行,但最好在有关人员的配合下进行。③质量审核的一个目的是,评价是否需采取改进或纠正措施。审核不能和旨在解决过程控制或产品验收的"质量监督"或"检验"相混淆。④质量审核可以是为内部或外部的目的而进行的。

20. 组织结构(organization structure)　组织为行使其职能按某种方式建立的职责、权限及其相互关系。

21. 程序(procedure)　为进行某项活动或过程所规定的途径。

注:①程序可以形成文件,也可以不形成文件。②当程序形成文件时,通常称为"书面程序"或"形成文件的程序"。含有程序的文件可称为"程序文件"。

22. 过程(process)　一组将输入转化为输出的相互关联或相互作用的活动。

注:①一个过程的输入通常是其他过程的输出。②组织为了增值通常对过程进行策划并使其在受控条件下运行。③对形成的产品是否合格不易或不能经济地进行验证的过程,通常称之为"特殊过程"。

23. 记录(record)　阐明所取得的结果或提供所完成活动的证据的文件。

注:①记录可用于为可追溯性提供文件,并提供验证、预防措施和纠正措施的证据。②通常记录不需要控制版本。

24. 规范(specification)　阐明要求的文件。

注:①应使用限定词以表明规范的类型,如"产品规范"、"试验规范"。②"规范"应涉及或包括图样、模样或其他有关文件,并指明用以检查合格与否的方法与准则。

25. 技术规范(technical specification)　规定产品或服务特性的文体。例如,质量水平、性能、安全或尺寸。它可以包括或只涉及术语、符合、检测或试验方法、包装、标志或标签的要求。

26. 标准(standards)　为促进最佳的共同利益,在科学、技术、经验成果的基础上,由各有关方面合作起草并协商一致或基本同意而制定的适于公用并经标准化机构批准的技术规范和其他文件。

注:①满足定义中所有条件的文件,有时可能称为其他名称,例如"建议"。②在某些语言中,"标准"一词经常具有其他含义,它可以指不符合本定义全部条件的技术规范,例如"公司标准"。

27. 预防措施(preventive action)　为消除潜在不合格或其他潜在不期望情况的原因所采取的措施。

注:①一个潜在不合格可以有若干个原因。②采取预防措施是为了防止发生,而采取纠正措施是为了防止再发生。

28. 纠正措施(corrective action)　为消除已发现的不合格或其他不期望情况的原因所

采取的措施。

注:①一个不合格可以有若干个原因。②采取纠正措施是为了防止再发生,而采取预防措施是为了防止发生。③纠正和纠正措施是有区别的。

29. 合格(conformity)　满足规定的要求。

注:上述定义仅适用于质量标准。ISO/IEC 导则 2 对合格有不同的定义。

30. 不合格(nonconformity)　不满足某个规定的要求。

注:该定义包括一个或多个质量特性(包括可信性特性)或质量体系要素偏离了规定要求。

31. 缺陷(defect)　未满足与预期或规定用途有关的要求。

注:①区分缺陷与不合格的概念是重要的,这是因为其中有法律内涵,特别是与产品责任问题有关。因此,术语"缺陷"应慎用。②顾客想要的预期用途可受供方信息的内容的影响,如所提供的操作或维护说明。

32. 顾客(customer)　接受产品的组织或个人。

示例:消费者、购物者、最终使用者、零售商、受益者和采购方。

注:顾客可以是组织内部的或外部的。

33. 产品(product)　过程的结果。

注:①有下述四种通用的产品类别:

——服务(如运输);

——软件(如计算机程序、字典);

——硬件(如发动机机械零件);

——流程性材料(如润滑油)。

许多产品由不同类别的产品构成,服务、软件、硬件或流程性材料的区分取决于其主导成分。例如:外供产品"汽车"是由硬件(如轮胎)、流程性材料(如:燃料、冷却液)、软件(如:发动机控制软件、驾驶员手册)和服务(如销售人员所做的操作说明)所组成。

②服务通常是无形的,并且是在供方和顾客接触面上至少需要完成一项活动的结果。服务的提供可涉及,例如:

——在顾客提供的有形产品(如维修的汽车)上所完成的活动;

——在顾客提供的无形产品(如为准备税款申报所需的收益表)上所完成的活动;

——无形产品的交付(如知识传授方面的信息提供);

——为顾客创造氛围(如在宾馆和饭店)。

软件由信息组成,通常是无形产品并可以方法、论文或程序的形式存在。

硬件通常是有形产品,其量具有计数的特性。流程性材料通常是有形产品,其量具有连续的特性。硬件和流程性材料经常被称之为货物。

③质量管理主要关注预期的产品。

34. 纠正(correction)　为消除已发现的不合格所采取的措施。

注:①纠正可连同纠正措施一起实施。②返工或降级可作为纠正的示例。

35. 返工(rework)　为使不合格产品符合要求而对其所采取的措施。

注:返工与返修不同,返修可影响或改变不合格产品的某些部分。

36. 降级(regrade)　为使不合格产品符合不同于原有的要求而对其等级的改变。

37. 返修(repair) 为使不合格产品满足预期用途而对其所采取的措施。

注:①返修包括对以前是合格的产品,为重新使用所采取的修复措施,如作为维修的一部分。②返修与返工不同,返修可影响或改变不合格产品的某些部分。

38. 报废(scrap) 为避免不合格产品原有的预期用途而对其采取的措施。

示例:回用、销毁。

注:对不合格服务的情况,是通过终止服务来避免其使用。

三、认证和认可

1. 认证(certification) 与产品、过程、体系或人员有关的第三方证明。

注:①管理体系认证有时也被称为注册。②认证适用于除合格评定机构自身外的所有合格评定对象,对合格评定机构适用认可。

2. 认可(accreditation) 正式表明合格评定机构具备实施特定合格评定工作能力的第三方证明。

注:认可本身并不赋予实验室批准任何特定产品的资格,但是,当批准机构和认证机构决定是否接与其业务有关的实验室提供的数据时,认可就可能与这些机构有关。

3. 实验室认可(laboratory accreditation) 对校准和检测实验室有能力进行特定类型校准和检测所做的一种正式承认。

4. 实验室认可机构(laboratory accreditation body) 实行和管理实验室认可体系并准予认可的机构。它是指建立实验室认可制度,并对实验室进行认可的政府或民间团体。

5. 实验室评审(laboratory assessment) 为评价校准和检测实验室是否符合规定的实验室认可准则而进行的一种检查。

6. 现场评审(assessment visit) 为了对提出申请的实验室是否符合认可准则进行现场验证所做的一种访问。

注:也称为现场访问。

7. 能力验证(proficiency testing,PT) 利用实验室间比对,按照预先制定的准则评价参加者的能力。术语"能力验证"具有极为广泛的含义,包括但不限于以下类型:

(1)定量计划(quantitative scheme):该类计划是确定能力验证物品的一个或多个被测量的量。

(2)定性计划(qualitative scheme):该类计划是对能力验证物品的一个或多个特性进行鉴别或描述。

(3)顺序计划(sequential scheme):该类计划是将检测或测量的一个或多个能力验证物品按顺序分发,并按期返回能力验证提供者。

(4)同步计划(simultaneous scheme):该类计划中,分发能力验证物品,在规定期限内同时进行检测或测量。

(5)单次计划(single occasion exercise):该类计划中,为单个需求提供能力验证物品。

(6)连续计划(continuous scheme):该类计划中,按规定间隔提供能力验证物品。

(7)抽样(sampling):该类计划中,为后续的分析抽取样品。

(8)数据转换和解释(data transformation and interpretation):该类计划中,提供成组的数据或其他信息,要求对信息进行处理以给出解释(或其他结论)。

在医学领域的某些能力验证提供者,利用术语“外部质量评价(EQA)”表示其能力验证计划和(或)更广义的计划。

8. 实验室间比对(inter-laboratory comparison)　按照预先规定的条件,由两个或多个实验室对相同或类似的物品进行测量或检测的组织、实施和评价。

9. 校准与测量能力(calibration and measurement capability)　通常提供给用户的最高校准与检测水平,它用置信概率为95%的扩展不确定度表示。

注:有时称为最佳测量能力。

10. 专业判断(professional judgment)　单个或一组人员做结论的能力,依据测量结果、知识、经验、文献和其他方面信息提供见解和做出解释。

注:专业判断不包括评价、决定或合格保证,这些内容包括在ISO/IEC关于认证和检验的导则中。

11. 校准(calibration)　在规定条件下的一组操作,其第一步是确定由测量标准提供的量值与相应示值之间的关系,第二步则是用此信息确定由示值获得测量结果的关系,这里测量标准提供的量值与相应示值都具有测量不确定度。

注:①校准可以用文字说明、校准函数、校准图、校准曲线或校准表格的形式表示。某些情况下,可以包含示值的具有测量不确定度的修正值或修正因子。②校准不应与测量系统的调整(常被错误称作“自校准”)相混淆,也不应与校准的验证相混淆。③通常,只把上述定义中的第一步认为是校准。

12. 检测(测试、试验)(test)　对给定产品,按照规定程序确定某一种或多种特性、进行处理或提供服务所组成的技术操作。

13. 检查(inspection)　审查产品设计、产品、过程或安装并确定其与特定要求的符合性,或根据专业判断确定其与通用要求的符合性的活动。

注:对过程的检查可以包括对人员、设施、技术和方法的检查。

14. 合格评定(conformity assessment)　对与产品、过程、体系、人员或机构有关的规定要求得到满足的证明。

注:①合格评定的专业领域包括本标准其他地方所定义的活动,如检测、检查和认证,以及对合格评定机构的认可。②本标准所称的“合格评定对象”或“对象”包含接受合格评定的特定材料、产品、安装、过程、体系、人员或机构。产品的定义包含服务。

15. 客观证据(objective evidence)　支持事物存在或其真实性的数据。

注:客观证据可通过观察、测量、试验或其他手段获得。

16. 验证(verification)　通过提供客观证据对规定要求已得到满足的认定。

注:①“已验证”一词用于表示相应的状态。②认定可包括下述活动,如:变换方法进行计算;将新设计规范与已证实的类似设计规范进行比较;进行试验和演示;发布文件前的评审。

17. 确认(validation)　通过提供客观证据对特定的预期用途或应用要求已得到满足的认定。

注:①“已确认”一词用于表示相应的状态。②确认所使用的条件可以是实际的或是模拟的。

18. 鉴定过程(qualification process)　证实满足规定要求的能力的过程。

注:①“已鉴定”一词用于表示相应的状态。②鉴定可涉及人员、产品、过程或体系。

19. 评审(review)　为确定主题事项达到规定目标的适宜性、充分性和有效性所进行的活动。

注:评审也可包括确定效率。

示例:管理评审、设计与开发评审、顾客要求评审和不合格评审。

四、法制计量

1. 法制计量(legal metrology)　为满足法定要求,由有资格的机构进行的涉及测量、测量单位、测量仪器、测量方法和测量结果的计量活动,它是计量学的一部分。

2. 法定[计量]单位(legal unit[of measurement])　由国家法律承认、具有法定地位的计量单位。

3. 法定计量机构(service of legal metrology)　负责在法制计量领域实施法律或法规的机构。

注:法定计量机构可以是政府机构,也可以是国家授权的其他机构,其主要任务是执行法制计量控制。

4. 计量监督(metrological supervision)　为检查测量仪器是否遵守计量法律、法规要求并对测量仪器的制造、进口、安装、使用、维护和维修实施的控制。

注:计量监督还包括对商品量和向社会提供公证数据的检测实验室能力的监督。

5. 计量器具的检定(verification of a measuring instrument)　查明和确认测量仪器符合法定要求的活动,它包括检查、加标记和(或)出具检定证书。

注:在 VIM 中,将“提供客观证据证明测量仪器满足规定的要求”定义为验证(verification)。

6. 首次检定(initial verification)　对未被检定过的测量仪器进行的检定。

7. 后续检定(subsequent verification)　测量仪器在首次检定后的一种检定,包括强制周期检定和修理后检定。

8. 周期检定(periodic verification)　按时间间隔和规定程序,对计量器具定期进行的一种后续检定。

9. 检定证书(verification certificate)　证明计量器具已经检定并符合相关法定要求的文件。

10. 不合格通知书(rejection notice)　说明计量器具被发现不符合或不再符合相关法定要求的文件。

注:根据现行《计量法》,不合格通知书称为“检定结果通知书”。

11. 计量确认(metrology confirmation)　为确保测量设备处于满足预期使用要求的状态所需要的一组操作。

注:

(1)计量确认通常包括:校准和验证、各种必要的调整或维修及随后的再校准、与设备预期使用的计量要求相比较以及所要求的封印和标签。

(2)只有测量设备已被证实适合于预期使用并形成文件,计量确认才算完成。

(3)预期使用要求包括:测量范围、分辨力、最大允许误差等。

(4)计量要求通常与产品要求不同,并不在产品要求中规定。

12. 溯源等级图(hierarchy scheme)　一种代表等级顺序的框图,用以表明测量仪器的计量特性与给定量的测量标准之间的关系。

注:溯源等级图是对给定量或给定类别的测量仪器所用比较链的一种说明,以此作为其溯源性的证据。

13. 计量器具的检查(examination of a measuring instrument)　为确定计量器具是否符合该器具有关法定要求所进行的操作。

14. 检验(inspection)　通过观察和判断,必要时结合测量、试验或估计所进行的符合性评价。

15. [计量器具的]检验(inspection[of a measuring instrument])　为查明计量器具的检定标记或检定证书是否有效、保护标记是否损坏、检定后计量器具是否遭到明显改动以及其误差是否超过使用中最大允许误差所进行的一种检查。

注:inspection in use 称为使用中检验。

第二节　技术术语

一、测量和计量

1. 量值(quantity value)　全称量的值(value of a quantity),简称值(value),用数和参照对象一起表示的量的大小。

例:

(1)给定杆的长度:5.34m 或 534cm。

(2)给定物体的质量:0.152kg 或 152g。

(3)给定弧的曲率:$112m^{-1}$。

(4)给定样品的摄氏温度:-5℃。

(5)在给定频率上给定电路组件的阻抗(其中 j 是虚数单位):(7+3j)n。

(6)给定玻璃样品的折射率:1.52。

(7)给定样品的洛氏 C 标尺硬度(150kg 负荷下):43.5HRC(150kg)。

(8)铜材样品中镉的质量分数:3pg/kg 或 3×10^{-9}。

(9)水样品中溶质 Pb^{2+} 的质量摩尔浓度:1.76mmol/kg。

(10)在给定血浆样本中任意镥亲菌素的物质的量浓度(世界卫生组织国际标准 80/552):50 国际单位/I。

注:

(1)根据参照对象的类型,量值可表示为:一个数和一个测量单位的乘积(见例 1,2,3,4,5,8 和 9),量纲为一,测量单位 1,通常不表示(见例 6 和 8);一个数和一个作为参照对象的测量程序(见例 7);一个数和一个标准物质(见例 10)。

(2)数可以是复数(见例 5)。

(3)一个量值可用多种方式表示(见例 1,2 和 8)。

(4)对向量或张量,每个分量有一个量值。

例:作用在给定质点上的力用笛卡尔坐标分量表示为

$$(F_x;F_y;F_z)=(-31.5;43.2;17.0)\text{N}$$

2. 量的真值(true value[of a quantity])　简称真值(true value),与量的定义一致的量值。

注:

(1)在描述关于测量的"误差方法"中,认为真值是唯一的,实际上是不可知的。在"不确定度方法"中认为,由于定义本身细节不完善,不存在单一真值,只存在与定义一致的一组真值,然而,从原理上和实际上,这一组值是不可知的。另一些方法免除了所有关于真值的概念,而依靠测量结果计量兼容性的概念去评定测量结果的有效性。

(2)在基本常量的这一特殊情况下,量被认为具有一个单一真值。

(3)当被测量的定义的不确定度与测量不确定度其他分量相比可忽略时,认为被测量具有一个"基本唯一"的真值。这就是GUM和相关文件采用的方法,其中"真"字被认为是多余的。

3. 约定量值(conventional quantity value)　又称量的约定值(conventional value of a quantity),简称约定值(conventional value),对于给定目的,由协议赋予某量的量值。

例:

(1)标准自由落体加速度(以前称标准重力加速度)$g=9.80665\text{ms}^{-2}$。

(2)约瑟夫逊常量的约定量值 $K_{J-90}=483\ 597.9\text{GHzV}^{-1}$。

(3)给定质量标准的约定量值 $m=100.003\ 47\text{g}$。

注:

(1)有时将术语"约定真值"用于此概念,但不提倡这种做法。

(2)有时约定量值是真值的一个估计值。

(3)约定量值通常被认为具有适当小(可能为零)的测量不确定度。

4. 接受参照值(accepted reference value)　用作比较的经协商同意的标准值,它来自于:

(1)基于科学原理的理论值或确定值;

(2)基于一些国家或国际组织的实验工作的指定值或认证值;

(3)基于科学或工程组织赞助下合作实验工作中的同意值或认证值;

(4)当(1)(2)(3)不能获得时,则用(可测)量的期望,即规定测量总体的均值。

5. 测量(measurement)　通过实验获得并可赋予某一个或多个量值的过程。

注:

(1)测量不适用于标称特性。

(2)测量意味着量的比较并包括实体的计数。

(3)测量的先决条件是对测量结果预期用途相适应的量的描述、测量程序以及根据规定测量程序(包括测量条件)进行操作的经校准的测量系统。

6. 计量(metrology)　实现单位统一、量值准确可靠的活动。

7. 计量学(metrology)　测量及其应用的学科。

注:计量学涵盖有关测量的理论及其不论其测量不确定度大小的所有应用领域。

8. 测量原理(principle of measurement)　用作测量基础的现象。

例:

(1)用于测量温度的热电;

(2)用于测量物质的量浓度的能;

(3)快速奔跑的兔子血液中葡萄糖浓度下降现象,用于测量制备中的胰岛素浓度。

注:现象可以是物理现象、化学现象或生物现象。

9. 测量方法(measurement method) 对测量过程中使用的操作所给出的逻辑性安排的一般性描述。

注:测量方法可用不同方式表述,如替代测量法、微差测量法、零位测量法、直接测量法、间接测量法。

10. 测量程序(measurement procedure) 根据一种或多种测量原理及给定的测量方法,在测量模型和获得测量结果所需计算的基础上,对测量所做的详细描述。

注:

(1)测量程序通常要写成充分而详尽的文件,以便操作者能进行测量。

(2)测量程序可包括有关目标测量不确定度的陈述。

(3)测量程序有时被称作标准操作程序,缩写为 SOP。

(4)参考测量程序(reference measurement procedure)【VIM2.7】是在校准或表征标准物质时为提供测量结果所采用的测量程序,它适用于评定由同类量的其他测量程序获得的被测量量值的测量正确度。

(5)原级参考测量程序(primary reference measurement procedure)或原级参考程序(primary reference procedure)【VIM2.8】是用于获得与同类量测量标准没有关系的测量结果所用的参考测量程序。物质的量咨询委员会-化学计量(CCQM)对于这个概念使用术语"原级测量方法"。两个下级概念的术语"直接原级测量程序"和"比例原级参考测量程序"的定义由 CCGM 给出(第五次大会,1999)。

例:测量在 20℃时从 50ml 吸液管放出的水量,对由吸液管流到杯中的水称重,取加水后杯子的质量减去起始空杯的质量,并按实际水温对质量差进行修正,用体积质量(质量密度)得到被测的水量。

11. 被测量(measurand) 拟测量的量。

注:

(1)对被测量的说明要求了解量的种类,以及含有该量的现象、物体或物质状态的描述,包括有关成分及所涉及的化学实体。

(2)在 VIM 第二版和 IEC 60050-300:2001 中,被测量定义为受到测量的量。

(3)测量包括测量系统和实施测量的条件,它可能会改变研究中的现象、物体或物质,使被测量的量可能不同于定义的被测量。在这种情况下,需要进行必要的修正。

例:

(1)用内阻不够大的电压表测量时,电池两端间的电位差会降低,开路电位差可根据电池和电压表的内阻计算得到。

(2)钢棒在与环境温度 23℃平衡时的长度不同于拟测量的规定温度为 20℃时的长度,这种情况下必须修正。

(3)在化学中,"分析物"或者物质或化合物的名称有时被称作"被测量"。这种用法是错误的,因为这些术语并不涉及到量。

12. 影响量(influence quantity)　在直接测量中不影响实际被测的量、但会影响示值与测量结果之间关系的量。

例:

(1)用安培计直接测量交流电流恒定幅度时的频率。

(2)在直接测量人体血浆中血红蛋白浓度时,胆红素的物质的量浓度。

(3)测量某杆长度时测微计的温度(不包括杆本身的温度,因为杆的温度可以进入被测量的定义中)。

(4)测量摩尔分数时,质谱仪离子源的本底压力。

注:

(1)间接测量涉及各直接测量的合成,每项直接测量都可能受到影响量的影响。

(2)在 GUM 中,"影响量"按 VIM 第 2 版定义,不仅覆盖影响测量系统的量(如本定义),而且包含影响实际被测量的量。另外,在 GUM 中此概念不限于直接测量。

二、测量结果及其特性

1. 测量结果(result of a measurement)　与其他有用的相关信息一起赋予被测量的一组量值。

注:

(1)测量结果通常包含这组量值的"相关信息",诸如某些可以比其他方式更能代表被测量的信息。它可以概率密度函数(PDF)的方式表示。

(2)测量结果通常表示为单个测得的量值和一个测量不确定度。对某些用途,如果认为测量不确定度可忽略不计,则测量结果可表示为单个测得的量值。在许多领域中这是表示测量结果的常用方式。

(3)在传统文献和 1993 版 VIM 中,测量结果定义为赋予被测量的值,并按情况解释为平均示值、未修正的结果或已修正的结果。

2. [测量仪器的]示值(indication[of a measuring instrument])　由测量仪器或测量系统给出的量值。

注:

(1)示值可用可视形式或声响形式表示,也可传输到其他装置。示值通常由模拟输出显示器上指示的位置、数字输出所显示或打印的数字、编码输出的码形图、实物量具的赋值给出。

(2)示值与相应的被测量值不必是同类量的值。

3. 未修正结果(uncorrected result)　系统误差修正前的测量结果。

4. 已修正结果(corrected result)　系统误差修正后的测量结果。

5. 测量准确度(accuracy of measurement)　被测量的测得值与其真值间的一致程度。

注:

(1)概念"测量准确度"不是一个量,不给出有数字的量值。当测量提供较小的测量误差时就说该测量是较准确的。

(2)术语"测量准确度"不应与"测量正确度"、"测量精密度"相混淆,尽管它与这两个概念有关。

(3)测量准确度有时被理解为赋予被测量的测得值之间的一致程度。

6. 测量正确度(measurement trueness)　简称正确度(trueness),无穷多次重复测量所得量值的平均值与一个参考量值间的一致程度。

注:

(1)测量正确度不是一个量,不能用数值表示。

(2)测量正确度与系统测量误差有关,与随机测量误差无关。

(3)术语“测量正确度”不能用“测量准确度”表示。反之亦然。

7. 测量偏移(measurement bias)　简称偏移(bias),系统测量误差的估计值。

8. 测量精密度(measurement precision),简称精密度(precision),在规定条件下,对同一或类似被测对象重复测量所得示值或测得值间的一致程度。

注:

(1)测量精密度通常用不精密程度以数字形式表示,如在规定测量条件下的标准偏差、方差或变差系数。

(2)规定条件可以是重复性测量条件、期间精密度测量条件或复现性测量条件。

(3)测量精密度用于定义测量重复性、期间测量精密度或测量复现性。

(4)术语“测量精密度”有时用于指“测量准确度”,这是错误的。

9. 离群值(outlier)　样本中的一个或几个观测值,它们离其他观测值较远,暗示它们可能来自不同的总体。

注:GB/T 6379.2 规定了在正确度和精密度试验中,用来识别离群值的统计检验和显著性水平。

10. 测量重复性(measurement repeatability)　简称重复性(repeatability),在一组重复性测量条件下的测量精密度。

重复性测量条件(measurement repeatability condition of measurement)简称重复性条件(repeatability condition),相同测量程序、相同操作者、相同测量系统、相同操作条件和相同地点,并在短时间内对同一或相类似被测对象重复测量的一组测量条件。

注:在化学中,术语“序列内精密度测量条件”有时用于指“重复性测量条件”。

11. 测量复现性(measurement reproducibility)　简称复现性(reproducibility),在复现性测量条件下的测量精密度。

复现性测量条件(measurement reproducibility condition of measurement)简称复现性条件(reproducibility condition),不同地点、不同操作者、不同操作系统,对同一或相类似被测对象重复测量的一组测量条件。

注:

(1)不同的测量系统可采用不同的测量程序。

(2)在给出复现性时应说明改变和未变的条件及实际改变到什么程度。

12. 实验标准偏差(experimental standard deviation)　简称实验标准差(experimental standard deviation),对同一被测量进行 n 次测量,表征测量结果分散性的量。用符号 s 表示。

注:

(1)n 次测量中某单个测得值 x_k 的实验标准差 $s(x_k)$ 可按贝塞尔公式计算：

$$s(x_k) = \sqrt{\frac{\sum_{i=1}^{n}(x_i - \bar{x})^2}{n - 1}}$$

式中：x_i—第 i 次测量的测得值；

n—测量次数；

$\bar{x}$—n 次测量所得一组测得值的算术平均值。

(2)n 次测量的算术平均值 $\bar{x}$ 的实验标准偏差 $s(\bar{x})$ 为：

$$s(\bar{x}) = (x_k)/\sqrt{n}$$

13. 测量不确定度(uncertainty of measurement) 简称不确定度(uncertainty),根据所用到的信息,表征赋予被测量量值分散性的非负参数。

注：

(1)测量不确定度包括由系统影响引起的分量,如与修正量和测量标准所赋量值有关的分量及定义的不确定度。有时对估计的系统影响未作修正,而是当作不确定度分量处理。

(2)此参数可以是诸如称为标准测量不确定度的标准偏差(或其特定倍数),或是说明了包含概率的区间半宽度。

(3)测量不确定度一般由若干分量组成。其中一些分量可根据一系列测量值的统计分布,按测量不确定度的A类评定进行评定,并可用标准差表征。而另一些分量则可根据基于经验或其他信息所获得的概率密度函数,按测量不确定度的B类评定进行评定,也用标准偏差表征。

(4)通常,对于一组给定的信息,测量不确定度是相应于所赋予被测量的值的。该值的改变将导致相应的不确定度的改变。

(5)本定义是按2008版VIM给出的。而在GUM中的定义是:表征合理地赋予被测量之值的分散性,与测量结果相联系的参数。

14. 标准不确定度(standard uncertainty) 全称标准测量不确定度(standard measurement uncertainty,uncertainty of measurement),以标准偏差表示的测量不确定度。

15. 测量不确定度的A类评定(type A evaluation of measurement uncertainty) 简称A类评定(Type A evaluation),对在规定测量条件下测得的量值用统计分析的方法进行的测量不确定度分量的评定。

注:规定测量条件是指重复性测量条件、期间精密度测量条件或复现性测量条件。

16. 测量不确定度的B类评定(type B evaluation of measurement uncertainty) 简称B类评定(Type B evaluation),用不同于测量不确定度A类评定的方法对测量不确定度分量进行的评定。

例:评定基于以下信息:

—权威机构发布的量值;

—有证标准物质的量值;

—校准证书;

—仪器的漂移;

—经检定的测量仪器的准确度等级;

—根据人员经验推断的极限值等。

17. 合成标准不确定度(combined standard uncertainty)　全称合成标准测量不确定度(combined standard measurement uncertainty),由在一个测量模型中各输入量的标准测量不确定度获得的输出量的标准测量不确定度。

注:在数学模型中的输入量相关的情况下,当计算合成标准不确定度时必须考虑协方差。

18. 扩展不确定度(expanded uncertainty),全称扩展测量不确定度(expanded measurement uncertainty)　合成标准不确定度与一个大于1的数字因子的乘积。

注:

(1)该因子取决于测量模型中输出量的概率分布类型及所选取的包含概率。

(2)本定义中术语"因子"是指包含因子。

19. 包含因子(coverage factor)　为获得扩展不确定度,对合成标准不确定度所乘的大于1的数。

注:包含因子通常用符号 k 表示。

20. 测量误差(error of measurement)　简称误差(error),测得的量值减去参考量值。

注:

(1)测量误差的概念在以下两种情况下均可使用:①当涉及存在单个参考量值,如用测得值的测量不确定度可忽略的测量标准进行校准,或约定量值给定时,测量误差是已知的;②假设被测量使用唯一的真值或范围可忽略的一组真值表征时,测量误差是未知的。

(2)测量误差不应与出现的错误或过失相混淆。

21. 偏差(deviation)　一个值减去其参考值。

22. 相对误差(relative error)　测量误差除以被测量的真值。

注:由于真值不能确定,实际上用的是约定真值。

23. 随机测量误差(random measurement error, random error of measurement)　简称随机误差(random error),在重复测量中按不可预见方式变化的测量误差的分量。

注:

(1)随机测量误差的参考量值是对同一被测量由无穷多次重复测量得到的平均值。

(2)一组重复测量的随机测量误差形成一种分布,该分布可用期望和方差描述,其期望通常可假设为零。

(3)随机误差等于测量误差减系统测量误差。

24. 系统测量误差(systematic measurement error, systematic error of measurement)　简称系统误差(systematic error),在重复测量中保持不变或按可预见方式变化的测量误差的分量。

注:

(1)系统测量误差的参考量值是真值,或是测量不确定度可忽略不计的测量标准的测得值,或是约定量值。

(2)系统测量误差及其来源可以是已知或未知的。对于已知的系统测量误差可采用修正补偿。

(3)系统测量误差等于测量误差减随机测量误差。

25. 修正(correction) 对估计的系统误差的补偿。

注:

(1)补偿可取不同形式,诸如加一个修正值或乘一个修正因子,或从修正值表或修正曲线上得到。

(2)修正值是用代数方法与未修正测量结果相加,以补偿其系统误差的值。修正值等于负的系统误差估计值。

(3)修正因子是为补偿系统误差而与未修正测量结果相乘的数字因子。

(4)由于系统误差不能完全知道,因此这种补偿并不完全。

26. 修正因子(correction factor) 为补偿系统误差而与未修正测量结果相乘的数字因子。

注:由于系统误差不能完全获知,因此这种补偿并不完全。

三、测量仪器及其特性

1. 测量仪器(measuring instrument) 又称计量器具(measuring instrument),单独或与一个或多个辅助设备组合,用于进行测量的装置。

注:

(1)一台可单独使用的测量仪器是一个测量系统。

(2)测量仪器可以是指示式测量仪器,也可以是实物量具。

2. 实物量具(material measure) 具有所赋量值,使用时以固定形态复现或提供一个或多个量值的测量仪器。

例:

标准砝码;

容积量器(提供单个或多个量值,带或不带量的标尺);

标准电阻器;

线纹尺;

量块;

标准信号发生器;

有证标准物质。

注:

(1)实物量具的示值是其所赋的量值。

(2)实物量具可以是测量标准。

3. 测量系统(measuring system) 一套组装的并适用于特定量在规定区间内给出测得值信息的一台或多台测量仪器,通常还包括其他装置,诸如试剂和电源。

注:一个测量系统可以仅包括一台测量仪器。

4. 测量设备(measuring equipment) 为实现测量过程所必需的测量仪器、软件、测量标准、标准物质、辅助设备或其组合。

5. 标称范围(nominal range) 测量仪器的操纵器件调到特定位置时可得到的示值范围。

注:①标称范围通常用它的上限和下限表明,例如:100~200℃。若下限为0,标称范围

一般只用其上限表明,例如:0 ~ 100V 的标称范围可表示为 100V。②参见下一条“量程”的注。

6. 量程(span) 标称范围两极限之差的模。

例:对从 -10 ~ +10V 的标称范围,其量程为 20V。

注:在有些知识领域中,最大值与最小值之差称为范围。

7. 标称值(nominal value) 测量仪器或测量系统特征量的经化整的值或近似值,以便为适当使用提供指导。

例:

(1)标在标准电阻器上的标称量值:100Ω;

(2)标在单刻度量杯上的量值:1000ml;

(3)盐酸溶液 HCl 的物质的量浓度:0.1mol/L;

(4)恒温箱的温度为 -20℃。

注:“标称量值”和“标称值”不要与“标称特性值”相混淆。

8. 测量范围(measuring range) 工作范围(working range),测量仪器的误差处在规定极限内的一组被测量的值。

注:①按约定真值确定“误差”。②参见“量程”的注。

9. 额定操作条件(rated operating conditions) 测量仪器的规定计量特性处于给定极限内的使用条件。

注:额定操作条件一般规定被测量和影响量的范围或额定值。

10. 极限条件(limiting conditions) 测量仪器的规定计量特性不受损也不降低,其后仍可在额定操作条件下运行而能承受的极端条件。

注:①贮存、运输和运行的极限条件可以各不相同。②极限条件可包括被测量和影响量的极限值。

11. 参考条件(reference conditions) 为测量仪器或测量系统的性能评价或测量结果的相互比较而规定的工作条件。

注:①参考条件通常规定了被测量和影响量的量值区间。②在 IEC 60050-300 第 311-06-02 条款中,术语“参考条件”是指仪器测量不确定度为最小可能值时的工作条件。

12. 灵敏度(sensitivity) 测量系统的示值变化除以相应的被测量值变化所得的商。

注:①测量系统的灵敏度可能与被测量的量值有关。②所考虑的被测量值的变化必须大于测量系统的分辨力。

13. 鉴别阈(discrimination threshold) 引起相应示值不可检测到变化的被测量值的最大变化。

注:鉴别阈可能与诸如噪声(内部或外部的)或摩擦有关,也可能与被测量的值及其变化是如何施加的有关。

14. 分辨力(resolution) 引起相应示值产生可觉察到变化的被测量的最小变化。

注:分辨力可能与诸如噪声(内部或外部的)或摩擦有关,也可能与被测量的值有关。

15. 稳定性(stability) 测量仪器保持其计量特性随时间恒定的能力。

注:稳定性可用几种方式量化。

例:①用计量特性受化到某个规定的量所经过的时间间隔表示;②用特性在规定时间间

隔内发生的变化表示。

16. 测量仪器的准确度(accuracy of a measuring instrument)　测量仪器给出接近于真值的响应的能力。

注:准确度是定性的概念。

17. 准确度等级(accuracy class)　在规定工作条件下,符合规定的计量要求,使测量误差或仪器不确定度保持在规定极限内的测量仪器或测量系统的等别或级别。

注:①准确度等级通常用约定采用的数字或符号表示。②准确度等级也适用于实物量具。

18. 测量仪器的[示值]误差(error[of indication]of a measuring instrument)　测量仪量示值与对应输入量的真值之差。

注:①由于真值不能确定,实际上用的是约定真值。②此概念主要应用于与参考标准相比较的仪器。③就实物量具而言,示值就是赋予它的值。

19. 最大允许误差(maximum permissible errors)　对给定的测量、测量仪器或测量系统,由规范或规程所允许的,相对于已知参考量值的测量误差的极限值。

注:①通常,术语"最大允许误差"或"误差限"是用在有两个极端值的场合。②不应该用术语"容差"表示"最大允许误差"。

20. 固有误差(intrinsic error),又称基本误差　在参考条件下确定的测量仪器或测量系统的误差。

21. 引用误差(fiducial error)　测量仪器或测量系统的误差除以仪器的特定值。

注:该特定值一般称为引用值,例如,可以是测量仪器的量程或标称范围的上限。

四、测量标准和基准

1. 测量标准([measurement]standard,etalon)　具有确定的量值和相关联的测量不确定度,实现给定量定义的参照对象。

例:

(1)具有标准测量不确定度为 3μg 的 1kg 质量测量标准;

(2)具有标准测量不确定度为 1μΩ 的 100Ω 测量标准电阻器;

(3)具有相对标准测量不确定度为 2×10^{-15} 的铯频率标准;

(4)量值为 7.072,其标准测量不确定度为 0.006 的氢标准电极;

(5)每种溶液具有测量不确定度的有证量值的一组人体血清中的可的松参考溶液;

(6)对 10 种不同蛋白质中每种的质量浓度提供具有测量不确定度的量值的有证标准物质。

注:

(1)在我国,测量标准按其用途分为计量基准和计量标准。

(2)给定量的定义可通过测量系统、实物量具或有证标准物质复现。

(3)测量标准经常作为参照对象用于为其他同类量确定量值及其测量不确定度。通过其他测量标准、测量仪器或测量系统对其进行校准,确立其计量溯源性。

(4)这里所用的"实现"是按一般意义说的。"实现"有三种方式:一是根据定义,物理实现测量单位,这是严格意义上的实现;二是基于物理现象建立可高度复现的测量标准,它不是根据定义实现的测量单位，所以称"复现"，如使用稳频激光器建立米的测量标准，利用约瑟夫森效应建立伏特测量标准或利用霍尔效应建立欧姆测量标准；三是采用实物量具作为测量标准，如 1kg 的质量测量标准。

（5）测量标准的标准测量不确定度是用该测量标准获得的测量结果的合成标准不确定度的一个分量。通常，该分量比合成标准不确定度的其他分量小。

（6）量值及其测量不确定度必须在测量标准使用的当时确定。

（7）几个同类量或不同类量可由一个装置实现，该装置通常也称测量标准。

（8）术语"测量标准"有时用于表示其他计量工具，例如"软件测量标准"（见 ISO5436-2）。

2. 国际测量标准（international measurement standard）　由国际协议签约方承认的并旨在世界范围使用的测量标准。

例：

（1）国际千克原器；

（2）绒（毛）膜促性腺激素，世界卫生组织（WHO）第 4 国际标准 1999，75/589，650 每安瓿的国际单位；

（3）VSMOW2（维也纳标准平均海水）由国际原子能机构（IAEA）为不同种稳定核素物质的量比率测量而发布。

3. 国家测量标准（national measurement standard）　经国家权威机构承认，在一个国家或经济体内作为同类量的其他测量标准定值依据的测量标准。

注：在我国称计量基准或国家计量标准。

4. 原级标准（primary standard）　使用原级参考测量程序或约定选用的一种人造物品建立的测量标准。

例：

（1）物质的量浓度的原级测量标准由将已知物质的量的化学成分溶解到已知体积的溶液中制备而成。

（2）压力的原级测量标准基于对力和面积的分别测量。

（3）核素物质的量比率测量的原级测量标准通过混合已知物质的量的规定的核素制备而成。

（4）水的三相点瓶作为热力学温度的原级测量标准。

（5）国际千克原器是一个约定选用的人造物品。

5. 次级标准（secondary standard）　通过用同类量的原级测量标准对其进行校准而建立的测量标准。

注：

（1）次级测量标准与原级测量标准之间的这种关系可通过直接校准得到，也可通过一个经原级测量标准校准过的媒介测量系统对次级测量标准赋予测量结果。

（2）通过原级参考测量程序按比率给出其量值的测量标准是次级测量标准。

6. 参考标准（reference standard）　在给定组织或给定地区内指定用于校准或检定同类量其他测量标准的测量标准。

注：在我国，这类标准称为计量标准。

7. 工作标准（working standard）　用于日常校准或检定测量仪器或测量系统的测量

标准。

注:工作测量标准通常用参考测量标准校准或检定。

8. 传递标准(transfer standard)　在测量标准相互比较中用作媒介的测量标准。

注:当媒介不是测量标准时,应该用术语——传递装置。

9. 搬运式标准(travelling standard)　为能提供在不同地点间传送、有时具有特殊结构的测量标准。

例:由电池供电工作的便携式 Cs^{133} 频率测量标准。

10. 计量溯源性(metrological traceability)　通过文件规定的不间断的校准链,测量结果与参照对象联系起来的特性,校准链中的每项校准均会引入测量不确定度。

注:

(1)本定义中的参照对象可以是实际实现的测量单位的定义,或包括无序量测量单位的测量程序,或测量标准。

(2)计量溯源性要求建立校准等级序列。

(3)参照对象的技术规范必须包括在建立等级序列时所使用该参照对象的时间,以及关于该参照对象的任何计量信息,如在这个校准等级序列中进行第一次校准的时间。

(4)对于在测量模型中具有一个以上输入量的测量,每个输入量本身应该是经过计量溯源的,并且校准等级序列可形成一个分文结构或网络。为每个输入量建立计量溯源性所作的努力应与对测量结果的贡献相适应。

(5)测量结果的计量溯源性不能保证其测量不确定度满足给定的目的,也不能保证不发生错误。

(6)如果两个测量标准的比较用于检查,必要时用于对量值进行修正,以及对其中一个测量标准赋予测量不确定度时,测量标准间的比较可看作一种校准。

(7)两台测量标准之间的比较,如果用于对其中一台测量标准进行核查以及必要时修正量值并给出测量不确定度,则可视为一次校准。

(8)国际实验室认可合作组织(ILAC)认为确认计量溯源性的要素是向国际测量标准或国家测量标准的不间断的溯源链、文件规定的测量不确定度、文件规定的测量程序、认可的技术能力、向 SI 的计量溯源性以及校准间隔。

(9)"溯源性"有时是指"计量溯源性",有时也用于其他概念,诸如"样品可追溯性"、"文件可追溯性"或"仪器可追溯性"等,其含义是指某项目的历程("轨迹")。所以,当有产生混淆的风险时,最好使用全称"计量溯源性"。

11. 参考物质(reference material,RM)(标准物质)　具有足够均匀和稳定的特定特性的物质,其特性被证实适用于测量中或标称特性检查中的预期用途。

注:

(1)标称特性的检查提供一个标称特性值及其不确定度。该不确定度不是测量不确定度。

(2)赋值或未赋值的标准物质都可用于测量精密度控制,只有赋值的标准物质才可用于校准或测量正确度控制。

(3)"标准物质"既包括具有量的物质,也包括具有标称特性的物质。

例:

1)具有量的标准物质举例:

a)给出了纯度的水,其动力学黏度用于校准黏度计;

b)含胆固醇但没有其物质的量浓度赋值的人血清,仅用作测量精密度控制;

c)阐明了所含二噁英的质量分数的鱼尾形纸巾,用作校准物。

2)具有标称特性的标准物质举例:

a)一种或多种指定颜色的色图;

b)含有特定的核酸序列的DNA化合物;

c)含有19-雄(甾)烯二酮的尿。

(4)标准物质有时与特制装置是一体化的。

例:

1)三相点瓶中已知三相点的物质;

2)置于透射滤光器支架上已知光密度的玻璃;

3)安放在显微镜载玻片上尺寸一致的小球。

(5)有些标准物质的量值计量溯源到SI制外的某个测量单位。这类物质包括量值溯源到由世界卫生组织指定的国际单位(IU)的疫苗。

(6)在某个特定测量中,所给定的标准物质只能用于校准或质量保证两者中的一种用途。

(7)对标准物质的说明应包括该物质的追溯性,指明其来源和加工过程。

(8)国际标准化组织/标准物质委员会有类似定义,但采用术语"测量过程"意指"检查",它既包含了量的测量,也包含了标称特性的检查。

12. 有证参考物质(certified reference material,CRM)(有证标准物质) 附有由权威机构发布的文件,提供使用有效程序获得的具有不确定度和溯源性的一个或多个特性量值的标准物质。

例:在所附证书中,给出胆固醇浓度赋值及其测量不确定度的人体血清,用作校准器或测量正确度控制的物质。

注:

(1)"文件"是以"证书"的形式给出(见ISO Guide 31:2000)。

(2)有证标准物质制备和颁发证书的程序是有规定的(例如ISO Guide 34和ISO Guide 35)。

(3)在定义中,"不确定度"包含了测量不确定度和标称特性值的不确定度两个含义,这样做是为了一致和连贯。"溯源性"既包含量值的计量溯源性,也包含标称特性值的追溯性。

(4)"有证标准物质"的特定量值要求附有测量不确定度的计量溯源性。

第二章

统计学基本知识

质量控制方法最初是从简单的总体统计量演变而来。最近形成的质量控制理论也是这些相同统计量的逻辑扩展。因此,理解质量控制需要熟悉基本的总体统计量。为了帮助读者理解质量控制方法,本章描述了部分统计学知识,感兴趣的读者可参考标准文献获得更多的资料。

第一节　统计学的几个基本概念

一、总体与样本

1. 总体(population)　指同质的研究对象中所有观察单位研究指标变量值的集合。如对某地儿童体温参考值进行研究,研究对象是该地区正常儿童,观察单位是每个儿童,变量值为体温测量值,该地全体儿童的体温值即构成总体,该总体是建立在某地 14 岁以下的正常儿童的同质基础上。总体通常限定于特定的时间与空间范围之内,且为有限数量的观察单位,称为有限总体;有时总体是假设的,没有时间和空间限制,观察单位数是无限的,称为无限总体。

2. 样本(sample)　医学实践与研究中,要直接研究无限总体通常是不可能的,即使是有限总体,由于人力、物力、时间、条件等限制,要对其中每个观察单位进行研究或观察,也是不可能的,而且也不必要。此时只需从总体中随机抽取部分观察单位,由其变量实测值构成样本,用样本指标推断总体特征。例如用一滴外周血的化验结果,代表一个人的全血成分。这种推断是以样本的可靠性和代表性为基础,不需经过严谨的实验设计。样本的可靠性主要是保证样本中每一观察单位属于同质总体。样本的代表性使样本能充分反映总体的实际情况,这就要求抽样遵循随机化原则,使每个观察单位被抽得的机会相等,避免主观取舍及偏性的影响;同时还要保证足够的样本量,即保证足够的观察单位个数。

3. 参数(parameter)　统计学上描述总体变量的特征称为参数。如总体均数、中位数和众数等描述总体的中心位置或集中趋势;总体标准差、极差、四分位数间距等描述总体的离散趋势等。但总体参数通常未知,需以样本统计量来估计总体参数。如以样本均数($\bar{x}$)推算总体均数(μ),以样本标准差(s)推算总体标准差(σ)等。值得注意的是,选择统计量作为参数估计值时,通常选择无偏、有效且一致的估计量,即对总体变量渐进无偏估计量。

二、变量与资料

确定总体之后，研究者应对每个观察单位的某项特征进行测量和观察，这种能表现观察单位变异性的特征称为变量（variable）。变量的测得值称为变量值（value of variable）或观察值（observed value），由变量值构成资料（data）。例如，以人为观察单位调查某地某年 7 岁正常儿童的生长发育状况，性别、身高、体重等都可视为变量，性别有男有女，身高可高可矮，体重可轻可重，不同个体不尽相同，这种个体间差异称为变异。这些变异来源于一些已知的或未知的，甚至是某些不可控制的因素导致的随机误差。变量的观察结果可以是定量的，例如身高的厘米数；也可以是定性的，例如儿童属男属女。按变量定量或定性的属性，可将资料分为以下几种类型：

1. 计量资料（measurement data）　又称定量资料（quantitative data）或数值变量（numerical variable）资料。为测定每个观察单位某项指标的大小而获得的资料。其变量值是定量的，以数值大小表示，一般有度量衡单位。

2. 计数资料（enumeration data）　又称定性资料（qualitative data）或无序分类变量（unordered categorical variable）资料。为将观察单位按某属性或类别分组计数，分组汇总各组观察单位数后得到的资料。其变量值是定性的，表现为互不相容的属性或类别，如试验结果的阴阳性，家族史的有无等。可分为以下两种情况：

（1）二分类：如检查某单位工作人员血清的乙型肝炎表面抗原，以每个工作人员为观察单位，结果可报告为乙型肝炎表面抗原阴性或阳性两类，两类间相互对立，互不相容。

（2）多分类：如观察某人群的血型分布，以人为观察单位，结果可分为 A 型、B 型、AB 型与 O 型，为互不相容的四个类别。

3. 等级资料（ranked data）　又称半定量资料（semi-quantitative data）或有序分类变量（ordered categorical variable）资料。为将观察单位按某种属性的不同程度分成等级后分组计数，分类汇总各组观察单位数后而得到的资料。其变量值具有半定量性质，表现为等级大小或属性程度。如观察某人群某血清反应，以人为观察单位，根据反应强度，结果可分 -、±、+、++、+++、++++六级。

统计分析方法的选用与资料类型密切相关。在资料分析过程中，根据有关专业理论指导，各类资料间可以互相转化，以满足不同统计分析方法的要求。

三、误　　差

误差（error）泛指实测值与真值之差，按其产生的原因和性质可粗分为随机误差（random error）与非随机误差（nonrandom error）两大类，后者又可分为系统误差（systematic error）与非系统误差（nonsystematic error）两类。

1. 随机误差　是一类不恒定的、随机变化的误差，由多种尚无法控制的因素引起。例如，在实验过程中，在同一条件下对同一对象反复进行测量，虽极力控制或消除系统误差，但每次测量结果仍会出现一些随机变化，即随机测量误差，以及在抽样过程中由于抽样的偶然性而出现的抽样误差。

随机误差是不可避免的，其数值可大可小，符号可正可负，且呈一定规律性的变化。但由于造成随机误差的影响因素太多、太复杂，以致无法掌握其具体规律。随着科学的发展与社会进步,有些随机误差可能会逐渐被认识而得以控制。随机误差呈正态分布,可用医学统计学的方法进行分析。

2. 系统误差　是实验过程中产生的误差,它的值或恒定不变,或遵循一定的变化规律,其产生的原因往往是可知的或可掌握的。例如,可能来自于受试者抽样不均匀,分配不随机,可能来自于不同实验者个人感觉或操作上的差异,可能来自于不标准的仪器,也可能来自于外界环境非实验因素的不平衡等。因而应尽可能设法预见到各种系统误差的具体来源,力求通过周密的研究设计和严格的技术措施加以消除或控制。

3. 非系统误差　在实验过程中由于操作者偶然的失误而造成的误差。例如,仪器失灵、抄错数字、点错小数点、写错单位等,亦称为过失误差(gross error)。这类误差可通过认真检查核对予以清除,否则将会影响研究结果的准确性。

四、频率与概率

1. 频率(relative frequency)　一个随机试验有几种可能的结果,在重复进行试验时,个别结果看上去是偶然发生的,但当重复试验次数相当大时,可观察到某种规律出现。在重复多次后,出现某种结果的比例称之为频率。

2. 概率(probability)　概率是描述随机事件发生的可能性大小的一个度量。假设在相同条件下,独立地重复 n 次试验,随机事件 A 出现 f 次,则称 f/n 为随机事件 A 出现的频率。当逐渐增大时,频率 f/n 始终在某个常数附近作微小摆动,则称该常数为随机事件 A 的概率,可记为 $P(A)$,简记为 P。在实际工作中,当概率不易求得时,只要观察单位数足够多,可将频率作为概率的估计值。但在观察单位数较少时,频率的波动性很大,用于估计概率是不可靠的。

随机事件概率的大小介于 0 与 1 之间,即 $0 \leqslant P \leqslant 1$,常用小数或百分数表示。$P$ 越接近 1,表示事件发生的可能性越大,P 越接近于 0,表示事件发生的可能性越小。$P=1$ 表示事件必然发生,称为必然事件;$P=0$ 表示事件不可能发生,称为不可能事件。这两类事件具有确定性,不是随机事件,但可视为随机事件的特例。统计分析中的很多结论都是基于一定可信程度下的概率推断,习惯上将 $P \leqslant 0.05$ 称为小概率事件,表示在一次实验或观察中该事件发生的可能性很小,可视为很可能不发生。

第二节　基本统计量

一、算术平均数

平均数(average)是统计中应用最广泛、最重要的一个指标,用来说明一组变量值的集中趋势、中心位置或平均水平。它常作为一组资料的代表值,使资料简明概括,便于进行组间的比较。

平均数的应用是以同质为基础,但同质的概念是相对的,需根据研究目的来决定。不同质的事物,需在合理分组的基础上,分别求平均数,才可分析比较,否则是毫无意义的。

常用的平均数有算术平均数、几何平均数、中位数和百分位数及众数等,前三种较为常见。

均数是算术平均数(arithmetic mean)的简称,总体均数用希腊字母 μ 表示,样本均数用拉丁字母 $\bar{x}$ 表示,是一组变量值的数值上的平均,即算术平均数是获得结果之和除以结果个数。

$$\bar{x}=\frac{\sum x}{n} \tag{2-1}$$

式中 Σ是希腊字母,为求和符号;x 为变量值;n 为变量值个数(样本含量)。

均数的应用:①均数可用来描述一组变量值的平均水平,具有代表性,因此变量值必须是同质的。②均数适用于呈正态分布的资料,因为它位于分布的中心,最能反映分布的集中趋势。而对于偏态分布资料,均数则不能很好地反映分布的集中趋势,可用几何均数、中位数等描述。③均数只能反映数据集中趋势,对服从正态分布的资料,应把均数与离散趋势指标标准差结合起来,可全面地反映其分布的特征。

根据长期的控制样本结果计算出来的平均值可给出统计上可靠的结果,通常作为控制样本的靶值。

二、几何均数

如果资料呈偏态分布,资料中的少数数据过分偏离中心线,算术均数对这批资料的集中趋势或平均水平的代表性则较差,因为个别过分偏离中心线的数据使算术均数偏向一边。例如有数据 3、4、5、6、17,数据大部分在 3~6,但算术均数却是:

$$\bar{x}=\frac{3+4+5+6+17}{5}=\frac{35}{5}=7$$

这显然不能很好地代表这批数据的中心位置。有些偏态资料,若将数据转换成对数就能使资料分布对称,计算时可先将数据转换成对数,计算其对数值的算术均数,然后再取反对数,就能较好地代表这批资料的平均水平,这样算得的平均数称为几何均数。在医学上,如某种传染病的潜伏期及血中某种抗体的滴度等资料常用几何均数来表示它们的平均水平。

不分组资料计算几何均数的公式如下:

$$\bar{x}_G=\sqrt[n]{x_1\cdot x_2\cdots\cdots x_n} \tag{2-2}$$

实际工作中,当 $n>3$ 时,用公式(2-2)计算就感不便,可以用对数形式进行计算:

$$\bar{x}_G=\lg^{-1}\left(\frac{\sum \lg x}{n}\right) \tag{2-3}$$

若为分组资料,则计算公式为:

$$\bar{x}_G=\lg^{-1}\left(\frac{\sum f\lg x}{\sum f}\right) \tag{2-4}$$

上述公式中:

$\bar{x}_G$——几何均数;

$x_1,x_2,\cdots,x_n$——所有变量值相乘;

n——变量值个数(即 $\sum f$);

$\sum \lg x$——各变量值对数之和;

$\sum f\lg x$——各组组中值的对数与频数乘积之和;

lg^{-1}——求反对数。

对于按倍数变化的数据，几何均数具有计算平均倍数的意义。如血清按比例稀释时，计算结果为平均稀释倍数。

三、中 位 数

除了算术均数、几何均数以外，中位数(median)也是一种表示集中趋势或平均水平的指标。

把变量值按大小次序排列，居于中间位置的那个数值就是中位数。对于分布大致对称的资料，中位数十分接近于算术均数。而当变量值的分布很偏，与正态分布相差较大时，用中位数表示它们的集中趋势比用算术均数更合理。计算方法如下：

（一）未分组资料

当 n 为奇数时，变量值按大小次序排列后，第$\frac{n+1}{2}$位数，即 $x_{\frac{n+1}{2}}$，就是中位数 M_d。

$$M_d = x_{\frac{n+1}{2}} \tag{2-5}$$

当 n 为偶数时，中位数计算公式为：

$$M_d = \frac{1}{2}\left(x_{\frac{n}{2}} + x_{\frac{n}{2}+1}\right) \tag{2-6}$$

（二）分组资料

按频数分布表计算的中位数公式为：

$$M_d = L + \frac{W}{f}\left(\frac{n}{2} - C\right) \tag{2-7}$$

式中：M_d——中位数；

L——中位数所在组的下限；

W——中位数所在组的宽度；

f——中位数所在组的频数（例数）；

n——总频数；

C——中位数所在组的前一组的累计频数(cumulative frequency)。

四、百 分 位 数

百分位数(percentile)也是一种常用来描述计量资料特征的统计指标。它是指将 n 个观察值从小到大依次排列，再把它分成 100 等份，对应于 r % 位的数值即为第 r 百分位数，常用 P_r来表示。中位数实际上是第 50 百分位数。过小样本，计算百分位数所得结果误差较大、不稳定，应慎用。

（一）不分组资料的计算方法

把变量值按大小次序排列好，按所要求百分位数之百分数乘以 $n+1$，即为所求百分位数所在之位置，即第 r 百分位数。

$$P_r = x_r\%\,(n+1) \tag{2-8}$$

如需计算第 5 百分位数(P_5)，即为第$\frac{5}{100}(n+1)$个变量值。当 $n=150$ 时，则第 5 百分

位数为第$\frac{5}{100}\times(150+1)=7.55$个变量值(即为$x_{7.55}$),这时,如第7个变量值$x_7=15$,第8个变量值$x_8=17$,则可由补插法求得$x_{7.55}=15+(17-15)\times0.55=16.1$。

(二)分组资料的计算方法

$$P_r=L+\frac{W}{f}(r\cdot n\%-C) \tag{2-9}$$

式中:P_r——第r百分位数;

L——第r百分位数所在组的下限;

W——第r百分位数所在组的宽度;

f——第r百分位数所在组的频数;

n——总频数;

C——第r百分位数所在组前一组的累计频数。

五、四分位数

如果P为0.25或0.75,相当于把整个范围按概率分为相等的四部分,这样的数被称为四分位数(quantile),其中有两个数很重要:$x_{0.25}$被称为下四分位数(lower quantile,LQ)或第一四分位数(first quantile,Q_1);$x_{0.75}$被称为上四分位数(upper quantile,UQ)或第三四分位数(third quantile,Q_3)。这两个四分位数连同中位数,都可用来度量随机变量的位置状况。其中LQ与UQ所界定的范围包含约一半的数据,常用来表示数据的主体部分。

(一)第一四分位数

第一四分位数(sample 1st quantile,Q_1或LQ)可将数据集划分为两个部分,其中小于等于此数的数据约占整个数据集的25%,大于等于此数的数据约占整个数据集的75%。它的准确计算方法是:首先将样本按从小到大的顺序排好,记其中第i名者为$X_{(i)}$。对于给定的n,先求出$\frac{n+1}{4}$,其整数部分记为k,其小数部分记为f(当然$0\leqslant f<1$)。

$$Q_1=X_{(k)}+f(X_{(k+1)}-X_{(k)}) \tag{2-10}$$

例如,$n=40$,$\frac{n+1}{4}=10.25$,$k=10$,$f=0.25$,所以Q_1一定介于$X_{(10)}$与$X_{(11)}$之间,而且有$Q_1=X_{(10)}+0.25(X_{(11)}-X_{(10)})$。样本量较大时,邻近次序统计量间的差距很小,可以取$f=0.5$,因而可以近似有

$$Q_1=(X_{(k)}+X_{(k+1)})/2$$

式中,k是$\frac{n+1}{4}$的整数部分。

(二)第三四分位数

第三四分位数(sample 3rd quartil e,Q_3或UQ)可将数据集划分为两个部分,其中小于等于此数的数据约占整个数据集的75%,大于等于此数的数据约占整个数据集的25%。它的准确计算方法是:对于给定的n,先求出$\frac{3(n+1)}{4}$,其整数部分记为k,其小数部分记f(当然$0\leqslant f<1$)。

$$Q_3=X_{(k)}+f(X_{(k+1)}-X_{(k)}) \tag{2-11}$$

例如，$n=40$，$\frac{3(n+1)}{4}=30.75$，$k=30$，$f=0.75$，所以 Q_3 一定介于 $X_{(30)}$ 与 $X_{(31)}$ 之间，而且有 $Q_3=X_{(30)}+0.75(X_{(31)}-X_{(30)})$。样本量较大时，邻近次序统计量间差距很小，可以取 $f=0.5$，因而可以近似有

$$Q_3=(X_{(k)}+X_{(k+1)})/2 \tag{2-12}$$

式中，k 是 $\frac{3(n+1)}{4}$ 的整数部分。

六、方　差

计算公式如下：

总体方差
$$\sigma^2=\frac{\sum(x-\mu)^2}{N} \tag{2-13}$$

样本方差
$$s^2=\frac{\sum(x-\bar{x})^2}{n-1} \tag{2-14}$$

由上式可知：方差考虑了总体中每个变量值 x 与总体均数 μ 之差 $(x-\mu)$，称为离均差。由于 $x-\mu$ 有正有负，而总和为0，即 $\sum(x-\mu)=0$，这样仍不能反映变异度的大小，故将离均差平方后再相加，即 $\sum(x-\mu)^2$，称为离均差平方和。但 $\sum(x-\mu)^2$ 的大小，除了与变异度有关外，还与变量值的个数 N 的多少有关，即使两总体的变异度相同，N 大则 $\sum(x-\mu)^2$ 亦大。为了消除这一影响，取其均值。

在实际工作中总体方差不易得到，常用样本方差 s^2 作为总体方差的估计值。由于各个离均差都经过平方，原来的度量单位等都变成了平方单位而使用不方便，所以表示数据离散程度时，常不用方差，而用标准差。

七、标 准 差

标准差（standard deviation，符号为 σ，s）：

计算公式如下：

总体标准差
$$\sigma=\sqrt{\frac{\sum(x-\mu)^2}{N}} \tag{2-15}$$

由式（2-15）可见，标准差即方差的开平方，单位与变量值单位及均数单位相同。变异度越大，则离均差平方和越大，标准差越大，即 σ 越大。故标准差越大，说明个体差异越大，均数的代表性越差。

在实际工作中，总体均数不易得到，常用样本均数 $\bar{x}$ 作为总体均数 μ 的估计值；用样本标准差 s 作为总体标准差 σ 的估计值，则

$$s=\sqrt{\frac{\sum(x-\bar{x})^2}{n-1}} \tag{2-16}$$

由于用 $\bar{x}$ 代替 μ，$\sum(x-\bar{x})^2$ 比 $\sum(x-\mu)^2$ 小，用 n 代替 N，$\sqrt{\sum(x-\bar{x})^2/n}$ 计算标准差常比实际 σ 偏小，为了克服这一缺点，英国统计学家 W. S. Gossett 于1908年建议用 $n-1$ 来代替分母中的 n。当 n 很大时，$n-1$ 与 n 相差甚微、亦可用 n 作分母。式（2-16）中 $n-1$ 称为自由度，其意义是随机变量值能“自由”取值的个数。

标准差表示结果分布的宽度。质量控制误差限(控制限)通常是建立在实验室自己结果的标准差基础上。

标准差的应用:①表示变量值的离散程度。标准差越大,变量值分布越散,均数的代表性越差,即 s 越大,$\bar{x}$ 代表性越小,反之亦然。但当资料的度量单位不同或均数相差较大时,两组资料的标准差不能直接相比。②结合均数描述正态分布特征。根据正态分布曲线下面积的规律,可以通过 $\bar{x} \pm s$ 的倍数形式来概括描述变量值的分布,对这组资料的频数分布做出概括性的估计。③根据正态分布原理,可应用于求参考值范围,即 $\bar{x} \pm 1.96s$ 计算出总体观察值的95%的变量值所在范围的界限,确定医学参考范围;还可用制订的范围做质量控制标准。④标准差还可以用来计算变异系数及结合样本含量计算标准误。

八、极　　差

极差(range,简记 R):是一组数值中最大值与最小值的差值。单位与变量值相同。极差越大,变异度越大,各变量值离均值越远,数据越分散,均数的代表性越差,反之亦然。

极差是最简单的一种离散趋势指标,应用广泛。但以极差反映变异度,较为粗略。因为:①除了最大和最小值外,不能反映其他数据的变异度;②当样本含量不同时,样本含量越大,遇到较大或较小极端值的机会就加大,极差可能越大,故样本含量悬殊时不宜比较其极差;③即使样本含量不变,极差的抽样误差亦较大。

在正态分布资料中,极差与标准差之间有比例关系,其比值随样本含量 n 而改变,可用于估计标准差,并进行一些假设检验。

九、四分位间距

两个四分位数之间的距离是描述随机变量离散状况的非常重要的参数。

四分位间距(interquartile range,IQR)等于第三四分位数与第一四分位数的差值,即

$$\mathrm{IQR} = Q_3 - Q_1 \tag{2-17}$$

它代表了居中的50%的数据的范围。同总体参数的含义相同,样本四分位间距越大,表明数据间的离散程度越大;四分位间距越小,表明数据间的离散程度越小。

以上四个描述离散状况的统计量各有优劣。总的来说,标准差最为常用,它对离散状况有较好的代表性;但它与样本量关系不密切,样本量大或小时都可以使用,n 大于6时标准差要比极差好,但标准差的缺点是对异常值敏感。方差与标准差相似,因量纲为原量纲的平方而不太方便使用,但有时它的可加性又是一个很大的优势。极差与样本量关系密切,对异常值又敏感,但它的计算简单,当 n 较小时代表性已足够。四分位间距与样本量关系不密切,且对异常值不敏感,是所有离散状况度量的统计量中最稳健的。

十、变异系数

变异系数(coefficient of variation,简记为CV):是用百分数表示的标准差与平均值之比,计算公式为:

$$\mathrm{CV} = \frac{s}{\bar{x}} \times 100\% \tag{2-18}$$

极差、标准差与变量值的单位相同,而变异系数是两个数值之比,没有单位,更便于资料

间的分析比较。常用于:①比较均数相差悬殊的几组资料的变异度,如相同度量衡单位指标的不同时间的纵向比较。②比较度量衡单位不同的多组资料的变异度,即做相同时间不同指标的横向比较。③变异系数还常用于比较多个样品重复测定的误差。

十一、Z-分数

Z-分数(Z-score)或标准差指数(standard deviation index,SDI)指的是测定结果偏离均值多少倍的标准差。计算公式2-19所示。

$$Z = \frac{x - \bar{x}}{s} \tag{2-19}$$

Z-分数表示为结果在不依赖浓度分布中所处的位置。其可应用于室内质量控制和室间质量评价计划中。

十二、偏度与峰度

只用反映位置状况和离散程度的参数来描述随机变量的分布仍然不够完善,如果能增加反映随机变量分布形状的参数,就更能完整地呈现随机变量分布的特性。偏度和峰度是两个最常用的描述数据分布形状的参数。

(一)偏度

偏度(skewness)是对随机变量分布不对称性的度量,总体参数偏度用β_s表示。其计算公式为:

$$\beta_s = \frac{E(X-\mu)^3}{\sigma^3} \tag{2-20}$$

式中,μ为分布的均值;σ为分布的标准差。

它的含义是:当分布完全对称时,$\beta_s=0$。正态分布对称,所以它的偏度就为0(图2-1B);反之,$\beta_s=0$时,分布并不一定对称,但一般说有某种对称性。当$\beta_s>0$时,分布称为正偏,它的分布中高于均值的"尾"部向右侧延伸严重(图2-1C),当$\beta_s<0$时,分布称为负偏,它的分布中低于均值的"尾"部向左侧延伸严重(图2-1A)。大多数偏态分布都是正偏,负偏分布在实际工作中很少出现。

样本统计量偏度用b_s代表。计算公式为:

$$b_s = \frac{n}{(n-1)(n-2)} \sum_{i=1}^{n} \frac{(X_i - \overline{X})}{S^3} \tag{2-21}$$

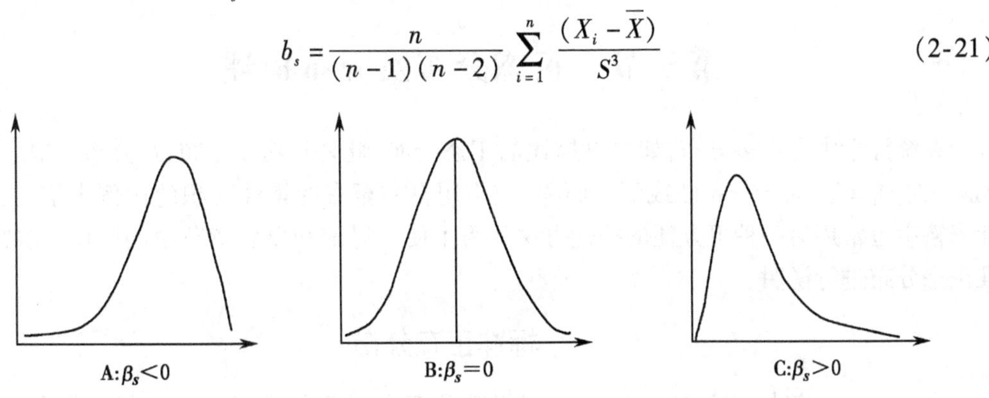

图2-1　偏度示意图

(二) 峰度

峰度(kurtosis)用来度量随机变量分布中间部分的陡峭程度及两端尾部的厚重程度,也可以简单地当作分布平坦性的度量,总体参数峰度用β_k表示,计算公式为:

$$\beta_k = \frac{E(X-\mu)^4}{\sigma^4} - 3 \tag{2-22}$$

式中,μ 为分布的均值;σ 为分布的标准差。

我们理解峰度含义的时候需要注意,比较两个分布的峰度时,二者必须有相同的均值和相同的方差,否则比较的不是峰度而是方差。可以参考图 2-2,各分布都有相同的均值及方差。当数据为正态分布时,其峰度为 0。正峰度表示数据分布比正态分布中间顶峰更峭、两尾更重;负峰度表示数据分布中间比正态分布顶峰更平、两尾更轻。负峰度常在均匀分布类型或多个不同均值的混合正态总体中出现。

样本统计量峰度用 b_k代表。计算公式为:

$$b_k = \frac{n(n+1)}{(n-1)(n-2)(n-3)} \sum_{i=1}^{n} \frac{(X_i - \overline{X})^4}{S^4} - \frac{3(n-1)^2}{(n-2)(n-3)} \tag{2-23}$$

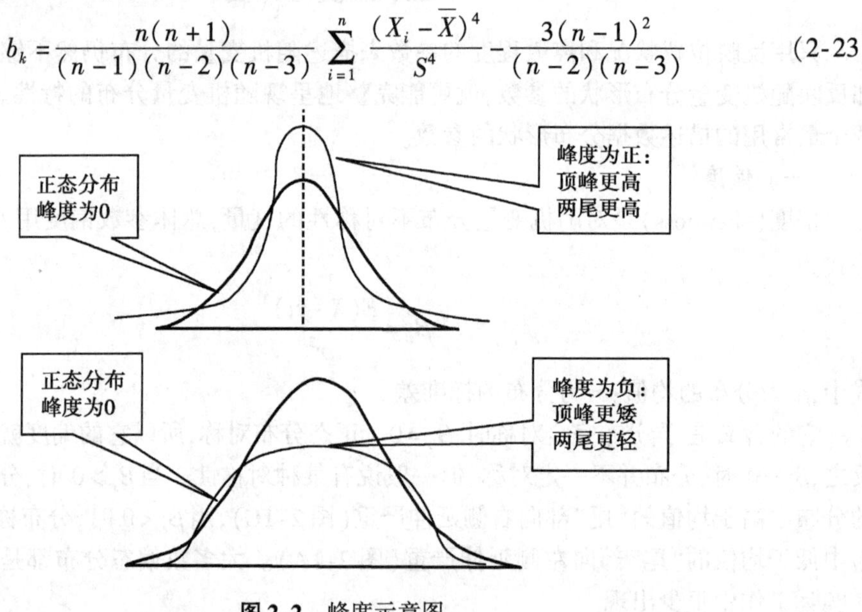

图 2-2　峰度示意图

第三节　正态分布及分布描述

在统计学中有许多分布,如这里描述的正态分布,此外还有 t 分布、F 分布、二项分布、Poisson 分布等。对于分布曲线下的面积,应当用自左至右的累计面积的比例来描述,但统计书籍中也常用另一种更方便的描述方法。为了便于讨论和以后章节中的应用,先要对标准正态分布进行说明。

一、标准正态分布

在 $x=\mu-1$ 倍标准差与 $x=\mu+1$ 倍标准差两点中间曲线下中间面积占整个面积的 68.27%,其外占 31.73%。在 $x=\mu-1.96$ 倍标准差和 $x=\mu+1.96$ 倍标准差两点中间曲线下的面积占整个面积的95%，其外占5%。在 $x=\mu-2.58$ 倍标准差和 $x=\mu+2.58$ 倍标准差两点中间曲线下的面积占整个面积的99%，其外占1%。

如果把正态分布中横轴中某一点 x 对均数的距离除以其标准差定义为 u。则：

$$u=\frac{x-\mu}{\sigma}$$

以 u 值代替 x 作图，则是一条以0为中心的，标准差 =1 的正态分布曲线，u 的分布称为标准正态分布，而 u 值称为标准正态变量（统计学中也常用 z 表示标准正态变量）。其相应的面积介于 −1 和 +1 两点中间曲线下面积占整个面积的 68.27%，其外占 31.73%（图2-3a）。u 介于 −1.96 和 +1.96 两点间曲线下的面积占整个面积的95%，其外占5%（图2-3b）。u 介于 −2.58 和 +2.58 曲线下的面积占整个面积的99%，其外占1%（图2-3c）。

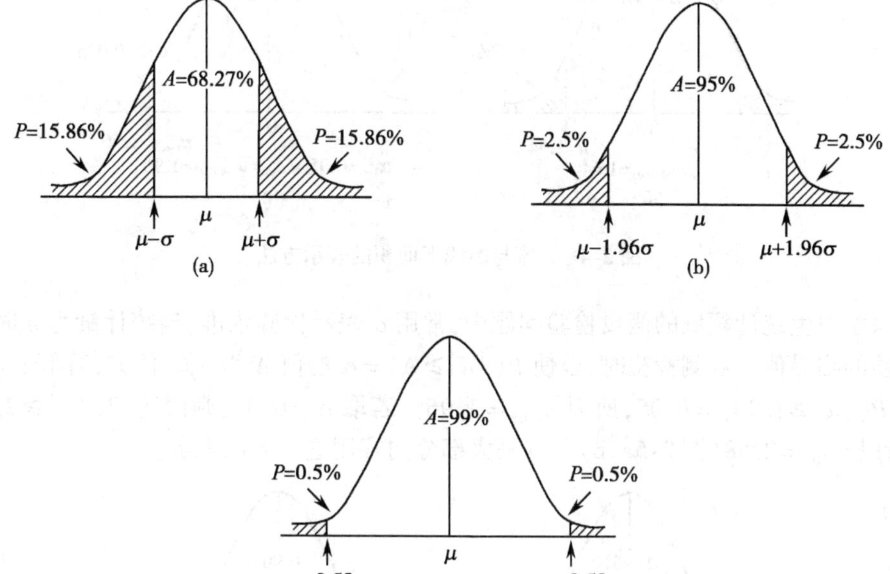

图2-3　u 分布示意图

二、标准正态分布表的使用

附录A表是标准正态分布表。表的左边第1列为 u 值的整数位于第一个小数位，表的第一行给出 u 值的第二小数位。表中其他数值给出了标准正态曲线下大于 u 值的面积比例。例如，当 $u=0.00$ 时，相应面积比例为0.5000；当 $u=1.96$ 时，相应面积比例为0.0250；当 $u=1.64$ 时，相应面积比例为0.0505。

因为标准正态分布是关于 $u=0$ 对称的，所以利用附表1也能求得当 u 小于0时，标准正态曲线下小于 u 值的面积比例。例如，标准正态曲线下小于 $u=-1.96$ 的面积比例等于曲线下大于 $u=1.96$ 的面积等于0.025。

利用附表1还能由标准正态曲线下的面积比例求相应的 u 值。例如，欲求曲线下右侧面积比例为0.02的 u 值。则先从表中找面积比例为0.02，可以发现没有正好为0.02的面积比例，最接近的为0.0202和0.0197，再由这两个值查相应的 u 值，得面积0.0202对应

$u=2.04$，面积 0.0197 对应 $u=2.05$，说明与 0.02 面积对应的 u 值 2.04 与 2.05 中间。

三、关于记号 u_{α}

$u=1.96$ 时标准正态曲线下其右侧面积比例为 0.0250，则其左侧面积比例为 0.9750，所以 1.96 其实是标准正态分布的第 97.5 百分位数。$u=1.64$ 是标准正态分布的第 95 百分位数（确切地讲是第 94.95 百分位数）。按数理统计中的习惯记号，记 $u=1.96$ 为 $u_{0.975}$，$u=1.64$ 为 $u_{0.95}$。一般地 $u_{1-\alpha}$ 表示在此 u 值右侧曲线下面积比例为 α。$u_{1-0.05}=1.64$，$u_{1-0.05/2}=1.96$（图 2-4a，b）。

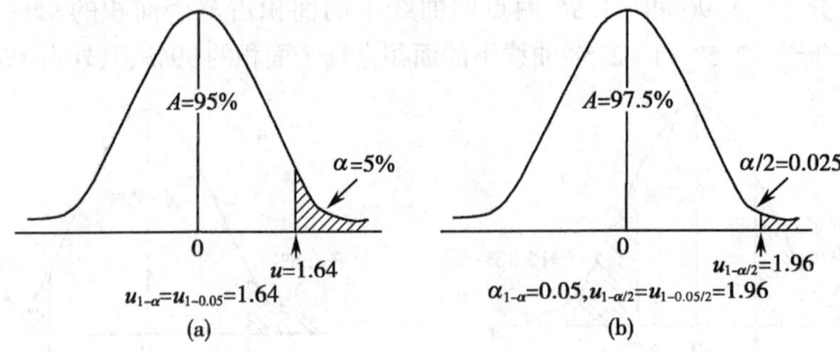

图 2-4　u 值与曲线下面积的表示方法

在医学卫生统计领域的假设检验问题中，常用 α 表示检验水准，当统计量为 u 时，以 u_{α} 表示检验的临界值。双侧检验时，以使 $P(|u|\geqslant A)=\alpha$ 的值 A 为 u_{α}。例如，若取 $\alpha=0.05$，则因为 $P(|u|\geqslant 1.96)=0.05$，所以 $u_{0.05}=1.96$。若取 $\alpha=0.01$，则因为 $P(|u|\geqslant 2.58)=0.01$，所以 $u_{0.01}=2.58$（图 2-5a，b）。本书大部分内容用这种方法表示。

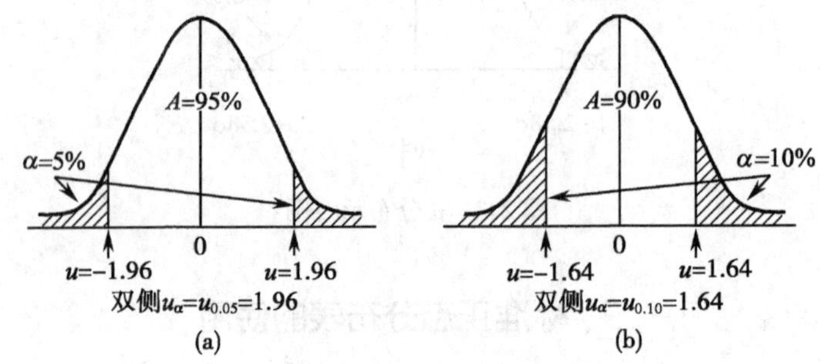

图 2-5　u 值与曲线下面积的常用表示方法

如果资料呈正态分布或近似正态分布，μ 和 σ 未知，可用样本均数作为总体均数的估计值，用样本的标准差作为总体标准差的估计值，只要求出 $\bar{x}$ 和 s，便可对其频率分布作出概括估计。

四、正态分布的应用

1. 估计医学参考值范围　参考值范围亦称正常值范围。在医学上通常把 95% 的正常人某指标所在范围作为参考值范围。如果资料近似正态分布，且样本含量较大，可按 $\bar{x}\pm ns$ 估计参考值范围。

2. 质量控制 为了控制实验中的检测误差，常以 $\bar{x}\pm2s$ 作为上、下警告限，以 $\bar{x}\pm3s$ 作为上、下控制界限。这里的 $2s$ 和 $3s$ 可视为 $1.96s$ 和 $2.58s$ 的约数。

3. 正态分布 是许多统计方法的理论基础。

有些医学检验资料，如正常人血铅含量虽不服从正态分布，但经对数转换后服从对数正态分布，仍可按上述正态分布规律来处理。

综上所述，正态分布是很多统计方法的理论基础，也是质量控制图的理论依据，故了解正态分布可为以后的学习质量控制方法打下坚实的基础。

第四节 统计检验与两类错误

一、假设检验

假设检验是在规定的风险水平上确定一组数据(一般是来自样本的数据)是否符合已给定假设的统计方法。或者说，根据样本，决定某个统计假设应该被拒绝或不被拒绝(接受)的方法和步骤。假设可能是关于某一特定统计分布或模型的假定，也可能是关于某一分布的参数值(如均值)。

假设检验的方法包括评价以数据形式存在的证据，从而决定是否应该拒绝关于统计模型或参数的给定假设。

假设检验的用途很广，它可使人们在规定的置信水平判断有关总体参数(根据来自样本的估计)的假设是否正确。因此，假设检验可用于检验总体参数是否符合特定标准，也可用来检验两个或多个总体的差别。

假设检验也可用于模型假定的检验，如检验总体的分布是否正态，样本数据是否随机等。

GB/Z 19027 所列的许多统计技术明确或隐含地引用了假设检验，如抽样、SPC 图、试验设计、回归分析、测量分析等。假设检验在许多领域，特别是在新的仪器、方法、工艺、标准、药品、试剂等的研制开发中起着重要的作用。

二、统计假设、原假设与备择假设

统计假设(statistical hypothesis) 关于一个或多个总体分布的命题，它可以通过样本进行检验。

原假设与备择假设(null hypothesis and alternative hypothesis)

原假设 H_0 是一个特定的统计假设，对它要作出拒绝或接受的决定。备择假设 H_1 异于原假设，为原假设被拒绝时可能采用的统计假设。

示例 1：关于假设期望 μ 不小于给定值 μ_0 的检验问题可表述为：

$$H_0:\mu\geqslant\mu_0\leftrightarrow H_1:\mu<\mu_0$$

示例 2：关于假设两批产品不合格率相等(但未知)的检验问题可表述为：

$$H_0:p_1=p_2\leftrightarrow H_1:p_1\neq p_2$$

示例 3：关于假设总体分布为正态分布(参数不确定)的检验问题，备择假设为总体分布不是正态分布的。

三、第一类错误与第二类错误

第一类错误（type Ⅰ error） 原假设为真而被拒绝，又称弃真。以前亦称作第1类错误。

第一类错误概率（type Ⅰ error probability） 犯第一类错误的概率。以前称作Ⅰ类风险。

第二类错误（type Ⅱ error） 原假设不真但被接受，又称存伪。以前亦称作第Ⅱ类错误。

第二类错误概率（type Ⅱ error probability） 犯第二类错误的概率。以前称作Ⅱ类风险。

显著性水平（significant level） 检验的第一类错误概率不可超过的界限 α，α 一般取较小的数值，如0.10，0.05，0.01等。

下面以图2-6进一步说明第一类错误。图中两条垂线之间所包含的曲线下面积，称为该假设检验的“接受区域”，表示为 $\mu_0 \pm K_{\alpha/2}\frac{\sigma}{\sqrt{n}}$。如果样本的均值 $\bar{x}$ 落在这个接受区域之内，则该假设予以接受；如果样本均值 $\bar{x}$ 落在该区域之外，即两侧 $\alpha/2$ 的阴影部分（也称拒绝域），则假设被否定。

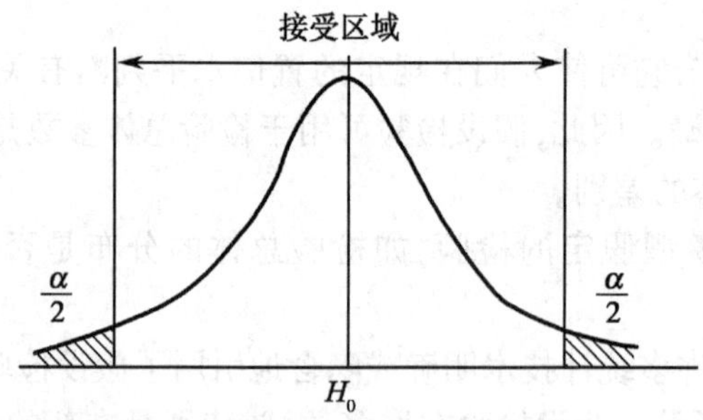

图2-6 $H_0:\mu_0$ 的接受区域

由于假设检验是用样本推断总体，样本的抽取又是随机的，所以不可能是绝对正确的，具有犯错误的风险。

若该假设是正确的，但由于抽取样本是随机的，有可能得到一个样本的均值落到接受区域之外，则否定了这一正确的假设，这就犯了第一类错误，把本来正确的结果当作不正确的结果而舍弃，也就是以“真”作“假”的错误。

可以用一个比喻来说明这一问题，假如有一筐苹果共100个，有95个是好的，5个是坏的（说明该筐苹果总体是好的），有一买方欲随机抽取3个来判断其质量，由于是随机抽样，有可能抽到3个其中2个是坏的，若以此就判断该筐苹果总体是坏的，这就犯了第一类错误，也叫“弃真”的错误。也有人把它称作生产方或卖方风险，犯这类错误的概率一般以 α 来表示，α 一般取0.10，0.05，0.01等。

下面以图2-7来说明第二类错误的问题。图2-7中 μ_0 是正确的，μ_1 是不正确的，但由于假设检验是以样本推断总体，抽样又是随机的，所以从 μ_1 这一不正确的总体中，有可能抽取

到样本的均值 $\bar{x}$ 落到 μ_0 的接受区域之中，即落到 β 的阴影部分，而被接受下来。这就犯了第二类错误，即把不正确的结果当作正确的结果接受，犯了以“假”作“真”的错误。

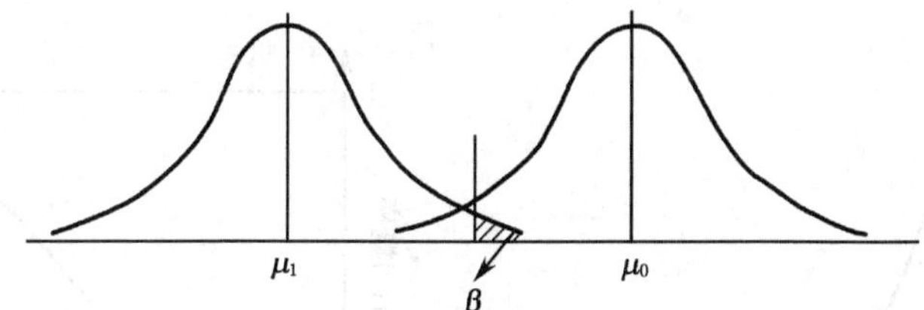

图 2-7　第二类错误的概率 β

在此仍以苹果为例来说明这一问题。假如上例中的苹果 95 个是坏的，仅有 5 个是好的（即总体是坏的）。买方随机抽取 3 个进行验收，有可能抽到 3 个其中 2 个是好的。则以此来判断该筐苹果是好的，这就是把不正确的结果当作正确的结果接受，所以也叫“纳伪”的错误，还有人把它称作使用方或买方风险，犯这类错误的概率以 β 来表示，β 一般取 0.10、0.05 等。

总之，统计检验不可能没有犯错误的风险。减少 α（提高置信概率），会增大犯 β 错误的概率；增加 α 则犯第一类错误的危险性也就增大了。不论犯哪一类错误，都会因判断失误而造成损失。

一种合适的统计检验标准，应该是一种能保证 α 和 β 都比较小的标准，但在样本容量固定时，要同时使 α 和 β 都很小是不可能的，只有增大样本的容量，犯错误的概率才会减小。

四、检验的功效、功效函数和功效曲线

检验的功效（power of a test）　当原假设不真时，拒绝原假设的概率。即指不犯第二类错误的概率，它等于 $1-\beta$，是当原假设不正确时被拒绝的概率。功效不小于显著性水平的检验，称为无偏检验。

功效函数（power function）　总体参数的函数，它是当该参数为真时拒绝原假设的概率。

功效曲线（power curve）　功效函数的图形表示。

检验的功效函数和功效曲线表示检验功效的变化与参数值之间关系的函数（曲线），称为功效函数（曲线）。对函数（曲线）中所关心的部分常常只是对应于使备择假设成立的那些参数值。此时函数（曲线）表示对于不同的参数值，备择假设被接受的概率。

示例 1：图 2-8 表示检验假设　$H_0(\mu \geqslant \mu_0) \leftrightarrow H_1(\mu < \mu_0)$ 的功效曲线。

示例 2：图 2-9 表示对假设　$H_0: p < p_0 \leftrightarrow H_1: p \geqslant p_0$ 的一个检验功效作为 p 的函数曲线。

五、小概率事件、小概率原则

根据大数定律，在大量重复试验中事件出现的频率接近于它们的概率。倘若某事件 A 出现的概率 α 很小，则它在大量重复试验中出现的频率也应该很小。例如，若 $\alpha=0.001$，则大体上在 1000 次实验中 A 才出现一次。因此，概率很小的事件在一次试验中实际上不大可能出现，在概率论的应用中，称这样的事件为实际不可能事件。

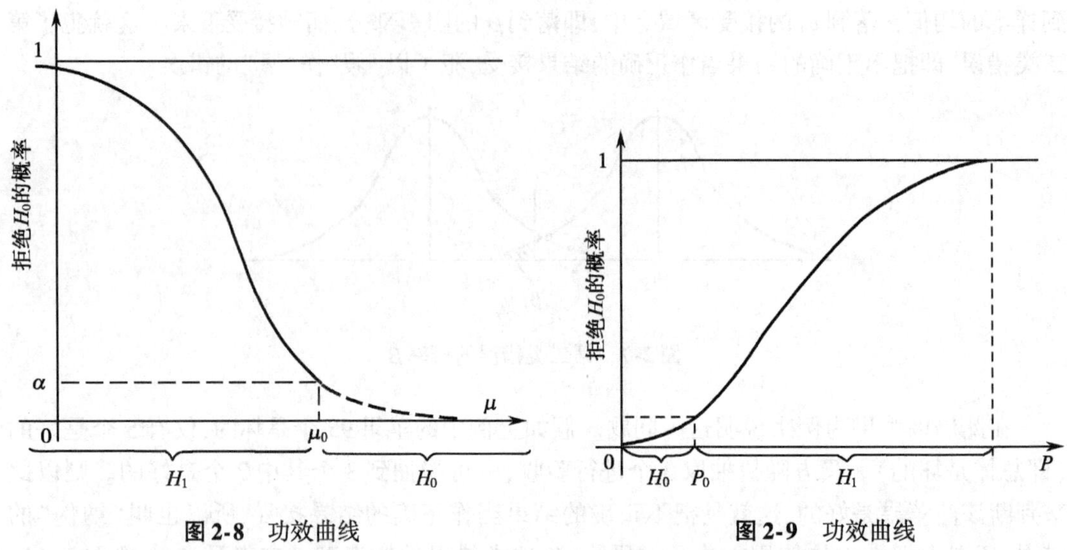

图 2-8 功效曲线 **图 2-9** 功效曲线

概率论中的小概率事件的原则是,如果一个事件发生的概率很小,那么,在一次试验中实际上是不可能发生的。如果在某一次试验中,某个小概率事件竟然发生了,那么,就认为这是一种反常现象(一般情况下把概率在0.05以下的事件称为小概率事件)。

在应用概率论和数理统计中,人们总是根据所研究的具体问题规定一个界限$\alpha(0<\alpha<1)$,当一事件的概率$P\leqslant 0$时,就认为该事件是一实际不可能事件,认为这样的事件在一次试验中,是不会出现的,就是所谓的小概率原则。

显然,根据小概率原则所作的判断也可能是错误的。然而错误判断的概率不会大于显著性水平α,α的选择要根据实际情况而定,对于某些重要场合,当事件的出现会产生严重的后果时(如卫星发射、飞机失事、沉船等),α应选的小一些,一般在实验室中大都选取$\alpha=0.05$作为显著性水平。

统计检验的基本思想是小概率原则,而后者的理论依据是大数定律。

第五节 正态性检验

正态性检验(normality test)是一种特殊的假设检验,其原假设为:

H_0:总体为正态分布。

正态性检验即是检验一批观测值(或对观测值进行函数变换后的数据)或一批随机数是否来自正态总体。这是当基于正态性假定进行统计分析时,如果怀疑总体分布的正态性,应进行正态性检验。但当有充分理论依据或根据以往的信息可确认总体为正态分布时,不必进行正态性检验。

GB/T 4882—2001《数据的统计处理和解释 正态性检验》中,对如何进行正态性检验作了详细规定,现对标准的有关章节进行简单的介绍。

(一)术语

1. 有方向的检验 当在备择假设中仅指总体的偏度偏离正态分布的偏度或总体的峰度偏离正态分布的峰度(偏度、峰度的定义见本章第二节),并且有明确的偏离方向时,检验称为有方向的检验。特别当总体的偏度和峰度都偏离正态分布的偏度和峰度时,检验称为多方向的检验。

2. 无方向的检验 当备择假设为 H_1,总体不服从正态分布时,检验称为无方向的检验。

(二)检验方法

1. 有方向检验 如果用 $x_1,x_2,\cdots,x_n$表示一列观测值,则

$$\bar{x}=\frac{1}{n}\sum x_i$$

$$m_j=\frac{1}{n}\sum(x_i-\bar{x})^j \quad j=2,3,4$$

偏度和峰度检验统计量分别为

$$b_s=\frac{m_3}{m_2^{3/2}}$$

$$b_k=\frac{m_4}{m_2^2}$$

使用 b_s的偏度有方向检验和 b_k的峰度有方向检验适用于 $n\geqslant 8$,有方向检验在实际检验中使用较少,故在此不作详细的介绍,读者可详见 GB/T 4882—2001 中的6.2 与6.3。

2. 多方向检验 怀疑总体在偏度和峰度方向上都偏离正态分布时,可使用 b_s和 b_k的联合检验。详见 GB/T 4882 中的7 条款。

3. 无方向检验 当不存在关于正态分布偏离的形式的实质性的信息时,推荐使用无方向检验。GB/T 4882-2001 中删去了以前在无方向检验中常用的 D 检验法。代入以爱波斯-普利(EPPS-Pulley)检验法,保留了使用较多的 W 检验法,即夏皮洛-威尔克(Shapiro-Wilk)检验。当 $8\leqslant n\leqslant 50$ 时可以利用,小样本($n<8$)对偏离正态分布的检验不太有效。这是一种常用的无方向检验,由于实验室中一般检测的次数有限,所以它适于实验室测试数据的正态性检验。它的实施步骤如下:

(1)将观测值按非降次序排列成:

$$x_{(1)}\leqslant x_{(2)}\leqslant\cdots\leqslant x_{(n)}$$

(2)按公式

$$W=\frac{\left\{\sum_{k=1}^{L}a_k(W)\left[x_{(n+1-k)}-x_{(k)}\right]\right\}^2}{\sum_{k=1}^{n}(x_{(k)}-\bar{x})^2}$$

计算统计量 W 的值。其中 n 为偶数时,$L=\frac{n}{2}$;n 为奇数时,$L=\frac{n-1}{2}$。

(3)根据 α 和 n 查 GB/T 4882 的表 11 得出 W 的 p 分位数 p_α。

(4)判断:若 $W<p_\alpha$,则拒绝 H_0,否则不拒绝 H_0。

示例:抽查用克砂平治疗的矽肺患者 10 名,得他们治疗前后血红蛋白的差(克%)如下:2.7,-1.2,-1.0,0,0.7,2.0,3.7,-0.6,0.8,0.3。试检验治疗前后的血红蛋白的差是否服从正态分布?

解:

(1)把观测值按非降次序排列成:

-1.2，-1.0，-0.6，-0.3，0，0.7，0.8，2.0，2.7，3.7。

（2）为便于计算，将排列后的数据填表2-1。

其中 $\alpha_k(W)$ 这一列的值是由 GB/T 4882 表10根据 n 的值查得。

表 2-1　原始数据及计算结果

K	$x_{(k)}$	$x_{(11-k)}$	$x_{(11-k)}-x_{(k)}$	$\alpha_k(W)$
1	-1.2	3.7	4.9	0.5739
2	-1.0	2.7	3.7	0.3291
3	-0.6	2.0	2.6	0.2141
4	-0.3	0.8	1.1	0.1224
5	0	0.7	0.6	0.0399

经计算得：

$$\sum_{k=1}^{10} x_{(k)} = 6.8$$

$$\sum_{k=1}^{10} x_{(k)}^2 = 29$$

$$\sum_{k=1}^{10} [x_{(k)} - \bar{x}]^2 = 24.376$$

$$\sum_{k=1}^{5} a_k(W)[x_{(n+1-k)} - x_{(k)}] = 4.74901$$

所以
$$W = \frac{4.74901^2}{24.376} = 0.9252$$

（3）对于 $\alpha = 0.05$，查 GB/T 4882 表11，得 $n=10$ 时，$P_{0.05} = 0.842$。

（4）由于 $0.9252 > 0.8427$ 所以不拒绝正态性的原假设。

4. 正态概率纸法　以前的教科书中对数据的正态性检验都是采用正态概率纸法。在GB/T 4882 中也作为—种直观、方便、简单、有效的图方法进行了介绍。但该方法比较粗糙，如果希望得到比较准确的结论，建议使用 W 检验法。

（1）正态概率纸的刻度，正态概率纸上横轴刻度都是均匀刻度，纵轴按 u_p 的值均匀刻度，并标上相应的 P（累积相对频率）值。

（2）实施步骤

（a）把 n 个观测值按非降次序排列成：

$$x_{(1)} \leqslant x_{(2)} \leqslant \cdots \leqslant x_{(n)}$$

（b）将数对 $\left\{x_{(k)}, \frac{k}{n+1}\right\}(k=1,2,\cdots,n)$ 点在正态概率纸上。

（c）如果这些点明显不成一条直线，则拒绝原假设。否则经仔细观察后画一条直线，各点离直线的偏差应尽可能地小，其中在纵轴刻度为50%附近（30%~70%）各点离直线的偏差要优先考虑，使其尽可能小，并使直线两边的点数大致相等。

（d）如果各点（尤其是50%附近的点）离直线的偏差均不大，则不拒绝原假设。反之，则拒绝原假设。

(e)如果发现得到的点系统地偏离这条直线，在拒绝原假设后，可考虑备择假设。特别如果几个较大的值明显位于确定的直线的下方，可考虑经过变换(例如 $y = \lg x$ 或 $y = \sqrt{x}$)后的总体的分布的正态性。

示例：对某9个试样在一定条件下的时间 t(单位：h)和 $\lg t$ 的数据如表2-2。数据已按非降次序排列。

表2-2　9个试样的结果及 $\lg t$ 数据

k	$\frac{k}{n+1}$	$t_{(k)}$	$\lg t_{(k)}$	k	$\frac{k}{n+1}$	$t_{(k)}$	$\lg t_{(k)}$
1	0.01	298.00	2.4742	6	0.60	1033.16	3.0142
2	0.20	480.00	2.6812	7	0.70	1134.00	3.0546
3	0.30	589.58	2.7705	8	0.80	1522.16	3.1825
4	0.40	712.16	2.8526	9	0.90	2487.50	3.3958
5	0.50	955.50	2.9368				

把 $\left\{t_{(k)}, \frac{k}{10}\right\}$ 表示在正态概率纸上，得到一系列打叉的点见图2-10。从图上可以明显地看出这些点不在一条直线上。

以 $\lg t_{(k)}$ 代替 $t_{(k)}$ 得到一系列实心点。这些点大致在一条直线上，因而不否认 $\lg t$ 服从正态分布。

正态概率纸的详细使用方法，请详看GB/T 4882—2001中第5章图方法的介绍。

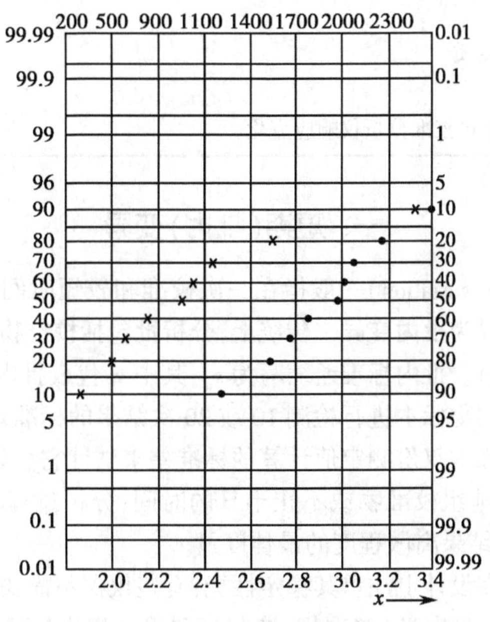

图2-10　正态概率纸

第六节　固有分析变异

每一种分析方法都有变异，这种变异能减到最低水平，但不能完全地把它消除。固有分析变异具有许多的原因，有些与分析方法有关系，有些与试剂及控制物有关系，还有些与方法操作的实验环境有关。通常根据操作的时间，短期和长期将这些固有变异分量进行分类。表 2-3 中概括了这些变异来源分类。

表 2-3　分析变异来源

批内
样本和（或）试剂计量的变异
样本的蒸发
光度计的变异
孵育温度变异
电流的漂移
批间
如果每批分别校准，则产生随机校准误差
复溶后校准物和（或）控制物变质
操作者之间的变异
日间
控制物或校准物瓶间变异
复溶变异
如果每日一次校准的随机校准变异
周间
校准物和（或）控制物变质
不可校准试剂变化
由操作环境变化导致不可校准分析仪响应变化

一、短期（批内）变异

短期变异（short-term variation）一般指在一次校准和较短时间内（半日或更短）累积结果观测的变异。短期变异为批内变异。传统上，分析批包括校准物，控制物和患者样本作为一批没有中断地进行分析。批内标准差缩写为 s_w，其中 w 代表批内（within run）。通常用在较短时间内对患者或控制物标本进行检测 10 或 20 次结果的标准差来估计短期变异。也可使用在一批内几个患者样本双份测定值计算的标准差来估计它。如果在一段时间内分析患者或控制物标本需要其他组校准物或不止半日的时间，分析过程将引入其他类型的误差。对于这种原因，s_w 是分析结果离散程度的最佳度量。

当今的仪器和方法在设计上注重其稳定性能；有些仪器不需要经常进行校准，间隔时间可为 30 或 90 天。传统的批定义（校准物，控制物和患者样本）不能严格地应用，并且 s_w 的意义是模糊的。美国临床和实验室标准研究院（CLSI，原为美国国家临床检验标准化委员会，NCCLS）已把分析批定义为："……一段时间或系列的测定值，其测定系统的准确度和精密度是期望的稳定……对于特定的分析系统和特定的实验应用必须恰当地规定分析批的长度。”而 s_w 仍然被理解为反映在较短时间内，一般小于半日发生的随机误差。我们对分析批的定义是一组患者标本和控制物标本被用来确定是否可报告此组患者标本的试验结果。这一定义比 CLSI 的定义更实用，且更容易用于批量检测的应用中。

二、长期变异

增加分析参考样本的时间会增加分析结果的变异，因为这使其他来源的变异变得重要。可将发生批间、日间和周间的这些变异进行分类。随时间变化而增加的变异一般与试剂、校准物和操作者的变异有关，表 2-3 中列出了特定的原因。

长于半日（一批产生的时间）的时间发生的其他变异也可用标准差表达，缩写为 s_b，或批间变异分量。这一分量 s_b 可再分为发生在批间的变异 s_{br} 和发生在日间的变异 s_{bd}。

以方差形式把这些变异分量加在一起产生总方差，如公式 2-24 和 2-25 所示。

$$s_t^2 = s_w^2 + s_b^2 \tag{2-24}$$

$$s_t^2 = s_w^2 + s_{br}^2 + s_{bd}^2 \tag{2-25}$$

其中 s_t 是总的标准差，s_w 是批内标准差，s_b 是联合的批间标准差，s_{br} 是批间标准差，s_{bd} 是日间标准差。

由方差分析（ANOVA）能估计分析方法的变异分量，CLSI 已制定了一种标准操作方案。在 20 天内，每天两批，每批分析稳定控制物两次，计算在公式（2-25）中的所有项。在这种 ANOVA 实验中估计的总标准差大约等于由几个月每天一次检测控制物获得的标准差。

第七节　指数修匀

指数修匀（exponential smoothing）为测定集中趋势和分散程度（平均数和标准差）提供了另一种方法。指数修匀类似于移动均值法，其最前面的观测值不用于进行平均，而最近的控制观测值融入到平均数中。在指数修匀上，对于每个新的试验结果能计算新的修匀平均数和标准差。指数修匀通过用于控制数据趋势的检出得到了在实验室质量控制上的重视。

一系列控制测定值 $x_0, x_1, x_2, \cdots, x_t$ 的指数修匀平均数 E_t 是：

$$\begin{aligned}
E_t &= \alpha x_t + (1-\alpha)E_{t-1} \qquad (2\text{-}26)\\
&= \alpha x_t + (1-\alpha)[\alpha x_{t-1} + (1-\alpha)E_{t-2}]\\
&= \alpha x_t + \alpha(1-\alpha)x_{t-1} + (1-\alpha)^2[\alpha x_{t-2} + (1-\alpha)E_{t-3}]\\
&= \alpha x_t + \alpha(1-\alpha)x_{t-1} + \alpha(1-\alpha)^2 x_{t-2} + \cdots + \alpha(1-\alpha)^2 x_{t-n} + (1-\alpha)^t x_0\\
&= \alpha \sum_{n=0}^{t-1}(1-\alpha)^n x_{t-n} + (1-\alpha)^t x_0
\end{aligned}$$

修匀的均值等于 α 倍的最近测定值加上 $(1-\alpha)$ 倍的前面的均值（公式 2-26）；因此，指数修匀在计算上是很容易的。α 称为修匀系数，其影响到有效平均观测值的个数。公式 2-26 的扩展式显示了最近的观测值由 α 加权，第二个最近观测值由 $\alpha(1-\alpha)$ 加权，第三个最近观测值由 $\alpha(1-\alpha)^2$ 加权，第四个观测值由 $\alpha(1-\alpha)^3$ 加权，等等。修匀系数为 0 到 1。如果 α 为 0.2，则最近观测值具有 0.2 的权数，按增加的顺序前面的观测值的权数分别为 0.16，0.128，0.1024，等等。因此，很前面的观测值由很小的系数加权，且对修匀均值的作用没有显著性意义。另一方面，较新的观测值加权更大的系数。因此，修匀系数 α 值确定了指数修匀有效地进行平均观测值的个数。公式 2-27 显示了 α 和要求计算平均数观测值个数 N 之间的关系：

$$\alpha = 2/(N+1) \tag{2-27}$$

表 2-4　修匀系数和指数修匀有效平均观测值个数(N)

修匀系数(α)	N
0.005	399
0.010	199
0.020	99
0.050	39
0.200	19
0.333	9
0.400	5
0.500	4
0.667	2
1.00	1

表 2-4 描述了 α 值及相应的有效平均观测值的个数(N)。由于修匀系数较小，如 0.005，估计值表现为许多过去数的平均。如果修匀系数大，估计值对模式改变产生迅速的反应。通常使用 α 值为 0.1 和 0.2，相应分别为 19 和 9 个控制测定值进行平均。

Brown 已经描述了指数修匀的特性。指数修匀的观测值的期望值等于观测值的期望值；换句话说，当前指数修匀的平均值就是前面观测值的均值。指数均值的方差与输入观测值的方差之间关系简单：观测值方差为 s^2，指数均值的方差是 $[\alpha(2-\alpha)]s^2$。指数修匀是准确的，计算是简单的，且只需贮存 E_{t-1} 一个数据就能计算新的平均值。指数修匀是灵活的，为了调整对趋势反应的速度不需要重新编辑程序，仅需要改变修匀系数。

也能用指数修匀导出观测值的标准差。这种演变使用了指数修匀平均数 E_t 和下一个观测值 x_{t+1} 的绝对差值。如果过程在控，指数修匀的平均数与新观测值的差值应该是零。系统误差和随机误差的增加将导致平均值与新观测值之间的差值增加。绝对差值本身由指数修匀衍生出平均绝对偏差(MAD)：

$$MAD_t = \alpha\,|x_{t+1} - E_t| + (1-\alpha)MAD_{t-1} \tag{2-28}$$

由 MAD 能计算修匀标准差：

$$s = (\pi/2)^{1/2}[(2-\alpha)/2]^{1/2}MAD \tag{2-29}$$

第三章

实验室误差理论

目前的分析仪具有很好的精密度和正确度,但成本往往较高。为吸引顾客,争夺市场,有些厂家开发了一些低成本的仪器和方法,但降低了正确度和精密度。因此仪器和方法的选择已成为实验室质量管理中一个重要课题。本章将介绍测量误差的类型、精密度及正确度等一些重要概念。

第一节 测量误差

一、测量误差

测得的量值减去参考量值称为测量误差,简称误差。

这个定义从 20 世纪 70 年代以来没有发生过变化,以公式可表示为:测量误差 = 测量结果 - 真值。"测量结果"是由测量所得的赋予被测量的值,是客观存在的量的实验表现,仅是对测量所得被测量之值的近似或估计,显然它是人们认识的结果,不仅与量的本身有关,而且与测量程序、测量仪器、测量环境以及测量人员等有关。"真值"是量的定义的完整体现,是与给定的特定的定义完全一致的值,它是通过完善的测量获得的值。所以,真值反映了人们力求接近的理想目标或客观真理,本质上是不能确定的,量子效应排除了唯一真值的存在,实际上用的是约定真值,须以测量不确定度来表征其所处的范围。因此,作为测量结果与真值之差的测量误差,也是无法准确得到或确切获知的。此即"误差公理"的涵义。

这里应当指出的是:通过测量,人们给被测量所赋予的值(即测量结果),并不是其固有的值,即不是本身就有的,而是后来给予的。"赋予"是"固有"的反义词,实际上在规定条件下定义的被测量之值是固有的,其实就是被测量的真值。

还应指出的是:过去人们有时会误用误差一词,即通过误差分析给出的往往是被测量值不能确定的范围,而不是真正的误差值。误差与测量结果有关,即不同的测量结果有不同的误差,合理赋予的被测量之值各有其误差,而并不存在一个共同的误差。一个测量结果的误差,若不是正值(正误差)就是负值(负误差),它取决于这个结果是大于还是小于真值。

如图 3-1 所示,被测量值为 y,其真值为 t,第 i 次测量所得的观测值或测得值为 y_i。由于误差的存在使测得值与真值不能重合,设测得值呈正态分布 $N(\mu,\sigma)$,则分布曲线在数轴上的位置(即 μ 值)决定了系统误差的大小,曲线的形状(按 σ 值)决定了随机误差的分布范围$[\mu-k\sigma,\mu+k\sigma]$,及其在范围内取值的概率。由图可见,误差和它的概率分布密切相关,可用概率论和数理统计的方法来恰当处理。实际上,误差可表示为:

误差 = 测量结果 - 真值 = (测量结果 - 总体均值) + (总体均值 - 真值)

= 随机误差 + 系统误差

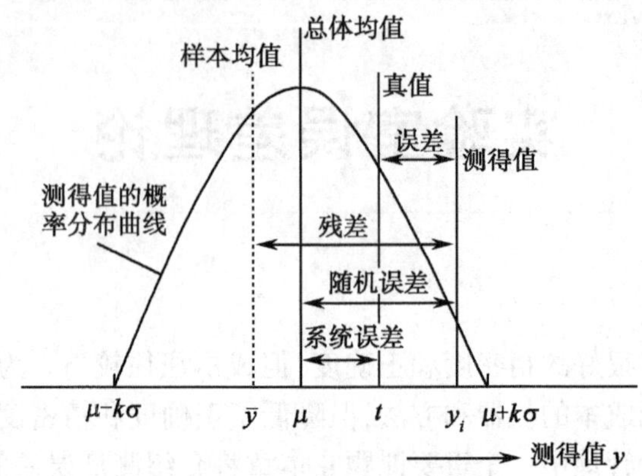

图 3-1　测量误差示意图

因此,任意一个误差Δ_i均可分解为系统误差ε_i和随即误差δ_i的代数和,即可表示为$\Delta_i=\varepsilon_i+\delta_i$。实际上,测量结果的误差往往是由若干个分量组成的,这些分量按其特性均可分为随机误差与系统误差两大类,而且无例外地各分量的代数和,换言之,测量误差的合成只用"代数和"方式。

不要把误差与不确定度混为一谈。测量不确定度表明赋予被测量之值的分散性,它与人们对被测量的认识程度有关,是通过分析和评定得到的一个区间。测量误差则是表明测量结果偏离真值的差值,它客观地存在但人们无法确定得到。例如:测量结果可能非常接近真值(即误差很小),但由于认识不足,人们赋予的值却落在一个较大区间内(即测量不确定度较大);也可能实际上测量误差较大,但由于分析估计不足,使给出的不确定度偏小。因此,在评定测量不确定度时应充分考虑各种影响因素,并对不确定度的评定进行必要的验证。

当有必要与相对误差相区别时,测量误差有时称为测量的绝对误差。注意不要与误差的绝对值相混淆,后者为误差的模。

二、相对误差

测量误差除以被测量的真值所得的商,称为相对误差。

设测量结果y减去被测量约定真值t,所得的误差或绝对误差为Δ。将绝对误差Δ除以约定真值t,即可求得相对误差为$\delta=\frac{\Delta}{t}\times100\%=\frac{y-t}{t}\times100\%$。所以,相对误差表示绝对误差所占约定真值的百分比,它可用数量级表示所占的份额或比例,即表示为

$$\delta=\left[\left(\frac{y}{t}-1\right)\times10^{n}\right]\times10^{-n}$$

当被测量的大小相近时,通常用绝对误差进行测量水平的比较。当被测量值相差较大

时,用相对误差才能进行有效的比较。

另外,在某些场合下应用相对误差还有方便之处。

还应指出的是:绝对误差与被测量的量纲相同,而相对误差是无量纲量。

三、随机误差和系统误差

(一) 随机误差

1. 随机误差(random error) 测量结果与在重复性条件下,对同一被测量进行无限多次测量所得结果的平均值之差,称为随机误差。

重复性条件是指在尽量相同的条件下,包括测量程序、人员、仪器、环境等,以及尽量短的时间间隔内完成重复测量任务。这里的"短时间"可理解为保证测量条件相同或保持不变的时间段,它主要取决于人员的素质、仪器的性能以及对各种影响量的监控。从数理统计和数据处理的角度来看,在这段时间内测量应处于统计控制状态,即符合统计规律的随机状态。通俗地说,它是测量处于正常状态的时间间隔。重复观测中的变动性,正是由于各种影响量不能完全保持恒定而引起的。

这个定义是1993年由BIPM、IEC、ISO、OIML等国际组织确定的,它表明测量结果是真值、系统误差与随机误差三者的代数和;而测量结果与无限多次测量所得结果的平均值(即总体均值)之差,则是这一测量结果的随机误差分量。此前,随机误差曾被定义为:在同一量的多次测量过程中,以不可预知方式变化的测量误差的分量。

这个所谓以不可预知方式变化的分量,是指相同条件下多次测量时误差的绝对值和符号变化不定的分量,它时大时小、时正时负、不可预定。例如:天平的变动性、测微仪的示值变化等,都是随机误差分量的反映。事实上,多次测量的条件不可能绝对完全相同,多种因素的起伏变化或微小差异综合在一起,共同影响而致使每个测得值的误差以不可预定的方式变化。现在,随机误差是按其本质定义的,但可能确定的只是其估计值,因为测量只能进行有限次数,重复测量也是在上述重复性条件下进行的。就单个随机误差估计值而言,它没有确定的规律;但就整体而言,却服从一定的统计规律,故可用统计方法估计其界限或它对测量结果的影响。

随机误差大抵来源于影响量的变化,这种变化在时间上和空间上是不可预知的或随机的,它会引起被测量重复观测值的变化,故称之为"随机效应"。可以认为正是这种随机效应导致了重复观测中的分散性,我们用统计方法得到的实验标准差是分散性,确切说是来源于测量过程中的随机效应,而并非来源于测量结果中的随机误差分量。

随机误差的统计规律性,主要可归纳为对称性、有界性和单峰性三条:

(1)对称性是指绝对值相等而符号相反的误差,出现的次数大致相等,即测得值是以它们的算术平均值为中心而对称分布的。由于所有误差的代数和趋近于零,故随机误差又有抵偿性,这个统计特性是最为本质的;换言之,凡是有抵偿性的误差,原则上均可按随机误差处理。

(2)有界性是指测得值误差的绝对值不会超过一定的界限,即不会出现绝对值很大的误差。

(3)单峰性是指绝对值小的误差比绝对值大的误差数目多,即测得值是以它们的算术平均值为中心而相对集中分布的。

2. 随机误差产生的原因　随机误差是由能够影响测试结果的许多不可控制或未加控制的因素的微小波动所引起的。如测试过程中的湿度、温度、气压等外部环境条件的变化，或测试仪器的电流、电压的小幅度波动，或是由于试样的偏析，或是由于分析人员判断及操作上的微小差异等原因而造成的。因此，随机误差可以看作是大量随机因素造成的误差的叠加。

3. 减少随机误差的方法　减少随机误差的方法，除必须严格控制试验条件，严格按照试验的操作规程进行试验外，还可以利用随机误差的抵偿性这一特点，即用增加测试次数的办法减小随机误差。

（二）系统误差

1. 系统误差（systematic error）　在重复性条件下，对同一被测量进行无限多次测量所得结果的平均值与被测量的真值之差，称为系统误差。它是测量结果中期望不为零的误差分量。

由于只能进行有限次数的重复测量，真值也只能用约定真值代替，因此可能确定的系统误差只是其估计值，并具有一定的不确定度。这个不确定度也就是修正值的不确定度，它与其他来源的不确定度分量一样贡献给了合成标准不确定度。值得指出的是：不宜按过去的说法把系统误差分为已定系统误差和未定系统误差，也不宜说未定系统误差按随机误差处理。因为，这里所谓的未定系统误差，其实并不是误差分量而是不确定度；而且所谓按随机误差处理，其概念也是不容易说清楚的。

系统误差大抵来源于影响量，它对测量结果的影响若已识别并可定量表述，则称为“系统效应”。该效应的大小若是显著的，则可通过估计的修正值予以补偿。另外，为了尽可能消除系统误差，测量仪器须经常用计量标准或标准物质进行调整或校准；但是同时须考虑的是：这些标准自身仍带着不确定度。

至于误差限、最大允许误差、可能误差、引用误差等，它们的前面带有正负（±）号，因而是一种可能误差的分散区间，并不是某个测量结果的误差。对于测量仪器而言，其示值的系统误差称为测量仪器的“偏移”，通常用适当次数重复测量示值误差的均值来估计。

过去所谓的误差传播定律，所传播的其实并不是误差而是不确定度，故现在已改称为不确定度传播定律。还要指出的是：误差一词应按其定义使用，不宜用它来定量表明测量结果的可靠程度。

2. 系统误差的特点　系统误差是测试结果中误差的主要来源。它在测试过程中按一定的规律重复出现，一般有一定的方向性。即测量值总是比真值一致偏高或一致偏低，因此增加测试次数不能减小系统误差。

3. 系统误差产生的原因

（1）方法误差：是由于试验方法不够完善所引起的。如在容量分析中，由于指示剂对反应终点的影响，使滴定终点与理论等当点不能完全重合所引起的误差。再如在重量分析中，由于沉淀以及灼烧时沉淀的分解或挥发等引起的误差。在比色分析中，由于干扰离子、酸度等因素的影响引起的误差等。

（2）仪器误差：是由于使用未经校准的仪器所产生的误差。如玻璃容器的示值与真实容量不一致，必然引起由其配制的标准溶液不标准，由其滴定的体积不准确，引起检验的误差。

(3)试剂误差:是由于试验中所用的试剂(包括水)中含有杂质引起的误差。如基准试剂纯度不够、蒸馏水存在杂质等。

(4)操作误差:是由于检验人员感觉器官的差异、反应的敏捷程度和固有的不规范习惯所致。如对终点的判断不准、对标尺的刻度观察有偏差等。

(5)恒定的环境误差:是由于环境恒定的不利因素所致。如温度偏高,使溶液中的某些成分挥发造成溶液浓度的改变等。

4. 减小系统误差的方法

(1)进行仪器校准:测试前应对仪器进行校准,校准后方可使用。对于国家计量法的强制性检定的计量器具,应定期检定。对于实验室中有关影响值的器皿,如滴定管、移液管、容量瓶等应按有关规定进行校正。

(2)进行空白试验:空白试验可以消除由于试剂不纯等因素产生的误差。

(3)进行对比试验:进行对比试验是了解自己的试验结果是否具有系统误差及其大小的最好方法。对比试验一般采用以下两种方法:一是将标准物质在测定样品的同样条件下进行测定,看标准物质的测定值是否与标准物质的保证值相一致,以便了解系统误差的大小。二是采用不同的分析方法。例如与经典的分析方法进行比较,以校正所用方法的误差。

(4)进行回收试验:在实际样品中加入已知量的标准物质,在相同的条件下进行测量,观察所得结果能否定量回收,以回收率的大小对分析结果进行校正。

在一些教科书中,还把过失误差作为一类单独列出,所谓过失误差亦称粗大误差或疏忽误差。它是一种明显与事实不符的误差,主要是由于检测人员工作上粗心大意,不遵守操作规程,以至于在分析过程中产生的较大的误差。如器皿洗涤不清洁,加错试剂,错用试剂,错用样品,定量不准,试液溅失,看错砝码,错读刻度,计算或记录错误等。过失误差无一定的规律可循,一经发现,应及时纠正,所测的数据,结果无论好坏都必须舍弃。为避免过失误差的产生,检测人员必须对检验技术精益求精,在检验中应一丝不苟,认真操作,细心检验,严格遵守检验操作规程。检验结束后,出现异常值时,应进行三查,即一查仪器装置,看仪器状态、操作程序和测试条件;二查试剂,看标准物质、标准溶液、试剂浓度及有效期;三查方法,查应用方法和规定的方法的一致性。对于查不清原因的异常值,不应当随意取舍,应当按照GB/T 4883-1985《数据的统计处理和解释　正态样本异常值的判断和处理》中的规定进行判断其是否剔除。

这一类误差在建立了完善质量管理体系的实验室中是不允许也是不可能存在的,因而在近期出版的标准、书刊中过失误差已不再列出。

第二节　正确度和精密度

一、准　确　度

1. 准确度(accuracy)　是测量结果中系统误差与随机误差的综合,表示测量结果与真值的一致程度。

$$A = \varepsilon + \Delta_{\alpha}$$

式中　A = 准确度;

ε:已定系统误差的综合;

Δ_{α}:在显著性水平为α时,未定系统误差和随机误差合并后的不确定度。

准确度不能以数字表达,它往往以偏倚和不精密度来衡量。

在单次测量时,每个测量都会显示出某种不准确的程度,即它与真值的偏离。实际上,一个即使没有系统误差的测量系统也不可能产生准确的单次测量值,因为随机误差为零的概率是零。

2. 正确度(trueness)　无穷多次重复测量所得量值的平均值与一个参考量值间的一致程度。

正确度表示测试结果中系统误差的大小,通常以偏倚来度量。

我们应这样来理解上述的概念。我们日常测试的结果与真值(主要是约定真值)间的一致程度,应称为准确度。不能因为我们的测试结果是两次或几次测试的平均就认为它是正确度。而正确度所指的若干次应理解为由很大一个系列所得测试结果的平均值与真值(主要是约定真值)间的一致程度。

准确度常用误差来表示,而正确度常用偏倚来表示。

在实际检验工作中我们常用标准物质(reference material,简称 RM,具有一种或多种充分确定了的特性,用以校准设备、计量方法评估或给物质赋值的物质或材料)作为约定真值来考察我们检验结果的准确程度。而标准物质又是经一些有权威性的检测技术水平较高的实验室,采用经典的测试方法和先进精密的测试仪器,对同一试样进行重复多次测定,求出的一系列检验结果,得出它的"真值"。但实际上它仍具有一定的误差。也有是用经权威机构公认的方法做的结果作为"真值"。

3. 测试的偏倚(bias of a test)　测试的结果的期望与真值之差。偏倚是一种或几种系统误差所引起的。

目前国内外不少行业现场操作者对偏倚一词还有些模糊概念。如在质检、煤炭、电力、冶金等行业在进行煤炭和矿石机械采样设备的性能验收时,国际标准都规定需进行"tests for bias",即偏倚试验。而我们从 20 世纪 80 年代就把它翻译为偏差试验,至今大家仍在沿用这一术语。随着机械采样设备在我国的普及,这一术语使用的愈加频繁。实际上这是两个不同的概念,偏差是指观测值对于某个中心值之差,而偏倚则是期望与真值之差,是由一种或几种系统误差所引起的。而机械采样设备所采样品需要经多级切割与缩分,有可能由某一级或不同级不同部件设计不合理而引起的系统误差。因而应称为偏倚试验,不应再称它为偏差试验。

二、精　密　度

精密度(precision)表示测量结果中的随机误差大小的程度。精密度是指在一定条件下进行多次测定时,所得测定结果之间的符合程度。

测量过程应该足够精密,才能在使用时达到最少的重复测量次数。非常精密的测量系统仅需要一次测量就能满足要求。精密度差的测量系统即使增加重复次数也不会明显改善精密度。

精密度无法直接衡量,往往以不精密度表达,常用标准差表示,较小的标准差表示有较高的精密度。可用一个样本的重复测定结果,或由多个样本多次重复测定所得的信息合并在一起来估计精密度。

1. 重复性、重复性条件、重复性标准差、重复性限、重复性临界限

重复性(repeatability)　在重复性条件下,相互独立的测试结果之间的一致程度。

重复性条件(repeatability conditions)　在同一实验室,由同一操作者使用相同设备,按相同的测试程序,并在短时间内对同一被测试对象相互独立进行的测试条件。

重复性标准差(repeatability standard deviation)　在重复性条件下,所得测试结果的标准差。

可同样定义重复性方差与重复性变异系数。

重复性限(repeatability limit)　一个数值 r,在重复性条件下,两次测试结果之间的绝对值不超过此数的概率为95%。

重复性临界差(repeatability critical difference)　一个数值在重复性条件下,两个测试结果或两组测试结果计算所得的最后结果(例如平均数、中位数等)之差的绝对值以一个确定的概率不超过此数。

在此应注意的是,以往一些教科书及日常化验的习惯用语中的“平行试验”一词,现在应当把它理解为重复性实验,因为即便是我们认为的平行试验在称量、测试等程序上特有先后短时间的时间间隔,因此建议慎用“平行试验”一词,重复性标准差记作 s,当已知重复性限 r 时,$s_r = r/2.8$。

目前不同行业的一些标准中,对上述术语的使用有些不甚规范,一些检验方法标准在精密度条款栏下,有时仍用重复性、再现性;有的用重复性限、再现性限;还有的使用再现性临界差等不同术语。

2. 再现性、再现性条件、再现性标准差、再现性限、再现性临界差

再现性(reproducibility)　在再现性条件下,测试结果之间的一致程度。

同义词:复现性

再现性条件(reproducibility conditions)　在进行测试的实验室,操作者、测试设备、测试程序(方法)、测试时间有所本质变化的情况下对同一被测对象相互独立进行的测试条件。

同义词:复现性条件

在确定再现性(复现性)报告中,应当指明再现条件中变动的情况。

再现性标准差(reproducibility standard deviation)　在再现性条件下,所得测试结果的标准差。

可同样定义再现性方差与再现性变异系数。

再现性限(reproducibility limit)　一个数值 R,在再现性条件下,两次测试结果的绝对值不超过此数的概率为95%。

再现性临界差(reproducibility critical difference)　一个数值,在再现性条件下,两个测试结果或两组测试结果计算所得的最后结果(例如平均数、中位数)等之差的绝对值以一个确定的概率不超过此数。

同义词:复现性临界差

再现性标准差记作 s_R,当已知再现性限时 $s_R = R/2.8$。

重复性限与重复性临界差以及再现性限与再现性临界差的区别在于前者为两次测试结果之差,后者是两列(列中也可能只有一个测试结果)测试结果之差。

另外还应注意再现性限 R 的值总是大于或等于重复性限 r,因再现性的测试结果把重复性引起的变异也考虑进去了,再现性实质上代表了重复性的另一个极端。

3. 试验数据精密度的几种表达方式　精密度的表示根据不同的场合和不同的需要,可用极差、平均偏差、标准差、方差和变异系数等方式表达。

(1)极差(range):样本中最大值与最小值之差:$x_{max}-x_{min}$。即指一组观测值中最高值与最低值之差。一般为字母 R 表示。

极差是一个快速而简便地表示精密度的指标。但它只取决于两个极端值,既同测定次数无关,又同其他所有的中间值无关。因此,它不能全面地反映出检测的精密程度。

极差不仅能够表示数据的离散程度,它还有其他一些用途,如用极差绘制质量控制图,用极差判断分析值的取舍,用极差确定均值的置信区间。

(2)偏差(deviation):指观测值对于某个中心值的差,即检测值相对于平均值的差异。偏差与误差是两个不同的概念。

与误差的表示方法一样,偏差也有两种表示方法,即绝对偏差和相对偏差。

1)绝对偏差 d_i(absolute deviation):测量值 X_i 与多次测量的均值 $\overline{X}$ 之差:$d_i=x_i-\bar{x}$

绝对偏差的单位与测量的单位相同。在均值检验、方差分析、采样、制样误差的检验中需先计算出绝对偏差来。

2)相对偏差(relative deviation):是绝对偏差与均值之比,通常以百分数表示:

$$\frac{d_i}{\bar{x}}\times 100\%$$

(3)平均偏差 δ(mean deviation):又称算术平均偏差,是观测值距某个中心值偏差的算术平均值。其中所有的偏差都取其正值。即各次测量值偏差的绝对值之和除以测量次数。

$$\delta=\frac{\sum|x_i-x|}{n}$$

同极差相比,平均偏差能较好地反映测量的精密度。因为它既考虑了测量的次数,又考虑了所有各次的观测值。但它也存在一定的缺点,它对特大、特小的偏差不够敏感。

(4)标准差(standard deviation):又称标准偏差,它是方差的正平方根。它是表示精密度和数据离散程度最主要的指标。

计算公式为:

$$s=\sqrt{\frac{\sum(x_i-\bar{x})^2}{n-1}}\text{或}$$

$$s=\sqrt{\frac{1}{n-1}\left[\sum x_i^2-\frac{1}{n}(\sum x_i)^2\right]}$$

通常随机变量或总体的标准差用符号 σ 表示,样本的标准差用符号 s 表示,标准差与平均偏差相比,对特大的偏差和特小的偏差具有更高的敏感性,这样能更好地说明数据的精密度。

标准差在实验室日常的数据处理中是最常用的一项指标,它不仅可用于衡量精密度,也是表示随机变量离散特征的重要指标。因此,在临床检验、质量控制中常用来表示质量稳定性。

(5)方差(variance):观测值距离算术平均值的平均平方偏差。

根据所考虑情况的不同,可以将距离算术平均值的平方偏差用偏差的个数除或用偏差的个数减 1 除。因此对于 n 个观测值 $x_1,x_2,\cdots x_n$ 算术平均值为

$$\bar{x}=\frac{1}{n}\sum x_i$$

方差可用以下两个公式之一表示：

$$\frac{1}{n}\sum(x_i-\bar{x})^2\text{或}\frac{1}{n-1}\sum(x_i-\bar{x})^2$$

通常随机变量或总体的方差用符号 σ^2 表示，公式用前者。样本的方差用 s^2 来表示，公式用后者，这是因为 s^2 是 σ^2 的无偏估计量的原因。

(6)差值平均值 $\bar{d}$(mean of the difference)：指一系列检测值与均值的差值的平均。

$$\bar{d}=\sum(x_i-\bar{x})/n\text{ 或 }\bar{d}=\sum(x_{1i}-x_{2i})/n$$

注意，它与平均偏差 δ 不同，$\bar{d}$ 是各项正负差值大小相加的平均，δ 是各差值绝对值相加的平均。因此 $\bar{d}$ 可显示出总体的系统误差，所以在假设检验的均值检验中得到广泛的应用。

(7)变异系数 CV(coefficient of variation)：又称相对标准偏差，亦称 CV 值。是标准差与算术平均值之比。通常以百分数表示，公式为：

$$CV=\frac{s}{\bar{x}}\times 100\%$$

标准差是表示数据离散程度的一种特征数，但它只与各个检测值的离均差大小有关，而与各个检测值本身的大小无关。这样就不能客观地反映出不同检测值精密度的高低。

示例：甲、乙两人分别测试两种含量不同的样品，三次的测试结果如下：

甲：10,11,12

乙：20,21,22

问甲乙两人测试的精密度如何？

解：甲：$\bar{x}=11$　　$s_1=1$　　CV $=9.09\%$

　　乙：$\bar{x}=21$　　$s_2=1$　　CV $=4.76\%$

若用标准差来表示精密度，甲、乙两人的精密度相同。显然与事实不符，事实上乙的精密度明显好于甲。若用变异系数则可清楚地表明，乙的精密度高于甲的精密度。这也说明了一个问题，就是在用标准差进行精密度比较时，必须要在各组检测值大体一致的情况下进行。在纺织品的检验业务中，把变异系数称为均方差不匀率，在机械采样设备中，样品的重量变异系数是一项重要的考核项目。

综合示例：有一标准物质含某成分量为 1.10，现测定 5 次，其结果分别为 1.12，1.15，1.14，1.13，1.15。试求其绝对误差、相对误差、极差、平均偏差、标准偏差、变异系数及方差值？

解：算术平均值：$\bar{x}=\frac{1}{n}\sum x_i$

$$=\frac{1.12+1.15+1.14+1.13+1.15}{5}=1.14$$

绝对误差：$e=\bar{x}-\mu$

$=1.14-1.10$

$=0.04$

相对误差：$\frac{e}{\mu}\times 100\%=\frac{0.04}{1.10}\times 100\%=3.64\%$

极　　差：$R = x_{max} - x_{min} = 1.15 - 1.12 = 0.03$

平均偏差：$\delta = \frac{1}{n}\sum|x_i - \bar{x}| = \frac{1}{5}(0.02 + 0.01 + 0 + 0.01 + 0.01)$

$= 0.01$

标准偏差：$s = \sqrt{\frac{\sum(x_i - \bar{x})^2}{n-1}} = 0.013$

变异系数：$CV = \frac{S}{\bar{x}} \times 100\% = \frac{0.013}{1.14} \times 100\% = 1.14\%$

方　　差：$s^2 = \frac{1}{n-1}\sum(x_i - \bar{x})^2 = 0.00017$

三、正确度与精密度关系

准确度、正确度与精密度虽然概念不同，但是它们之间却有密切的关系。准确度是由系统误差和随机误差所决定的，而精密度是由随机误差决定的。在检测过程中，虽然有很高的精密度，但并不能说明试验结果准确。只有在消除了系统误差之后，精密度和准确度才是一致的。此时精密度越高，准确度也就越高。下面用打靶的例子来说明这两个概念之间的关系。图3-2中绘制出了四种打靶的结果及误差分布曲线。其中靶心可当作真值，弹孔与靶心的距离为误差。

从图3-2中可看出：图(a)精密度与正确度都不好。既有系统误差存在，随机误差又很大。图(b)精密度不好，但正确度还可以，这显然是由于偶然的巧合而已，由于离散程度很大，无法保证检验结果的可靠性。图(c)精密度虽好，但存在系统误差，因而正确度不好。(d)精密度高，正确度高，无系统误差，随机误差也小。

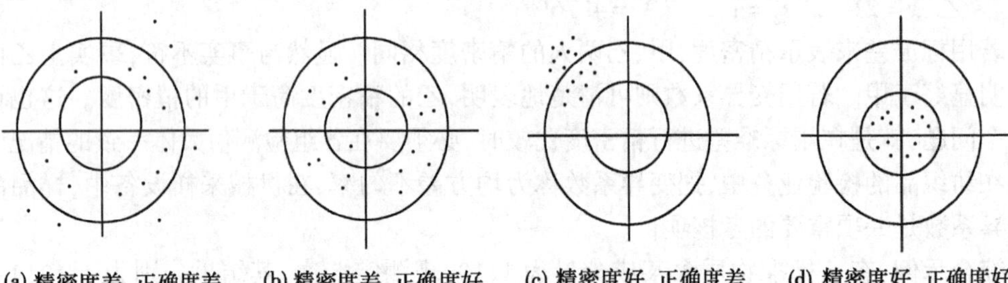

(a) 精密度差　正确度差　　(b) 精密度差　正确度好　　(c) 精密度好　正确度差　　(d) 精密度好　正确度好

图3-2　正确度与精密度关系图

由此可知，要使正确度高，精密度一定要高，精密度高是保证正确度高的前提；但精密度高，不一定正确度高，检验人员必须经常采取比对试验，校准仪器等方法，消除系统误差，才能保证检验的准确度。

长期以来，使用准确度来表示所测结果是否准确，但从上述定义可以了解这是很难的，因为实际上人们无法知道"真值"，而且不同次测定结果又会受到精密度的影响。近来导入"测量不确定度"新概念，并引起了热烈的争论，且越来越为人们所接受，例如在最新的ISO导则17025"5.4.6 测量不确定度的评定"中就提出实验室要进行不确定度的测量。

第四章

临床实验室差错

第一节　医疗中的差错

一、历　史

人们对医疗伤害(治疗的抱怨)的认识可追溯到 1991 年的一份哈佛医学实践研究报道。这篇报道回顾了 30 000 例纽约州住院患者病例,显示出 4% 的患者对其治疗过程存在过抱怨,这通常被称作为不良事件(AE)。更令人震惊的是,2/3 的医源性伤害是医疗差错所致,而且是可以预防的。然而,当时人们对此现象并没有引起足够的重视。

患者安全问题真正引起医学界和公众的关注是在 2000 年美国医学研究院(IOM)发表的一篇研究"To Err Is Human(人非圣贤孰能无过)"。这篇研究以之前纽约的研究为基础,指出在全美范围内每年有多达 98 000 的人死于医疗差错。尽管医疗管理者在改善医疗资源的过度使用以及使用不足的问题上付出了大量的精力,但是大多数的医生和公众对于医疗质量问题都不给予关注。因此,患者安全被提出并成为了公众关注的焦点。

二、达到安全的医疗服务

尽管人们在改善医疗安全措施上已经投入了大量的精力,但是现实却是还需要更多的投入才能使医疗机构的安全达到较高的水平。这方面涌现了许多新思潮:其一为意识到了让患者更全面地参与到医疗中的重要性;另一为对透明度的需求。从医疗安全和患者为重点出发,人们认为患者有权利知道所有与其相关的治疗。详细的解释和真诚的态度是处理医疗差错的唯一方法。

另一种思潮为对监测、评估以及改良医疗活动的需求。对医疗活动持续验证的过程不仅可以确保临床医生巩固其医疗知识和技能,而且还可以帮助他们辨识薄弱的环节,及时纠正,使患者远离危险。通过是否受到过较好的培训以及是否通过某阶段的测试来判断临床医生的医疗水平高低的时代已经过去了。对这种医疗水平的维持是患者安全服务的基础。

此外,要求医院报告可避免的严重不良事件(也叫做"哨兵"事件)的呼声越来越大。假若发生了这类事件,表明医院确保患者安全的工作是存在问题的。此类型的公众责任感在美国各州正快速发展着。

三、对医疗差错认识的转变

实际上,通过重新设计系统可以预防差错和伤害的发生,甚至可能不发生。一个典型的事例为,让高浓度的氯化钾远离护士站,并且要求由药房工作人员将其添加到静脉溶液中,这样就消除了事故(致死)性静脉内注射问题。

患者安全依赖于临床一线工作人员(医生或护士)的力量。这通常是差错的发生环节,也是必须采取措施的环节。但是现实却是存在很多困难,即使是很简单的改良实践活动都是很困难的。改良即意味着增加额外的工作,比如个人手卫生,尽管理论无可争议,方法也非常完美,但是在大多数的医院多数医生仍然难以做到在接触患者前后洗手消毒。

不应该责备和惩罚那些出差错的个体。尽管理论是无可争辩的,几乎所有的差错都是由系统缺陷而非个体粗心所致,但是让医生和护士真正地接受这个观念,并营造出一种无责备的氛围是非常困难的。应该做到的是发现系统缺陷并加以改进,而不是责备出差错的个体。

个体并不能仅靠自身的力量完成安全的护理。著名的国际差错专家 James Reason 提出,安全与联系有关,与团队内合作有关。这样的团队是能获得最大的成功,比如完全消灭呼吸机相关的肺炎。但不幸的是,直到现在,在临床医学、护理学以及其他相关专业教育系统中强调的依旧是个体能力。医生和护士被教导的是如果他们将自身的工作做好就不会出现问题。若要改变这种想法需要有不同类型的教育方式,以及在医疗领域中有权威的力量来强化这种模式。

四、培养安全文化

对于安全文化,许多人以不同的方式对其进行了定义。James Reason 强调安全文化具有三个特征,第一个特征是一种公正的文化:人们不应该为制造了差错而受到惩罚,但是不能容忍那些故意违反和故意出错的人。第二个特征是一种报道的文化:让人们谈论差错以及报道差错的氛围必须是安全的。只有这样我们才能发现和锁定差错。第三个特征是一种学习的文化:每一成员对差错的发生都有着好奇心,调查差错,发现系统缺陷以及锁定差错。

Roberts 指出,安全文化主要是一种信任的文化,每个人都要有责任心以及相互协作的精神。想要转变我们的文化是不容易的,并且不是立马能进行的。在当今大多数医院的医疗组织氛围中,开始安全文化的道路前至少需要进行 6 个方面的转变:

1)我们需要将差错的观点从个体问题转变到系统缺陷上,这是首要的原则。虽然我们是知道这点的,也正努力着这样做,但是我们常常很容易变成这样:“他怎么能那样做呢?”

2)我们必须将惩罚性的氛围转变为公正的文化。我们不惩罚差错,但是绝不容忍故意犯错。氛围必须是真正的无惩罚的。我们也不能将差错认作“宝物”,而应将其视作为学习的机会。另一方面我们绝不容忍那些故意犯错的人。每个人都应该有责任遵照安全活动原则进行实践活动。

3)我们需要将隐秘的转变为透明的。不要隐藏差错,我们应该讨论差错,并从差错中吸取经验教训。诚实地告知患者对其进行的治疗以及发生的问题。我们承认自身的差错,告知患者我们在自己的调查中所发现的问题,以及接下来我们为预防差错再次发生而采取的措施。类似的,我们要对大众公开化。医疗是公众的,我们没有权利隐瞒所做的事情。在安全文化中,透明性和公开性是我们做的每一件事的组成部分。

4)我们需要将“以医生为中心”的观点转变到“以患者为中心”上。在安全文化中,我们的焦点是满足患者的需求,而不是医生的需求。怎样才能知道自己的组织是真正的以患者为中心的呢?思考一个简单的问题:谁在等待?

5)我们需要将医疗的模式从“对独立、个体优越能力”的依靠转变到“相互依赖、合作、专业领域交叉的团队工作”上。在团队里,我们相互尊重,很好地一起工作,因为这个团队是较安全的,更让人满意的。同时,患者也是团队的成员。

6)责任是普遍的、相互的,并不是从上而下的。在每一个层次,我们对安全的所有方面都具有责任,而且我们期望那些在我们前面的同志也做到同样好。医院入院登记者有权利期望所有的医生和护士都遵照安全指南(如洗手消毒),医护工作者有权利期望医院落实确保安全活动(比如药剂师的手部卫生,用药的单位剂量)的来源、规则和实践。

五、转变:团队的重要性

回到手卫生这个问题上。多数的医院都有政策要求医生、护士、技术人员、助手在接触患者前后洗手消毒。但是多数医院中实施得并不好,原因是没有团队工作。对此的配合可能是个体的责任,但是当患者陪护人员也加入了团队,更有可能发生这种不配合的情况。多数的医生及其他陪护人员并不知道怎样在团队中工作。

全面而显著地改善患者安全需要患者陪护人员加入团队工作中。仅有安全的政策,或要求个体遵照安全指南是不够的,需要团队的共同努力才能达到目标。有效的团队具有一些重要的特征:

1)明确的重点。团队不是存在于概念中,或是组织图上的元素,团队的存在是有目的的。也就是说团队为有功能性的组织,为了特殊的目的而组成的。这个目的要有明确的定义,并且所有参加的人员都必须很好地理解这个目的。

2)多学科。也许安全的医疗团队最重要的特征是这个团队中包括所有的利益相关者:每个人的贡献是其自身的人物所需要的。这个团队的组成不止包括医生护士,而且也包括药剂师、理疗师、技术人员、助手、文书以及其他对工作有帮助的人员。对患者而言,在团队工作中谁占的分量最大?是患者;当团队出错时谁受到的伤害最大?是患者;患者应不应该成为这个团队的成员之一?当然了。

3)分层的水平。团队不是“命令和控制”的组织,也不是完成领导指令的人员组合,是协作性的组织,人们为了一个问题而聚在一起,将工作做好。领导者不是独裁者,而是推进者。有时医生是团队的领导者,有时护士、药剂师或其他人来担当领导更为合适。团队中的所有成员都是必需的,医生并不比其他成员更重要。

4)相互的尊重。团队中的每一个成员都有独特的基本观念、专业知识以及看法。因此,团队中的每一个成员都必须相互尊重。在一个运作良好的团队里面,每一个声音都要听从,每一个声音都要听到,而且每一个人都要知道他们的声音是被听到了的。相互的尊重正是让团队工作令人满意之处。

5)领导能力。有力的领导能力是保证团队工作有效性所必需的。尽管相互尊重是必需的,任何人都不能使用权利主义和独裁主义,但是需要有一个人处于领导地位。此人要明确团队的目标,敦促计划的进展以及支持、鼓励和协助团队来完成任务。当然,此人可以是也可以不是医生。

团队工作对于每个产业都是制胜的法宝,它已经成为了真正的安全:商业航空、化学产品、航空交通管制、航母运作等。但是不幸的是在我们的医疗领域中团队工作并不好。

六、检验医学中安全性挑战

检验过程如果要考虑到选择申请,获取、分析标本,报告、解释实验室检测结果等检验全过程时,那么检测结果的不精密度是较差的。分析前阶段中的差错率可为12%~18%,分析后阶段为25%。虽然相较于实验室内所发生的差错,实验室人员对这些阶段的差错是不能"控制"的,但是从患者的观点出发应对检测全过程进行控制,并且需要团队工作来监控检测全过程。团队人员必须包括从申请开始到结果解释中涉及的所有人员。这比定位大多数的安全问题需要的团队规模更大,范围跨越了多个学科。而且更为重要的是要让该团队发挥作用!

检验医学中团队需求和团队力量的一个典型事例是对危急值的沟通。危急值的出现暗示了患者生命受到了威胁,责任医生应该立即采取措施以保护患者。团队若要开展有效的过程以确保这些危急值能恰当及时地与负责部门进行沟通,必须要确定一系列的问题。其中包括:什么样的检测结果是"危急的"?危急值的阈值是什么?结果接收对象是谁?他们需要结果的时间是一小时内、一天、一周?结果传输的方式是电脑、电话、书面还是面对面?为了让系统平稳地运作,所有的这些及其相关问题都应该考虑到,并且在团队的所有成员中必须达到共识。

但是在确定及解决这些问题前,还需处理更多基本的事宜。团队的任务是什么?所有成员是否清楚,细节是否足够详细?团队里面的成员有谁?所有包括在过程中的人员都必须参加,包括医生、护士、实验室技术人员、采样的技术人员、运输标本的工人等。

谁应该是团队的领导者?任务是否应该由不同的领导者和更小的团队进行划分,以在过程中不同的阶段中起作用?我们怎样衡量成功?系统恰当地起作用需要什么类型的数据?谁来采集这些数据?将进行怎样的沟通?团队是否有全面的组织性支持?是否有在高水平上的保证以在及时沟通每一个实验室危急值结果中开展能达到100%成功的目标过程?

团队工作为一个复杂的过程,这点是很明显的。让团队工作更为有效地接受挑战是具有重大意义的。可能在医疗保健中进行改革较其他任何领域都困难,这是因为过程的复杂性,也是因为我们对自己所做的事情观念的根深蒂固。改革可能仅会发生在每个部门掌权者和组织领导者有把握的领域。但是一旦改革成功,其回报是巨大的,这不仅仅是在将一份困难的工作做到令人满意,而且是在拯救患者的生命。如果我们做到了要求的内容,患者的安全是可以保证的。

第二节　检验医学中的差错

检验医学中的检验结果在临床诊断和治疗中占据着非常重要的地位。大约有2/3的与患者入院出院相关的重要的临床决策是以实验室检验结果为基础的。及时准确的实验室检验结果是患者有效诊断和治疗的基础。实验室检验需要结合复杂的程序、仪器和人员技术,以确保诊断治疗决策的准确和及时。对于实验室检验中差错的认识,至少有3个不同的"时代":1947年到20世纪90年代,主要关注的检验差错为检验中误差;90年代主要为实验室内的差错;2000 年开始主要关注检验医学中的差错;当前关注的内容主要是诊断医学中的实验室差错。

检验医学检验全过程可发生的差错可出现在过程中的任意一环节上。通常将检验过程划分为分析前、分析中以及分析后三个阶段。

一、分析前差错

(一) 超出实验室控制范围的分析前程序

整个实验室检测过程通常被划分成了 3 个主要的过程(分析前、分析中和分析后),目前研究显示分析前、分析后阶段较分析中阶段更易发生差错,尤其需要认识到在分析前阶段中的分析前-前阶段(比如,非实验室人员直接控制的活动)的存在。此过程开始于检验申请,患者身份和标本的识别、采血、标本采集和处理,终止于标本运送到实验室。

大量研究结果指出了分析前-前阶段的重要性。不恰当的实验室检测申请会增加医疗总成本以及增加医疗差错和损伤的风险。估算各项不恰当的实验室检测的比率,可得出:常规生化和血液学检验占 11%~70%,尿液筛查和微生物学占 9%~95%,心脏酶类和甲状腺检测占 17.4%~55%。针对此环节,检验医学工作人员可以通过提供咨询服务来提高检验项目的合理使用。

准确的患者身份识别是确保正确的实验室结果非常重要的一步:患者身份和标本的错误识别会造成严重的后果。20 世纪 90 年代,美国临床病理家学会(CAP)质量探索(Q-Probes)计划研究发现患者腕带差错率的均值为 7.4%,并且此差错率与医院的大小相关,医院越小差错率越高。接着在 1999—2000 年进行的一项质量追踪(Q-Tracks)室间质量改进计划得出初始的差错率为 7.4%,其值随着持续性监测以及积极的教育降到了 3.05%。在 CAP 进行的 660 家机构的 Q-Probes 计划中,114 934 例门诊患者申请中共有 5514 例(4.8%)与至少一种类型的申请录入差错相关,包括有申请的检测与实验室计算机中录入的检测有差异,患者或医生身份识别中出现的一项或多项差异以及不正确的检验顺序。

标本的适当性是检测结果准确性和可用性的关键因素。缺失、凝集、溶血、量不足以及由不恰当的标本采集和处理程序所致的错误标本在检验前差错中占有较大的百分比。尤其是由于不正确容器或程序(比如,输液或抽吸力过大)的使用,更加体现了以改进标本采集和处理质量为目的的部门间合作的重要性。实际上,有数据显示门诊和住院患者的差错发生频率存在着巨大的差异。这种差异部分是由于住院患者检查的高度复杂性以及多重抽血所致,也由于为门诊患者采血的是实验室人员,他们能保证更良好的质量控制。另外,病房工作人员不仅工作量大而且专业技能欠佳,也可能导致差错数量的增加。总之,有关标本含量和质量的差错比例超过了检验前差错的 60%,而另一些如标本不正确的识别、署名缺乏、空试管、离心中试管破裂、尿液没有酸化或没有标明量而造成的差错所占比例较低。发生频率较低的可识别的检验前差错来源于血浆含量变化所致的差异以及患者物理运动所致的代谢物的变化,压脉带放置所致的差异以及其他患者生理变化所致的差异(饮食、血压、体位)。

(二) 实验室中的分析前程序

标本的准备影响检验过程中的所有活动,包括录入系统、离心、分杯、吸液、稀释以及将标本分批送入自动化检验仪。由于标本准备过程的高成本性(约占检验总花费的 19%)以及耗时性(占 37%),近年来对其学术方面和商业方面的关注量越来越大。而且,手工处理标本对实验室工作人员存在潜在感染性。此阶段差错风险间接的证据来自于一些关于检验前自动化机器人工作站的研究结果。

二、分析中差错

标准化、自动化以及技术学上的进步大大地增加了实验室检验结果的可靠性,降低了差错率。比如核酸检测项目的污染率由1/100单位降低到了目前的1/1800 000单位。然而,对于检验中干扰仍然值得关注。检验中干扰可能来自于患者不可预测的异常结合蛋白,比如异嗜性抗体,抗动物抗体以及抗独特型抗体。此类干扰的真实效果依赖于其干扰反应的位点,可能导致被测量物假性的增加或降低。虽然干扰的影响程度不一,但其所占比例高达82%,足以对患者的花费和(或)临床护理起到潜在的负面影响。因此,既然有免疫检验局限性的存在,那么在合理的临床决策做出之前应该知道干扰的影响结果、偏移的方向、检验物的浓度和干扰物的浓度。近期越来越多的数据强调了检验中准确性的重要性。此外,国家标准技术研究所(NIST)报道关于"在医疗决策制定中校标差错的影响"指出,校标差错会导致检验偏移,是在实践指南中影响患者是否通过决策阈值的重要参数。

三、分析后差错

分析后质量为分析前和分析中质量一致性的最后一道关卡。类似于分析前阶段,分析后阶段可被划分为实验室内部进行的阶段以及临床医生对实验室结果的接收、解释以及反应的阶段(分析后-后阶段)。

(一) 实验室内的分析后阶段

实验室内分析后阶段包括审核实验室检测结果、将结果反馈到实验室信息系统以及多种方式将结果与临床医生进行沟通(特别是对于危急值或有危害的值通过报告或任何必要的口头交流方式)。此过程中的差错占实验室总差错的18.4%~47%。最常见的差错类型为:错误验证、延迟的结果没有报告或报告对象错误以及由于分析后阶段数据录入差错和誊写差错所致的报告不正确的结果。人工检测验证是一项耗时的过程,具有较大的变异性,其减慢了实验室回应临床的速度,因此导致诊断和治疗的延迟。验证过程可以自动化进行。检验医学中使用的自动化验证系统虽然有着令人满意的灵敏度和特异度,但是其是否能降低实验室差错,提高患者安全和改进结果尚有待证明。对这方面的验证需要有能识别出真正差错以及同历史差错率进行比较的纵向研究,而设计这种研究是有一定困难的。验证系统可作为有效的"预防措施"。此外,分析后阶段差错来源还可为实验室间的变异性以及参考区间的不准确性。参考区间对于健康个体和患病人群的实验室检测结果的临床解释具有重要的作用。参考区间可以显著影响到实验室数据的临床解释,导致临床决策差错。实验室报告的生成和发放是分析后阶段中关键的步骤,由于其格式、内容以及沟通方式都明显影响到了临床医生对实验室数据的解释和利用。另外,信息技术在促进结果报告的可靠性和安全性中的重要性已经得到了广泛的认同。目前检验医学中对信息技术的需求远超越了纯检验数据的规定并且包括了数据沟通的基本方面,也就是确立的临界值或警戒值结果的告示方式。尤其是解释性的评论在改进患者结果中可能的角色已经引起了人们大量的关注。

(二) 实验室外部活动的分析后程序

在实验室外部的分析后阶段(分析后-后阶段)中,临床医生接收、阅读以及解释实验室检测结果,并且依据实验室检测结果及其他信息做出医疗决策。关于此阶段的差错发生情况,有研究对临床医生进行过问卷调查,结果显示,大多数的差错可发生在此阶段,而关键问题存在于实验室与临床沟通方面。实际上,实验室得出的结果并没有包括临床医生所要求的全部内容,临床医生甚至认为实验室给出的信息是浅显的、不相关的。Laposata 等给出了基于病理学家笔记、循证的、患者特异性的,且自动伴随有实验医学许多领域中复杂检测结果的解释的实验室服务。此服务的精髓是医生以临床问题取代了个体检测申请,通过反馈检测的使用来增加实验室检测选择的恰当性以及采用检测结果患者特异解释的规则。此项目组使用此服务两年半后的结果显示,临床医生的满意度在回执中为 80%,并且在每一项申请发生的检测申请差错具有显著意义地减低。

四、总　　结

表 4-1 就本书中相关的检验医学差错发生阶段进行了总结分类。诊断差错对患者安全具有非常大的威胁,检验差错会导致诊断的错失和延误,尤其在当患者处于严重的临床期时,比如癌症、内分泌和心脏疾病时。尽管在实验医学中有特定的缺陷描述着差错,但是诊断差错是由一些常见的问题影响着的。

表 4-1　实验室实践中差错分类

差错发生的阶段	差错
仅在实验室内的差错	分析前
	1)不合格标本的接收
	2)分析中错误配对
	分析中
	诊断系统故障
	检验干扰
	未按照程序
	质量控制未检出的故障
	分析后
	1)检验数据错误的验证
	2)报告中的故障
	3)TAT* 过长
由实验室外部的组织性问题所致的实验室差错	床旁患者错误识别
	非实验室人员的标本错配
	标本采集错误的程序
	标本运输到实验室中的错误
实验室与临床交流中的差错	不恰当的检验申请
	不恰当的检验解释
	不恰当的检验使用

注:* TAT:周转时间

表4-2列出的事项可作为减少实验室差错以及提高患者安全的关键点。首先应该将全面的检测作为确定差错及其相关纠正措施唯一的框架。多学科的合作可以保证在实验室外进行的活动的正确性。过程分析、所有程序的记录以及薄弱的衔接环节的识别为改进临床活动的基本工具。使用分析和分析外的过程循证的质量规范及其相关的指标对于监测以及改进检测过程的任何单一步骤为关键的因素。这些质量规范与临床医生之间的沟通是提高分析数据的解释的重要工具。简单化、沟通、有计划的冗余以及差错的降低是在整体机构中建立安全性文化的基础。

表4-2　确保实验室检测的质量和安全性

关键点：
全面检测过程为多学科的框架
过程分析
标准化
分析及分析外过程的质量规范和相关指标
简单化
沟通
有计划的冗余和备份
减少差错
安全性文化

第三节　保证患者安全相关的分析前差错讨论

仪器技术、自动化和计算机方面显著的进步使得当前实验室诊断的诸多方面得到了大量简化，使得常规工作量大量减少，实验室检测结果的质量很快提高。高质量的分析中标准的发展和成功实施使得分析中差错不再是影响实验室诊断可靠性和临床使用的主要因素。因此，在全面检测过程中需要有另外的变异来源成为质量改进的关注对象。发生在分析过程外的差错为当前应该关注的对象。标本采集缺乏标准化程序而引起的差错占全部诊断过程发生差错的93%，这些采集过程包括患者准备，标本的获得、处理以及储存。理想的是完全消除实验室检测的差错，但是这并不现实，特别是那些难以控制的分析外阶段发生的差错。

一、检验医学中分析前阶段中差错的类型和频率

通常将实验室检验全过程划分为三个主要的阶段（分析前、分析中和分析后），各阶段发生差错的频率是不同的。抛开实验设计的异质性，过程分析的方法学，差错追踪或分类的方法学，研究得出的结果中三个阶段发生差错的频率分布是相似的。分析前阶段发生差错所占的比例是最高的，这主要是由于缺乏标准化的文件。此阶段发生差错频率高的主要原因是当前监测分析前阶段中的变量是非常困难的，实施任何必要的改进措施也是非常困难

的,尤其是在大多数的变量(比如采血)不在实验室可直接控制或监测的情况下。发生在此阶段的差错频率可达 84.5%。住院和门诊患者发生差错的比例差异很大(0.60% vs. 0.039%),主要是由于采血技术和住院患者实验室检测的标本绝对量相关的人为因素所致。因此,由非实验室人员参与的患者护理占据着差错发生的主要比例,为 95.2%。代表性最好的研究显示,与标本采集直接相关的问题是分析前阶段差错或变量发生的主要原因,包括了样品溶血(54%),量不足(21%),不正确(13%)以及凝血(5%)。CAP Q-Probes 计划表明,采血过程中较常见的血液细胞和血管内细胞损伤会导致体外溶血,是标本拒收最常见的原因,且是第二大原因(标本量不足)发生频率的 5 倍多。血液学中,标本凝血为最常见的拒收原因,拒收频率最高的容器为儿科试管。不恰当的标本质量和含量引起的差错占分析前差错的比例超过了 60%。尽管如不正确的样品识别或处理所占的频率较低,但是其可能会发生在采血过程外的地方。

二、检验医学中较少可识别的差错

除了上述谈到的,还有一些分析前差错是更难以控制的,能够影响到实验室检测的可靠性,却很少被实验室工作人员察觉,包括患者相关的变量(运动、饮食、压力、体位)、轻度或肉眼可见未检测到的溶血、不需要进行样品分离的溶血标本以及采血过程中压脉带压脉时间过长。由于运动会产生规律性的血浆容量和代谢变异,因此有规律性的运动能够对许多生化和血液学变量产生极大的影响。因此,在解释一些喜爱运动的个体的实验室检测结果时要注意其检测结果更可能是对规律性的运动适应的结果,而非病理性的结果。因此,在标本采集前要考虑到个人史和生物学节律。肉眼可见的溶血,通常是血管外血红蛋白的含量超过了 0.3g/L(4.65mol/L),在血清或血浆中为可检测到的粉红色到红色,红细胞溶解低至 0.5% 时也能通过肉眼清楚地观测到。体外溶血通常反映的是血管和血细胞采血过程中发生损伤的情况,使得细胞膜破裂,血红蛋白及其他细胞成分泄漏到外周溶液中。溶血为困扰检验医学的常见问题,在所有的实验室检测样品中的发生频率可达 3.3%。细胞内的分析物泄漏入血浆中可能出现被测量浓度的假性增高或是稀释效应,增加光吸收或改变空白值,以及对依赖方法学和分析物浓度的光谱分析产生干扰。一些对生化和凝血检测有临床意义的变异可在有轻度或几乎不能肉眼检测的溶血(血清血红蛋白 $<0.3g/L$)的标本中观测到。不管是否应用了由吸收误差与血红蛋白浓度回归得出的矫正公式,采取含提示等方式来报告溶血标本的实验室检测结果是存在问题的,事实上,观察到的溶血对不同参数反应的异质性和不可预测性使得应用可靠的统计矫正方法受到了阻碍。因此,如果是体外溶血,可采用的最常见的矫正方法可能为给临床医生提示和重新采集标本。

采血穿刺前,压脉带的使用可以帮助采血人员定位恰当的采血点。采血带应该在采血针安全进入静脉后被快速移去。而在实际工作中,压脉带通常在采血完毕后才被移去。尽管采血过程应该是越快越好,但是许多因素会影响到采血时间,使采血时间增到数分钟,影响到许多分析物在血浆中的浓度。血液浓缩为重要的因素,能增加如蛋白质、蛋白结合物、凝血因子等大分子的浓度。即使是在常规的压脉带时间(1 ~ 3 分钟)下,标准的穿刺会给许多生化、血液学和凝血检测带来分析性和临床重要意义的变化。这些影响多数与血液停滞时间和分析物的生物学特征有关。因此,实验室检测中压脉带导致的变异最好采用最适宜的预防性方法使血液静脉内停滞时间减到最低。

上述这些较少见的变异来源(表4-3),较典型的分析前后差错更具有挑战性。由于采用传统的实验室持续监测和长期追踪方法很难察觉,因此目前找到相关处理方式很困难。

表4-3　实验室检测分析前变异较少识别出的干扰概要

变异	主要影响
运动	血浆容量增加
	基础代谢增加
静脉血液停滞	血液浓缩(增加了大分子分析物和蛋白结合分子的血浆浓度,降低了小分子分析物的血浆浓度)
体外溶血	细胞内分析物泄漏
	细胞外分析物稀释效应
	分析干扰

三、实验室差错的影响

评估实验室检测质量的程序是长期困扰实验室管理者和认可机构的问题。当前得到广泛认同的是由于不恰当或不正确的分析前规程的应用所引起的实验室检测的假性改变,这种改变会产生不利的影响以及错误的引导,浪费医疗资源以及导致医疗保健潜在的差错或延误。鉴于实验室检测差错主要发生在分析过程外的阶段,因此有必要扩大检验医学的范围,包括临床生化、血液学、凝血、免疫和分子生物学。像全基因组测序、DNA 芯片和质谱等技术已经发展成为基因组分析多重类型高产量的方法,比如决定基因表达的参数或定位基因产物,可同时检测数以千计的样品。因此,随着基因组学和蛋白组学技术的发展,产量的增加,上游的样品准备成为了瓶颈因素,标本的采集、运输、存储以及处理同纯化过程同样关键。突变或实验室差错所致的基因类型差错会导致亲代与子代基因类型与孟德尔遗传学说不一致。在检验医学领域中使用分子生物学技术的前提条件是意识到这些新兴技术在分析前阶段中的缺陷,比如细胞裂解中的清洗液类型,采血中使用的抗凝剂类型,残留的红细胞以及组织固定的类型。

尽管逐渐有临床医生参与到了提高实验室结果水平的过程中,但是大多数的实验室检测结果在临床实践中仍然可能发生差错。近年来,实验室报告给临床的信息已经逐渐演变成图表化的形式,附带有年龄性别对应的参考区间。然而,这可能会掩盖那些降低全面检测过程质量的分析前差错。不恰当的实验室检测的使用最终会增加医疗成本,对患者造成伤害,并且使得实验室检测被永久性地当作商品对待。在英国实验室花费占医院总花费的4%,澳大利亚为5.2%,加拿大为7%~10%,美国为5%。因此,改进标本的质量和结果的使用对于提高质量和降低医疗成本是很重要的。将差错进行划分,对于31种最常见的实验室检测发生的关键变异,临床医生在检测结果的错误使用上占26.9%,而真正发生了生物学变异的为7.9%。

四、预防和补救措施

美国国家医学研究院(IOM)强调说明,大多数的医疗差错的发生与系统相关,与个体粗心或不恰当的治疗相关的比例较少。由此,对于降低医疗差错关键在于改进医疗服务系统而非对个体人员进行惩罚。

大多数的实验室检测差错通常是发生在实验室直接控制范围外。除快速发展的床旁检测仪器外,还有不少新兴的技术将会在体外诊断方法中发生革命性的变化。新的灵敏技术的发展,比如近红外或荧光光谱、光学生物传感器、原位显微镜、表面等离子共振技术以及反射干涉光谱等,为改进电子化学敏感性提供了可靠的保障,使得完整的分析系统能够监测体内大范围的分析物。光学传感器覆盖所有基于光基质相互作用的分析方法,是非侵入性、非损伤性、持续性,同时可进行多重分析监测,满足了多个诊断过程的特殊要求。

另一个现实的问题是发展检测、追踪、分类和报告实验室检测差错的标准化过程。遵循新的认可标准,比如临床病理学认可委员会(Clinical Pathology Accreditation)或ISO 15189要求,对分析外过程执行严格的程序,比如原始样品的采集和处理,样品成分的可溯源性以及样品存储。

全面的质量管理要求一种综合性的方法,差错的降低可以通过如危险分析和关键控制点方法来获得。这要求事前识别出整个实验室检测中最可能发生差错的步骤,然后对这些关键的步骤进行控制。降低差错率的方法以及修正系统可用到整个过程中,可以重新设计全面的实验室过程,使其变得更加有效。分析前过程控制智能自动化使研究前景变得更吸引人,因为其会影响到过程的产量。

分散采血会带来管理质量问题的困难。由于大多数的实验室差错来源于组织混乱或缺乏标准化,而且包括了实验室外的采样阶段,所以可以通过促进患者照料者与不同部门之间的交流来改进标本质量和数据的传送。需要临床审查对此过程进行监测。遵循标本采集政策以及让采血员清楚地理解依照标准化程序进行操作的意义是很重要的。尽管有严格的标本接收规则以及详细的不恰当标本拒收标准,但是在上游阶段进行干预效果可能会更佳,尤其是在长期过程中。就这点进行教育和培训非常重要。对采血员进行考核,包括对所有标本采集人员进行培训,为标准化过程另一必要的部分。

最后应该有患者数据的实验室质量控制。目前实验室中计算机的广泛使用使得创新性的统计学质量控制程序可以应用。“下游事件监测”(DEM)是对患者在其已经做出的检测后的关键窗口期内发生事件的监测,是一种潜在有效的方法。其利用质量管理的原则来决定实验室产品是否能满足患者的需求。在临床实践中,当实验室检测出患者在检测后的窗口期内可能发生不良事件时,实验室应该进一步检测以确定此问题的原因是否是实验室所致。

此外,有研究报道分析前工作站的使用可以大大地降低实验室的差错。这是一套可以避免差错的新标本采集,减少标本容量,确保患者安全和标本识别的措施,整个过程中的追踪达到有效的存储,减少标本处理,包括生物危害等,将人工及使用的检测试管量减到最低等为质量目标,运用条码、自动化等技术,将其整合到标本录入系统、分拣、离心、检测以及分析各个阶段中,重新设计工作系统获得了不错的成效。比如某医院在2007年采集的住院患者标本约120 000份,花费的总时间在2000小时内。

五、总　　结

组织、检测的数量和类型以及医学实验室在医疗中扮演的角色已经发生了根本性的变化。实验室人员期望提高分析准确性，获得更严格的检测选择和结果解释。实验室的检测数据为复杂决策做出过程的整合部分，能影响达70%的医疗诊断。现在越来越多的焦点开始集中在导致不良事件的因素，同样也将检验医学作为整个医疗系统审查的必要部分。由于分析前变异来源能够对患者造成不可预料及不良的影响，因此实验室检测差错的降低以及质量的改进在评估计划和改进医疗质量中扮演着重要的角色。在技术的帮助下实验室诊断获得了很大的裨益。自动化、数据库以及计算机的应用大大地简化了实验室工作的许多方面，提高了常规工作的产量，并且显著地改善了分析误差比率。因此，分析阶段外发生的差错更可能影响到实验室检测结果在患者护理中的应用。现在实验室人员应该将注意力转移到分析过程外差错上。尽管目前几乎公认实验室检测为过度使用，分析前变异最大的来源可能是检测申请者申请格式存在的差异，但是对这些变异可能的来源足够的认识为避免的重要前提条件。试图减少不必要的检测在实施和维持过程中是非常困难的。可能最有用的方法是不断定期地进行教育、评估以及回馈。除了改善恰当的检测申请和使用直接的政策，分析前阶段中其他的因素也会导致不正确的检测结果。对实验室检测不可靠的抱怨大多数是采血程序（如采血和标本采集）不正确的结果。恰当的培训并对能影响到实验室结果的因素进行了解，由此得到的持续有质量的标本是将差错降到最低以及最佳地利用资源以及最终促进整个患者管理过程的必要成分。

患者安全为多学科的问题。每一次治疗或诊断都代表着差错可能出现的机会。因此，医疗中的人为差错实实在在地存在，且具有深远的意义。在寻求任何问题的解决方法时，首先要描述问题，再对导致问题的原因进行识别。“人非圣贤孰能无过”，想要完全地消除临床和实验医学中的差错是不可能的。新兴工具的使用可以成功地减少差错，或至少是控制差错在患者健康上产生的潜在的不良后果。

第五章

标本采集

第一节　患者和标本标识的准确性

40 年前 Lunderg 教授提出了临床检验质量管理的重要思想："脑-脑循环"。此思想将临床检验全面质量管理过程划分为 9 个重要的步骤：检验申请、标本采集、识别（任何阶段）、标本运输、标本分离（或准备）、标本检测、结果报告、结果解释和临床行动。此后，国际上诸多检验学专家对此思想进行了大量的研究，目前普遍将检验全过程划分为分析前、分析中和分析后三个主要的部分，分析前内容包括检验申请到标本在临床实验室检测前的过程，分析中内容包括标本的检测，分析后内容包括结果报告、解释等。其中，关于识别过程，包括患者身份识别和标本识别，贯穿于整个检验过程。

识别的全过程是从患者入院登记或标本采集的准备开始，终止于检验结果的报告。保证患者身份和标本识别的准确性不仅是临床实验室的重要任务，也需要临床医护人员的大量支持和参与，以共同提高检验结果的准确性，更好地为患者服务。

一、分析前阶段

患者身份识别主要发生在临床实验室分析前阶段，包括登记/入院前过程、检验申请、患者身份识别、标本采集以及检验标本的准备。

（一）患者标识

1. 住院患者

（1）患者登记：明确的患者身份识别过程开始于患者登记/入院，还包括建立患者的医疗记录以及分派准确的患者身份识别条码。表 5-1 列出了患者身份标识条码的关键要求。表 5-2 为分析前阶段关键的标本识别过程。假如不使用识别条码，则可依据患者病例信息进行识别。

理想情况下，患者身份识别是所有新护理员工培训的重要内容。所有的护理人员需要重视在着手治疗或给药前检查患者身份识别条码的重要性。

患者登记要求至少有两种可接受的唯一标识。可接受的标识如：患者的全名；指定的唯一识别号码，比如住院号；出生日期；身份证或其他有照片的证件，如驾照；任何其他个体唯一标识；鼓励患者及其家属参与到识别过程的所有步骤。

表 5-1　患者身份识别条码的关键要求

分类	要求
一般要求	(1)每一位患者在入院/登记时都配给一个患者身份识别条码。此患者身份识别条码必须佩戴直至患者出院或门诊患者就诊完毕。但是,当患者有特殊情况不适宜佩戴身份识别条码时,应将其置于患者的病床上
	(2)身份识别条码至少要有患者全名和住院号或门诊号。将身份识别条码贴于患者医院信息系统(Hospital Information System,HIS)打印出的身份识别标签上,或使用一种持续的手写系统
	(3)住院患者的身份识别条码由医护人员在患者入院时配给;门诊患者的身份识别条码在其登记时由相关人员配给,或是在其于检查室时由门诊员工配给;急诊患者的身份识别条码在其紧急治疗分流中配给
	(4)当"相似"名字存在于同一护理单元时,可使用"患者姓名提醒"标签 ①医护人员有责任应用患者姓名提醒标签 ②应该放置于(或应该注意"姓名提醒")、病历封面上患者姓名旁、患者房间号标记上或任务(白)板上 ③此标签的存在应该提醒员工两次检查患者的身份识别条码
	(5)检查患者身份识别条码(验证两个不同的患者身份识别符)应先于给药、静脉输液和血制品或治疗等过程
	(6)当患者院内转科时,尽可能确保身份识别条码于其肢体上
	(7)当戴有身份识别条码的肢体需要静脉输液时,移去身份识别条码,于另一肢体换上新的身份识别条码,在置换时比较新旧两个身份识别条码
特殊情况	(1)身份识别条码的置换通常由单个护士进行
	(2)过敏条码等不具唯一性的标识条码不能作为患者身份识别条码

表 5-2　分析前阶段关键的标本识别过程

标本识别的过程	关键点
检验申请: 手写或电子申请; 口头申请(30 天内由一份手写/电子申请授权)	1. 检验申请的要点 (1)申请检验或实验室委托标本人的姓名和科室或联系方式 (2)患者姓名或患者身份证号码 (3)患者的性别年龄,或出生日期
	2. 病历可能会被用作为检验申请并且实验室可获得
	3. 正确的翻译　实验室必须确保检验申请正确地翻译到记录系统或实验室信息系统(LIS)中
标本采集前标本标签	1. 住院患者考虑 (1)检查住院号等唯一标识条码 (2)询问患者全名 (3)询问患者出生日期 (4)使用标本采集标签(姓名、病历号、出生日期)确认患者身份

续表

标本识别的过程	关键点
标本采集前标本标签	2. 门诊患者考虑 (1)询问患者全名 (2)询问患者出生日期 (3)同检验申请进行信息比较 3. 特殊情况 (1)患者不能交流:获得某种形式的唯一识别号(如驾照)或由照顾者确认身份 (2)不能识别的紧急患者:可参考有关标准,配给一个临时唯一识别号,选择适当的检验申请种类,完成必要的标签;将永久的唯一识别号同临时的唯一识别号进行交叉查考;临时或永久的唯一识别号必须同患者的身体进行接触,比如腕带 4. 婴儿的考虑 (1)标本采集前询问护士、父母或看护者让其说出婴儿的名字以及出生日期 (2)将口头信息同唯一识别条码进行比对以确认婴儿的出生日期、性别、病历号、或唯一标识符
人工抄写	医护人员给标本试管贴上标签,其上含有患者标识符、检验申请单号或相关信息,可由临床实验室标本识别政策确定

一些医院采用彩色的识别条带。条带中不同的颜色指示着不同的患者状态,比如过敏,未苏醒状况,或是危重。最常用的是红色代表过敏警告,黄色代表危重患者,紫色代表患者处于未苏醒状态。

假如使用彩色的识别条带,就要培训所有的员工认识和理解色码系统,并解决对于色盲怎样来辨识的问题。当医护人员采集实验室标本时,若混淆彩色识别条带的含义就会出问题。

(2)标本采集患者标识:正确的标本采集是每一位负责采血的人员授予资格的重要内容。不管采集的方法或标本的类型,适当的患者身份识别是采集过程的第一步。护理人员必须确保对申请单上指定的个体进行标本采集,不能依赖房间号、病床标签、放在病床或仪器上的标签。表5-3给出了关键的住院患者身份识别程序,主要针对住院患者,门诊患者与之类似。

表5-3　给出了关键的住院患者身份识别程序

步骤	措施	
第一步	接近目标患者。如果患者焦躁不安或是不配合,寻求患者家属的协助,不要危害自身安全	
第二步	与患者沟通并且询问其全名或出生日期	
	状况	解决方案
	(1)患者信息与标签或申请信息不匹配	咨询患者的家属来解决此问题

续表

步骤	措施	
	状况	解决方案
	(2)患者不能告知要求的信息	询问患者家属让其识别患者,并且让其在采集标签和(或)申请单上签字。此信息应该录入到HIS中
第三步	确认患者佩戴有身份识别条码。所有需要血制品进行输血治疗的患者,不论患者所在哪个部门,都必须要佩戴有身份识别条码	
	状况	解决方案
	(1)患者佩戴有身份识别条码	接第四步
	(2)患者没有佩戴有身份识别条码	让患者的家属识别患者,给患者身份识别条码 如果此申请是进行的血样采集,其采集所在地点的部门政策是不给身份识别条码的,并且检验申请不为让患者接受血制品的输血治疗,那么询问患者家属让其识别患者,并且让其在采集标签和(或)申请单上签字。此信息应该录入到HIS中
第四步	确认患者身份标识。通过比较身份识别条码与标本采集标签以及申请单的下述信息:全名、住院号、出生日期	
	状况	解决方案
	(1)要输血制品的输血治疗申请的检验	依照机构输血治疗身份识别条码政策中的说明
	(2)没有错误或差异	接第五步
	(3)身份识别条码和(或)申请上有错误、差异或缺失,或不合格的数据	让患者的护士纠正此差异,置换此身份识别条码和(或)申请单,返回第三步
第五步	进行适当的标本采集或诊断试验过程	

2. 门诊患者 对于门诊患者,明确的患者身份识别始于采集患者标本时的人工或电子登记。表5-4给出了门诊患者身份识别的关键过程。

表5-4 门诊患者身份识别关键过程

步骤	措施	
第一步	接触就诊患者。如果患者焦躁不安或是不配合,寻求帮助,不要危害自身个人安全	
第二步	私下询问患者确认患者身份识别:全名、出生日期	
第三步	将患者口述信息仔细地同门诊患者电子生成标签和(或)申请单进行比较	
	状况	解决方案
	1. 要输血制品的输血治疗申请的检验	依照机构输血治疗身份识别条码政策中的说明

续表

步骤	措施	
	状况	解决方案
	2. 没有错误或差异	进行标本采集
	3. 患者不能进行有效地交流	询问照顾者或陪同人员以确认患者身份 1)如果没有陪同人员,那么通过全名、出生日期与保健卡、驾照或其他政府发放的身份识别标识进行比较以确认 2)如果无法确认身份,那么不要采集患者标本,通报上级
	4. 有任何的差异或错误	在采集患者任何标本前解决错误或差异
第四步	进行适当的标本采集或诊断试验过程	

3. 特殊情况

(1)患者处于昏迷状态,太小不能自己证实身份,认知受损,或是与医护人员语言不通:理想的方案是通过翻译员来协助解决语言问题,但不总是可行的。在任何此类情况中,医护人员可依照如下步骤进行操作:

1)询问患者的护士、亲属或是朋友,通过患者的姓名、住址、身份证号码、和(或)出生日期来确认患者的身份。在申请单上记录确认患者身份人员的姓名以及同患者的关系,护士需记录其职称;

2)将这些信息同申请单的信息进行比较,对于住院患者,将这些信息与患者腕带上的身份标识进行比较;

3)不管差异如何小,都要将其报告给部门负责人(由机构政策决定),采集标本前通过姓名和(或)身份证号确认患者。

(2)患者处于半清醒、昏迷或睡眠状态:在采血或采集其他标本前,需要叫醒正在睡眠的患者同时确认其身份;对于半清醒或昏迷状态患者,询问护士或医生以及记录能证实患者身份标识就是该患者的人员姓名。

(3)不能确认身份的急诊患者:当标本采集需要明确确认患者身份时,可分配给不能确认身份的紧急患者临时标识,但是只有得出明确的身份识别时才能得到明确的标识。对于不能立即确认身份的患者,需要做到:

1)依据机构政策分配给患者一个主身份标识(临时的);

2)据主身份标识选择适当的检验申请并进行记录;

3)通过手工或电脑完成必要的标签,将标签贴到检验申请单上和采集完成后的标本上;

4)确保临时的身份标识与永久的身份标识可以相互参照。当分配给患者永久的身份号码时,要保证正确的身份标识以及患者身份与检验结果的信息关联。

4. 新生儿和婴儿 年龄小于2岁的患者其身份条码是戴在小腿上而非手臂。询问护士、监护人、家庭成员或是亲属给出婴儿的姓名和出生日期,记录其姓名以及同婴儿的关系。如果确认者是护士,在申请表上记录其姓名和职称。

核对身份条码与口述信息以及申请单,以确认婴儿的出生日期、性别、住院号或是其他唯一标识,母亲或登记的其他成员的全名。

(二)标本标识

通常情况下,当标本由实验室工作人员采集时,实验室控制着血样采集的过程。当标本由其他员工采集时,例如尿、脑脊液、拭子或活组织检查,标本采集的过程在实验室可控制的范围外。因此,对于标本识别过程需要有一定的可信水平,进行周期性的审核有助于建立这种可信性。

机构需要有患者身份识别、标本采集以及标签说明书的标本采集手册。表5-5给出了关键的标本标签原则。

表5-5　标本标签关键原则

贴签步骤	标本贴签关键原则
常规	(1)标准化整个过程 (2)限制人员采集标本 (3)在新患者来前严格地强制移去以前患者的所有信息
培训	确保最初员工得到足够的培训,及进行标准贴签程序周期性能力评估
申请过程	标准化申请表格或是电子申请
识别过程	尽可能让患者参与识别过程
采集过程	(1)在采集的时间和(或)地点生成标签 (2)优选电脑生成,仪器可读的标签 (3)患者在场时给标本贴上标签,和(或)如果有扫描仪的话,把预制条码标本与患者信息连接起来

1. 检验申请　检验申请通常要求进行标本采集。此检验申请是与患者身份识别重要的链接,同样也是许多国家的法规要求。如下为可应用到多数实验室条件下的良好实验室规范:

(1)实验室需要有来自授权人员开出书面的或电子化的患者检验申请。

(2)如果在口头申请规定的时间内,请求了书面的或电子化的授权,实验室可以接受口头分析申请,并且维持此授权或文件记录其获得的授权。

(3)实验室需要确保检验申请有以下信息:

1)申请检验授权人员的姓名、住址或其他适当的识别符,及负责使用检验结果的人员,或递交标本实验室的名称和地址,包括报告紧急的威胁生命的实验室结果及危急值的联系人;

2)患者姓名或是患者唯一识别符;

3)性别及年龄,或出生日期;

4)要进行的分析项目;

5)标本的来源(适当时);

6)标本采集的日期,若可能,标本采集的时间;

7)对于特定的检验,为了确保准确及时的分析及报告结果,包括解释,如果适用,还需要有关额外的信息。

(4)患者的病历可以用于检验申请或授权,但是在分析时必须提供给实验室。

(5)如果实验室将检验申请或授权信息记录或输入到记录系统或实验室信息系统(LIS)中时,实验室需要确保准确的记录和输入信息。

实验室无法获知是否对错误的患者申请了错误的检验,这只能通过向实验室投诉或过程审查来确定。

2. 标本接收　实验室接收标本时,要对检验申请和标本的准确性和完整性进行检查。通过条码标签扫描来确认并减少人为输入错误。手工或打印的标签应该包含如下信息:姓名、住院号或其他唯一身份号、采样日期和时间、标本采集人员的姓名。纠正任何的遗漏或差错以便下一步活动。

假如一份标本被分成了一或多个部分并且分别被放入独立的试管或容器内,需要检查新试管上的标签以确保其包含有至少一个,最好是有两个标识符将其与原始标本标签进行唯一连接。

3. 标本拒收　实验室需要有一套完整的标本拒收政策。通常实验室标本拒收政策把缺乏明确的标本识别作为一条主要的拒收准则。此政策通常包括可重复采集标本和不可重复采集的标本处理说明的程序。表5-6中阐明了此类政策的应用,包括记录标本标签错误、无标签、或有不完整或难读的标签的标本比例。实验室标签错误的频率和类型可以帮助分析确定发生差错的来源以及干预培训或其他适当的修正措施。

表5-6　标本拒收政策应用

标本类型	政策	实例	文件记录
可重复采集标本	如果标本错误识别或无法识别,不处理	(1)血库标本 (2)患者静脉采血困难或不方便 (3)标本采自留置处,如动脉留置 (4)门诊患者可能被召回再次采样	(1)取消检验 (2)记录取消原因 (3)通知检验申请医生 (4)记录标本将会再次采集或不会;如果不采集,原因
不可重复采集标本	可进行处理: (1)可以确定唯一性,例如,标本的性质 (2)提供采集的时间和地点	(1)在结果可能发生改变的临床干预前采集的标本,例如抗生素治疗前的血培标本 (2)新生儿脐带血	(1)记录采集时间 (2)记录临床部门名称 (3)记录标本采集人员名称并且要求其签字确认患者身份 (4)患者报告中应包含所有上述信息以及谨慎的结果解释

二、分析中阶段

(一)带自动标本传输系统的条码标本

条码与自动化的结合可以降低标本识别的差错。图5-1为分析阶段条码与自动化结合的流程图。此系统能够尽可能地减少标本识别发生的差错。此外,对每份标本建立标本分析、重测以及项目添加的一套审核追踪系统是非常重要的。

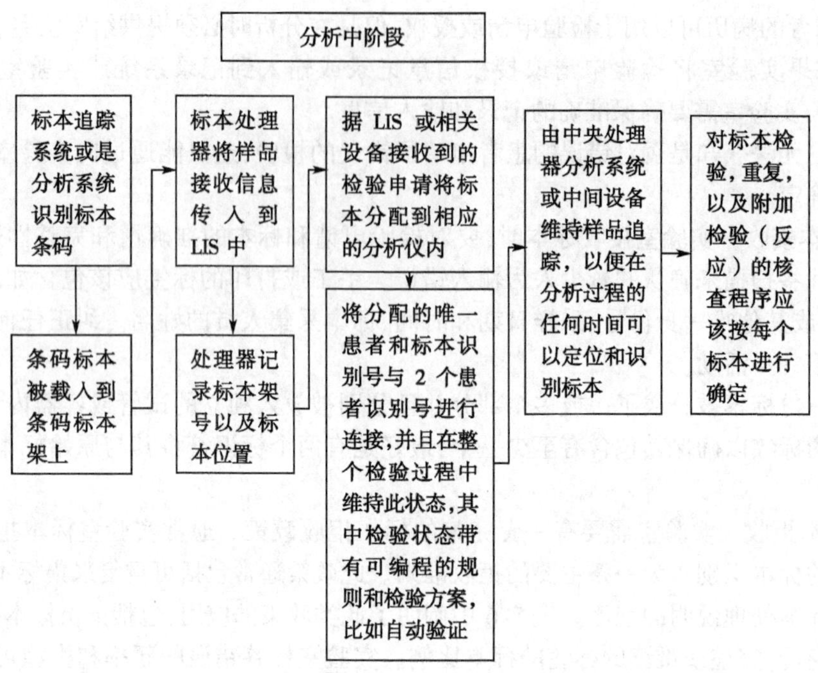

图 5-1　分析中阶段条码系统标本识别过程

（二）无条码标本

并不是所有的机构部门都能使用条码系统，或者是所有的项目都带有条码，比如：血液学检验中的血涂片等。图 5-2 给出了无条码系统标本识别关键过程。

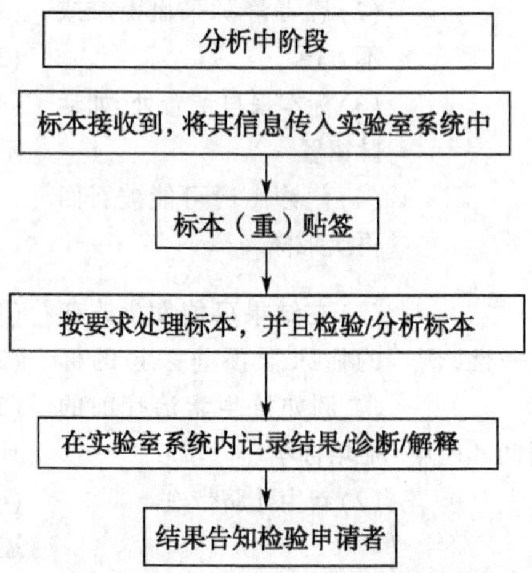

图 5-2　无条码系统标本识别关键过程

三、分析后阶段

分析后阶段要求确保正确的结果记录在正确的患者病历上，无论是手写病历或电子病历。图 5-3 给出了分析后阶段标本识别保证关键过程。

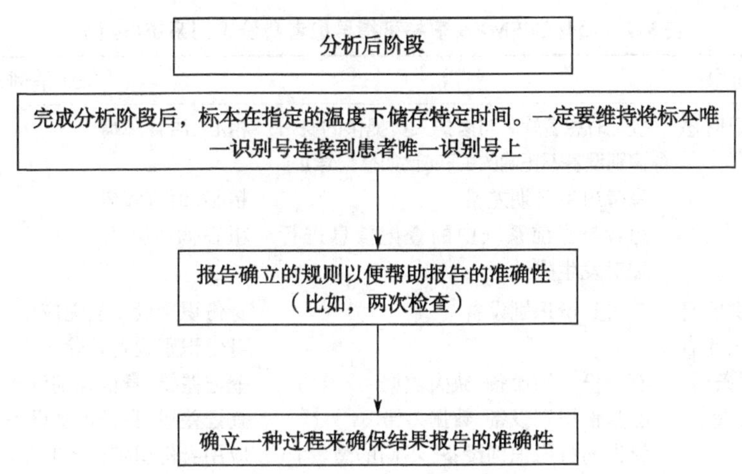

图 5-3 分析后阶段标本识别保证关键过程

（一）电子化结果报告

对 LIS 的使用权是需要进行控制的，并且要建立核查程序来判断结果的正确性和及时性。当结果被修改时，LIS 要保留原始和修改的结果，以及操作者的唯一信息。

介于医院、仪器、中间设备或是 LIS 有效的接口需要确保正确的分析结果被记录在正确的患者病历上。病史和核查过程可以用于检查以及验证这些活动。

假如实验室发放分析结果使用的是自动验证的程序，那么要建立有效的培训和自动验证规则来确保如下情况：①使用差值检查来确保危急的和不正常的结果被正确地报告到正确的患者上，此检查将与同一患者相同的分析物的近期试验结果进行比较；②根据患者信息和人口特征（如年龄、性别）来报告分析结果；③报告的分析结果是正确的，患者的病区也是正确的。

（二）人工结果报告

通过人工方式或位于其他地点进行的分析，可能要求录入电子病历中，或是在实验室通过 LIS 录入，或是直接录入 HIS 中。结果的人工录入有着较高的偏倚危险。二次检查系统和定期核查可以使错误降到最低。

此外，分析后储存阶段维持标本识别对于标本的重获、重测、重核查或标本验证都非常重要。

四、验证一个新的患者标识系统

验证一个新的（或最近有修改的）患者身份识别系统包括过程的检测以及导致系统故障的过程中的差错潜在来源。使用患者身份识别系统的过程定位来确定可能发生差错的地方。绘制患者身份识别过程图能够确定出潜在的失败点，成为验证过程的目标，因此要仔细地检查过程。使用纳入失效模式和效果分析（FMEA）来检测潜在的失效点是非常有帮助的。FMEA 包括了潜在的身份识别故障，明确每个故障的结果，以及实施的预防或检测故障的控制方法。表 5-7 给出了一类简化的可调整用于患者身份识别系统的 FMEA 表格范例。表 5-7 中所描述的所有的情况都可导致患者身份识别差错。

表 5-7 简化的 FMEA 表格可指导患者身份识别系统(范例)

差错发生的阶段	差错	原因(举例)
1 医护人员登记时患者身份识别	登记时患者姓名与医护人员提供的身份识别设备不正确的关联(比如登记号)	粗心、语言障碍
	患者出生日期差错	粗心、语言障碍
	患者与当前系统中的登记信息进行配对发生失败	粗心、培训不足
2 医护人员提供的身份识别设备与患者(例如身份识别条码,射频身份识别贴签)	缺失身份识别设备	身份识别设备从无应用 身份识别设备移除
	有身份识别设备,缺失数据	登记差错,身份识别设备生成差错问题
	有身份识别设备,数据差错	登记差错,身份识别设备生成差错问题
	错误的身份识别设备(不同的患者)	应用身份识别设备时粗心 确定身份识别失败
	冲突的身份识别设备数据(有多重身份识别设备)	应用身份识别设备时粗心 确定身份识别失败
	不可阅读的身份识别设备数据	弄脏、故障、损坏
3 使用生物学身份识别设备(指纹,视网膜模式)	正确的生物学特征对应正确的患者发生系统失败	用户或连接系统不正确的输入(例如登记)
	设备识别,改为人工身份识别方法	缺乏恰当的维护
4 服务时患者身份识别	足以确定患者身份识别的身份识别设备使用不足	用户或连接系统不正确的输入(例如登记
	患者不能回应以确定身份识别	患者无意识 紧急情况 粗心、培训不足、用户差错
	由亲属、朋友、或是护士提供的不正确的口头身份识别	缺乏恰当的维护
	数据在输入设备和终端信息系统(如 LIS)之间电子传输失败	

五、不正确标识事件的报告

不正确识别报告的系统为监测标本识别系统成功与否的关键,并且可使识别错误发生概率降低。持续的监测是与较低的识别错误率相关的。实验室应该建立报告和分类识别错误的系统,并记录相关的修正活动。

(一) 不正确识别的发现

即使有最好的识别系统,差错仍有可能会发生,过程检查可以帮助发现错误。例如,用多重标签检查标本,将实验室结果同患者历史记录比较,比较以前的结果,或是通过通知可疑结果来帮助警示错误。

差值检验为一种较好的识别错误的方法。近期实验室分析的同一患者相同的分析物其结果差别很大,此“差值检验”可能暗示了标本是来自于不同的患者而非是标本标签识别问题。实验室所用的差值检查如:血型、DNA 分析、多种化学物(比如总蛋白、白蛋白、尿素、肌酐、碱性磷酸酶、总胆红素以及糖化血红蛋白)等。

（二）不正确识别的报告

对实验室结果中不可解释的变化的研究可能发现错误识别的标本，尤其在患者的情况与实验室分析结果不相符时。对每个标本识别错误建立一份事件报告，可含有如下信息：

1）事件的日期和时间；

2）患者姓名和住院号；

3）患者所在科室；

4）报告人的姓名、职务以及部门；

5）发现差错的阶段（如标本采集时、报告发放前在实验室内、结果检查时发现）；

6）事件的描述；

7）修正措施和（或）后续活动。

（三）不正确识别的纠正

每个实验室都需要有一份文件记录程序来描述纠正不正确识别的补救措施。因此需要包括报告发放前后发现的错误的纠正说明。实验室必须区分可再采集与不可再采集标本间和后续各程序。

可参考的纠正措施为：

1）标本重新采集，就谁对采集负有责任以及可接受的时间要有明确的沟通；

2）结果的修正，比如怎样覆盖、修正或确认原始结果以及接受结果的提醒；

3）在电脑核查程序中有记录以及关于采集时间的最终报告，发送标本的临床部门的名称，和接收标本人员的名称的记录。此记录同样需要显示出标本在最初接收时有不完整或不正确的患者辨识信息，并且需要显示出标本识别验证人员的名称；

4）储存错误识别的标本，并且重新采集标本。

第二节 常规实验室检验血液标本处理程序

实验室检测结果的质量保证对于整个医疗服务体系是非常重要的，其中在实验室标本检测分析前阶段中的质量在整个检验过程发生的误差中占据重要的比重。血液标本为常规实验室重要的标本，目前对于血液标本的处理过程存在几方面的问题，具体有：血清或血浆与细胞或与管塞的接触时间过长、溶血、不正确的储存温度、抗凝剂及血清/血浆分离器的使用不当、不正确的运输等。对这些变量的识别及控制将减少差错，并对患者检验结果的医学使用具有非常大的贡献。

一、离心前阶段

血清标本在离心前应凝集完全，不建议使用木制搅拌试管释放凝块。

血液在室温（20～25℃）下自然完全地凝集通常需要30～60分钟。如果患者正处于抗凝剂治疗期间，凝集的时间会延长。冷冻标本（2～8℃）可以延迟凝集。假如对于标本凝集允许时间不足的话，那么形成的纤维可能导致仪器系统出问题，产生错误的结果。

二、运 输

（一）现场采集血标本

1. 时间和温度 标本必须在适当生物安全袋或容器内在尽可能短的时间内运输到实

验室。除非要求冰冻标本,所有的标本都应该在室温下进行运输。假如采集地点的温度高于22℃,可能导致某些被测量变质,将标本快速运离采集点尤为重要。对于外周导管,仅在置入时可用于采血,短期使用或预期使用时间不超过48小时的也可专门用于采血。

2. 试管方向 血样试管在运送到实验室过程中应保持垂直、封口在上的位置。此种位置可以促进凝块恰当地形成并且减少试管内容物的摇动,减少潜在性的溶血。

3. 标本摇动和溶血 轻柔地处理采集的标本有助于将红细胞损坏降到最低。溶血的标本可以导致化学的干扰以及干扰一些光学的仪器。血红蛋白含量为20mg/dl(200mg/L,0.012mmol/L)的血浆的颜色稍微呈粉红色;血红蛋白含量为100mg/dl(1g/L,0.06mmol/L)的血浆的颜色呈红色。然而,当血红蛋白含量多达190mg/dl(1.9g/L,0.12mmol/L)可能并不一定肉眼明显可见。血浆中胆红素的增高可能掩盖血红蛋白的颜色,并且假如血浆含20mg/dl(200mg/L,342μmol/L)的胆红素,血红蛋白的浓度为200mg/dl(2g/L,0.124mmol/L)时可能不会被肉眼看出。此外,变色的检测同样也依靠观察试管的直径。

表5-8将由1% RBC溶血导致被测量变化程度划分为3个等级;严重受到影响(>100%),明显受到影响(20%~99%)以及轻微受到影响(1%~19%)。报告被测量值的变化与溶血的程度,溶血通常是由冻融循环或是直接血红蛋白的添加造成的。最好的估算溶血程度的方法是测量血浆游离血红蛋白:溶血程度低(血红蛋白<0.050g/L),溶血程度中等(血红蛋白0.050~0.30g/L),溶血程度高(血红蛋白>0.30g/L)。

表5-8 溶血对实验室检测的影响

影响试验的程度	溶血导致的变化	影响程度
受严重影响的试验		
天门冬氨酸氨基转移酶	I	0.1% RBC溶解,37.5%
		1% RBC溶解,220%
		0.6g/L游离RBC,22.7%
乳酸脱氢酶	I	0.1% RBC溶解,22%
		1% RBC溶解,222%
		0.6g/L游离RBC,33%
血浆游离Hb	I	增长直接与RBC溶解的量成比例
钾	I	0.1% RBC溶解,4.8%
		1% RBC溶解,26.2%
		0.6g/L游离Hb,3.2%
肌钙蛋白I	D	4.0g/l游离Hb,重大地降低
肌钙蛋白T	D	在游离Hb没增加1g/L,肌钙蛋白T>0.1μg/L的可能性是降低2.5%
		0.75% g/L游离Hb,>10%低于原始值
显著地受到影响的试验		
丙氨酸氨基转移酶	I	0.1% RBC溶解,9%
		1% RBC溶解,55%
		10.3g/L游离Hb,30%

续表

影响试验的程度	溶血导致的变化	影响程度
铁	I	0.1% RBC 溶解,4.2%
		1% RBC 溶解,26%
		10.3g/L 游离 Hb,17%
甲状腺素	D	0.1% RBC 溶解,-6.7%
		1% RBC 溶解,-42%
轻微地受到影响的试验		
白蛋白	I/D/NC	0.1% RBC 溶解,0%
		1% RBC 溶解,4.5%
		10.3g/L 游离 Hb,-2.7%
碱性磷酸酶	NC/D	0.1% RBC 溶解,0%
		1% RBC 溶解,0%
		10.3g/L 游离 Hb,-30.8%
钙	I	0.1% RBC 溶解,0.98%
		1% RBC 溶解,2.9%
		10.3g/L 游离 Hb,6.5%
结合珠蛋白	D	在疟疾季节据基因型降低:Hb 降低/Hp 基因型 = 5.9g/L/Hp1-1;4.6g/L/Hp1-2;8.9g/L/Hp2-2. Hp2-2 较 Hp1-1 和 Hp1-2 结合到游离 Hb 效果差
镁	I	0.1% RBC 溶解,0%
		1% RBC 溶解,6.25%
		10.3g/L 游离 Hb,6.5%
磷	I	0.1% RBC 溶解,3.0%
		1% RBC 溶解,9.0%
		10.3g/L 游离 Hb,10%
总胆红素	NC/D	0.1% RBC 溶解,0%
		1% RBC 溶解,-2.3%
		10.3g/L 游离 Hb,-2.4%
总蛋白	I	0.1% RBC 溶解,0%
		1% RBC 溶解,4%

I = 增加;D = 降低;NC = 无变化;Hb = 血红蛋白;Hp = 结合珠蛋白

注意:此影响取决于测量分析物浓度所使用的方法。

当标本是全血时,如果存在溶血,其现象会被掩盖,并且可导致错误的结果。当结果超过了特殊指定浓度时(比如,钾 >5.5mmol/L),建议实验室使用全血仪器检查溶血以确定结果的错误是否是由于溶血所致。标本,或是分杯标本,应该进行离心并且要目测血浆。

4. 暴露于光线下　避免对光敏感被测量的血液标本长时间暴露于人工灯光或阳光(紫外线)下是非常重要的。对于胆红素,在监测新生儿黄疸以判断溶血的可能性时尤其重要。此外还有维生素A和B_6,β-胡萝卜素以及卟啉。这些标本应该使用铝箔包裹、棕色标本容器。

(二) 外部采集的血液标本

1. 远距离的采集地点　标本的稳定性是从远距离的采集地点(比如,医生办公室,卫星采血站)到检验地点运输标本的要求条件。假如未离心的全血标本被输送到实验室进行检验,必须在有限的时间内送达实验室以对其血清/血浆进行分离,以保护被测量的稳定性。如果不能满足这一要求,标本必须在采集点进行离心,将血清或血浆从细胞中分离出来并且在适当的条件下保存,直到其运送到实验室为止。试管必须是防漏的。检测实验室也应该咨询已出版的专门的标本处理要求。

2. 自动化传输系统　气动管道是标本传送到实验室的主要自动传送系统。结果根据特定的管道系统而不同。但是通常来说,受影响的检验是那些由红细胞膜完整性破坏所致的。最常用的检验有乳酸脱氢酶、钾、血浆血红蛋白及酸性磷酸酶。

其他不适合于气动管道传送系统测量的是那些必须保持在体温状态的标本,包括冷球蛋白和冷凝集素。

在管道传送系统中运输并不影响到如下的试验:白蛋白、碱性磷酸酶、天门冬氨酸氨基转移酶、氯化物、肌酐、葡萄糖、钠、总胆红素、总蛋白、尿素、尿酸、白细胞浓度、凝血时间。

三、实验室内未处理标本的接收

(一) 时间

接收标本后应该进行分类并且准备离心。血液采集使用的试管含有凝集催化剂(凝血酶、二氧化硅、或玻璃颗粒),应在血液采集后尽早(5~30分钟内)进行处理。抗凝的标本应该立刻进行离心。

一些检测要求未分离的、抗凝的全血标本(血铅、环孢素以及糖化血红蛋白[A1c])不能离心。假如标本意外地被离心,不要将其丢弃,将离心的试管送到检验地点以评估和确定标本是否可以重新混匀和进行分析。

(二) 温度

冷冻的标本(2~8℃)应保持其温度,直到可以进行离心。推荐使用温控离心机。

(三) 试管方向

在传送到实验室的过程推荐将血液试管处于垂直、封口在上的位置。

(四) 试管封口

血液试管一直要保持封闭。当试管封口被移去,某些检验结果会不准确,这是因为二氧化碳的丢失(如,pH[增高]),钙离子[降低]以及酸性磷酸酶[降低])导致标本pH的增高。同时保持试管于封闭的位置可以消除标本可能的外源性污染,防止蒸发以及溅出和气溶胶的可能性。

(五) 标本拒收的标准

以下情况下,血液标本不可接受:

1. 不适当的标本容器　从病房、门诊、或健康中心采集的标本应该在有紧密接触盖子的硬性、坚固的、防漏的容器里进行运输。标本容器应该被贴上标签并且运送至符合政策的机构。

2. 不适当的或不正确的标本标识 例如,血液试管没有贴标签或标签不当,标本的标识与申请的标识不匹配。

3. 血液容量不适当 放入试管的添加剂的含量是根据特定的血液容量而定的。假如采集的血液少于要求的量,那么多余的添加剂会对检验结果准确性产生不良的影响。假如采集的血液多余要求的量,那么添加剂的量相对血液含量是不足的,并且类似地可能影响检验结果的准确性。应该参考特定的参考文献来帮助避免采集量少或采集量多时产生的添加剂问题。

4. 使用错误的采集试管 必须考虑到方法特异性的标本的要求,尤其是有添加剂的试管没有区别使用时。某种添加剂可以干扰检测的被测量。例如,氟化钠在尿酶 BUN 方法中可产生干扰。

5. 溶血 溶血可以发生在体内或体外,体内溶血也可以是疾病进程导致的血管内红细胞破坏的结果。重复的血液采集以及持续的收到溶血的标本常常指示血管内溶血,应该通知临床医生。溶血可以是由穿刺困难或采集标本不当的处理所致。溶血可以发生在血液采集是来自含有非常小或大的内径的连接体的导管。内径的变化可以产生液体或气体的涡流并且导致细胞破坏溶血。有小号的针(23～25 号)的带翼的输血装置(比如“蝴蝶”)连接到真空试管采集器可以引起体外溶血,由于试管采血是将血液通过小号的针在一个强大的力量下进行的,试管撤离时产生的强大的力导致了溶血。某些检验在标本体外溶血时结果是不准确的。

6. 储存/运送不当 例如,实验室接收到的应该是冷冻的,而标本没有进行冷冻,参考实验室接收到的应该是冰冻的血清或血浆标本,而实际上是融化的。

(六) 离心标本准备

不推荐使用木制搅拌棒或类似的装置释放贴在试管封口或其边上的凝块。沸腾试管是实验室导致的溶血潜在来源之一。凝块/细胞的分离实际上是通过在试管/封口设计和生产上技术改进而得到消除的。

残留的纤维是临床实验室可能的干扰物,在采集期间或之后可能是发生不适当的标本处理的次要因素。纤维作为可见的凝块或是可见的微纤维或呈线状,可能存在于主要的采集试管内。这些肉眼可见的纤维线条可以直接影响一些分析,比如肌钙蛋白。纤维干扰通常是不可再生的,并且作为纤维从标本中析出随时间而消失。如果血凝以及接下来的离心按推荐时间进行,那么纤维线可以被消除。

四、离心阶段

试管离心时其封口应该是在适当的位置,并且离心机要有适当的封盖。对于全血分析的血液试管是不需要进行离心和分离的。

(一) 温控离心机

实验室应该有针对温度敏感的被测量的温控离心机。离心机内部可以产热,可能会对被测量物质的稳定性产生不良影响。特殊的不耐热的被测量物质应该在 4℃ 下进行分离(比如 ACTH、环腺苷酸)。检查以确保离心机处于预定的设置。一般情况下,不推荐离心机使用20～22℃的温度。

运送到实验室的冷冻标本应该在温控条件下进行离心。对于有要求冷冻离心的标本，比如钾，要求迅速地将标本从离心机里取出。温度低于11℃放置2小时后可以造成钾的假阳性增高结果。

（二）再离心

进行钾分析的原始标本试管不应该离心超过一次，否则会造成结果假性增高。如果有必要将血清或血浆进一步从细胞中分离，可将血清或血浆转移到另一个试管中再进行离心。

不应该尝试在血清/血浆被从非凝胶或凝胶的试管分离后进行额外的血清/血浆的获取。当血清/血浆从试管中移去且获取了额外的血清/血浆时，血浆与红细胞的含量比就改变了。来自网状渗漏/交换的分析物，由于凝块的收缩而增多，然后被离心进入血清/血浆中用于检验，这可以导致错误的结果。

五、离心后阶段

（一）血清/血浆与细胞/凝块接触

建议将血清或血浆尽可能快地通过物理方式从细胞中分离出来，除非有确凿的证据指出较长的接触时间不会导致结果发生错误。对于同样的被测量，不同的检验方法可能有不同的稳定性要求。

（二）分离的血清或血浆

假如检验在标本采集后5小时没有完成，应该冷藏血清和血浆。现在有许多研究指出，当试管是封闭的并且血清与细胞是接触的状态时，大多数被测量在室温下可以稳定保存24～72小时。同样也有许多分离的血清的稳定性研究指出，在2～8℃以及室温下，血清的稳定性可以维持2～14天。然而，实验室的室温（20～25℃）是关键的稳定性参数，在温度高于22℃时，一些被测量的稳定性会降低。

以下储存条件可供参考：分离的血清/血浆应该在室温下不超过8小时，假如分析在8小时内不能完成，血清/血浆应该冷藏（2～8℃）；假如检测不能在48小时内完成，或是分离的血清/血浆储存超过48小时，血清/血浆应该被冷冻于或低于－20℃；血清/血浆标本不应该重复地冷冻和融化，因为这可能导致被测量变质。只能进行一次解冻。无霜冰箱不适合于储存，因为冷冻/融化循环让标本的温度增高或降低，使标本进行再冷冻。

通常情况，冷冻的血清或血浆标本应该在室温下融化。通过加热快速融化可能导致组分的分解。为了阻止融化中浓度梯度的形成，标本应该颠倒10～20次（无泡沫形成）。如果出现了不溶物，有控制的加温可以将颗粒溶解。

（三）试管封闭

血清、血浆以及全血标本一直保持密封状态（气密）以防止可能的外源性污染、挥发、浓度改变或可能的溢出和气溶胶。

第三节　静脉和毛细血管血血液标本采集试管的确认和验证

目前还没有任何指南规定体外诊断（IVD）制造商或临床实验室对不同的静脉血液采集

试管和毛细血管血采集试管在化学、免疫化学、血液学和凝血中的应用进行确认和验证。然而,有不少文件就微生物分析方法或培养方法规定了对其采集试管要确认和质控,参见美国临床实验室标准化研究院(CLSI)文件 M40,M47 和 M15。

尤其像静脉血和毛细血管血采集试管等标本采集仪器,通常被划分为 IVD 仪器。由于这些仪器是用于采集患者血液样品的,并且这些样品是在具有高灵敏性的临床分析仪上进行检测的,因此检测结果的正确性和精密度显得极其重要,这些采集仪器在用于仪器上检测时应该进行验证分析。

一、分析前因素

能影响到实验室检测结果的因素很多,分为分析前、分析中和分析后的因素。分析前因素可存在于检验医嘱的申请到检验前的各个环节,分析中的因素存在于检验过程,而分析后的因素是与结果报告相关的。可将检验前的因素进一步划分:血液标本采集前、血液标本采集时和血液标本采集后(表 5-9)。

表 5-9 分析前的因素

血液标本采集前	血液标本采集时	血液标本采集后
1. 正确的患者身份识别	1. 压脉带时间过长	1. 不正确地处理分离胶试管
2. 试管添加物错误	2. 不正确的采血方式	2. 干扰物质
3. 不正确的存储条件	3. 不正确的试管混匀方式	3. 不正确的运输
4. 患者因素(如,年龄、性别和药物)	4. 不正确的采集量	4. 处理过程中的延迟
5. 静脉穿刺点的选择	5. 不正确的采血申请	5. 暴露于光下
6. 静脉穿刺点的准备		6. 不正确地使用气动管道系统
7. 不正确的采集体系		7. 不正确的离心速度和时间
8. 不正确的采集时间		8. 试管-仪器不兼容

在进行试管比对评估时,应该遵照制造商的使用说明进行操作,以正确地控制这些因素。对标本采集、加工、处理和检测过程进行标准化,以及对员工进行过培训都有助于比对工作的完成。

二、临床评估——计划、设计和指导临床评估

当制造商向市场推出新的或改良过的血液采集试管时,需要对其进行临床和实验室研究以确保安全有效。类似的,当制造商向市场推出新的或改良过的检测方法或仪器时,需要对相应的血液标本采集试管进行性能验证。

当临床实验室对试管做出更换时(如凝胶、添加物或使用另一制造商的试管时),需要进行试管比对的评估,这可以帮助确定出试管相应的结果是否在可接受性能范围内。如果结果是不可接受的,那么临床实验室需要向负责的制造商(试管、检测方法或仪器)寻求帮助。

应该采用有着良好设计的试管比对方法,并且进行正确地操作,以获得正确的检测结

果。关于研究的设计需要考虑多个方面的内容,有助于取得有质量的检测结果。

为了采用最小的样品量,可对如下方面进行思考:①检测影响因素;②分析测量范围;③研究预期的统计效力;④研究可接受的标准。

研究的目的是要得出新试管与质控试管之间结果的差值没有超出预定要求,计算出临床具有重要意义的值(如临界值)附近不同点的差值和可信区间。

关于精密度的评估,比较评估试管(多个批次)采集的样品得出的结果变异与质控试管(双份重复)采集的样品得出的结果变异。

(一)确认——制造商

制造商进行试管确认的步骤可如下:

1)研究的设计要满足当地管理机构的要求;

2)建立一套设计方案,内容包括可接受性准则和个体保护。并且要遵照当地的个体保护政策和程序。

3)确定出医护人员熟悉方案及其他相关程序的周期。方案内容包括如标本的采集和加工,制造商确保试管被正确处理的要求以及研究中使用到的仪器的质控、校准和维护程序。

4)遵照制造商的使用说明进行标本采集和处理。此外,要严格执行当地卫生安全部门就尖锐物品和其他相关医疗仪器的处理程序。进行标准防护,并确保分析前影响因素得到最大的降低。

5)进行正确度评估时,试管制造商应该有足够的样品数量,含有的被测量浓度均匀地分布在分析测量范围内,这样进行统计分析时可提供足够的统计效力。但有的时候想要获得分析测量范围某一段浓度的标本是很困难的,因此可以通过在样品中添加某物质而获得需要的浓度。

至少在两个不同的检测平台上检测每个被测量,尽可能地使用两种不同方法学原理(提示:由于制造商不可能在所有的检测平台上对其试管进行检测,因此,在确认文件记录中应该对测试平台进行注释)。可以同时对多种被测量物进行检测,被测量物的数量视血液标本采集仪器预期目的而定。在此制造商可以选用具有代表性的检测方法。

6)进行批间变异性的检测时,试管制造商应该尽可能地对每个对象使用不同的分析方法学原理(如离子特异性电极、免疫分析和分光光度法)检测三个不同批次的评估试管和双份质控试管。使用双份的质控试管是用于评估质控试管的变异情况。对每个质控试管和评估试管进行三次检测,以获得试管内精密度。标本量为至少来自20位健康个体的标本。

7)建立一套随机的采集方案以消除由于采集顺序造成的偏倚。同时,为了将标本携带等原因造成的潜在分析误差降到最低可以建立随机的分析方案。

8)在特定的分析周期内对每个标本进行检测。同时确保质控试管和评估试管都在相同的分析批内进行检测,有利于降低仪器和实验室内的变异。

9)对数据进行分析,剔除离群值(评估试管和比较试管之间,尽可能在相同的试管内)。

10)如果样品有特定的稳定性要求,应该进行稳定性研究。如果可能,将此步结合上面第6步进行,如果不适用,对20份样品进行检测。

11)尽可能地对每个管理的标准进行数据管理。

12)数据分析。

对毛细管类仪器进行评估不是标准操作,临床实验室应该运用实际的分析和临床研究方法,以确保这些仪器在使用前的检验前性能。

(二)验证——临床实验室

根据血液标本采集仪器目的来选择验证研究中进行的检测方法数量,临床实验室可以按照不同的方法学原理选择具有代表性的检测方法,这些原理如离子选择性电极、免疫分析和分光光度法。该验证的目的在于给出新的和当前使用的仪器在诊断方法检测结果中的差值和不精密度可比较的水平。当发现结果有差异时,临床实验室应该寻求制造商的帮助。

制造商在向市场推出新的标本采集仪器前必须对其进行测量的和临床的研究,以确保安全性和有效性。让制造商对产品所有的检测分析平台进行性能分析是不现实的,但是他们至少应该确保在处理过程中试管成分和添加物的数量和特性是一致的。同时,制造商应该对新的或改良过的试管进行最大干扰物质的评估,如减少的标本容量和与试管成分延长的接触时间。为了确定标本采集仪器恰当的存储条件和使用寿命,应该对试管的稳定性能进行分析。另外,使用允许总误差分析血液采集试管的成分对临床分析的影响,因此,试管的成分不会增加方法的允许总误差,也不会使分析方法变得无效。类似的,当制造商想要推出一种新的方法或仪器平台时,应该就试管相应的诊断方法或仪器对试管的性能进行验证。

以下给出了在临床实验室中设计试管验证研究时应该考虑的一些步骤。研究范围应该依据机构产量和实验室能力及复杂性确定,并且研究的设计应该满足国家或当地部门的要求。另外,如果用户使用在制造商申明的使用范围外的产品,用户应该就此用途对产品进行确认研究。

制造商对所有的被测量物在所有的仪器平台上进行性能评估是非常重要的。相应的,如果临床实验室使用不同制造商销售的试管应该对每个制造商的试管进行验证。

1)建立研究设计的方案,内容涵盖可接受性标准和个体防护,并且要遵照机构规定的政策和程序。

2)给出活动参与者对研究方案和相关程序熟悉的时间。部分程序可包括标本的采集和处理,制造商对确保试管恰当操作的要求,以及研究中使用到的仪器的质控、校准和维护要求。

3)遵照要求对标本进行采集和操作。另外还要遵照当地卫生部门就尖锐物品及其他相关医疗仪器的处理和淘汰程序。

4)对于正确度的研究,临床实验室可使用适当数量的样品,浓度范围覆盖被测量分析测量范围,以便对数据进行一种或多种的统计学分析。获得的标本浓度范围在分析测量范围的某特性区段是不太可能的。可以同时分析多种被测量物。对于每种被测量物可以通过样品添加来获得需要的分析测量范围。验证需要的被测量物数量要视血液采集仪器的预期目的情况而确定。并且就此目的临床实验室应该依据风险管理和当地认可机构的要求来选择具有代表性的分析方法。由相关机构和方法的基本原理来确定选择出的方法清单。

5)对于试管内精密度研究,临床实验室可对每种类型的待比较和评估试管进行双份分析。方法为采集至少20个个体的标本进行分析或在准确度研究中进行双份检测。

6)建立一套随机的采集方案以消除由于采集顺序造成的偏倚。同时,为了将标本携带等原因造成的潜在分析误差降到最低可以建立随机的分析方案。

7)遵照临床实验室的标准操作程序(SOP)对每个标本进行分析。确保比较和评估试管都在同一批次内进行分析，将仪器误差和实验室内误差降到最低。尽量不要对标本进行存储，若要存储的话应该对其稳定性能进行评估。临床实验室应该将确保样品稳定性作为常规操作程序的内容。

8）首先对数据进行分析，剔除离群值（评估试管和比较试管之间，尽可能在相同的试管内）。

9）对数据进行记录以及遵照之前建立的准则检查可接受性情况。

10）判断检测结果数量是否足够，以及结果范围是否可接受。

11）进行数据分析。

对毛细管类仪器进行评估不是标准操作，临床实验室应该运用实际的分析和临床研究方法，以确保这些仪器在使用前的检验前性能。

三、数据分析

评估的目标是为了表明试管在研究得出的结果中其性能是可接受的。换言之，是为了显示出使用新的试管不会增加总误差，或者降低分析性能。

除了对新的血液采集试管进行评估，临床实验室还应该使用如下的数据分析方法对结果之间的一致性情况进行评估：融入制造商对试管处理和操作指南拓展的信息；批间变异性；发现随时间的批变异的审核程序。

以逻辑方式对数据进行记录，以便可以对数据的线性、范围和分散情况进行肉眼可见的绘图和统计学评估。可以使用多种统计学方法对检测得出的数据进行偏倚和可信区间的计算。

（一）正确度研究数据分析方法

如果使用的是一种类型的试管，以当前使用的试管结果作为横轴（X），评估试管相同患者的结果作为纵轴（Y），将得到的散点按从原点开始得出一条连续的线。

使用线性回归分析对得到的图形进行分析，估算斜率（比例误差）、截距（恒定误差）及相应的95%可信区间。

从回归方法中得到平均的差值及95%可信区间，以判断出临床决定水平上的平均系统差值大小。

如果在分析测量范围中观察到了恒定的差值（系统差值），并且与临床决定水平的差值接近，那么可以使用分析测量范围内有效的方法来估算系统差值（偏倚），如配对 t 检验得到的双侧可信区间。

（二）精密度研究的数据分析方法

试管制造商（确认）可以使用评估试管获得的数据来估算试管批内（可重复性）和批间标准差（s），方法可以是统计软件包内带有的变异成分相加模型。同样也可以使用质控试管获得的数据来评估试管内（可重复性）及试管间（如果使用不止一个批次）或批间（如果是两个批次）标准差（s）。验证用户可以使用如下公式对每个评估试管和比较试管进行 s 的分析。

$$s_r = \sqrt{\frac{\sum_{i=1}^{N}(y_{i1} - y_{i2})^2}{2N}} \tag{5-1}$$

其中，N 为检测对象的总量，y_{i1} 为对象 i 重复检测的第一次结果，y_{i2} 为对象 i 重复检测的第二次结果。

比较评估试管和质控试管可重复性可以计算评估试管 s^2 与质控试管 s^2 的比值，见下：

$$\left[\frac{s_r^2(\text{评估})}{s_r^2(\text{质控})}F_{.025}^{N,N},\frac{s_r^2(\text{评估})}{s_r^2(\text{质控})}\frac{1}{F_{.025}^{N,N}}\right]$$

其中，$F_{.025}^{N,N}$ 为自由度为 N 和 N 样本量的 F 分布第 2.5 位的百分位数，例如 $F_{.025}^{20,20}=0.4058$。比率若为 1 的话说明评估试管和质控试管无差异。

如果个体内可重复性依赖于被测量的大小，那么上述计算方法可能不准确。解决方法之一为将公式(5-1)中的 s 进行自然对数的转换。如果 s 经过了自然对数的转换，CV 的估算为 $100\times\sqrt{(e^{s_r{}^2}-1)}$。分析范围会被划分为不同的区域，各个区域的样品大小也相应地减小。

四、临床可接受准则

数据分析不应该只依赖于具有统计学意义的结果。有时会出现这种情况，具有统计学意义的结果不具有临床意义，反之也会有具有临床意义的结果而不具有统计学意义的情况出现。例如，高于预期结果的变异可能会导致差值的可信区间覆盖率与临床可接受准则。

临床可接受准则是用于判断试管的性能是否适于在某种临床环境中使用。可以使用可接受界限来评估这种性能，在此界限内检测结果可具有临床等价性。可接受界限的制定可以是由临床实验室的工作人员或临床医生结合文献得到的。

可接受准则可来源于：①使用重复检测的不精密度公式来分析数据；②被测量的生物学变异；③发表的数据。

也可以将临床可接受准则用于评估新的血液采集试管与试管制造商的比对仪器进行比对的临床性能准则。

如果两种血液采集试管的性能差值不会影响到医疗诊断决策或患者管理，那么可认为这两种试管具有临床等价性。如果没有满足临床可接受准则，应该检查检测结果以评估不等价的医疗风险。检查的结果用于记录试管确认、验证和使用情况。

第四节　溶血、黄疸和乳糜指数作为临床实验室分析的干扰指标

临床实验室要求配套试剂系统评估那些标本完整性相关的常规干扰，比如溶血、黄疸和乳糜(HIL)。通常实验室工作人员是肉眼观测标本的质量，但是肉眼观测并不能准确地发现可能存在的干扰物质或干扰物质的结合物。

资源和预算的限制使得临床实验室要依赖厂商在产品标签中说明的 HIL 估算值和干扰物。因此，临床实验室人员有责任要验证厂商说明书中阐述的估算值的目标用途、优势以及局限性。例如，厂商进行的干扰物研究对于某些分析物(比如，肌钙蛋白 Ⅰ)而言可能并不在其恰当的临床决定水平上。此外，实验室需要给出非最优标本的处理程序以及给出警示临床人员有责任进行患者护理的制度。

自动化的 HIL 监测系统能为标本质量评估给出一种客观一致的方法学。血清指数是通过测吸光度计算出的，这样半定量得出 HIL 的估算值。

一、溶血、黄疸和乳糜指数的使用

装有自动检测 HIL 系统的临床化学分析仪能给出估算患者标本中 HIL 浓度的指数。检测干扰物的自动化过程为实验室估算溶血、黄疸和乳糜造成的干扰程度提供了一套标准化的工具。

能检测出标本中主要干扰物指数的自动化系统具有巨大的价值。这种价值可以用于帮助判断检测结果报告是否可以发出,或者当标本的干扰物超出了制造商或实验室给出的“临界值”,是否应该拒收标本。实验室应该基于标本的周转时间(TAT)、标本量和分析物来判断是否要测量 HIL 指数。如果分析物易受到 HIL 的干扰,应该对所有的标本进行 HIL 指数的检测。

二、溶血、黄疸和乳糜指数的估算

(一)溶血、黄疸和乳糜指数

血清指数的设定是由自动化系统的方法性能确定的。纵观目前自动化 HIL 系统,HIL 指数的最高等级的设定是相似的,而中级的设定在不同系统之间有着相当大的差异。

制造商在设定 HIL 指数时,应该考虑到如下几点:

1)作为血红蛋白、黄疸和乳糜干扰物的材料;

2)干扰物的浓度水平:血红蛋白、胆红素和乳糜的最大浓度应该与 HIL 的最大指数一致。血红蛋白的浓度不低于 500mg/dl,胆红素的浓度不低于 30mg/dl,甘油三酯的浓度不低于 1000mg/dl。关于自动化 HIL 系统干扰物及最大浓度情况见表 5-10;

3)标本的体积应该适用于各种类型的患者人群,包括小标本的体积(如新生儿、老年人);

4)标本的类型(未稀释的或稀释标本);

5)应该考虑到标本的稀释液(如水、生理盐水、缓冲液)不会造成蛋白沉淀;

6)检测血红蛋白、胆红素和乳糜的波长。由于这些干扰物之间的光吸收波长有交叠,尤其要避免错误地估算血红蛋白和胆红素的结果,应该选择恰当的波长;

7)指数的级别数(干扰物的等级):每个干扰物的级别数是以方法性能为基础由制造商确定的。血红蛋白、胆红素和乳糜检测到的最大浓度以及设定的最高指数级别要依据干扰物的检测方法。不受 HIL 影响的方法不需要使用不同的 HIL 指数,而明显会受到 HIL 影响的方法需要不同级别的 HIL 指数来表示不同干扰物的不同浓度。HIL 指数的设定应该小心仔细,警示患者结果受到 HIL 影响的阈值应该恰当,避免假性干扰结果的警示信息;

8)读数时间:HIL 的检测不能够影响到系统的反应产量;

9)计算公式:血红蛋白、胆红素和乳糜的检测和浓度测量是在测量光谱范围内至少两种不同波长下(最好是在物质的最大吸收峰处)对吸收或反射光进行检测得到的,需要使用该纠正因子对血红蛋白、胆红素和乳糜在光谱范围内的交叠情况进行纠正。

HIL 指数的设定过程可如下:

1)含有不同已知浓度的血红蛋白、胆红素和乳糜的系列标本(不稀释或使用水、生理盐水、缓冲液或试剂稀释);

2)使用血红蛋白、胆红素和乳糜恰当的波长对标本进行检测。可以使用两种或多种波长进行检测;

3)需要用到特殊的计算公式和纠正因子来分开血红蛋白、胆红素和乳糜的吸光度;

4）将纠正后的吸光度与血红蛋白、胆红素和乳糜已知的浓度进行比较；

5）每种干扰物以不同浓度和相应的纠正吸收值绘制校准曲线。对浓度（x 轴）和纠正吸光度（y 轴）进行线性回归，设定出 HIL 指数；

6）依据吸光度的读数来确定出 HIL 指数，其等级数量的确定要参考临床以及方法的检测性能；

7）制造商对设定的 HIL 指数的敏感性和特异性进行验证。评估的内容包括血红蛋白和脂质浓度指数 I 的敏感性，胆红素和脂质浓度指数 H 的敏感性，胆红素和血红蛋白浓度指数 L 的敏感性。

图 5-4 中给出了 HIL 干扰物的评估过程。

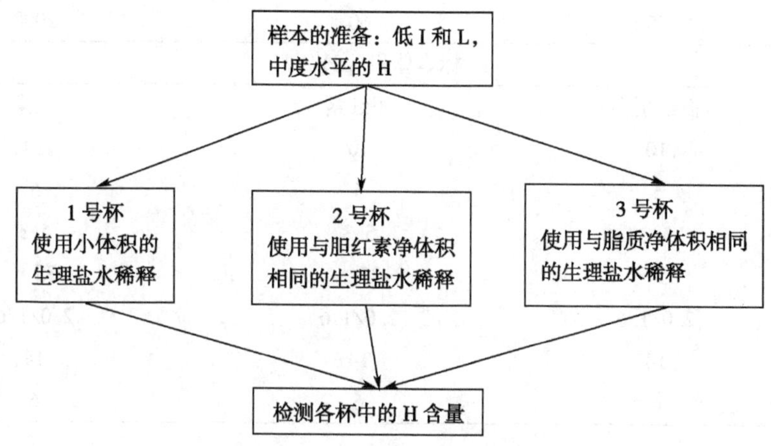

图 5-4　HIL 干扰物的评估过程

如果 H 的读数变化没有超过含有 I 和 L 的标本一个单位时，可以这样认为评估方法 H 不会受到 I 和 L 的影响。

类似的，要评价 H 和 I 对 L 的影响以及 H 和 L 对 I 的影响，使用标本含中等浓度水平的 I 和 L。

由于血红蛋白、胆红素、乳糜的天然特性，结果应该以定性或浓度估算的方式表示。

表 5-10 中给出了当前自动化系统中使用到的 HIL 检测参数。

表 5-10　当前 HIL 检测系统 HIL 的检测参数

HIL 系统	使用的干扰物材料 血红蛋白	胆红素	乳糜
1	红细胞溶解液	非结合	20% Intralipid®
2	红细胞溶解液	非结合	21% Intralipid®
3	红细胞溶解液	非结合	22% Intralipid®
4	红细胞溶解液和患者标本	非结合，结合和患者标本	23% Intralipid®，患者标本
5	红细胞溶解液	非结合	24% Intralipid®
6	红细胞溶解液	非结合，患者标本	25% Intralipid®
7	红细胞溶解液	非结合，结合	26% Intralipid®

续表

检测的最大浓度(mg/dl)			
HIL 系统	血红蛋白	胆红素	乳糜
1	1000	60	3000
2	525	30	1000
3	2000	60	2000
4	500~1000	20~60	500~800
5	500	40	500
6	500	30	N/A
7	1000	60	2000
标本体积(μl)			
HIL 系统	血红蛋白	胆红素	乳糜
1	10	10	10
2	5	5	5
3	5.3	5.3	5.3
4	35 *	35 *	35 *
5	2.0/1.6	2.0/1.6	2.0/1.6
6	14	14	14
7	6	6	6

HIL 系统	使用的稀释液	使用的稀释液/体积(μl)		
		血红蛋白	胆红素	乳糜
1	水	150	150	150
2	生理盐水(Rgt. 1)	100	100	100
3	生理盐水(AST/ALT Rgt.)	200	200	200
4	未稀释	未稀释	未稀释	未稀释
5	生理盐水	150	150	150
6	Tris Buffer pH 0.6	200	200	200
7	生理盐水(0.9% NaCl)	150	150	150

波长(nm)			
HIL 系统	血红蛋白	胆红素	乳糜
1	405/700	452/700	700
2	571/596	478/505	684/694
3	572/604;628/660	500/524;572/604;628/660	500/524;572/604;572/804
4	522~750	507~776	700
5	410/480;600/800	480/570;600/800	660/800
6	410,340,470,600,670	410,340,470,600,670	340,410,470,600,670
7	600/570	505/480	600/570

续表

HIL 指数			
HIL 系统	血红蛋白	胆红素	乳糜
1	8	8	8
2	5	5	5
3	5	5	5
4	单位浓度报告	单位浓度报告	单位浓度报告
5	6	6	6
6	11	20	11
7	报告浓度	报告浓度	报告浓度

* 分析不消耗标本

Intralipid®（或等价物）

（二）检测溶液的制备

首先制备好干扰物不同浓度的血清池。推荐 H 使用新鲜红细胞溶解液、I 使用未结合和结合胆红素，L 使用高浓度的甘油三酯。双牛磺酸胆红素是一种商业合成的胆红素衍生物，其溶解性和光学特征与天然状态的结合胆红素类似，现已商业化用于 I 指数的建立，见图 5-5。胆红素的两种形式不同的试剂系统对其反应可能有差异。由于获得高浓度的甘油三酯血清池是非常困难的，通常使用 Intralipid®（或等价物）来检测 L 指数。

使用正常、清洁的血清（如，血浆、脑脊液）来制备质控池（无干扰物）和检测池（有干扰物）。质控池中加入了与干扰物等量的生理盐水。检测池中加入了最大浓度的干扰物。从检测池和质控池中制备出不同浓度的干扰物标本。在特定波长下检测标本的吸光度。在化学分析仪上，使用不同的特定波长检测 HIL 指数。

三、溶血、黄疸和乳糜警戒值（阈值）及灰区的确立

分析仪制造商针对每种化学方法都要进行干扰物检测以评估任何可能的 HIL 干扰。如果检测到的干扰物在临床可接受标准前提下，制造商定义出“界值”，通常叫作警戒值（阈值）。

（一）警戒值（阈值）

警戒值（阈值）指的是 HIL 检出干扰的最低浓度，在这种浓度下分析物浓度的检测结果会假性增加或降低。如果标本的 HIL 指数大于或等于警戒值（阈值）就给出一个干扰警示。在制造商的产品说明书中应该有 HIL 特定警戒值（阈值）下，在特定分析物水平上的干扰效果和干扰程度。

制造商和实验室在设定警戒值（阈值）时可以参考如下步骤：

1）在临床可接受标准前提下，观察到的偏倚的程度。

2）假性或必要的警示的出现频率。干扰物的浓度在 HIL 的浓度范围上限时造成的干扰出现频率。

（二）灰区

由于 HIL 指数估算的是血红蛋白、胆红素和乳糜的浓度范围，制造商还要考虑到对“灰

区”的定义，以提示实验室主任未知的干扰物存在情况下，检测到的干扰物最大浓度的潜在干扰。

1. 灰区提示有潜在的干扰　对于每一种分析物，灰区代表着在有最大的检测干扰物浓度时的 HIL 指数小于或等于阈值。灰区处于可接受偏倚最大的浓度和不可接受偏倚最低浓度之间。

例如，胆红素对葡萄糖的干扰，胆红素的浓度从 15mg/dl（阈值）起就会有干扰效果。I 指数为 5 被认作为警戒值（阈值），而 I 为 4 就被认作为灰区（图 5-5），见例 2 和例 3。

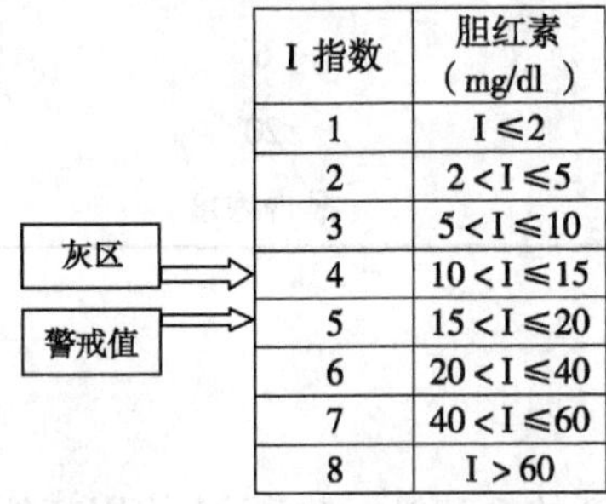

I 指数	胆红素（mg/dl）
1	I ≤2
2	2 < I ≤5
3	5 < I ≤10
4	10 < I ≤15
5	15 < I ≤20
6	20 < I ≤40
7	40 < I ≤60
8	I > 60

图 5-5　I 指数灰区示意图

2. 灰区提示在最大的干扰物浓度下有未知的干扰物　灰区设立的作用可以提示 HIL 指数在超过最大干扰物浓度情况下，检测结果显示没有干扰存在。

例如，在血红蛋白浓度低于 1000mg/dl 时，血红蛋白对葡萄糖是没有观测到的干扰。H 指数为 8，血红蛋白浓度 > 1000mg/dl，被认作为灰区，见例 1。

（三）例 1：血红蛋白对葡萄糖的干扰

1. 下面的数据来自于血红蛋白对葡萄糖的剂量反应结果，见表 5-11。

表 5-11　血红蛋白对葡萄糖剂量反应结果

血红蛋白	葡萄糖	
mg/dl	mg/dl	偏倚，%
0	100	*
10	102	2
25	101	1
50	99	−1
200	98	−2
300	100	0
500	102	2
1000	105	5

2. 绘制干扰图，见图 5-6。

3. 此方法的分析偏倚为 10%。高于 10% 或低于 −10% 的结果都被认作为干扰。所观测到的血红蛋白干扰物的百分偏倚是可接受的。

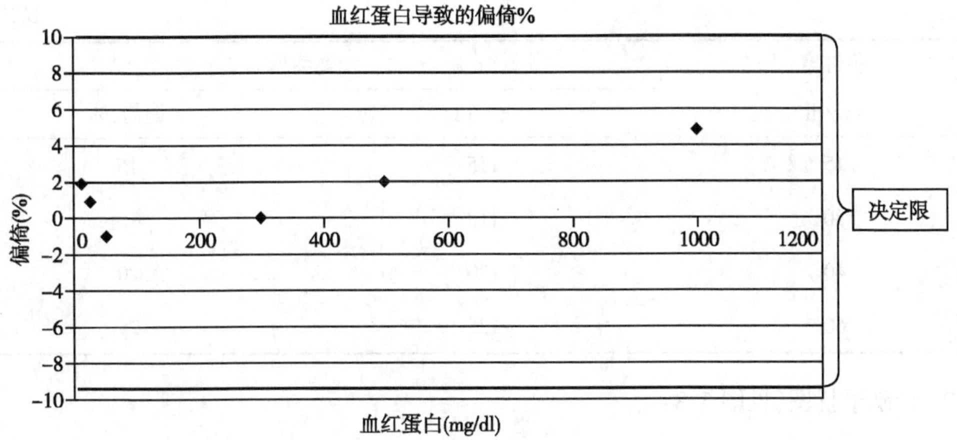

图 5-6 血红蛋白对葡萄糖干扰图

4. 估算血红蛋白指数,见图 5-7。

H指数	血红蛋白(mg/dl)
1	H≤10
2	10＜H≤25
3	25＜H≤50
4	50＜H≤200
5	200＜H≤300
6	300＜H≤500
7	500＜H≤1000
灰区 → 8	H>1000

图 5-7 H 指数灰区示意图

5. 由于没有观测到干扰,所以没有设定出警戒值(阈值)。H 为 8 被认作为灰区,是由于没有发现干扰。患者标本检测出 H 为 8 可以进行如下评论:血红蛋白浓度低于 1000mg/dl,没有检测到干扰。

(四)例 2:胆红素对葡萄糖的干扰

1. 下面的数据来自于胆红素对葡萄糖的剂量反应结果,见表 5-12。

表 5-12 胆红素对葡萄糖剂量反应结果

胆红素	葡萄糖	
mg/dl	mg/dl	偏倚,%
0	100	*
2	95	-5
5	98	-2
10	106	6

续表

胆红素	葡萄糖	
mg/dl	mg/dl	偏倚,%
15	115	15
20	118	18
40	120	20
60	125	25

2. 绘制干扰图,见图5-8：

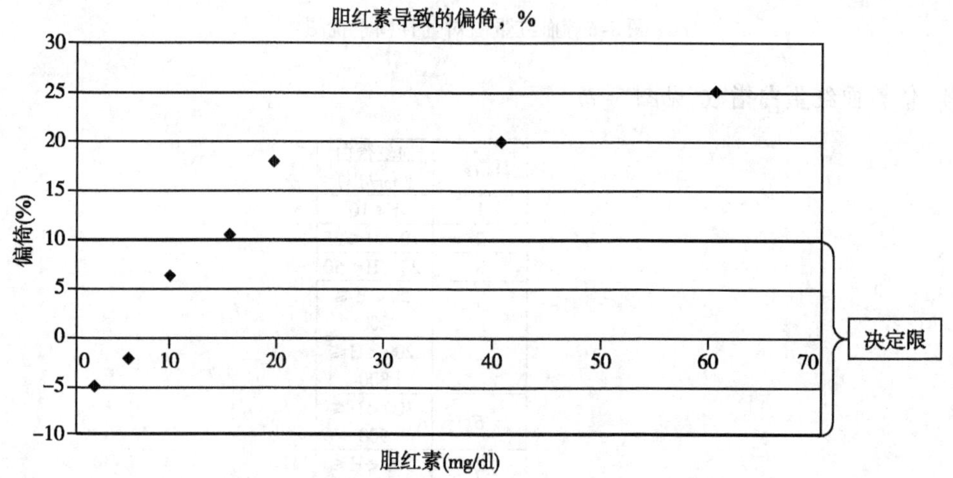

图5-8　胆红素对葡萄糖干扰图

3. 此方法的分析偏倚为10%。高于10%或低于-10%的结果都被认作为干扰。

4. 估算胆红素指数,见图5-9。

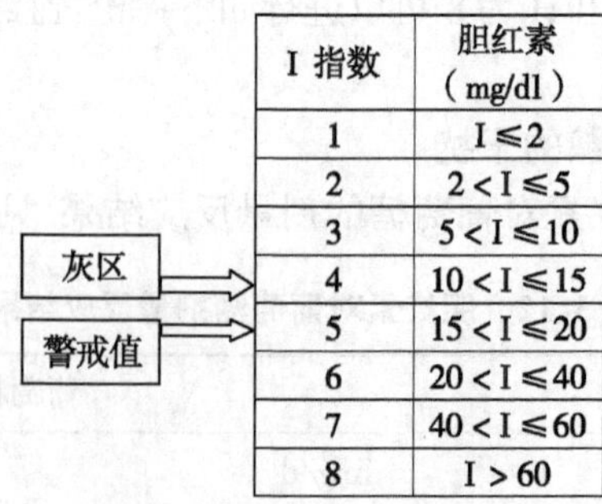

I 指数	胆红素（mg/dl）
1	I≤2
2	2<I≤5
3	5<I≤10
4	10<I≤15
5	15<I≤20
6	20<I≤40
7	40<I≤60
8	I>60

图5-9　I指数灰区示意图

5. 百分偏倚大于10%,胆红素造成的干扰首先在浓度15mg/dl处出现。偏倚随着胆红素浓度水平的增加而提高。对于葡萄糖检测,I为4是灰区,I为5是警戒值(阈值)。

(五) 例3:乳糜对葡萄糖的干扰

1. 下面的数据来自于乳糜对葡萄糖的剂量反应结果,见表5-13。

表5-13 乳糜对葡萄糖剂量反应结果

脂血(Intralipid® *)	葡萄糖	
mg/dl	mg/dl	偏倚,%
0	100	*
50	95	-5
100	98	-2
200	105	5
400	110	10
600	112	12
800	120	20
1000	125	25

* Intralipid®(或等价物)

2. 绘制干扰图 *,见图5-10。

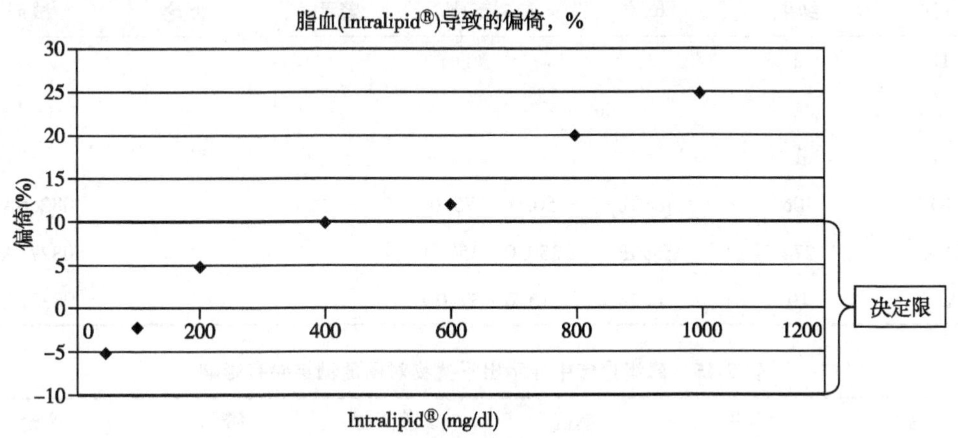

图5-10 乳糜对葡萄糖干扰图

* Intralipid®(或等价物)

3. 此方法的分析偏倚为10%。高于10%或低于-10%的结果都被认作为干扰。

4. 估算乳糜指数,见图5-11。

5. 百分偏倚大于10%,乳糜造成的干扰首先在浓度600mg/dl处出现。偏倚随着乳糜浓度水平的增加而提高。对于葡萄糖检测,L为5是灰区,L为6是警戒值(阈值)。

四、建议的结果报告注释

大多数实验室使用中间设备或LIS来进行自动验证。可以使用规则或算法来警示实验室技术人员有差错,包括HIL警示。

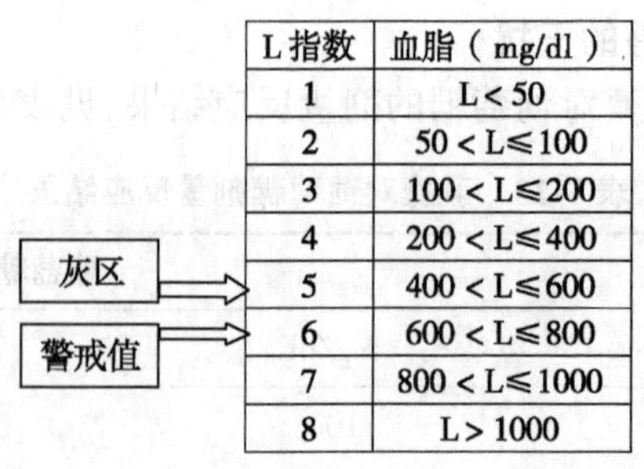

图 5-11　L 指数灰区示意图

HIL 报告：

1）如果 HIL 指数低于方法的警戒值（阈值），血红蛋白、胆红素和乳糜对结果没有干扰，报告检测结果。

2）如果 HIL 指数大于或等于警戒值（阈值），结果报告中应该包括恰当的 H、I 或 L 的注释，以提示存在潜在的干扰。实验室应该对有干扰警示的标本和结果进行处理。

3）HIL 指数应该在普通或高级的显示界面、输出界面以及 LIS 数据传输过程界面都有报告，见表 5-14 和表 5-15。

表 5-14　在 LIS 数据传输过程中 HIL 指数在普通和高级显示界面中的报告

方法	结果	单位	参考范围	警示	评论	试剂
H	2					
I	1					
L	1					
IRON	106	μg/dl	50.0～175.0			08266AC
TIBC	274	μg/dl	250.0～450.0			08273AC
AST	19	U/L	15.0～37.0			08281AA

表 5-15　患者报告中显示出干扰物对葡萄糖结果有影响

方法	结果	单位	参考范围	警示	评论
H	2				
I	6				
L	6				
葡萄糖	150	mg/dl		胆红素干扰 乳糜干扰	

第六章

临床实验室质量指标

检验科作为临床科室的重要辅助科室,其提供的结果可直接影响患者的医疗决策。从开出检验申请单到标本的采集运输,从结果发放到报告解释,临床检验中的每个环节都可能产生差错,而这些差错可能对患者产生重大影响。除了造成诊断错误、住院时间延长、治疗成本增加、治疗决策错误等后果,检验科的差错甚至可能威胁患者的生命安全。例如,在输血之前,如若发生交叉配血结果错误,将会导致输血错误,进而发生急性溶血等严重后果。此外,在危急值报告中的任何延误都可能错过及时治疗,危害患者健康。因此,我们有必要及时地监测和纠正差错。质量指标正是国内外多个临床实验室管理机构和组织所推荐的,并在国外有良好应用背景的质量管理工具。

第一节 质量指标的基本概念

一、质量指标的定义

根据国际标准化组织(International Organization for Standardization,ISO)新颁布的ISO 15189:2012文件中的定义,质量指标(quality indicators,QI)是一组内在特征满足要求的程度的度量。质量的测量指标可表示为,例如,产出百分数(在规定要求内的百分数)、缺陷百分数(在规定要求外的百分数)、百万机会缺陷数(DPMO)或六西格玛级别等。质量指标可测量一个机构满足用户需求的程度和所有运行过程的质量。例如,若"要求"为实验室接收的所有尿液样本未被污染,则收到被污染的尿液样本占收到的所有尿液样本(此过程的固有特性)的百分数就是此过程质量的一个度量。美国临床和实验室标准化研究院(Clinical and Laboratory Standards Institution,CLSI)指南GP35也对质量指标进行了定义,指一种为了提供一个体系的质量信息有关的系统性测量过程,是强调实验室如何更好地满足客户需求一种测量过程。美国医学会(Institute of Medicine,IOM)对质量指标的定义为:"能够使使用者通过与标准对比来定量其所选择的医疗质量的工具。"此处的医疗质量是指"个人和群体的医疗卫生服务增加期望的健康的可能性及与目前专业知识一致的程度"。质量指标是一项能够评估IOM所规定的医疗卫生关键领域量度,包括有效性、效率、公正性、以患者为中心、安全性和及时性六个方面。质量指标正是基于与这些领域相关的证据,并且随时间改变用一种持续的可比较的方式来完成的。此外,国内外临床实验室质量管理相关组织对于质量指标有明确的确定，美国临床实验室改进修正法案（Clinical and Laboratory Improvement Amendment，CLIA'88）、CLSI 的其他文件（GP26-A3 和 GP33-P）、我国《医院管理评价指南》、《综合医院评价标准》、《患者安全目标》及《医疗机构临床实验室管理办法》等，都对质量指标进行了详细的描述和规定。简言之，质量指标就是可被监测用来观察临床检验质量变化，从而及时进行质量改进的有效工具。临床检验质量指标为医疗体系质量指标中的一个重要组成部分，其能提供与医疗保健过程中其他要素相关的完整信息。例如，微生物实验室的数据可以衡量医院感染控制情况。

二、质量指标的分类

理想的质量指标应该能够客观而规律地监测实验室分析全过程中的各个方面。因此，其应包括分析前、分析中和分析后三个阶段中的重要指标。除了关键性过程指标外，完整的质量指标体系还应该包括全局性和支持性指标。

（一）关键性过程质量指标

1. 分析前 分析前过程是指从医生开出检验申请单到开始检测标本之前的过程。包括如下几个方面的指标：

（1）检验项目的申请是否适当有效：申请医生的身份不明确率、申请科室信息错误率、申请单上患者信息错误率；

（2）患者和标本信息标识：住院患者腕带识别错误率、标签不合格率、患者信息录入错误率；

（3）采样操作符合规范要求：每 100 000 次采血中的采血人员被针刺的次数、采集时间错误的标本率、采集量不足的标本率、采集标本类型错误率、采样容器错误的标本率；

（4）标本运输与接收：运输途中丢失的标本率、运输途中损坏的标本率、运输时间不合格的标本率、运输条件不合格的标本率、实验室接收到不合格标本率、微生物检验中不合格的标本率。

（5）标本性状：凝血的标本率、溶血的标本率、血培养污染率。

2. 分析中 分析中的质量指标是目前我国临床实验室关注最多、发展最完善、监测最频繁的指标。包括：不精密度、偏倚、室内质控失控率、室内质控失控处理率、实验室内部比对、实验室内部比对合格率、分析设备故障数、能力验证/室间质评结果可接受性、能力验证/室间质评结果不合格处理率、实验室信息系统（LIS）各级授权不符合要求数、是否通过《医疗机构临床实验室管理办法》要求的安全审核。

3. 分析后

（1）结果报告的及时性：常规报告周转时间（TAT）符合率、急诊报告周转时间（TAT）符合率、常规标本接收到报告发放（实验室内）时间符合率、急诊标本接收到报告发放（实验室内）时间符合率；

（2）结果报告的正确有效：未检验的标本率、错误的报告率、错误报告的纠正率、报告的修改率；

（3）危急值报告及时有效：住院患者危急值结果的报告率、门诊患者危急值结果的报告率、急诊患者危急值结果的报告率、临床与实验室危急值记录核对一致性；

（4）实验室服务满意：患者对采样服务的满意度、临床对实验室服务的满意度、检验账单的准确性、实验室投诉/抱怨数、实验室与临床沟通数、实验室员工对实验室流程的满意度；

(5)实验室信息系统(LIS)性能符合规范要求：LIS故障次数、LIS传输准确性验证符合率、累计故障时间中位数、数据处理网络相关事件的发生数；

(6)实验室人员的能力满足要求：技术人员的差错数、非技术人员的差错数、实验室工作人员定期接受培训次数、实验室技术人员从事相关专业的资质符合率；

(7)实验室的成本效益比科学合理：新增检验项目的业务量、是否达到财政预算目标；

(8)实验室废物处理符合规范要求：实验室废物处理是否严格遵守《医疗废物管理条例》。

(二) 全局性质量指标

1. 目标达到率　该指标是指实验室达到的目标数占设定的总目标数的百分率。实验室的目标可能包括危急值结果报告率需达到100%，应记录从病房采样到实验室接收标本的运输时间、在手册中详细描写实验室安全程序等。实验室间的目标可能有所不同。

2. 委托试验百分率　即送往实验室外的检验数占总检验数的百分率。委托试验本身存在潜在误差，例如在运输至其他实验室时出现样本丢失、分析物稳定性受损或者样本污染等问题。

(三) 支持性质量指标

1. 患者与临床医生对实验室的满意度　患者对采血服务的满意度、临床对实验室服务的满意度及账单的准确性。

2. 实验室计算机的性能　计算机故障次数、累计故障时间中位数及数据处理网络相关事件。

3. 实验室人员的能力　计数人员的差错率、非计数人员的差错率及是否对实验室工作人员定期进行培训。

4. 实验室的成本效益比　是否达到既定的合理利润目标、增加收费的检验项目业务量及达到财政预算目标。

5. 基础设施维护数　是指1年内对基础设施维护的次数。

6. 购买和储存　这个过程关注的对象是仪器、试剂及其他材料或者服务的供应商。不合格的供应商，这项指标的计算是根据不满足由实验室和供应商达成一致的要求(例如产品特征、交付时间)的事件来计算的，以正式的书面抱怨来表达。

第二节　质量指标的建立与发展

临床实验室可参照CLSI文件GP35中质量指标体系的建立原理来制订适合自身的质量指标，制订指标对应的质量规范(quality specifications)，并采用质控图、帕累托图等质控工具形象地观察质量趋势，及时发现和解决问题。质量指标的建立包括了计划(质量指标的选择)、发展、完成、解释和行动五个部分。

一、质量指标的选择

质量指标的选择包括如下三个步骤：建立指标检测原理、确定检测的概念(指标的类型)以及选择特定的指标。

（一）建立测量原理

建立过程性能检测原理是计划-实施-检查-行动（PDCA 环）质量改进周期中的第一步。临床实验室应重点考虑首要测量因素、采集和分析数据、性能靶值的建立以及报告的使用和解释方面。根据 IOM 的规定，质量指标能测量的领域包括安全性、有效性、以患者为中心、及时性、效率、公平性、适当性、可得性及医疗持续性等方面。此外，测量原理还应定义贯穿于整个医院质量评估中临床实验室的责任范围。实验室不仅应该选择在实验室质控中直接评估的关键过程性质量指标，还应选择与临床共同承担的评估过程。尽管当质控点和责任从实验室延伸到其他部门时测量过程性能要更困难，但是当以质量标准促进时，这项活动会更有效地促进过程改进。

（二）识别待测概念

待测概念的识别同时是战略性的和可操作性的，并且是实验室希望或需要监测的指标类型。各种组织、规则、共识标准和（或）合同性的安排都可能影响实验室选择的质量指标概念。CLIA'88 中要求实验室监测工作流程中的所有方面（分析前、分析中和分析后），但临床实验室实施起来有一定的难度。通常情况下，实验室对自己管辖范围内的质量指标的监督是可以做到位的，而实验室以外的监督工作则需要临床与实验室共同合作。例如，临床医生满意度这个指标需要临床医生反馈其对实验室的意见。因此，每个实验室都必须识别特定的指标来实现自身独特的目标。

（三）选择特定的指标

在选择质量指标时，需要确定一项能被准确测量且有显著预测价值的项目，以便为促进差错检出提供早期警报系统。实验室质量指标的选择通常包括 PDCA 环中各个阶段的信息指标，这包括对医疗功效和成本效果、患者和工作人员安全及机构风险有显著影响的实验室关键服务指标和检验全过程中的关键过程指标。工作人员根据反馈的监测结果，可以决定补救措施和计划执行纠正或预防措施。

二、质量指标的建立

一旦选择了特定的指标，实验室管理者就需要清楚地定义所选择的指标，并制订收集数据计划。包括如下三个步骤：为每个指标制订可操作性定义、发展数据采集和分析的策略以及设定靶值或行动阈值。

（一）指标的可操作性定义

质量指标的可操作性定义除了要确保履行与选择特定指标相关的目的外，还应确保数据收集的持续性。对每个所选择的质量指标建立可操作性的定义，负责追踪每个指标的人员要共同处理以下项目：指标的确认，指标的目的、范围、权力，指标强调的领域。

（二）数据收集的记录过程

每个实验室应用文件记录每项指标的特定数据收集计划，包括上述所建立的可操作性定义、被监测活动的明确范围及其与组织的相关性。需要考虑如下项目：负责收集数据的成员、测量的频率、数据的类型、抽样计划、确认研究、外部参考文献、目标和阈值、预试验的使用等。

（三）靶值的设定

对于每个质量指标而言，需建立监测目标及基于实验室质量计划目标的性能改进的基准。在当前性能的基础上，设定预期可行的目标，然后根据行业标准来考察循证基准。然而，行业基准可能不符合实验室目标。因此，实验室应收集所有可得的数据并且设定行动阈值以达到其性能目标。当缺乏特定的行动阈值时，应寻求其他量度的参考值。

卫生部临床检验中心根据相关文献和文件，基于我国国情，分别于2012、2013年组织专家讨论会，并四次在全国范围内广泛征求意见，以此制定了包含60项质量指标的临床实验室质量指标体系，其中分析前20项，分析中11项，分析后29项。详见附件1。

三、质量指标的执行

（一）预试验

一个简单的预试验可以确定质量指标是否客观、独特并达到实验室的基本要求。在数据采集时，前瞻性的信息更好，但不排斥使用回顾性信息。预实验中任何程序的变化都应记录在新版本的指标发展程序文件中。而具有修正注解的旧版本也应该被保存下来，以防止同样错误的发生。除此之外，预实验中还应考虑数据表达的方式，采用图表来形象地展示信息。

（二）收集指标数据

一旦预试验完成并修订数据收集计划（如果需要），实验室就能着手进行数据收集。所有涉及数据收集的人员都应该熟悉并严格遵守数据收集程序。

四、质量指标数据的分析和表达

（一）数据分析方法

有效的数据分析能够帮助实验室准确指出变异方向。实验室应根据自身情况选择正确的测量工具，这些工具可用于确定改进的靶值，并且显示性能是否达到了质量规范。最好采用数据过程控制（SPC）的分析方法。实验室差错检查表和帕累托图可以准确地指出过程性能中最有问题的一个或两个独立变量。大部分实验室人员熟悉使用控制图，能将分析仪的质量控制数据绘制为图（Levy-Jennings图）。同样类型的质控图可适用于质量指标信息的分析。质控图展示了过程是如何随时间变化的。通过将目前的数据与图中的质控上限、均值和下线进行比较，实验室管理者就能得出关于过程变异的结论。图6-1展示的是以质控图的形式来观测实验室血培养污染率的情况。以每个月污染率超过2%为行动阈值，当实验室污染率超过该阈值时，应立即分析原因，采取行动。

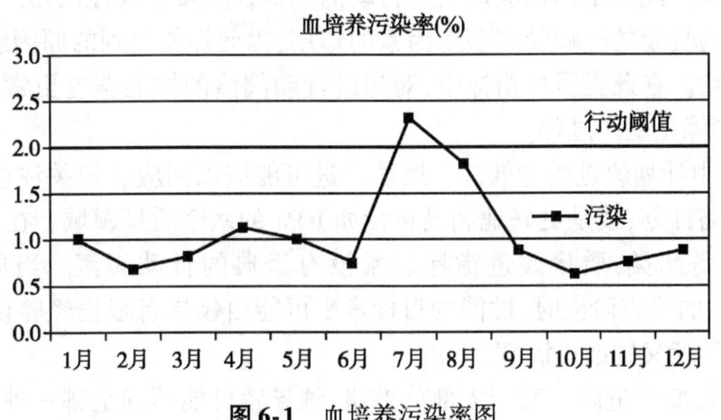

图6-1　血培养污染率图

一旦选择了正确的质控图,完整的质控图能够准确指出进程中变异的类型,包括特殊原因变异或通常原因变异。特殊原因变异是不可预料的,包括人员差错、仪器功能异常和电力波动,其在质控图上的表现有异常值、偏移、趋势和锯齿波。通常原因变异是系统的差错,如仪器性能不佳、设计不合理或缺乏清楚定义的标准操作规程、未达到标准的试剂、培训不充分等。此时,质控图上的数据在控制限内上下波动。通常原因变异的出现表明需要基本的过程改进,而特殊原因变异的出现则表明需要过程控制。

(二)指标数据的表达

指标数据应清楚地以数据的形式表现出来,最好以表格形式进行描述,也可用直方图、散点图等图形方式描述出来。

(三)针对质量指标数据的行动

继续监测指标,包括确定改进机会、实施补救行动、进行根源分析、实施校正行动、发展质量改进战略、修正靶值或行动阈值及报告给客户、认可委员会和公共机构;或者停止监测指标。

在报告数据时,应该包括以下信息:采集的数据、时间、采集方法、数据解释、局限性以及需要的行动和干预。有些认可机构要求报告特定的质量指标,如报告回报时间。某些情况下,以其他形式递交数据可能效果会更好。然而,报告设计是在记住的各种实验室大小和复杂性中发展起来的。每次与特定采集和报告模式的偏差都可能导致模糊和误差。

第三节　质量指标在临床检验中的应用

一、应用目的

有效的质量指标可用于以下四种情况之一或更多:

1. 监测那些可能导致检测失败和对实验室产品质量有重要影响的功能。以血库冰箱温度定期监测为例。此类质量指标构成了质控的一部分。充当质控功能的指标涉及到重复的测量,有定义好的行动阈值,并且当超过行动阈值时,停止生产直到纠正偏差的原因。质控指标对于监测潜在的不能立刻被观察者观察到的微小变化很适合。

2. 监测涉及到多种输入或多重连续活动的复杂过程。以急诊检查中下医嘱到审核报告的回报时间为例。此类指标也应定义好行动的阈值。其可能关注的是工作流程途径中的关键交叉点。因为复杂的过程受到多重因素的作用,因此性能差别的原因经常不清楚,且结果偏差也不能确定。在此类质量指标中,对超过行动阈值的性能偏差更常见的做法是进一步调查,而非立刻停止生产过程。

3. 监测操作中计划改进的有效性。质量改进可能应以回应客户关注或重大事件,来完成一所医院的战略计划,或是更好地满足目标如 IOM 的六个质量领域。在"平衡记分卡"中的大部分指标都是此类,质量改进指标通常没有经典的行动阈值。当质量指标被用在 PDCA 质量循环中的检查阶段时,性能的目标水平可能由领导者根据经验设定,或观察者可能对任何有统计学意义的改进满意。

4. 探索潜在的质量危险。对于大部分差错,领导者可能不确定哪一种质量问题存在或哪几种因素有责任。几种测量方式可能用于测量实验室服务的某些方面,在这之后性能将会与行业基准相比或是进行其他类型的分析这种探索性评估的结果可能会或不会导致更多的监测或建议某些特殊的质量改进的第一步。

二、应用现状

质量指标概念提出之后,在全球范围内引起了广泛重视,很多临床实验室都将其作为质量监测和改进的重要工具。早在1989年,CAP就开始开展了质量探索(Q-Probes)计划,该计划在开展的十年期间内建立了多个临床实验室质量指标,包括患者标识准确率、医嘱准确性、标本可接受性、血培养污染率等分析前质量指标,危急值、报告周转时间(TAT)、临床满意度调查等分析后质量指标。Q-Probes计划使得参与的几百家临床实验室获益匪浅,尤其是连续参与的实验室,其质量水平有显著的提升。1998年,由CAP发起的质量跟踪(Q-Tracks)计划在Q-Probes计划的经验基础上选择了包括腕带标识、标本可接受性等12个重要的指标进行连续的纵向监督,该计划的参与实验室在参与期间有明显的性能改进趋势。国际上对临床实验室管理有重要影响的另一组织——国际临床化学和检验医学联合会(IFCC)也成立了专门的"实验室差错与患者安全工作小组",该小组由意大利Mario Plebani教授牵头下发起了"质量指标模型"(model of quality indicators,MQI)计划。该计划召集了全球多个实验室参与,其中我国也有40几家实验室参与调查,通过采集质量指标相关数据和各国专家意见,不断改进质量指标模型,实现质量指标的全球一致化。除此之外,其他国家也已通过连续监测质量指标取得了持续性临床实验室质量改进的成效。由此可见,质量指标在临床实验室中的成功应用可以有效地改进其性能和质量。

在过去的30年里,我国在临床实验室质量改进方面取得了长足的进步,检验结果的准确性有了很大的提高,甚至有些方面可以达到世界先进水平。但是,因为多年来对临床实验室分析中质量的强调,目前在实验室中发展较为成熟的只有分析中阶段的质量指标,包括不精密度和偏倚,分析前和分析后质量指标被忽视了。而调查研究表明,在临床实验室检测活动中,分析前和分析后阶段恰是临床实验室产生差错的主要阶段。除了质量指标选择与监督中存在局限性外,我国临床实验室还存在质量指标定义不一致的问题。调查表明,临床实验室间对报告周转时间(TAT)的定义不同,有的TAT起点定义为实验室接收标本的时间,而有的则定义为临床开始下医嘱的时间。其他质量指标也存在同样的问题。这是由于目前国内缺乏对质量指标建立方法的纲领性文件,大多数建立了部分质量指标的临床实验室所选择的指标及建立指标的方法都不尽相同,这为我国实验室间质量指标的数据比对和检验过程中的差错识别带来了困难。因此,有必要建立一套能够识别出检验全过程差错的质量指标体系,并将其应用于临床实验室的实际工作中。实验室可参照上文所描述的指标建立原理,选择合适的指标,设定质量规范,采用质控图等形象的工具进行趋势观察,看是否需要对规范进行调整,积极采取纠正措施,从而达到质量改进的目的。

三、质量指标与质量规范

临床实验室质量指标的应用中,最为关注的是质量规范的设定。在前文中,我们介绍了如何设定临床检验质量规范的方法,1999年瑞典斯德哥尔摩会议达成了质量规范层次模型,并详述了几种设定质量规范的方法。针对不同阶段的质量指标,可以采用不同的质量规范设定方法。分析中的总误差目前多基于法规和室间质评来设定质量规范。James Westgard 等人提倡根据生物学变异来设定偏倚、不精密度和总误差的规范,即斯德哥尔摩模型中第二级策略。分析前和分析后质量指标相应规范的设定则可以采用其他几种方法,包括评价分析性能对特定临床决策的影响、评价分析性能对一般临床决策的影响(除基于生物学变异外,还可基于医疗观点的一般建议)、专业建议(包括国家或国际专家小组指南和专家个人或学会工作组专家指南)以及已发表的当前技术水平数据(包括已发表的能力验证和室间质评的数据以及已发表的特定方法学)。

自 2011 年 3 月开始,卫生部临床检验中心开始开展质量指标的室间质评调查。目前已陆续开展调查的指标包括危急值、报告周转时间(TAT)、标本可接受性及血培养污染率。这些指标相应的初步规范基于国内相关实验室管理文件和室间质评回报结果来设定,实验室再根据自身情况进行调整,纵向监测数据,并确定最终的质量规范。切不可盲目搬用国外文献中的质量规范,应先对其科学性和适用性进行考察。

附件 1 临床检验质量管理与控制指标

根据上述原则,并参考相关文献,制定了检验全过程三个阶段共 60 项质量指标,其中分析前 20 项,分析中 11 项,分析后 29 项。各项指标的定义、公式及单位详细信息见表 1、表 2 和表 3。

表 1 分析前质量指标

质量指标	指标的定义	单位
(一)检验项目的申请是否适当有效		
1. 申请医生的身份不明确率 注:申请单上医生签字不清楚或无医生签字	$\frac{\text{该时期内无医生标识的申请数}}{\text{某时期内申请总数}}\times 100\%$	%
2. 申请科室信息错误率 注:科室信息错误是指住院患者的申请中缺乏其病房信息,或者是门诊患者缺乏就诊科室的信息	$\frac{\text{该时期内科室信息错误的申请数}}{\text{某时期内申请总数}}\times 100\%$	%
3. 申请单上患者信息错误率 注:患者信息错误是指患者的姓名、性别、年龄、病历号、诊断或主要症状等基本信息错误,常为输入或者记录错误	$\frac{\text{该时期内患者信息错误的申请数}}{\text{某时期内申请总数}}\times 100\%$	%
(二)患者和标本信息标识		
1. 住院患者腕带标识错误率 注:标识错误是指没有腕带,腕带信息错误或数据丢失	$\frac{\text{该时期内腕带错误的住院患者数}}{\text{某时期内住院患者总数}}\times 100\%$	%
2. 标签不合格率 注:标签不合格率包括标签信息的唯一性不满足规定要求、无标签	$\frac{\text{该时期内标签不合格的标本数}}{\text{某时期内送检标本总数}}\times 100\%$	%

续表

质量指标	指标的定义	单位
(二)患者和标本信息标识		
3. 患者信息录入错误率 注:在没有条形码而需要手工录入的情况下,将患者姓名、年龄、病房号、病历号、诊断、标本类型等信息录入错误	$\frac{\text{该时期内录入错误的患者信息数}}{\text{某时期内录入的患者信息总数}}\times 100\%$	%
(三)采样操作符合规范要求		
1. 每100 000次采血中的采血人员被针刺的次数	$\frac{\text{100 000 次采血中采血人员被针刺的次数}}{100\ 000}\times 100\%$	%
2. 采样时间错误的标本率 注:最佳的采样时间取决于标本本身,此处专指有明确采样时间的项目(如内分泌检验项目)	$\frac{\text{该时期内采样时间错误的标本数}}{\text{某时期内采集的标本总数}}\times 100\%$	%
3. 采集量不足的标本率 注:每种标本所需要的量取决于检验项目本身,不足的定义在每个实验室中可能不同	$\frac{\text{该时期内采样量不足的标本数}}{\text{某时期内的标本总数}}\times 100\%$	%
4. 采样类型错误的标本率 注:此处是采集标本的类型与检验申请不同,例如应该采集关节腔液的,结果采集为尿液	$\frac{\text{该时期内采样类型错误的标本数}}{\text{某时期内的标本总数}}\times 100\%$	%
5. 采样容器错误的标本率 注:例如使用错误的抗凝剂采血管做血液检验或者细菌培养时未采用无菌容器	$\frac{\text{该时期内采样容器错误的标本数}}{\text{某时期内的标本总数}}\times 100\%$	%
(四)标本运输与接收		
1. 运输途中丢失的标本率 注:各种原因导致的标本在运输途中丢失的情况	$\frac{\text{该时期内丢失的标本数}}{\text{某时期内运输的标本总数}}\times 100\%$	%
2. 运输途中容器损坏的标本率 注:运输途中各种原因导致容器破损难以补救的情况	$\frac{\text{该时期内容器破损的标本数}}{\text{某时期内运输的标本总数}}\times 100\%$	%
3. 运输时间不合格的标本率 注:合格的标本运输时间取决于标本本身,例如血气分析应该立即送检,而尿液采集后的2个小时内应送检分析	$\frac{\text{该时期内运输时间不合理的标本数}}{\text{某时期内运输的标本总数}}\times 100\%$	%

续表

质量指标	指标的定义	单位
(四)标本运输与接收		
4. 运输条件不合格的标本率 注:某些检验标本对运输时的温度和光照等有特殊要求	$\frac{\text{该时期内运输条件不合格的标本数}}{\text{某时期内运输的标本总数}}\times 100\%$	%
5. 实验室接收到不合格标本率 注:除外微生物检验专业,按照实验室文件规定,标本溶血、凝血、标签不易识别等原因所致的不合格标本	$\frac{\text{该时期内不合格标本数}}{\text{某时期内实验室接收到的标本总数}}\times 100\%$	%
6. 微生物检验中不合格的标本率 注:未达到微生物检验标本要求的各类标本所占比例	$\frac{\text{该时期内不合格的微生物检验标本数}}{\text{某时期内微生物检验标本总数}}\times 100\%$	%
(五)标本性状		
1. 凝血的标本率 注:未用抗凝剂或抗凝剂比例不正确等原因导致的检验标本完全/不完全凝固	$\frac{\text{该时期内凝血的标本数}}{\text{某时期内送检的需抗凝标本总数}}\times 100\%$	%
2. 溶血的标本率 注:此处指严重溶血干扰检验结果的标本	$\frac{\text{该时期内溶血的标本数}}{\text{某时期内送检标本总数}}\times 100\%$	%
3. 血培养污染率 注:污染标准为实验室文件规定的	$\frac{\text{该时期内污染的血培养数}}{\text{某时期内血培养总数}}\times 100\%$	%

表 2　分析中质量指标

质量指标	指标的定义	单位
1. 不精密度 注:不精密度是指在规定条件下,独立测试结果间的不一致的程度。以变异系数(CV)来表示	$CV=\frac{\text{标准差}}{\text{均值}}\times 100\%$	%
2. 偏倚 注:在固定条件下多次测定结果的平均值与靶值之差。用以表示系统误差	$\text{偏倚}=\frac{\text{平均值}-\text{靶值}}{\text{靶值}}\times 100\%$	%
3. 室内质控失控率 注:质控结果违反了实验室规定的质控规则	$\frac{\text{该时期内室内质控失控个数}}{\text{某时期内室内质控个数}}\times 100\%$	%
4. 室内质控失控处理率 注:对室内质控失控的结果采取的措施,如原因分析、失控结果的纠正等	$\frac{\text{该时期内处理失控室内质控结果个数}}{\text{某时期内室内质控失控个数}}\times 100\%$	%
5. 实验室内部比对 注:此为定性指标		

续表

质量指标	指标的定义	单位
6. 实验室内部比对合格率	$\frac{\text{该时期内内部比对合格的次数}}{\text{某时期内实验室内部比对次数}}\times 100\%$	%
7. 分析设备故障数		
8. 能力验证/室间质评结果可接受性 注:此项指标为通过能力验证(PT)/室间质评(EQA)的结果的百分率	$\frac{\text{该年内通过 PT/EQA 的结果数}}{\text{某年内参加 PT/EQA 的结果数}}\times 100\%$	%
9. 能力验证/室间质评结果不合格处理率 注:指对能力验证/室间质评结果不合格进行的原因分析、采取的纠正措施等	$\frac{\text{该年内处理 PT/EQA 不合格结果数}}{\text{某年内 PT/EQA 不合格结果数}}\times 100\%$	%
10. 实验室信息系统(LIS)各级授权不符合要求数		
11. 是否通过《医疗机构临床实验室管理办法》要求的安全审核 注:此为定性指标		

表3　分析后质量指标

质量指标	指标的定义	单位
(一)结果报告及时性		
1. 常规报告周转时间(TAT)符合率 注:TAT 是指从临床医生开出检验申请单到接收到报告之间的时间	$\frac{\text{该时期内符合 TAT 规定的常规标本数}}{\text{某时期内常规标本总数}}\times 100\%$	%
2. 急诊报告周转时间(TAT)符合率 注:TAT 是指从临床医生开出检验申请单到接收到报告之间的时间	$\frac{\text{该时期内符合 TAT 规定的急诊标本数}}{\text{某时期内急诊标本总数}}\times 100\%$	%
3. 常规标本接收到报告发放(实验室内)时间符合率 注:此处的时间是指从实验室接收到标本到发放报告的时间	$\frac{\text{该时期内符合实验室内时间规定的常规标本数}}{\text{某时期内常规标本总数}}\times 100\%$	%
4. 急诊标本接收到报告发放(实验室内)时间符合率 注:此处的时间是指从实验室接收到标本到发放报告的时间	$\frac{\text{该时期内符合实验室内时间规定的急诊标本数}}{\text{某时期内急诊标本总数}}\times 100\%$	%

续表

质量指标	指标的定义	单位
(二)结果报告正确有效		
1. 未检验的标本率 注:特指因各种原因导致未对申请标本进行检验的情况	$\frac{\text{该时期内未进行检验的申请标本数}}{\text{某时期内申请标本总数}}\times 100\%$	%
2. 错误的报告率 注:此处指结果发放之后所发现的错误,例如检验结果不正确、参考区间不正确、病房信息错误等	$\frac{\text{该时期内错误的报告数}}{\text{某时期内实验室发放报告总数}}\times 100\%$	%
3. 错误报告的纠正率 注:实验室发现错误报告并给予纠正的报告数占错误报告总数的百分率	$\frac{\text{该时期内纠正的错误报告数}}{\text{某时期内总的错误报告数}}\times 100\%$	%
4. 报告的修改率	$\frac{\text{该时期内修改的报告数}}{\text{某时期内总报告数}}\times 100\%$	%
(三)危急值报告及时有效		
1. 住院患者危急值结果的报告率 注:以危急值结果中报告给相关人员的报告所占比例来表示	$\frac{\text{该时期内报告给临床的住院患者危急值数}}{\text{某时期内住院患者需报告的危急值总数}}\times 100\%$	%
2. 门诊患者危急值结果的报告率 注:以危急值结果中报告给相关人员的报告所占比例来表示	$\frac{\text{该时期内报告给门诊的患者危急值数}}{\text{某时期内需报告的门诊患者危急值总数}}\times 100\%$	%
3. 急诊患者危急值结果的报告率 注:以危急值结果中报告给相关人员的报告所占比例来表示	$\frac{\text{该时期内报告给急诊的患者危急值数}}{\text{某时期内需报告的急诊患者危急值总数}}\times 100\%$	%
4. 临床与实验室危急值记录核对一致性 注:以实验室危急值记录与临床危急值记录一致性来表示	实验室危急值记录与临床危急值记录的一致率	%
(四)实验室服务满意		
1. 患者对采样服务的满意度 注:通过问卷调查形式来获得。以百分率表示	$\frac{\text{对采样满意的患者数}}{\text{调查的患者总数}}\times 100\%$	%
2. 临床对实验室服务的满意度 注:指临床对实验室 TAT、结果可得性和沟通等各方面满意的百分率	$\frac{\text{对实验室服务满意的临床医生或(和)护士数}}{\text{调查的临床医生或(和)护士总数}}\times 100\%$	%

续表

质量指标	指标的定义	单位
(四)实验室服务满意		
3. 检验账单的准确性 注:指检验单中各个项目收费是否存在多收或者少收的情况	$\frac{\text{该时期内检验账单无误的数量}}{\text{某时期内检验账单总数}}\times 100\%$	%
4. 实验室投诉/抱怨数 注:某时期内实验室接到的投诉/抱怨数		
5. 实验室与临床沟通数 注:某时期内实验室文件记录的临床沟通数		
6. 实验室员工对实验室流程的满意度 注:可以通过发放不记名问卷调查等方式进行满意度调查	$\frac{\text{对实验室流程满意的人数}}{\text{调查的实验室员工总数}}\times 100\%$	%
(五)实验室信息系统(LIS)性能符合规范要求		
1. LIS 故障次数 注:一般以 1 年中 LIS 次数来表述	$\frac{\text{该年内 LIS 的故障次数}}{\text{年}}\times 100\%$	次/年
2. LIS 传输准确性验证符合率 注:可以通过抽查等方式来验证 LIS 传输的准确性	$\frac{\text{该时期内验证符合的个数}}{\text{某时期内 LIS 传输结果的个数}}\times 100\%$	%
3. 累计故障时间中位数 注:统计每周的累计 LIS 故障时间	一个季度中每周累计 LIS 故障时间的中位数	小时
4. 数据处理网络相关事件的发生数 注:指数据处理和网络问题导致实验室基本工作无法进行的情况	$\frac{\text{该年内发生的事件数}}{\text{年}}$	次/年
(六)实验室人员的能力满足要求		
1. 技术人员的差错数 注:技术人员专指进行采样和(或)检验标本的工作人员	$\frac{\text{技术人员的差错数}}{\text{年}}$	次/年
2. 非技术人员的差错数 注:非技术人员指除了直接参与采样和检验的其他相关人员	$\frac{\text{非技术人员的差错数}}{\text{年}}$	次/年
3. 实验室工作人员定期接受培训次数 注:以培训的频率来表示	每年培训的次数	次/年

续表

质量指标	指标的定义	单位
(六)实验室人员的能力满足要求		
4. 实验室技术人员从事相关专业的资质符合率 注:符合国家相关规定	$\frac{\text{有从事相关专业资质的人员数}}{\text{实验室技术人员总数}} \times 100\%$	%
(七)实验室的成本效益比科学合理		
1. 新增检验项目的业务量 注:指每年新增加的检验项目所带来的利润	某年新增的某检验项目的纯收益	元
2. 是否达到财政预算目标 注:此为定性指标	实验室耗材和人员方面的支出是否达到预算	
(八)实验室废物处理符合规范要求		
实验室废物处理是否严格遵守《医疗废物管理条例》 注:以不符合该条例的废弃物处理事件数来表示	一年内不符合《医疗废物管理条例》的实验室废物处理事件	次/年

第七章

分析后质量指标——危急值

危急值的及时报告与否可直接影响到患者的生命安全，因此实验室一旦发现危急值就应该立即报告给临床。国内外多个临床实验室管理机构都对危急值报告提出了相关要求。美国医疗机构评审联合委员会（Joint Commission on Accreditation of Healthcare Organizations，JACHO）自2003年开始实施患者安全目标（NPSG）以来，一直将危急值报告作为其目标之一。此外，美国临床实验室改进法案修正案（CLIA'88）、美国病理学家学会（CAP）的实验室认可计划（LAP）和国际标准化组织（ISO）发布的文件ISO 15189:2007中都规定了实验室应立即将危急值报告给临床医务人员。同时，我国所出台的各种医疗管理相关文件中也对危急值报告制度提出了要求，包括《患者安全目标手册》、《医院管理评价指南》、《综合医院评价标准》等。因此可见，危急值结果的及时报告是实验室认可和遵守各种法规文件所必须执行的。

第一节　基本概念和定义

危急值（critical values）是指一旦出现，就应该立刻报告给临床的值，如未能及时报告，则会因为错过最佳的治疗时机而威胁到患者的生命安全。例如，当患者血钾超过危急值上限（一般为6.2mmol/L左右），其可能出现心律缓慢、肢体麻木、甚至是心室颤动和呼吸肌麻木所导致的窒息。可见，危急值的报告的及时性与患者安全是息息相关的。这个概念是由美国George D. Lundberg教授于1972年提出，其为临床实验室分析后阶段中的重要质量指标，关乎临床和患者对实验室服务的满意度。

第二节　危急值报告制度的建立

一、危急值报告监测现状

尽管危急值报告历史已将近40年，但是国内外相关文献表明，在临床实验室实际操作中仍存在许多问题，主要包括以下几个方面。

（1）危急值项目的选择：不同的实验室间纳入的危急值项目差异很大。Kost和Howanitz在美国的调查以及意大利的某全国性调查表明，除了常见的钙、钾、葡萄糖、血气、WBC、PT

和 APTT 外,其他纳入危急值的项目的种类和数量各不相同。

(2)危急值界限:目前危急值界限尚无统一的标准。国外的实验室多参考 Kost 教授发表的危急值界限表,或是由美国临床病理学家学会(American Society of Clinical Pathologists, ASCP)提供的危急值界限制定指南,但是就如何设定合理的危急值界限这个问题,我国尚缺乏一份标准指南。

(3)儿童危急值:儿童与成人的生理差异很大,因此如何根据其生理特点来纳入适宜的危急值项目,制定科学的界限值,是实验室应该考虑的重点。

(4)危急值报告与接获:包括接获人员的不统一、缺乏标准的危急值记录方案、对危急值报告制度知晓率较低等问题。尤其是门诊危急值报告,往往因为不确定接获人员而错过报告。

(5)报告及时性:一旦发现危急值,应该尽快报告给临床,以便其采取相应的治疗措施。但在缺乏医嘱医生姓名和部门信息的情况下,从发现危急值到报告的时间可能长达半个小时。因此,实验室应寻求用于改进报告时效的方案。

(6)假危急值:往往是由于分析前不规范操作所导致,例如在输液时采血、真空采血管抗凝剂问题和标本未及时送检等问题所导致。

二、危急值报告制度建立

(一)危急值项目选择

1. 必须纳入卫生部所颁布的《患者安全目标》中明确规定的项目,包括有血钙、血钾、血糖、血气、白细胞计数、血小板计数、凝血酶原时间、活化部分凝血活酶时间等。

2. 除了这些项目之外,实验室还应该结合其所在医院特点来考虑。其中,儿童医院还应将氧分压、血红蛋白、红细胞比容、胆红素、促甲状腺素作为儿童危急值项目。

3. 各临床实验室应该结合相关文件、查阅文献、咨询临床专家并根据所在医院的实际情况,与临床医师一起选择危急值项目。

(二)危急值界限的设定

1. 以全国性的现况调查为基础,建立危急值界限数据库,并按照统计结果制定初步的界限值。

2. 根据年龄、种族、性别等人口统计学特点来设置不同亚组的界限值。

3. 与临床医师讨论,尤其是心内科、肾内科、血液科和消化科等科室的医师,就不同部门界限值的设置达成共识。

4. 儿童危急值界限应该比成人的界限更窄,以更好地检测出可能的危急值。

5. 周期性地评估危急值界限,根据危急值发生数及临床救治效果来调整界限值。

(三)危急值报告与接收制度

1. 报告人员与接收人员　实验室应该和临床进行协商,指定和授权危急值接收人员,并对其进行培训,尤其加强对护理人员的培训,提高危急值报告的知晓率,规范危急值记录。

2. 回读和记录　接获危急值的人员在接获结果之后,应该完整地复述一次报告结果,并在专用的《危急值结果记录本》中记录下报告的时间、人员、项目、结果、患者姓名、就诊号和接收人员姓名。

3. 定期检查危急值记录本　记录本使用完之后应保存两年。

4. 报告频率　如果在某段时期内同一患者每次检验都会出现危急值的情况下,实验室可与临床协商是否设定一个报告频次,一旦达到临床预先设定的值,则不需要做危急值报告。

(四) 其他

1. 一旦发现危急值,应立即报告给临床。实验室应将报告时间控制在30分钟以内。

2. 规范分析前操作,杜绝因不规范抽血等引起的假危急值的产生。

3. 积极参加卫生部临检中心所开展的危急值报告制度调查,通过同行比对来客观了解自身水平,发现和解决问题。

第三节　临床检验危急值研究

2011年3月初,卫生部临床检验中心开展了国内首次全国性危急值调查研究。该调查旨在了解我国临床实验室危急值报告现状,以期根据我国现状来提供一些危急值报告建立与实施的建议,从而促进临床实验室质量的改进,更好地保障患者安全。

一、背　　景

该调查纳入了2011年参加卫生部临床检验中心所开展的生化、血气和血液相关专业的绝大多数临床实验室,针对这三个专业的危急值制度建立情况进行调查,参加实验室总数将近600家。调查分两个部分,第一部分为危急值报告制度建立与实施的相关信息,第二部分则为生化、血气和血液三个专业住院、门诊和急诊部门中危急值项目的选择、危急值界限的来源、上限和下限值。供选择的危急值项目包括钾、钠、氯、钙、葡萄糖、尿素、肌酐、N末端前脑钠肽(NT-pro BNP)、肌酸激酶-MB(CK-MB)、肌红蛋白(Myo)、肌钙蛋-I(cTnI)、肌钙蛋白-T(cTnT)、pH、pCO_2、pO_2、白细胞计数(WBC)、红细胞计数(RBC)、血红蛋白(Hb)、凝血酶原时间(PT)、活化部分凝血活酶时间(APTT)和纤维蛋白原(Fbg),共21个项目。

二、一般情况

参与实验室可通过室间质评在线平台来提交数据,或是以电子邮件或普通邮件的方式来反馈数据。本研究采用专用统计软件对数据进行分析处理。危急值界限统计时同时采用正态分布参数(平均值、标准差)和非正态分布参数(第5%值、中位数和第95%位数值),并按照不同医院等级和部门来进行分组比较。

在该调查中,几乎所有的室间质评用户都表明其已制定危急值结果报告制度,并且有超过85%的实验室在报告结果之前对危急值样本进行重复检测。已建立确定报告有效性程序,并对实验室人员进行相关培训的实验室居多,其比例超过90%。

关于报告接获人员,在室间质评用户调查中的报告显示,一线医生和护士最为常见,各占41.74%和53.92%。而报告的方式虽然包括电话报告、短信报告、传真等其他方式,排在首位的依然是电话报告,并且占了94.99%。实验室中提醒实验室人员出现危急值结果的方式中,选择最多的为计算机提醒。见表7-1。

表 7-1　报告方式

分类特征	生化专业		血气专业		血液专业	
	实验室数	比例	实验室数	比例	实验室数	比例
最常接获报告人员						
一线医生	250	41.74%	105	41.74%	222	43.02%
二线医生	5	0.83%	1	0.83%	8	1.55%
护士	323	53.92%	133	53.92%	270	52.33%
其他	12	2.00%	2	2.00%	7	1.36%
提醒出现危急值的方式						
计算机提醒	441	73.62%	187	76.02%	383	74.22%
大屏幕提醒	14	2.34%	6	2.44%	15	2.91%
其他	122	20.37%	46	18.70%	96	18.60%
危急值报告方式						
电话报告	569	94.99%	229	93.09%	485	93.99%
短信报告	3	0.50%	4	1.63%	3	0.58%
其他	18	3.01%	8	3.25%	1	0.19%
传真报告	0	0%	0	0%	17	3.29%

考虑到同一患者短时间内同一检验项目的结果重复出现危急值的处理问题，超过 70% 参与实验室选择了一旦有危急值就报告结果，无论其是否为重复出现的值；其余的实验室则表示如果危急值次数达到临床预设的值，则不需要报告。

三、危急值项目分布

（一）生化专业

最常见的生化危急值项目依次为钾、葡萄糖、钠、钙、尿素、肌酐和氯，住院、门诊和急诊三个部门中这几个项目的百分比趋势相同。心脏标志物中肌酸激酶-MB 和肌钙蛋白-I 选择的实验室数多于肌红蛋白和肌钙蛋白-T，但较钾、钠、钙等项目相比，其选择实验室的百分比较低。仅有不到或将近 6% 的实验室选择 NTpro-BNP 作为危急值项目。见图 7-1 ~ 图 7-3。

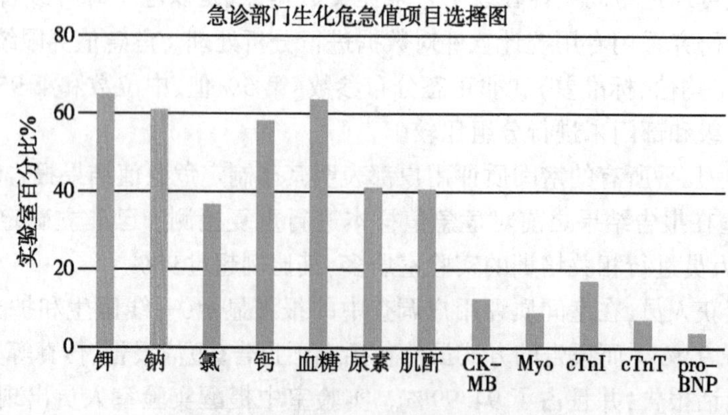

图 7-1　急诊部门生化危急值项目选择情况

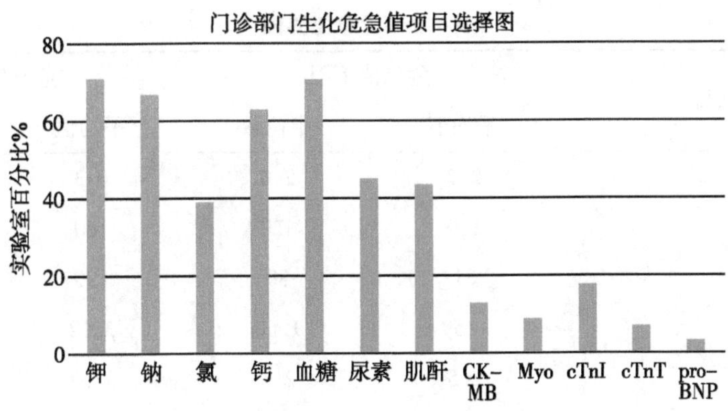

图 7-2　门诊部门生化危急值项目选择情况

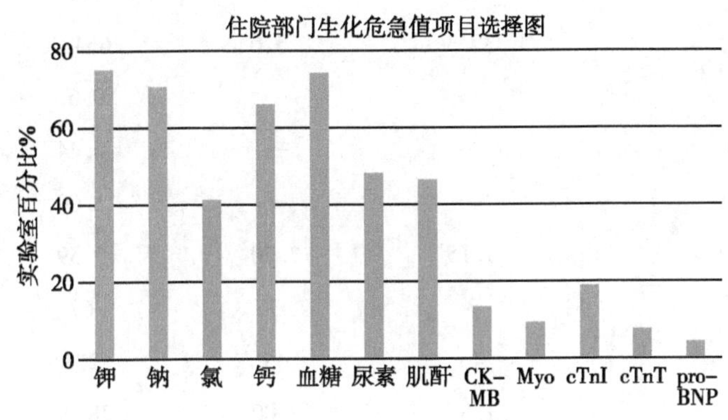

图 7-3　住院部门生化危急值项目选择情况

（二）血气专业

门诊部门中，超过半数的实验室选择了 pH、pCO_2 和 pO_2；急诊部门中选择这三者的实验室超过或者将近 70%；住院部门选择这三项的实验室百分比分别为 91.6%、81.2% 和 80.4%。

（三）血液专业

在血液检验危急值调查中，除了 RBC 的选择百分比在 20% 左右以外，其他五项：WBC、Hb、PT、APTT 和 Fbg 都被 70% 左右的实验室视为门诊和急诊部门危急值项目，被超过 80% 的实验室选择为住院部门危急值项目。住院、门诊和急诊三个部门间的趋势相同。

四、危急值界限

门诊、急诊和住院三个部门间危急值界限差异不大，但各实验室所设定的界限值间存在较大差异。见表 7-2。

表7-2　危急值界限

检验项目	危急值下限		危急值上限	
	平均值	中位数	平均值	中位数
钾(mmol/L)	2.7	2.8	6.3	6.2
钠(mmol/L)	119	120	160	160
氯(mmol/L)	81	80	120	120
钙(mmol/L)	1.59	1.60	3.52	3.50
葡萄糖(mmol/L)	2.5	2.5	23.8	22.2
尿素(mmol/L)	1.2	1.2	33.82	35.7
肌酐(μmol/L)	23	27	673	650
肌酸激酶-MB(μg/L)	31	25	1180	1000
肌红蛋白(μg/L)	39.3	25.0	664.3	500.0
肌钙蛋白-I(μg/L)	—	—	0.67	0.50
肌钙蛋白-T(μg/L)	—	—	0.44	0.35
NT-pro BNP(ng/L)	—	—	1.00	450.00
pH	7.15	7.20	7.59	7.55
pCO_2(mmHg)	3	3	67	70
pO_2(mmHg)	43	45	208	145
WBC(10^9/L)	1.87	2.00	38.08	30.00
RBC(10^{12}/L)	1.80	2.00	17.05	6.60
Hb(g/L)	50	50	202	200
PT(秒)	7.7	8.0	31.4	30.0
APPT(秒)	10.1	10.0	82.0	70.0
Fbg(g/L)	0.99	1.00	37.43	8.00

五、建　　议

我国临床实验室危急值报告的总体状况尚不能令人满意。针对如上问题，实验室在危急值报告制度的建立和实施中应考虑如下建议：

1. 结合相关文件、查阅文献、咨询临床专家并根据所在医院的实际情况，与临床医师一起选择危急值项目。除了选择我国卫生部所颁布的《患者安全目标》中规定的必要危急值项目，即钙、钾、葡萄糖、血气、WBC、PT、APTT和血小板计数外，实验室还应该结合其所在医院特点来考虑。

2. 与临床医师讨论，尤其是心内科、肾内科、血液科和消化科等科室的医师，就不同部门界限值的设置达成共识，同时周期性地评估危急值界限，根据危急值发生数及临床救治效果来调整界限值。

3. 针对儿童生理特点来制定不同的危急值界限，这对肾功、脂血紊乱和新生儿低氧血症的诊治影响尤其大。

4. 记录各项目的危急值发生率，根据发生率的变化来适当地调整界限值，并减少因重复出现的危急值报告所带来的工作负担。

5. 应该利用好现有的实验室信息系统和医院信息系统加强对危急值的管理，除了电话报告以外，还可以考虑自动化报告系统，以保证临床及时获得危急值信息。只要实验室与临床共同努力，控制好危急值报告中的每一步，一定能够真正发挥其临床警示作用，保障患者生命安全。

第八章

分析后质量指标——报告周转时间

检验报告的及时性是临床实验室分析后阶段的一个重要质量指标,其对患者和医生的满意度影响很大。检验报告的延迟不仅可能延长患者的住院时间,增加不必要的住院费用,而且在危急值报告的情况下可能会因为错过最佳治疗措施而威胁到患者的生命安全。因此,临床实验室应积极改善报告的及时性。

国内外相关文件都对检验报告的及时性提出了明确的要求,包括 CLIA'88、JACHO 和 IOM 的相关文件、我国卫生部颁布的《医疗机构临床实验室管理办法》(卫医发〔2006〕73 号)、《三级综合医院评审标准(2011 年版)》(卫医管发〔2011〕33 号)和《卫生部办公厅关于印发"三好一满意"活动 2011 年工作任务分解量化指标的通知》(卫办医政发〔2011〕103 号)等。CAP 已将报告周转时间作为衡量检验报告及时性的一个定量指标,且已在美国开展了多次 TAT 的现状调查,并提出了相关改进措施。

第一节 基本概念和定义

报告周转时间(turnaround time,TAT),也称为结果回报时间,是指从临床医生开出检验申请单到接收到报告之间的时间。上述定义是符合临床医生期望的,而实验室对 TAT 的定义一般是指从接收标本到报告结果的时间,即实验室内 TAT(intra-laboratory TAT)。

第二节 监测方式

一、统计学分布

就统计学而言,国外多采用非正态分布统计方法,所用统计参数多为百分位数,例如中位数、四分位间距、95% 与 5% 位数 TAT 等。国内大多数医院在统计时多采用 TAT 平均值。美国 Valenstein 教授对 TAT 数据进行统计分析,发现其分布为非高斯曲线。因此,用非正态分布的统计参数来描述 TAT 更为合适,例如中位数等。

二、监测方式

主要有两种形式:监测 TAT 值,或监测离群值发生率。后者需要先设定 TAT 目标值。

（一）TAT 目标值的设定

临床和实验室的 TAT 目标值存在差异，而且各个实验室间的 TAT 也各不相同。国内大部分医院则将 60 分钟作为 TAT 目标值，这与我国卫生部所颁发的文件中的规定有一定联系和差异。《综合医院评价标准实施细则》中对检验结果的报告及时性进行了明确的规定，其中提到：血、尿、便常规检验、心电图、影像常规检查项目自检查开始到出具结果时间≤30 分钟，生化、凝血、免疫等检验项目自检查开始到出具结果时间≤6 小时，细菌学等检验项目自检查开始到出具结果时间≤4 天。TAT 目标值的设定应该根据卫生部文件中对急诊 TAT 的规定，结合其所在医院的实际情况，例如标本量、实验室人员技能、信息系统完善情况等影响因素，并与临床积极沟通来制定出一个合理的 TAT 目标值。

（二）离群值监测

设定好 TAT 目标值之后，实验室可以采用离群值作为监测 TAT 的重要指标。离群值的定义为：超过 TAT 目标值的结果。与直接采用 TAT 中位数或平均值相比，采用离群值发生率监测 TAT 可以提供一些新的信息，例如检验类型和 TAT 延误原因等。因此，临床实验室应同时采用中位数和离群值发生率来监测 TAT，这样才能更加全面地衡量及时性。

第三节　报告周转时间优化建议

分析前和分析后阶段的各种因素对 TAT 影响很大，因此应该全面建设医院信息化网络，使检验结果及时报告给医生。下文将提供一些优化实验室工作流程以缩短 TAT 的方案，并对其进行评价。临床实验室作为参考，并考虑开展自己实验室内的 TAT 调查，分析报告延误的原因，然后给予纠正。

（一）促凝剂/分离胶真空采血管的使用

在保证检验结果准确性的基础上，临床实验室应该将急诊报告时间尽量缩短，为急诊患者治疗提供及时的参考信息。采用促凝剂/分离胶真空采血管能够使实验室尽快分离血清进行检测，可以大大地缩短检测时间，使临床能更快地获得检验报告。但需要注意的是，某些促凝剂可能对检验项目的测定值有一定的影响。因此，应该选择高活性促凝剂等对检验项目测量值没有影响的促凝剂。

（二）优化标本采集与运输流程

建议实验室应尽量采用专职采样人员，避免兼职采血人员因为身兼数职而无法及时采集标本的情况。在标本运输方面，也应该采用有高度责任心的专业运输团队负责标本运输。机械系统的运输时间可能会比人工运输时间更短，但是一定时间内的运输量会受到限制。因此，实验室应与临床协调，指定专业人员进行采样和运输，保证这两个在实验室控制范围外的步骤也能够有效完成。

（三）信息系统的应用

不同的医嘱方式、医嘱传递方式以及不同的报告方式的组合将会产生不同的 TAT。完善的信息系统可以将病房与实验室信息相连，一旦临床医生下了检验医嘱，实验室即可在 LIS 系统上获得，这大大地节省了医嘱传输的时间。

信息系统可以获得申请时间、采样时间、接收时间、审核时间等各标本的 TAT 及其他数据。临床实验室可以通过信息系统统计程序来统计出住院、门诊或急诊 TAT 满足规定目标值的百分率,并对未满足目标值的标本进行报告延长的原因分析,从而提高实验室工作效率。因此,有条件的临床实验室应该积极完善信息系统,包括实验室信息系统(LIS)和医院信息系统(HIS)。

第四节　我国临床检验报告周转时间调查

目前我国TAT监督现状不容乐观。有学者研究表明,尽管很多医院把TAT目标值设定为60分钟,但是实际工作中的TAT与之相差很大。从2011年3月开始,卫生部临床检验中心开展了临床实验室报告周转时间(TAT)的现况调查,旨在提供一套优化实验室报告流程,改进TAT的方案,以促进我国临床实验室质量水平的改进。

该调查分为临床生化、血气和血液TAT三个部分,纳入的实验室为参加卫生部临检中心这三个专业室间质评的实验室。参与实验室将近500家,不同等级医院均有参与,以三级综合医院为主。调查内容为TAT常规监测情况,生化、血气和血液三个专业从实验室接收到标本到发放报告的常规和急诊检验的TAT中位数和平均值,以及从周一到周日每天所有标本TAT中位数与平均值。

一、TAT常规监督情况

在调查中,明确表明其为每一个检验项目都设定了TAT目标的实验室过半数,表示其平常监测TAT的实验室也超过50%。就实验室设定的目标TAT与临床期望TAT之间差距的问题,认为两者间有很大差距的实验室占10%左右,认为差距不大的约占60%。

二、生化TAT

(一)常规检验TAT

钾、钠、氯、钙、葡萄糖、总蛋白、白蛋白、丙氨酸氨基转移酶、天门冬氨酸氨基转移酶、乳酸脱氢酶、γ-谷氨酰基转移酶、甘油三酯、低密度脂蛋白胆固醇、高密度脂蛋白胆固醇和肌酸激酶-MB的报告实验室数量都在300家左右,而常规肌红蛋白、肌钙蛋白和总铁结合力的实验室仅有144、189和93家。

钾、钠、氯、钙和葡萄糖的TAT中位数较为接近,在130~140分钟。此外,总蛋白、白蛋白、丙氨酸氨基转移酶、天门冬氨酸氨基转移酶、乳酸脱氢酶、镁、γ-谷氨酰基转移酶、甘油三酯、低密度脂蛋白胆固醇和高密度脂蛋白胆固醇的TAT中位数在150~170分钟。见表8-1。

表8-1　常规生化检验项目TAT(分钟)

分析物	实验室数量	TAT平均值	TAT中位数	第2.5% TAT	第25% TAT	第75% TAT	第97.5% TAT
钾	321	164.65	136	27	88	232	403
钠	318	165.63	138	27	88	236	420
氯	316	165.56	140	29	87.25	236	420

续表

分析物	实验室数量	TAT平均值	TAT中位数	第2.5% TAT	第25% TAT	第75% TAT	第97.5% TAT
钙	316	169.21	142	33	90	240	420
葡萄糖	320	165.57	130	32.5	90	230.5	400
总蛋白	311	182.17	157	45	100	240	420
白蛋白	311	182.2	160	45	101	240	420
丙氨酸氨基转移酶	311	181.77	151	45	101	240	420
天门冬氨酸氨基转移酶	312	180.75	150.5	46	101	240	420
乳酸脱氢酶	309	178.06	154	45	100	240	420
总铁结合力	93	184.77	170	45	100	240	420
镁	276	178.07	150	43	100	240	403
γ-谷氨酰基转移酶	309	182.61	156	45	104	240	420
甘油三酯	307	181.82	160	45	102	240	411
高密度脂蛋白胆固醇	299	182.12	160	45	103	240	411
低密度脂蛋白胆固醇	292	183.75	160	50	104.5	240	411
肌酸激酶-MB(μg/L)	271	158.06	121	30	78	210	410
肌红蛋白	144	123.82	92.5	30	53	177.5	360
肌钙蛋白-Ⅰ	189	128.31	97	30	53	180	395

（二）急诊检验项目TAT

所调查的9个生化项目的急诊TAT中位数均为30分钟或略大于30分钟，而其第97.5%位上的TAT均为60分钟。以60分钟为界，大于该值则为离群值。在本次调查中，各项目的离群值从5个到9个不等。

三、血气TAT

血气检验项目中，pH的急诊和常规TAT间没有明显差异，其中位数分别为14.6分钟和15.52分钟。除了一个实验室上报结果为369.08分钟，另一个为114.42分钟，以及三个为82.58分钟，其余的TAT中位数均低于50.75分钟。该结果很好地满足了大部分实验室的60分钟目标值。见表8-2。

表8-2　血气检验TAT(分钟)

特征	实验室数量	TAT平均值	TAT中位数	第2.5% TAT	第25% TAT	第75% TAT	第97.5% TAT
常规	162	20.15	15.52	4	9.5	26	55
急诊	181	17.11	14.6	4	8	24.1	50

四、血液 TAT

(一) 常规检验 TAT

血液检验项目中,WBC 的常规检验中位数 TAT 最小,为 42 分钟。其余三项,PT、APTT 和 Fbg 的中位数均大于 80 分钟。但是 WBC 的最大值为 545 分钟,而其他三项为 500 分钟。见表 8-3。

表 8-3　常规血液检验项目 TAT(分钟)

分析物	实验室数量	TAT 平均值	TAT 中位数	第 2.5% TAT	第 25% TAT	第 75% TAT	第 97.5% TAT
WBC	319	72.17	42	8	25	90	320
PT	317	102.26	83	17	50	120	360
APTT	315	102.85	85	22	50	125	360
Fbg	311	103.06	85	22	51	125	360

(二) 急诊检验 TAT

急诊血液检验项目 TAT 分布情况与常规相同,亦为 WBC 的中位数 TAT 最小,为 20 分钟,其余三项均为 40 分钟。这四项的 TAT 最大值均为 180 分钟。见表 8-4。

表 8-4　急诊血液检验项目 TAT(分钟)

分析物	实验室数量	TAT 平均值	TAT 中位数	第 2.5% TAT	第 25% TAT	第 75% TAT	第 97.5% TAT
WBC	314	21.96	20	5	15	28	60
PT	316	42.64	40	15	30	50	100
APTT	313	43.02	40	16	30	51	100
Fbg	309	43.09	40	15	30	51	100

五、建　　议

我国临床实验室报告周转时间还有很大的改进空间。针对如上问题,现提出如下建议:

1. 与临床积极沟通,设定一个科学合理且实验室能够达到的 TAT 目标,急诊检验时间应严格控制在 30 分钟内。

2. 将 TAT 作为一个常规监测的指标,并在已有的信息系统中加入自动统计分析 TAT 的程序,既免除了人工统计的烦琐,又可定期监测 TAT 的变化趋势,及时分析原因。

3. 在工作日标本量大的时候,有条件的实验室可采取分检系统,以避免因为大量常规标本影响到急诊标本的处理。

4. 加强对危急值结果报告及时性的重视。

5. 参加卫生部临检中心的 TAT 室间质评计划,与同组实验室相比较,明确自身水平所处地位,然后积极改进 TAT。

第九章

临床检验质量规范

第一节　质量规范概述

现代质量管理(quality management)涉及的内容要比每天日常工作中执行的简单统计质量控制丰富得多。在质量管理中还包括良好的实验室规范(实践)(quality laboratory practice,GLP)、质量保证(quality assurance,QA)、质量改进(quality improvement,QI)和质量计划(quality planning,QP)。这些要素组成了检验医学领域全面质量管理的基本要素。

质量的定义有许多,但在医学领域可解释为建立在检验医学上执行所有试验的质量,是可帮助临床医生进行良好医学实践的条件。因此,在我们可控制、实践、保证或提高实验室质量之前,我们必须准确地知道确保满意的临床决策时需要什么样的质量水平。因此,规定要求的质量是建立质量管理所必需的前提条件(图9-1)。

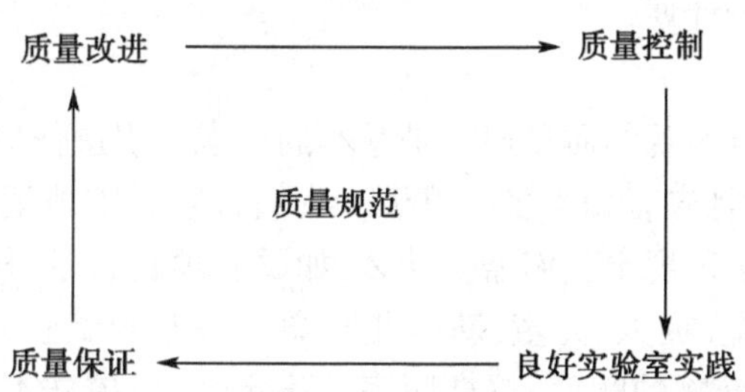

图9-1　质量管理中质量规范的中心作用

一、设定质量规范

帮助临床医学决策所要求的执行的水平已给出了不同的名称。当前最广泛的名词是质量规范(quality specification)。其他的名词包括质量目标(quality goals)、质量标准(quality standards)、适当的标准(desirable standards)、分析目标(analytical goals)和分析性能目标(analytical performance goals)。

如果你询问与试验结果产生有关的不同人员和涉及申请试验的其他人员来规定良好的实验室试验,每个人将可能给出非常不同的回答。例如:

(1)实验室负责人可能回答,“试验在能力验证和室间质量评价计划中取得满意的成绩。”

（2）实验室管理者可能回答为，“试验价廉、容易执行。”

（3）技术人员可能回答为，“试验均在室内质量控制范围内。”

（4）急诊室临床医生可能回答为，“在床旁和利用全血就能非常快速地执行试验。”

（5）科研医生可能回答为，“试验具有高的临床灵敏度、特异性和预测值。”

（6）儿科医生可能回答为，“试验要求具有很少的样本量。”

这些假设的回答反映出事实上实验室试验具有许多不同特性，最好的名称为性能特征（performance characteristics）。每一方法可由其性能特征进行充分的描述，其可分为两大类：

（1）实用性特征（practicability characteristics）：是关于执行程序的详细描述，包括如要求的技术熟练程度、分析速度、要求的样本量、分析样本的类型等许多方面。

（2）可靠性特征（reliability characteristics）：是关于方法的科学方面，如精密度、偏倚、检出限和测量范围。

在理想情况下，对实验室程序的每一性能特征都应有质量规范，特别是可靠性特征，特别是精密度和偏倚。为了执行适当的实验室质量管理体系，我们必须规定精密度和偏倚以及允许总误差的质量规范。

二、质量规范的使用

通过考虑如何将任何新的分析系统、仪器或方法引入到临床实验室服务，就能很好地阐述实验室质量管理的许多方面需要客观的质量规范。

这些步骤包括：①文件化要求；②评价可用的系统；③准备规范；④建立简单评价目录；⑤执行方法评价或确认及评估评价数据；⑥制订有计划的室内质量控制系统；⑦参加适当的能力验证或室间质量评价计划。

（一）文件化要求

在过程的开始就规定客观的质量规范是基本的要求。引进任何新的技术的第一步就必须仔细完成此项工作，并且应有相当多的思想。我们必须详细地记录关于适当的实用性和可靠性性能特征。我们必须规定我们需要什么，如试验项目目录，样本基质（血清、血浆、脑脊液、尿液、体液），样本量（成人、儿童、新生儿），急诊及常规试验的时间及通量，方法的化学性，试剂包装大小，校准物的赋值，校准频率及稳定性，质控样本的数量及质控规则的种类。我们应该描述我们可获得的空间（区域）及目前具有及可能的服务（如电源、水、照明、电线）。我们应该知道我们目前或将来应有的经费。在这一阶段更重要的是，我们应该规定精密度、偏倚和总误差的质量，以及检出限、可测量范围、干扰、特异性及携带污染。

（二）评价可用的系统

一旦我们已精确地规定了所需要的，我们就可以评价可获得的潜在的满足我们的需求。我们可以参考杂志、出版物和主要生产厂家杂志的文章。我们可研究厂家的广告宣传和数据，并参加他们的学术会议或讲座，特别是讨论和代表大会。我们可访问其他的实验室并与同行讨论解决方案的正反方面的问题。我们可研究能力验证和室间质量评价报告，以获得丰富的信息。然后我们使用以前设定的质量规范与我们技术上和方法学上可能获得的期望的规范进行比较。

1. 准备规范　当我们对可用的系统进行评价后，我们可能进行回顾分析，并对需要的定义进行修订。然后我们应该为商业投标的潜在的提供商制订详细的文件。规范和投标文件应包括尽可能多性能特征的详细的数值的质量规范。我们至少应该这样做提醒厂家,方法可靠性特征影响着临床的决策,并且在实验室仍然是重要的考虑。

2. 建立简单评价目录 一旦厂家和提供商对规范或投标文件已作出反应,为实验室建立可能解决问题的目录。然后将厂家每一可靠性特征的规范声明与已规定的质量规范进行比较。

3. 评价分析或评估数据 在购买或租赁之前,及在引入实验室服务之前通常需要对候选的分析系统或仪器进行简单的或详细的评价。已有许多优秀发表方案详细地告诉我们如何进行方法评价或确认。将这些产生性能特征大量的数据与期望的质量规范进行比较的目的是做出可接受性的判断。

4. 建立室内质量控制系统 当引入分析系统或仪器进行服务时,应建立良好的质量控制系统,同时引入质量管理的所有其他方面。质量计划是决定检测质控物的数量及判断用于接受和拒绝(判断失控)质量控制规则的基础,并且如果没有详细的使用质量规范就不能完成此项工作。

5. 参加能力验证或室间质量评价计划 对于实验室开展的检验项目,有时,甚至通常是强制性要求参加能力验证或室间质量评价计划。这些计划和方案最好是使用客观的设定的质量规范,使用产生的固定限来判断其可接受性。

文件很好地记录了在方法评价和质量控制中需要客观的质量规范。例如,在1999年,检验医学权威杂志《临床化学》在其作者说明中陈述,获得的性能特征结果应客观地与文件记录的质量规范、发表的当前技术水平、法律机构要求的性能,如美国临床实验室改进法案修正案(CLIA'88),或专家小组推荐等进行比较。而且,临床实验室标准化委员会(NCCLS)最近更新了美国的统计质量控制指南。修订的指南包括计划统计质量控制方法的信息,其第一要求就是规定质量要求。

三、设定质量规范的问题

质量计划使室内质量控制系统得到了彻底的改革。然而,有专家认为在质量计划过程中难以设定质量规范,建议最好坚持采用传统的统计质量控制。其他的建议对使用数值质量规范有一些异议,如下列所示:

(1)在全世界出版的书籍、综述、论文中有许多发表的推荐,这些建议对于非专业人员来说难以决定哪一模型是好的,哪一模型有问题,在选择最适当的质量规范用于质量计划方面将面临挑战。

(2)试验结果可用于许多不同的临床情况,包括研发,教学和培训,监测、诊断、病例发现及筛查。可能没有单一的设置质量规范使任何方法适合于所有临床目的。

(3)随着时间变迁,新的推荐不断地发表,甚至专家可能要改变他们观点和建议。这可能是提出实际上没有普遍存在的专业上协商一致的关于设定质量规范的最好方法。

(4)有些人已提到有证据表明当前的方法学和技术性能水平已损害到患者(或临床医生)。

(5)由于存在涉及能力验证的规则的立法而不是教育类型的室间质量评价,如美国CLIA'88要求,实验室努力的方向主要是通过要求的标准,这样,由能力验证设定的固定限成为应用于实践的质量规范。

(6)临床检验分析系统的生产厂家并没有使用专业客观设置规范作为开发或市场主要考虑,而更主要考虑的是当前技术和在合理成本上可达到的技术。

不管所有这些存在的困难,质量规范是质量计划和质量管理的关键点。关于它们的建立和应用的知识对于现代临床实验室运作是至关重要的。

第二节　设定质量规范的层次模式

关于设定质量规范已有许多文章:论著、综述、检验医学教材。已举行了讨论这方面话题的特殊主题会议。因此,对设定质量规范的一种争论就是,有许多发表的建议,对于非专业人员来说,决定哪一种模式是好的,哪一种模式是有问题的是不容易的。

因此,国际理论和应用化学联合会(IUPAC)、国际临床化学和检验医学联合会(IFCC)和世界卫生组织(WHO)于1999年4月在瑞典斯德哥尔摩召开了相关会议,讨论在检验医学设定质量规范的全球策略上是否能达到协商一致,无论实验室是大还是小,私立还是公立,发达的还是发展中的。会议邀请了来自23个国家发表设定质量规范模式的原创工作的人员做报告。

本次会议达到了其目的,文章和协商一致的声明已发表在斯堪的纳维亚临床和实验研究杂志(Scandinavian Journal of Clinical and Laboratory Investigation)的增刊中。协商一致声明将可获得的模式以分等级结构方式进行表示(表9-1)。

表9-1　设定质量规范策略的分等级结构

等级	策略	条款
1	评价分析性能对特定临床决策的影响	特定临床情况下的质量规范
2	评价分析性能对一般临床决策的影响	A. 基于生物变异的一般质量规范 B. 基于医疗观点的一般质量规范
3	专业建议	A. 国家或国际专家小组指南 B. 个别或学会工作组专家指南
4	由法规机构或室间质量评价组织者制定的质量规范	A. 由法规机构制定的质量规范 B. 由室间质量评价组织者制定的质量规范
5	已发表的当前技术水平数据	A. 已发表的能力验证和室间质量评价的数据 B. 已发表的特定的方法学

层次是根据临床化学杂志早期社论的建议。层次中较高的模式优于层次中较低模式,一般建议是适当的模式用于特定的临床目的。然而,这些建议并不是固定不变的,因为有可能获得新的和更好的模式,这样就有更好的模式用于特定的专业。

将层次中提倡的质量规范进行比较的困难之一就是规范有不同的表示格式。有些规范讲的是精密度,有些是偏倚,其他是指允许总误差。

允许总误差质量规范对随机变异和系统变异的联合效果设定可接受准则。许多人建议医生考虑总误差,质量计划的思想要求使用总误差质量规范,并且能力验证和室间质量评价计划使用的固定限也是以允许总误差表示质量规范的形式。因此，至关重要的是在我们考虑设定质量规范层次及模式结果的实际意义之前确定如何计算总误差。

第三节　总误差概念

总误差（total error，*TE*）能以不同的方式来进行计算。最常用的方式是偏倚（*bias*）和不精密度（标准差 *s* 或变异系数 *CV*）的线性相加。注意，在这些计算中，偏倚使用的是绝对值，实际上就是不考虑偏倚的正或负。文献中有一些推荐方式，包括：

（1）偏倚加 2 倍的不精密度，或 *TE* = 偏倚 + 2*s*（或 *CV*），

（2）偏倚加 3 倍的不精密度，或 *TE* = 偏倚 + 3*s*（或 *CV*），

（3）偏倚加 4 倍的不精密度，或 *TE* = 偏倚 + 4*s*（或 *CV*），

然而，有许多质量计划的理论与实践的基本文献使用下列公式计算允许总误差（*TEa*）。

（4）偏倚加 1.65 倍的不精密度，或 *TE* = 偏倚 + 1.65*s*（或 *CV*）（图 9-2 显示这一计算公式的基础）。

当采用报告结果的单位表示时采用 *s*，当以百分数表示变异或误差时采用 *CV*，$CV=(s/\bar{x})\times100$。

在此使用的允许总误差的公式来源于以下方式。通常使用 95% 概率允许 5% 的误差。如图所示，想要排除的数据仅是分布的一端。因此，在分布两端即上端和下端有 5% 的要排除，总和为 10%。因此，仅有 90% 的分布，这时适当乘数是 1.65。这些乘数就被称为 Z-分数，稍后将研究其用途。

然后，允许总误差的公式为：

允许总误差 = *bias* + *Z* × 不精密度，或

允许总误差 = *bias* + 1.65 × 不精密度（95% 概率），或

$$TEa = B_A + 1.65\ CV_A$$

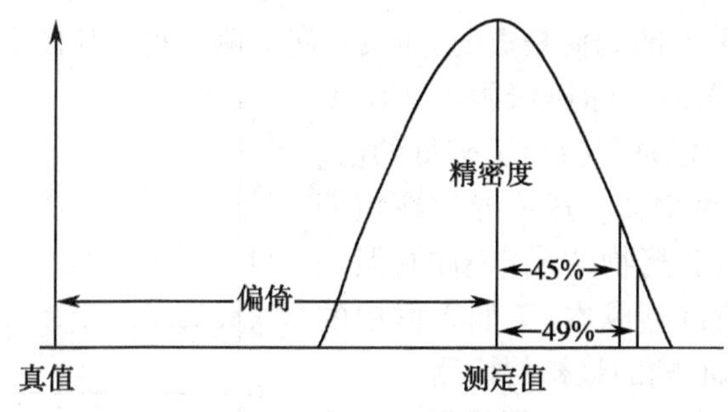

图 9-2　总误差概念

第四节　设定质量规范的策略

在层次模式中并没有包括所有的设定质量规范的策略。在文献中，特别是标准教材中，已发现某些模式有许多缺陷，应考虑淘汰。

可获得的模式由专业人员认为仍然具有其优点按分层的方式表示，如表 9-1。然而，包

含的任何特定的策略并不意味着其没有任何缺陷。

一、特定临床情况下的质量规范

理想情况下,质量规范应由评价分析性能对特定临床决策影响并以数字方式导出。因此,对每一试验及每一临床情况,我们导出的质量规范直接与临床结果相关联。这种方法几乎是处在层次中的最上层。遗憾的是,这种方法是非常难的,仅在有限数量的不同的临床情况下对很少的分析物进行计算。

让我们考虑血清胆固醇用于筛查试验,且假定有如图 9-3 所示的真实总体分布的理论实例。我们假定血清胆固醇具有高斯分布,关于临床措施的固定浓度具有广泛的一致性。

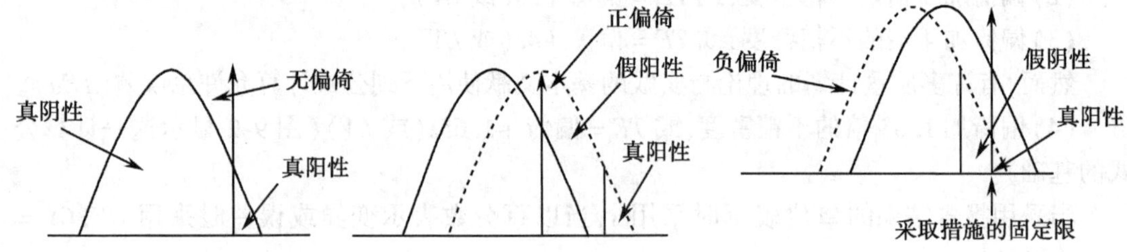

图 9-3 偏倚对血清胆固醇检测结果影响

如果实验室分析偏倚是正的,则曲线将向右移动,如图 9-3 中间的图形所示。现在总体中有更多的部分高于选定的临床决策固定限,包括真正高于固定限的血清胆固醇浓度的个体,及由于正的分析偏倚导致高浓度的个体。因此,将出现“假阳性”的结果。

因此,分析本身的性能特征影响临床结果。例如,协商的临床指南规定的政策是对血清胆固醇高于固定限的每一个人进行饮食的建议,然后召回到门诊、药物治疗,进行进一步的实验室检测及追访,甚至简单地重复试验,这将导致花费在卫生保健资源超出所需。高于预期比例的人群将被标记为“高风险人群”,其中一些人是由于分析偏倚所导致的错误划分。

与此相反,如果实验室的偏倚是负的,曲线将向左侧移动。如图 9-3 最下面图形的显示结果。由于偏倚,某些人的实际血清胆固醇浓度高于临床行动的固定限,但是却得出了较低的值。因此,“假阴性”的数量将增加。这将导致在短期上由于没有额外的试验和药物的成本节约,但是从长期方面潜在地导致巨额成本,正如人群中的某些人失去了对早期冠心病的最初的检测。

正偏倚和负偏倚对高危人群比例的影响可从高斯分布简单计算知识导出:通过计算在固定界限内和外的人群所占百分数,及对一些偏倚计算这些值。然后,就可计算出分析偏倚和高危人群百分比增加和降低之间的关系,如图 9-4 所示。

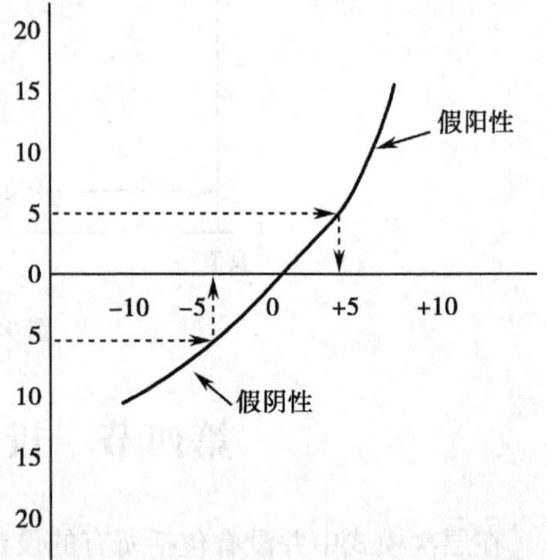

图 9-4 正偏倚和负偏倚与假阳性和假阴性个数提供产生质量规范方法之间的关系

如果我们根据允许错误划分百分比来规定医学要求,允许的分析偏倚-质量规范就很容易通过插入方式获得。在本实例中,如果临床医生同意

5%人群不正确地划分是满意的话,我们将允许的分析偏倚可达到±3%～4%。

注意:这种方法给出偏倚质量规范。可执行类似(但更困难)的计算来检查不精密度对临床结果的影响。然而,当使用固定限进行试验解释时偏倚是最重要的性能特征。

将这种清楚的临床策略规定为一种设定质量规范可能的最好方法。

然而,主要的缺点是大多数的试验结果用在多种临床情况下,且只有很少的试验用在单一明确的临床情况下,其标准化可接受的医学策略直接与试验结果相关。另一重要的缺点就是计算的质量规范很大程度上依赖于临床医生如何使用数字的试验结果。我们已试图询问临床医生他们实际上如何使用有限的临床情况解释试验,如检测糖尿病的糖化血红蛋白A1c,但是他们不愿意或不能以特定的名词在实际上规定,在临床实践上如何精确地使用试验结果。

二、基于试验结果一般临床使用的质量规范

我们知道临床实验室试验结果可用于许多场合。使用试验结果的两种主要临床情况:①监测特定患者;②使用参考区间进行诊断或发现病例。一般可应用的质量规范是基于生物学变异,即个体内和个体间生物学变异。

在本组中(层次中的第二层)的第二种方法的基础是通过寻求临床输入我们能产生一般的质量规范的观点。在过去,只有很少的研究是这样做的,而且一般而言,相当的差。然而,观念是很不错的:临床医生使用我们的试验结果,这样他们应该能够告诉我需要什么样的质量。因此,这一策略产生质量规范基于感知的医学需求。在试验结果常规解释的基础上,我们计算质量规范基于临床医生对一系列短期病例研究的作出反应。应用实例如下:

一位63岁的老人,男性,高血压,胆固醇浓度为6.60mmol/L。对他的建议是改变生活方式,包括饮食的改变。两个月后您对他的评论。

血清胆固醇浓度应该是多少表示他已采取你的建议?

调查临床医生最好的方法应采用如下步骤:

(1)理想情况下,选择单一试验和单一主要的临床情况,所要求的质量规范。

(2)然后选择一组临床医生定期地使用分析。

(3)写出一系列病史,描述常见、相对明确的临床情况,其分析物是患者保健的至关重要的部分。

(4)亲自一对一与医生交流,向临床医生分发调查表。

病史是关于患者具有明确的临床状况。对于特定患者要给出第一次结果。然后,询问临床医生给出特定的值,被认为是足够地不同于第一次值,这样修改临床决策。第一次值可能是在常规参考区间或基于总体的参考界限内或外。

三、从对临床描述的响应中计算精密度质量规范

执行数据分析要求的详细计算是很容易的。既然我们在此关注的随时间的过去单个受试者(对象)的变化,在这种情况下重要的性能特征是精密度而不是偏倚,尽管后面还会见到,偏倚应包括在内。其研究步骤如应用前面描述的65岁男人研究的步骤如下:

(1)核对整理回复或回答。

(2)计算6.60与响应之间的差值。

(3)计算差值的频数分布。

(4)计算差值的中位数、第25%位数、第75%位数。

(5)决定概率大小表明和发现适当的Z-值。

(6)从文献中找到个体内生物学变异。

(7)在期望的概率水平上计算出作出临床决策所要求的分析性能。

(8)使用差值的中位数、25%位数、75%位数来建立三种水平的质量规范:适当的、最适当的和最低的。

临床医生已告诉我们什么样的变化是临床上有意义的,然后我们考虑概率,其必须是适合提交给临床医生问题的语义,因为不同用词意味着不同水平的概率。此外,给定差值建议有意义是在特定个体的系列结果的基础上,这些差值包括生物变异。个体内生物学变异,必须考虑从广泛的文献中进行收集。

即使对于特定的临床情况下单个分析物,我们经常获得广泛的响应。我们通常使用响应的中位数为适当的质量规范。由响应的25%和75%位数来规定最适当的和最低的质量规范。这些质量规范通常是与适当的精密度有关。

复杂的研究可假定感兴趣的变化是由于总误差和由于精密度和偏倚将其分解。

四、来自专业人员推荐的质量规范

一些国际的和国家级的专业团体已推荐了详细的质量规范。其中有些是关于精密度,有些是关于偏倚,有些是关于允许的总误差。基于这些建议广泛采用的质量规范包括如下步骤:

(1)美国国家胆固醇教育计划专家组已发表脂类分析的精密度、偏倚和允许总误差的推荐。

(2)美国糖尿病协会文件规定自身监测血糖系统和糖化血红蛋白分析的质量规范。

(3)美国国家临床生物化学科学院已推荐甲状腺素检测、治疗药物监测及用于糖尿病和肝功能诊断和监测的试验的质量规范。甲状腺素检测指南正在审核中,且新的指南建议精密度、偏倚和允许总误差的质量规范最好是基于生物学变异,正如糖尿病和肝功能指南的一样。

(4)欧洲工作组已提议基于生物学变异用于分析系统精密度和偏倚评价的质量规范。

(5)另外的欧洲工作组已建议确认常规方法和用于能力验证或室间质量评价计划材料赋值的参考方法的质量规范,也是基于生物学变异。

这些质量规范是建立在此项研究的大量实验和临床经验基础之上,在它们发表之前,通常是对可获得的证据经过详细的讨论。这些规范的使用者可评价得出结论过程的客观性,因为得出推荐的方法是在文献中发表的。

五、准备协商一致文件的步骤

使用专家专业推荐导出质量规范指南的推荐策略方法如下:

(1)专业团体决定需求并任命专家小组成员。

(2)专家小组决定推荐范围。

(3)专业机构对范围达成协议并批准进一步的工作。
(4)专家书写文件内容。
(5)外部同行评审文件内容。
(6)校对文件。
(7)在会议(和网络)上介绍文件,征求意见。
(8)修订文件。
(9)外部同行评审重新起草的文件。
(10)在网络上张贴重新起草的文件再次进行评论。
(11)考虑适当的观点。
(12)准备最后文件。
(13)在适当的杂志上发表最终文件。
(14)广泛地发表执行摘要。
(15)在规定的未来的时间内审核文件。

在已发表的指南中已推荐了不太广泛使用的那些质量规范——“最好的实践”或“良好的实验室实践”指南。这些质量规范通常是在单个协商一致会议上提出而没有经过广泛的讨论。它们有一定的价值,它们通常是建立在某个特定机构的专家或专家组的广泛知识基础上。然而,指南通常是主观的,不常基于可接受的模型,新的方法或实验数据。这些质量规范处于国家或国际专家组推荐更下的层状结构下。

因为质量规范是完全不同的类型,有些是分别给出精密度、偏倚和允许总误差数据,其他情况仅给出这些特征中的一种情况或两种情况的数据,所以强烈建议在不适当地应用它们之前仔细地阅读有关的建议。

六、基于法规和室间质量评价的质量规范

(一) 美国临床实验室改进修正案’88(CLIA’88)能力验证(室间质量评价)分析质量要求

一些国家已规定分析性能标准,为了达到可接受的标准,或达到和(或)保持认可状态,实验室必须满足该标准。美国临床实验室改进法案修正案(CLIA’88)法规文件记录允许总误差,其是不精密度加偏倚,当然,只是针对一些常见的检测项目。表9-2列出一些项目。类似的法规也存在于德国。但是其质量规范完全不同于美国(例如,德国联邦法律要求不精密度小于1/12参考区间)。

表9-2　CLIA’88可接受性能质量规范的实例

检验项目	可接受范围
常规临床化学	
丙氨酸氨基转移酶	靶值±20%
白蛋白	靶值±10%
碱性磷酸酶	靶值±30%
淀粉酶	靶值±30%

续表

检验项目	可接受范围
常规临床化学	
天门冬氨酸氨基转移酶	靶值 ±20%
胆红素	靶值 ±6.84μmol/L(0.4mg/dl)或 ±20%(取大者)
血气 PO_2	靶值 ±3s
血气 PCO_2	靶值 ±5mmHg 或 ±8%(取大者)
血气 pH	靶值 ±0.04
总钙	靶值 ±0.250mmol/L(1.0mg/dl)
氯	靶值 ±5%
胆固醇	靶值 ±10%
高密度脂蛋白胆固醇	靶值 ±30%
肌酸激酶	靶值 ±30%
肌酸激酶同工酶	MB 升高(存在或不存在)或靶值 ±3s
肌酐	靶值 ±26.52μmol/L(0.3mg/dl)或 ±15%(取大者)
葡萄糖	靶值 ±0.33mmol/L(6mg/dl) 或 ±10%(取大者)
铁	靶值 ±20%
乳酸脱氢酶	靶值 ±20%
乳酸脱氢酶同工酶	LD_1/LD_2(+或-)或靶值 ±30%
镁	靶值 ±25%
钾	靶值 ±0.5mmol/L
钠	靶值 ±4mmol/L
总蛋白	靶值 ±10%
甘油三酯	靶值 ±25%
尿素氮	靶值 ±0.71mmol/L 尿素(2mg/dl 尿素)或 ±9%(取大者)
尿酸	靶值 ±17%
内分泌	
皮质醇	靶值 ±25%
游离的甲状腺素	靶值 ±3s
人绒毛膜促性腺激素	靶值 ±3s 或(阳性或阴性)
T3 摄取	靶值 ±3s(方法)
三碘甲状腺素原氨酸	靶值 ±3s
促甲状腺激素	靶值 ±3s
甲状腺素	靶值 ±20% 或 12.9%(1.0μg/dl)(取大者)

续表

检验项目	可接受范围
毒理学	
酒精(血)	靶值±25%
血铅	靶值±10%或±0.019μmol/L(4μg/dl)(取大者)
卡马西平	靶值±25%
地高辛	靶值±20%或0.2μg/L(取大者)
乙琥胺	靶值±20%
庆大霉素	靶值±25%
锂	靶值±0.3mmol/L或±20%(取大者)
苯巴比妥	靶值±20%
苯妥英	靶值±25%
扑痫酮	靶值±25%
普鲁卡因酰胺(及代谢物)	靶值±25%
奎尼丁	靶值±25%
茶碱	靶值±25%
妥布霉素	靶值±25%
丙戊酸	靶值±25%
血液学	
红细胞计数	靶值±6%
血细胞容积	靶值±6%
血红蛋白	靶值±7%
白细胞计数	靶值±15%
血小板计数	靶值±25%
纤维蛋白原	靶值±20%
激活部分凝血酶时间	靶值±15%
凝血酶原时间	靶值±15%
一般免疫学	
α_1-抗胰蛋白酶	靶值±3s
抗核抗体	靶值±2个稀释或(阳或阴)
抗-HIV	反应或不反应
补体3	靶值±3s
补体4	靶值±3s
α-甲胎蛋白	靶值±3s
肝炎(HBsAg,anti-HBc,HBeAg)	反应(阳性)或不反应(阴性)
IgA	靶值±3s

续表

检验项目	可接受范围
一般免疫学	
IgE	靶值 ±3s
IgG	靶值 ±25%
IgM	靶值 ±3s
传染性单核细胞增多(症)	靶值 ±2 个稀释或(阳性或阴性)
类风湿因子	靶值 ±2 个稀释或(阳性或阴性)
风疹	靶值 ±2 个稀释或(阳性或阴性)

这种策略的优点是 CLIA'88 质量规范很知名,并易于理解及广泛可获得,甚至在互联网上(www. westgard. com/clia. htm)可获得。然而,主要的缺点是 CLIA'88 质量要求是基于可达到的标准而不是适当的标准。此外,当法规存在及制定可接受性能标准,则实验室可以看到如适当目标达到而不是使用任何其他的质量规范。许多最近的关于质量计划的文献使用 CLIA'88 作为允许总误差质量规范为模型的基础。

(二)欧洲国家临床化学室间质评的评价限

欧洲各国家主要采用两种方式:一种是基于生物变异、专家意见、"固定"的目前技术水平,或结合这些观点得出的"固定限"。另一种是采用每次调查结果的统计标准,即是"可变的限"(实际技术水平限)(表 9-3 和表 9-4)。

表 9-3 欧洲室间质量评价界限标准

国家	固定限
丹麦	$3(1/2CV_I)$
荷兰	$3(1/2CV_I)$
比利时	生物学
德国	$3(CV_{wlab})$
捷克	$3(CV_{wlab})$
卢森堡	$3(CV_{wlab})$
芬兰	专家,P_{95}
挪威	同上
瑞士	临床医生、分析专家
克罗地亚	$2(CV_{wlab})$
爱尔兰	CCV
英国	CCV
意大利	P_{95}
西班牙	P_{95}
法国	P_{95},P_{99}
葡萄牙	P_{95},P_{99}

注:CV_I = 个体内生物变异,CV_{wlab} = 室内变异系数,P_{95} = 第 95% 位数,P_{99} = 第 99% 位数;CCV = 选定变异系数

表 9-4　欧洲不同国家临床化学室间质评的评价标准(百分变异)

项目	丹麦	荷兰	比利时	瑞士	克罗地亚	立陶宛	西班牙	意大利	法国	葡萄牙
钾	8.2	7.2	8.0	3.0	5.0	2.0	7.4	3.0	6.8	5.0
钠	0.9	0.9	2.0	2.0	3.0	3.0	6.6	2.0	3.5	2.5
氯	2.1	2.1	3.0	3.0	4.0	3.0	10.0	4.0	4.0	6.0
钙	2.7	2.7	4.5	4.0	5.0	2.0	10.0	5.5	4.6	7.0
磷	12.0		14.0	10.0	10.0	5.0	12.0	9.5		8.0
血糖	6.6	10.0	14.0	7.0	5.0	5.0	9.8	6.0	11.0	6.0
尿素	19.0	19.0	16.0	7.0	7.0	7.0	10.0	9.5	16.0	6.0
尿酸	13.0	10.0	15.0	10.0	10.0	7.0	15.0	8.0	16.0	9.0
肌酐	6.6	6.6	8.0	15.0	10.0	5.0	14.0	8.8	11.0	12.0
总蛋白	4.2	4.2	5.5	3.0	8.0	3.0	9.2	4.0	10.0	5.0
白蛋白	4.2	4.2	6.2	6.0		3.0	14.0	4.0	10.0	
胆固醇	8.1	8.1	8.4	3.0	10.0	7.0	9.8	5.5	16.5	5.0
甘油三酯	34.0	33.0	20.0	10.0	10.0	7.0	14.0	8.5	15.0	7.0
胆红素	34.0	33.0	24.0	30.0	10.0		28.0		15.0	13.0
丙氨酸氨基转移酶	41.0	10.0	20.0	15.0	20.0	7.0	17.0	13.0	20.0	11.0
天冬氨酸氨基转移	22.0	7.0	16.0	15.0	20.0	7.0	17.0	10.0	20.0	12.0
碱性磷酸酶	10.0	8.0	10.0	15.0	20.0	7.0	22.0	18.0	20.0	29.0
淀粉酶	11.0	10.0	17.0	20.0		10.0	56.0		25.0	
肌酸激酶	62.0	63.0	20.0	20.0	20.0	7.0	52.0	16.0	25.0	14.0
乳酸脱氢酶	12.0	3.0	15.0	15.0	20.0	7.0	17.0	20.0	20.0	16.0
铁	48.0	30.0		12.0	10.0	5.0	16.0	9.0	20.0	7.0
镁	3.5	3.3	9.5	4.0					12.0	
锂		5.0	10.0	6.0			22.0		10.0	
γ-谷氨酰基转移酶	22.0	18.0	15.0	15.0	20.0	10.0	18.0	13.0	20.0	11.0

(三) 澳大利亚室间质量评价标准(表 9-5～表 9-11)

表 9-5　血气室间质量评价标准

检测项目	允许性能界限(浓度水平)
pO_2	±5　(≤100mmHg)
	±5%　(≥100mmHg)
PCO_2	±2.0　(≤25.0mmHg)
	±8%　(＞25.0mmHg)

续表

检测项目	允许性能界限(浓度水平)
pH	±0.04
钠	±3mmol/L
钾	±0.2mmol/L
氯	±3mmol/L
离子钙	±0.05mmol/L
葡萄糖	±1.0　(≤10.0mmol/L)
	±10%　(>10.0mmol/L)
乳酸	±1.0　(≤10.0mmol/L)
	±10%　(>10.0mmol/L)
尿素	±1.0　(≤10.0mmol/L)
	±10%　(>10.0mmol/L)
肌酐	±10　(≤100mmol/L)
	±10%　(>100mmol/L)

表9-6　内分泌室间质量评价标准

检测项目	允许性能界限(浓度水平)
甲胎蛋白	±2　(≤17kIU/L)
	±12%　(>17kIU/L)
皮质醇	±15　(≤100nmol/L)
	±15%　(>100nmol/L)
人绒毛膜促性腺激素	±1　(≤10IU/L)
	±10%　(>10IU/L)
游离 T_3	±0.7　(≤3.5pmol/L)
	±20%　(>3.5pmol/L)
总 T_3	±0.2　(≤1.3nmol/L)
	±15%　(>1.3nmol/L)
促甲状腺素	±0.10　(≤0.5mU/L)
	±20%　(>0.5mU/L)
游离 T_4	±1.5　(≤12pmol/L)
	±12%　(>12pmol/L)
总 T_4	±12　(≤120nmol/L)
	±10%　(>120nmol/L)

续表

检测项目	允许性能界限(浓度水平)
癌胚抗原	±0.6 (≤5.0μg/L)
	±12% (>5.0μg/L)
铁蛋白	±4.0 (≤27.0μg/L)
	±15% (>27.0μg/L)
总 PSA	±0.4 (≤5.0μg/L)
	±8% (>5.0μg/L)
游离 PSA	±0.2 (≤1.4μg/L)
	±15% (>1.4μg/L)
CA-125	±6 (≤50kIU/L)
	±12% (>50kIU/L)
IgE	±4.0 (≤20.0IU/ml)
	±20% (>20.0IU/ml)
叶酸盐	±1.5 (≤6.0nmol/L)
	±25% (>6.0nmol/L)
维生素 B_{12}	±18 (≤120pmol/L)
	±15% (>120pmol/L)
皮质醇	±15 (<100.0nmol/L)
	±15% (>100.0nmol/L)
17-羟孕酮	±2.0 (≤10.0nmol/L)
	±20% (>10.0nmol/L)
雄(甾)烯二酮	±1.5 (≤10nmol/L)
	±15% (>10nmol/L)
脱氢表雄酮硫酸盐	±1.2 (≤10.0μmol/L)
	±12% (>10.0μmol/L)
雌二醇	±25 (≤100pmol/L)
	±25% (>100pmol/L)
雌三醇(总)	±20 (≤200nmol/L)
	±10% (>200nmol/L)
雌三醇(未结合)	±0.9 (≤6.0nmol/L)
	±15% (>6.0pmol/L)
促卵泡成熟激素	±1.0 (≤10.0IU/L)
	±10% (>10.0IU/L)

续表

检测项目	允许性能界限(浓度水平)
促胃酸激素	±25.0　(≤250.0pmol/L)
	±10%　(>250.0pmol/L)
生长激素	±1　(≤7mU/L)
	±15%　(>7mU/L)
胰岛素	±0.6　(≤5.0mU/L)
	±12%　(>5.0mU/L)
黄体生成激素	±1.5　(≤10.0IU/L)
	±15%　(>10.0IU/L)
孕酮	±2　(≤10nmol/L)
	±15%　(>10nmol/L)
催乳激素	±40　(≤400mIU/L)
	±10%　(>400mIU/L)
睾酮	±0.4　(≤2.7nmol/L)
	±15%　(>2.7nmol/L)
醛固酮	±24　(≤160pmol/L)
	±15%　(>160pmol/L)
PTH	±1.0　(≤8.0pmol/L)
	±12%　(>8.0pmol/L)
血管紧张肽原酶	±1.0　(≤4.0ng/ml/hr)
	±25%　(>4.0ng/ml/hr)
维生素 D_3	±9　(≤60nmol/L)
	±15%　(>60nmol/L)

表 9-7　常规化学室间质量评价标准

检测项目	可接受性能界限(浓度水平)
白蛋白	±2.0　(≤33.0g/L)
	±6%　(>33.0g/L)
碳酸氢盐	±2.0　(≤20.0mmol/L)
	±10%　(>20.0mmol/L)
胆红素(总)	±3　(≤25μmol/L)
	±12%　(>25μmol/L)
胆红素(结合)	±3　(≤15μmol/L)
	±20%　(>15μmol/L)

续表

检测项目	可接受性能界限(浓度水平)
钙	±0.10 (≤2.5mmol/L)
	±4% (>2.5mmol/L)
氯	±3 (≤100mmol/L)
	±3% (>100mol/L)
肌酐	±8.0 (≤100.0μmol/L)
	±8% (>100.0μmol/L)
果糖胺	±15 (≤250μmol/L)
	±6% (>250μmol/L)
葡萄糖	±0.4 (≤5.0mmol/L)
	±8% (>5.0mmol/L)
铁	±3.0 (≤25.0μmol/L)
	±12% (>25.0μmol/L)
铁蛋白	±4.0 (≤27μg/L)
	±15% (>27μg/L)
总铁结合力	±4.0 (≤50.0μmol/L)
	±8% (>50.0μmol/L)
转铁蛋白	±0.20 (≤2.50g/L)
	±8% (>2.50g/L)
乳酸	±0.5 (≤4.0mmol/L)
	±12% (>4.0mmol/L)
锂	±0.20mmol/L
镁	±0.10 (≤1.25mmol/L)
	±8% (>1.25mmol/L)
渗透压	±8 (≤266mmol/kg)
	±3% (>266mmol/kg)
磷	±0.06 (≤0.75mmol/L)
	±8% (>0.75mmol/L)
钾	±0.2 (≤4.0mmol/L)
	±5% (>4.0mmol/L)
总蛋白	±3.0 (≤60g/L)
	±5% (>60g/L)

续表

检测项目	可接受性能界限(浓度水平)
钠	±3 (≤150mmol/L)
	±2% (>150mmol/L)
尿酸	±0.030 (≤0.380mmol/L)
	±8% (>0.380mmol/L)
尿素	±0.5 (≤4.0mmol/L)
	±12% (>4.0mmol/L)
酸性磷酸酶	±1.5 (≤10.0U/L)
	±15% (>10.0U/L)
丙氨酸氨基转移酶	±5 (≤40U/L)
	±12% (>40U/L)
碱性磷酸酶	±15 (≤125U/L)
	±12% (>125U/L)
淀粉酶	±10 (≤100U/L)
	±10% (>100U/L)
天门冬氨酸氨基转移酶	±5 (≤40U/L)
	±12% (>40U/L)
肌酸激酶	±15 (≤125U/L)
	±12% (>125U/L)
γ-谷氨酰基转移酶	±5 (≤40U/L)
	±12% (>40U/L)
乳酸脱氢酶	±20 (≤250U/L)
	±8% (>250U/L)
脂肪酶	±12 (≤60U/L)
	±20% (>60U/L)
胆固醇	±0.30 (≤5.00mmol/L)
	±6% (>5.00mmol/L)
高密度脂蛋白胆固醇	±0.10 (≤0.08mmol/L)
	±12% (>0.08mmol/L)
甘油三酯	±0.20 (≤1.60mmol/L)
	±12% (>1.60mmol/L)
皮质醇	±30 (≤150nmol/L)
	±15% (>150nmol/L)

续表

检测项目	可接受性能界限(浓度水平)
甲状腺素	±12 (≤120nmol/L)
	±10% (>120nmol/L)
游离 T_4	±1.5 (≤12pmol/L)
	±12% (>12pmol/L)
促甲状腺素	±0.1 (≤0.5mU/L)
	±20% (>0.5mU/L)
总 T_3	±0.2 (≤1.3nmol/L)
	±15% (>1.3nmol/L)
游离 T_3	±0.7 (≤3.5pmol/L)
	±20% (>3.5pmol/L)
人绒毛膜促性腺激素 定量	±1.0 (≤10.0IU/L)
	±10% (>10IU/L)
定性	阴性 (≤5IU/L)
	可疑 (5~25IU/L)
	阳性 (>25IU/L)
肌钙蛋白 I	±0.002 (≤0.01μg/L)
	±20% (>0.01μg/L)
肌钙蛋白 T	±0.01 (≤0.05μg/L)
	±20% (>0.05μg/L)
胆碱酯酶	±500 (≤5000U/L)
	±10% (>5000U/L)
肌酸激酶-MB	±3 (≤15U/L 或 15μg/L)
	±20% (>15U/L 或 15μg/L)
NT-Pro-BNP	±25 (≤125ng/L)
	±20% (>125ng/L)
BNP	±20 (≤100ng/L)
	±20% (>100ng/L)

表 9-8 治疗药物监测室间质量评价标准

检测项目	可接受性能界限(浓度水平)
卡马西平	±2.0 (≤20.0μmol/L)
	±10% (>20.0μmol/L)

续表

检测项目	可接受性能界限(浓度水平)
地高辛	±0.2 (≤2.0nmol/L)
	±10% (>2.0nmol/L)
对乙酰氨基酚	±20 (≤200μmol/L)
	±10% (>200μmol/L)
苯巴比妥	±3.0 (≤30.0μmol/L)
	±10% (>30.0μmol/L)
苯妥英	±3.0 (≤30.0μmol/L)
	±10% (>30.0μmol/L)
奎尼丁	±2.0 (≤20.0μmol/L)
	±10% (>20.0μmol/L)
水杨酸盐	±0.10 (≤1.00mmol/L)
	±10% (>1.00mmol/L)
茶碱	±3 (≤30μmol/L)
	±10% (>30μmol/L)
丙戊酸	±25 (≤250μmol/L)
	±10% (>250μmol/L)
庆大霉素	±0.2 (≤2.0mg/L)
	±10% (>5.3mg/L)
万古霉素	±2.0 (≤20.3mg/L)
	±10% (>20.3mg/L)

表 9-9 糖化血红蛋白室间质量评价标准

检测项目	可接受性能界限(浓度水平)
血红蛋白 A1c(%)	±0.5 (≤10.0%)
	±5% (>10.0%)
血红蛋白 A1c(mmol/mol)	±4 (≤86mmol/mol)
	±5% (>86mmol/mol)

表 9-10 脂类室间质量评价标准

检测项目	可接受性能界限(浓度水平)
胆固醇	±0.30 (≤5.00mmol/L)
	±6% (>5.00mmol/L)

续表

检测项目	可接受性能界限(浓度水平)
高密度脂蛋白胆固醇	±0.1　(≤0.80mmol/L)
	±12%　(>0.80mmol/L)
低密度脂蛋白胆固醇	±0.20　(≤2.00mmol/L)
	±10%　(>2.00mmol/L)
甘油三酯	±0.20　(≤1.60mmol/L)
	±12%　(>1.60mmol/L)
载脂蛋白 A1	±0.2　(≤2.0g/L)
	±10%　(>2.0g/L)
载脂蛋白 B	±0.2　(≤2.0g/L)
	±10%　(>2.0g/L)
脂蛋白(a)	±0.20　(≤2.00g/L)
	±10%　(>2.00g/L)

表 9-11　肿瘤标志物室间质量评价标准

检测项目	可接受性能界限(浓度水平)
甲胎蛋白	±2.0　(≤20pmol/L)
	±10%　(>20pmol/L)
人绒毛膜促性腺激素	±1　(≤10IU/L)
	±10%　(>10IU/L)
癌胚抗原	±0.6　(≤5.0μg/L)
	±12%　(>5.0μg/L)
总前列腺特异性抗原	±0.4　(≤5.0μg/L)
	±8%　(>5.0μg/L)
CA 125	±6　(≤50kU/L)
	±12%　(>50kU/L)
CA 15-3	±3　(≤30kU/L)
	±10%　(>30kU/L)
β-2-微球蛋白	±0.2　(≤2.0mg/L)
	±10%　(>2.0mg/L)
PRL	±3　(≤10mU/L)
	±15%　(>10mU/L)
CA 19-9	±6　(≤40kU/L)
	±15%　(>10kU/L)

世界上许多不同的室间质量评价计划使用不同的技术判断参加实验室的可接受性或可达到的其他性能准则。有些国家分析参加实验室回报数据,应用总的或方法组公议值评价偏倚或使用计算的 s 或 CV 建立可接受的界限,通常是 $3s$ 或 $3CV$。这种情况有明显的缺陷,因为 s 或 CV 仅显示当前方法和技术所能达到的水平。

然而更多的实验室专业人员使用固定限作为可接受准则。像 CLIA'88 准则,一般指的是允许总误差。使用这些室间质量评价固定限作为质量规范的主要缺陷是,虽然这些质量规范是根据专家观点而定,但它们算是完全根据经验的。不同的国家使用完全不同的固定限,其支持的观点不是完全客观的。它们也清楚受到当前技术和方法学实际能达到的影响,或被称为“当前技术水平”。

尽管存在这些困难,从能力验证或室间质量评价计划关于当前技术水平的证据已在过去广泛地提倡作为质量规范,特别是当由更好的实验室可达到的性能,通常最好的 20% 可作为目标。根本的概念是,如果五个实验室中有一家实验室能达到这种水平的质量,则对于所有的实验室存在的技术和方法学达到的相同的分析性能。

七、基于当前技术水平的质量规范

从能力验证和室间质量评价计划组织者通常可获得关于分析上实际可达到的数据;如果没有可获得的质量规范,我们能使用这种通常可达到的当前技术水平。然而,文件记录的分析性能不可能真实地反映当前的技术水平,因为分发给参加实验室的样本由于基质效应,不能像患者样本一样。另外,实验室工作人员可能对这些样本采取特殊方式处理,试图“改进”其性能。文件记录的能力验证和室间质量评价计划当前技术水平随时间而变化(并不总是越来越好),及取得的性能可能与实际的医学需要没有关系。

通过阅读文献中的关于方法学的论著可获得当前技术水平。需要警告的是:实验室发明者或最初的评价者文件记录的性能可能是最好情况下(因为在接近理想条件下操作)而不是每天实践所能达到的。再就是,分析上达到的性能可能与实际医学需要之间没有内在关系。

因此,这些方法在层状模式中处于较低位置,且所处的位置一定低于基于生物学变异的质量规范。

第五节　基于生物学变异设定质量规范的策略

在检验医学领域建立如不精密度、偏倚和允许总误差质量规范的所有策略具有其优点和缺点。当然,基本原理是质量规范应该是:①坚定地根据医学要求;②可用于所有的实验室,而不考虑实验室的大小、类型或场所;③使用简单易于理解的模式产生;④受到该领域的专业人员信服并广泛地被接受。

基于生物学的质量规范看来是满足所有这些标准,并且将在本部分接受详细的检查。

一、临床实验室试验结果的使用

实验室试验结果可用于许多情况。我们将其用于教学和培训,及从基础到应用的科研和开发项目。我们也可将试验结果用于临床上四种相当不同的情况。

1. 诊断(diagnosis) 涉及通过调查症状来识别疾病,且这通常包括执行一组相关的临床实验室的检测。

2. 发现病例(case finding) 一组研究的机会性能,当一个人参与卫生保健系统时,通常包括一组临床实验室检测。

3. 筛查(screening) 对未被认出的疾病或缺陷的识别,且应用于表面是健康的人群。

4. 监测(monitoring) 涉及随着时间的变化审核实验室试验结果。时间可短期的(例如,医院急性疾病的处理);中期的(例如:测量肿瘤标志物来评价复发);或长期的(例如:糖尿病血糖控制的监测)。

精密度和偏倚的质量规范应保证能达到这些临床目的。如果我们发展单独的精密度和偏倚的质量规范,就很容易计算允许总误差的规范。

二、精密度质量规范:计算总的变异

随机变异或精密度,定义为在规定的条件下获得独立测量结果之间一致性接近程度。在实际工作中,精密度由室内质量控制计划同一样本重复分析进行测量。

为了回答这一问题,“精密度应该多低?”,我们必须回答,“精密度对试验结果的影响及临床决策”。

在我们研究这种数据之前,我们必须探查更客观的和数学上总变异的计算。在本文中有两种相关的公式。

首先,如果试验结果通过加或减法进行计算,则总变异是以标准差形式表示方差之和,即是:

如 C = A + B 或 如 C = A − B,且测量值 A 和 B 分别具有分析的精密度为:s_A 和 s_B,则,$s_C^2 = s_A^2 + s_B^2$,所以 $s_C = (s_A^2 + s_B^2)^{1/2}$。

以“阴离子间隙”为例:

阴离子间隙 = (钠 + 钾) − (氯 − 碳酸盐)。

如果钠分析的 s 是 1.0mmol/L,钾为 0.1mmol/L,氯为 1.0mmol/L,碳酸盐为 0.5mmol/L,则阴离子间隙估计的 s 等于

$$(1.0^2 + 0.1^2 + 1.0^2 + 0.5^2)^{1/2} = (1.00 + 0.01 + 1.00 + 0.25)^{1/2} = 2.26^{1/2} = 1.50$$

注意到结果 s 在数值上超过任何 s 分量,但不是 s 分量的简单数学相加;加法必须是方差。

当所有的分量具有相同的均值——这是非常重要的限制性条件,则在公式中可用 CV 代替 s。

其次,如果通过乘法或除法计算量值,则总方差是方差之和。但是这必须是由 CV 项进行,即是:

如果 C = A × B 或如果 C = A/B,则测量值 A 和 B 分别有分析的精密度为 CV_A 和 CV_B,则,$CV_C^2 = CV_A^2 + CV_B^2$,所以 $CV_C = (CV_A^2 + CV_B^2)^{1/2}$。

临床实验室所有检测项目由于下列缘故而不同:①分析前变异;②分析变异;③个体内生物学变异。

这些变异都是随机的。因此,它们被认为具有高斯分布。如我们所见,高斯分布的离散程度(宽度,大小)可由标准差描述。

如果分析变异是 s_A，且个体内生物学变异为 s_I，则总变异（s_T）按如下公式计算：

$$s_T^2 = s_A^2 + s_I^2 \text{或} s_T = (s_A^2 + s_I^2)^{1/2}。$$

如果我们在相同的 CV_I 水平下确定或估计 CV_A，在这种情况下值的均值将是相同，因此计算的总变异为：

$$CV_T^2 = CV_A^2 + CV_I^2$$

或

$$CV_T = (CV_A^2 + CV_I^2)^{1/2}$$

三、精密度对试验结果变异的影响

我们报告我们的分析结果为单一数值，但是每一数值有其固有的变异。如果我们忽略分析前变异，则这种变异是由于个体内生物学变异和分析随机变异——精密度和偏倚改变（例如，由于校准改变），我们通常将其包括在精密度估计值中，并且我们应该尽可能地将其降低。因此，既然我们如今知道我们考虑个体内生物学变异是固定的，分析"噪音"量加到生物学"信号"仅依赖于分析的精密度。

我们可计算精密度改变对固有变异的影响。我们知道：

$$CV_T = (CV_A^2 + CV_I^2)^{1/2}$$

因此，如果分析精密度与个体内生物学变异具有相同的量值，则信号和噪音实际上是相等的，则 $CV_A = CV_I$，通常公式简单替换，

$$CV_T = (CV_A^2 + CV_I^2)^{1/2} = (2CV_I^2)^{1/2} = 1.414CV_I$$

意味着因为分析变异则固有的变异（由于生物学）已增加 41.4%。由于分析的缘故真实结果的变异性已增加了 41.4%。

类似的，如果精密度是两倍的个体内生物学变异，

$$CV_A = 2CV_I$$

因此

$$CV_T = [(2CV_I)^2 + CV_I^2)^{1/2} = (4CV_I^2 + CV_I^2)^{1/2} = (5CV_I^2)^{1/2} = 2.236CV_I$$

意味着因为分析变异固有的变异（由于生物学）已增加了 123.6%。由于分析的缘故真实的试验结果的变异性已增加了 123.6%。

另一方面，如果精密度是个体内生物学变异的一半，

$$CV_A = 1/2CV_I$$

因此

$$CV_T = [(1/2CV_I)^2 + CV_I^2)^{1/2} = (1/4CV_I^2 + CV_I^2)^{1/2} = (5/4CV_I^2)^{1/2} = 1.118CV_I$$

意味着因为分析变异固有的变异（由于生物学）已增加了 11.8%。由于分析的缘故真实的试验结果的变异性已增加了 11.8%。

我们可对大范围的精密度值进行类似的计算，计算器由于分析的缘故已增加的真实试验结果的变异性是多少。表 9-12 显示这些值。

变异量被加到真实试验结果变异性与 CV_A/CV_I 比值之间的关系不是线性。随着精密度增加，分析"噪音"量加到生物"信号"相对地增加较多。应该注意到一旦精密度数值上大于个体内生物变异这种情况下就特别重要。

表 9-12　随着精密度与个体内生物学变异相比变得更大时，加入到真实结果变异性的变异量

精密度与个体内生物学变异的比值 (CV_A/CV_I)	加入到真实变异性中变异的量（真实变异的百分比）
0.25	3.1
0.50	11.8
0.75	25.0
1.00	41.4
1.50	80.3
1.73	100.0
2.00	123.6
2.50	169.3
3.00	216.2
4.00	312.3
5.00	409.9

四、精密度对胆固醇结果的变异性的影响

增加不精密度——即，试验性能下降——增加了试验结果变异性的数量。现在让我们将上述讨论的理论放到临床情况中。

一位63岁的老人，男性，高血压，胆固醇浓度为6.60mmol/L。我们知道胆固醇个体内生物学变异为6.0%。因此，该男性血清胆固醇以 CV 表示的固有变异为6.0%，s 为0.40mmol/L。

因此，我们从高斯分布特征可知道，

(1)均值 ± 1s 包含有68.3%的结果，

(2)均值 ± 2s 包含有95.5%的结果，

(3)均值 ± 3s 包含有99.7%的结果，

那么，从纯的生物学观点来看：

(4)值落在6.60 ±0.40mmol/L =6.20 ~7.00mmol/L 范围内的概率有68.3%，

(5)值落在6.60 ±0.80mmol/L =5.80 ~7.40mmol/L 范围内的概率有95.5%，

(6)值落在6.60 ±0.80mmol/L =5.80 ~7.40mmol/L 范围内的概率有99.7%，如果分析的精密度是3%，如美国国家胆固醇教育计划推荐，则总变异将是

$$CV_T = (CV_A^2 + CV_I^2)^{1/2} = (6^2 + 3^2)^{1/2} = 6.7\%$$

所以，有95.5%概率胆固醇结果落在6.60 ±0.88mmol/L =5.72 ~7.48mmol/L 范围之内。

如果精密度是5%，有95.5%概率胆固醇结果落在6.60 ±1.03mmol/L =5.57 ~7.63mmol/L 范围之内。

如果精密度是10%，有95.5%的概率其胆固醇结果落在6.60 ±1.54mmol/L =5.06 ~8.14mmol/L 范围之内。

图 9-5 显示随着不精密度增加单个胆固醇结果 95.5% 离散程度的范围。再次注意不精密度下降的影响的非线性性质。图形不是具有直的侧边的等腰三角形，侧边是凹向中心。甚至最差的不精密度给出较大的离散。

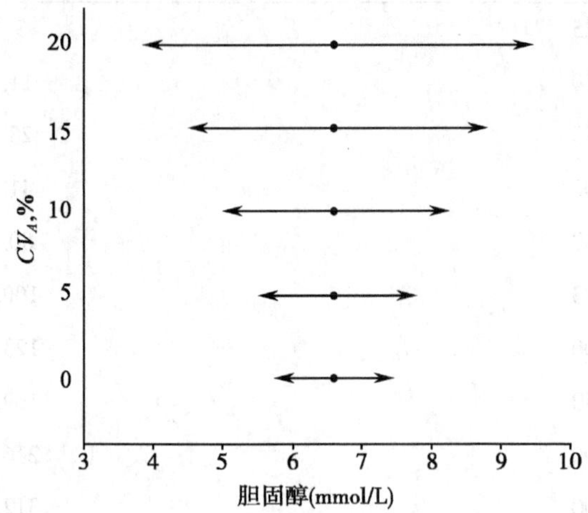

图 9-5　血清胆固醇 6.60mmol/L 在不同分析不精密度水平下 95.5% 的离散程度

我们已看到某个体随着时间的过去系列结果的变化是由于分析前变异、分析变异（精密度和偏倚的改变）和个体内生物学变异。因此，由于误差是相加的，差的不精密度将难以随时间监测人的情况，因为大的变化是由于分析变异而不是真实意义的改进或退化。临床“信号”被分析“噪音”所淹没。这就是不精密度在监测个体系列试验结果解释极其重要的影响。

基于人群参考值经常用于帮助解释。参考区间由参考个体样本获得的结果进行计算。这些结果的每一个结果包含有分析不精密度的变异分量。很清楚，使用差的不精密度的方法产生的值将具有比具有很好精密度方法同一项目的产生的值有较宽的参考区间。由于分析变异导致较宽的参考区间将具有较少的实用性，因为更经常地将个体不正确地进行分类。

五、基于生物变异的精密度质量规范

低的不精密度可减小每一个体试验结果的固有变异性（我们将随后探讨低的不精密度如何导致单个个体系列试验结果改变更大的概率意义，及导致窄的基于人群的参考区间，产生更好的诊断正确性）。

如果我们知道不精密度是低的，我们将在每分析批中运行较少的室内质量控制样本，或者使用不太严格的质量控制规则。我们将增加误差检出概率和减低判断结果假失控的概率。这是非常重要的质量计划概念。

但是多低的不精密度才算是好的？我们知道增加不精密度导致增加试验结果变异性。我们可详细地计算，随着 CV_A 增加，增加变异量上升，这种上升并不是简单的线性。

关于分析变异应小于 1/2 平均个体内生物学变异的概念不是新的，而早在 30 年前就已提出。我们已经计算，如果分析变异小于 1/2 平均个体内生物学变异，则增加到真实试验结果变异性的变异量大约是 10%。仅有 10% 的分析“噪音”被加入真实生物“信号”。这种加

入分析变异性的量看来是合理的(尽管必须承认这是相当经验的判断),并且导致我们要求最好的精密度质量规范是

分析精密度 <1/2 个体内生物学变异,或 $CV_A < 0.50CV_I$

这种模式在质量规范层次处于较高的位置,仅次于评价分析对临床决策的影响。由于结果分析方法的许多困难,实际上基于生物学变异分量的质量规范得到许多的支持,并广泛被采用已有许多年。使用它们很容易,因为个体内生物学变异的估计在不同时间和地区是固定的。此外,容易获得关于平均个体内生物学变异的数据使得计算质量规范变得容易。而且,在国际和国家指南推荐的许多的质量规范——层次的第 3 位——也是基于生物学变异。

这种基本概念已扩展:相对于个体内生物学变异增加分析不精密度将增加试验结果的变异性。我们已显示早期的简单计算将允许我们确定:①当 $CV_A < 0.75CV_I$,则至多 25% 变异性被增加到试验结果的变异性中;②当 $CV_A < 0.50CV_I$,则只是 12% 的变异性被加入;③当 $CV_A < 0.25CV_I$,则最大 3% 的变异性被加入。如图 9-6 所示的推荐。

1. 适当的性能(desirable performance)　由 $CV_A < 0.50CV_I$ 规定。使用这种公式产生的质量规范应被视为广泛地应用。这种是最初的,最广泛地被接受,并且是经常使用的基于生物学变异的质量规范,但是,我们已建议,为了迎合那些看起来太"松"或太"严格"的一般的质量规范的分析项目,可以采用下列两种性能标准。

2. 最佳的性能(optimum performance)　由 $CV_A < 0.25CV_I$ 规定。使用这种公式产生的最严格的质量规范应用于由当前技术和方法学容易达到的适当性能标准的项目。

3. 最低的性能(minimum performance)　由 $CV_A < 0.75CV_I$ 规定。使用这种公式产生的不太严格的质量规范应用于当前技术和方法学不易达到的适当性能的那些分析项目。

附录 Q 显示大量的分析项目的精密度三个层次的质量规范。

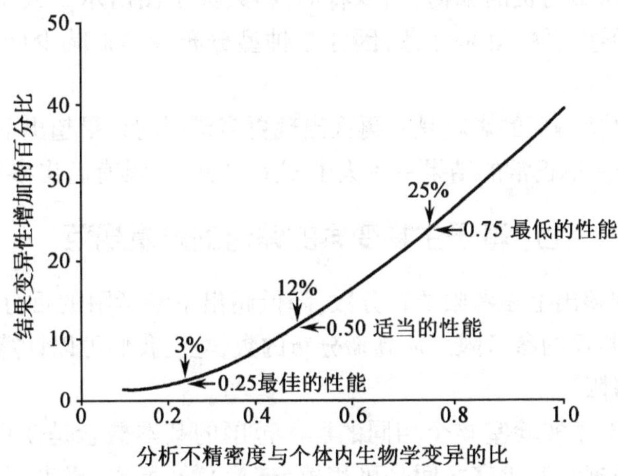

图 9-6　不精密度规范显示加入的试验结果变异性量作为不精密度与个体内生物学变异比的函数

六、性能对参考值的影响

参考区间的离散程度将依赖于分析程序的不精密度。正如我们所见,精密度越差,参考区间越宽。我们可以使用如前演示方差相加法就很容易进行计算。然而,偏倚更为重要。

参考限将是更依赖于分析偏倚(图 9-7)。

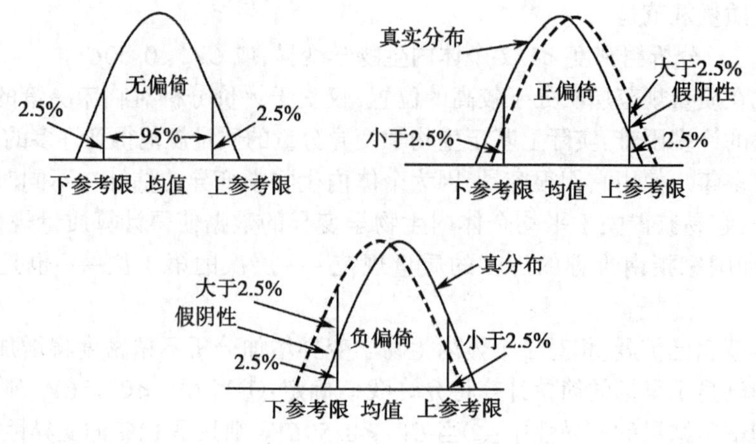

图 9-7　偏倚对参考值的影响

上左图显示的是无误差的高斯分布。根据定义及根据当前的惯例，设定的参考限确保95%总体的值落在参考区间之内。因此，该组的 2.5% 的值高于上参考限及 2.5% 的值低于下参考限。

现在，如果方法有正的偏倚，曲线将向右移，如上右图所示。该组中将有大于 2.5% 的值高于上参考限，小于 2.5% 的值低于下参考限。重要的是要记住，因为钟型分布，高于在上参考限 2.5% 的增加则大于低于下参考限 2.5% 的减少。

另外的想法就是关于这种正的偏倚的影响是比假阴性有更多的临床假阳性。重要的最终结果是大于 5% 的人将被划分为不正常——比期望 5% 更多的值超出参考区间。

类似的，如果方法具有负的偏倚，曲线将向左移，如下图所示。大于 2.5% 的组将具有值小于下参考限。再重要的就是注意，因为是钟型分布，2.5% 减少低于下参考限将大于 2.5% 增加高于上参考限。

另外的想法就是负偏倚的影响是将再次出现更多错误的结果超出下参考限。再就是大于 5% 的人将被划分为不正常的结果——大于期望的 5% 将具有超出参考区间的值。

七、基于生物变异的偏倚的质量规范

正的偏倚将增加超出上参考限的百分数，降低超出下参考限的百分数。负偏倚将具有相同的效果，但是在相反的参考限。从高斯分布的数学上，我们可以计算当存在偏倚时有多少人将超出每一参考限。

根据医学观点，对于实验室整个相同的群体范围的基本概念是使用相同的参考区间。这就意味着实验室数据在实验室之间是可移植(转换)的，所以，患者每次去不同医院时没有必要获得重复的实验室试验。即使患者看不同科室的医生，使用不同的实验室，实验室结果将是可比的，如果它们仅有很小的偏倚。另外，当实验室改变分析系统或方法时，理想的情况是实验室使用的参考值将可以继续使用而不用修改。

但是多大的偏倚可允许这种参考区间在不同时间和地区进行转换呢？参考区间由个体内生物变异(CV_I)和个体间生物变异(CV_G)组成，如果分析的精密度是可忽略的，可以计算这种“组”生物变异，如简单的方差相加，如$(CV_I^2+CV_G^2)^{1/2}$。记住我们在这种公式中使用CV，因为组分的均值是相同的。

我们使用相同组的参考值时分析偏倚应该小于1/4组的生物变异，或$B_A<0.250(CV_I^2+CV_G^2)^{1/2}$。

当$B_A<0.250(CV_I^2+CV_G^2)^{1/2}$时，我们可以计算出1.4%超出一侧参考限，4.4%超出另一侧。因此，比原期望5%少的小于组的1%(0.8%)超出参考区间。增加超出参考区间人的数量是0.8/0.5=16%，类似于设定适当的精密度质量规范，这种看似“合理的”通用的质量规范。

当$B_A<0.375(CV_I^2+CV_G^2)^{1/2}$，我们也可计算出1.0%超出一侧参考限，及5.7%超出另一侧，这样大约1.7%大于期望5%超出参考区间(超出参考区间人数量的增加1.7/5.0=34%)。

当$B_A<0.125(CV_I^2+CV_G^2)^{1/2}$，则1.8%超出一侧参考限，3.3%超出另一侧，这样大约0.1%大于期望5%超出参考区间(超出人数增加是0.1/5.0=2%)。

这种推理，如精密度一样，我们应该有三种水平的质量规范，如图9-8所示。

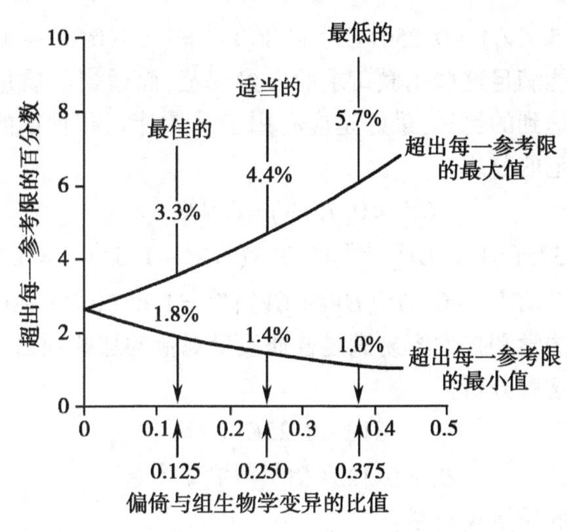

图9-8　偏倚的质量规范显示出群体超出参考限百分数作为偏倚与组生物变异比的函数

1. 适当的性能规定为$B_A<0.250(CV_I^2+CV_G^2)^{1/2}$　使用这种公式产生的质量规范应被视为通常可适用的。这种是最初的、最广为接受的、并且经常使用的基于生物变异的质量规范，为了满足通常质量规范看起来如果太“松”或太“严格”的那些分析项目，我们建议采用下列的质量规范：

2. 最佳性能规定为$B_A<0.125(CV_I^2+CV_G^2)^{1/2}$　使用这种公式产生的更为严格的质量规范可应用于那些当前技术和方法学容易达到适当的性能标准的分析项目。

3. 最低性能规定为$B_A<0.375(CV_I^2+CV_G^2)^{1/2}$　使用这种公式产生的不太严格的质量规范可应用于那些当前技术和方法学不易达到适当的性能标准的分析项目。

附录Q中给出了大量分析项目三个层次偏倚的质量规范。

八、允许总误差的质量规范

最为广泛接受的质量规范是基于生物学变异,它是层次模式中第二层的质量规范,这样普通适当的质量规范是:

$$CV_A < 0.50CV_I$$

$$B_A < 0.250(CV_I^2 + CV_G^2)^{1/2}$$

则允许总误差的适当质量规范是:$TE_a < 1.65(0.50CV_I) + 0.250(CV_I^2 + CV_G^2)^{1/2}$

三个水平模式考虑到使用当前方法学和技术不能满足这些普通的质量规范的那些分析项目,例如,血清中钙和钠的检测。对于这些困难的分析:

$$CV_A < 0.75CV_I$$

$$B_A < 0.375(CV_I^2 + CV_G^2)^{1/2}$$

则允许总误差的最低的质量规范是:$TE_a < 1.65(0.75CV_I) + 0.375(CV_I^2 + CV_G^2)^{1/2}$

例如:氯,$CV_I = 1.2\%$ 和 $CV_G = 1.5\%$,所以适当的质量规范是:

$$CV_A < 0.50CV_I = 0.6\%$$

$$B_A < 0.250(CV_I^2 + CV_G^2)^{1/2} = 0.250(1.2^2 + 1.5^2)^{1/2} = 0.5\%$$

$$TE_a < 1.65(0.50CV_I) + 0.250(CV_I^2 + CV_G^2)^{1/2} = 1.65(0.6) + 0.5 = 1.5\%$$

很有可能实验室不能满足这些稍微苛求的质量规范,而适当的质量规范应被作为当方法学和技术允许时能够达到的目标,最好是应有用于质量计划和管理的现实的规范。这些则应是根据最低质量规范的公式:

$$CV_A < 0.75CV_I = 0.9\%$$

$$B_A < 0.375(CV_I^2 + CV_G^2)^{1/2} = 0.375(1.2^2 + 1.5^2)^{1/2} = 0.7\%$$

$$TE_a < 1.65(0.75CV_I) + 0.375(CV_I^2 + CV_G^2)^{1/2} = 1.65(0.9) + 0.7 = 2.2\%$$

也应该考虑当前方法学和技术容易满足普通质量规范的那些项目,例如,血清甘油三酯和肌酸激酶检测。对于这些分析:

$$CV_A < 0.25CV_I$$

$$B_A < 0.125(CV_I^2 + CV_G^2)^{1/2}$$

因此允许总误差的最佳的质量规范是:

$$TE_a < 1.65(0.25CV_I) + 0.125(CV_I^2 + CV_G^2)^{1/2}$$

例如,尿素 $CV_I = 12.3\%$ 和 $CV_G = 18.3\%$,所以适当的质量规范是

$$CV_A < 0.50CV_I = 6.2\%$$

$$B_A < 0.250(CV_I^2 + CV_G^2)^{1/2} = 0.250(1.23^2 + 1.83^2)^{1/2} = 5.5\%$$

$$TE_a < 1.65(0.50CV_I) + 0.250(CV_I^2 + CV_G^2)^{1/2} = 1.65(6.2) + 5.5 = 15.7\%$$

很有可能实验室能满足这些不太苛求的质量规范,最好是有更加严格的规范用于质量计划和管理。这些则应是根据最佳的质量规范公式:

$$CV_A < 0.25CV_I = 3.1\%$$

$$B_A < 0.125(CV_I^2 + CV_G^2)^{1/2} = 0.125(12.3^2 + 18.3^2)^{1/2} = 2.8\%$$

$$TE_a < 1.65(0.25CV_I) + 0.125(CV_I^2 + CV_G^2)^{1/2} = 1.65(3.1) + 2.8 = 7.9\%$$

附录 Q 中给出大量分析项目三个层次总误差的质量规范。

九、基于生物变异的其他质量规范

使用可提供的生物学变异数据能导出许多其他的质量规范，虽然很少广泛使用但仍然引起人们的关注。

有时，同一实验室使用不同的技术分析个别分析项目。例如急诊和常规检测部门，常规检测设备和备份系统，实验室和床旁(POCT)分析仪。通常同一患者样本由这些不同的系统检测。这些系统可能具有不同的精密度和不同的偏倚。

现代的观点是，如果我们已知道偏倚，在报告结果之前应消除它(这是很好的科学实践，并且是国际机构如国际临床化学和检验医学联合会和国际理论化学和应用化学联合会所提倡)。而且，如果将一种系统(通常是常规系统)作为“金标准”(gold standard)，如果可能的话，所有其他系统的校准应与之相联系。

然而，有可能方法具有其固有的精密度、有些偏倚和偏倚的改变。因此，重要的是确保单独的结果具有可比性。通常我们在不同的系统上分析相同的室内质量控制样本，但是我们每批使用不同个数的样本和不同的规则判断在控和失控。基于调查系列结果显著性改变的数学模式已显示出为在一个实验室用于分析同一项目两方法之间的允许差值设置质量规范，其公式为：

$$\text{允许差值} < 0.33CV_I$$

对于许多分析项目，这种水平的性能当前的方法和技术是可以达到的。例如，尿素 CV_I 为12.3%，所以方法之间的允许差应是4.1%。在某一地区的某一中心实验室有三台全自动生化分析系统，某一个分析项目的每月质量控制均值之间的差值总是<1.0%。相反，即使钠分析的均值之间差只有0.4mmol/L，我们的性能并没有完全满足0.2%的允许差值质量规范，因为钠的 CV_I 仅为0.7%。

当分析系统具有完全不同的方法学和校准技术时，在实践中它将难以满足这些有时苛求的质量规范。这就是为什么许多实验室消除单独的急诊设施，通过中心实验室系统使用良好工作流管理实施快速通道、样本的快速响应，因此推动不同区域实验室结果的传递。而且，通过采用真空采血管技术传输系统(缩短周转时间)尽可能地少做POCT也可以消除与不同分析系统获得结果可比性有关的问题。

使用类似于基于生物学变异模式能计算治疗药物监测中药物水平的质量规范。此种模式假定药物浓度在最大值和最小值之间的稳定状态波动是“生物变异”。它也可以假定有可忽略的偏倚。使用简单的药物代谢动力学理论，治疗药物监测精密度质量规范是：

$$CV_A < 0.25[(2^{T/t}-1)/(2^{T/t}+1)] \times 100,$$

其中，T 是给药间隔，t 是半衰期。这种模式具有药物浓度随时间变化看来是恰到好处的。对于具有短期给药间隔和长效期的药物——并且这些药物在稳定状态下变化很小可导出严格的质量规范。

地高辛通常以单独每日给药的剂量。对于肾功能没有损害的对象，平均半衰期是38.4小时。从该模式可得出，适当的精密度是：

$$CV_A < 0.25[(2^{24/38.4}-1)/(2^{24/38.4}+1)] \times 100 = 0.25[(1.54-1)/(1.54+1)] \times 100 = 5.3\%$$

具有短半衰期的药物如卡马西平(平均半衰期是16小时)，通常每天给药两次。从该模式如预期质量规范将类似于地高辛，因为尽管该药物的半衰期短，给药间隔也短：

$$CV_A < 0.25[(2^{12/16}-1)/(2^{12/16}+1)] \times 100 = 0.25[(1.68-1)/(1.68+1)] \times 100 = 6.4\%$$

欧洲室间质量评价组织者工作组已研究建立质量规范用于能力验证和室间质量评价计划固定可接受限的客观方法。该模式严密地使用 TEa 质量规范(99%概率),即:

$$允许误差<0.25(CV_I^2+CV_G^2)^{1/2}+2.33(0.05CV_I)$$

这种对精密度和偏倚适当质量规范的简单联合——正如前面所述计算 TEa 一样。表 9-13 显示欧洲工作组提倡的一些项目的质量规范。

表 9-13　欧洲推荐的能力验证和室间质量评价计划中 *TEa* 质量规范

分析项目	能力验证和室间质量评价计划中的 *TEa*
钠	0.9
钾	7.2
钙	2.8
镁	4.2
葡萄糖	7.0
肌酐	7.9
胆固醇	10.4
尿素	20.8

另一欧洲工作组已提出参考方法质量规范的问题。建议是当这样的方法用于确认常规方法时,应使用前面提议的基于生物学的质量规范,对于此种应用其大小应该减半。然后它们完全变成最小的基于生物学的质量规范组。

$$CV_A<0.25CV_I$$

和

$$B_A<0.125(CV_I^2+CV_G^2)^{1/2}$$

然而,当方法用于为室间质量评价计划设定靶值时,可接受的固定限应是 *TEa* 的 99%限,但是这些数值应除以因数 5:

$$TE_a<0.20[0.25(CV_I^2+CV_G^2)^{1/2}+2.33(0.05CV_I)]$$

表 9-14 显示参考方法在两种相当不同应用 *TEa* 的质量规范。很清楚,专业人员的共识是质量规范最好是基于生物变异分量进行计算的。

表 9-14　参考方法的质量规范

分析项目	用于常规方法确认研究中的 *TEa*	用于 EQAS 质控物赋值的 *TEa*
钠	0.1	0.2
钾	0.8	1.4
钙	0.4	0.6
镁	0.6	0.8
葡萄糖	1.0	1.4
肌酐	1.1	1.6
胆固醇	1.4	2.1
皮质醇	4.1	5.6

详细内容可参考本作者主编的《临床检验生物学变异与参考区间》一书。

第十章

分析过程——临床检验的生产过程

管理质量要求对生产的产品或服务的系统或过程进行了解。质量改进依赖于改变过程消除问题的原因。目标是第一次就把事情做好,由此取得要求的质量,与此同时提高生产率和降低成本。为了达到这一目标,管理者和工作人员需要理解他们所使用的生产过程。

在临床实验室,生产过程就是分析过程。产品就是试验结果。通过对样本的某些特征进行度量,通常是被检测的分析物与一定的化学试剂反应产生的化学变化来分析患者样本。由统计质量控制方法监测测定值保证它们的正确性。

在这一章中,我们阐述了在临床实验室如何建立分析过程,识别测定方法的关键特征,以及描述统计控制方法如何工作。在描述有关分析过程的一些基本概念和名词术语时,我们将介绍专业组织如国际临床化学和检验医学联合会(IFCC),美国临床和实验室标准化研究院(CLSI)及美国质量控制学会(ASQC)推荐的名词及定义。

第一节 分析过程

分析过程(analytical process)这一名词指的是产生可报告的分析结果所需要的操作步骤、材料和仪器设备。分析过程有两个主要部分:一个是测定方法(measurement procedure),另一个是控制方法(control procedure)。测定方法指的是具体的分析步骤,即获得分析结果的试剂、仪器及逐步使用说明。控制方法指的是分析过程的一部分,通过检验分析结果的正确性来确定它是否可靠及能否发出报告。

Eisenhart 用“测定过程”(measurement process)这个名词指代“分析过程”(analytical process),他把它定义为“用特定的设备、仪器、条件等来表示测定方法的实现,其充其量只不过仅接近于那些描述……”在“测定方法”上给出那些描述的条件,其定义为“使用仪器和设备的规格,进行的操作,执行的条件……”在定义这两个名词上,Eisenhart 指出原理可不同于实践:由于在特定的实验室可能需要修改,一个测定方法可导致几个不同的执行方式。分析过程是在特定实验室里根据一定的测定原理的特殊执行。

在临床实验室中,使用的分析过程通常指的是分析方法,其由 IFCC 定义为“描述了分析人员获得结果所需的步骤、材料和仪器的一套书面说明。”是否包括统计质量控制作为“分析方法”的一部分依赖于“结果”的解释,是在通过统计质量控制评价它的正确性之前作出了“结果”的测定,还是在评价测定值正确性之后获得的可报告的“结果”?

为了清楚地把测定部分从分析过程的控制部分区分开来,我们把测定方法定义为分析人员获得患者样本测定值所需的操作步骤、材料和仪器。我们把控制方法定义为分析人员评价患者样本测定值的正确性及因此是否能报告试验结果所必需的操作步骤和材料。

一、建立分析过程

图 10-1 阐明了建立临床检验分析过程所需要的步骤。大多数分析人员仅具有一些步骤的经验。例如,分析人员可能涉及分析过程的常规操作,而不知道要进行过程的选择和评价工作。其他的分析人员可能涉及评价新的测定方法,有的分析人员可能关心评价应该使用什么样的质量控制方法。没有分析人员会经历整个分析过程的发展过程。

1. 确定医学要求(medical needs)　这通常是由医生帮助诊断特殊的医疗问题或监测特定的医疗情况要求的起点。要求可能是具有没有识别测定分析物诊断问题的陈述,但更经常是医生具有一些什么样的分析物将提供医学上有用信息的资料。医学文献的研究可描述一定的分析物如何与诊断情况或医疗情况的改变发生联系,以及可报告几个不同的试验来满足医疗的需要。

2. 选择和评价诊断试验　在医学文献、临床经验和医学权威推荐的研究基础上,选择诊断试验和寻找文件记录来支持试验的医学实用性。从临床研究的定量评价中建立试验诊断的灵敏度和特异性。当从其他的资料中不能获得所需的信息时,则应该进行临床研究。

3. 评价医学性能(medical performance)　利用研究人群疾病的患病率(prevalence)能计算试验的预测值和效率。如果试验结果提供预期应用有用的资料,则寻找到了常规测定方法。如果试验结果不是医学上有用的,则必须选择和评价不同的诊断试验。

4. 建立分析要求(analytical requirements)　一旦建立了试验的医学实用性,就必须规定分析要求。“应用要求(application requirements)”——如标本类型、样本量、周转时间、成本等因素;“性能要求(performance requirements)”——分析范围、分析的灵敏度和特异性、精密度和准确度。这些要求指导测定方法的选择和评价。

5. 选择和评价测定方法　选择测定方法满足规定的应用要求。在实验室进行实验研究——分析范围、干扰、回收、重复试验以及与其他已建立的测定方法相比较,检验测定方法是否满足性能要求。

6. 评价分析性能(analytical performance)　对从方法评价研究获得的实验结果进行统计分析提供分析误差的估计。观测的误差与允许误差(总误差规范)相比较来判断分析性能的可接受性。如果不能接受,则修改测定方法来提高它的性能,或选择新的测定方法,并且重新进行评价研究。如果分析性能是可接受的,在常规操作执行测定方法之前,必须建立质量控制方法。

7. 确定医学上重要误差(medically important errors)　当测定方法正常工作时,即在稳定性能条件下操作,它的误差是小于允许分析误差,这由方法评价研究证实。然而,如果改变了稳定操作条件,分析误差大小可增加,很有可能使实验结果不具有医学实用性。从总误差规范和方法评价研究上观测的误差能计算出这些额外误差的大小,即是医学上重要的误差。

8. 选择和评价统计控制方法(statistical control procedure)　当出现医学上重要的误差时,用统计控制方法来警告分析人员是不可缺少的。控制方法的选择应建立在所需的误差检出能力,以及它的假警报率、易于使用、培训要求等实际考虑基础上。控制方法的性能应该用定量的名词来记录,这样才能知道检出医学上重要误差的机会。

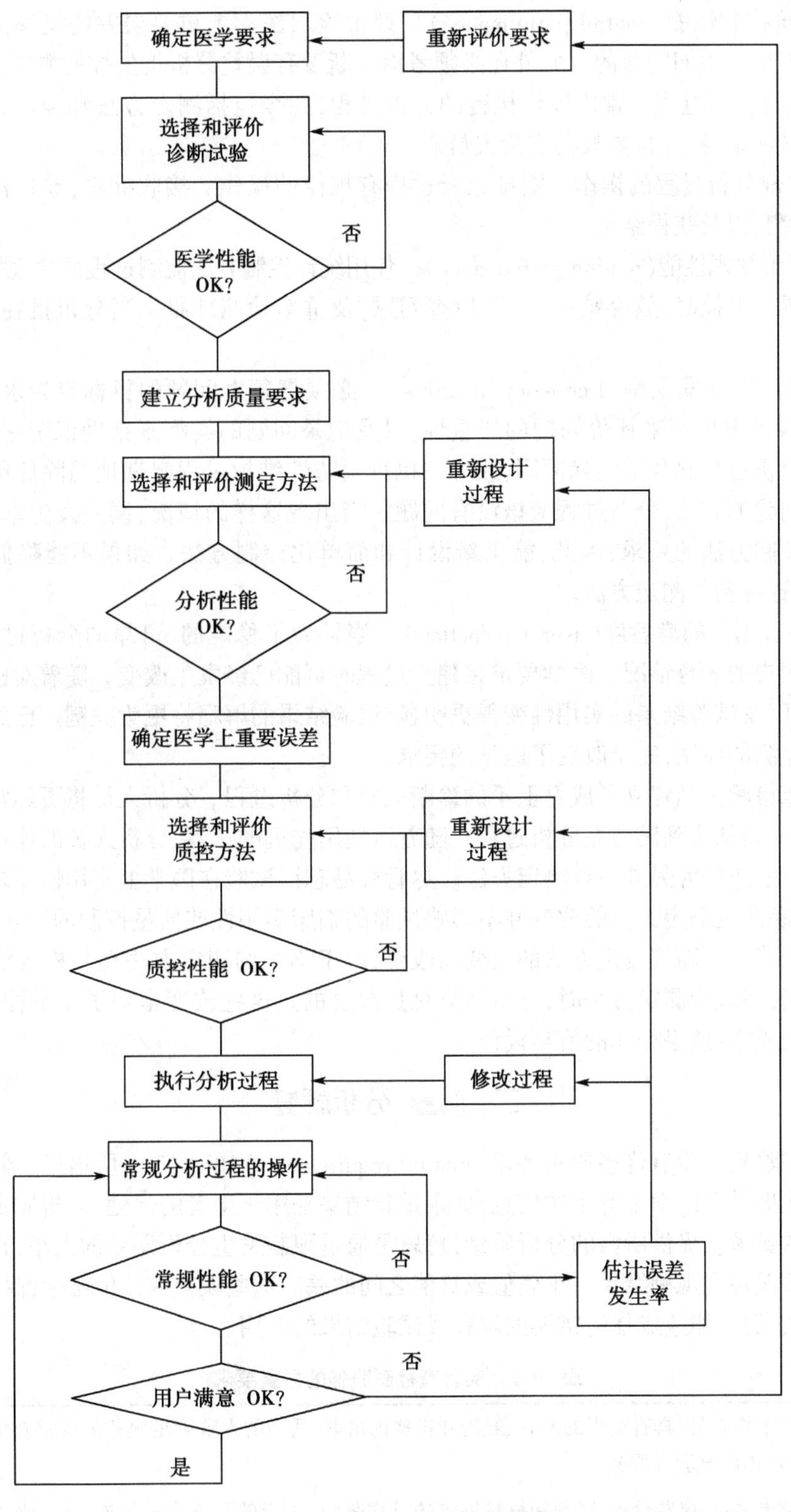

图 10-1　建立分析过程的步骤

9. 评价控制性能(control performance)　评价检出医学上重要误差的概率来判断控制方法是否满足其预期的目的。此外还必须考虑判断没有误差分析批失控的概率(假警告)。

10. 执行分析过程　常规操作执行的分析过程,如今包括测定方法和控制方法。操作步骤必须仔细记录,并且要教会实验人员。

11. 常规分析过程的操作　安排分析过程有规律的操作。接收标本,准备样本进行分析,进行检测,以及获得结果。

12. 评价常规性能(routine performance)　使用统计控制方法监测过程的常规操作。当分析批被判断为失控时,放弃结果,立即检查问题,及重新检测此批。当分析批在控时,报告结果。

13. 估计误差发生率(frequency of errors)　必须把复发问题的目标定为永久的消除。应该记录误差发生率来评价问题的严重性,以及记录问题的类型来帮助识别它们的原因。应该修改分析过程永久地消除原因,或应该执行预防性维护过程定期地消除原因。由于有这样解决问题的方法,分析过程应该没有问题。当出现这样的情况,误差发生率下降,减少了对统计控制方法的要求;因此,能重新设计和简单化控制方法。如果不能降低误差发生率,则必须选择新的测定方法。

14. 评价用户的满意度(user satisfaction)　当发展了稳定的、可靠的分析过程时,必须重新评价用户的满意情况。医学要求在建立过程时可能已经发生改变。随着对医疗情况更好地理解,以及试验结果的实用性变得更明显,试验结果的解释将更为关键。已经发现的新的诊断和监测的应用,完全改变了医学的要求。

在临床检验上已建立了成百上千的诊断试验和分析过程。分析人员将更经常地涉及改变过程,而不是从头到尾建立分析过程。随着可使用先进的仪器,分析人员的作用通常是把一种测定方法改变为另外一种测定方法。尽管容易忘记试验在医学上有用性要求的所有因素,以及容易假定测定方法的改变并不影响试验的临床实用性或质量控制的要求,试验的诊断灵敏度和特异性随着测定方法的改变而改变,由于不同的测定方法在分析灵敏度和特异性上的差别,当改变测定方法时,分析性能总是改变的。这些改变影响了质量控制要求,以及分析过程成本-效果操作的恰当设计。

二、质量,分析质量

对于实验室试验有许多质量要求(quality requirements)如表 10-1 所描述。假定选择的实验室试验提供了医学上有用的信息,如果试验结果是用于患者的保健,分析质量成为必须满足的基本要求。提供所需的分析质量,意思是通过限制发生分析误差的大小,符合用户的要求。分析误差是观测结果与正确值或真值之间的差。这些误差或差值必须保持在小的情况下,这样它们不能造成任何错误的解释或试验结果的误用。

表 10-1　实验室检测服务的质量要求

A. 有资格的工作人员,具有适当的教育、经验和机构内培训,适当的人数满足服务的要求及供给所需的资源来提供申请的试验和服务。
B. 适当的设施,包括仪器设备、试剂和材料供应的可靠来源,适当的贮备来维持连续性,来提供申请的试验和服务。

续表

C. 恰当试验的可获得性,对它们的诊断灵敏度和特异性进行选择来提供医学上有用的信息。
D. 多种试验和检测方案的可获得性,来提供处理患者总体所要求的范围、种类和成本-效果。
E. 基于采集标本、执行试验和报告结果的要求适当服务的可获得性。
F. 适当的和可靠的标本,在方便患者和试验有用性恰当时间获得合适的材料和样本量的正确申请和安排,以适合的样本容器收集,具有正确的患者识别和合理的标记。
G. 标本快速的运输,在运输中合理的贮存。
H. 恰当的标本处理,包括标本完整性的评价和申请试验的适当性,处理后样本合理的贮存保证测定分析物的稳定性。
I. 样本合理的标记、分装及分配,包括送到外面实验室的样本。
J. 分析检测适合于使用的要求,除了每日的常规服务外,还应有规定时间要求的优先服务,或 24 小时的急诊服务。
K. 适当的分析质量,包括分析的灵敏度(检出限,无假阴性),特异性(不存在干扰,无假阳性),精密度和正确度,最初由方法比较研究检验及常规地由统计质量控制方法检验。
L. 周转时间满足特定申请试验的要求、申请试验的状态,及临床服务作出的要求。
M. 报告格式,适合于实验室和计算机报告,满足急诊试验、试验结果超过"警告值"及常规试验的要求,每天及时地和累积报告鉴别不正常结果、干扰物质,及适当时分析的条件。
N. 参考范围,检验适当的总体,包括由性别和年龄选择的亚总体。
O. 为了适当的患者保健试验结果的恰当解释。
P. 提供检测服务的合理成本。
Q. 提供有效使用实验室服务所必需的信息交流机制,当质量不满意时,提供从用户或顾客的反馈意见,当问题发生时,通知用户或顾客。

缺陷(defects) 根据美国质量控制学会(ASQC)规定,缺陷是"质量特征偏离其预期的水平或状态,其发生的严重性足够导致相关的产品或服务不能满足期望正常的、或合理的可预测的、可使用的要求。"在临床检验上,缺陷是患者试验结果具有医学上重要的误差。

缺陷率(defect rate) 具有医学上重要误差试验结果的比例是分析过程的缺陷率。缺陷率将是医学上重要误差发生率,这些误差持续的时间,以及控制方法检出误差的能力的函数;它也可依赖于分析过程的类型。缺陷率提供了分析过程质量的有用度量:缺陷率越低,质量越高。

通过防止缺陷的出现或它们出现后检出它们能限制缺陷的数量。管理质量的优先方法是预防。发展稳定的(无问题的)测定方法提供了最有效的成本-效果分析过程。当没有误差发生时,不需要检出误差的过程。遗憾的是,几乎不可能取得这种理想的、稳定的操作,因此,测定方法的性能一般是由统计质量控制方法进行监测。

三、生产率,过程利用效率

生产率(productivity)有许多可能的度量方式。输出和输入的比值(输出/输入)能度量生产率。为了描述分析过程的生产率,我们感兴趣的是过程输出量的有效利用。分析过程中测定值是正确的和可报告患者结果的比例,即分析过程的试验有效比(test yield)。

试验有效比(test yield)　从美国病理家学会(CAP)工作负荷记录方法中通过患者样本数除以样本总数:患者样本、标准或校准物、控制物、重复样本及其他的各种混杂样本(空白、稀释液等)能估计试验有效比。生产率的这种度量受到分析过程类型、校准物和标准物个数、分析的控制物个数及放弃和重复分析批数的影响。高的试验有效比表明过程的产量的有效利用,意思是分析过程高的生产率。

四、分析过程的类型

在一定的程度上,分析过程的质量和生产率依赖于如何处理校准物、控制物和患者样本。有时采用在患者样本的检测中包括测定方法重新校准和同时检测控制物样本——"批"(batch)型分析过程——但目前的仪器系统不必以这种方式操作。例如,"同时多批"(simultaneous batch)分析过程,几乎连续地操作,每 5 ~ 15 分钟报告试验结果;"随机式"(random access)分析仪不是经常性的进行校准(1 ~ 3 个月的间隔),周期性地进行控制(每天,每周),但在任何时候,白天或晚上都可分析患者样本。

批过程(batch process)　在一分析批上检测一组患者样本及校准物和控制物。根据操作步骤上描述的顺序,依次分析所有的样本。通常首先是校准物,紧接着是控制物和患者样本。整批作为一组进行处理,同时或间隔固定的增量,一个接一个的,具有相同逐步操作的经验。这样的例子有手工操作、单通道分析仪及离心式分析仪。

同时多批过程(simultaneous batch process)　同时对几个不同的分析物依次分析校准物、控制物和患者样本。事实上,同时分析好几批。这样的例子有 Technicon SMAC 分析仪(同时多通道计算机分析)。

随机式分析过程(random access process)。周期性地检测校准物和控制物,其频率和间隔的时间依赖于测定方法的能力。在检测患者样本之前确定测定方法的控制状态。一旦核实过程是在控,然后单个地,或以小组在任何时候分析患者样本直到下一个预定检查控制状态的时间。这样的例子有 Du Pont 自动化临床分析仪(aca)。

第二节　测定方法

测定方法在应用统计控制方法之前,必须经过工业和临床实验室仔细的改进和评价。工业上提供大多数的试剂及分析仪器,因此承担测定方法改进的大部分责任。临床实验室负责执行方法评价研究,以及确定测定方法对于它们的要求是否是可接受的。

这些努力应该是识别和消除可知的原因(assignable causes),即对变异起作用的因素,要对它们识别和排除是可行的。许多分析误差能被发现,并且通过对测定方法条件的仔细选择和优化是可排除它们的原因。消除这样的误差提供了统计控制状态(state of statistical control)的操作条件,其仅是机会或随机原因影响测定方法。如果不经过这样的改进提高,在常规实验操作条件下测定方法将难以控制。

稳定的测定方法必须达到分析结果是医学上有用的所必需的性能。如果测定方法在稳定的操作条件下不能提供医学上有用的结果,应用统计控制方法是没有价值的。

一、性能特征

测定方法的性能一般由精密度和准确度进行描述，但分析误差的发生率及持续的时间对于评价它的稳定性操作也是重要的。

（一）精密度(precision)

IFCC 把精密度定义为"重复测定值之间的一致性，它没有数值。"精密度反映测定方法反复产生相同结果的能力。通常使用不精密度(imprecision)这个词描述重复测定值之间的不一致性；IFCC 把它定义为"一组重复测定值的标准差或变异系数。"

测定值的分布一般由高斯或"正态"曲线描述，其宽度是标准差大小的函数。图 10-2 显示的是在平均值($\bar{x}$)上下测定值的高斯分布。测定值期望落在平均值，标准差 s 的一定界限(标准差的倍数)之内的百分数如下：68.2% 在 $\pm1s$ 之内，90.0% 在 $\pm1.65s$ 之内，95.0% 在 $\pm1.96s$ 之内，95.5% 在 $\pm2s$ 之内，99.0% 在 $\pm2.58s$ 之内，99.7% 在 $\pm3.0s$ 之内。

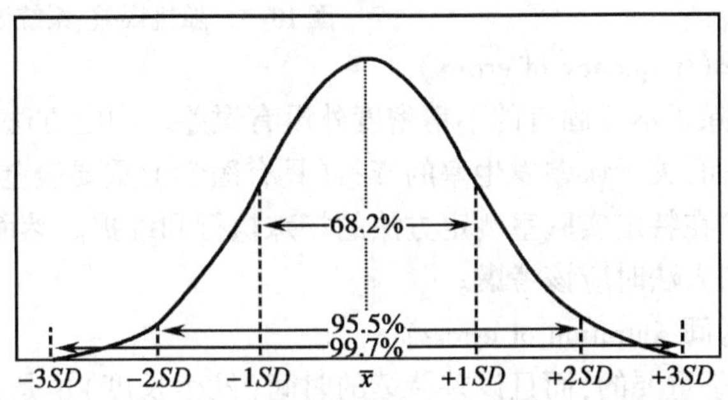

图 10-2　高斯分布，显示总观测值在围绕平均数选定界限之内的百分数

（二）固有不精密度(inherent imprecision)

每一测定方法具有一定大小的固有不精密度。即使在最佳条件下操作，也不可能产生相同的结果。当测定方法在稳定条件下操作时，我们使用固有不精密度指代一组重复测定值的标准差或变异系数。

（三）准确度(accuracy)

IFCC 把准确度定义为"某一量的最好估计值与其真值之间的一致性。它没有数值。"准确度反映测定方法给出正确结果的能力。通常使用不准确度(inaccuracy)这一词来描述测定值与其真值之间的不一致性，IFCC 把它定义为"一组重复测定值的平均值与其真值之间的数值差。"IFCC 的定义意思是"系统误差准确度概念"(现在应理解为正确度)；即当使用一组重复测定值的平均值估计不准确度时，仅包括系统的差别。我们更喜欢考虑"整个误差的准确度概念"：即不准确度是试验结果与真值之间的数值差，并且可能包括随机误差和系统误差两种分量。

（四）随机误差，系统误差，总误差

通常，我们用随机误差(random error)和系统误差(systematic error)来讨论不精密度和正确度，以及使用总误差(total error)来说明我们采用的"总误差准确度概念。"我们认为，使用这些名词更清楚地表明关心的误差类型。随机误差是一种可正或负的误差，不能预测其方向和精细的大小，产生不精密度。系统误差是在一个方向上的误差，产生偏倚。总误差是

随机和系统误差的联合效果。

图 10-3 阐明了这些不同类型误差的性质。单个溶液或样本的重复测定值能产生一定的分布，如观测值所示。随机误差的大小由这种分布的宽度显示，能表达为标准差的一定倍数，如 ±2.58s 界限包括 99% 的测定值。系统误差由分布的平均值($\bar{x}$)和真值(μ)之间的差值表示。总误差是随机误差和系统误差的和，假定“最差”的情况，其两种误差具有相同的符号，且能加在一起给出总误差大于随机误差或系统误差分量。由于随机误差可以是正或负，它总是能加入系统误差使得总误差变大。

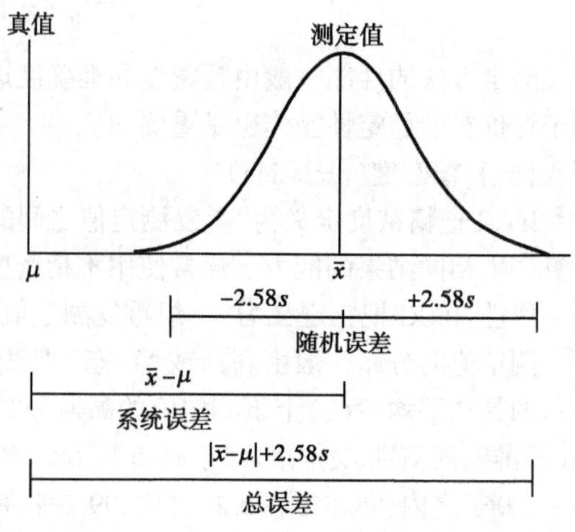

图 10-3 随机误差、系统误差和总误差的规定

(五) 误差发生率(frequency of errors)

稳定的测定方法除了本身固有的不精密度外没有误差。测定方法的不稳定性可由它的误差发生率描述。然而，关于误差发生率的资料(具有医学上重要误差样本(或批)的比例)难以获得，因为依赖于在特定实验室测定方法的特殊执行和维护。然而，它是一个重要的特征，当选择或设计控制方法时应该考虑。

(六) 误差持续时间(duration of errors)

不仅误差发生率是重要的，而且误差持续的时间(发生长度)也是重要的。分析过的质量和生产率依赖于发生医学上重要误差批的个数，这个数是误差发生频率和长度的函数。

间断误差(intermittent errors)是发生在单批上的误差，但在后面的批上不存在；误差在批之间是独立的，且不是持续的。持续误差(persistent errors)是其误差一旦出现，存在于后面批之中直到被检出和排除；误差在批之间不是独立的。持续误差由于会持续较长的时间，比间断误差具有更严重的后果。

二、分析质量的要求

分析质量是关于试验结果的正确性或与真值的接近程度。费根堡姆(Feigenbaum)列出作为他全面质量控制程序起点需要“质量定义和评价，其关于与预期质量要求和标准的最初规定和识别有关系的所有质量工作”。

(一) 质量规范(quality specifications)

分析质量规范对于临床分析是有用的，它是没有妨碍最终结果的解释或在患者保健和治疗上医学实用性所能耐受的分析误差的大小。当在方法评价研究上评价测定方法性能时，前面已推荐允许分析误差的规范。例如，可以允许标准差(s_a，精密度规范)，允许偏倚(b_a，准确度规范，系统误差概念)和允许总误差(TEa，准确度规范，整个误差概念)形式，把这些规范应用于分析过程的常规操作。

图 10-4 阐明了这些不同误差规范。再就是，分布显示的是单个溶液的重复测定值。精密度规范描述了分布的最大宽度。准确度规范描述了分布的平均数与真值的最大差值。总误差规范描述了单个测定结果与真值之间的最大差值。

（二）方法评价应用

建立在总误差规范基础上的判断标准被用来判断测定方法的分析性能是否是可接受的。表 10-2 列出误差类型，从实验中进行估计，并判断它们的可接受性标准。这些标准允许 1% 的缺陷率；即 TEa 定义为 99% 的误差限，允许仅 1% 的样本具有大于 TEa 的误差。在其他的章节中已详细描述了公式及这些判断标准的衍变，但判断标准的一般性质能从图 10-3 和图 10-4 上的关系看出。注意我们如今推荐的判断标准设定 1% 的缺陷率（99% 界限），而不是以前推荐的 5% 缺陷率（95% 界限）。更严格的判断标准是当在稳定的操作条件下时适合于保证测定方法在要求的误差限内很好地执行。

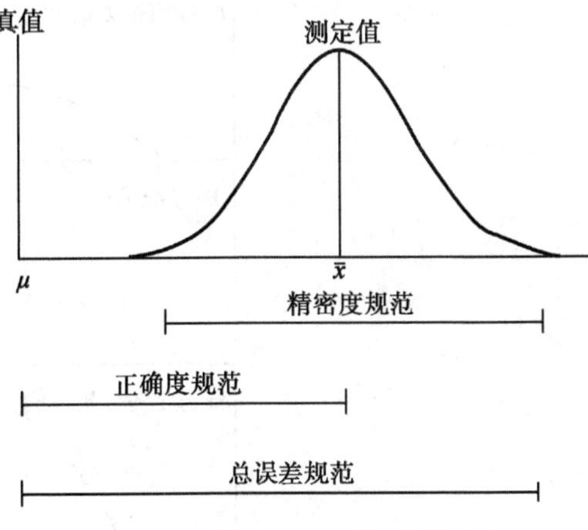

图 10-4　分析误差不同规范的意义

表 10-2　由方法评价研究判断测定方法精密度和准确度可接受性的判断标准[a]

误差	如何估计	可接受性标准
随机误差（*RE*）	重复试验	$2.58s < TEa$
比例误差（*PE*）	回收试验	$\|(\bar{R}-100)(Xc/100)\| < TEa$
固定误差（*CE*）	干扰试验	$\|bias\| < TEa$
系统误差（*SE*）	方法比较试验	$\|(a+bXc)-Xc\| < TEa$
总误差（*TE*）	重复和方法比较试验	$2.58s + \|(a+bXc)-Xc\| < TEa$

a　*TEa* 是总误差规范（99% 界限或 1% 缺陷率）
Xc 是医学决定性水平
$\bar{R}$是平均回收，以百分数表示
bias 是从 *t* 检验计算的平均偏倚
a 是从回归计算 Y 轴截距
b 是从回归计算的斜率

（三）质量控制应用

总误差规范也可用于设置在分析过程常规操作中出现误差的界限。如图 10-5 所示，平均数，假设代表真值，由垂直于 X 轴的中央线表示。分布两侧的虚线表示总误差规范。A 部分显示在稳定条件下测定方法的误差分布。测定方法本身的质量仅依赖于它固有的不精密度或固有随机误差（在稳定操作下如果没有偏倚）。

然而，分析过程的质量也依赖于控制方法的性能。B 部分阐明了正确度问题，其系统误差已导致误差分布偏离前面的平均值。C 部分显示精密度问题，其误差分布的宽度已增加。分析过程（测定方法加控制方法）观测到的误差将稍增大，因为控制方法在检出小的系统误差和随机误差小的增加上将具有困难。如果在随机误差和系统误差成为医学上重要误差之

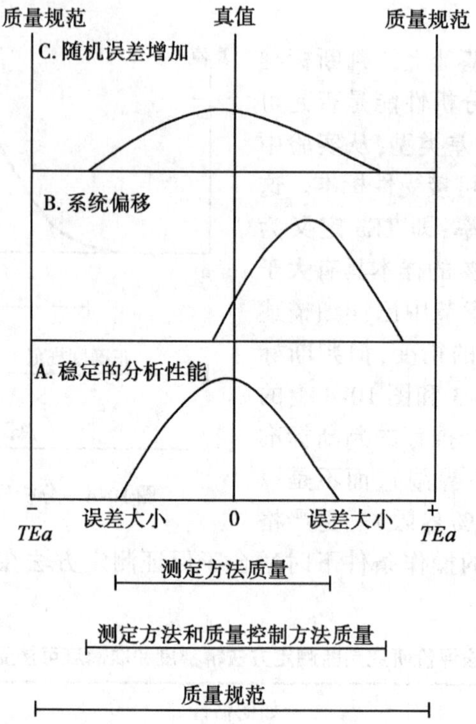

图 10-5 总误差规范与测定和控制方法的质量之间的关系

前就检出它们,控制方法的灵敏度(误差检出)是关键的。

三、医学上重要的误差

(一) 医学上重要的随机误差

医学上重要的随机误差是测定方法标准差的增加超过总误差规范。医学上重要的系统误差是造成误差分布超过总误差规范在误差分布平均值上的偏移。

图 10-6 阐明了医学上重要的随机误差和系统误差的临界大小。如果临界大小定义为误差造成最大缺陷率为 5%,达到 5% 的误差分布尾端能超过 *TEa*。对于随机误差,问题是计算在分布的两侧尾端超过规定量总误差限(5%)之前能增加多少个标准差。对于系统误差,问题是计算在分布一侧尾端超过规定量的总误差限(5%)之前分布的平均值能有多大的偏移。

(二) 临界随机误差(critical random error)

对于 5% 的最大缺陷率(95% 误差限),由下式能计算临界随机误差($\triangle REc$):

$$\triangle REc = s_a/s \tag{10-1}$$

其中 s_a 是规定的允许标准差,s 是观测到的测定方法标准差。对于在此规定 5% 的最大缺陷率,*TEa* 被解释为 95% 的界限,意思是 *TEa* 为 $1.96s_a$;因此,$s_a = TEa/1.96$。代入公式 10-1 中得出如下公式:

$$\triangle REc = TEa/1.96s \tag{10-2}$$

对于规定的 5% 最大缺陷率,从公式 10-1 由 s_a 或从公式 10-2 中由 *TEa* 能计算出临界随机误差。如果规定 1% 最大缺陷率,则在公式中的 1.96 由 2.58 代替。如果偏倚存在,及

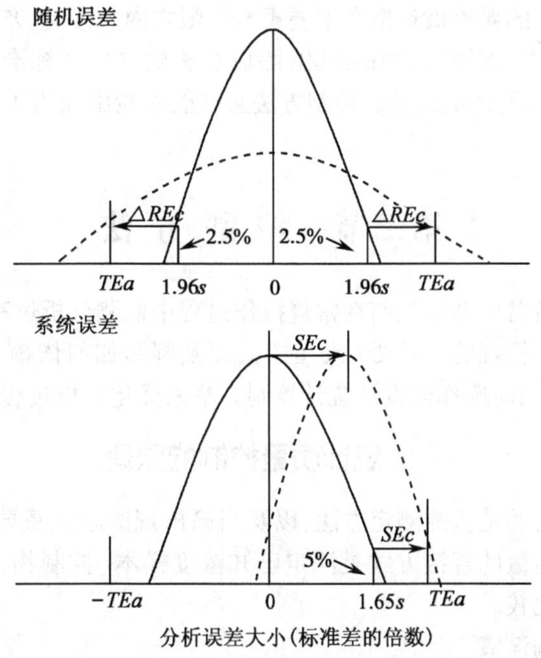

图 10-6　医学上重要误差大小计算的基本原理：临界随机误差和临界系统误差

稳定的平均值与真值不一致，则必须从 *TEa* 中减去偏倚(*bias*)，公式如下：

$$\triangle REc = (TEa - bias)/1.96s \quad (10\text{-}3)$$

(三) 临界系统误差(critical systematic error)

由于一侧尾端 5% 的面积超过总误差规范，平均值偏移了 1.65s(图 10-6 和图 10-2；90% 可信限允许在分布的每一尾端 5%)：

$$SEc = TEa - 1.65s \quad (10\text{-}4)$$

除以 *s* 把 *SEc* 表达为 *s* 的倍数，而不是浓度单位：

$$SEc/s = (TEa - 1.65S)/s = (TEa/s) - 1.65 \quad (10\text{-}5)$$

把 *SEc/s* 表达为 △*SEc* 得出如下公式：

$$\triangle SEc = (TEa/s) - 1.65 \quad (10\text{-}6)$$

当规定了 5% 的最大缺陷率时，从公式 8-6 由 *TEa* 能计算出临界系统误差的大小(△*SEc*)。如果最大缺陷率为 1%，由 2.33 代替 1.65。如果偏倚存在，且稳定的平均值与真值不一致，则应该从 *TEa* 中减去偏倚(*bias*)，如下所示：

$$\triangle SEc = [(TEa - bias)/s] - 1.65 \quad (10\text{-}7)$$

(四) 举例计算

以尿素氮测定方法为例，Ross 已推荐医学上允许的标准差(s_a)为 2.664mmol/L。如果观测到每月的标准差(s)为 1.499mmol/L，由控制方法必须检出的临界随机和系统误差的大小是多少？

从公式 10-1 由 s_a除 s：2.668/1.499 = 1.78 能计算出临界随机误差(△*REc*)。控制方法必须能够检出方法标准差 1.78 倍的增加。

一旦由总误差形式表达规范，公式 10-6 能计算临界系统误差的大小(△*SEc*)。对于

5%的最大缺陷率，95%的误差被包括在误差规范界限之内。因此，95%限的 TEa 是 $1.96s_a$，或5.22mmol/L。由允许总误差5.22mmol/L除以观测到的每月标准差1.499mmol/L，再减去1.65得出1.83s的临界系统误差。控制方法必须能够检出相当于1.83倍方法标准差的系统偏移。

第三节　控制方法

管理者和分析人员需要理解如何在常规操作过程中监测分析过程的质量。每个分析人员需要懂得如何判断分析批的可接受(或在控)，以及判断如何依赖于所使用的控制方法。此外，管理者应该理解如何选择或设计统计控制方法来优化分析过程的质量和生产率。

一、统计质量控制的原理

统计质量控制的目的是监测测定方法，以及当已出现医学上重要的误差时警告分析人员。检查实验室产品质量的直接方式是测定已知浓度样本(控制物，控制溶液)，然后将观测结果与已知值进行比较。

(一) 控制物，控制溶液

根据IFCC，控制溶液或控制标本是“专门为了质量控制的目的，而不是用于校准分析的标本或溶液”。我们使用控制物或控制品这样的词意思是通常以商品形式，液体或冻干，以及等份包装，并且能单独地使用，大量可获得的控制物溶液。对于临床化学分析物这种物质可广泛地获得。

(二) 控制测定值，控制观测值

控制溶液获得的分析结果(用于质量控制目的)称为控制测定值或控制观测值。许多控制方法，把特定的结果画在一种图形上，并且直接地进行解释。然而，有些方法，在数据用于检验控制状态之前，需要对控制测定值进行计算。这些衍生量或计算值称为控制统计量；例如，一组六个控制测定值的平均值能作为一个控制统计量。

(三) 控制方法(control procedures)

统计方法能用来确定控制测定值是否不同于已知值。这种方法称为统计质量控制方法，或简称为质量控制方法。通常把控制测定值(或这些测定值计算的统计量)画在控制图上来执行控制方法，因此，控制图就是一种统计控制方法，其提供数据的直观描述来帮助解释。

(四) 控制图(control charts)

根据ASQC，控制图是“评价过程是否处于‘统计控制状态’的一种图形方法。通过有序序列的样本或亚组的一些统计量的值与控制限的比较作出决定”。

30年代Shewhart描述了控制图在工业上的应用，50年代初Levey-Jennings把控制图引入到临床检验领域。Levey和Jennings描述的控制方法是建立在单个样本双份测定值的平均值和全距(极差)基础上。60年代开始，临床检验领域已普遍使用控制图，称为Levey-Jennings控制图。实际上，控制图体现了Henry和Segalove描述的修改：直接把单个控制值画在单个控制图上提供了更简单的控制方法。这种单值控制图在目前临床检验上是最普遍使用的控制方法。

由于计算机(特别是微型计算机)的出现以及商品化的质量控制软件,其他的控制方法如多规则控制图和累积和图已得到更广泛的使用。借助计算机能容易地和实用地执行许多不同类型的控制图。

通过使用控制图,分析人员能作出关于特定分析批结果可接受性的决定。在每一分析批中由测定方法检测同等样本或一个或多个稳定的控制物。结果画在控制图上,并与画在图上的控制限相比较。据此,分析人员确定分析批是在控还是失控,以及是否可报告在此批中患者样本的结果。

(五) 控制界限(control limits)

根据 ASQC,控制界限是“在控制图上用作指出需要行动的信号的标准;或判断一组数据是否指示出‘控制状态’”。控制界限包括上界限和下界限,其规定可接受值的范围。一般来说,当控制测定值落在控制限之内,则判断分析批是在控;当超过控制界限时则判断为失控。

(六) 分析批(analytical run)

根据 ASQC,分析批“通常指的是没有中断而执行的一组连续的分析,通常从相同校准物读数计算结果”。这种定义并不容易应用于目前的许多仪器系统,其仅每天、每周或甚至每月或更长的间隔对仪器进行校准。

CLSI 已提供更实用的定义:“为了质量控制的目的,分析批是一个间隔,那就是,时间周期或测定值序列,在其内测定系统的正确度和精密度期望是稳定的;分析批之间的事件可发生造成测定方法对检出是重要的变异敏感。对于特定的分析系统和特定的实验室应用必须恰当地规定分析批的长度。厂家应该推荐分析系统的批长度(MRRL),以及用户应该规定特定应用的批长度(UDRL)。”

从 CLSI 的定义可知分析批长度依赖于测定方法的稳定性能及它对误差的敏感度。厂家的推荐批长度是建立在稳定性能的基础上(当工作正常时仪器和试剂系统的一般特征),而用户规定的批长度应该建立在敏感性考虑基础上(在特定实验室与操作条件有关的特殊的特征)。用户推荐的批长度不应该超过厂家建议的批长度,但可以相当短,其依赖于操作条件及特定实验室的需要。

我们的目的最重要的是认识到规定的分析批将包括一定数量的患者和控制物样本。分析批是作出关于测定值正确性决定的一组样本。每批控制测定值个数(N)是当判断测定方法控制状态时可获得控制测定值的实际个数。对于确定控制方法的性能特征,N 是关键的。

二、室内和室间质量控制

控制样本可来源于实验室以外的机构,并把结果回报给组织机构。当专业组织机构或仪器系统或控制物厂家组织时,这种活动通常称为室间质量控制(external quality control)或室间质量评价(external quality assessment)。当由法律机构或用于法定的目的时,它们被称为能力验证计划(proficiency testing programs)。不管来源如何,这种活动提供了实验室之间结果的比较,也称之为实验室之间质量控制计划。

为了把这种活动与单个实验室室内质量控制活动联系起来,在一组实验室每天使用相同批号的控制物。控制物厂家及专业机构组织了这样的活动,并提供数据分析及结果报告。

实验室间计划通过将单个实验室的平均值与相同方法组平均值或真值的估计值相比较

提供了评价系统误差的机制。从参加的结果中计算相同方法组的平均值(借助于各种准则选择或排除结果)。在有些情况下,由决定性或参考分析方法检测试验样本可获得真值的估计值(太昂贵以至于不能用于检验)。实验室的平均值与计划真值的估计值之间的差值提供了系统误差的估计。当可获得允许分析误差的规范时,能作出性能可接受性的额外判断。

三、Levey-Jennings 控制图的发展历史

临床检验控制目的是监测测定过程在出现医学上重要的误差时,用适当的控制方法警告分析人员。一般来说,检查实验室测定结果质量的方式是测定控制物,而历史上最初采用的控制方法,则是将控制结果画在控制图上,观察控制结果是否超过控制限来决定失控与否。Levey-Jennings 控制图即属此种类型。

控制图由美国休哈特(W. A. Shewhart)于 1924 年首先提出。他采用 3σ(在 Shewhart 原文献中,σ 为总体标准差)控制图,并以数理统计的方法预测和预防产品质量变动来保证工业产品的质量。在提出控制图以前,人们曾试图采用各种方法来预测质量变动的预兆,但均未获成功,工业品的不合格率相当之高。采用 3σ 图之后,各行业的不合格率下降,控制成为现实。1931 年 Shewhart 发表了《产品质量的经济管理》(Economic Control of Quality of Manufactured Product)一书,系统地论述了应用数理统计控制产品质量的思想及方法,为质量管理科学的独立奠定了基础。临床实验室在许多方面与制造产品的工厂有类似之处:接收原材料(标本和试剂),用各种特定的仪器和工具对其进行加工处理并最终生产出产品(分析结果)。因此,把工业上发展的控制方法应用于临床检验是很自然的。Levey 和 Jennings在 20 世纪 50 年代初把控制图引入临床检验中,即为此种情况。他们描述的控制方法,是建立在单个控制物双份测定值的平均数($\bar{x}$)和极差(R)的基础上。这种控制图从 60 年代起已在临床检验中普遍使用并被称之为 Levey-Jennings 控制图。此图的优点是可以从两个角度观察误差,即:可观察批内误差(R)和批间误差(均值 $\bar{x}$ 的变化)。通过此控制图能直观地看出误差,在问题出现之前能发现预示迹象,便于及早采取措施,预防误差的发生。通过使用控制图,还能使分析人员作出关于特定分析批结果可接受性的决定。在每一分析批中,由测定方法检测患者样本和稳定的控制物;控制结果则画在控制图上,并与其上的控制限比较。据此,分析人员可确定分析批是在控还是失控,作出是否可报告在此批中患者测定结果的决定。

每一分析批将包括一定数量的患者标本和控制物样本,亦即分析批是作出关于测定值正确性决定的一组样本。控制测定值的个数 N(即控制物的测定结果个数)则是临床检验控制方法中确定控制方法性能特征的关键指标之一。

在 Levey-Jennings 控制方法中,绘制控制图的数据,来源于 20 对控制样本的检测值。利用这些数据,可计算每对数据的极差(R)和平均数($\bar{x}$)以及所有样本的总均数($\bar{\bar{x}}$)和平均极差($\bar{R}$)。然后,建立以总均($\bar{\bar{x}}$)为中心线,控制限为 $\pm 1.88\bar{R}$ 的 $\bar{x}$-控制图。类似的,也建立以平均极差 $\bar{R}$ 为中心线,控制限为 0 到 $3.27\bar{R}$ 的 R 控制图。控制限实际上大体相当于 3 倍的标准差。这意味着稳定系统由于随机误差的原因使得 1000 个结果中只有 3 个超出了控制限,当观测到的平均数或极差超过各自的控制限时则判断为失控。在 Levey 和 Jennings 的研究中,每周两次对控制物样本进行双份测定,并严格要求把控制物样本当作常规患者样

本一样对待,不能给予特殊的处理。测定后将双份测定值的平均数和极差画在制好的控制图上,来判断控制结果是在控还是失控。

自 Levey 和 Jennings 建立了临床检验控制图后,这种方法在临床检验中得到了普遍的应用。Henry 和 Segalove 对 Levey-Jennings 控制图($\bar{x}-R$)进行了修改,以 20 份控制物的试验结果,计算平均数和标准差,定出控制限(一般 $\bar{x}\pm 2s$ 为警告限,$\bar{x}\pm 3s$ 为失控限),每天或每批随患者样本测定控制物一次,将所得的控制结果标在控制图上。这种控制图一般称为单值控制图,也就是目前大家所熟悉的 Levey-Jennings 控制图。

每一分析批的控制物必须与患者样本一起进行分析,根据 Levey-Jennings 控制图判断分析批在控时,方能报告患者样本的测定结果。当判断分析批为失控时,则说明测定过程存在问题并应予解决,然后重复检测该分析批。分析批失控时,不能报告患者标本测定的结果。

可用控制物的重复测定值描述测定方法固有的不精密度或随机误差。对于重复试验,收集的数据通常是 20 天以上的时间,每天一分析批,每分析批至少一个控制测定值。每天每批具有两个控制测定值还可提供批间标准差的信息,这对优化控制方法具有重要价值。

四、Levey-Jennings 控制方法的操作

在一分析批上与患者样本一起分析控制物样本获得控制测定值。为了数据的解释,在执行了所要求的计算和画图后,分析人员决定分析批是否是可接受的。当判断分析批是在控时,则报告患者样本的结果。当判断分析批为失控时,研究测定方法确定是否存在问题;如果存在,则解决问题,并且重复检测该分析批。当认为分析批是失控时,一般不能报告患者的结果。

保存所有控制数据的记录,关于分析批是在控还是失控所作出的决定,是否可报告患者的结果,遇到什么样的分析问题,以及纠正这些问题采取的行动措施。周期性地(通常每月)检查及汇总控制数据,以及更新控制界限(在累积的平均值和标准差基础上)。

(一)控制物

大多数控制方法是建立在检测稳定的样本基础之上,尽管为了控制目的,它有可能检测新鲜的患者样本。有时由冰冻人血清达到稳定性,但更经常的情况是冻干,加入稳定性物质,或两者。一般可获得适合的商品控制物,并且用在大多数的实验室,尽管每一种材料对于一定的分析物和仪器系统可能是有一些缺陷。必须仔细地选择控制物,特别要注意检测的不同分析物;单一控制物用于所有分析物可能是不切实际的。

一般来说,最重要的一点是处理控制物的程序要像患者样本一样,并且在使用的整个时间内稳定,可获得足够的量用于一年或更久,适当的分装方便使用,以及较小的瓶间差。控制物的来源——人或动物——对于某些分析物(如,酶)可能是重要的。

选定的分析物浓度代表参考范围,适当的医学决定性浓度,或临界仪器性能限(如线性的上限或下限)。通常,对于每一分析物应该分析两个或三个不同浓度的控制物,还可使用多组相关控制物(从一个厂家),其可提供关于测定方法的线性的额外信息,或控制物可来源不同的厂家,减少它们都将遭受类似问题或局限性的机会。

(二)数据计算

首先检验受控制的测定方法来描述它的分析性能特征。控制物的重复测定值描述测定

方法的固有不精密度或随机误差。对于重复试验收集数据,通常是20天以上的时间,每天一个分析批,且每分析批至少一个控制测定值。每天每批具有两个控制测定值提供了关于批内和批间标准差的信息,其在优化控制方法上是有其优越性的。

(三)平均值,标准差,变异系数

一般地假定这些结果,更重要的是它们之间的差,或误差的分布是高斯分布,且可由平均值($\bar{x}$)和标准差(s)描述。作出这种假定的优点是能描述值的范围期望包括测定值的一定百分数。图10-2显示的是高斯分布,以及指出预测落在$\bar{x}\pm1s$,$\bar{x}\pm2s$和$\bar{x}\pm3s$内测定值的百分数。

从下面的公式能计算出平均值和标准差:

$$\bar{x}=(\sum x_i)/n \tag{10-8}$$

$$s=\sqrt{[n\sum x_i^2-(\sum x_i)^2/n(n-1)]} \tag{10-9}$$

其中x_i指的是单个控制测定值,n是在研究时间中收集控制测定值的总数。

通常由变异系数(CV),相对标准差(标准差表达为平均数的百分数)描述精密度:

$$CV=100(s/\bar{x}) \tag{10-10}$$

当n仅是20或更少时,平均值和标准差的估计值可能不可靠,以及当累积更多的控制测定值时应该修改它们。由记录n,$\sum x_i$和$(\sum x_i)^2$能加入额外数据到数据分析中。通过不同数据集的值相加获得这些项的累积总和,然后使用公式(10-9)和公式(10-10),估计累积数据的平均值和标准差。

表10-3给出了5个月模拟控制数据的例子,每个月20个控制测定值。对于显示的模拟数据,真平均值是5.50,标准差是0.22。在表10-4中总结了计算的每月和累积的平均值和标准差。每个月的第一行给出当月控制测定值的平均值和标准差,而第二行(显示在括号内)给出累积到当月总控制测定值的平均值和标准差。每月之间标准差的变化比累积数据之间标准差要大。注意随着累积控制测定值个数增加,提高了准确度的估计。当然,在一定的条件下,测定方法超过研究时间仍然保持稳定(同样的$\bar{x}$和s),使用累积数据应该提高平均值和标准差估计的可靠性。

表10-3　在5个月中每月控制物测定值的例子

天	第1个月	第2个月	第3个月	第4个月	第5个月
1	5.39	5.50	5.34	5.56	5.50
2	5.34	5.99	5.39	5.50	5.28
3	5.23	5.61	5.61	5.44	5.56
4	5.66	5.72	5.06	5.50	5.61
5	5.50	5.34	5.72	5.28	5.72
6	5.72	5.78	5.50	5.50	5.50
7	5.06	5.39	5.22	5.39	5.28
8	5.17	5.50	5.50	5.34	5.56
9	5.61	5.28	5.72	5.66	5.44

续表

天	第1个月	第2个月	第3个月	第4个月	第5个月
10	5.23	5.66	5.56	5.88	5.78
11	5.50	5.34	5.56	5.72	5.50
12	5.12	5.34	5.44	5.28	5.22
13	5.50	5.28	5.34	5.72	5.56
14	5.83	5.34	5.44	5.28	5.22
15	6.16	5.72	5.06	5.56	4.95
16	5.17	5.44	5.78	5.61	5.39
17	5.28	5.78	5.78	5.61	5.83
18	5.34	5.17	5.56	5.61	5.50
19	5.66	5.23	5.22	5.56	5.55
20	5.72	5.34	5.50	5.72	5.34

模拟数据基于 $\bar{x}=5.50$，$s=0.22$

(四) 控制界限的计算

当平均值和标准差已知时，当测定方法仍然稳定时，就能预测将观测到的值的范围。稳定的操作意指在测定方法的准确度和精密度上没有改变；因此，平均值和标准差保持恒定。在平均值上的偏移或在标准差上的增加是由于额外的分析误差，并不代表原来的稳定操作。控制方法应该检出这些情况。

控制物预期值范围的计算是建立在置信区间概念基础之上。假定平均值代表控制物的真值，以及假定的标准差来描述特定值真的高斯分布。然后计算可接受值的范围为平均值 ± 标准差的一些倍数。通常的，95% 或 99% 的范围用来规定可接受的性能，意思是只要控制测定值落在 $\pm 2s$ 或 $\pm 3s$ 之内（图 10-2，实际上分别是 95.45% 或 99.73%），则判断该分析批在控。

表 10-4 由表 10-3 控制数据计算的每月（和累积）统计量——平均值和标准差

	每月总数			计算的统计量	
月份	n	$\sum x_i$	$\sum x_i^2$	$\bar{x}$	s
1	20	109.18	10862.88	5.46	0.28
2	20	109.72	10962.54	5.49	0.23
	(40)	(218.90)	(21825.38)	(5.47)	(0.25)
3	20	110.00	11023.87	5.51	0.26
	(60)	(328.90)	(32849.24)	(5.50)	(0.23)
4	20	111.21	11252.56	5.56	0.16
	(80)	(495.1)	(44101.81)	(5.50)	(0.24)
5	20	109.51	10915.14	5.48	0.20
	(100)	(549.62)	(55016.94)	(5.49)	(0.23)

对于在表10-3和表10-4中的数据，在表10-5中显示了控制界限($\bar{x}\pm2s$ 和 $\bar{x}\pm3s$)。如果测定方法确实是在稳定操作下，从累积数据计算的控制界限要比从单独每月数据计算的控制限可靠得多。

表10-5　借助表10-4的平均值和标准差，计算的控制界限

月份	每月(和累积)的控制界限	
	$\bar{x}\pm2s$	$\bar{x}\pm3s$
1	4.90～6.02	4.62～6.30
2	5.03～5.95	4.80～6.18
	4.97～5.97	4.72～6.22
3	4.99～6.03	4.73～6.29
	5.04～5.96	4.81～6.19
4	5.24～5.88	5.08～6.04
	5.02～5.98	4.78～6.22
5	5.08～5.88	4.76～6.08
	5.03～5.95	4.80～6.18

(五)控制图的制作

在Y轴画出控制测定值，X轴为时间或批号。对于Levey-Jennings控制图，Y轴刻度提供大约 $\bar{x}\pm3s$ 或 $\pm4s$ 的浓度范围。X轴刻度为感兴趣的时间，通常是1个月。水平线相应为平均值和控制界限。

图10-7显示的是Levey-Jennings控制图，其控制界限定为 $\bar{x}\pm3s$(由 $\bar{x}$ 为5.50和 s 为0.22计算)。

(六)控制数据的解释

图10-8显示了当发生分析问题时如何看Levey-Jennings控制图。前10个控制数据点仅显示测定方法的固有不精密度或随机误差。中间的10个数据点显示准确度问题，或平均浓度系统偏移的效果。最后10个数据点显示精密度问题，或测定方法标准差的增加。

控制数据的模式揭示了不同类型的分析问题，有经验的分析人员一般通过观测控制图就能识别简单的分析问题。没有经验的分析人员可能在解释控制数据上需要更多的指导，特别是如果在实验室里所有的分析人员希望对相同的数据作出一样的解释。因此，规定判断分析批控制状态的特殊准则是必不可少的。

统计控制的目的是发现在测定过程中出现的误差。而统计控制在本质上又是全面质量管理一个有机部分。PDCA循环的所有基础都可在Levey和Jennings控制理论中有所体现：P(计划)——控制物样本的准备，确定不同分析物的常规变异，以及建立控制图；D(实施)——向实验室的常规分析项目引入了控制图；C(检查)——评价监测过程的稳定性，以及用图形方式揭示出“特定的变异”；A(措施)——采取措施消除变异的原因来改进系统。此外，应该强调指出，一旦过程处于“失控状态”，所有这些活动表明它已不再是统计学上的问题，而是确定产生特定变异的原因的技术性问题。在此情况下，则应在技术上采取有力措施，纠正错误，以使分析过程重新恢复至在控状态。

临床检验控制可使用不同类型的控制图，但 Levey-Jennings 控制图是最普及的；因为在均值和标准差已知后，它允许直接在图上画出单个控制测定值，而不需另加其他计算步骤。然而此种控制图有其局限性，如使用具有 $\bar{x}\pm2s$ 控制限的 Levey-Jennings 控制图，当每批使用 2 个控制物时，它的假失控概率往往是不可接受的；如使用具有 $\bar{x}\pm3s$ 控制限的 Levey-Jennings 控制图，此控制方法虽然具有较低的假失控率，但其误差检出能力则较低，难以确保检验结果的质量。正是由于 Levey-Jennings 方法有其局限性，临床检验控制方法在不断地发展。现已出现了许多更精确、更完善的控制方法，如 Westgard 多规则控制方法、累积和控制方法、平均数和极差控制图等，这些方法能兼顾假失控率和误差检出能力，常需与计算机技术及商品化的控制软件一同工作，目前在我国的普及程度尚有待提高。

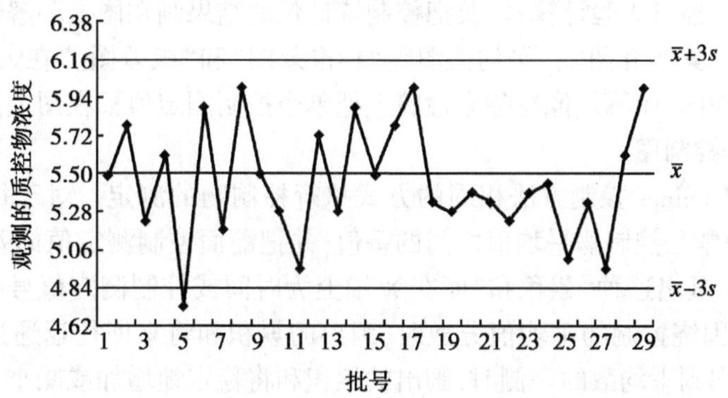

图 10-7　Levey-Jennings 控制图：Y 轴为观测的测定值，X 轴为批号

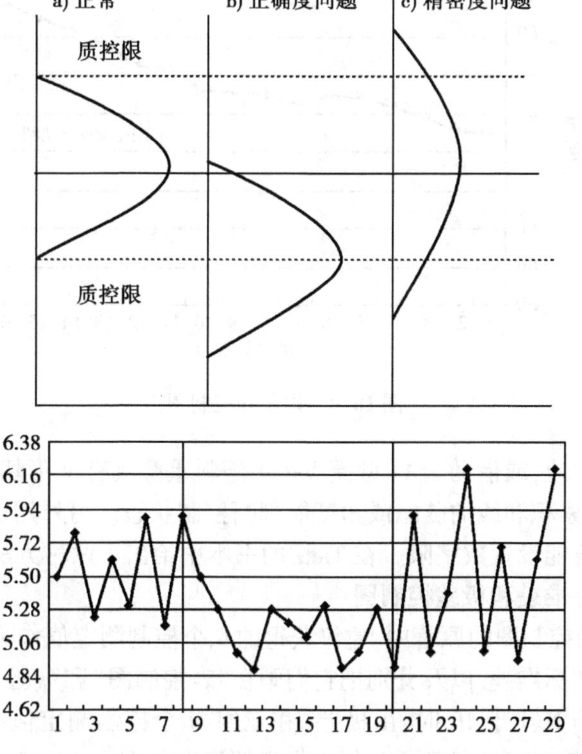

图 10-8　Levey-Jennings 控制图，阐明了不同类型分析误差的效果

（七）控制规则(control rule)

控制规则是解释控制数据和作出控制状态判断的决策准则。为了描述控制规则，我们使用符号 A_L形式，其中 A 是特定统计量的缩写或控制测定值个数，L 是控制界限。当控制测定值满足陈述的要求条件时，则判断该分析批为失控，即一定的统计量或控制测定值个数超过规定的控制限。例如，1_{2S}是具有 $\bar{x} \pm 2s$ 控制限的 Levey-Jennings 控制图，而 1_{3S}描述了具有 $\bar{x} \pm 3s$ 控制限的 Levey-Jennings 控制图。在第十四章我们将描述其他控制规则，其能使用“单值控制图”——直接把单个控制测定值画在控制图上。

五、其他的质量控制图

当控制测定值经过先验计算，以及把控制统计量的结果画在图上和解释时，可以使用其他的控制图，例如“累积和图”、“平均值图”、“标准差图”和“极差图。”在大多数工业应用上是把这些计算值作图，而不是像在临床检验上把单个控制测定值标在图上。

（一）累积和控制图

以与 Levey-Jennings 控制方法相同的方式执行控制物的测定。对于每一控制测定值，计算它与靶值，通常是控制物平均值之间的差值，并把前面控制测定值的差值相加得出“累积和”。在 Y 轴上画出这种“累积和”而在 X 轴上为时间或控制测定值号(图 10-9)。当控制测定值随机地围绕控制物平均值分散时，画出的累积和将来回往返通过累积和的零线。当控制测定值偏向到平均数的一侧时，画出的累积和将稳定地增加或减小，越来越远离控制图的零线。

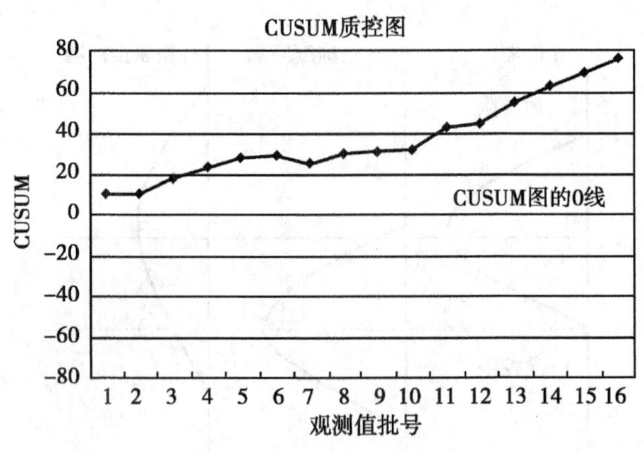

图 10-9　累积和控制图

由直观估计定性地，或借助于 V-型模板——塑料重叠具有 V 形切断物来建立控制限的精确角度定量的，从累积和线的陡峭或角度能判断控制状态。另外用已知的“决定限”累积和方法对累积和本身能设置数字限。在 Tietz 的书本中给出了两种方法的例子。

（二）平均数，标准差和极差控制图

Shewhart 在他的控制图的原著中，建议获得的几个控制测定值作为一批代表性的亚组，计算亚组的平均值和标准差，以及分别把它们画在“$\bar{x}$-控制图”和“s 控制图”上，监测过程的准确度和精密度。当 N 小于 10 时，由极差(在亚组 N 个控制测定值中高值和低值之间的差)代替标准差，将其画在“R 控制图”上来监测精密度。在图 10-10 显示了平均值和极差控制图的例子。

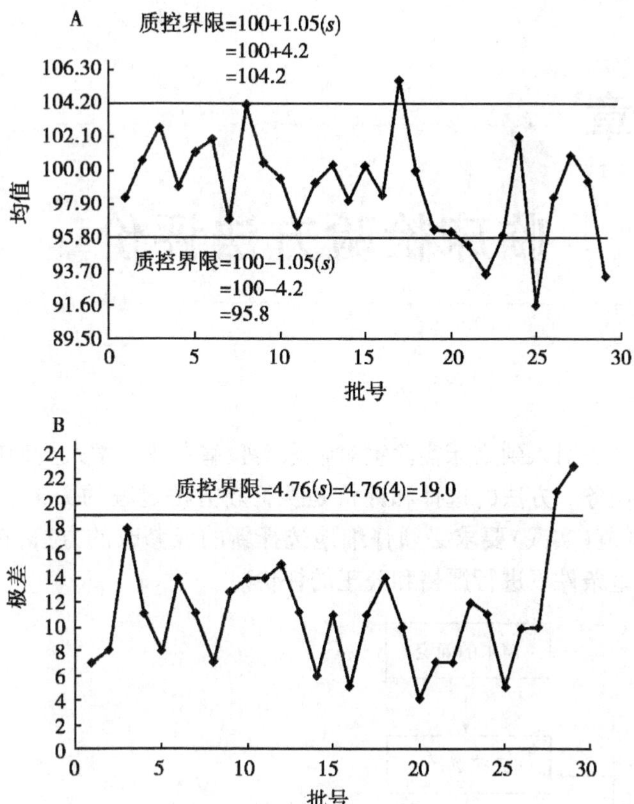

图 10-10　平均数和极差控制图

第十五章表 15-1 给出的系数可根据控制物的平均值和标准差计算控制限。例如在图 10-10上，其 $N=6$，$\bar{x}=100$，$s=4.0$，选定的控制限允许 0.01 的假失控概率，即使除了测定方法固有的不精密度外没有分析误差时，有 1% 的机会出现假失控的信号。计算平均值控制限的系数是 1.05，计算极差的上控制限的系数是 4.76。第十四章对平均数和极差控制图进行了详细的讨论。

第十一章

临床检验方法评价

新的或修改的方法引入到临床实验室对临床实验室专业技术人员期望保证高质量的服务来说是经常性的任务。方法的选择和评价是执行新方法过程的关键步骤(图 11-1)。因此,良好的实验室规范(实践)要求必须仔细地选择新的或修改的方法,在常规应用之前必须对其性能在实验室条件下进行严格和公正的评价。

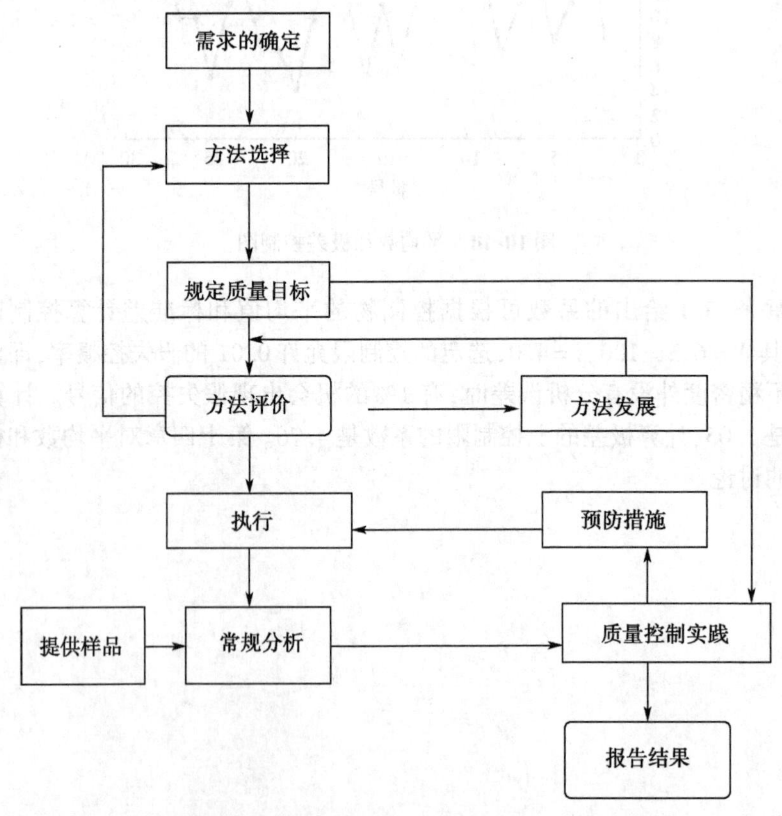

图 11-1 新方法进入常规应用过程的流程图
图中显示的关键步骤为方法选择、方法评价和质量控制

70 年代由 Barnett 和 Youden 首次提出了选择和评价临床实验室的客观计划。国际临床

化学联合会(IFCC)的文件提供了方法评价名词术语和哲学思想的一般讨论以及它与整个质量保证过程的相互关系。在1992年7月,病理学和检验医学档案包含了几篇有关方法评价的有用文章。也出版了该主题的书籍。美国临床和实验室标准研究院(CLSI,原为美国国家临床实验室标化委员会,NCCLS)已制定了当进行方法学评价时,临床实验室人员和厂家执行的协同一致的草案(见CLSI站点:http://www.CLSI.org)。

本节的目的是描述临床实验室人员能用于客观地选择和评价分析方法的技术。为了实现这一目标,我们提供了:①与方法学选择和评价过程密不可分的基本概念和定义的讨论;②选择候选方法的程序;③性能标准的讨论;④逐步描述如何评价候选的方法;⑤用于可接受方法的标准的描述。为了证实这种信息如何用于实际情况,我们将在本节结束时举一实际应用实例。

第一节　基本概念和定义

当按五项关键要点执行时,成功的方法评价就能实现(表11-1)。方法选择和评价过程必须开始于临床。评价过程应寻求知道候选方法是否具有足够的分析重复性和准确度来产生结果,使其为临床所用。统计的和经济的考虑也是重要的,但是要与临床方面进行比较。例如,对于方法评价需要统计技术,但是统计的显著性意义并不能提供判断方法的可接受性的基础。关于接受或拒绝的决定应基于数据可进行的误差的估计,并被临床所接受。实验成本的压力也特别重要,但不是唯一因素,在选择候选方法时需要对其进行考虑。

建立检测的需求是选择候选方法的第一步(图11-1)。这种需求可能由以下情况提出:①临床医师的建议考虑增加新的诊断试验;②新方法与已存在的方法相比,将提供改进的正确度或精密度;③用更有效的程序替换老的、劳动强度大的检测方法。

在开始时,通过仔细地描述候选方法的要求,选择和评价的过程以直接和有效的方式来进行。因此,这些要求指导选择评价分析方法的全过程。这一过程是质量管理连续环中质量计划分量的一部分。

表11-1　新方法成功评价的关键点

1. 整个任务应用临床观点;
2. 在开始之前,设定目标——分析目标;
3. 执行正确的试验,收集所需的数据;
4. 正确地使用统计工具,以便正确地估计误差;
5. 作出方法客观的结论。

(一) 实践要求

在决定是否将新的方法或仪器在某一实验室执行前,首先必须考虑一些实际的因素,包括标本类型、样本量、分析能力、周转时间、试验菜单、标本处理、分析批的大小、人员技能要求、每一试验的成本、校准方法、校准频率、随机处理能力,质控方法、空间需求(包括试剂贮存)、废物处理要求以及化学危险物和安全的考虑。通过分析人员、监督人员和主任之间的讨论使实验室人员能确定大多数的实际要求。实际的信息也可从描述方法或仪器的文献中获得。很明显,如候选方法的实际特征与实验室的要求不一致的话,其将不会被采用。

(二)性能参数

与方法或仪器性能有关的特征包括其正确度、分析范围、分析回收、分析灵敏度、分析特异度、空白读数、检出限、干扰、精密度、试剂稳定性、“稳健性”及样本的交互作用等。对这些参数的评价来评价方法的性能;这些研究的结论随后可作为临床使用是否可接受的基础。“医学实用性”的定义要求实验室人员与临床人员进行交流。性能要求取决于试验结果的预期用途或在其医学上不同的应用;因此,可产生不同的正确度和精密度的目标。

1. 准确度(accuracy) 国际临床化学联合会(IFCC)将准确度定义为分析项目测定值与其“真值”之间的一致性。实际上,分析项目的真值可使用不同的参考方法技术获得。然后通过使用系统误差或总误差概念来确定方法的准确度,并由它评价分析项目真值与其测定值之间一致性。

(1)参考方法:许多组织已参与开发临床上分析物的准确度。例如,美国国家临床检验参考系统(NRSCL)从事开发临床上感兴趣分析物可溯源的准确度库——已有证书的参考系统有12个分析物,其列于表11-2中。美国临床化学协会标准委员会在互联网上提供了标准和参考方法的信息(http://www.aacc.org)。

美国国家临床检验参考系统以分析方法和参考物质层状结构为基础开发了准确度库,允许服务实验室评价候选方法的准确度。这些包括(按准确度降低的顺序)决定性方法,参考方法、可比较的方法均值,参考实验室均值,以及同组的均值(基于方法组的均值)。

表11-2 推荐允许误差

分析项目	决定性水平 Xc	可接受性能 (CLIA'88)	精密度目标 (最大标准差)			固定限目标 (最大总误差)
			Xc×CLIA/4	Barnett	Fraser	CLIA'88
常规化学						
丙氨酸氨基转移酶	50U/L	20%	2.5		5.8	10
白蛋白	35g/L	10%	0.9	2.5	0.5	3.5
碱性磷酸酶	150U/L	30%	11		5.1	45
淀粉酶	100U/L	30%	7.5		3.7	30
天门冬氨酸氨基转移酶	30U/L	20%	1.5		1.2	6.0
碳酸氢盐	20mmol/L			5.0	0.46	
	30mmol/L			5.0	0.69	
总胆红素	17.1μmol/L	6.84	1.71	3.42	1.37	6.84
	342.1μmol/L	20%	17.1	25.6	27.4	68.4
血液 PCO_2	4.66kPa	0.66kPa	0.173	0.399	0.112	0.66
	6.65kPa	0.66kPa	0.173	0.399	0.16	0.665
血液 PO_2	3.99kPa	3*s*	0.75*s*			3*s*
	10.64kPa	3*s*	0.75*s*	5.0		3*s*
	25.94kPa	3*s*	0.75*s*			3*s*

续表

分析项目	决定性水平 Xc	可接受性能（CLIA'88）	精密度目标（最大标准差）			固定限目标（最大总误差）
			Xc × CLIA/4	Barnett	Fraser	CLIA'88
血液 pH	7.35	0.04	0.01	0.004	0.01	0.04
	7.45	0.04	0.01	0.006	0.01	0.04
总钙	1.75mmol/L	0.249	0.062	0.006	0.015	0.25
	2.69mmol/L	0.249	0.062	0.006	0.025	0.25
	3.24mmol/L	0.249	0.062	0.075	0.03	0.25
氯	90mmol/L	5.0%	1.1	2.0	0.63	4.5
	110mmol/L	5.0%	1.4	2.0	0.77	5.5
总胆固醇	5.18mmol/L	10%	0.129		0.140	0.518
高密度脂蛋白胆固醇	0.91mmol/L	30%	0.067		0.049	0.272
	1.68mmol/L	30%	0.127		0.093	0.505
肌酸激酶	200U/L	30%	15		32	60
肌酸激酶同工酶	13μg/L	3*s*	0.75*s*			3*s*
肌酐	88.4μmol/L	0.30	7.70	13.26	1.77	26.52
	265.2μmol/L	15%	9.72		6.19	39.78
葡萄糖	2.78mmol/L	0.333	0.083	0.278	0.061	0.333
	6.99mmol/L	10%	0.175	0.278	0.172	0.699
	11.0mmol/L	10%	0.278		0.244	1.11
铁	26.85μmol/L	20%	1.342		3.58	5.37
乳酸脱氢酶	300U/L	20%	15		12	60
乳酸脱氢酶同工酶	100U/L	30%	7.5			30
镁	1mmol/L	25%	0.065		0.02	0.25
无机磷	1.45mmol/L				0.061	
钾	3.0mmol/L	0.50	0.13	0.25	0.04	0.50
	6.0mmol/L	0.50	0.13	0.25	0.07	0.50
总蛋白	70g/L	10%	1.8	3.0	1.0	7.0
钠	130mmol/L	4.0	1.0	2.0	0.39	4.0
	150mmol/L	4.0	1.0	2.0	0.45	4.0
甘油三酯	1.81mmol/L	25%	0.113	0.169	0.203	0.452
尿素氮	4.5mmol/L	9%	0.1	0.333	0.283	0.4
尿酸	356.4μmol/L	17%	14.85	29.7	14.85	60.59

续表

分析项目	决定性水平 Xc	可接受性能（CLIA'88）	精密度目标（最大标准差） Xc×CLIA/4	精密度目标（最大标准差） Barnett	精密度目标（最大标准差） Fraser	固定限目标（最大总误差） CLIA'88
内分泌及有关的标志物						
11-去氧皮质醇	23.12nmol/L				2.485	
17-羟孕酮	1.5nmol/L				0.219	
醛固酮	0.416nmol/L				0.061	
	0.831nmol/L				0.122	
雄烯二酮	9.07nmol/L				0.524	
CA15-3	25kU/L				0.65	
CA125	35kU/L				2.4	
CA549	11kU/L				0.5	
癌胚抗原	5μg/L				0.23	
绒毛膜促性腺激素	25IU/L	3*s*	0.75*s*			
	10000IU/L	3*s*	0.75*s*			
皮质醇	138nmol/L	25%	8.56		10.49	34.5
	828nmol/L	25%	51.89		63.48	207.0
C-肽	11.1nmol/L				0.51	
硫酸脱氢表雄酮	540μmol/L				3.24	
	1215nmol/L				7.29	
雌二醇	221.4pmol/L				23.99	
	1660.5pmol/L				180.81	
促滤泡素	10U/L				0.15	
	95U/L				1.5	
黄体生成素	6U/L				0.37	
	55U/L				3.4	
催乳素	150μg/L				5.3	
	2000μg/L				70	
前列腺特异性抗原	20μg/L				1.8	
T_3 摄取	25%	3*s*	0.75*s*			3*s*
睾酮	3.123nmol/L				0.128	
	34.7nmol/L				1.457	
促甲状腺素	0.3mIU/L	3*s*	0.75*s*		0.030	3*s*
	5.0mIU/L	3*s*	0.75*s*		0.50	3*s*

续表

分析项目	决定性水平 Xc	可接受性能（CLIA'88）	精密度目标（最大标准差）			固定限目标（最大总误差）
			Xc × CLIA/4	Barnett	Fraser	CLIA'88
游离甲状腺素	10.32pmol/L	3s	0.75s		0.0296	3s
	51.6pmol/L	3s	0.75s		1.419	3s
总甲状腺素	38.7nmol/L	12.9	3.225		1.16	12.9
	167.7nmol/L	20%	8.385		5.03	33.54
运铁蛋白	3.75g/L				0.09	
三碘甲状腺素原氨酸	1.232nmol/L	3s	0.75s		0.052	3s
	3.08nmol/L	3s	0.75s		0.131	3s
毒理学和治疗药物监测						
酒精（血）	21.7mmol/L	25%	1.3			5.43
卡马西平	33.84μmol/L	25%	2.12		2.16	8.46
	50.76μmol/L	25%	3.17		3.26	12.69
地高辛	1.05nmol/L	0.26	0.066		0.039	0.262
	2.62nmol/L	20%	0.131		0.105	0.524
乙琥胺	283.2μmol/L	20%	14.16		14.16	56.64
	708μmol/L	20%	35.4		34.69	141.6
庆大霉素	20.9μmol/L	25%	1.25			5.23
铅（血）	0.48μmol/L	0.193	0.048			0.193
	1.93μmol/L	0.193	0.048			0.193
锂	0.5mmol/L	0.3	0.08		0.02	0.3
	1.5mmol/L	20%	0.08		0.06	0.3
苯巴比妥	64.65μmol/L	20%	3.23		1.42	12.93
	172.4μmol/L	20%	8.62		3.79	34.48
苯妥英	39.6μmol/L	25%	2.37		1.43	9.9
	79.2μmol/L	25%	4.75		2.86	19.8
扑痫酮	22.9μmol/L	25%	1.37		2.56	5.95
	54.96μmol/L	25%	3.44		6.23	13.7
普鲁卡因酰胺	16.92μmol/L	25%	1.61			4.23
	84.6μmol/L	25%	5.29			21.15
奎尼丁	21.56μmol/L	25%	1.38			5.54
茶碱	55.5μmol/L	25%	3.49		6.1	13.9
	111μmol/L	25%	6.66		12.2	27.75

续表

分析项目	决定性水平 Xc	可接受性能（CLIA'88）	精密度目标（最大标准差） Xc×CLIA/4	Barnett	Fraser	固定限目标（最大总误差） CLIA'88
丙戊酸	346.5μmol/L	25%	21.5		22.2	86.6
	693μmol/L	25%	42.9		44.4	173.3
血液学						
细胞识别		90%一致				
红细胞计数	$4.5\times10^{12}/L$	6%	0.07		0.09	0.27
	$5.9\times10^{12}/L$	6%	0.09		0.12	0.35
纤维蛋白原	1.5g/L	20%	7.5			30
血细胞容积	0.35	6%	0.53%		0.46%	2.1%
	0.50	6%	0.75%		0.65%	3.0%
血红蛋白	120g/L	7%	2.1		1.4	8.4
	170g/L	7%	3.0		2.0	11.9
白细胞计数	$3.5\times10^{9}/L$	15%	0.13		0.23	0.52
	$11\times10^{9}/L$	15%	0.41		0.74	1.65
活化的部分凝血活酶时间	40s	15%	1.5			6.0
血小板计数	$50\times10^{9}/L$	25%	3.12		2.0	12.5
	$500\times10^{9}/L$	25%	31.2		20	125
凝血酶原时间	INR 3.6	15%	INR 0.14			INR 0.54
白细胞分类		$3s$				$3s$
免疫学						
α1-抗胰蛋白酶	0.8g/L	$3s$	$0.75s$			$3s$
α 甲胎蛋白	10μg/L	$3s$	$0.75s$			$3s$
抗核抗体		2个滴度或±	1个滴度			
抗链球菌溶血素"O"		2个滴度或±	1个滴度			
抗-HIV		反应/不反应	反应/不反应			
补体3	1g/L	$3s$	$0.75s$			$3s$
补体4	0.2g/L	$3s$	$0.75s$			$3s$
肝炎（HBsAg，anti-HBc，HBeAg）		R/N	R/N			
IgA	4g/L	$3s$	$0.75s$		0.17	$3s$
IgE	484g/L	$3s$	$0.75s$			$3s$

续表

分析项目	决定性水平 Xc	可接受性能 (CLIA'88)	精密度目标 (最大标准差)			固定限目标 (最大总误差)
			Xc × CLIA/4	Barnett	Fraser	CLIA'88
IgG	5g/L	25%	0.31		0.13	1.25
	20g/L	25%	1.25		0.52	5
IgM	3g/L	3s	0.75s		0.088	3s
传染性单核细胞增多(症)		2个滴度或±1个滴度				
类风湿因子		2个滴度或±1个滴度				
风疹病毒抗体		2个滴度或±1个滴度				

1)决定性方法(definitive methods):指的是与某些绝对的物理量有关系,如质量。它们被用于检测物质来提供与分析物真值最接近的值。向血清样本中加入已知量核素标记的分析物被再用质谱法测定称为核素稀释质谱法,这是用于决定性方法的常见技术。已校准的质量分光光度计允许确定未标记分析物的量和已标记分析物的量的比值。这些量的比值可计算出未知的量。美国国家标准和技术研究院(NIST)已正在开发决定性方法,并且此项计划持续了几年。有些专业小组已与美国国家标准和技术研究院合作开发新的决定性方法,来生产标准参考物质(SRM)使得具有已知分析值的样本的广为应用成为可能。

2)参考方法(reference methods):是在工业和临床实验室由有经验的工作人员执行的更高精度的方法。参考方法的结果可溯源到决定性方法。由决定性方法验证的一级参考物质被用于参考方法的开发和校准。

3)比较方法均值(comparative method means):是选择方法能力验证试验结果的平均值。它们可通过使用不同的仪器和技术的多个实验室产生的平均结果获得。将测量值与这些平均值作比较是评价测量准确度的常见方法。选择用于计算比较方法的平均值的方法,因为多年来它们具有可靠的性能。证据表明这些公议值经常与近似的真值非常接近。

4)同组均值(peer group means):是从几个使用相同仪器和技术的实验室获得的室间质量评价(能力验证)试验结果的平均值。同组均值可允许实验室通过与使用相同仪器的其他实验室比较来评价自己仪器的准确度。此种方法,实验室依赖于厂家来描述方法与某些准确度更独立测量之间的关系。

(2)系统误差(systematic error)概念:系统误差是测定量与真值的一致性的度量。正确度的估计通常是通过方法学比较试验,即评价的方法与准确度已建立和确认的方法同时检测临床标本。正确度(trueness)和偏倚(bias)常被用来强调比较方法之间的缺乏一致性。对于给定的方法,系统误差可为正或负偏倚,其不同于随机误差,其出现正和负两方向。

系统误差可再分为两种类型,即固定的和比例的误差。固定的系统误差指的是即使分析物浓度改变但仍处于同一大小;而比例系统误差大小是分析物浓度的百分数。当在某些样本存在干扰物质时可发生固定系统误差。系统误差的大小和类型可通过方法比较试验来估计。

固定和比例系统误差是可以检出的,并可以通过绘制试验方法的结果与一组样本的

“真值”之间的关系图清楚地显示(图 11-2)。在图 A 中,随机误差显示的离散数据围绕拟合的线性。图 B 中,固定误差造成在同一方向的偏移,其可通过线与 Y 轴的交点(Y 轴截距)来定量估计。比例误差造成线的斜率偏离理想的 45°角。因此,仔细地检查关系图能提供有关这些分析误差分量的有价值的信息。

另一个有用的工具是检查系统误差的“偏倚图”,其是以试验和参考方法之间的差值(偏倚)为 Y 轴,参考方法的结果为 X 轴的图形。偏倚图可以直观地检查偏倚在整个值范围内是否是固定的,或偏倚是否受到方法之间差值的影响。然而,这些图形并不能像图 11-2 那样对固定和比例误差容易地作出解释。

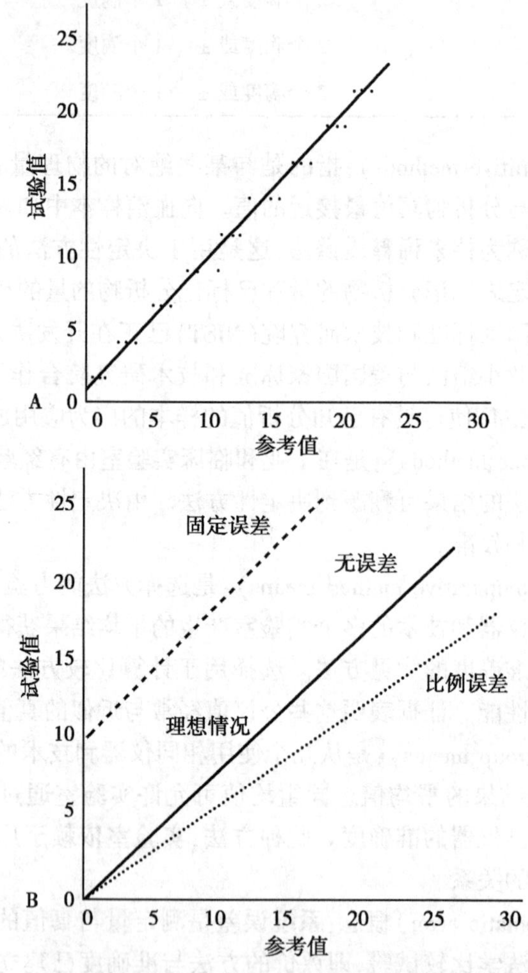

图 11-2　A. 直线的随机误差的显示;B. 固定和比例类型系统误差的表现

(3)总误差(total error)概念:当试图识别误差来源和降低其大小时,关于不同误差分量的信息是很有价值的。另一方面,在判断新方法时必须考虑的是误差分量的整体效果或总误差。许多误差分量具有相加性;因此,最终的试验结果的误差量大于任何单个的误差。实际上,确定的是总误差,分析质量所应达到的,以及方法最终的可接受性是其临床应用。

总误差概念和其与随机和系统误差之间关系如图 11-3 所示。围绕中央值的分布表示随机误差,而分布的中央值偏离其真值表示系统误差。

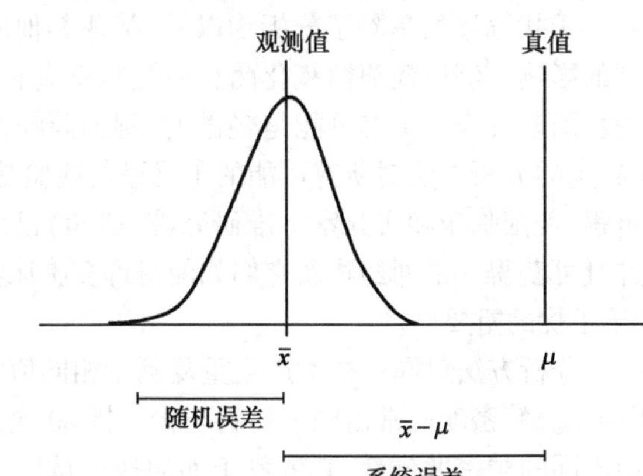

图 11-3　总误差概念

2. 分析范围(analytical range)　这种参数指的是“方法应用未经修改样本的浓度范围或其他量”。通过线性试验,即候选方法检测含较宽范围的特定分析物量的参考溶液。理想情况下,校准曲线(响应对分析物浓度之间关系图)应该是线性并通过原点。如果曲线是线性,检测范围被称为方法的线性范围。如果无法获得线性响应,校准程序应使用足够的较高校准溶液数量来确定响应曲线,并且校准溶液应包括未知浓度。方法的分析范围应足够的宽,包括没有预稀释期望样本的 95%~99%。正如美国临床实验室改进修正案 1988 最终规则(CLIA'88)所规定,一旦已确认了方法的分析范围,它就是方法的可报告范围。

3. 分析灵敏度(analytical sensitivity)　国际理论和应用化学联合会(IUPAC)将方法的分析灵敏度定义为校准曲线的斜率及对于规定量的变化分析程序产生信号的变化。基本上,这一词语定量了相对于分析物量、浓度或特性的变化的信号变化。对于词语“分析灵敏度”和“检出限”经常是混淆甚至是误用。存在这种混淆是因为词语是互相关联——两者认为是方法“敏感”的特性。实际上,理想的方法是描述为具有高的分析灵敏度水平和低的检出限。

4. 分析特异性(analytical specificity)　这一词语是与准确度相关联,指的是分析方法只对分析物,而对其他相关的物质不起作用的能力。例如,如果存在类似的己糖(如:甘露糖和半乳糖)时,葡萄糖方法仅准确地测量葡萄糖,则此方法将是特异的。类似的,当抗体与类似的分子无交叉反应时,免疫化学方法也可以说是分析物特异的。分析的特异性也可受到血清或血浆中胆红素、血红蛋白和脂类等物质的影响。这些成分可能通过它们的颜色、浊度或其他物理或化学特性来影响方法。

5. 空白测定(blank measurements)　在测量程序过程中由于试剂和样本成分而观察到的响应被认为是“空白测量”。通过下列试验可获得这些值:①没有样本试剂溶液(即试剂空白);②样本溶液和缺少关键试剂的溶液(即样本空白)。

6. 检出限(detection limit)　国际理论和应用化学联合会(IUPAC)将检出限定义为给定分析程序具有适当的确定检出的分析物的最小浓度或量。检出限依赖于空白读数大小,并且被认为与这些测量的精密度有关系。

7. 干扰(interference)　干扰描述的是除了分析物以外,某些其他成分的影响或一组成分对分析物测量的准确度的影响。例如葡萄糖氧化酶反应测量葡萄糖,其中产物过氧化氢可能与尿酸而不是期望的色团起反应。干扰可能是轻微的,例如药物的存在与某些叠氮试剂起反应。很明显,对于给定的分析方法对所有可能的干扰进行检验是很困难的,并且是不可能的。为了支持这一过程,美国临床和实验室标准研究院(CLSI)已出版了描述如何执行方法干扰试验的文件。并且可获得一系列药物及它们如何对许多临床实验室试验干扰的信息。Kroll 和 Elin 已综述了干扰的重要性。

8. 精密度(precision)　分析方法对同一样本产生重复测量相同值的能力被称为它的精密度,也被称为随机分析误差。精密度通常由同一材料至少分析 20 次并且计算标准差的重复试验来估计。可估计出不同的精密度分量,其依赖于如何执行试验。批内精密度是在同一分析批内重复地分析同一样本的变异性,或对一系列的临床标本在同一批内进行双份检测并计算双份测定的标准差。批内精密度通常过低地估计了总的精密度,因为在重复检测时间内变异的条件的机会最小。当在同一天内在几个不同批重复检测同一样本时,可估计日内精密度或批间精密度。这种变异性通常要比观察到的批内重复的变异性要高些。日间精密度是当在不同天重复检测同一样本获得的变异性。最后的估计值是性能的最实际的评价,因为它包括了由于不同操作人员、仪器日间的变化、不同移液器的使用以及实验室的温度或其他条件的变化而导致方法性能的改变。所有这三种类型精密度的分量可通过方差分析(ANOVA)计算进行估计。美国临床和实验室标准研究院(CLSI)文件已描述如何使用方差分析(ANOVA)估计每一精密度分量。实际上,可以通过使用不精密度这一词语来代替精密度,因为它可以定量重复测量发生的变异性。

9. 回收(recovery)　回收是指当已知量物质加入真实样本中,正确地测量分析物的能力。回收测量是获得准确度信息的一种有效的方法,因为它可检验在真实样本的基质中存在所有其他成分分析方法是否能检测分析物。回收试验也可对竞争性的干扰(如对于检测血清钙采用结合染料法的钙与蛋白的竞争)进行检验。

遗憾的是,回收试验常执行得很差,并且对数据进行了不适当的计算。同样的,应该注意另外加入纯物质很明显是人工的方法;不能肯定分析物的物理或化学性状(即它的溶解性和与血清蛋白结合力)或代谢环境(如在肝脏中结合)与在体内的结合一样。然而,当分析参考方法和参考物质受到局限或不可获得时,回收试验可以说是评价准确度的唯一实际的方法。

第二节　选择分析方法

选择候选方法是引入新方法到实验室过程的第二步骤(图 11-1)。可采用不同的途径来识别候选的方法,包括复习科学文献、咨询同行、评价商业的资料或在专业学术会上与厂商代表对方法进行讨论。

当评价有前景的方法时,下面的内容应值得注意:

1. 检测的原理,具有原始参考文献。

2. 试剂和参考物质的组分,提供的量,及容器开启前后它们贮存的要求(如空间、温度、光及湿度的限制)。

3. 试剂和参考物质的稳定性(如,有效期)。

4. 可能的危害、适当的安全预防措施,及职业安全和卫生管理指南。

5. 产生废物的类型、量和处理。

6. 标本要求(即:采集条件、标本量要求、需要抗凝和保护剂及必需的贮存条件)。

7. 期望的分析性能(即:准确度、精密度、灵敏度和特异性)。

8. 方法的参考区间,包括的信息有:如何导出健康和疾病获得典型值,以及自己机构内确定参考区间的必需资料。

9. 执行试验的详细程序。

10. 仪器的要求和局限性。

11. 技术支持、供应品和服务的可获得性。

此外,关于实验室方面的情况,应考虑下面的问题:

1. 必需的测定仪器是否可获得?对新的仪器是否可提供足够的场所?

2. 要求的技术员的时间是多少,应具有什么样的技术水平?

3. 如果要求在新仪器上培训所有的工作人员,从可能的效益上这样的培训是否是值得的?

4. 使用推荐方法执行检测估计的成本是多少,包括校准物、质控标本和技术员时间的成本?

5. 产生的数据与已有仪器产生数据是否有可比性?

从方法特征的评价常可作出定性的评价,但也可以使用基于其相对的重要性的各种特征给予的数值作出评价;后一种方法导致定量的选择过程。可作出关于分析方法很好地适合实验室要求的决定,并且具有取得所需质量的能力。

第三节　性能标准

为了客观地选择和评价侯选的方法,在开始分析试验之前和在试图获得作出方法的适应性之前,需要建立性能标准(图11-1和表11-2)。如果没有首先制订性能准则,执行评价试验来估计误差和作出方法可接受性的结论,将减少研究的价值和有效性,并可导致作出像"很好的质量"、" 比较后很好"、"证明具有可接受的性能"主观陈述的结论。明智的实验室人员必须询问这样的结论是否有效。通过在执行试验和获得评价数据之前,建立允许的分析误差大小的规范而没有使分析试验结果实用性无效的性能目标,就可避免出现疑问。实际的性能可以与目标进行比较来确定方法的可接受性。

(一)要求

性能目标应规定在特定浓度或分析物活性上允许的总误差。在医学决定性水平(X_C)选择这些浓度,此种试验结果对于临床医师作出诊断、监测或治疗决定的解释时是非常关键的。当分析物有不同的医学应用时可制订几个水平。例如,钙需要的关键浓度有:①高钙血症;②高到正常的钙;③低钙血症(图11-4)。因此,评价测量钙的侯选方法需要在这些关键浓度上设计来估计误差。

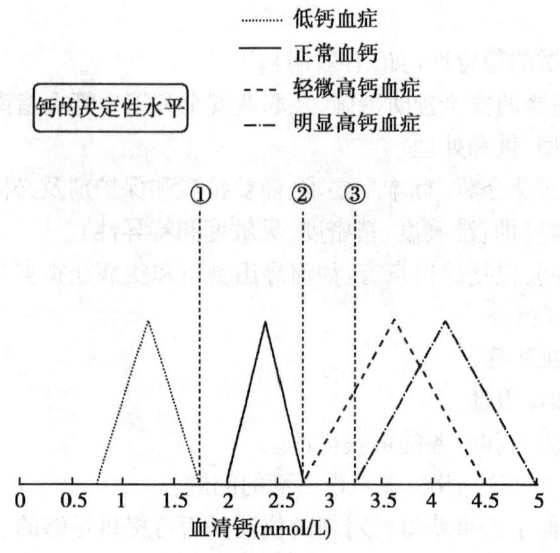

图 11-4　钙的决定性水平

(二) 建立质量规范

建立总的分析误差限可用到几种信息资源,包括基于实验室试验的医学使用的经验的专业判断,临床医师的调查,分析物个体内生物学变异,基于当前分析技术水平的界限,及分析物参考区间分数计算的界限。这些是不广泛应用的规范。什么情况下适合依赖于卫生保健机构的医学任务,服务对象的患者群体,试验的特定应用,以及医师解释试验结果采用何种方式。因此,性能目标对于不同的实验室可有不同,甚至是对于同一实验室由于应用的目的不同而不同。例如,用于监测肾移植受体的肌酐方法比用于健康筛查的方法应有更严格的要求。

在文献中已发表了建立分析质量目的的指南。Barnett 是第一位在此领域进行研究的学者,并在 60 年代中期发表了对临床医师进行调查的研究结果。后来他继续他的研究并更新了一些目标,并与 Skendzel 和 Platt 等人合作增加了其他的目标。欧洲工作小组,使用生物学变异作为基础,推荐了三种水平的分析目标:"最低的性能"、"期望的性能"和"最佳的性能"。对于期望的性能,他们建议的精密度目标是 1/2 的试验的个体内生物学变异。对于偏倚,他们推荐的是 1/4 的组生物学变异,或 1/16 参考区间,或者是缺乏其他准则时,采用两倍的理想的精密度。

美国临床实验室改进修正案(CLIA)法规对方法选择和评价过程最具有影响意义在于对特定的法定分析物建立了评价方法和实验室性能的固定限(表 11-2)。这些界限目前已成为美国最大的允许误差界限。因此,在实际工作中,给定的分析方法的允许总误差必须小于分析物 CLIA 固定界限。例如,为了使实验室能力验证计划样本达到可接受性能,Ehrmeyer和同事建议他们必须将偏倚降低到最小,并且将室内的变异系数降低到 1/3 的 CLIA 固定限目标。她们的建议是假定测定过程稳定。Barnett 和 Westgard 进一步建议方法的变异系数应不超过 1/4 的 CLIA 界限,这样包括了不稳定性能的可能性及使用成本效率的质量控制程序。在这基础上,将 CLIA'88 限除以 4 可以与 s 规范进行比较。

Westgard 和同事已将 CLIA'88 限与大多数项目的医学结果准则进行比较,发现胆红素、铁、白细胞计数和尿素等项目不太严格。与欧洲工作组准则比较,发现 11 个项目的

CLIA'88 限更严格，12 个项目没有欧洲准则严格。Rej 和 Jenny 报告纽约州实验室执行 CLIA 法规很好，98% 以上的实验室对于大多数项目可通过能力验证计划。Ehrmeyer，Burmeister 和同事发现了类似的结果，1994 年威斯康星州头两次能力验证计划中，95% 以上的实验室成功地通过常规化学分析物试验，毒理学、内分泌和免疫学执行得更好。因此，CLIA 限能被用于建立候选方法的性能准则。我们认为这是一种方法评价的实用和合理的方法，并且要比性能满足厂家提供的规定接受方法的实践要好得多。以前，厂家建立它们的性能目标是基于在市场上竞争的要求而不是需要满足每一试验临床质量要求的实际性能。然而，在最近几年的证据和个人交流表明，厂家越来越多地使用 CLIA 限来建立性能声明和它们的产品的规范。

在表 11-2 中列出了来自 CLIA'88 和两种其他来源的最大标准差误差目标及 CLIA'88 固定限目标。只要可能，以使用决定性水平或临界浓度(X_C)的浓度单位计算误差标准。这些决定性水平资料是来自 Barnett 参考限的工作或分析物的治疗区间。钙的浓度与图 11-4 中显示一致，目前正在使用胆固醇浓度来确定动脉粥样硬化患者的危险性。

第四节　评价分析方法

制订了要求、建立了质量目标和选择了候选方法后，要执行统计学上规定试验来收集所需要的数据，这样才能作出方法性能特征的评价。

(一) 初步评价

一般来说，初步评价期应该是熟悉分析方法，它的仪器及程序步骤；这种熟悉阶段包括通过预试验来确定批内精密度和分析范围。

一旦分析人员满足执行的方法并没有任何困难，精密度应使用在每一决定性水平上材料重复至少 20 次测量。然后再执行回收和干扰研究。如果具有可溯源性或已建立准确度和精密度的必备的比较方法可获得，应根据方法比较试验来检验准确度。

对每一类型的误差可获得定量的值，这些值可以与规范的允许误差限进行比较。实际上，这些误差量的估计值可使用不同的统计技术获得。例如，使用标准差来估计精密度；因此，评价精密度的准则是试验的标准差落在规定的允许标准差范围内。另外，当已规定了随机误差目标后，试验的标准差乘以 4(根据 Barnett 和 Westgard 推荐)提供随机误差的估计；这种估计值然后与允许总误差进行比较。对干扰、回收和方法比较试验(表 11-3)能建立类似的准则。

表 11-3　不同评价试验估计的误差判断其可接受性准则

误差类型	试验	判断准则
随机误差	重复试验	$s_{obs} < s_A$ 或 $4 \times s_{obs} < TE_A$
比例误差	回收试验	$\left\|\dfrac{(\bar{R}-100)}{100}\right\| x_c < B_A$
恒定误差	干扰试验	$\|\text{bias}\| < B_A$
系统误差	方法比较	$\|(a+bx_c)-x_c\| < B_A$
总误差	重复和比较试验	$4 \times s_{obs} + \|(a+bx_c)-x_c\| < TE_a$

s_{obs}是重复试验确定的标准差;$\overline{R}$是回收试验确定的平均回收(百分数);bias 是干扰试验确定的平均差;a 和 b 采用方法比较数据由回归分析确定的 y-轴上的截距和斜率;x_c是在医学解释上最为关键的决定性浓度水平;s_A、B_A和 TE_A分别是允许标准差(s)、允许偏倚和允许总误差。

(二) 方法评价逐步描述

执行方法评价的实验室必须完成下列任务(下面列出的项目体现了 CLIA'88 法规相关的条款)。

1. 书面评价草案和程序文件,并需要对程序文件进行维护。CLSI QMS022-A6 "质量管理体系:实验室文件的建立和管理——批准指南"提供了描述技术程序的详细资料。

2. 记录从评价到决定使之生效之间收集的信息,用文件的方式来证明方法的有效性。

3. 通过分析一套参考溶液或含有高浓度分析物的一系列的质控品或混合样本的溶液来确定可报告范围。选择适当的稀释剂,在某些情况下,稀释剂应是无该分析物的血清。绘制观察值与系列样本的相对稀释液的图形。通过对图形的直观的检查估计分析范围。将观测的范围与需要的分析范围或厂家提供的范围进行比较。CLIA'88 要求分析范围不要超出可获得的校准物浓度。

4. 确定检测的精密度分量。首先,通过分析混合血清或质控品 20 次或更多次数来确定批内精密度。选择分析物的值应接近决定性水平。计算平均值和标准差,并将观测的标准差与允许的标准差(表 11-2)进行比较来评价可接受性。当处理数据时,如果数据是:①与文件记录的误差有关系(即:当自动化仪器指示出"误差"状态时获得的数据);②由于未记录的错误而被剔除(即:小数点或抄写误差);③如果它们是统计上的离群值(如果样品数为 40,则大于 3.5s 的数据为离群值),这些数据应剔除。剔除离群值后,重新计算每一组数据平均值和标准差。如果批内精密度不能满足要求,需要确定不精密度的来源,或抛弃这一方法。不精密度常见的问题包括标本或试剂的分配、混合操作及信号的测量。如果批内不精密度满足要求,则开始下一步的检测。日间变异是通过至少 20 天,在每一工作日分析混合血清或质控品来确定。

5. 通过将候选方法的性能与决定性或参考方法作比较,执行回收试验,或将候选方法的性能与被替代方法的性能比较,来确定方法的正确度。

(1)建立候选方法准确度最科学有效的方法是其性能与具有已建立的准确度的决定性或参考方法的比较。然而,实际上,对于常规临床实验室参考方法是很难获得的。在这种情况下,使用一定数量临床上相关的有证参考物质评价候选方法的正确度。这些材料使用决定性或参考方法来赋值。例如标准参考物 909(SRM909),其可从美国国家标准和技术研究院(NIST)获得。然后,将从候选方法获得的值与参考标准物质提供的靶值进行比较。

(2)对于回收试验,分析一组样本,其包括真实标本(即基线样本)及已加入特定量的分析物(即:试验样本);接着,计算试验和基线浓度或活性的差值来确定已回收的量。然后,计算回收量与加入量的比值(这个值不应是采用检测到的总量与加入重量的比值,因为加入后真实的总量不是已知的)。最后,将这个值乘以 100 得到百分回收。平均回收和理想的 100% 回收之间差提供了比例误差的估计,此值乘以决定性水平可确定在此临界浓度下的误差大小。将这种误差的估计值与允许误差进行比较可判断可接受性。

(3)如果使用候选方法代替现存在的方法,使用分割样本研究可比较两方法的性能。

在这样的研究中，收集 40 ~ 100 份临床样本，分成两个等份，然后用两方法进行检测。如果可能，标本应该是新鲜的。如果必须使用贮存的标本，应在一定条件下保存标本防止分析物变质。它们应在几天的时间内以小组方式进行检测以提供两分析方法性能的代表性数据。

(4)方法比较研究产生的数据时数据应该绘制成图，试验方法的结果在 y 轴，比较方法的结果在 x 轴。如果识别出了离群值，应由两方法重新分析样本，检查特定的特征。

处理方法学比较的数据可采用不同的统计方法。尽管相关系数和评价均值之差的显著性的统计检验应用很普遍，但是对于方法学的性能它就没有多大的价值。

相关系数：评价试验方法是否准确时不应使用相关系数(r)。严重不准确的 x 和 y 数据仍将产生高(好)的相关系数值。相关系数在揭示两方法是否有关系时是有用处的，在方法学评价上通过帮助证实最小平方线性回归统计量应用于方法比较数据来确定数据范围是否在适当的宽上有很高的价值。相关系数(r)大于或等于 0.975 表明对于应用简单线性回归技术时样本数据是适当范围。相关系数在方法学比较研究中再没有其他的适用之处。

t 检验：t 值可用于确定偏倚是否是统计上的显著性。这一事实可有意义，但它不能帮助作出基于临床意义上关于试验方法可接受性的决定。

最小平方回归统计量：经常使用回归分析在统计学上评价从方法学比较研究所获得的数据。据此，可确定斜率(b)、y 轴上的截距(a)和回归线的标准差($s_{y/x}$)。斜率提供了比例误差的估计值，截距给出了固定误差的估计值，及 $s_{y/x}$ 是方法之间随机误差的估计值。回归方程：

$$y = a + bx$$

被用来估计在决定性水平浓度下的系统误差。借助于回归方程可计算相对于 x 值(x_C)时的 y 值(y_C)($y_C = a + bx_C$)；计算的系统误差是 x_C 与 y_C 之间的差值($SE = |y_C - x_C|$，表 11-2)。SE 可与允许偏倚或允许总误差规范进行比较判断其可接受性。总误差准则是观测的系统误差与 4 倍观测的标准差 s_{obs} 之和($TE = SE + 4s_{obs}$)，然后，这一估计值与允许总误差(TEa)进行比较。应及时地仔细检查看是否有异常的数据点。如果识别出误差或根据统计学基础，离群值应从数据组中剔除。

尽管回归分析广泛地用于方法比较研究，但应用时必须仔细。例如，使用回归分析，①数据点必须是独立的；②自变量应该是没有显著性误差；③比较的数据必须局限于两方法的线性范围；④离群值，特别是低或高端的数据必须经过仔细的检查，因为它们对系统误差的估计具有非比例性的影响；⑤数据范围必须覆盖分析物值的范围。

6. 通过确定校准曲线的斜率可估计新方法的灵敏度。如果样本的稀释足够大，从分析范围试验可获得该信息。在试验过程中也应进行样本和试剂空白的测量，并应该注意这些信号的大小并与分析物低浓度信号之间比较。

7. 使用下列公式估计方法的检出限：

$$x_L = x_{bl} + ks_{bl}$$

其中 x_{bl} 是空白测量的平均值，s_{bl} 是空白测量的标准差，k 是基于期望的置信水平选定的数字系数。实际上，k 值为 2 或 3 获得检出限具有的概率分别为 95% 或 99%。

8. 通过评价由于在血样本中出现如胆红素、血红蛋白、脂类、抗凝剂和常见药物物质的干扰来检验新方法的特异性。通过执行类似于回收试验的试验，即加入的物质是怀疑的干扰物质而不是分析物，对干扰进行检验。然后，将获得的差值或偏倚与允许偏倚或允许总误差(*TEa*)进行比较来判断其可接受性(表 11-2)。

9. 建立分析物的参考区间。如果从候选方法和旧方法获得的结果是可比较的,旧方法的参考区间也可用于新的方法。如果根据厂家声明执行新的方法,实验室甚至可以使用厂家发表的参考区间。然而,美国 CLIA'88 要求实验室验证厂家的参考区间是否适合实验室患者的群体。如果:①新方法产生的值与旧方法的值不一致,但是新方法已取得改进,②新方法相对于旧方法由于某些原因是可接受的,或③新方法被用于测量实验室以前未检测的分析物,则必须确定参考区间。

注意美国 CLIA'88 法规要求实验室必须保留所有实验确认的文件,包括用于验证精密度、正确度、分析灵敏度和特异性、可报告范围和"其他可用的性能特征",用于满足性能规范。

除了评价候选方法的性能外,实验室也应该通过比较使用不同批号和使用已经贮存不同时期的批号的试剂和参考物质获得的结果,确定它们的稳定性和一致性。同时鼓励工作人员在新方法应用初期信息的反馈。在头几个月份应使用统计质量控制方法来仔细地监测其性能。

(三)评价临床方法的文件

美国临床和实验室标准研究院(CLSI)多年来一直致力于制定一系列评价临床方法的文件。CLSI 是一个全球性、多学科、非营利性的标准化和教育性团体,旨在促进医疗卫生领域中的标准化进程和应用。它在发展相关的标准和指南时采取了特有的协商一致过程(consensus process)。CLSI 的自愿协商一致过程是一个建立正式标准的过程,包括方案的认可、建立和公开对有关文件的评论和根据使用者的意见修改文件。

基于协商一致过程所接受的标准或指南,已在世界范围内被公认是改进对患者服务的有效手段。CLSI 出版的标准是基于一致化过程明确界定材料、方法或操作的基本特性,使用中不得修改。其中可包含一些任意的因素,但已被明确定义。指南是基于一致化过程,描述常规检测操作、程序或使用材料的文件。可以遵照执行或进行适当改动以适合使用的特殊需要。

多数 CLSI 文件可在 2 个水平上达成一致。即提议(proposed),此类文件编号为 P;批准(approved),编号为 A。根据评价或数据收集的需要,部分文件也可介于上述两者之间,即暂定(tentative)文件,编号为 T。"提议文件"的内容通常要接受广泛、细致、全面的评论;暂定文件还需要进行特定的评价或需要收集数据,以保证其应用;核准文件是修改后的最终文件。还有一类委员会报告,则是尚未通过一致化过程的文件,编号为 R。

目前 CLSI 公布的与方法学评价有关的文件如下:

EP05-A2:定量测量方法精密度性能评价;批准指南——第 2 版(Evaluation of Precision Performance of Quantitative Measurement Methods; Approved Guideline—Second Edition)。用于定量测量方法精密度性能评价的实验设计;与生产厂声明的精密度进行比较的建议及确定何时这种比较是有效的。

EP6-A:定量测量程序线性评价:统计方法;批准指南(Evaluation of the Linearity of Quantitative Measurement Procedures:A Statistical Approach; Approved Guideline),用于在方法评价中描述方法的线性,检查线性是作为常规质量保证的一部分,以及确定和表述线性范围的厂家声明。

EP07-A2:临床化学实验干扰;批准指南——第 2 版(Interference Testing in Clinical Chemistry; Approved Guideline——Second Edition),提供研究、识别和描述干扰物质对临床化学试验结果影响的背景信息、指南和实验程序。

EP09-A3:用患者样品进行测量程序比较和偏倚评估;批准指南——第 3 版(Measurement Procedure Comparison and Bias Estimation Using Patient Samples; Approved Guideline—Third Edition),描述使用患者样品测量程序比对实验设计及后续数据分析技术用于确定两种体外诊断测量程序之间的偏倚。

EP10-A3:定量临床实验室测量程序的初步评价;批准指南——第 3 版(Preliminary Evaluation of Quantitative Clinical Laboratory Measurement Procedures; Approved Guideline-Third Edition),提供了用于测量程序和设备性能初步评价的实验设计和数据分析。

EP12-A2:定性试验性能评价的用户协议;批准指南——第 2 版(User Protocol for Evaluation of Qualitative Test Performance; Approved Guideline——Second Edition)

EP14-A2:基质效应的评价;批准指南——第 2 版(Evaluation of Matrix Effects; Approved Guideline——Second Edition)

EP15-A2:精密度和正确度性能的用户验证;批准指南——第 2 版(User Verification of Performance for Precision and Trueness; Approved Guideline-Second Edition)

EP17-A2:临床实验室定量测量程序检出能力评价;批准指南——第 2 版(Evaluation of Detection Capability for Clinical Laboratory Measurement Procedures; Approved Guideline—Second Edition)。

EP19-RE:CLSI 评价方案框架;报告(A Framework for NCCLS Evaluation Protocols; A Report)。

EP21-A:临床实验方法总分析误差的评估;批准指南(Estimation of Total Analytical Error for Clinical Laboratory Methods; Approved Guideline)。

EP24-A2(代替 GP10-A):用受试者工作特征曲线评价实验室试验诊断的准确度;批准指南——第 2 版(Assessment of the Diagnostic Accuracy of Laboratory Tests Using Receiver Operating Characteristic Curves; Approved Guideline—Second Edition)。

EP25-A:体外诊断试剂稳定性评价;批准指南(Evaluation of Stability of In Vitro Diagnostic Reagents; Approved Guideline)。

EP26-A:试剂批号之间变异性的用户评价;批准指南(User Evaluation of Between-Reagent Lot Variation; Approved Guideline)。

EP27-A:如何建立和解释定量诊断检测的误差网格;批准指南(How to Construct and Interpret an Error Grid for Quantitative Diagnostic Assays; Approved Guideline)。

EP28-A3C(以前为 C28-A3c):临床实验室定义、建立和验证参考区间;批准指南——第 3 版(Defining, Establishing, and Verifying Reference Intervals in the Clinical Laboratory; Approved Guideline—Third Edition)。

EP29-A(以前为 C51-A):检验医学测量不确定度的表述;批准指南(Expression of Measurement Uncertainty in Laboratory Medicine; Approved Guideline)。

EP30-A 以前为 C53-A):检验医学互换性参考物质的表征和证书;批准指南(Characterization and Qualification of Commutable Reference Materials for Laboratory Medicine; Approved

Guideline)。

EP31-A-IR(以前为 C54-A-IR):医疗机构内患者结果可比性验证;批准指南(Verification of Comparability of Patient Results Within One Health Care System; Approved Guideline—Interim Revision)。

第五节　评价方法可接受性

当已成功地完成了方法评价的前四个步骤后,根据下列要求可得出方法性能的可接受性的客观结论。

1. 通过试验确定的误差估计与分析目标建立的规范确定的界限进行比较。

2. 当获得的总误差值小于方法允许的总误差时,可认为候选方法的性能是可接受的。

3. 当一种或多种分析参数发现大于方法的允许误差,可认为候选方法的性能是不可接受的。当这种情况出现时,必须改进方法的性能;如果不能改进,则需要舍弃该方法。

这种方法评价决策方法是具有逻辑性和严格的,但图形方法也可用于对方法性能作出客观决定。例如,Westgard 已开发出并介绍了被称为方法决定图(method evaluation decision chart,MEDx)的图形方法。这种图形是基于检验方法的允许总误差,但需要根据观测的正确度(偏倚)和不精密度作为操作点绘制在一种图上(图 11-5)。这种操作点确定了方法的性能,因为它在图上显示了各自允许总误差准则。允许总误差线依赖于实验室对其试验所规定的总误差质量规范。图形实际上允许三种或四种准则,以及因此帮助将方法划分为"可接受"或"不可接受"。在图 11-5 中显示了具有 10% 允许总误差要求试验的方法决定图例子。被评价方法的偏倚为 2.0%、不精密度为 1.0%。

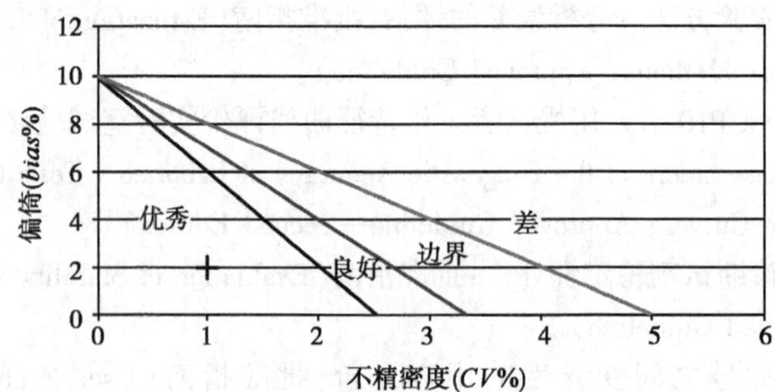

图 11-5　方法评价决策图实例,其显示 y 轴为允许偏倚,x 轴为允许不精密度。从上到下不同的决策准则相应为纵误差准则为 *bias* +2*s*,*bias* +3*s* 和 *bias* +4*s*。由这些准则决定的区间将性能划分为差、边界、好或优秀

这些评价方法可接受性的准则是基于观测误差的点估计或单值估计。其假定收集足够的数据提供单值观测误差的可靠估计。更客观的准则可通过估计试验误差的置信区间来进行,因此考虑了采集数据量的不确定度。通过单值的范围或误差的上下界限来估计试验误差。当上限或试验误差的最大估计值仍然小于允许误差,方法性能认为是可接受的。当下限或误差的最小估计值大于允许误差,认为方法的性能是不可接受的。当条件不满足,及观

察误差上限大于允许误差,但下限小于允许误差,对于作出客观决定数据是不充足的。必须收集更多的数据,或必须判断方法具有“边界的”性能。

第六节　应用范例:血清葡萄糖

为了证实前面的信息是如何应用于实验室,下面将以实例进行描述。此实例是关于血清葡萄糖测定方法的评价。

(一) 分析需求

在常规工作时间以外的时间需要快速确定血清葡萄糖的方法。样本体积为0.2ml或更小,分析范围为0~27.5mmol/L,周转时间为20分钟对于急诊特定样本申请是期望的。短的周转时间意味着由于糖酵解作用葡萄糖的损失将没有意义。

(二) 质量规范

葡萄糖分析的医学决定性水平认为是2.75mmol/L和11mmol/L分别指示为低血糖和高血糖。因为程序用于第一班工作时间以外,没有包括通常用于筛查(6.93mmol/L)的决定性水平。葡萄糖精密度规范(表11-2)定为在2.75mmol/L时的0.0825mmol/L和在11mmol/L时的0.275mmol/L。总误差规范(TEa)是2.75mmol/L时的0.33mmol/L和11mmol/L时的1.1mmol/L。

(三) 方法选择

对可提供方法的调查后,选择的试验方法以试剂盒方式提供,可用于建立现在的实验室仪器。指派专门检验人员执行评价研究,并规定具体的实验时间。

(四) 熟悉时期

获得试剂盒和一级参考物质后,建立方法并运行。一级参考溶液用于校准。用实验控制物和随机选择的临床标本进行几批的检测。

(五) 分析范围

从贮备的葡萄糖一级参考溶液(55mmol/L)制备一系列的葡萄糖溶液进行双份检测来确定线性范围。图11-6以图形方式表述结果。图形显示出到33mmol/L的良好的线性,其满足到27.5mmol/L的线性规范。在零葡萄糖浓度的吸光度值是试剂空白值,其是可复现的及满意地低的,因此省去这一空白吸光度应不是误差的显著性来源。

(六) 批内精密度

对每一低到不正常控制物和中度高到不正常控制物分析20等份样本执行批内重复性试验。各自的平均值和标准差是低浓度控制物为3.11±0.0385mmol/L,高浓度控制物为10.04±0.116mmol/L。当与允许的标准差0.0825mmol/L和0.275mmol/L进行比较时,这些标准差是可接受的。

(七) 回收试验

制备两份混合血清样本作为基线标本。制备浓缩的葡萄糖溶液使得标准加入将不使血清稀释明显。加入两种不同葡萄糖量。向9.6ml的混合血清中加入0μl、100μl或400μl具有浓度为55mmol/L的葡萄糖溶液,再分别加入400μl、300μl或0μl 0.15mol/L的氯化钠溶液,每一情况最后的体积为10.0ml。执行四次重复检测,并计算每一标本四个单独值的平均值(表11-4)。通过测量值减去各自原混合血清含量(3.355mmol/L和9.405mmol/L)确

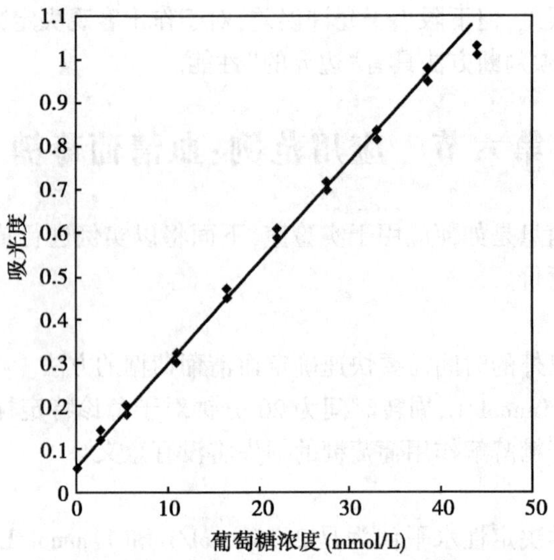

图 11-6　观察响应值对标准浓度确定线性分析范围图

定回收量。百分回收是回收量除以加入量乘以 100 获得。这些单个回收的平均值给出 98% 回收的估计,其相当于 2% 的比例误差,或在 2.75mmol/L 时实际误差为 0.055mmol/L,11mmol/L 时实际误差为 0.22mmol/L。这些误差小于允许总误差,因此分析目标有效。

表 11-4　回收结果:评价数据实例

混合血清	加入葡萄糖		检测出葡萄糖	回收葡萄糖	回收
	μl/10ml	mmol/L	mmol/L	mmol/L	%
A	0	0	3.355	—	—
A	100	5.5	8.745	5.39	98
A	400	22	26.125	21.78	99
B	0	0	9.405	—	—
B	100	5.5	14.74	5.335	97
B	400	22	30.91	21.505	98
					(平均)98

(八) 检出限

通过重复地检测空白溶液(溶液包含非分析物,如果可能,基质,如血清应与用于试验的一样)获得的空白值 x_{bl},标准差 s_{bl} 来估计检出限。计算检出限为 x_L:

$$x_L = x_{bl} + ks_{bl}$$

其中 k 值为 2 给出了 95% 的置信限。

(九) 干扰

使用新方法和已知无这样干扰建立的方法同时检测一系列黄疸、混浊和溶血的血清来检验明显不正常样本的潜在的干扰(表 11-5)。(注意这种方法不是经典的检验干扰的试验,其涉及直接加入干扰物质,并测量其效果;在此使用比较的方法是因为将这些物质加入混合血清的局限性)。两种方法在5.5mmol/L到7.7mmol/L获得葡萄糖结果的差值是0.055mmol/L到0.22mmol/L,将其与允许总误差相比较判断其是可接受的。

通过加入少量高浓度的溶液到一大量混合血清中可检验其他可能的干扰。在6.6mmol/L浓度下与基线值的平均差值是0~0.165mmol/L(表11-6)。这些差值小于允许总误差,因此并没有限制方法的适用性。程序是否适用于肝素或其他类型的血浆的检测也可以通过适当地分割一些血样本来进行检验。

表11-5 干扰结果(胆红素、血红蛋白、脂血):评价数据实例

血清	干扰			葡萄糖方法	
	类型	浓度(mmol/L)	n	比较方法(mmol/L)	试验方法(mmo/L)
正常	无		10	6.16±0.242	6.22 ±0.308
黄疸	胆红素	111.15	8	5.39±0.292	5.34±0.352
溶血	血红蛋白	14.88	11	6.71±0.176	6.60±0.418
浊度	$A_{660}=0.45$		6	7.92±0.303	7.70±0.434

表11-6 干扰结果(其他物质):评价数据实例

物质	浓度(μmol/L)	n	葡萄糖(mmol/L)	
			平均值	±标准差
无(对照)	—	10	6.71	0.176
维生素C	794.92	6	6.54	0.226
水杨酸钠	129.80	7	6.66	0.242
柠檬酸钠	—	8	6.71	0.193
肝素	—	6	6.66	0.154
EDTA钠	—	9	6.60	0.182

(十)日间精密度

每天分析两种质量控制混合血清共20天,得出的平均值和标准差分别为:低浓度平均值为2.89mmol/L,标准差为0.066mmol/L;高浓度的平均值为10.15mmol/L,标准差为0.171mmol/L。与可接受的标准差0.0825mmol/L和0.275mmol/L相比较,观察的精密度分别是可接受的。

(十一)方法比较

证明可靠性的方法可用于比较的目的。由试验和比较方法同时双份检测114份患者血清标本。对每一方法计算双份结果的平均值,并将试验方法的均值作为y轴,比较方法平均值作为x轴绘制图形(图11-7)。该图显示的是葡萄糖浓度在分析范围内具有合理的分布。

回归分析给出如下统计数据:斜率=0.982,y截距=0.066mmol/L,标准误($s_{y/x}$)=0.231mmol/L,及相关系数=0.98。这些统计量的解释如下:斜率接近于1.00,显示出的比例分析误差是1.8%;这种误差估计相当于在2.75mmol/L为-0.0495mmol/L,在11mmol/L

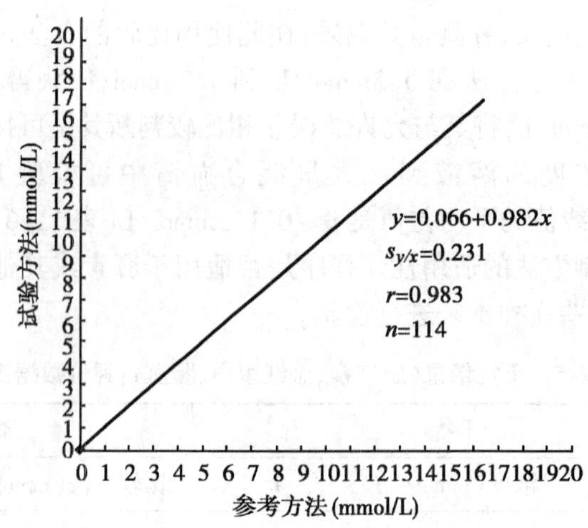

图11-7 试验方法的血清葡萄糖结果与参考方法的比较

时为-0.198mmol/L。Y轴截距接近于0,表明有0.066mmol/L的小的固定系统误差。数据离散或随机差值大小(两方法双份测定平均值之差)被估计为点围绕回归线的标准差为0.231mmol/L。这一统计量显示出双份测定平均值的差值覆盖范围为0.44~0.495mmol/L。但是单个测量值之间的差值会稍高一些。相关系数的高值证实已研究的浓度范围很宽,及指出简单线性回归对于分析这样一组数据是满意的。

基于这些数据,为了判断方法的可接受性,必须在决定性水平估计系统误差。例如,在2.75mmol/L决定性水平的系统误差为0.0165mmol/L,$y_C = 0.066 + 0.982 \times 2.75 = 2.77$。在11mmol/L决定性水平的系统误差为0.132mmol/L,$y_C = 0.066 + 0.982 \times 11 = 10.87$。注意固定和比例分量是相反的方向,并且它们的效果在研究的浓度水平上稍微有些平衡作用。因此,系统误差是较小的,并且小于规定的允许总误差,当使用准确度时判断方法性能是可接受的。

为了应用总误差准则,对日间精密度标准差研究也应有要求(TE = SE + RE,其中RE估计为4倍的日间标准差)。在2.75mmol/L时的总误差为0.28mmol/L[0.0165 + 4 × 0.066],在11mmol/L时总误差为0.814mmol/L[0.132 + 4 × 0.17]。与可允许的总误差(*TEa*)0.33mmol/L和1.1mmol/L相比较,这些观察的总误差也是可接受的。

确定了分析性能是可接受的后,需要执行其他的研究来确定试剂的稳定性和可复现性。对于选定的群体验证参考区间,并且期望接近参考方法的区间,因为具有很小的系统误差。

对于其他的检测项目和非血清标本,执行的评价程序可能更严格。例如,当检测酶时,回收试验几乎是不可行的。对于昂贵的试验如免疫检测或复杂程序如电泳,分析人员可能处理少量的标本。对于脑脊液标本,由于提供的量有限,有些检测如精密度、干扰和样本交互作用可用参考溶液来模拟生物材料进行试验。但不管应用这些指南如何修改,基本的说明仍然是在方法引入到实验室之前必须由实际的试验建立方法的可靠性。

详细内容可参考本作者主编的《临床检验方法确认与性能》一书。

第十二章

控制图原理

第一节　控制图的定义和功能

一、控制图的定义

控制图(control chart)是对过程质量加以测定和记录,从而评估和监察过程是否处于控制状态的一种统计方法设计的图。图上有中心线(central line,CL)、上控制界限(upper control limit,UCL)和下控制界限(lower control limit,LCL),并有按时间顺序抽取的样本统计量值的描点序列,参见图12-1。UCL、CL与LCL统称为控制线(control lines)。若控制图中的描点落在UCL与LCL之外或描点在UCL与LCL之间的排列不随机,则表明过程异常。世界上第一张控制图是美国休哈特(W. A. Shewhart)在1924年5月16日提出的不合格品率(p)控制图。

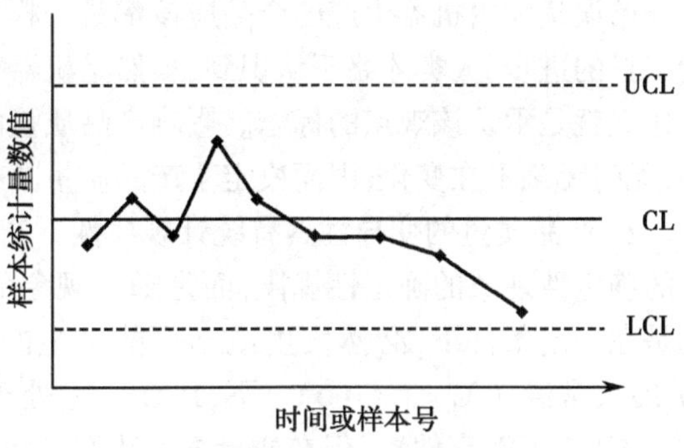

图12-1　控制图示例

控制图也是用于区分异常或特殊原因所引起的波动和过程固有的随机波动的一种特殊统计工具。这里所讲的过程固有的随机波动指过程的正常质量波动。因为在过程中正常因素是始终存在的,是无法消除的。从控制图的定义可以理解,控制图是用于判断过程正常还是异常的一种统计工具。

二、控制图的功能

控制图可用于:①诊断:评估一个过程的稳定性。②控制:决定某一过程何时需要调整,何时需要保持原有状态。注意这一内容实际指:当过程发生异常质量波动时必须对过程进行调整,采取措施消除异常因素的作用(严加控制)。当过程能够稳定在合理的正常质量波动状态时,就应保持这种状态(听之任之)。③确认:确认某一过程的改进效果。故控制图是七个质量管理工具的核心。七个质量管理工具分别为:因果图(cause-effective diagram)、排列图(pareto diagram)、直方图(histogram)、散点图(scatter diagram)、控制图(control chart)、分层图(stratification)、检查表(check list)。

第二节　产品质量的统计观点

一、产品质量的统计观点

产品(在临床检验领域称为检验结果)质量的统计观点是质量管理的基本观点之一。若推行这样的观点就是现代的质量管理,否则即传统的质量管理。

产品质量的统计观点包括下列内容,参见图12-2。

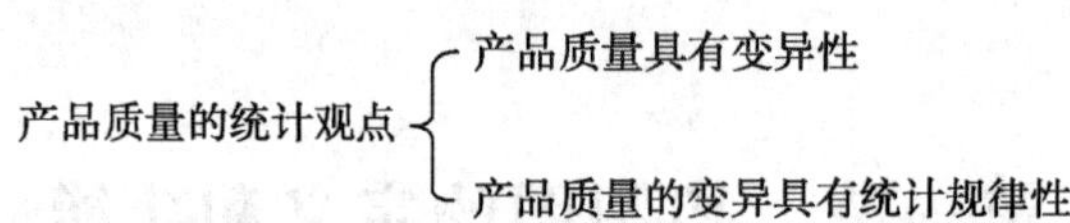

图12-2　产品质量的统计观点所包含的内容

1. 产品质量具有变异性(不一致性)　这是众所周知的事实,但在工业革命以后,人们一开始误认为由机器生产的产品应该都是一样的。经过一百年的实践,随着测量理论与测量工具的进步,人类才终于认识到,虽然是机器生产,但产品质量仍然具有变异性,公差制度的建立就是承认该观点的标志。影响产品质量的生产力过程的五大因素——人、机、料、法、环,无时无刻不在变化,因而决定了产品质量具有变异性。

2. 产品质量的变异性具有统计规律性　产品质量的变异也是有规律性的,但它不是通常的确定性现象的确定性规律,而是随机现象的统计规律,参见图12-3。所谓确定性现象就是在一定条件下,必然发生或不可能发生的事件(event),如在一个大气压力(1.013×10^5Pa)、常温(0℃ < t < 100℃)下,H_2O一定处于液体状态(必然事件),而不处于气体或固体状态(不可能事件)。但在质量方面我们经常遇到的却是随机现象,即在一定条件下事件可能发生也可能不发生的现象;如我们无法预知电灯泡的寿命一定是1000小时以上,但在大量统计的基础上我们可以说电灯泡的寿命有80%的可能大于1000小时,这是对随机现象的一种科学的描述。

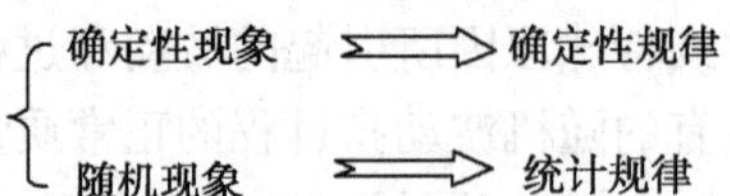

图12-3　不同性质的现象具有不同的规律

产品质量并非是漫无边际的变异,任何产品质量都是在一定范围内按照一定的规律变异。产品质量变异的规律性反映为质量特性值的分布。

如计量数值服从正态分布、计件数值服从二项分布、计点数值服从泊松分布。

作为生产过程的管理人员和工程技术人员,在树立产品质量的统计观念的同时,应对生产过程的质量变异及其规律有所了解。

(1)生产过程质量特性变异的幅度有多大。主要反映在质量特性值分布的特征值,如正态分布的分布中心 μ 和标准差 σ。

(2)生产过程质量特性出现这样幅度的变异,概率是多少。如是99.73%还是99.99%,必须了解清楚。

通常用分布(distribution)来描述随机现象,从分布中我们可以知道变异的幅度有多大,出现这么大幅度的可能性(概率,probability)有多大,这就是统计规律。对于计量特性值,如浓度、长度、重量、时间、强度、纯度、成分等连续性数据,最常见的是正态分布(normal distribution),参见图12-4。对于计件特性值,如特性测量的结果只有合格与不合格两种情况的离散性数据,最常见的是二项分布(binomial distribution)。对于计点特性值,如HBsAg阳性数等离散性数据,最常见的是泊松分布(Poisson distribution)。计件值与计点值又统称为计数值,都是可以0个、1个、2个……这样数下去的数据。掌握这些数据的统计规律可以保证和提高产品质量。

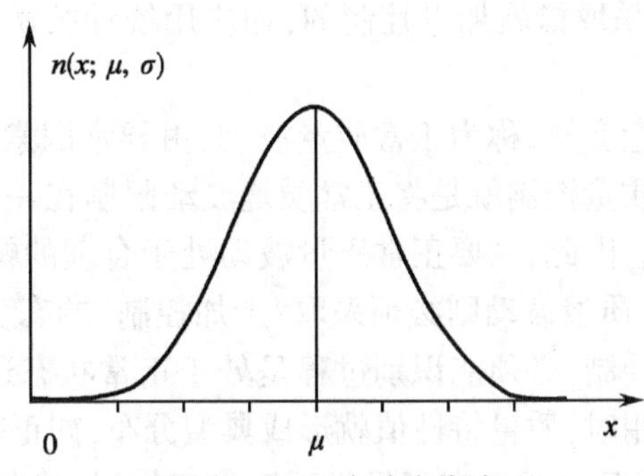

图12-4　正态分布密度

(图中,x为正态随机变量,μ、σ分别为其参数平均值和标准差)

二、影响产品质量变异的两大因素

影响产品质量变异的因素,无论人、机、料、法、环哪一种因素,都可归纳为正常因素(偶然因素、随机因素)和异常因素(系统因素)两大类。表12-1对两大因素的特点、作用和表现作了概括的描述。

表12-1　影响质量变异的因素

	因素	特点	质量波动	特征(表现)
影响质量变异的因素	正常因素(随机因素)(偶然因素)	1. 影响微小　2. 始终存在 3. 方向随机　4. 难以控制	由正常因素作用造成的质量变异称为:正常质量波动 持"听之任之"的态度	质量数据形成典型分布如:正态分布的μ和σ保持不变
	异常因素(系统因素)	1. 影响很大　2. 时有时无 3. 方向确定　4. 可以控制	由异常因素作用造成的质量变异称为:异常质量波动 持"严加控制"的态度	质量数据分布偏离典型分布如:正态分布的μ和σ发生变化 应用控制图检测

(一)随机因素的特点表现

1. 在过程中,正常因素对质量变异影响的程度是非常微小的。
2. 正常因素始终存在于过程之中,永远不可能完全将其消除。

3. 正常因素对质量特性变异的方向具有随机性。即同一正常因素对质量特性值变大(正向)和变小(负向)的影响是随机的(不确定的)。

4. 对过程中正常因素是难以控制的。目前在技术上还没有能力、在经济上还不值得消除正常因素在过程中的作用。

(二) 异常因素相应具有的四个特点

1. 在过程中,一旦有异常因素发挥作用,对质量变异影响的程度是很大的。

2. 异常因素在过程中时有时无,并无确定的出现时间。

3. 异常因素对质量变异的方向是确定的。某一种异常因素会造成质量特性值变大(正向),只要这一种异常因素在过程中发生作用,必然会导致质量特性值变大(正向)。反之也是如此。

4. 对异常因素是可以采取措施加以控制的,如应用统计技术捕捉异常先兆,及时发现和消除异常因素的作用。

由正常因素造成的质量变异,称为正常质量波动;由异常因素造成的质量变异,称为异常质量波动。所谓过程的质量控制就是将正常质量波动限制在一个合理的范围(幅度),而杜绝异常质量波动的发生。因此,只要正常质量波动处于合理的幅度,质量管理则采取“听之任之”的态度。而对异常质量波动则必须采取“严加控制”的态度。

为有效实施过程质量控制,必须能识别过程是处于正常状态还是异常状态。如果在过程中只有正常因素发挥作用时,质量特性值就形成典型分布,如正态分布时保持分布中心μ和标准差σ为确定的值;一旦过程中有了异常因素发挥作用,就会导致典型分布遭到破坏,如正态分布的中心μ变化或标准差σ变化。对于典型分布的保持和遭到破坏,完全可以应用控制图进行检测。控制图在过程中起到捕捉异常先兆,对异常质量波动的发生起到报警的作用。因此,控制图应当成为关键工序的常备工具。

第三节　控制图原理基础知识

一、基础知识——直方图作法

步骤1:找出最大值和最小值

步骤2:确定组数

步骤3:确定组距

步骤4:确定各组的边界

步骤5:确定各组的频数

步骤6:作直方图

步骤7:对直方图的观察

二、正态分布的基础知识

1. 若数据越多,分组越密　如图12-5所示直方图也越趋近一条光滑曲线。连续值最常见的分布为正态分布,其特点为中间高、两头低、左右对称并延伸到无穷。

2. 正态分布是一条曲线,讨论起来不方便,故用其两个参数:平均值(μ)和标准差(σ)

来表示，参见图 12-6 与图 12-7。平均值(μ)和标准差(σ)的变化对于正态分布曲线的影响，分别参见图12-6与图 12-7。由图 12-6 可见，若平均值(μ)增大，则正态曲线向右移动。由图 12-7 可见，若标准差(σ)越大，则加工质量越分散。注意，标准差(σ)与质量有着密切的关系。

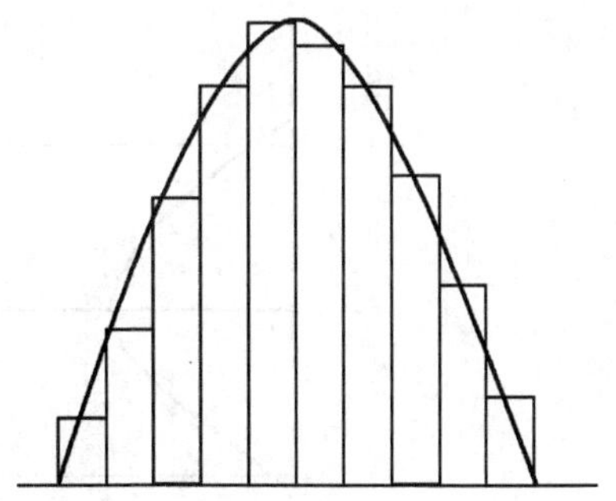

图 12-5　直方图趋近于光滑曲线

正态分布的两个参数平均值(μ)和标准差(σ)是互相独立的。事实上，不论平均值(μ)如何变化都不会改变正态分布的形状，即标准差(σ)；反之，不论正态分布的形状，即标准差(σ)如何变化，也决不会影响数据的对称中心，即平均值。注意，二项分布与泊松分布就不具备上述特点，它们的两个参数平均值(μ)和标准差(σ)是不独立的。

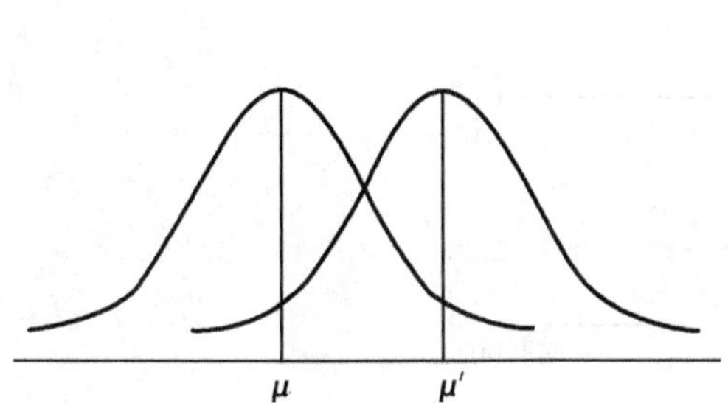

图 12-6　正态曲线随着平均值(μ)变化

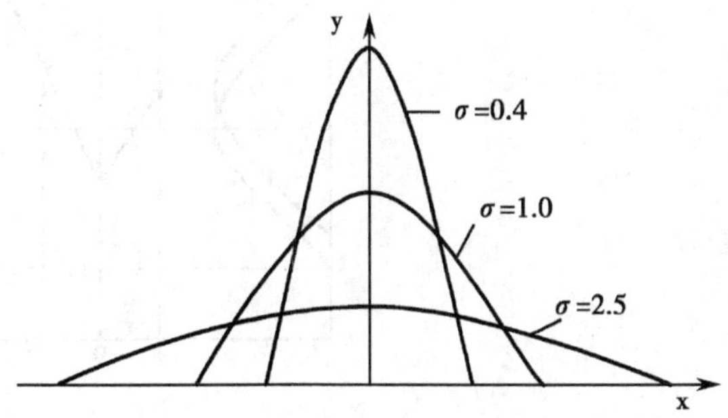

图 12-7　正态曲线随着标准差(σ)变化

正态分布有一特性在质量管理中经常要用到，即不论 μ 与 σ 取值为何，产品质量特性值落在 $\mu \pm 3\sigma$ 之间的概率为 99.73%，这是数学计算的精确值，参见图 12-8。99.73% 这个数值经常要用到，应该牢牢记住！于是产品质量特性值落在 $\mu \pm 3\sigma$ 之外的概率为 100% − 99.73% = 0.27%，而超过一侧，即大于 $\mu + 3\sigma$ 或小于 $\mu - 3\sigma$ 的概率为 0.27%/2 = 0.135% ≈1‰，美国休哈特就是根据这一点发明了控制图。

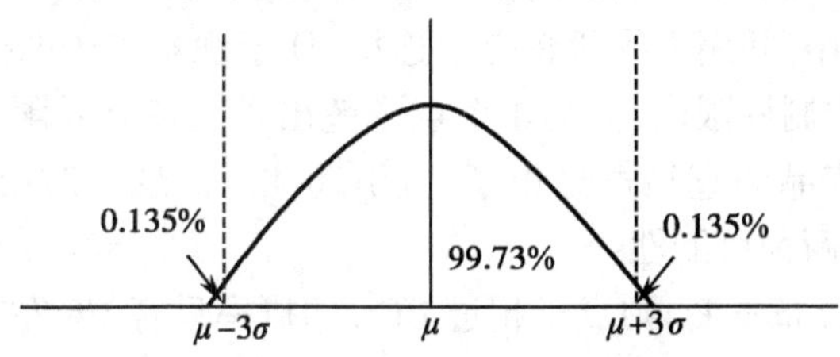

图 12-8　正态分布曲线下的面积

3. 控制图的形成　首先把图 12-8 按顺时针方向旋转 90°，如图 12-9(a)所示。由于图中数值上小下大不合常规，故再把图 12-9(a)上下旋转 180°而成图 12-9(b)，这样就得到了一张控制图，具体说是单值(x)控制图，参见图 12-10。图中的 $UCL = \mu + 3\sigma$ 为上控制界限，$CL = \mu$ 为中心线，$LCL = \mu - 3\sigma$ 为下控制界限。

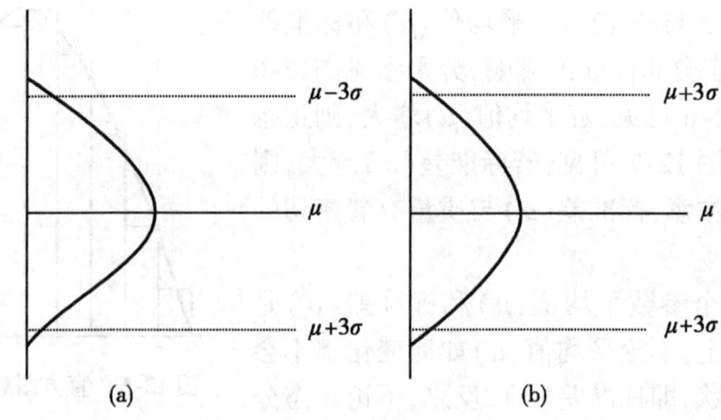

图 12-9　控制图的演变

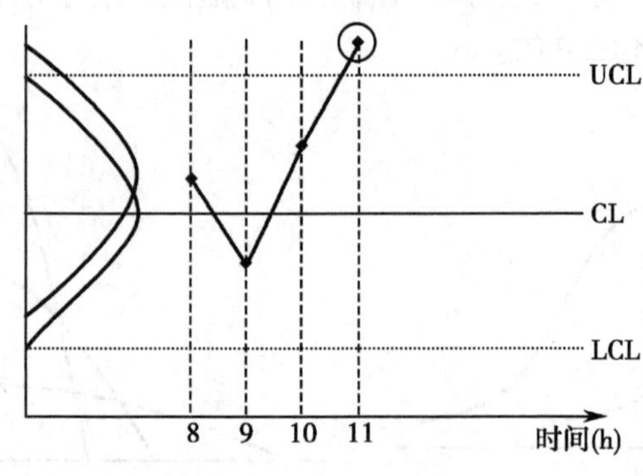

图 12-10　单值(x)控制图

第四节　控制图原理的两种解释

一、控制图原理的第一种解释

为了控制某一加工产品的质量,设每隔 1 小时随机抽取一个该产品,测量其直径,将测量结果描点在图 12-10 中,并用直线段将点子连接,便于观察点子的变化趋势。由图 12-10 可见,前 3 个点子都在控制界限内,但第 4 个点子超出了上控制界限。为了醒目,把它用小圆圈圈起来,表示这个产品的直径过分粗了,应引起注意。现在对第四个点子应作什么判断？摆在我们面前的有两种可能性:

1. 若过程正常,即分布不变,则点子超过 UCL 的概率只有 1‰左右。

2. 若过程异常,譬如设异常原因为机械磨损,则随着机械的磨损,加工的产品将逐渐变粗,μ 逐渐增大,于是分布曲线上移,参见图 12-10,点子超过 UCL 的概率将大大增加,可能为 1‰的几十倍、几百倍。

现在第四点子已经超出 UCL,问在上述 1、2 两种情况中,应该判断是哪种情况造成的？由于情况 2 发生的可能性要比情况 1 大几十、几百倍,故按照常理,我们认为上述异常是由情况 2 造成的。于是,得出结论:点超出界限就判断异常。以后要把它当成一条规定来记住！用数学语言来说,这就是小概率事件原理,小概率事件实际上不发生,若发生即判断异常。控制图就是统计假设检验的图上作业法。

二、控制图原理的第二种解释

现在换个角度再来研究控制图的原理。根据来源的不同,质量因素可分成人、机、料、法、环5个方面。但从对质量的影响大小来分,质量因素则可分成偶然因素或随机因素(简称偶因)与异常因素或系统因素(简称异因)两类。偶因是过程所固有的,故始终存在,难以除去,但对质量的影响微小。异因则非过程所固有,故有时存在,有时不存在,不难除去,但对质量影响大。参见图12-11。

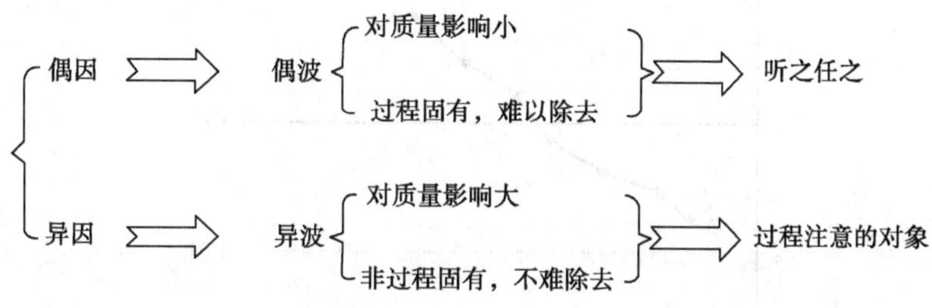

图12-11　偶因与异因

偶因引起质量的偶然波动(简称偶波),异因引起质量的异常波动(简称异波)。偶波是不可避免的,但对质量的影响微小,故可把它看作背景噪音而听之任之。异波则不然,它对质量的影响大,且采取措施不难消除,故在过程中异波及造成异波的异因是我们注意的对象,一旦发生,就应该尽快找出,采取措施加以消除,并纳入标准化,保证它不再出现。将质量波动区分为偶波与异波两类并分别采取不同的处理策略,这就是休哈特的贡献。

偶波与异波都是产品质量的波动,如何能发现异波的到来呢?经验与理论分析表明,当生产过程中只存在偶波时,产品质量特性值将形成某种典型分布。例如,在上述加工产品的例子中形成正态分布。如果除去偶波外还有异波,则此异波将叠加在偶波的典型分布上,故产品质量特性值的分布必将偏离原来的典型分布。因此,根据典型分布的是否偏离就能判断异波,也即异因是否发生,而典型分布的偏离可由控制图检出,参见图12-12。在上述加工产品的例子中,由于发生机械磨损的异因,产品直径的分布偏离了原来的正态分布而向上移动,参见图12-10,于是点子超出上控制界的概率大为增加,从而点子频频出界,表明存在异波。控制图上的控制界限就是区分偶波与异波的科学界限,在上下控制界限之间的波动是偶波,而在其外的波动则是异波。

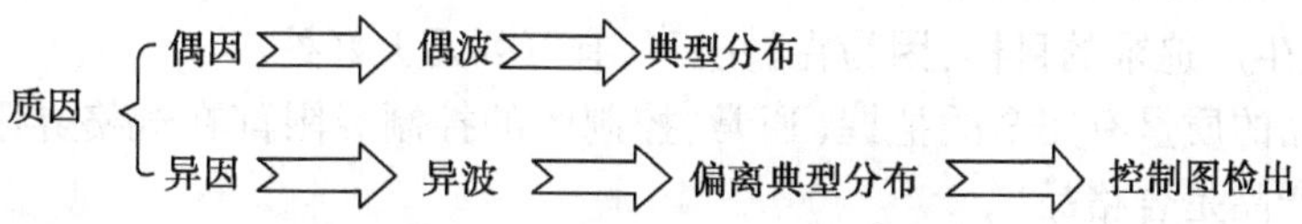

图12-12　控制图如何检出异因

综上所述,可以说休哈特控制图的实质就是区分偶然因素与异常因素。

第五节　控制图贯彻预防原则的方法

我们按下列情况分别考虑：

情况1：应用控制图对生产过程进行监控，如出现图12-13的上升倾向，显然过程有问题，故异因刚一露头，即可发现，于是可及时采取措施加以消除，这就是预防。但在现场出现这种情况是不多的。

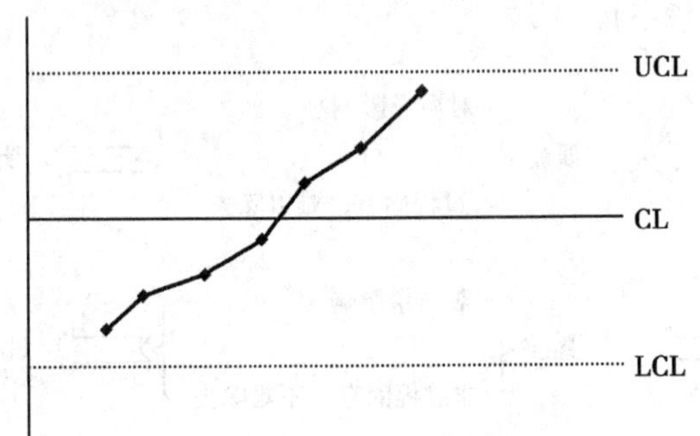

图12-13　控制图点子形成趋势

情况2：更经常的情况是控制图上点子突然出界，显示异常。这时必须按照下列20字方针去做："查出异因，采取措施，保证消除，不再出现，纳入标准"。上述20字方针要牢牢记住！每执行一次这20字方针，就消灭一个异因，于是对此异因而言，起到了预防作用。不照这20字方针去做，控制图将形同虚设。因此，"点超出界限就判异常"这9个字与20字方针一共29个字是必须连起来记住与操作的。

控制图的作用是及时告警。只在控制图上描描点子，是不可能起到预防作用的。要贯彻预防作用就必须执行上述20字方针。从这点出发，必须强调要求现场生产第一线的工程技术人员来推行统计过程控制(statistical process control，简称SPC)与统计过程诊断(statistical process diagnosis，简称SPD)，把它作为日常工作的一部分，而质量管理人员则应起到组织、协调、监督、鉴定与当好领导参谋的作用。

第六节　稳　　态

1. 稳态，也称统计控制状态(state in statistical control)，是过程中只有偶因造成的变异而没有异因造成的变异的状态。

2. 稳态是生产追求的目标，因为在稳态下，有下列几大好处：

(1)对产品的质量有完全的把握(通常，控制图的控制界限都在规格界限之内，故至少有99.73%的产品是合格品)。

(2)生产也是最经济的。偶因和异因都可以造成不合格品，但由偶因造成的不合格品极少(在稳态下只有2.7‰)，主要是由异因造成的。故在稳态下所产生的不合格品最少，生产最经济。

(3)过程的质量变异最小。

3. 通过对过程不断进行调整,稳态总是可以达到的,参见图 12-14。图 12-14 中每循环一次就消灭一个异因。由于异因只有有限个,故从理论上讲,经过有限次循环后,就可以消灭全部异因,达到稳态。

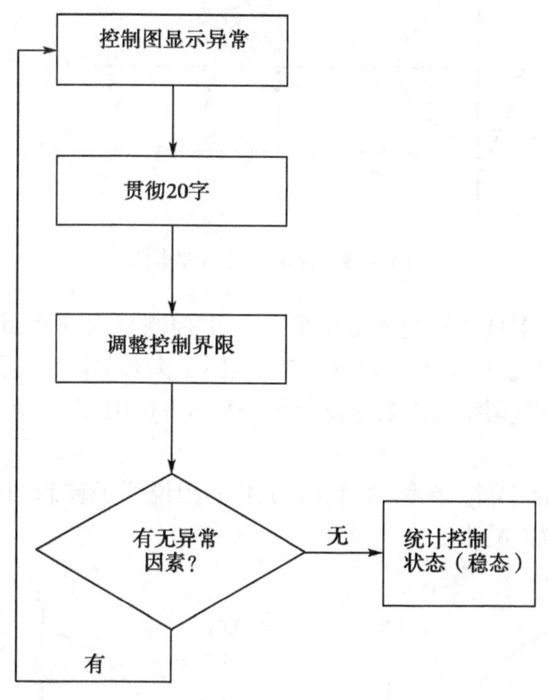

图 12-14　达到稳态的循环

4. 控制图的第三种解释:虽然质量变异不能完全消灭,但控制图与执行上述 20 个字是减小质量变异的有效工具。

5. 推行 SPC 为什么能够保证实现全过程的预防?一道工序达到稳态称为稳定工序,道道工序都能达到稳态称为全稳生产线,SPC 所以能够保证实现全过程的预防靠的是全稳生产线。

6. 统计过程控制(SPC)既然称为“控制”,就要以某个标准作为基准来管理未来,在 SPC 中,所选择的这个标准就是稳态。这是 SPC 的一个重要的基本概念。

第七节　控制图的两种错误及检出率

控制图对过程的监控是通过抽查来进行的,很经济。但既然是抽查就不可能没有风险,不可能不犯错误。

一、两种错误

1. 第一类错误:虚发警报(弃真)。

过程正常而点子偶然超出界外,根据点子超出界限就判异常,于是就犯了第一类错误。通常犯第一类错误的概率记以 α,参见图 12-15。

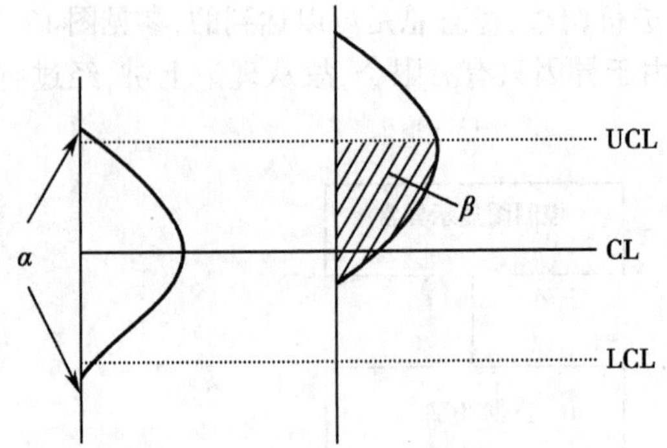

图 12-15　控制图的两种错误

犯第一类错误的概率只受控制界限幅度(上、下控制界限的间距)的影响。当采用 3σ 原则设计控制图时,虚发警报概率 $\sigma=0.0027$。国际上大多数国家均采用 3σ 原则设计控制图。只有英国等少数北欧国家是以取虚发警报概率 $\sigma=0.01$ 为控制界限的设计原则,相当于 $\pm2.5\sigma$。

现假设可以改变控制界限幅度,图 12-16a、b、c 则说明了控制图犯第一类错误(弃真)概率随控制界限的加宽而减小。

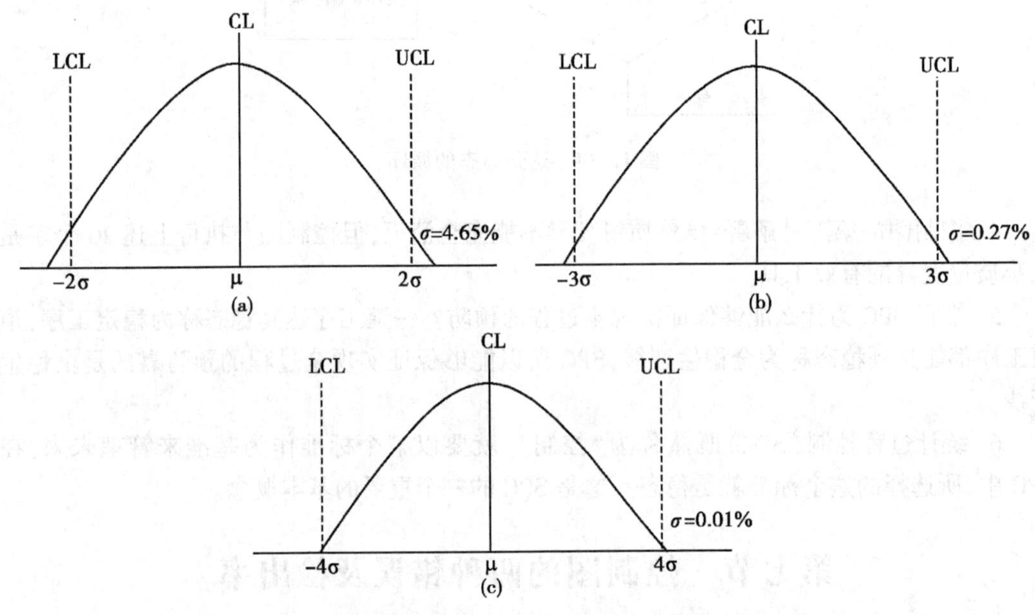

图 12-16　控制界限幅度对犯第一类错误的影响

2. 第二类错误:漏发警报(取伪)。

过程已经异常,但仍会有部分产品的质量特性值的数值大小偶然位于控制界限界内。如果抽取到这样的产品,描点就会在界内,从而犯第二类错误。通常犯第二类错误的概率记以 β,参见图 12-15。

影响犯第二类错误的概率,有四个方面的因素:①控制界限幅度;②均值偏倚幅度;③标准差变动幅度;④样本大小。

为将取伪概率与弃真概率相比较，现将四个影响因素的后三个因素确定，只看第一个因素控制界限幅度对弃真概率和取伪概率的影响有什么不同。

图 12-17a、b、c 说明犯第二类错误（取伪）概率随控制界限的加宽而增大，与对犯第一类错误（弃真）概率的影响刚好相反。也就是说，当控制界限幅度加宽后 α 减小而 β 增大；当控制界限幅度改窄后 β 减小而 α 增大。看来错误不可避免，图 12-18 所示是控制图应用中犯错误所造成的损失与控制界限幅度的关系曲线，可见犯两类错误的总和呈抛物线，恰好在以 3σ 作为控制界限处有最小值。当采用 3σ 原则设计控制界限时，控制图应用中所犯错误造成的损失最小，所以称 3σ 原则为最经济原则。

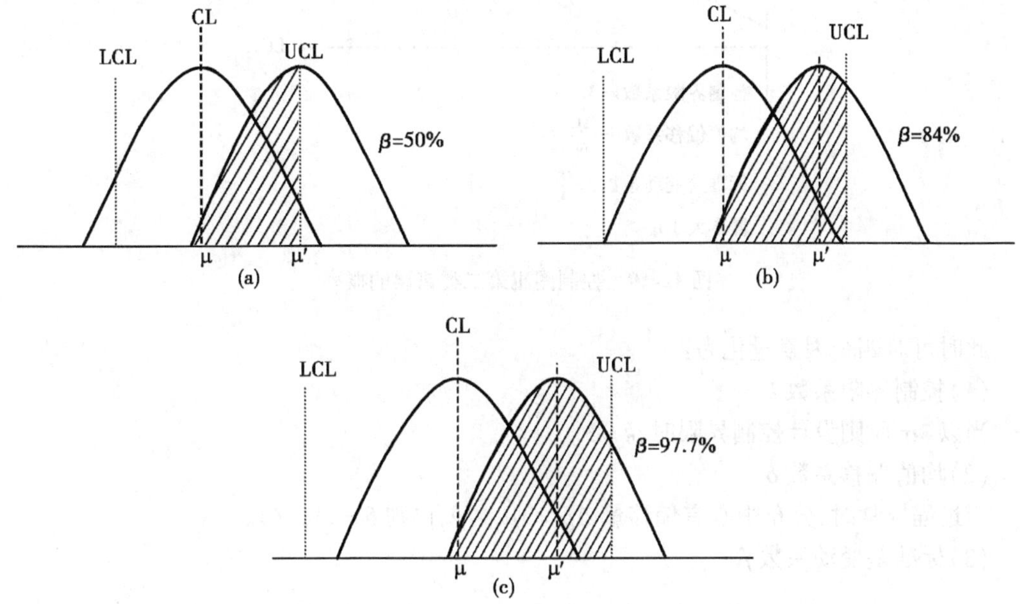

图 12-17　控制界限幅度对犯第二类错误的影响

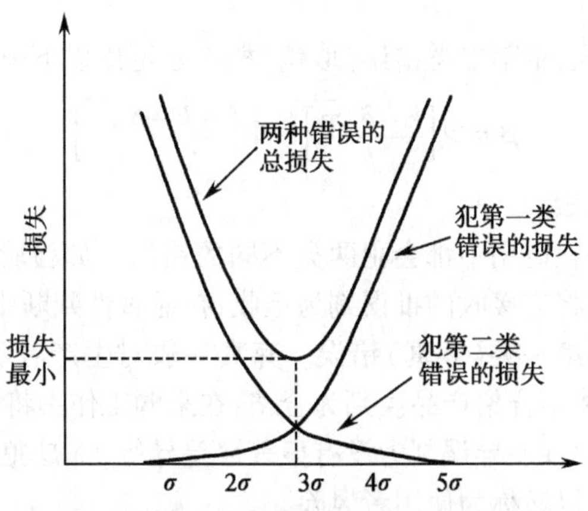

图 12-18　控制图两类错误的损失

当将影响犯第二类错误（取伪）概率的四个因素量化后，可具体计算得到取伪概率 β 值。如图 12-19 所示，过程处于稳定受控状态时典型分布的分布中心为 μ_0，标准差为 σ_0，当过程中受到异常因素作用后，分布中心由 μ_0 偏移到 μ_1，标准差由 σ_0 增大为 σ_1。

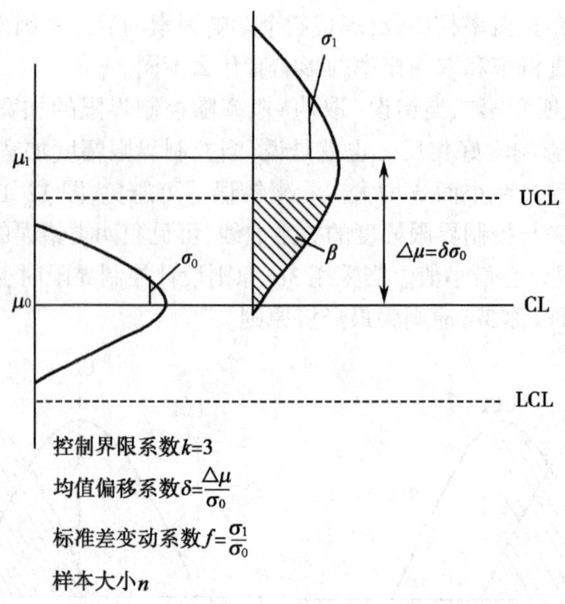

图 12-19　控制图犯第二类错误的概率

此时可对四个因素量化为：

(1)控制界限系数 k

当以 3σ 原则设计控制界限时，$k=3$。

(2)均值偏移系数 δ

当过程异常时，分布中心有偏移量 $\Delta\mu=|\mu_1-\mu_0|$，则 $\delta=\Delta\mu/\sigma_0$。

(3)标准差变动系数 f

标准差变动系数是异常状态时的标准差与正常状态时的标准差的比值，$f=\dfrac{\sigma_1}{\sigma_0}$。

(4)样本大小 n

按图 12-19 所示情况，犯第二类错误(取伪)概率 β 可用以下公式计算

$$\beta=\Phi\left[\frac{k-\delta\sqrt{n}}{f}\right]-\Phi\left[\frac{-k-\delta\sqrt{n}}{f}\right]$$

式中：Φ 表示查正态分布表。

*注：任何统计方法在应用中都会犯两类不同的错误。如检验工作中将合格产品误判为不合格；在采购工作中将应接收的批误判为拒收；在显著性判断中将没有显著差异误判为有显著性差异等，都是犯第一类(弃真)错误。弃真一般对生产者不利，所以又称为生产者风险。又如检验工作中将不合格产品误判为合格；在采购工作中将该拒收的批误判为接收；在显著性判断中将有显著性差异误判为没有显著性差异等，都是犯第二类(取伪)错误。取伪一般对使用者不利，所以又称为使用者风险。

统计技术应用中会犯两类错误，为什么还要倡导统计技术应用。实际上应不应用统计技术都会犯错误，从以上控制图的讲解中可以知道，应用统计技术所犯两类错误的大小(概率)都是可以计算的，而且可以采取措施将犯错误的程度减小到最小。因此，应用统计技术是明明白白犯错误，而不应用统计技术则是糊里糊涂犯错误。

3. 如何减少两种错误所造成的损失？

(1)控制图共有三根线，一般正态分布的 CL 居中不动，而且 UCL 与 LCL 互相平行，故只能改动 UCL 与 LCL 二者之间的间隔距离，参见图 12-20。

间距增大导致 α 减小，β 增加
间距缩小导致 α 增加，β 减小
} 故错误不可避免

图 12-20　两种错误是不可同时避免的

(2)解决办法是：根据使两种错误造成的总损失最小这一原则来确定控制图的最优间距。当然，这个最优间距是随着不同的产品与不同的产地而变化的，不存在放之四海而皆准的控制图最优间距。经验证明休哈特所提出的 3σ 方式较好。

二、检　出　率

检出率(检出功效)是控制图的重要特性。检出率指当过程发生异常时，控制图能够将这种异常检测出来的概率，即 $(1-\beta)$。

当过程发生异常时，只有两种可能：一是可以检测出来，一是不能检测出来。所以有：

$$\text{检测出来的概率} + \text{检测不出来的概率} = 1$$

而检测不出来的概率就是犯第二类错误的概率 β，检测出来的概率就是检出率 $(1-\beta)$。所以，影响检出率的因素同样有：控制界限幅度、均值偏移幅度、标准差变动幅度、样本大小四个因素。在四个因素中能够由生产者和管理者决定的只有样本大小这一个因素。抽样样本大时检出率大，检出灵敏；抽样样本小时检出率小，检出迟钝。

在控制图应用时，应保证有适宜的检出率。检出率过大时，检出过于灵敏，容易导致虚发警报；检出率过小时，检出过于迟钝，容易导致漏发警报。检出率的大小应根据过程具体情况及技术、经济、控制图图种等多方面因素综合确定。

表 12-2 所示的是各因素对检出率及犯错误概率的影响。

表 12-2　诸因素对控制图检出率及犯错误概率的影响

图	因素 / 状况 / α、β	控制界限系数 k			均值偏移系数 δ		标准差变动系数 F		样本大小 n	
		变大	3σ	变小	变大	变小	变大	变小	增大	减小
$\bar{x}$	α	变小	0.0027	变大	无影响		无影响		无影响	
	β	变大	依其他参数取一定值	变小	变小	变大	变大	变小	变小	变大
	$1-\beta$	变小		变大	变大	变小	变小	变大	变大	变小
R	α	变小	0.0046	变大	无影响		无影响		无影响	
	β	变大	依其他参数取一定值	变小	无变化		变小	变大	变小	变大
	$1-\beta$	变小		变大	无变化		变大	变小	变大	变小

第八节　3σ 方式

（一）3σ 方式的公式

$$UCL = \mu + 3\sigma$$
$$CL = \mu$$
$$LCL = \mu - 3\sigma$$

式中：μ、σ 为统计量的总体参数。

（二）这是休哈特控制图的总公式

具体应用时需要经过下列两个步骤：

(1)将 3σ 方式的公式具体化到所使用的具体控制图；

(2)对总体参数进行估计。

（三）注意事项

1. 总体参数与样本参数不能混为一谈，总体包括过去已制订的产品、现在正在制造的产品以及未来将要制造的产品的全体。而样本只是过去已制成产品的一部分。故总体参数的数值是不可能精确知道的，只能通过以往已知的数据来估计，而样本参数的数值则是已知的。

2. 规格(公差)界限不能用作控制界限。规格界限用以区分合格与不合格，控制界限则用以区分偶波与异波，二者完全是两码事，不能混为一谈。

(1)控制图中的控制界限与公差界限是完全不同的两个概念，切不能混为一谈。

公差界限是产品设计的结果，属于技术、质量标准的范畴，是对产品作“合格”与“不合格”的符合性判断的依据。

控制界限是过程中质量数据的实际分布，是过程处于稳定受控状态时质量数据所形成的典型分布的 $\mu \pm 3\sigma$ 范围。是判断过程正常与异常的依据。

同一产品由不同厂家生产时，其公差界限应该是相同的(执行同样的质量标准)。但不同厂家由于技术能力与管理水平不同，各厂的控制界限可能是不相同的(图 12-21)。

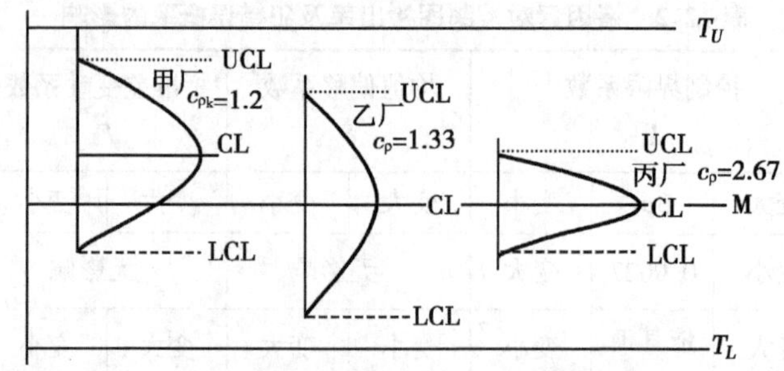

图 12-21　公差界限与控制界限不同

(2)控制图所控制的是过程处于稳定受控状态时质量数据形成的典型分布的 $\mu \pm 3\sigma$ 范围。强调过程稳定受控，是稳定在典型分布上。因此无论是望目值质量特性、望大值质量特性还是望小值质量特性，其控制图同样存在上、下控制界限和控制中心线。那种认为望大值质量特性的控制图不存在上控制界限；望小值质量特性的控制图不存在下控制界限的论断，实际上是将控制界限混同于公差界限的错误论断。

第十三章

控制图的判断准则

本章将介绍分析用控制图与控制用控制图。本章还将介绍控制图判断稳定的准则与判断异常准则。

第一节 分析用控制图与控制用控制图

眼睛是人灵魂的窗口，从一个人的眼睛可以看出人的内心世界。同样，控制图是过程灵魂的窗口，从控制图可以看出过程处于什么状态。如果一道工序从来没有应用过控制图，则一开始建立控制图对该道工序进行分析(称为分析用控制图)，几乎可以肯定控制图不会处于稳态。这时需要执行第十二章第五节的“20 字方针”，逐个消除异因，逐步改进，最终可以达到只有偶因而无异因的稳态，建立起控制用控制图。由于分析一个过程从分析用控制图开始，最后改进到建立控制用控制图为止，故日本有句质量管理的名言：“始于控制图，终于控制图”，就是这个含义。因此，根据使用的目的不同，控制图可分为：分析用控制图与控制用控制图。

一、分析用控制图

主要分析以下两点：

(1)所分析的过程是否处于统计稳态，参见图 13-1。从图中可见，前三个分布图形都不相同，说明还未到达稳态，在经过调整之后，后三个分布图形完全相同，说明已达到了稳态。

(2)该过程的过程能力指数(process capability index，过去称为工序能力指数)是否满足要求？荷兰学者维尔达(S. L. Wierda)把过程能力指数满足技术要求称作技术稳态(state in technical control)。参见图 13-2。从图中可见，前三个分布图形相同，已达到了稳态，但它们的不合格品率过高，也即过程能力指数太小，在经过调整后，后三个分布图形不但相同，达到了稳态，而且它们的不合格品率也降低了，即过程能力指数也同时满足了技术要求。

统计稳态与技术稳态这两个问题是互相独立的，需要分别进行处理。根据统计稳态与技术稳态是否达到可以分为如表 13-1 所示的 4 种情况：

(1)状态Ⅰ：统计稳态与技术稳态同时达到，这是最理想的状态。

(2)状态Ⅱ：统计稳态未达到，技术稳态达到。

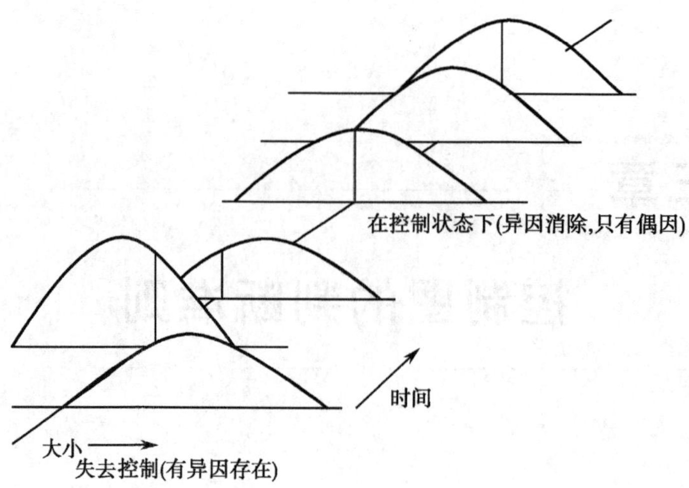

图 13-1　稳态的图示

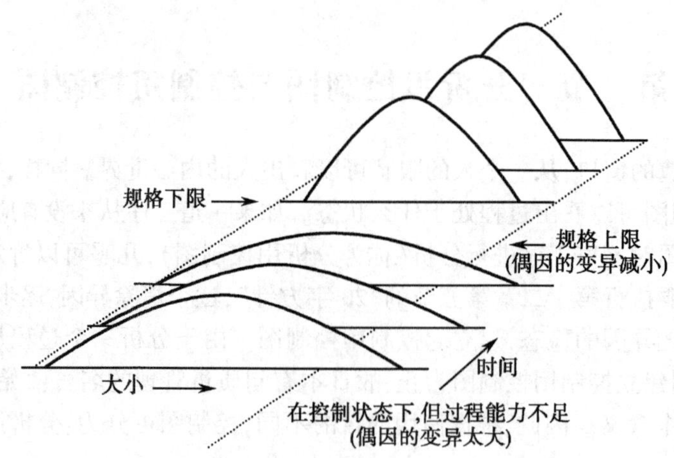

图 13-2　过程能力的图示

(3)状态Ⅲ:统计稳态达到,技术稳态未达到。

(4)状态Ⅳ:统计稳态与技术稳态均未达到,这是最不理想的状态。

表 13-1　状态分类

技术稳态＼统计稳态		统计稳态	
		是	否
技术稳态	是	Ⅰ	Ⅱ
	否	Ⅲ	Ⅳ

显然,状态Ⅳ是最不理想的,也是现场所不能接受的,需要加以调整,使之逐步达到状态Ⅰ。从表 13-1 可见,从状态Ⅳ到状态Ⅰ的途径有二:状态Ⅳ→状态Ⅱ→状态Ⅰ或状态Ⅳ→状态Ⅲ→状态Ⅰ,究竟通过哪条途径应由具体技术经济分析来决定。有时,为了更加经济,在现场宁可保持在状态Ⅱ。当然,在生产线的末道工序一般以保持状态Ⅰ为宜。

分析用控制图的调整过程即质量不断改进的过程。

二、控制用控制图

当过程达到我们所确定的状态后,才能将分析用控制图的控制线延长作为控制用控制图。由于后者相当于生产中的立法,故由前者转为后者时应有正式交接手续。这里要用到判断统计稳态的准则(简称判稳准则),在稳定之前还要用到判断异常的准则(简称判异准则)。

进入日常管理后,关键是保持所确定的状态。

经过一个阶段的使用后,可能又出现异常,这时应按照第十二章第五节的“20 字方针”去做,恢复所确定的状态。

从数学的角度看,分析用控制图的阶段就是过程参数未知的阶段,而控制用控制图的阶段则是过程参数已知的阶段。

第二节　休哈特控制图的设计思想

1. 休哈特控制图(简称休图)的设计思想是先定 α,再看 β。

(1)按照 3σ 方式确定 UCL、LCL 就等于确定 $\alpha_0=0.27\%$。

(2)常规统计一般采用 $\alpha=1\%$,5%,10% 三级,但休哈特为了增加使用者的信心把休图的 α 取得特别小(若想把休图的 α 取为零是不可能的,事实上,若 α 取为零,则 UCL 与 LCL 之间的间隔将为无穷大,从而 β 为 1,必然发生漏报),这样 β 就大,需要增加第二类判异准则:界内点排列不随机判异。

2. 休图的设计并未从使两种错误造成的总损失最小这一点出发来设计。从 80 年代起出现经济质量控制(economic quality control,EQC)学派,该学派的特点就是从两种错误造成的总损失最小这一点出发来设计控制图与抽样方案。其学术带头人为德国维尔茨堡(Wurzburg)大学经济质量控制中心主任冯·考拉尼(Elart von Collani)教授。

第三节　判稳准则

1. 判稳准则的思路　对于判异来说,“点出界就判异”虽不百发百中,也是千发九九七中,很可靠。但在控制图上描一个点子未出界,可否判稳？描一个点子未出界有两种可能性:或是过程稳定,或是漏报(这里由于 α 小,所以 β 大),故描一个点子未出界不能立即判稳。但若连续描 m 个点子都未出界,则情况大不相同,这时整个点子系列的 $\beta_{总}=\beta^m$ 要比个别点子的 β 小得很多,于是根据小概率事件原理我们判断过程处于稳态。如果连续在控制界限内的点子更多,则即使有个别点子偶然出界,过程仍可看作是稳态的。上述就是判稳准则的思路。

2. 判稳准则　在点子随机排列的情况下,符合下列各点之一的判稳:

(1)连续 25 个点,界外点数 $d=0$;

(2)连续 35 个点,界外点数 $d\leqslant1$;

(3)连续 100 个点,界外点数 $d\leqslant2$。

这里,第二条判稳准则包括下列两种情况:$d=0$ 与 $d=1$。$d=0$ 即界内点为35个。$d=1$ 即界内点为34个,界外点为1个。这里,读者可能会产生疑惑:点出界就判异,现在有一个点出界为什么还能判稳?这是因为"一个点出界(这是无条件事件)"与"连续35个点中,34个点在界内(以上是条件),一个点出界(这是条件事件)"完全是两码事,不能混为一谈。

当然,即使在判稳时,对界外点也必须执行"20字方针"。事实上,为了保险,从最坏出发,即使在判稳的场合,也要按照"20字方针"去做。

3. 对上述判稳准则的 α 进行分析 判稳准则也是对随机现象加以判定,故也可能发生两种错误。现以上述判稳准则(2)为例分析该准则的 α,即 α_2:

设过程正常,于是

$$P(\text{连续35点}, d \leqslant 1)=0.9959$$

故

$$(P\ \text{连续35点}, d>1)=1-P(\text{连续35点}, d \leqslant 1)=1-0.9959$$
$$=0.0041=\alpha_2$$

上式表示,在过程正常的情况下,连续35点出现 $d>1$ 是小概率事件,它实际上不发生,若发生即判断过程不稳。α_2 就是执行第二条判稳准则犯第一种错误的概率,也称显著性水平(level of significance)。

类似的,可求出 α_1 与 α_3。于是有

$$\alpha_1=0.0654, \alpha_2=0.0041, \alpha_3=0.0026$$

可见 α_1 为6.54%,太大,与 α_2、α_3 不相称。故国外有的专家认为在上述三条判稳准则中应该取消第一条,只保留第二、第三条。虽然休哈特图的国际标准ISO8258:1991仍然保留了上述三条判稳准则,但是作者认为 $\alpha_1=6.54\%$,确实过大,应尽量避免使用第一条判稳准则。

第四节 判异准则

判异准则有两类:

(1)点出界就判异;

(2)界内点排列不随机判异。

由于对点子的数目未加以限制,故后者的模式原则上有无穷多种,但现场能够保留下来继续使用的只有下列具有明显物理意义的几种,在控制图的判断中要注意对这些模式加以识别。

一、模式1:点子屡屡接近控制界限

在本模式中,"接近"这个词是很模糊的,应加以界定,一般规定:在距离控制界限的 1σ 范围内就称为"接近"。在图13-3中出现最左侧线圈的现象表明质量特性值分布的均值 μ 上移;出现中间线圈的现象表明质量特性值分布的均值 μ 下移;出现最右侧线圈的现象表明质量特性值分布的标准差 σ 增大。请读者在图13-3中画出各种对应的分布即可一目了然。

点子屡屡接近控制界限(指点子落在 $\mu\pm3\sigma$ 以内,$\mu\pm2\sigma$ 以外的区域内)

设想:连续 N 个点子中,至少有 n 个点子接近控制界限,其概率计算公式为:

$$P = \sum_{k=n}^{N} C_N^k (0.0429)^k \cdot (0.9544)^{N-k}$$

表 13-2　点子屡屡接近控制界限概率计算

N	n	P	N	n	P
1	1	0.0429	5	5	1.5×10^{-7}
2	1	0.125	6	1	0.22
2	2	0.0018	6	2	0.024
3	1	0.123	6	3	0.00142
3	2	0.0053	6	4	4.5×10^{-5}
3	3	7.9×10^{-5}	6	5	8.4×10^{-7}
4	1	0.25	6	6	6×10^{-9}
4	2	0.101	7	1	0.26
4	3	0.0003	7	2	0.34
4	4	3.4×10^{-6}	7	3	0.0024
5	1	0.195	7	4	0.0001
5	2	0.0165	7	5	2.8×10^{-6}
5	3	0.00074	7	6	4.1×10^{-8}
5	4	1.6×10^{-5}	7	7	2.67×10^{-10}

注：①只计算 $N=1\sim7$

②计算公式 $P = \sum_{k=n}^{N} C_N^k (0.0429)^k \cdot (0.9544)^{N-k}$

③$P\leqslant0.01$ 为异常

表 13-2 中计算的内容是 $N=1\sim7$ 的概率计算结果。凡 $P\leqslant0.01$ 的事件都是异常事件，归纳之后总结以下判断准则：

a）连续 3 个点子中至少有 2 个点子接近控制界限（如图 13-3 所示）；

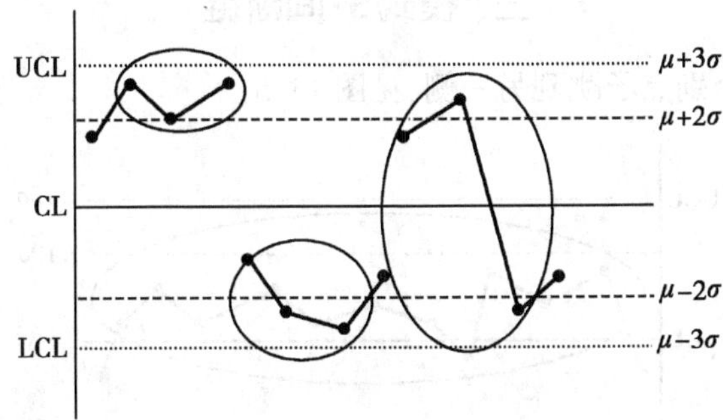

图 13-3　三点中有两点接近控制界限判异

b）连续 7 个点子中至少有 3 个点子接近控制界限；

c）连续 10 个点子中至少有 4 个点子接近控制界限。

通常只应用第一条，因为它点数少，容易判断。

二、模式2：链

出现图13-4的现象表明质量特性值分布的均值μ向出现链的这一侧偏移。现作如下说明：

(1)在控制图中心线一侧连续出现的点称为链，其中包含的点子数目称为链长。链长≥9，判异。

(2)现分析其α：

$$P(\text{中心线一侧出现长为9的链})=2(0.9973/2)^9=0.0038=\alpha_9$$

由于$\alpha_9=0.0038$与点出界就判异准则的$\alpha=0.0027$相近，故确定9点链判异。若链长≥7判异，则$\alpha_7=0.0153$比$\alpha=0.0027$约大6倍，偏大，不合适。

过去采用7点链判异，目前国外改为9点链判异，这主要是因为现在推行SPC一般都采用电脑进行，所有判异准则都用电脑来判断，从而整个系统的$\alpha_{总}$增大了。不难证明：

$$\alpha_{总} \approx \sum_i \alpha_i$$

式中，α_i为第i条判异准则的显著性水平。为了减少$\alpha_{总}$，就需要减少每条判异准则各自的α。

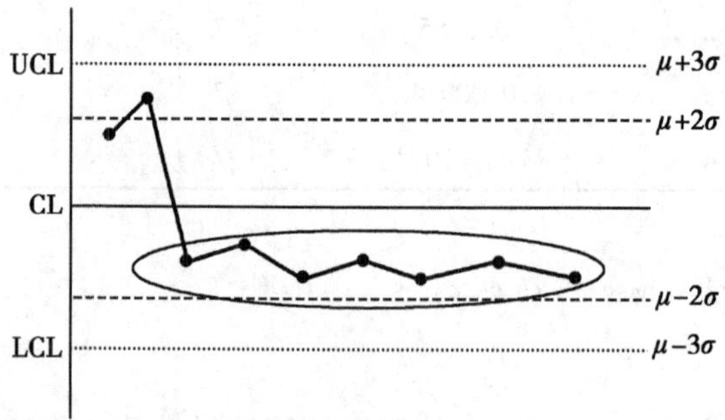

图13-4 7点链

三、模式3：间断链

间断链是指链中个别点子跳到另一侧，见图13-5。

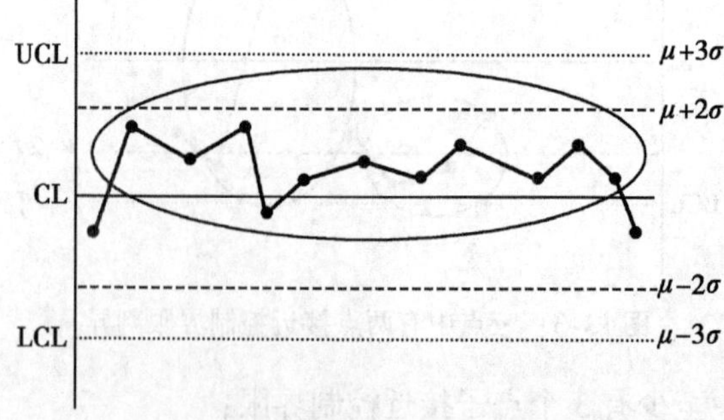

图13-5 间断链

判异准则：

(1)连续 11 个点，至少有 10 个点在一侧；

(2)连续 14 个点，至少有 12 个点在一侧；

(3)连续 16 个点，至少有 14 个点在一侧；

(4)连续 20 个点，至少有 16 个点在一侧。

根据概率计算可知，上述 4 条判异准则的显著性水平分别为：

$$\alpha_1 = 1.14\%, \alpha_2 = 1.25\%, \alpha_3 = 1.22\%, \alpha_4 = 1.12\%$$

由于上述 4 条准则的 α 分别大于 0.01，偏大，不适合现在应用电脑推行 SPC 的情况，应加以改造，增加判异准则中的点子数目，使其显著性水平变小。在未加以改造之前，暂不用为宜。

四、模式 4：趋势

出现图 13-6 的下降趋势表明质量特性值分布的均值 μ 随时间而减少。点子递增或递减的状态称为趋势。注意，如图 13-6 所示的下降趋势，后面的点子一定要低于或等于前面的点子，否则趋势中断，需要重新算。对于上升趋势也有相应的要求。6 点趋势判异。

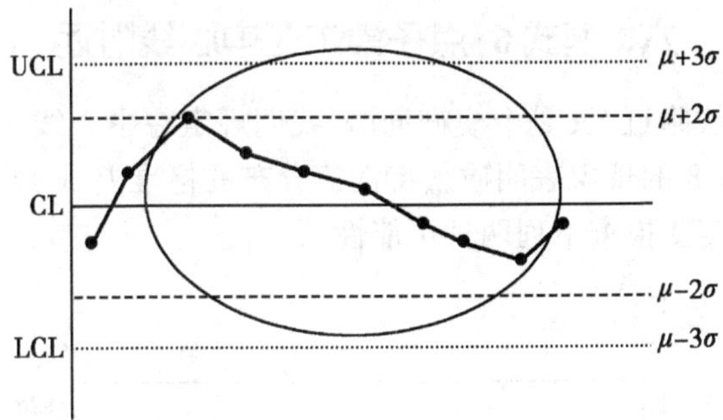

图 13-6　7 点下降趋势判断异常

关于趋势的 α 的分析，由于

$$P(n\text{ 点趋势}) = \frac{2}{n!}(0.9973)^n$$

于是

$$P(7\text{ 点趋势}) = \frac{2}{7!}(0.9973)^7 = 0.00039 = \alpha_7$$

$$P(6\text{ 点趋势}) = \frac{2}{6!}(0.9973)^6 = 0.00273 = \alpha_6$$

$$P(5\text{ 点趋势}) = \frac{2}{5!}(0.9973)^5 = 0.01644 = \alpha_5$$

从以上 3 个式子可见，α_6 与点出界就判异准则的 $\alpha = 0.0027$ 最为相近，故确定 6 点趋势判异。

五、模式 5：点子作周期性变化

点子呈周期性变化（指点子以一定的时间间隔作相同的上升或下降的重复排列）判异，

如图 13-7 所示。

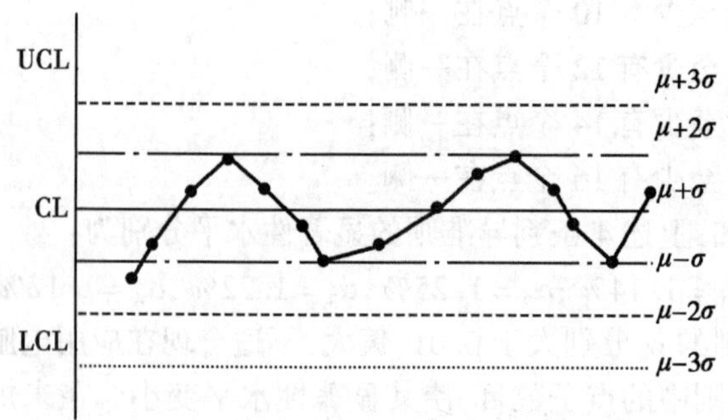

图 13-7 点子呈现周期性变化判异

产生周期性变化的常见原因如下:

(1)操作人员疲劳;

(2)原材料的发送有问题。

消除上述周期性变化可使产品质量更加稳定。

六、模式 6:点子集中在中心线附近

在模式 6 中“中心线附近”又是个模糊词语,我们规定在中心线 $\pm 1\sigma$ 的范围内称为“中心线附近”。出现图 13-8 的现象表明质量特性值分布的标准差 σ 减小。注意,碰到这种情况不要高兴过早,首先需要检查下列两种可能性:

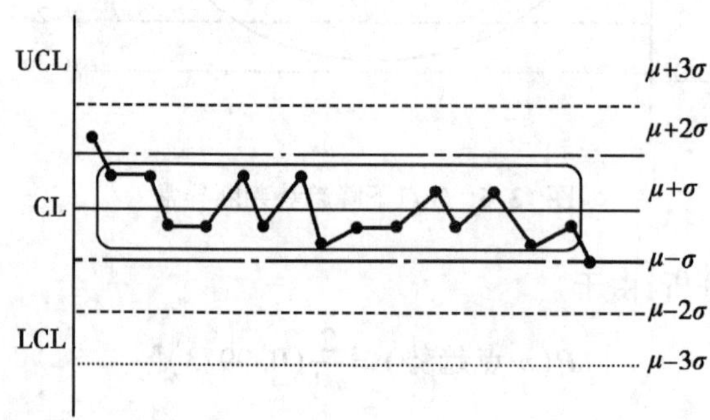

图 13-8 连续 15 点集中在中心线附近判异

(1)是否应用了假数据,弄虚作假;

(2)是否分层不够。

以老师傅车制机螺丝为例,设老师傅与青工早晚两班倒,操作同一台机床,作控制图时两人数据混在一起未分层,即未分类。于是从数理统计知

$$\sigma_{混}^2 = \sigma_{老}^2 + \sigma_{青}^2$$

故

$$\sigma_{混} > \sigma_{青}$$

现在若用 $\sigma_{混}$($6\sigma_{混}$ 为控制图上下控制界限的间隔距离)作控制图,恰好又碰上用老师傅的数据打点,就会出现本模式。

在排除了上述两种可能性之后,这时才能总结现场减少标准差 σ 的先进经验,并加以推广。

模式 6 的 α 为 $\alpha_{15}=0.0033$,也与点出界就判异准则的 $\alpha=0.0027$ 相近。

注意事项:

(1)这种现象对初学者而言,往往认为是质量改进的结果,在实际工作还应注意分析,因为除此之外还有可能是控制图设计中的错误而导致控制界限过宽。

(2)控制图反映过程异常,应注意有坏的异常,还有可能出现好的异常。无论哪种异常,均应进行质量分析。

坏的异常出现时,应通过质量分析,找出确切的影响原因,采取措施将异常因素消除。

当确认是好的异常(如望目值质量特性的控制图中,点子过多地集中在中心线附近,说明质量数据分布的标准偏差已经减小;望大值质量特性的控制图中点子过多地接近上控制界限,甚至于超出上控制界限,说明质量数据分布的中心值向正向偏移;望小值质量特性的控制图中点子过多地接近下控制界限,甚至超出下控制界限,说明质量特性数据分布的中心值向负向偏移)时,也应通过质量分析,找出确切的影响原因,采取措施将良好的异常因素加以保持,并经生产验证后按新的典型分布重新设计控制图。

第十四章

常规控制图

本章主要介绍休哈特控制图,也称常规控制图或常用控制图。本章分别介绍了各种类型的休哈特控制图并加以评论。事实上,随着时代的进步,有些休图可以淘汰,有些则可以代之以更先进、更方便的控制图,这是个不争的事实。世界上的一切事物都在变化之中,都在不断地扬弃本身,也就是在不断地进行质量改进。

第一节　常规控制图的简介

常规控制图,也称常用控制图,就是指休哈特控制图,简称休图。国家标准 GB/T4091.1～4091.9-1983《常规控制图》是针对休哈特控制图的。根据该国家标准,常规休哈特控制图如表 14-1 所示。表中计件值控制图与计点值控制图又统称计数值控制图。这些控制图各有各的用途,应根据所控制质量指标的情况和数据性质等因素分别加以选择。表 14-1 中的二项分布和泊松分布是离散数据场合的两种典型分布,它们超出 3σ 界限的第Ⅰ类错误的概率 α 当然未必恰巧等于正态分布 3σ 界限的第Ⅰ类错误的概率 $\alpha_0=0.0027$,但无论如何总是个相当小的概率。因此,可以应用与正态分布情况类似的论证,从而建立 p、pn、c、u 等控制图。

表 14-1　常规控制图表

分布	控制图代号	控制图名称	控制图界限	备注
正态分布(计量值)	$\bar{x}$-R	均值—极差控制图	$UCL_{\bar{x}}=\bar{\bar{x}}\pm A_2\bar{R}$ $UCL_R=D_4\bar{R}$ $LCL_R=D_3\bar{R}$	1. 正态分布的参数 μ 和 σ 互相独立,控制正态分布需要分别控制 μ 与 σ,故正态分布控制图都有两张控制图,前者控制 μ,后者控制 σ。二项分布与泊松分布则并非如此

续表

分布	控制图代号	控制图名称	控制图界限	备注
正态分布（计量值）	$\bar{x}$-s	均值—标准差控制图	$UCL_{\bar{x}} = \bar{\bar{x}} \pm A_3\bar{s}$ $UCL_s = B_4\bar{s}$ $LCL_s = B_3\bar{s}$	2. $\bar{x}$-R 可由 $\bar{x}$-s 图代替 3. $\tilde{x}$-R 可淘汰 4. 故只剩下 $\bar{x}$-s 图与 x-Rs 图
	$\tilde{x}$-R	中位数—极差控制图	$UCL_{\tilde{x}} = \bar{\tilde{x}} \pm m_3A_2\bar{R}$ $UCL_R = D_4\bar{R}$ $LCL_R = D_3\bar{R}$	
	x-Rs	单值—移动极差控制图	$UCL_x = \bar{x} \pm 2.66\bar{R}_s$ $UCL_{R_s} = 3.267\bar{R}$ $LCL_{R_s} = 0$	
二项分布（计件值）	p	不合格品率控制图	$UCL_p = \bar{p} \pm 3\sqrt{\bar{p}(1-\bar{p})/n}$	左侧两图可由通用不合格品数 pn_T 图代替
	pn	不合格品数控制图	$UCL_{pn} = \bar{p}n \pm 3\sqrt{\bar{p}n(1-\bar{p})}$	
泊松分布（计点值）	u	单位不合格数控制图	$UCL_u = \bar{u} \pm 3\sqrt{\bar{u}/n}$	1. 左列两图可由通用不合格数 c_T 图代替 2. 根据 ISO 9000，现将“缺陷”二字改为“不合格”
	c	不合格数控制图	$UCL_c = \bar{c} \pm 3\sqrt{\bar{c}}$	

注：表内计量控制图各个控制界限公式中的系数参见本章表 14-6 计量值控制图系数表。

现在简单地说明各个控制图的用途：

一、$\bar{x}$-R 控制图

对于计量值数据而言，这是最常用最基本的控制图。它用于控制对象为长度、质量、强度、纯度、时间、收率和生产量等计量值的场合。

$\bar{x}$ 控制图主要用于观察正态分布的均值的变化，R 控制图用于观察正态分布的分散情况或变异度的变化，而 $\bar{x}$-R 控制图则将二者联合运用，用于观察正态分布的变化。

二、$\bar{x}$-s 控制图

$\bar{x}$-s 控制图与 $\bar{x}$-R 图相似，只是用标准差图（s 图）代替极差图（R 图）而已。极差计算简便，故 R 图得到广泛应用，但当样本大小 $n>10$ 时，应用极差估计总体标准差 σ 的效率减低，需要应用 s 图来代替 R 图。现在由于微机的应用已经普及，s 图的计算已不成问题，故 $\bar{x}$-s控制图的应用越来越广泛。

三、$\tilde{x}$-R 控制图

$\tilde{x}$-R 控制图与 $\bar{x}$-R 图也很相似，只是用中位数图（$\tilde{x}$图）代替均值图（$\bar{x}$ 图）。所谓中位

数即指在一组按大小顺序排列的数列中居中的数。例如，在以下数列中 2、3、7、13、18，中位数为 7。又如，在以下数列中 2、3、7、9、13、18，共有偶数个数据。这时，中位数规定为中间两个数的均值。在本例即(7+9)/2=8。由于中位数的计算比较简单，所以多用于现场需要把测定数据记入在控制图进行控制的场合，这时，为了简便，当然规定为奇数个数据。中位数图还有一个好处，即它受异常数据的影响较少，但如果收集数据时注意遵守各种规定，则异常数据的出现也不会很多。现在电脑应用已经普及，$\bar{x}$ 的计算不成问题，故 $\tilde{x}$-R 控制图也可以淘汰了。

四、*x*-*Rs* 控制图

多用于下列场合：对每一个产品都进行检验，采用自动化检查和测量的场合；取样费时、昂贵的场合；以及如化工等气体与液体流程式过程，样品均匀，多抽样也无太大意义的场合。由于它不像前三种控制图那样取得较多的信息，所以它检出过程变化的灵敏度也要差一些。

五、*p* 控制图

用于控制对象为不合格品率或合格品率等计数值质量指标的场合。这里需要注意的是，在根据多种检查项目综合起来确定不合格品率的情况，当控制图显示异常后难以找出异常的原因。因此，使用 p 图时应选择重要的检查项目作为判断不合格品的依据。常见的不良率有不合格品率、废品率、交货延迟率、缺勤率，邮电、铁道部门的各种差错率等。当样本大小 n 变化时，p 图的控制界限成为凸凹状，不但作图困难，而且难于判异、判稳，这时最好采用通用控制图。

六、*pn* 控制图

用于控制对象为不合格品数的场合。设 n 为样本大小，p 为不合格品率，则 pn 为不合格品个数。故取 pn 作为不合格品数控制图的简记记号。由于当样本大小 n 变化时，pn 图的控制线全都成为凸凹状，作图很困难，更难于判异、判稳，故只在样本大小相同的情况下，才应用此图。注意，在休图的国际标准 ISO8258:1991 中，不合格品率控制图的简记符号取为“np”与国际的“pn”恰巧颠倒过来。

七、*c* 控制图

用于控制一部机器、一个部件、一定的长度、一定的面积或任何一定的单位中所出现的缺陷数目。如布匹上疵点数、铸件上的砂眼数、机器设备的缺陷数或故障次数、传票的误记数、每页印刷错误数、办公室的差错次数等。当样本大小 n 不等时，c 图的上下控制界限以及中心线三者都呈现凹凸状，作图极其不方便，也更难于判异、判稳。故 c 图只用于样本大小 n 相等的场合。应用通用图则解决了这一问题。

八、*u* 控制图

当上述一定的单位，也即样品的大小保持不变时可以应用 c 控制图，而当样品的大小变化时则应换算平均每单位的缺陷数后再使用 u 控制图。例如，在制造厚度为 2mm 的钢板的生产过程中，一批样品是 $2m^2$ 的，下一批样品是 $3m^2$ 的。这时，就应都换算成为平均每平方米的缺陷数,然后再对它进行控制。当样本大小 n 不等时,u 图的上下控制界限以及中心线三者都呈现凹凸状,作图极其不方便,也更难于判异、判稳。应用通用图则解决了这一问题。

现在对表 14-1 的常规控制图进行一些评论如下:

1. 计量值控制图　由于现在电脑的应用相当普及,$\bar{x}$-s 控制图的计算毫无困难,而且不论样本大小 n 是否大于 10,$\bar{x}$-s 图的计算都是精确的,故 $\bar{x}$-s 图完全可代替 $\bar{x}$-R 图。其次,$\tilde{x}$-R控制图也是在电脑出现前提出的,用中位数代替平均数,以便迅速反映现场,现在有了电脑,故也可淘汰了。

2. 计件值控制图　由于 p 图、pn 图的控制界限都呈凹凸状,不但作图不方便,而且难于判异、判稳,可以应用通用不合格品数控制图 pn_T图来代替。

3. 计点值控制图　由于 u 图、c 图的控制界限都呈凹凸状,不但作图不方便,而且难于判异、判稳,可以应用通用缺陷数 c_T图来代替。

故在表 14-1 的常规休哈特控制图中,真正起作用的不过是 $\bar{x}$-s 图、x -Rs 控制图、pn_T控制图、c_T控制图四种图而已。

第二节　应用控制图需要考虑的一些问题

应用控制图需要考虑以下一些问题:

(一) 控制图适用范围

原则上讲,对于任何过程,凡需要对质量进行控制的场合都可以应用控制图。但是这里还要求:对于所确定的控制对象——质量指标应能够定量,这样才能够应用计量值控制图。如果只有定性的描述而不能够定量,那就只能应用计数值控制图。所控制的过程必须具有重复性,即具有统计规律。对于只有一次性或少数几次的过程显然难于应用控制图进行控制。

(二) 控制对象的选择

在使用控制图时应选择能代表过程的主要质量指标作为控制对象。一个过程往往具有各种各样的特性,需要选择能够真正代表过程情况的指标。例如,假定某产品在强度方面有问题,就应选择强度作为控制对象。在电动机装配车间,如果对于电动机轴的尺寸要求很高,这就需要把机轴直径作为我们的控制对象。在电路板沉铜缸就要选择甲醛、NaOH、Cu^{2+}浓度以及沉铜速率多个指标之间的相关性,就需要选择所有这些指标进行多元控制。

(三) 控制图的选择

选择控制图主要考虑下列几点:

首先根据所控制质量指标的数据性质来选择,如数据为连续值的应选择 $\bar{x}$-s 图、x-Rs 图;数据为计件值的应选择 p 或 pn 图,数据为计点值的应选择 c 或 u 图。

其次,要确定过程中的异常因素是全部加以控制(全控)还是部分加以控制(选控),若为全控应采用休哈特图等;若为选控,应采用选控图,参见本书参考文献;若为单指标可选择一元控制图,若为多指标则须选择多指标控制图,参见本书参考文献。

最后,还需要考虑其他要求。如检出率大小,抽取样品、取得数据的难易和是否经济等。例如,要求检出率大可采用成组数据的控制图,如 $\bar{x}$ 控制图。

（四）控制图的分析

如果在控制图中点子未出界，同时点子的排列也是随机的，则认为生产过程处于稳定状态或控制状态。如果控制图点子出界或界内点排列非随机，就认为生产过程失控。

对于应用控制图的方法还不够熟悉的工作人员来说，即使在控制图点子出界的场合，也首先应该从下列几个方面进行检查：样品的取法是否随机，数字的读取是否正确，计算有无错误，描点有无错误，然后再来调查生产过程方面的原因，经验证明这点十分重要。

（五）对于点子出界或违反其他准则的处理

若点子出界或界内点排列非随机，应执行"20 字方针"，立即追查原因并采取措施防止它再次出现。

对于过程而言，控制图起着告警铃的作用，控制图点子出界就好比告警铃，告诉工作人员现在应该进行查找原因，采取措施，防止再犯。但一般来说，控制图只起告警铃的作用，而不能告知这种告警究竟是由什么异常因素造成的。要找出造成异常的原因，除去根据生产和管理方面的技术与经验来解决外，应该强调指出，应用两种质量诊断理论和两种质量多元诊断理论来诊断的方法是十分重要的。

（六）控制图的重新制定

控制图是根据稳定状态下的条件（人员、设备、原材料、工艺方法、环境，即 4M1E）来制定的。如果上述条件变化，如操作人员更换或通过学习操作水平显著提高，设备更新，采用新型原材料或其他原材料，改进工艺参数或采用新工艺，环境改变等，这时，控制图也必须重新加以制定。由于控制图是科学管理生产过程的重要依据，所以经过相当时间的使用后应重新抽取数据，进行计算，加以检验。

（七）控制图的保管问题

控制图的计算以及日常的记录都应作为技术资料加以妥善保管，对于点子出界或界内点排列非随机的异常情况以及当时处理情况都应予以记录，因为这些都是以后出现异常时查找原因的重要参考资料。有长期保存的记录，便能对该过程的质量水平有清楚的了解，这对于今后在产品设计和制定规格方面是十分有用的。

第三节　$\bar{x}$-R（均值-极差）控制图

（一）$\bar{x}$-R 控制图是计量值最常用、最重要的控制图

由于适用范围广，灵敏度高，故 $\bar{x}$-R 控制图是计量值最常用、最重要的控制图。

1. 关于适用范围广

（1）$\bar{x}$ 图：若 x 服从正态分布，则易证 $\bar{x}$ 也服从正态分布；若 x 非正态分布，则根据中心极限定理，可证 $\bar{x}$ 近似服从正态分布。关键正是这后一点才使得 $\bar{x}$ 图得以广为应用。

（2）R 图：通过在计算机上的模拟试验证实，只要 x 不是非常不对称的，则 R 的分布无大的变化，故 R 图也适用范围广。

2. 关于灵敏度高

（1）$\bar{x}$ 图：由于偶波的存在，一个样本组的各个 x 的数值通常不会都相等，有的偏大，有的偏小，这样把它们加起来求平均值，偶波就会抵消一部分，故标准差减小，从而控制图上控制限的间隔缩小。但对于异波而言，由于一般异波所产生的变异往往是同一个方向的，故求平均值的操作对其无影响，因此，当异常时，描点出界就更加容易了，即灵敏度高。

(2) R 图：无此优点。

(二) $\bar{x}$-R 控制图的控制线

1. $\bar{x}$ 图的控制线　设过程正常，$x \sim N(\mu,\sigma^2)$，则易证 $\bar{x} \sim N(\mu,\sigma^2/n)$，$n$ 为样本大小。若 μ,σ 已知，则 $\bar{x}$ 图的控制线为

$$UCL_{\bar{x}} = \mu_{\bar{x}} + 3\sigma_{\bar{x}} = \mu + 3\sigma/\sqrt{n} \tag{14-1}$$

$$CL_{\bar{x}} = \mu_{\bar{x}} = \mu \tag{14-2}$$

$$LCL_{\bar{x}} = \mu_{\bar{x}} - 3\sigma_{\bar{x}} = \mu - 3\sigma/\sqrt{n} \tag{14-3}$$

若 μ,σ 未知，则需对其进行估计，即

$$UCL_{\bar{x}} = \mu_{\bar{x}} + 3\sigma_{\bar{x}} = \mu + 3\sigma/\sqrt{n} \approx \hat{\mu} + 3\hat{\sigma}/\sqrt{n} \tag{14-4}$$

$$CL_{\bar{x}} = \mu_{\bar{x}} \approx \hat{\mu} \tag{14-5}$$

$$LCL_{\bar{x}} = \mu_{\bar{x}} - 3\sigma_{\bar{x}} = \mu - 3\sigma/\sqrt{n} \approx \hat{\mu} - 3\hat{\sigma}/\sqrt{n} \tag{14-6}$$

式中，符号“^”表示为估计值。

为了求出估计值，需要收集预备数据如表 14-2 所示。

表 14-2　预备数据

组号	观测值					样本均值	样本极差	
i	x_{i1}	x_{i2}	x_{i3}	x_{i4}	x_{i5}	$\bar{x}_i$	R_i	i = 1,2⋯,m

从表 14-2 的数据可求得：

总平均值为

$$\bar{\bar{x}} = \frac{1}{m}\sum_{i=1}^{m}\bar{x}_i$$

极差为

$$R_i = x_{i\max} - x_{i\min}$$

平均极差值为

$$\bar{R} = \frac{1}{m}\sum_{i=1}^{m}R_i$$

由数理统计可以证明

$$\hat{\mu} = \bar{\bar{x}} \tag{14-7}$$

$$\hat{\sigma} = \frac{\bar{R}}{d_2} \tag{14-8}$$

式中，d_2 为一与样本大小 n 有关的常数，有表可查。将式(14-7)、(14-8)代入式(14-4) ~ (14-6)，得到 μ、σ 未知时，$\bar{x}$ 图的控制线为

$$UCL_{\bar{x}} = \mu + 3\frac{\sigma}{\sqrt{n}} \approx \bar{\bar{x}} + \frac{3}{d_2\sqrt{n}}\bar{R} = \bar{\bar{x}} + A_2\bar{R} \tag{14-9}$$

$$CL_{\bar{x}} = \mu \approx \hat{\mu} = \bar{\bar{x}} \tag{14-10}$$

$$LCL_{\bar{x}} = \mu - 3\frac{\sigma}{\sqrt{n}} \approx \bar{\bar{x}} - \frac{3}{d_2\sqrt{n}}\bar{R} = \bar{\bar{x}} - A_2\bar{R} \tag{14-11}$$

式中 $A_2=\dfrac{3}{d_2\sqrt{n}}$，参见表 14-3 或表 14-6。

表 14-3　A_2 系数表

n	2	3	4	5	6	7	8
A_2	1. 880	1. 023	0. 729	0. 577	0. 483	0. 419	0. 373

2. R 图的控制线

从 3σ 方式，有

$$UCL_R=\mu_R+3\sigma_R \tag{14-12}$$

$$CL_R=\mu_R \tag{14-13}$$

$$LCL_R=\mu_R-3\sigma_R \tag{14-14}$$

若 μ_R、σ_R 已知，则可用上式求得 R 图的控制线。若 μ_R、σ_R 未知，则需对其进行估计，即

$$UCL_R=\mu_R+3\sigma_R\approx\hat{\mu}_R+3\hat{\sigma}_R \tag{14-15}$$

$$CL_R=\mu_R\approx\hat{\mu}_R \tag{14-16}$$

$$LCL_R=\mu_R-3\sigma_R\approx\hat{\mu}_R-3\hat{\sigma}_R \tag{14-17}$$

由数理统计可以证明

$$\hat{\mu}_R=\overline{R} \tag{14-18}$$

$$\hat{\sigma}_R=d_3\hat{\sigma}=\frac{d_3\overline{R}}{d_2} \tag{14-19}$$

将式(14-18)、(14-19)代入式(14-15)～(14-17)后，得到

$$UCL_R=\overline{R}+3d_3\overline{R}/d_2=(1+3d_3/d_2)\overline{R}=D_4\overline{R} \tag{14-20}$$

$$CL_R=\overline{R} \tag{14-21}$$

$$LCL_R=\overline{R}-3d_3\overline{R}/d_2=(1-3d_3/d_2)\overline{R}=D_3\overline{R} \tag{14-22}$$

式中，系数 D_3、D_4 分别为

$$D_3=1-3d_3/d_2$$

$$D_4=1+3d_3/d_2$$

D_3、D_4 为与样本大小 n 有关的系数，参见表 14-4 或表 14-6。

表 14-4　D_3、D_4 系数表

n	2	3	4	5	6	7	8
D_3	0	0	0	0	0	0. 076	0. 136
D_4	3. 267	2. 574	2. 282	2. 114	2. 004	1. 924	1. 864

注：表中的 0 表示 LCL 为负值，不存在，故 LCL = 0 仅表示 R 的自然下界，而非下控界。

现将 $\bar{x}$ 图与 R 图控制线的公式并列在下面：

$\bar{x}$ 图

$$UCL_{\bar{x}}=\bar{\bar{x}}+A_2\overline{R}$$

$$CL_{\bar{x}}=\bar{\bar{x}}$$

$$LCL_{\bar{x}}=\bar{\bar{x}}-A_2\overline{R}$$

$$UCL_R=D_4\overline{R}$$

R 图 $$CL_R = \overline{R}$$
$$LCL_R = D_3\overline{R}$$

在上述 $\bar{x}$-R 图中，我们应先作哪一个图？

（1）若先作 $\bar{x}$ 图，则由于 R 图还未判稳，$\overline{R}$ 的数据不可用，故不可行。

（2）若先作 R 图，则由于 R 图中只有 $\overline{R}$ 一个数据，可行。等 R 图判稳后，再作 $\bar{x}$ 图。故作 $\bar{x}$-R 图应反其道而行之，先作 R 图，R 图判稳后，再作 $\bar{x}$ 图。若 R 图未判稳，则永不能开始作 $\bar{x}$ 图。不但如此，所有正态分布的控制图都必须反其道而行之。即使在多元情形也如此。休图的国际标准 ISO8258：1991 也明确规定：在制作 $\bar{x}$-R 图时应先制作 R 图。

3. $\bar{x}$-R 控制图的操作步骤

步骤 1：确定所控制的质量指标（控制对象，或称统计量）。

这里要注意下列各点：

（1）选择技术上是最重要的控制对象。

（2）若指标之间有因果关系，则宁可取作为因的指标为统计量。

（3）控制对象可以是多个，这时需要应用多元控制图与多元诊断。

（4）控制对象要明确，并为大家理解与同意。

（5）控制对象要能以数字来表示。

（6）控制对象要选择容易测定并对过程容易采取措施者。

（7）直接选择控制对象有困难时可采用代用特性进行测定。

步骤 2：取预备数据。

（1）根据判稳准则 2，至少取 35 组，最好再加上 5 组成为 40 组，以作必要时去掉一些异常数据之用。

（2）样本容量（或称样本大小）通常取为 4 或 5。

（3）合理子组原则（principle of rational subgroups）：组内差异只由偶因造成，组间差异主要由异因造成。根据合理子组原则的前一句，我们在取样本组时应在生产条件保持相同时来取或短间隔内取，以避免异因进入。根据合理子组原则的后一句，我们在过程不稳、变化激烈时应多抽取样本，而在过程平稳时，则应少抽取样本。注意，休哈特所提出的上述合理子组原则只适用于分组的控制图。

步骤 3：计算 $\bar{x}_i$，R_i。

步骤 4：计算 $\bar{\bar{x}}$，$\overline{R}$。

步骤 5：计算 R 图控制线，$\bar{x}$ 图控制线，并作图。

步骤 6：将预备数据在 R 图中打点，判稳。

若稳，则进行步骤 7；若不稳，则执行“20 字方针”后转入步骤 2，重新开始。

步骤 7：将预备数据在 $\bar{x}$ 图中打点，判稳。

若稳，则进行步骤 8；若不稳，则执行“20 字方针”后转入步骤 2，重新开始。

步骤 8：计算过程能力指数并检验其是否满足技术要求

若过程能力指数满足技术要求，则转入步骤 9。

若过程能力指数不满足技术要求，则需要调整过程直至过程能力指数满足技术要求为止。这时还需要对过程进行判稳。若稳，则转入步骤 9，否则执行“20 字方针”后转入步骤 2，重新开始。

步骤9：延长 $\bar{x}$-R 控制图的控制线，作控制用控制图，进行日常管理。

上述步骤1～步骤8为分析用控制图。

上述步骤9为控制用控制图。

4. $\bar{x}$-R 控制图实例

[实例14.1]

[解] 我们按照下列步骤建立 $\bar{x}$-R 图：

步骤1：取预备数据，然后将数据合理分成25组，参见表14-5。

表14-5　实例14.1的数据与 $\bar{x}$-R 图计算表

样本序号	观测值					$\sum_{j=1}^{5} x_{ij}$	$\bar{x}_i$	R	备注
	x_{i1}	x_{i2}	x_{i3}	x_{i4}	x_{i5}				
	(1)	(2)	(3)	(4)	(5)	(6)	(7)	(8)	(9)
1	154	174	164	166	162	820	164.0	20	
2	166	170	162	166	164	828	165.6	8	
3	168	166	160	162	160	816	163.2	8	
4	168	164	170	164	166	832	166.4	6	
5	153	165	162	165	167	812	162.4	14	
6	164	158	162	172	168	824	164.8	14	
7	167	169	159	175	165	835	167.0	16	
8	158	160	162	164	166	810	162.0	8	
9	156	162	164	152	164	798	159.6	12	
10	174	162	162	156	174	828	165.6	18	
11	168	174	166	160	166	834	166.8	14	
12	148	160	162	164	170	804	160.8	22	
13	165	159	147	153	151	775	155.0	18	
14	164	166	164	170	164	828	165.6	6	
15	162	158	154	168	172	814	162.8	18	
16	158	162	156	164	152	792	158.4	12	
17	151	158	154	181	168	812	162.4	30	
18	166	166	172	164	162	830	166.0	10	

续表

样本序号	观测值					$\sum_{j=1}^{5} x_{ij}$	$\bar{x}_i$	R	备注
	x_{i1}	x_{i2}	x_{i3}	x_{i4}	x_{i5}				
19	170	170	166	160	160	826	165.2	10	
20	168	160	162	154	160	804	160.8	14	
21	162	164	165	169	153	813	162.6	16	
22	166	160	170	172	158	826	165.2	14	
23	172	164	159	167	160	822	164.4	13	
24	174	164	166	157	162	823	164.6	17	
25	151	160	164	158	170	803	160.6	19	
					和		4081.8	357	
					均值		163.272	14.280	

步骤 2：计算各组样本的平均数 $\bar{x}_i$。例如，第一组样本的平均值为

$$\bar{x}_1 = \frac{154+174+164+166+162}{5} = 164.0$$

其余参见表 14-5 中第(7)栏。

步骤 3：计算各组样本的极差 R_i。例如，第一组样本的极差为

$$R_i = \max\{x_i\} - \min\{x_i\} = 174 - 154 = 20$$

其余参见表 14-5 中第(8)栏。

步骤 4：计算样本总均值 $\bar{\bar{x}}$ 与平均样本极差 $\bar{R}$。由于 $\sum \bar{x}_i = 4081.8$，$\sum R = 357$，参见表 14-5 末行，故

$$\bar{\bar{x}} = 163.272, \bar{R} = 14.280$$

步骤 5：计算 R 图与 $\bar{x}$ 图的参数。

先计算 R 图的参数。从本章表 14-6 可知，当样本大小 $n=5$，$D_4=2.114$，$D_3=0$，代入 R 图的公式，得到

$$UCL_R = D_4\bar{R} = 2.114 \times 14.280 = 30.188$$

$$CL_R = \bar{R} = 14.280$$

$$LCL_R = D_3\bar{R} = 0$$

参见图 14-1。可见现在 R 图判稳。故接着再建立 $\bar{x}$ 图。由于 $n=5$，从表 14-6 知，$A_2 = 0.577$，再将 $\bar{\bar{x}} = 163.272$，$\bar{R} = 14.280$ 代入 $\bar{x}$ 图的公式，得到

$\bar{x}$ 图

$$UCL_{\bar{x}} = \bar{\bar{x}} + A_2\bar{R} = 163.272 + 0.577 \times 14.280 = 171.486 \approx 171.49$$

$$CL_{\bar{x}} = \bar{\bar{x}} = 163.272 \approx 163.27$$

$$LCL_{\bar{x}} = \bar{\bar{x}} - A_2\bar{R} = 163.272 - 0.577 \times 14.280 = 155.090 \approx 155.09$$

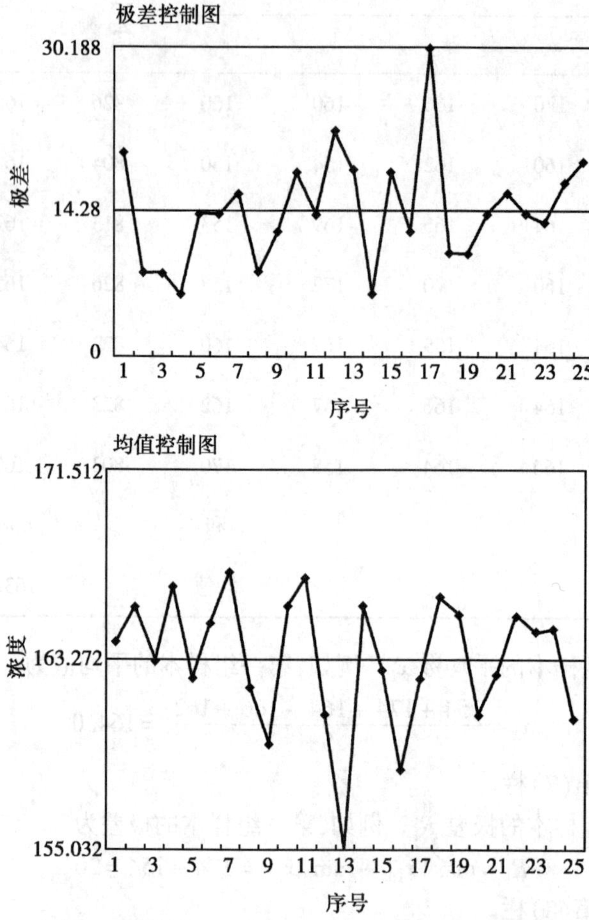

图 14-1 实例 14.1 的第一次 $\bar{x}$-R 图

可见，第 13 组 $\bar{x}$ 值为 155.00 小于 $LCL_{\bar{x}}$，故过程的均值失控。经调查其原因后，改进工作，并采取措施防止这种现象再次发生。然后去掉第 13 组数据，再重新计算 R 图与 $\bar{x}$ 图的参数。此时，

$$\bar{R} = \frac{\sum R}{24} = \frac{357 - 18}{24} = \frac{339}{24} = 14.125$$

$$\bar{\bar{x}} = \frac{\sum \bar{x}}{24} = \frac{4081.8 - 155.0}{24} = \frac{3927.2}{24} = 163.633$$

代入 R 图与 $\bar{x}$ 图的公式，得到

R 图：

$$UCL_R = D_4\bar{R} = 2.114 \times 14.125 = 29.860 \approx 29.86$$

$$CL_R = \bar{R} = 14.125 \approx 14.13$$

$$LCL_R = D_3\bar{R} = 0$$

从表 14-5 可见，R 图中第 17 组 $R = 30$ 出界。于是再次执行“20 字方针”后，舍去第 17 组数

据，重新计算如下：

$$\overline{R}=\frac{\sum R}{23}=\frac{339-30}{23}=\frac{309}{23}=13.435$$

$$\overline{\overline{x}}=\frac{\sum \overline{x}}{23}=\frac{3927.2-162.4}{23}=\frac{3764.8}{23}=163.687$$

R 图：

$$UCL_R=D_4\overline{R}=2.114\times13.435=28.402\approx28.40$$

$$CL_R=\overline{R}=13.435\approx13.44$$

$$LCL_R=D_3\overline{R}=0$$

从表 14-5 可见，R 图可判稳。于是计算 $\overline{x}$ 图如下：

$\overline{x}$ 图：

$$UCL_{\overline{x}}=\overline{\overline{x}}+A_2\overline{R}=163.687+0.577\times13.435=171.439\approx171.44$$

$$CL_{\overline{x}}=\overline{\overline{x}}=163.687\approx163.69$$

$$LCL_{\overline{x}}=\overline{\overline{x}}-A_2\overline{R}=163.687-0.577\times14.125=155.935\approx155.94$$

将其余 23 组样本的极差值与均值分别打点于 R 图与 $\overline{x}$ 图上，参见图 14-2，根据判稳准则，知此时过程的变异度与均值处于稳态。

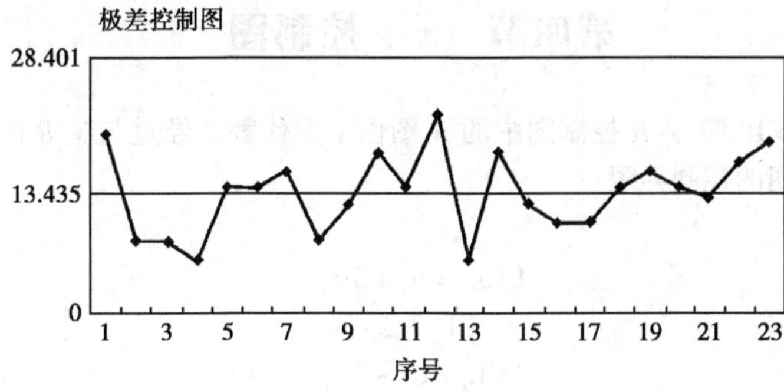

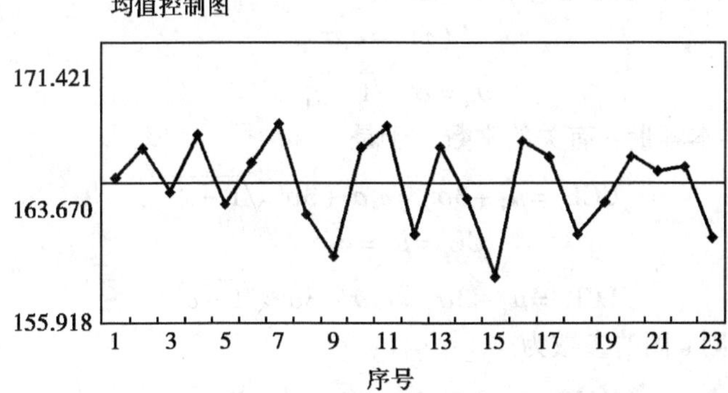

图 14-2　实例 14.1 的第 2 次 $\overline{x}$-R 图

步骤 6：与规格进行比较。

已经给定质量规格为：$S_L=100$，$S_U=200$。现把全部预备数据作直方图并与规格进行比较，参见图 14-3。

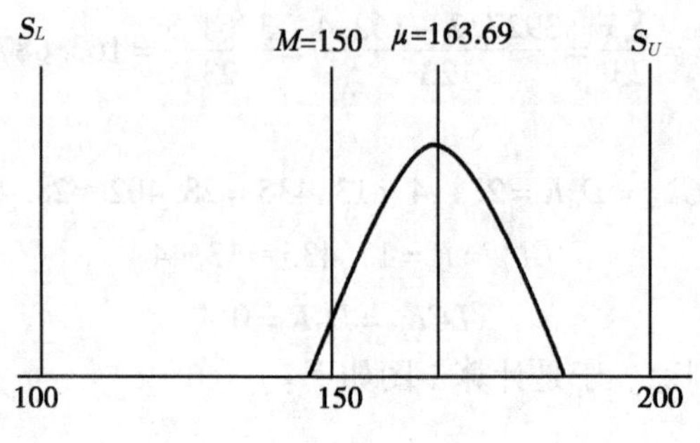

图 14-3　与规格对比

由图 14-3 可见全部数据的分布与规格值比较均有余量，但其平均值并未对准规格中心，因此，还需要加以调整以便提高过程能力指数，即减少不合格品率。经过调整后还需要重新计算相应的 $\bar{x}$-R 图。

步骤 7：延长上述 $\bar{x}$-R 图的控制线，对工序进行日常控制。

第四节　$\bar{x}$-s 控制图

当样本大小 $n>10$ 时，$\bar{x}$-R 控制图中的 R 图由 s 图代替。经过与 $\bar{x}$-R 图类似的推导可得出下列 $\bar{x}$-s 控制图的控制界限：

从 3σ 方式有

$$\mathrm{UCL_s}=\mu_s+3\sigma_s$$
$$\mathrm{CL_s}=\mu_s$$
$$\mathrm{LCL_s}=\mu_s-3\sigma_s$$

由数理统计知，若样本来自正态总体，则可证明：

$$E(s)=c_4\sigma$$
$$\sigma_s=\sigma\sqrt{1-c_4^2}$$

式中 c_4 为一与样本容量 n 有关的常数。于是

$$\mathrm{UCL_s}=\mu_s+3\sigma_s=c_4\sigma+3\sigma\sqrt{1-c_4^2}$$
$$\mathrm{CL_s}=\mu_s=c_4\sigma$$
$$\mathrm{LCL_s}=\mu_s-3\sigma_s=c_4\sigma-3\sigma\sqrt{1-c_4^2}$$

若总体参数 σ 已知，则 s 图的参数为

$$\mathrm{UCL_s}=c_4\sigma+3\sigma\sqrt{1-c_4^2}=B_6\sigma$$
$$\mathrm{CL_s}=c_4\sigma$$
$$\mathrm{LCL_s}=c_4\sigma-3\sigma\sqrt{1-c_4^2}=B_5\sigma$$

式中，

$$B_5=c_4-3\sqrt{1-c_4^2}$$

$$B_6 = c_4 + 3\sqrt{1 - c_4^2}$$

这里,系数 B_5与 B_6见表 14-6。

若总体参数 σ 未知,则需要根据过去的数据进行估计。从 $E(s) = c_4\sigma$,我们有 $\hat{\sigma} = \bar{s}/c_4$,式中,

$$\bar{s} = \frac{1}{m}\sum_{i=1}^{m} s_i$$

于是得到 σ 未知情形 s 图的参数为

$$\mathrm{UCL_s} = \bar{s} + 3\frac{\bar{s}}{c_4}\sqrt{1 - c_4^2}$$

$$\mathrm{CL_s} = \bar{s}$$

$$\mathrm{LCL_s} = \bar{s} - 3\frac{\bar{s}}{c_4}\sqrt{1 - c_4^2}$$

定义

$$B_3 = 1 - \frac{3}{c_4}\sqrt{1 - c_4^2}$$

$$B_4 = 1 + \frac{3}{c_4}\sqrt{1 - c_4^2}$$

于是得 σ 未知情形 s 图的参数为

$$\mathrm{UCL_s} = B_4\bar{s}$$

$$\mathrm{CL_s} = \bar{s}$$

$$\mathrm{LCL_s} = B_3\bar{s}$$

式中,系数 B_3,B_4见表 14-6。

应用 $\bar{x}$-s 控制图时,为取得一致,相应的 $\bar{x}$ 图的参数也需要应用 $\bar{s}/4$ 来估计 σ,于是 $\bar{x}$ 图的参数成为

$$\mathrm{UCL_s} = \bar{\bar{x}} + \frac{3\bar{s}}{c_4\sqrt{n}}$$

$$\mathrm{CL_s} = \bar{\bar{x}}$$

$$\mathrm{LCL_s} = \bar{\bar{x}} - \frac{3\bar{s}}{c_4\sqrt{n}}$$

令

$$A_3 = \frac{3}{c_4\sqrt{n}}$$

由此,$\bar{x}$ 图的参数可写成

$$\mathrm{UCL_s} = \bar{\bar{x}} + \mathrm{A}_3\bar{s}$$

$$\mathrm{CL_s} = \bar{\bar{x}}$$

$$\mathrm{LCL_s} = \bar{\bar{x}} - \mathrm{A}_3\bar{s}$$

系数 A_3 参见表 14-6。

表 14-6 计量值控制图系数表

样本大小 n	均值控制图			标准差控制图						极差控制图							中位数控制图	
	控制界限系数			中心线系数		控制界限系数				中心线系数			控制界限系数				控制界限系数	
	A	A_2	A_3	c_4	$1/c_4$	B_3	B_4	B_5	B_6	d_2	$1/d_2$	d_3	D_1	D_2	D_3	D_4	m_3	m_3A_2
2	2. 121	1. 880	2. 659	0. 7979	1. 2533	0	3. 267	0	2. 606	1. 128	0. 8865	0. 853	0	3. 686	0	3. 267	1. 000	1. 880
3	1. 732	1. 023	1. 954	0. 8862	1. 1284	0	2. 568	0	2. 276	1. 693	0. 5907	0. 888	0	4. 358	0	2. 574	1. 160	1. 187
4	1. 500	0. 729	1. 628	0. 9213	1. 0854	0	2. 266	0	2. 088	2. 059	0. 4857	0. 880	0	4. 698	0	2. 282	1. 092	0. 796
5	1. 342	0. 577	1. 427	0. 9400	1. 0638	0	2. 089	0	1. 964	2. 326	0. 4299	0. 864	0	4. 918	0	2. 114	1. 198	0. 691
6	1. 225	0. 483	1. 287	0. 9515	1. 0510	0. 030	1. 970	0. 029	1. 874	2. 534	0. 3946	0. 848	0	5. 078	0	2. 004	1. 135	0. 549
7	1. 134	0. 419	1. 182	0. 9594	1. 0423	0. 118	1. 882	0. 113	1. 806	2. 704	0. 3698	0. 833	0. 204	5. 204	0. 076	1. 924	1. 214	0. 509
8	1. 061	0. 373	1. 099	0. 9650	1. 0363	0. 185	1. 815	0. 179	1. 751	2. 847	0. 3512	0. 820	0. 388	5. 306	0. 136	1. 864	1. 160	0. 432
9	1. 000	0. 337	1. 032	0. 9693	1. 0317	0. 239	1. 761	0. 232	1. 707	2. 970	0. 3367	0. 808	0. 547	5. 393	0. 184	1. 816	1. 223	0. 412
10	0. 949	0. 308	0. 975	0. 9727	1. 0281	0. 284	1. 716	0. 276	1. 669	3. 078	0. 3249	0. 797	0. 687	5. 469	0. 223	1. 777	1. 176	0. 363
11	0. 905	0. 285	0. 927	0. 9754	1. 0252	0. 321	1. 679	0. 313	1. 637	3. 173	0. 3152	0. 787	0. 811	5. 535	0. 256	1. 744		
12	0. 886	0. 266	0. 886	0. 9776	1. 0229	0. 354	1. 646	0. 346	1. 610	3. 258	0. 3069	0. 778	0. 922	5. 594	0. 283	1. 717		
13	0. 832	0. 249	0. 850	0. 9794	1. 0210	0. 382	1. 618	0. 374	1. 585	3. 336	0. 2998	0. 770	1. 025	5. 647	0. 307	1. 693		

续表

样本大小	均值控制图			标准差控制图						极差控制图							中位数控制图	
	控制界限系数			中心线系数		控制界限系数				中心线系数			控制界限系数				控制界限系数	
n	A	A_2	A_3	c_4	$1/c_4$	B_3	B_4	B_5	B_6	d_2	$1/d_2$	d_3	D_1	D_2	D_3	D_4	m_3	m_3A_2
14	0.802	0.235	0.817	0.9810	1.0194	0.406	1.594	0.399	1.563	3.407	0.2935	0.763	1.118	5.696	0.328	1.672		
15	0.775	0.223	0.789	0.9823	1.0180	0.428	1.572	0.421	1.544	3.472	0.2880	0.756	1.203	5.741	0.347	1.653		
16	0.750	0.212	0.763	0.9835	1.0168	0.448	1.552	0.440	1.526	3.532	0.2831	0.750	1.282	5.782	0.363	1.637		
17	0.728	0.203	0.739	0.9845	1.0157	0.466	1.534	0.458	1.511	3.588	0.2787	0.744	1.356	5.820	0.378	1.622		
18	0.707	0.194	0.718	0.9854	1.0148	0.482	1.518	0.475	1.496	3.640	0.2747	0.739	1.424	5.856	0.391	1.608		
19	0.688	0.187	0.698	0.9862	1.0140	0.497	1.503	0.490	1.483	3.689	0.2711	0.734	1.487	5.891	0.403	1.597		
20	0.671	0.180	0.680	0.9869	1.0133	0.510	1.490	0.504	1.470	3.735	0.2677	0.729	1.549	5.921	0.415	1.585		
21	0.655	0.173	0.663	0.9876	1.0126	0.523	1.477	0.516	1.459	3.778	0.2647	0.724	1.605	5.951	0.425	1.575		
22	0.640	0.167	0.647	0.9882	1.0119	0.534	1.466	0.528	1.448	3.819	0.2618	0.720	1.659	5.979	0.434	1.566		
23	0.626	0.162	0.633	0.9887	1.0114	0.545	1.455	0.539	1.438	3.858	0.2592	0.716	1.710	6.006	0.443	1.557		
24	0.612	0.157	0.619	0.9892	1.0109	0.555	1.445	0.549	1.429	3.895	0.2567	0.712	1.759	6.031	0.451	1.548		
25	0.600	0.153	0.606	0.9896	1.0105	0.565	1.435	0.559	1.420	3.931	0.2544	0.708	1.806	6.056	0.459	1.541		

注：当 $n>25$，$A=\frac{3}{\sqrt{n}}$，$A_3=\frac{3}{c_4\sqrt{n}}$，$c_4=\frac{4(n-1)}{4n-3}$，$B_3=1-\frac{3}{c_4\sqrt{2(n-1)}}$，$B_4=1+\frac{3}{c_4\sqrt{2(n-1)}}$，$B_5=c_4-3\sqrt{1-c_4^2}$，$B_6=c_4+3\sqrt{1-c_4^2}$

第五节　控制界限与规格界限之间的关系

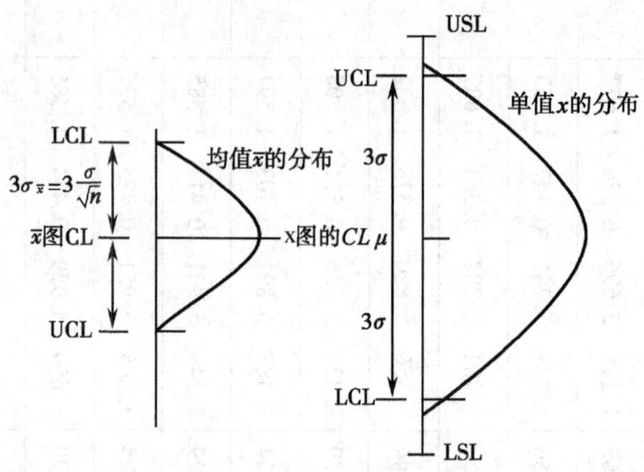

图 14-4　控制界限与规格界限

将 $\bar{x}$ 图与规格界限放在一起是没有意义的，因为一个超出上规格界限的样品的特性值与另一个超出下规格界限的样品的特性值加起来平均可以得到一个正好位于上下规格界限之内的 $\bar{x}$ 值。在所有休图中只有单值(x)控制图才能与规格界限放在一起。

第六节　*p* 控制图

一、*p* 控制图的统计基础

p 控制图稳态指过程的不合格品率为一常数 p，且各个产品的生产是独立的。

p 图的统计基础为二项分布。设取一包含 n 个单位产品的随机样本，其中不合格品数为 D，则 D 服从参数为 n 和 P 的二项分布，即

$$P\{D=\mathrm{x}\}=C_n^x P^x(1-P)^{n-x}, x=0,1,\cdots,n$$

从数理统计知

$$\mu_D=nP$$

$$\sigma_D=\sqrt{nP(1-P)}$$

而样本不合格品率 p 的定义为：

$$p=\frac{D}{n}$$

于是

$$\mu_p=\frac{\mu_D}{n}=\frac{nP}{n}=P$$

$$\sigma_p=\frac{\sigma_D}{n}=\frac{\sqrt{nP(1-P)}}{n}=\sqrt{\frac{P(1-P)}{n}}$$

若过程的参数 P 已知，则 p 图的控制线为

$$UCL_p = \mu_p + 3\sigma_p = P + 3\sqrt{\frac{P(1-P)}{n}}$$

$$CL_p = \mu_p = P$$

$$LCL_p = \mu_p - 3\sigma_p = P - 3\sqrt{\frac{P(1-P)}{n}}$$

若过程的参数 P 未知，则需对其进行估计。由数理统计知，参数 P 的估计值为

$$\hat{P} \approx \bar{p} = \frac{\sum_{i=1}^{n} D_i}{\sum_{i=1}^{n} n_i}$$

注意，若样本大小 n 是变动的，则不能按照下式简单地求平均值方法来估计 P 即

$$\hat{P} \neq \frac{1}{m}\sum_{i=1}^{m} p_i$$

于是 p 图的控制线为

$$UCL_p \approx \bar{p} + 3\sqrt{\frac{\bar{p}(1-\bar{p})}{n}}$$

$$CL_p \approx \bar{p}$$

$$LCL_p \approx \bar{p} - 3\sqrt{\frac{\bar{p}(1-\bar{p})}{n}}$$

二、p 控制图的操作步骤

建立 p 图的步骤基本与 $\bar{x}$-R 图类似。现说明下列几点：

1. 若 P 很小，则需选样本容量 n 充分大，使得 $nP \geqslant 1$，通常取

$$\frac{1}{P} < n < \frac{5}{P} \text{ 或 } \frac{1}{\bar{p}} < n < \frac{5}{\bar{p}}$$

从数学的观点来看，样本容量 n 要取到 $25/P$ 方能认为二项分布是足够近似正态分布的。但这样做，样本容量要比 $5/P$ 大5倍太不经济，故国际标准与国家标准都规定按照上式进行。这又一次说明我们在现场要推行 SPC 与 SPD 工程，而非 SPC 与 SPD 数学。

2. p 图的 LCL_p 有时为负，若要 LCL_p 非负，则需增大样本容量 n，即若欲

$$LCL_p = P - K\sqrt{\frac{P(1-P)}{n}} > 0,$$

即

$$P > K\sqrt{\frac{P(1-P)}{n}}$$

即

$$n > K^2\frac{1-P}{P} \approx \frac{K^2}{P}$$

当 $K=3$，代入上面末一个不等式，有

$$n > 9/P > 5/P$$

可见，若要求 LCL 非负，则必须付出代价，多投入样品。

3. 当 n 变化时，p 图的 UCL、LCL 成凹凸状。作图不便，判稳、判异也不便。解决办法就是采用通用不合格品数（pn_T）控制图。

三、p 控制图的实例

[实例 14.2] 某厂 2 月份某种产品的数据如表 14-7 中的第(2)、(3)栏所示。根据以往记录已知,稳态下的平均不合格品率$\bar{p}=0.0389$,作 p 控制图对其进行控制。

[解] 我们按下列步骤进行:

步骤 1:预备数据的取得。已给定数据如表 14-7 所示。

步骤 2:计算样本不合格品率。从表 14-7 中第(2)、(3)栏数据,算得第一个样本的不合格品率为

$$p_1=2/85=0.024$$

其余类推。

表 14-7 实例 14.2 的数据与 p 图计算表

组号	样本大小 n	不合格品数 D	不合格品率 p	p 图的 UCL
(1)	(2)	(3)	(4)	(5)
1	85	2	0.024	0.102
2	83	5	0.060	0.103
3	63	1	0.016	0.112
4	60	3	0.050	0.114
5	90	2	0.022	0.100
6	80	1	0.013	0.104
7	97	3	0.031	0.098
8	91	1	0.011	0.100
9	94	2	0.021	0.099
10	85	1	0.012	0.102
11	55	0	0.000	0.117
12	92	1	0.011	0.099
13	94	0	0.000	0.099
14	95	3	0.032	0.098
15	81	0	0.000	0.103
16	82	7	0.085	0.103
17	75	3	0.040	0.106
18	57	1	0.018	0.116

续表

组号	样本大小 n	不合格品数 D	不合格品率 p	p 图的 UCL
19	91	6	0.066	0.100
20	67	2	0.030	0.110
21	86	3	0.035	0.101
22	99	8	0.081	0.097
23	76	1	0.013	0.105
24	93	8	0.086	0.099
25	72	5	0.069	0.107
26	97	9	0.093	0.098
27	99	10	0.101	0.097
28	76	2	0.026	0.105
小计	2315	90		

步骤3:计算。从表14-7末行可得

$$\bar{p}=\frac{90}{2315}=0.0389$$

步骤4:计算p图的控制线。将$\bar{p}=0.0389$代入公式得到p图的控制线为

$$\text{UCL}=\bar{p}+3\sqrt{\frac{\bar{p}(1-\bar{p})}{n}}=0.0389+0.58/\sqrt{n}$$

$$\text{CL}=\bar{p}=0.0389$$

$$\text{LCL}=\bar{p}-3\sqrt{\frac{\bar{p}(1-\bar{p})}{n}}=0.0389-0.58/\sqrt{n}$$

由于本例每个样本的样本大小n不相等,所以必须对各个样本分别求出其控制界限。如对于第一个样本,在上面公式中代入$n_1=85$,得到

$$\text{UCL}=\bar{p}+3\sqrt{\frac{\bar{p}(1-\bar{p})}{n}}=0.0389+0.58/\sqrt{n}=0.0389+0.58/\sqrt{85}=0.102$$

$$\text{CL}=\bar{p}=0.0389$$

$$\text{LCL}=\bar{p}-3\sqrt{\frac{\bar{p}(1-\bar{p})}{n}}=0.0389-0.58/\sqrt{n}=0.03814-0.58/\sqrt{85}=-0.024$$

这里,LCL取负值,由于p不可能为负,故令LCL=0作为p_1的自然下界。

其余各个样本以此类推,参见图14-5。为了判断过程是否处于稳定状态,将各个样本的不合格品率描点在图14-5中。由于第27个样本的点子出界,所以过程失控,需要执行“20字方针”,找出异常因素并采取措施保证它不再出现。然后重复步骤1~4,直到过程稳定为止,这时p图可作为控制用控制图供日常管理使用。

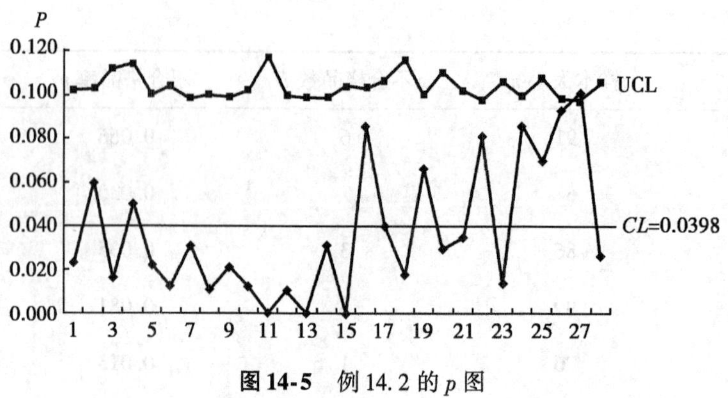

图 14-5　例 14.2 的 p 图

第七节　几种计量值控制图的比较

本章内容介绍了 $\bar{x}$-R 控制图、$\bar{x}$-s 控制图、$\tilde{x}$-R 控制图和 x-Rs 控制图的应用。就其功能而言，$\bar{x}$、$\tilde{x}$、x 控制图都是用于控制和分析过程中质量分布的波动集中趋势的变化；而 s、R、Rs 控制图则用于控制和分析过程中质量分布的离散程度的变化。通常是将两种控制图联合应用，以实现对过程的较全面的控制。在反映集中趋势的控制图上，若有点子超出控制界限，往往表明机器、设备的调整或操作方法上存在问题。这时，应及时检查并对过程加以调整；在反映离散程度的控制图上，若有点子超出控制界限，往往表明操作者技术不熟练，达不到操作标准的要求或不遵守工艺纪律或设备严重损坏，性能达不到要求或原材料的型号、规格、批次发生混乱。总之，后者的问题比较严重，影响因素是多方面的，不是过程调整所能解决的问题。应及时报告有关部门，进行综合质量分析，找出确切的影响因素，作出相应的处理。因此，反映集中趋势的控制图与反映离散程度的控制图联合应用时，首先应加强对反复离散程度的控制图的观察、分析，力求使过程波动幅度（分布的离散程度）处于稳定受控。

在 s、R、Rs 控制图中，以 s 图的检出力最强，控制的精确度较高，但因要求的样本大小≥10和计算比较复杂而限制了应用。在 $\bar{x}$、$\tilde{x}$、x 控制图中，以 $\bar{x}$ 图的检出力最强，控制的精确度较高。而且由于 $\bar{x}$ 图具有较强的通用性，即不受质量特性值是否服从正态分布的限制和敏感性较强，所以得到广泛的应用。

在计量值控制图中，$\bar{x}$-R 控制图是首选的图种，广泛应用于大量生产的过程中。

第八节　计量值控制图与计数值控制图的比较

计量值控制图和计数值控制图，在分析和控制生产过程的稳定性，预防不合格品的产生，保证和提高产品质量方面起到重要的作用。计量值控制图和计数值控制图各有特点，应用时应结合实际情况适当选用。计量值控制图的敏感性较强，容易发现过程中的变化，有助于查明原因，起到保证和提高产品质量的作用。计数值控制图的应用范围比较广泛，例如人们通常会把产品分为合格品和不合格品两大类，而不合格品率已成为反映产品质量水平的综合性指标。因此，计数值控制图的应用，很容易与开展劳动竞赛、质量评比等活动相结合，与完成国家计划任务相联系，易于被大家所理解和接受。无论是过程中的群众性自检、互检和专检，质检人员的巡回检验，还是半成品、成品的入库检验都可以广泛采用。同时计数值控制图也可以用于控制差错率、返修率、出勤率、顾客满意率等，为服务行业应用控制图提供了条件。不过计数值控制图从有效控制关键质量特性方面不如计量值控制图效果好。并且计数值控制图所需要的样本大小通常会比计量值控制图大许多倍。所以，应将计量值控制图与计数值控制配合应用。对于关键的、重要的质量特性、质量指标、工艺参数应采用计量值控制图加以控制；而对于批质量则采用计数值控制图加以控制。这样，就可以对全过程实施质量控制，真正起到保证和提高产品质量的作用。

1. 计量值控制图的最大优点是灵敏度高，往往在真正造成不合格品之前已经及时发现异常，采取纠正措施。其次，计量值控制图所需要的样本容量要比计数值控制图小得多，这点对于破坏性检验场合尤其重要。参见图14-6。

2. 在有些场合，例如毛皮的手感，现在还无法定量，这时只能应用计数值控制图。另外，在有多种判据的场合，若有任何一个判据不满足，就认为产品不合格，这时应用计数值控制图处理比较简单；若应用计量值控制图，则需应用计量值多元控制图，在数据的收据与处理方面都比较复杂。

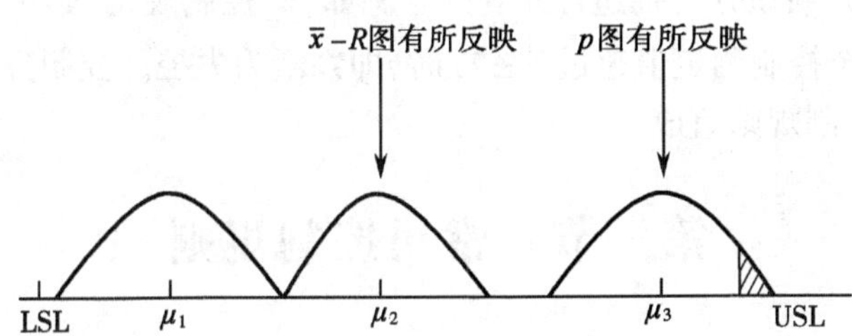

图14-6　计量值控制图与计数值控制图在检出能力的比较

第十五章

质量控制规则

控制规则是解释控制数据和判断分析批控制状态的标准。以符号 A_L 表示，其中 A 是测定控制标本数或超过控制限(L)的控制测定值的个数，L 是控制界限。当控制测定值满足规则要求的条件时，则判断该分析批违背此规则。例如，1_{2s} 控制规则，其中 A 为一个控制测定值，L 为 $\bar{x}\pm2s$，当一个控制测定值超过 $\bar{x}\pm2s$ 时，即判断为失控。控制方法的核心是由检出随机和系统误差的控制规则组成。

第一节　常用控制规则

常用控制规则的符号和定义如下：

1_{2s}　1 个控制测定值超过 $\bar{x}\pm2s$ 控制限。传统上，这是在 Shewhart 控制图上的“警告”限，用在临床检验也常作为 Levey-Jennings 控制图上的警告界限。见图 15-1。

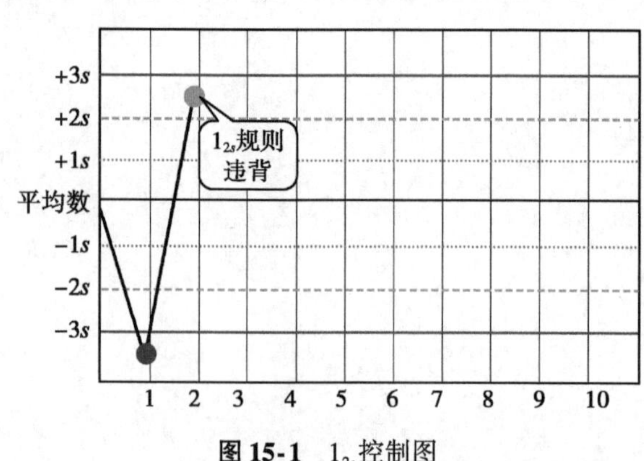

图 15-1　1_{2s} 控制图

1_{3s}　1 个控制测定值超过 $\bar{x}\pm3s$ 控制限。此规则对随机误差敏感。见图 15-2。

2_{2s}　2 个连续的控制测定值同时超过 $\bar{x}+2s$ 或 $\bar{x}-2s$ 控制限。此规则主要对系统误差敏感。见图 15-3。

R_{4s}　在同一批内最高控制测定值与最低控制测定值之间的差值超过 $4s$。此规则主要对随机误差敏感。见图 15-4。

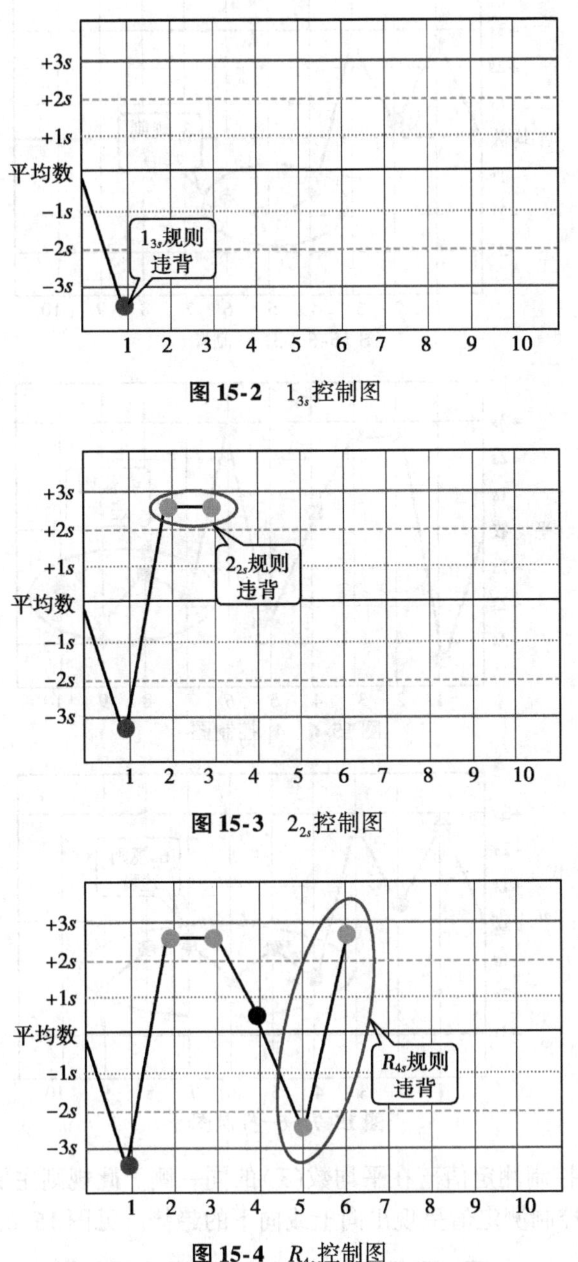

图 15-2　1_{3s}控制图

图 15-3　2_{2s}控制图

图 15-4　R_{4s}控制图

3_{1s}　3个连续的控制测定值同时超过 $\bar{x}+1s$ 或 $\bar{x}-1s$。此规则主要对系统误差敏感。见图 15-5。

4_{1s}　4个连续的控制测定值同时超过 $\bar{x}+1s$ 或 $\bar{x}-1s$。此规则主要对系统误差敏感。见图 15-6。

$6_{\bar{X}}$　6个连续的控制测定值落在平均数($\bar{x}$)的同一侧。此规则主要对系统误差敏感。见图 15-7。

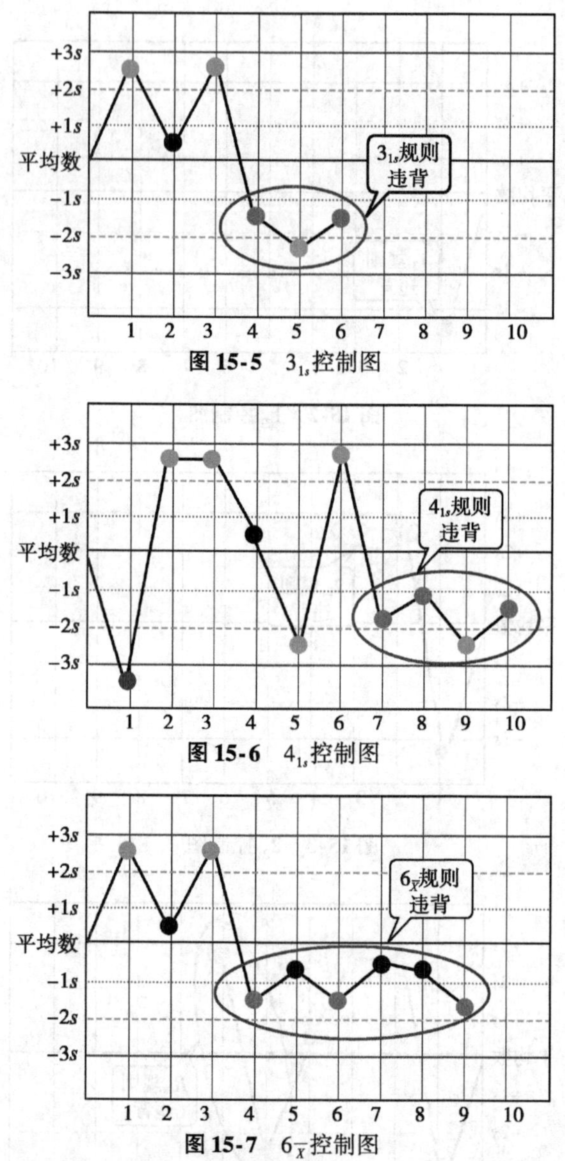

图 15-5　3_{1s}控制图

图 15-6　4_{1s}控制图

图 15-7　$6_{\overline{X}}$控制图

$7_{\overline{X}}$　7 个连续的控制测定值落在平均数($\overline{x}$)的同一侧。此规则主要对系统误差敏感。

7_T　7 个连续的控制测定值呈现出向上或向下的趋势。见图 15-8。

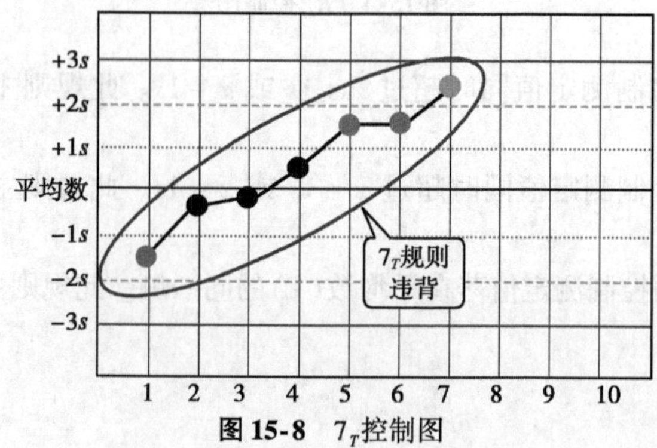

图 15-8　7_T控制图

$8_{\overline{X}}$ 8个连续的控制测定值落在平均数($\overline{x}$)的同一侧。此规则主要对系统误差敏感。见图15-9。

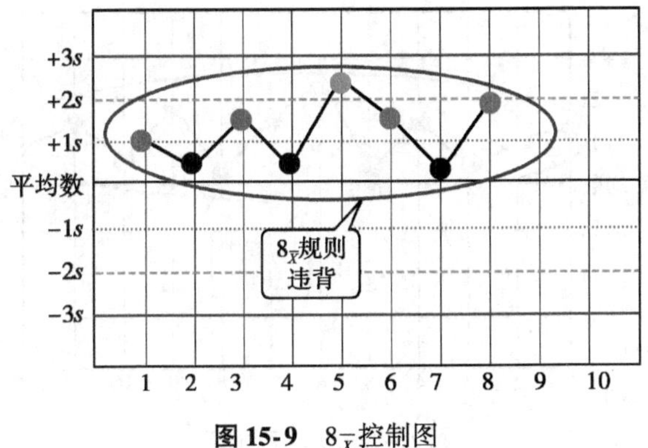

图15-9 $8_{\overline{X}}$控制图

$9_{\overline{X}}$ 9个连续的控制测定值落在平均数($\overline{x}$)的同一侧。此规则主要对系统误差敏感。见图15-10。

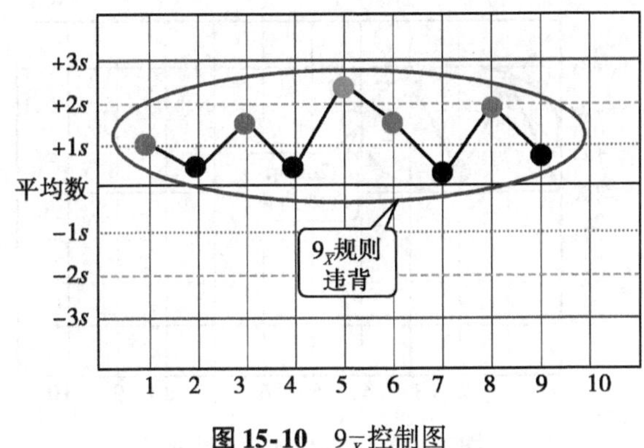

图15-10 $9_{\overline{X}}$控制图

$10_{\overline{X}}$ 10个连续的控制测定值落在平均数($\overline{x}$)的同一侧。此规则主要对系统误差敏感。见图15-11。

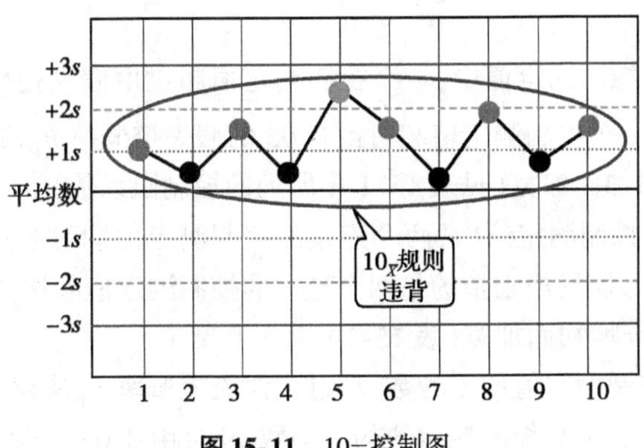

图15-11 $10_{\overline{X}}$控制图

$12_{\overline{X}}$　12 个连续的控制测定值落在平均数($\overline{x}$)的同一侧。此规则主要对系统误差敏感。见图 15-12。

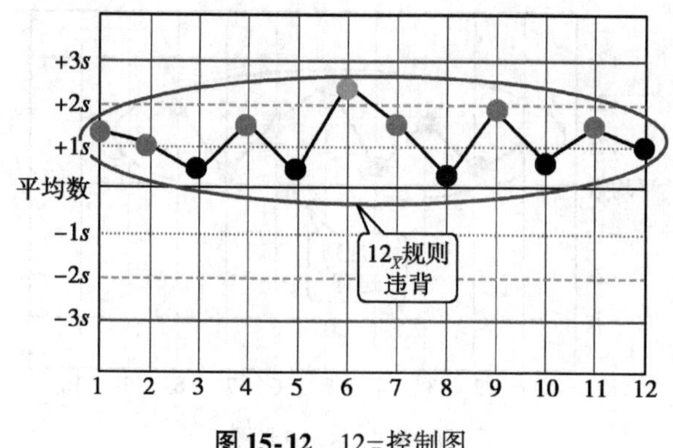

图 15-12　$12_{\overline{X}}$控制图

比例控制规则$(\mathrm{m\ of\ n})_L$:如$(2of3)_{2S}$规则,即是连续的三个控制测定值中有两个控制测定值超过 $\overline{x}+2s$ 或 $\overline{x}-2s$ 控制限。见图 15-13。此外还有$(3of6)_{2S}$规则。

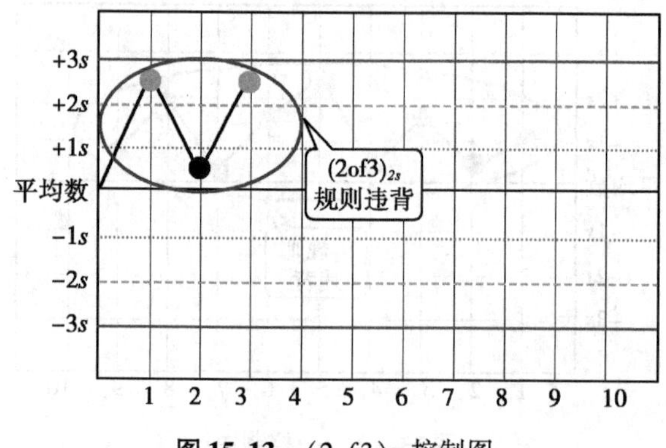

图 15-13　$(2of3)_{2S}$控制图

第二节　由 P_{fr} 决定控制界限的控制规则

1_{Pfr}　在一组 N 个控制测定值中,一个控制测定值超过由假失控概率(P_{fr})决定的控制限。例如,$1_{0.05}$指的是一个控制测定值超过由 0.05 的假失控概率 P_{fr}决定的控制限。对于此类规则,控制限随 N 增加而加宽(见表 15-1 中所列的控制限系数)。

2_{Pfr}　在一组 N 个控制测定值中,两个连续的控制测定值同时超过由假失控概率 P_{fr}决定的控制限。例如,$2_{0.05}$控制规则指的是两个连续的控制测定值超过由 0.05 的 P_{fr}决定的控制限。此类控制限随 N 增加而加宽(表 15-1)。

$\overline{x}_{Pfr}$　一组 N 个控制测定值的平均数,超过由假失控概率 P_{fr}决定的控制限。例如,$\overline{x}_{0.05}$平均数控制规则,指的是 N 个控制测定值的平均数,超过由 0.05 的假失控概率 P_{fr}决定的控制限。实际的控制限随 N 增加而变窄,在维持 P_{fr}恒定的情况下,此类规则的控制限随 N 增加而变窄(表 15-1)。

R_{Pfr}　在一组 N 个控制测定值中，最高和最低控制测定值之间的差值（极差）超过由假失控概率 P_{fr} 决定的单侧控制限。例如，$R_{0.05}$ 极差规则指的是 N 个控制测定值中，最高和最低值的差值超过由 0.05 的 P_{fr} 决定的控制限。控制限随 N 增加而加宽来维持 P_{fr} 的恒定（表 15-1）。

χ^2_{Pfr}　$s^2_{obs}(N-1)/s^2$ 比值超过由假失控概率 P_{fr} 决定的临界卡方值。其中 s_{obs} 是从监测分析批控制测定值中计算的标准差，s 是稳定测定过程的标准差。例如，$\chi^2_{0.05}$ 卡方规则，其选定的控制限维持 0.05 的假失控概率。临界卡方值随 N 和选定的假失控概率 P_{fr} 而变化（表 15-1）。此外还有 $\chi^2_{0.01}$，$\chi^2_{0.005}$ 卡方规则。

表 15-1　计算控制界限的系数

控制规则	控制测定值个数								
	2	3	4	6	8	10	12	16	20
A. 由标准差计算控制界限的系数									
$1_{0.05}$	2.24	2.39	2.50	2.64	2.74	2.81	2.86	2.94	3.02
$1_{0.01}$	2.81	2.93	3.01	3.13	3.21	3.27	3.31	3.38	3.75
$1_{0.002}$	3.27	3.36	3.44	3.52	3.59	3.64	3.66	3.72	3.75
$2_{0.05}$	1.01	1.22	1.33	1.47	1.56	1.62	1.67	1.74	1.80
$2_{0.01}$	1.47	1.64	1.74	1.86	1.93	2.00	2.03	2.09	2.14
$2_{0.002}$	1.86	2.01	2.09	2.19	2.26	2.30	2.34	2.40	2.44
$\bar{x}_{0.05}$	1.39	1.13	0.98	0.80	0.69	0.62	0.57	0.49	0.44
$\bar{x}_{0.01}$	1.82	1.49	1.29	1.05	0.91	0.82	0.74	0.65	0.58
$\bar{x}_{0.002}$	2.19	1.78	1.54	1.26	1.09	0.98	0.89	0.77	0.69
$R_{0.05}$	2.77	3.31	3.63	4.03	4.29	4.47	4.62	4.84	5.01
$R_{0.01}$	3.64	4.12	4.40	4.76	4.99	5.16	5.29	5.50	5.65
$R_{0.002}$	4.37	4.80	5.05	5.37	5.58	5.75	5.80	6.06	6.20
$s_{0.003}$	1.84	1.86	1.81	1.71	1.64	1.58	1.54	1.48	1.43
B. 从平均极差计算控制界限的系数									
$R_{0.003}$	3.27	2.57	2.28	2.00	1.86	1.78	1.72	1.64	1.59
$\bar{x}_{0.003}$	1.88	1.02	0.73	0.48	0.37	0.31	0.27	0.21	0.18
C. χ^2 检验临界值									
$\chi^2_{0.05}$	5.99	7.81	9.49	12.59	15.51	18.31	21.03	26.30	31.41
$\chi^2_{0.01}$	9.21	11.34	13.28	16.81	20.09	23.21	26.22	32.00	37.57
$\chi^2_{0.005}$	10.59	12.83	14.83	18.54	21.95	25.18	28.30	34.26	39.99

第三节　累积和规则

CS:累积和(CUSUM)控制规则　计算控制测定值与 k 值之差,并且求和即得出累积和,然后由图形方法(V 型模板),或数值控制限(决定限累积和)来判断"累积和"(cusum)。决定限累积和方法进行控制时,需要规定特定控制物的平均数和标准差;同时还需要规定进行开始累积和计算的水平(k)以及累积和的数值控制限(h)。

表 15-2 中列出数据实例,阐明决定限累积和方法如何工作。其中 $\bar{x}_a=100$,$s=5.0$,k 值为 95(低水平,k_l)和 105(高水平,k_u),控制界限为 ±13.5(上和下控制界限,h_l 和 h_u)。当控制结果超出 k 值时,第一次开始计算累积和,在本例中,当获得第 4 个结果时。计算控制结果与 k 值的差(d_i),然后将连续的差值求和给出累积和(CS_i)。当累积和改变符号时,如表中第 7 个观测值,则终止累积和计算直到其中之一的 k 值再次被超出。在第 10 个观测值,再次计算累积和,到第 14 个观测值,累积和超出控制界限($h_l=-13.5$)。说明分析方法失控。当纠正干扰后,方法重新开始,累积和在零点重新开始。

表 15-2　累积和计算实例,其中 $\bar{x}_a=100$,$s=5.0$,$k_l=95$,$k_u=105$,$h_u=13.3$,$h_l=-13.5$

控制测定值编号	控制值	d_i	CS_i	说明
1	104			
2	98			
3	102			
4	108	3	3	开始累积和计算
5	109	4	7	
6	106	1	8	
7	96	-9	-1	结束累积和计算
8	104			
9	98			
10	89	-6	-6	开始累积和计算
11	92	-3	-9	
12	92	-3	-12	
13	94	-1	-13	
14	93	-2	-15	失控

(当控制结果超出 $\bar{x}_a\pm1s$ 时,开始绘制累积和图。当累积和超出 $\pm2.7s$ 时判断分析方法失控)

累积和值能绘制在单独的累积和控制图上,如图 15-14 所示。这种控制图必须与表 15-2中的记录数据同时使用。完成这种控制图是简单的,但是它需要花大量的精力进行表格记录和作控制图。当累积和方法与休哈特控制图同时使用时尤其明显。

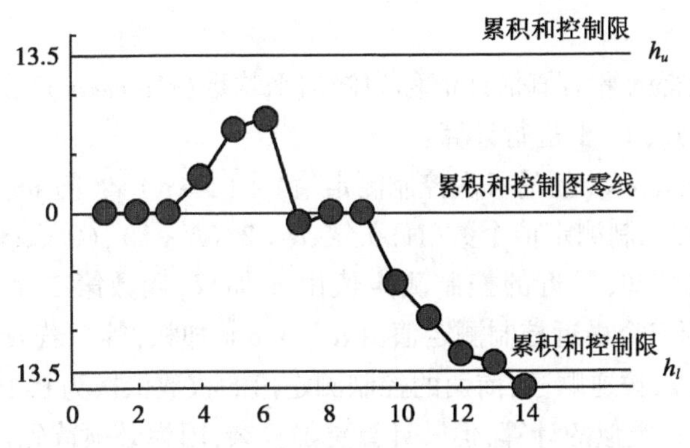

图 15-14　表 15-2 中数据的决定限累积和控制图

累积和方法被概括为以下步骤：

(1)从以前的控制数据获得平均数($\bar{x}_a$)和标准差(s)的估计值；

(2)计算 k 值($k_u = \bar{x}_a + 1.0s, k_l = \bar{x}_a - 1.0s$)和控制限($h_u = 2.7s, h_l = -2.7s$)；

(3)当控制值在 k 值之间(即是 $\bar{x}_a \pm 1.0s$)时，无需处理；

(4)当控制值超过 k_u，或小于 k_l时，开始累积和的计算，$d_j = xj - k = CS_j$；

(5)对于其他的数据点，连续计算 d_i和 CS_i；

(6a)当 CS_i改变符号时，终止计算，直至第 4 步重新出现；

(6b)当 CS_i超过控制限(上限或下限)时，则判断为失控。

累积和控制规则有三种情况：

标志	k 线	控制限
$CS1^{1.0s}_{2.7s}$	$\bar{x}_a \pm 1.0s$	$\pm 2.7s$
$CS1^{1.0s}_{3.0s}$	$\bar{x}_a \pm 1.0s$	$\pm 3.0s$
$CS1^{0.5s}_{5.1s}$	$\bar{x}_a \pm 0.5s$	$\pm 5.1s$

第四节　趋 势 分 析

趋势分析(trend analysis)最初由 Trigg 提出，采用 Trigg 轨迹信号(Trigg's tracking signal)对测定方法的误差进行监控。此种轨迹信号可反映系统误差和随机误差的共同作用，但不能对此二者分别进行监控。其后，Cembrowski 等单独处理轨迹信号中的两个估计值，使之可对系统误差和随机误差分别进行监控，其一即为“准确度趋势”(均数)指示系统——Trigg 平均数规则，其二即为反映随机误差的“精密度趋势”(标准差)指示系统——Trigg 方差卡方规则。趋势分析与传统的 Shewhart 控制图在表面上有类似之处，即用平均数来监测系统误差，而用极差或标准差来监测随机误差。然而，在趋势分析中，平均数(准确度趋势)和标准差(精密度趋势)的估计值是通过指数修匀(exponential smoothing)方法获得的。指数修匀要引入权数来完成计算，而测定序列的每一次测定中，后一次测定的权数较前一次为大，因此增加了对刚刚开始趋势的响应，起到了“预警”和“防微杜渐”的作用。

一、Trigg 轨迹信号

Trigg 轨迹信号 = 修匀预测误差(SFE)/平均绝对偏差(MAD)，与其有关的基本数学关系如下。

通过指数修匀获得的平均值估计值称为修匀平均数(*sm-mean*),在测定序列中每一次测定的 *sm-mean*,由公式 15-1 进行计算:

$$sm\text{-}mean = \alpha \times (\text{新的一次控制测定值}) + (1-\alpha) \times (\text{前 } sm\text{-}mean) \quad (15\text{-}1)$$

式中 α 是修匀系数,由控制测定值个数(N)决定,$\alpha = 2/(N+1)$,$(0<\alpha\leqslant 1)$。

由上述计算公式可知,最近的控制测定值由 α 加权,倒数第二个最近控制测定值由 $\alpha(1-\alpha)$加权,倒数第三个最近控制测定值由 $\alpha(1-\alpha)^2$加权,等。若 α 为 0.2,则最近的控制测定值的权数为 0.2,按逆顺序,前面的控制测定值的权数依次为 0.16、0.128 等。

对于标准差可进行类似的计算,但其计算更加复杂,因为必须首先计算新的控制测定值与平均数估计值之间的差,而该差值则被称为预测误差。

$$\text{预测误差} = \text{新的控制测定值} - \text{前 } sm\text{-}mean \quad (15\text{-}2)$$

$$\text{修匀预测误差(SFE)} = \alpha \times (\text{新的预测误差}) + (1-\alpha) \times (\text{前修匀预测误差}) \quad (15\text{-}3)$$

预测误差通过指数修匀计算处理得出精密度估计值,称为平均绝对偏差(*MAD*,mean absolute deviation)。

$$MAD = \alpha \times (\text{新的预测误差}) - (1-\alpha) \times (\text{前 } MAD) \quad (15\text{-}4)$$

最后可得:

$$\text{轨迹信号} = \text{修匀预测误差}(SFE)/\text{平均绝对偏差}(MAD) \quad (15\text{-}5)$$

一般把轨迹信号在 95% 和 99% 可信水平定为警告和失控的界限(表 15-3)。

表 15-3　不同 *N* 时轨迹信号的控制限

N	α	警告界限	失控界限
5	0.33	0.71	0.82
10	0.20	0.61	0.80
15	0.10	0.41	0.54
20	0.10	0.41	0.54

二、Trigg 平均数规则($P_{fr}=0.01$,$P_{fr}=0.002$)

此规则主要用于监测系统误差,即是趋势分析中"准确度趋势分析"指示系统。在应用此规则时,最初开始计算修匀平均数(*sm-mean*)的"前 *sm-mean*",实际上即为质控物测定值的平均数(*T-mean*)。若最初质控物的标准差为 T_S,则用此平均数规则评价质控状态时,系由质控物的平均数检验修匀平均数的估计值,而以 *Z* 值进行检验:

$$Z = N(sm\text{-}mean - T\text{-}mean)/T_S \quad (15\text{-}6)$$

其中 *Z* 相当于标准差的个数,与统计检验"显著性水平"有关。由 P_{fr} 确定的不同水平的 *Z* 值,即可根据公式 15-6 计算出 Trigg 平均数规则中修匀平均数(*sm-mean*)的控制限(表 15-4)。

表 15-4　Trigg 平均数规则的控制限

N	α	控制限	
		$P_{fr}=0.01$	$P_{fr}=0.002$
5	0.33	1.25(T_S)	1.38(T_S)
10	0.20	0.82(T_S)	0.98(T_S)
15	0.10	0.67(T_S)	0.79(T_S)
20	0.10	0.58(T_S)	0.69(T_S)

三、Trigg 方差卡方规则($P_{fr}=0.05,P_{fr}=0.01,P_{fr}=0.002$)

此规则主要用于监测随机误差,即趋势分析中“精密度趋势分析”指示系统;其中最关键的统计量为修匀标准差 *sm-s*,*sm-s* 的数学表达式为:

$$修匀标准差(sm\text{-}s)=\sqrt{0.25\pi(2-\alpha)}MAD \tag{15-7}$$

式中的 α 和 *MAD* 在上面已定义。具体方法是:由卡方(χ^2)统计检验对修匀标准差(*sm-s*)估计值的显著性变化进行检验,即将“真”方差(T_S^2)与修匀标准差的平方(sm_S^2)进行比较:

$$\chi^2=(sm_S^2/T_S^2)\times(N-1) \tag{15-8}$$

由 P_{fr}确定在不同水平的临界卡方值(χ^2)并根据公式 15-8 计算的 Trigg 方差卡方规则的控制限见表 15-5。

表 15-5　Trigg 方差卡方规则的控制限

N	α	控制限		
		$P_{fr}=0.05$	$P_{fr}=0.01$	$P_{fr}=0.002$
5	0.33	1.54(T_S)	1.82(T_S)	2.15(T_S)
10	0.20	1.37(T_S)	1.55(T_S)	1.75(T_S)
15	0.10	1.30(T_S)	1.44(T_S)	1.61(T_S)
20	0.10	1.26(T_S)	1.38(T_S)	1.52(T_S)

第十六章

统计控制方法的质量

执行统计控制方法并不能自动地保证取得满意的质量。分析误差大小的检出,以及由此保证的质量依赖于使用的特定控制方法。例如,分析人员一般认为增加控制测定值个数对保证质量具有一定的影响,往往是提高质量水平。同样的,使用不同的质量控制图或不同的控制规则解释控制数据对质量也具有一些影响,尽管难以预测将是什么样的影响。

如何评价控制方法的性能?如何通过比较不同控制方法来确定哪一种能提供最好的性能?为了回答这些问题,实验室的管理者和分析人员必须理解统计控制方法的性能特征。

在这一章,我们以定量的方式描述了说明控制方法性能特征的方法。由于有了定量的信息,就可以评价和比较不同控制方法的性能,以及最终选择和设计控制方法检出医学上重要的分析误差。

第一节　统计控制方法的性能特征

不同的质量控制方法具有不同的检出分析误差的能力,因此,实际取得的质量控制程度依赖于所选择的特定质量控制方法。质量控制方法由质量控制规则和质量控制测定值个数(N)确定。由不同误差大小所决定的分析批失控的概率,能评价质量控制方法的性能特征,这些特征确定了质量控制方法的功效。质量控制方法对分析批的判断结果为在控或失控。而分析过程可分为两种情况:即分析过程除了固有的随机误差外没有其他误差的分析批(在此称无误差分析批)和分析过程除了固有的随机误差外还存在其他的误差(有误差分析批)。表16-1是对分析批误差情况和质量控制状态的分类。"真失控"(tr,true reject)指质量控制方法对有误差分析批作出了失控判断;"假失控"(fr,false reject)指质量控制方法对无误差分析批作出了失控判断;"假在控"(fa,false accept)指质量控制方法对有误差分析批作出了在控判断;"真在控"(ta,true accept)指质量控制方法对无误差分析批作出了在控判断。

表 16-1　分析批和质量控制状态分类

分析批	质量控制状态	
	失控	在控
有误差	真失控(tr)	假在控(fa)
无误差	假失控(fr)	真在控(ta)

为了对质量控制方法的性能特征进行量化,需确定总批数中每种质量控制状态所占的批数,即真在控批数、假在控批数、真失控批数和假失控批数。其中最有意义的是真失控批数和假失控批数以及与之相应的误差检出概率(P_{ed})和假失控概率(P_{fr})。

正如灵敏度和特异性可指导临床医生申请和解释诊断试验,误差检出概率 P_{ed}和假失控概率 P_{fr}也能指导实验室人员设计质量控制方法和解释质量控制数据。P_{ed}和 P_{fr}之间存在着密切的关系,增加 P_{ed}通常也增加了 P_{fr}。具有高误差检出概率和低假失控概率的质量控制方法取决于对各种质量控制规则的精心选择和取舍。

一、误差检出概率

临床医生通常提到诊断试验的灵敏度。在实验室质量控制中,这种概念可以类似地用误差检出概率((probability for error detection,P_{ed})表示,其定义为:$P_{\mathrm{ed}} = n_{tr}/(n_{tr} + n_{fa})$,式中 n_{tr}为有误差分析批中失控的批数,n_{fa}为有误差分析批中假在控的批数(表 16-2)。P_{ed}即检出超过允许分析误差那部分误差的概率。理想的质量控制方法 P_{ed}应为 1.00,意即可 100%地检出有误差的分析批。在表 16-2 所举之例中,误差检出概率 P_{ed}是 0.50,指实际上仅有一半有误差的分析批被检出(50%)。在统计学中,误差检出概率相当于 $1-\beta$ 概率或第二类误差,也被称之为统计检验的"功效"(power)。

表 16-2　质量控制方法的性能特征与不同类型批数之间的关系

分析批	质量控制状态		
	失控	在控	总和
有误差	n_{tr}(100)	n_{fa}(100)	$n_{tr}+n_{fa}$(200)
无误差	n_{fr}(6)	n_{ta}(194)	$n_{fr}+n_{ta}$(200)

误差检出概率(P_{ed}) $= n_{tr}/(n_{tr}+n_{fa}) = 100/200 = 0.50$

假失控概率(P_{fr}) $= n_{fr}/(n_{fr}+n_{ta}) = 6/200 = 0.03$

二、假失控概率

假失控概率(probability for false rejection,P_{fr}),相当于临床诊断试验的特异性。P_{fr}指当分析批除了本身固有的随机误差外没有其他误差时,判断分析批失控的概率。其定义为 $P_{\mathrm{fr}} = n_{fr}/(n_{fr} + n_{ta})$,式中 n_{fr}为错判失控批的批数,n_{ta}为真在控的批数(表 16-2),即这一概率等于错判失控批数除以无误差总批数。理想的质量控制方法的 P_{fr}应为 0,意指无误差分析批均在控。在表 16-2 所举之例中,假失控概率 P_{fr}是 0.03,表示尽管测定过程除了本身固有的随机误差外没有其他的误差,但每 100 批中仍有 3 批(3%)被判断为失控。

在统计学中，假失控概率相当于 α 概率或第一类误差。

当选择或设计质量控制方法时，首先要作出的决定之一，是什么样的假失控概率是可耐受的或可接受的。在工业生产领域，经常选用低到 0.002 的概率，因为报废一批产品的成本相当之高。在临床检验上，当然也要考虑成本问题，但分析批通常所需时间较短，且很易重新开始新的检测过程。因此，较之工业生产领域来说，临床检验可耐受较高的假失控率。一般在临床检验质量控制上，P_{fr} 值为 0.01 ~ 0.05 范围的假失控概率被认为是合理的。0.05 表示分析过程在实验效率上 5% 的损失。当然，更“精打细算”的实验室宁愿选择更保守的假失控概率值（如 0.01），而把花费在常规重复上的精力应用于提高质量控制方法的性能上。

三、误差检出概率和假失控概率的确定

从表 16-2 中可见，通过考查，除了方法本身的固有随机误差外，有无其他误差以及这些误差的分类和多少可确定质量控制方法的性能特征。然而，进行具体的实验研究来计算 P_{ed} 和 P_{fr} 是不切实际的，因为在实验室中难以区分假失控和假在控，并需花大量的时间和精力研究分析批的实际质量控制结果来确定真在控批数、假在控批数、真失控批数和假失控批数。

值得庆幸的是，从理论上能确定控制方法的性能特征。质量控制方法就是一种统计检验，且它的性能特征就是统计的特征。例如，控制限为 $\pm 3s$ 的 Levey-Jennings 控制图，且 $N=1$，从高斯曲线落在 $\pm 3s$ 控制限外的面积能确定判断各种大小误差为失控的概率。当误差仅是测定过程的固有随机误差时，在每一 $3s$ 控制限外的面积是 0.001 35，总面积为 0.0027，则假失控概率为 0.27%。当系统误差导致分布偏移，其中之一尾端超过 $3s$ 限；对于 $2.0s$ 偏移，控制限是在 $1.0s$ 处截断尾端，这对于大多数实验室分析人员来说，计算将变得更加复杂，并且是不切实际的。

获得这一信息的候选方法是进行大量的实验，来确定控制方法对具有不同类型和大小误差多组控制数据的反应如何。例如，给定一组在稳定操作下获得的控制测定值，通过数学处理这些值能引入误差，然后由控制方法检验处理的数据看产生的是在控还是失控信号。通过这样处理成百上千组控制数据，能使用失控批的比例来估计失控概率值。

为了获得控制方法性能特征的完整资料，我们需要研究三种不同的误差情况：①除了固有随机误差外没有误差，从中能估计 P_{fr}；②从平均数上的偏移能估计系统误差的 P_{ed}；③从标准差（s）的增加上能估计随机误差的 P_{ed}。此外，可能需要研究几个不同大小的随机和系统误差来描述控制方法总的性能。

大量地进行这些试验的实用方法是使用计算机来产生数字、引入误差、检验数据、列表描述结果以及计算概率的估计值。这样的“计算机模拟程序”试图模拟在评价控制方法上感兴趣的条件。模拟程序允许分析人员输入测定方法的平均数和标准差，从菜单上选择评价的控制方法，以及规定每批控制测定值个数，然后计算机程序执行模拟来估计分析误差范围的失控概率，以及以表格和图形的形式来描述这些信息。此外，程序能够考虑一些复杂的因素，如批内和批间标准差的相对大小、数据取舍、甚至误差分布形状（偏离高斯分布）的影响。

第二节　功效函数图及其计算机模拟

一、控制方法的功效函数图

为了监测常规分析和分析过程方法的质量，目前在我国临床化学实验室常采用 $\bar{x}\pm2s$ 或 $\bar{x}\pm3s$ 控制图进行室内质量控制。但它们是否能进行有效的质量控制、是否增加每批质量控制物的个数就能达到质量控制的目的以及是否需选用其他的质量控制规则等，都要求我们确定这些质量控制方法的性能特征，并对其进行评价。功效函数图(power function graph)是完成这一任务的有效方法和有力工具。功效函数图的重要作用，是在质量控制方法的设计上保证常规试验达到规定的质量水平，并表达当分析批中存在随机误差或系统误差时判断分析批失控的概率。图 16-1 描述了这一设计的框架。起点是临床质量要求，即分析试验的医学实用性要求，由此可导出实验室质量要求来规定分析误差的允许界限。质量控制方法的设计，也要求有测定方法稳定性能的数据，如总标准差(S_t)，批内标准差(S_w)和批间标准差(S_b)，以及分析方法的偏倚(*bias*)等。借助于特定质量控制方法的功效函数图和测定方法的参数，可对质量控制规则和质量控制测定值个数 N 作出优化选择。一旦执行了特定设计的质量控制方法，则常规试验将产生具有规定质量的试验结果。常规的质量控制数据通常贮存在数据库中，并且能随时调出以进行分析性能的周期性评价和确定是否取得规定的质量要求。如果性能发生了改变，则需重新设计质量控制方法。如图 16-2 所示，功效函数图描述了质量控制方法的统计"功效"，其中 Y 轴为误差检出概率 P_{ed}，X 轴为临界误差大小。在图中，P_{ed} 作为质量控制测定值个数 N 和检出分析误差大小的函数，Y 轴的截距则为假失控概率 P_{fr}。

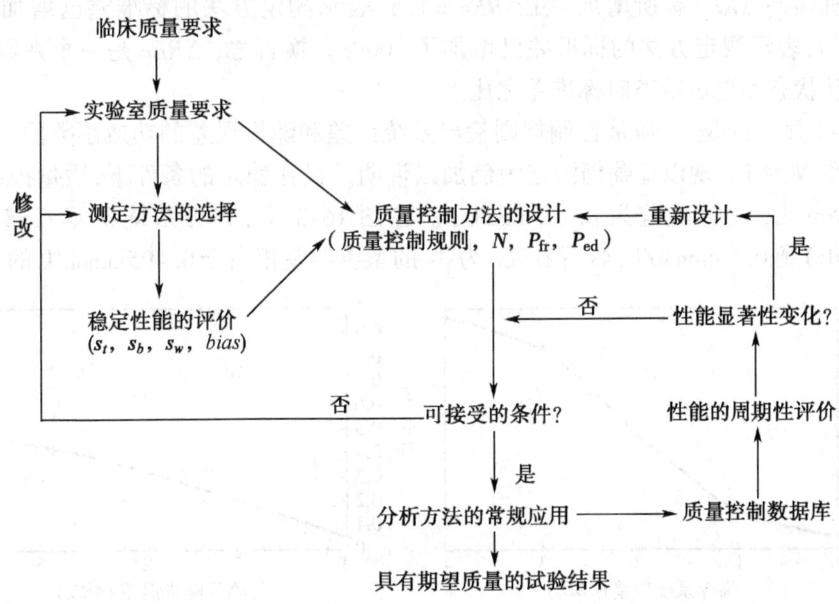

图 16-1　建立质量控制方法以保证常规试验具有规定质量水平

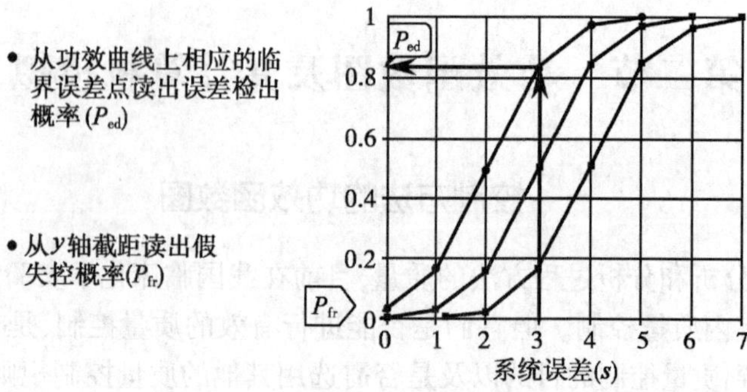

图 16-2　确定 P_{fr}和 P_{ed}的功效函数图

应当说明，功效函数图的前提是假设处于稳定状态的分析过程的系统误差（*SE*）为零。当系统波动时，此时的系统误差称为临界系统误差 *SEc*，其波动大小则以 $\Delta SEc = SEc - SE$ 表示，功效函数即表达了当分析过程有波动（即 $\Delta SEc > 0$）时误差检出概率与 ΔSEc 的关系。图 16-2 描述的就是这种情况。其中 X 轴为临界系统误差（ΔSEc），指的是被检出系统误差的大小，并以标准差的个数表示。例如 $\Delta SEc = 1s$，表示测定方法的平均数已较稳定状态时的平均数偏移了一个标准差；$\Delta SEc = 2.0s$，表示测定方法平均数已偏移两个标准差。显然，误差检出概率不仅与系统误差有关，而且也与分析过程或分析方法的随机误差（*RE*）有关。任何分析过程——即使是决定性方法——不管其随机误差小到什么程度，在其稳定状态下也必然存在固有的随机误差。因此，除了图 16-2 描述的 P_{ed}与 ΔSEc 的功效函数图外，还应有如图 16-3 所示的功效函数图并在后者中规定稳定状态下的临界随机误差 $\Delta REc = 1.0$。即 $\Delta RE = 1.0$，表示的是测定方法的本身固有的随机误差。而在分析过程出现波动时，其临界随机误差 ΔREc 有所增加，如 $\Delta REc = 1.5$，表示测定方法的标准差已增加了 50%；$\Delta REc = 2.0$，表示测定方法的标准差已增加了 100%。换言之，ΔREc 是一个系数，在数值上等于波动状态和稳定状态时标准差之比。

图 16-3 显示的是 1_{2S}质量控制规则检出系统误差和随机误差的功效函数图，每批质控测定值个数 *N* 为 1。现以葡萄糖测定为例加以说明。设在稳定的条件下，质量控制物的平均数为 5.5mmol/L，标准差为 0.165mmol/L。在图 16-3 上，临界系统误差 ΔSEc 范围从 0mmol/L(0*s*) 到 0.66mmol/L(4*s*)；ΔSEc 为 3s 的系统误差相当于 0.495mmol/L 的偏移。随

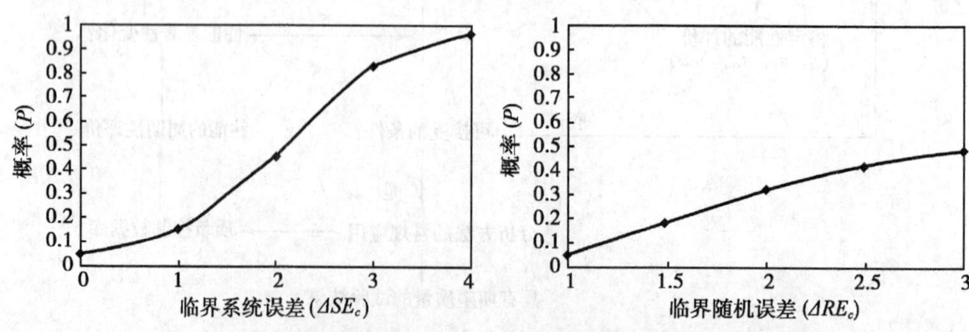

图 16-3　1_{2S}质量控制规则，使用一个质量控制测定值（$N = 1$）时检出系统误差和随机误差的功效函数图

机误差功效函数图 X 轴范围从 0.165mmol/L($\triangle REc=1.0$)到 0.495mmol/L($\triangle REc=3.0$)。$\triangle REc=2.0$ 的随机误差为 0.33mmol/L。从图 16-3 的功效函数图可见，使用 1_{2s} 质量控制规则大约有 83% 的机会(概率)检出 3*s* 偏移的系统误差；大约有 32% 的机会检出 2*s* 随机误差；P_{fr} 为 0.05，表明有 5% 的机会产生假失控信号。

二、理想的功效函数图

功效函数图能提供很多信息。但从临床需要来说，质量控制规则不应判断具有较小分析误差的分析批为失控。具体地说，对于许多常规临床化学，血液学分析物用现代高精度分析仪的测定，不应判断具有系统误差小于 1.0*s* 或随机误差小于 1.5*s* 的分析批为失控。为此目的，理想的功效函数图应如图 16-4 所示，检出这些小误差的概率应接近于 0，而检出大的误差的概率应接近于 1.0。而在实际工作中，则应该把质量控制规则分成两类：一种是对中到大系统误差的敏感；另一种是对中到大随机误差的敏感。质量控制规则对于产生10% ~15% 误差检出概率的"小误差"不应用于判断的目的，而应用来指导分析人员对问题进行纠正。

图 16-3 所示为一实际的功效函数曲线。与图 16-4 比较，在达到 $P_{ed}=1$ 之前，其功效函数的曲线远较图 16-4 所示的理想情况平坦，亦即其斜率明显较小，这表示对于相当大的分析误差，这类功效函数图仍不具有完善的误差检出能力。下文将介绍的作者开发的质量控制计算模拟程序(QCCS)，将使这一问题得到较为满意的解决。此外，与图 16-4 表示的理想情况不同，在图 16-3 的实际功效函数曲线中，Y 轴的截距不是 0，表示其有一定的假失控概率。一般认为 $P_{fr}>5\%$ 是不可接受的，因为它意味着在统计学上有大约 5% 的不具有显著性误差的分析批被错误地判断为失控。QCCS 程序亦将有助于这一问题的解决。

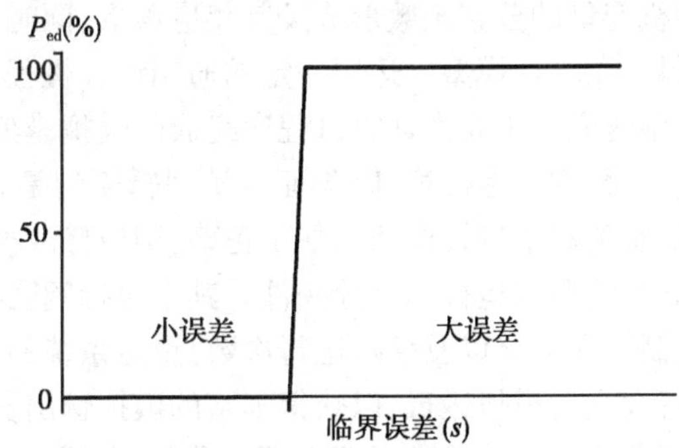

图 16-4 理想的功效函数曲线，对于小误差，$P_{ed}=0$，$P_{fr}=0$；对于中度到大的误差，$P_{ed}=1$

三、功效函数图的计算机模拟

计算机模拟(computer simulation)是在建立的数学逻辑模型的基础上，通过计算机实验，对一个系统按照一作业规则由一个状态变换为另一状态的动态行为进行描述和分析的方法。随着现代数学方法、模拟理论与计算机技术的迅速发展，计算机模拟在各种管理系统中获得日益广泛的应用。计算机模拟的实质是：①模拟是一种"人造"的试验手段。通过这种模拟试验，我们能够对所研究的系统进行类似于物理、化学等实验那样的试验。它和现实系统的试验主要差别在于模拟试验依据的不是现实系统本身及其所存在的实际环境，而是作为现实系统的映象的系统模型以及相应的“人工”环境。显然，模拟结果的正确程度，完全取决于输入数据和模拟模型是否客观地、正确地反映现实系统。②模拟是一种数值技术，它是在采用解析方法无法或很难求解时，用来对既定模型求解。③由于电子计算机可以加速模拟过程和减少模拟误差，所以计算机模拟在整个模拟技术中占据着日益重要的地位。

计算机模拟的主要作用在于：①对于现有的实际运行的系统，若要对其进行深入了解及改进而在实际的系统中进行试验，往往需要花费大量的人力、物力、财力和时间，有时甚至不可能，但通过计算机模拟，则可使系统正常工作不受干扰，经过分析模拟结果，可对现有系统作出正确评估，并预测其未来的发展趋势，提供改进方案。②对于所设计的新系统，在未能确定它的优劣的情况下，可以不必花大量的投资去建立它，而是采用计算机模拟，对新系统的可行性和经济效果作出正确的评价。③在管理决策中，针对具有不同的决策变量或参数组合的不同决策方案，进行计算机模拟多次运行，按照既定的目标，对不同的决策方案进行比较，从中选择最优方案，从而辅助最优管理决策。

大多数的管理系统模拟属于随机性系统模拟，而其系统模型则为数学逻辑模型。为了对一管理系统进行计算机模拟，需要做大量的工作，可以将其划分为以下几个阶段：①拟定问题和研究计划。明确规定系统模拟的目的和任务，系统的边界和组成部分，以及衡量模拟结果的目标。②建立模型。根据系统的结构和作业决策规则，分析系统及其各组成部分的状态变量和参数间的数学逻辑关系，在此基础上建立所研究的系统的数学逻辑模型。③收集和整理数据。在系统模拟中需要输入大量数据，并且它们的正确性大大地影响模拟输出结果的正确性，于是正确地收集和整理数据资料便成为系统模拟的重要组成部分。通过这项工作，确定各项随机变量的分布函数形式及其相应参数，同时提供数学模型计算所需的参数数值以及基础资料。④转换模型。运用一定的通用计算机程序语言或专用的模拟语言，将系统的数学逻辑模型转变为主要由计算机程序组成的模拟模型，以便在计算机上进行模拟运行。⑤验证模型。进行调试性模拟，以验证数学逻辑模型是否正确反映系统的本质以及模拟模型是否正确地实现数学逻辑模型。如不正确，则应修改模型和调整计算机程序。⑥设计试验。主要是建立系统模拟运行的试验条件。其中包括阐明模拟输出结果与控制变量的关系，确定不同的控制变量组合以及模拟运行次数，设定系统的初始条件等。⑦模拟运行。对所研究的系统进行大量的模拟运行，以获得丰富的模拟输出资料。⑧分析模拟结果，辅助管理决策。对模拟所获的输出结果进行两方面的分析：其一为通过计算置信区间等以判断模拟结果的统计特性；其二为依据既定的目标，选择较优方案作出模拟结论，向管理决策人提出建议以辅助管理决策。⑨建立文件，实施决策。

计算机模拟研究能对质量控制方法的功效函数进行描述并能对方法的误差检出概率 P_{ed} 和假失控概率 P_{fr} 进行准确的定量。这一研究有时又被称为“蒙特卡洛”模拟（Monte Carlo simulation），并涉及使用“随机数字发生器”产生模拟的质量控制测定值。其模拟研究的步骤如下：①收集实际的质量控制数据，作为模拟的基础。计算收集质量控制数据的平均数（$\bar{x}$）和标准差（包括总标准差 S_t、批间标准差 S_b 和批内标准差 S_w）。在进行模拟研究时需确定在分析批中质量控制测定值的个数（N），质量控制物浓度的真值（μ），分析方法的固有随机误差（σ）。通常由 $\bar{x}$ 估计 μ，s 估计 σ。②在估计的 $\bar{x}$ 和 s 基础上，计算不同质量控制规则的质量控制限。③使用适当的随机数字计算机程序产生具有要求分布的多组数据。通常加入误差分量到质量控制物浓度的“真”值(μ)中来模拟质量控制测定值。对于稳定的分析性能,加入的只是方法固有的随机误差;总共模拟400批的正态(0,1)随机数。④应用所选择的质量控制规则或方法来判断模拟分析批的数据(质量控制测定值个数为N)是在控还是失控,计算此误差条件下的失控批数,将失控批数除以总批数可得到相应的概率,即假失控概率P_{fr}。⑤加入各种大小的误差到模拟模型中,通常是测定方法标准差的倍数来加入误差,系统误差水平为0.5^{S_t}、1.00^{S_t}、2.00^{S_t}、3.00^{S_t}和4.00^{S_t};随机误差水平为1.25、1.50、1.75、2.00、2.50和3.00。在具体的操作上,则是通过调整模拟值的平均数来模拟系统误差;通过加入适当的误差增量到标准差中模拟随机误差并可对系统误差和随机误差分别进行模拟实验。⑥在每一误差水平,应用所选择的质量控制规则检验模拟分析批的数据,如上第④步,计算每一误差水平的失控批数,将每一误差水平的失控批数除以总批数即得到每一误差水平的误差检出概率P_{ed}。⑦在模拟研究中,每批可有1、2、3、4、5、6、8、10、12、16、20个质量控制测定值。

为了更有效地应用功效函数图进行临床检验统计质量控制方法的评价和设计,本书作者开发出了临床检验质量控制计算机模拟程序(QCCS)。QCCS可用来确定不同质量控制规则或方法的功效函数图;在不同的误差条件下,以数量表达判断分析批失控的概率,即假失控概率P_{fr}和误差检出概率P_{ed},从而可在质量控制方法的性能特征P_{fr}和P_{ed}的基础上比较不同质量控制方法的相对性能,为临床实验室选择质量控制方法提供依据。概言之,QCCS可用在以下三个方面帮助分析人员:①评价实验室质量控制方法的性能特征;②设计新的质量控制方法以保证常规试验结果具有规定的分析质量;③预测分析过程的质量。

第三节　常用单个控制规则的功效函数图

功效函数可以认为其自变量为$\triangle SEc$和N或$\triangle REc$和N,其中的N为质量控制测定值个数(同一质量控制物的重复测定次数或同一批内不同质量控制物测定结果的总数);而误差检出概率P_{ed}则为其应变量。功效函数图就是该函数在笛卡尔坐标上的轨迹,Y轴上的截距则为其假失控概率P_{fr}。以下将对由计算机模拟所得的常用质量控制规则和质量控制方法的功效函数图作简要介绍。QCCS程序可提供18种对随机误差敏感和25种对系统误差敏感的质量控制规则,并可按用户的要求对两者进行选择性地联合,计算机模拟产生功效函数图[见附录L]。

一、$1_{2.5S}$质量控制规则

图16-5显示了$1_{2.5S}$质量控制规则的功效函数曲线。图上的不同曲线代表了每批不同的质量控制测定值个数N。对于$1_{2.5S}$规则,若$N=2$,由图16-5可见,在稳定状态下($\triangle SEc=0$, $\triangle REc=1$),假失控概率已高达10%,这显然不可能接受的。随着N值的进一步增加,虽然误差检出概率P_{ed}显著上升,但与此同时假失控概率P_{fr}亦大幅度增加。因此,此规则无重大实用价值。

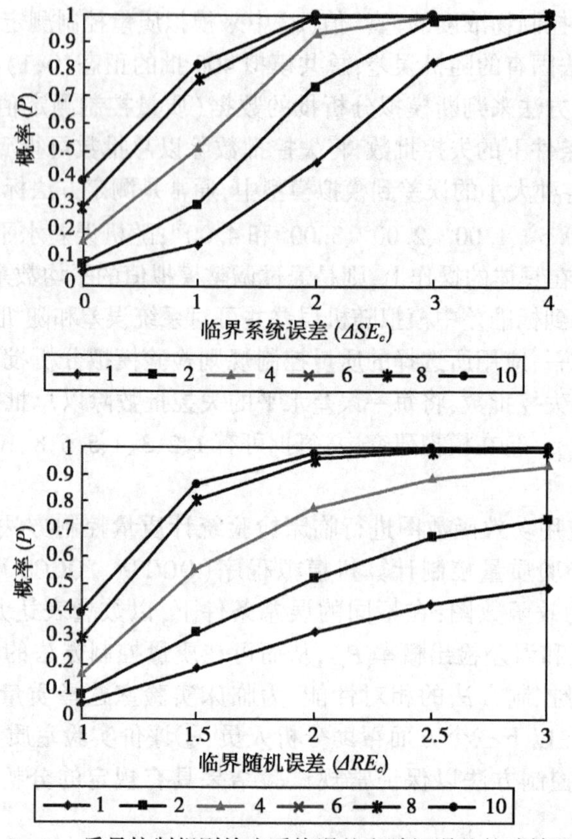

图 16-5　$1_{2.5S}$质量控制规则检出系统误差和随机误差的功效函数图

图上数字为每批质量控制测定值个数

二、1_{3S}质量控制规则

图 16-6 显示的是 1_{3S}质量控制规则检出系统误差和随机误差的功效函数曲线。从图上可见,假失控概率 P_{fr}很低。每批一个质量控制测定值时,假失控概率约为 0.3%;20 个质量控制测定值时,假失控概率约为 5%。遗憾的是,对于较小的 N 值,误差检出概率也很低。例如,2 个质量控制测定值时,检出 2s 偏移(系统误差)的概率为 30%,检出随机误差加倍的概率为 20%。若 N=4,系统误差的检出看来尚可,但对大的随机误差的误差检出概率仍相当低。

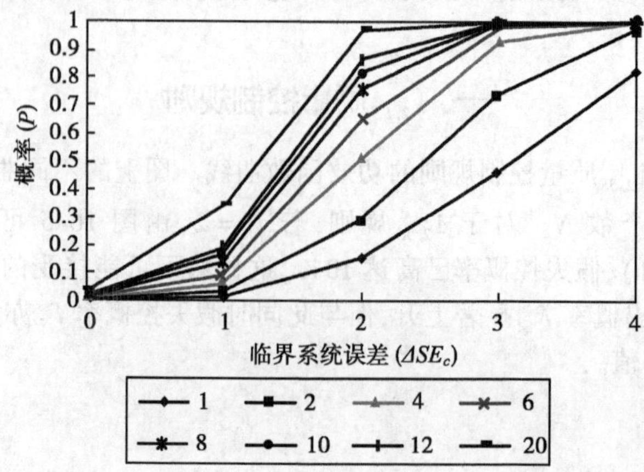

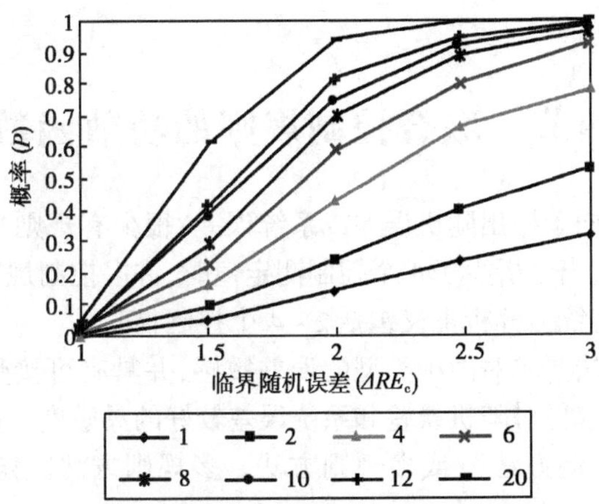

图16-6　1_{3S}质量控制规则检出系统误差和随机误差的功效函数图

图上数字为每批质量控制测定值个数

三、$1_{2.5S}$质量控制规则

最初由 Blum 推荐使用$1_{2.5S}$控制规则来控制临床化学测定结果。图16-7显示了它的功效函数图。$N=1$时，P_{fr}大约为2%；$N=2$时，P_{fr}为4%；以及$N=4$时，P_{fr}为7%。使用这一规则，N为4或更多时将产生不可接受的假失控概率。当使用2个控制物时，对于2s的偏移P_{ed}从1_{2S}规则的0.76降到$1_{2.5S}$规则的0.50。随机误差加倍时的P_{ed}从0.54降到0.38。

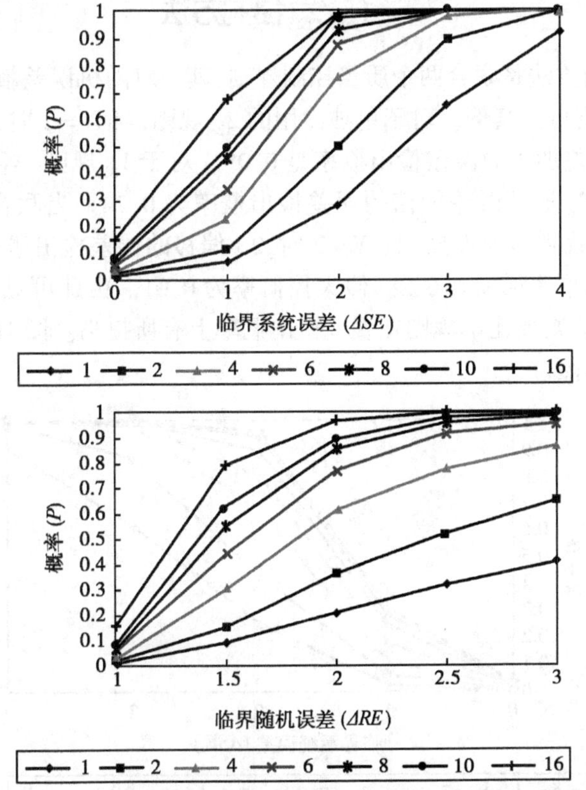

图16-7　$1_{2.5S}$质量控制规则检出系统误差和随机误差的功效函数图

图上数字为每批质量控制测定值个数

第四节 联合控制规则的功效函数图

大多数控制规则倾向于检出随机误差或系统误差;很少有规则具有足够的灵敏度检出随机和系统误差。此外,当分析少于4个控制测定值时,许多控制规则对中等程度大小的误差相对不敏感。然而,传统上分析批仅包括2~4个控制物。

有效的质量控制方法要求对两种类型的误差敏感,并具有可接受低的假失控概率。通过联合质量控制规则能取得对随机误差和系统误差较好的灵敏度。使用联合规则的质量控制方法被称为"多规则控制方法",或多规则方法。多规则方法规定了规则及规则应用的顺序。

多规则控制方法,像控制规则一样,能应用于同一或不同的控制物。如果控制方法仅考虑来源于一个控制物的测定值,则此方法用于同一控制物。如果方法使用来源于不同的控制物的测定值,则此方法用于不同的控制物。类似的,一些方法能应用于从同一分析批或不同分析批获得的控制测定值。控制方法应用于同一批内意味着控制测定值仅来源于被评价的分析批。控制方法应用于不同批意味着一个或多个控制测定值来源于被评价的分析批以及控制测定值来源于前面一批或几批。多规则控制方法特征如下面所示。

一、$1_{3S}/2_{2S}$控制方法

最简单的多规则方法是联合两个质量控制规则,其一对随机误差敏感,其二对系统误差敏感;$1_{3S}/2_{2S}$联合规则可为其例。对于单独使用的2_{2S}规则,当$N=2$时,2S偏移的误差检出概率是0.24,随机误差加倍的误差检出概率是0.05。对于1_{3S}规则,当$N=2$时,2S偏移的误差检出概率为0.30,随机误差加倍的误差检出概率为0.24。当联合使用1_{3S}和2_{2S}规则(其中之一规则违背就判断为失控)且$N=2$时,2S偏移的误差检出概率增加到0.40,随机误差加倍的误差检出概率增加到0.28,假失控概率为0.01。由此可见,在随机误差和系统误差的检出上,联合规则要比单规则在误差检出概率上有所提高。图16-8显示的是$1_{3S}/2_{2S}$联合规则的功效函数图。

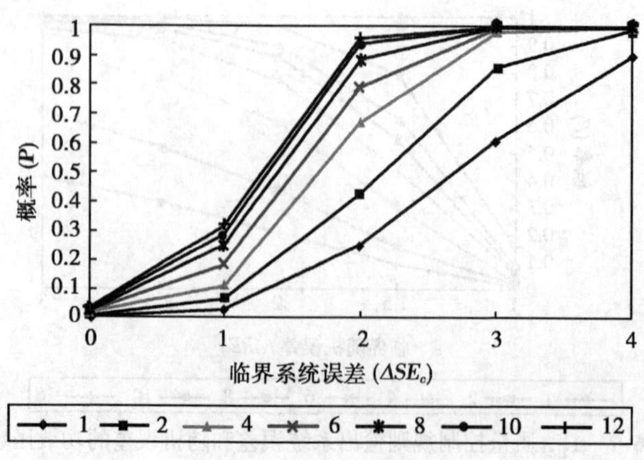

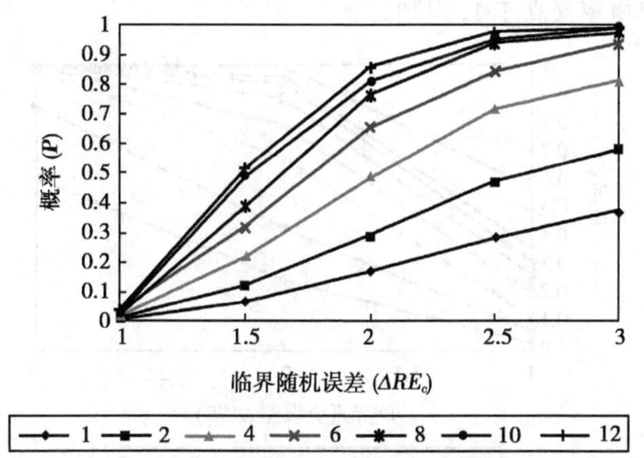

图 16-8　$1_{3S}/2_{2S}$质量控制方法检出系统误差和随机误差的功效函数图
图上数字为每批质量控制测定值个数

二、$1_{3S}/2_{2S}/R_{4S}$控制方法

对于小的 N,通过加入 R_{4S}规则,随机误差的 P_{ed}稍有提高。$N=2$ 时,随机误差加倍的 P_{ed}由 $1_{3S}/2_{2S}$规则的 0.28 增加到 $1_{3S}/2_{2S}/R_{4S}$规则的 0.31。P_{fr}大约是 0.02,其证实了联合规则增加了 P_{ed}和 P_{fr}。在这一例子中,在 P_{ed}上的增加大于在 P_{fr}上的增加,且 P_{fr}仍然是可接受的低。图 16-9 给出了此方法的功效函数图。

Haven 在 1974 年和 1980 年再一次推荐使用 $1_{3S}/2_{2S}/R_{4S}$规则(尽管他不是以这种形式表达)。他提供了逐步的过程,包括将质控结果画在图上。该过程规定每批测定两个不同浓度的控制物。在这一过程中,如果满足下面三条件之一,则判断该分析批为失控:

1. 一个控制物测定值大于它的平均数 ±3s 控制限(应用 1_{3S}规则)。

2. 两个控制物测定值大于它们各自的 2s 控制限(2_{2S}和 R_{4S}规则应用于同一批且不同的控制物)。

3. 两个连续批中一个控制物测定值大于 2s 控制限(2_{2S}规则应用于不同批同一控制物)。

删去条件 3 的检验,仅检验条件 1 和 2 是相当普遍的,但这一过程删除了从前面批获的控制信息。当每批每次仅分析 2 个控制物,并忽视了从前面批来的控制信息时,在一个浓度上大的误差能从一批持续到下一批,而没有被检出。

三、$1_{3S}/2_{2S}/R_{4S}/4_{1S}/10_{\overline{X}}$控制方法

Westgard 等人推荐了五个规则进行联合的方式,即著名的 Westgard 多规则质量控制方法。此多规则质量控制方法是在以上规则的基础上加入了 R_{4s}、4_{1s}和 $10_{\overline{X}}$规则,其检出系统误差和随机误差的功效函数曲线见图 16-10。加入的 4_{1s}和 $10_{\overline{X}}$规则增加了系统误差的检出概率 P_{ed},尽管为使此两规则有效,系统误差必须分别持续至少 4 个或 10 个质量控制测定值。当每批有 4 个质量控制测定值时,2s 偏移的误差检出概率从 $1_{3s}/2_{2s}/R_{4s}$联合规则的 0.66 增加到 $1_{3s}/2_{2s}/R_{4s}/4_{1s}/10_{\overline{X}}$多规则的 0.82。图 16-10 显示,较小的偏移也有较大的检出概率。当 N 小于或等于 4 时,Westgard 多规则质量控制方法的假失控概率低于 5%。从图 16-5、图 16-6 和图 16-10 的比较可知,Westgard 多规则质量控制方法的假失控概率要低于

1_{2s}规则，而误差检出概率又高于1_{3s}规则。

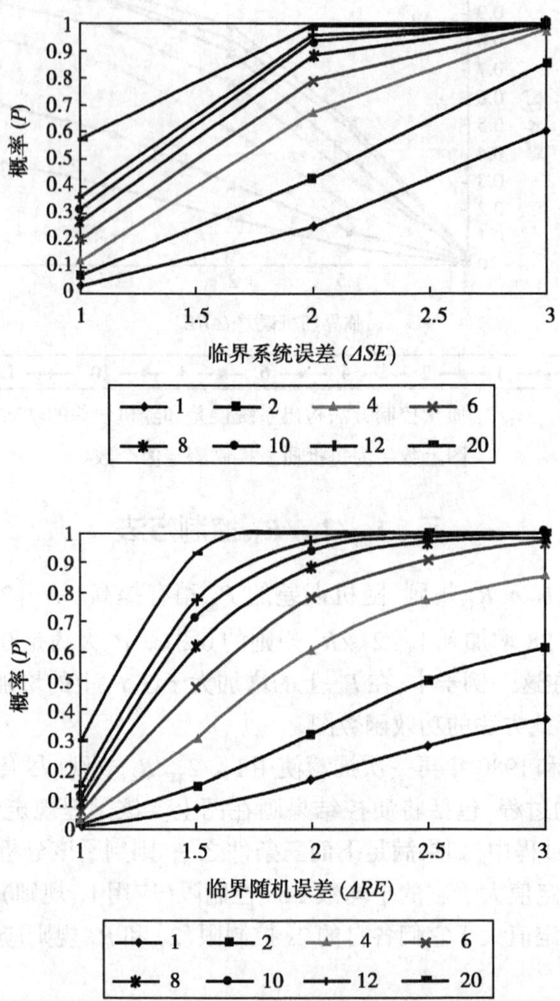

图 16-9　$1_{3s}/2_{2s}/R_{4s}$质量控制方法检出系统误差和随机误差的功效函数图
图上数字为每批质量控制测定值个数

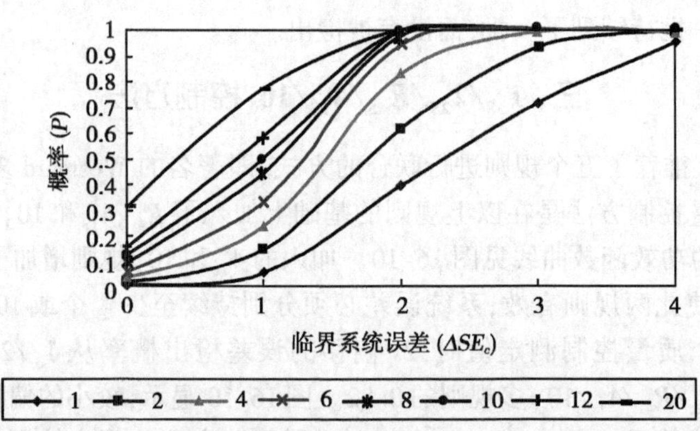

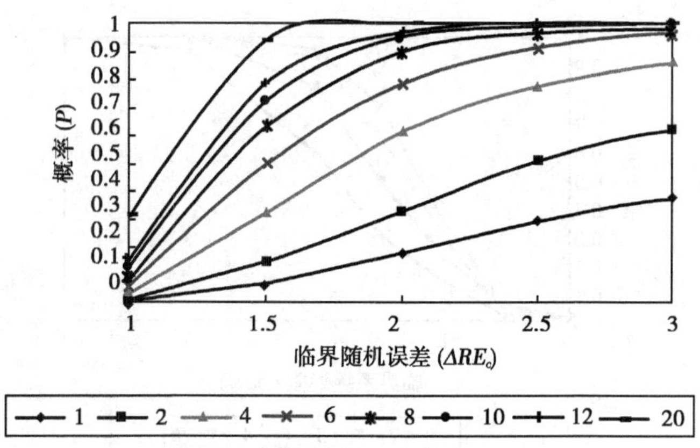

图 16-10　Westgard 多规则质量控制方法 ($1_{3s}/2_{2s}/R_{4s}/4_{1s}/10_{\bar{X}}$)检出系统误差和随机误差的功效函数图

图上的数字为每批质量控制测定值个数

四、平均数和极差控制方法

当可对同一控制物获得 2 个或更多的控制测定值时,能联合平均数和极差规则提供非常高的 P_{ed},以及低的 P_{fr}。图 16-11 给出了 $\bar{x}_{0.01}/R_{0.01}$ 控制规则的功效函数图。$N=4$ 时,2s 偏移的 P_{ed}是 0.93,随机误差加倍的 P_{ed}是 0.53,而 P_{fr}仅仅是 0.013。$\bar{x}_{0.05}/R_{0.05}$联合对误差是相当的灵敏,但没有推荐,因为它具有高的 P_{fr}($P_{fr}=0.10$)。对于$N\leq4$ 时,使用计数规则的多规则与 $\bar{x}_{0.05}/R_{0.05}$联合一样或更好。具有大的 N 时,平均数/极差联合规则能检出非常小的误差,使用像 $\bar{x}_{0.01}/R_{0.01}$ 联合能提供低的 P_{fr},且对系统误差具有很好的灵敏度。

平均数和极差规则的主要缺点是在每一批上必须是同一控制物重复测定相同的次数。而且,大的批间变异分量会影响到平均数规则的性能。

五、1_{3S}与累积和联合规则

目前在工业上已经广泛地使用累积和方法,但在临床检验上还没有很好地被接受。大概是由于计算上的困难以及累积和与分析误差大小之间的复杂关系。由于计算机化质量控制的出现,现在很容易进行累积和方法。累积和方法并不需要固定每批的控制物个数,并且用于检验产生的单个控制数据。累积和规则本身对检出随机误差不敏感;这样累积和规则可与检出随机误差的 1_{3S}规则相结合。图 16-12 显示的是 $1_{3S}/CS_{2.7S}^{1.0S}$控制方法检出系统误差的性能特征。$1_{3S}/CS_{2.7S}^{1.0S}$联合规则与 $1_{3s}/2_{2s}/R_{4s}/4_{1s}/10_{\bar{x}}$ 联合规则具差不多的 P_{ed}(系统误差),但当 N 增加时,具有低的 P_{fr}。$1_{3S}/CS_{2.7S}^{1.0S}$联合检出随机误差的性能特征大约相当于 1_{3S}规则的性能特征。对于相同的控制测定值个数,将 $1_{3S}/CS_{2.7S}^{1.0S}$与平均数/极差规则相比,$\bar{x}_{0.01}/R_{0.01}$联合规则更好,特别是增加 N 时,具有较高的 P_{ed}和低的 P_{fr}。

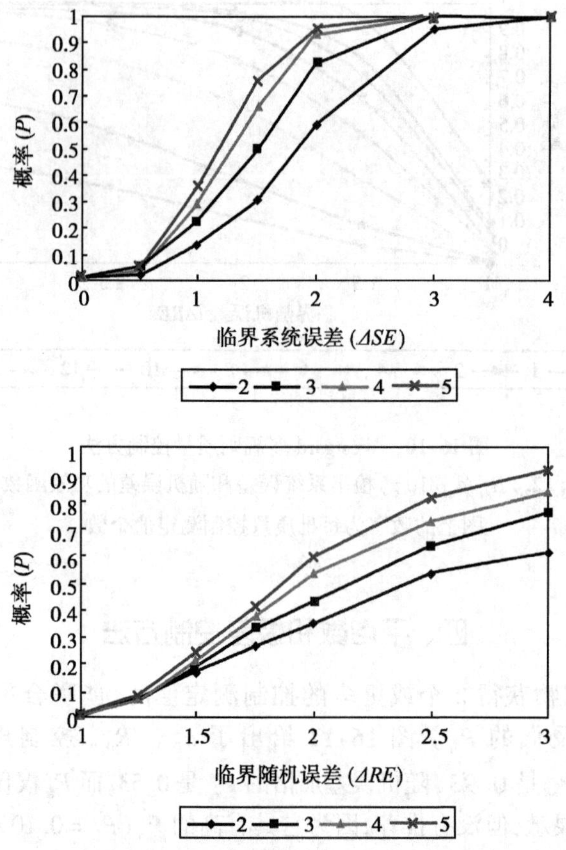

图 16-11　$\bar{X}_{0.01}/R_{0.01}$控制方法检出系统误差和随机误差的功效函数图
图上的数字为每批质量控制测定值个数

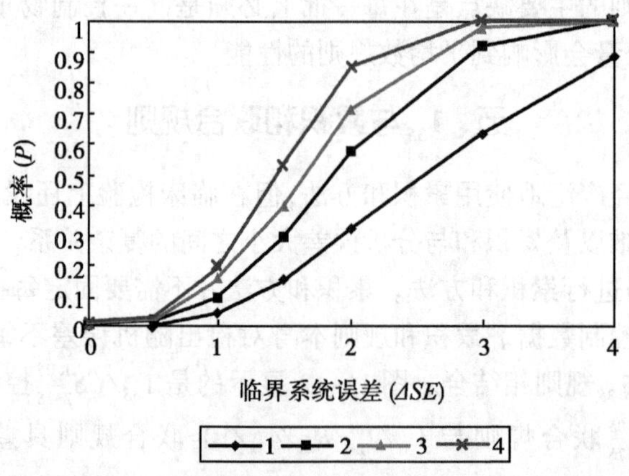

图 16-12　$1_{3S}/CS_{2.7S}^{1.0S}$控制方法检出系统误差的功效函数图
图上的数字为每批质量控制测定值个数

第五节　不同控制测定值个数(N)时推荐的控制方法

表 16-3 概括了本作者对不同 N 时选择规则联合的建议。规则的选择依赖于维持患者试验结果适合于医学使用必须检出误差的大小,以及依赖于能容许的假失控概率(P_{fr})。表 16-3 的目的是为读者能优化质量控制规则的使用提出了一个开端。

当每批仅检测一个控制物时,1_{3S}规则应用单个控制结果,4_{1S}规则检出持续几批的系统误差。

当每批有 2 个控制物时,$1_{3S}/2_{2S}/R_{4S}$规则或 $1_{2.5S}$规则能应用于同一批的控制结果,且 4_{1S} 和 $10_{\bar{X}}$或 $12_{\bar{X}}$能应用在不同的批上。

对于血气分析和免疫分析,为了检查在 3 个不同浓度范围的性能,在每批上常使用三个不同的控制物。当每批有 3 个控制结果时,修改 2_{2S}规则,不论何时 3 个结果中 2 个超过平均数 ±2s 控制限时,则判断为失控,此规则称为$(2of3)_{2S}$规则。这是最普通的比例规则。相似的,修改 R_{4S}规则,不论何时 3 个控制结果中 2 个相反方向超过 2s 控制限(至少一个控制值超过平均数 +2s 限和至少一个控制值超过平均数 -2s 限)。使用 $9_{\bar{X}}$或 $12_{\bar{X}}$规则监测连续批。对于 $N=3$,在一批中检出 2s 偏移的 P_{ed}是 0.63,随机误差加倍的 P_{ed}是 0.43。另外,$1_{2.5S}$规则可用来判断单独批,实质上对误差具有相同的灵敏度。

表 16-3　在一批中不同控制物个数时的多规则联合

N	推荐的控制规则 单批	 连续批
1	1_{3S}	4_{1S}
2	$1_{3S}/2_{2S}/R_{4S}$	$4_{1S}/10_{\bar{X}}$或 $12_{\bar{X}}$
	$1_{2.5S}$	
3	$1_{3S}/(2of3)_{2S}/R_{4S}$	$9_{\bar{X}}$或 $12_{\bar{X}}$
	$1_{2.5S}$	
4	$1_{3S}/2_{2S}/R_{4S}/4_{1S}$	$8_{\bar{X}}$或 $12_{\bar{X}}$
6	$1_{3S}/2_{2S}/R_{0.01}/4_{1S}$	$12_{\bar{X}}$
	$1_{3S}/(2of6)_{2S}$	
4~10	平均数/极差	趋势分析
	$1_{3S}/(\text{m of n})_{2S}$	累积和
4~20	平均数/极差	趋势分析
		累积和

注:当 $N>2$ 时,使用上面的 R_{4S}规则,不论何时控制物中任何两个之间的差值超过 4s,则违背了 R_{4S}规则

当每批有 4 个控制物时,用 $1_{3S}/2_{2S}/R_{4S}/4_{1S}$规则判断单批的可接受性,且 $8_{\bar{X}}$或 $12_{\bar{X}}$规则可用来指出存在小的、但可校正的、持续的偏移。对于小于 5 个控制测定值,一般使用有计数规则的 Westgard 多规则控制方法和 $1_{2.5S}$规则,因为它们的执行过程大致与更复杂的规则一样,并且能用于不同的控制物,以及具有变化的控制物个数。对于 5 个或更多的控制测定值,这些规则的 P_{fr}变得太大。然而,适当地选择比例规则,$(\text{m of n})_{kS}$仍然是有效的。

平均数/极差联合规则能有效地用于大量控制数据单批的判断。趋势分析和累积和可用于连续批的监测。

第六节　平均批长度

由判断分析批失控之前将出现的平均分析批个数来描述控制方法的性能特征也是很有用的。这被称之为“平均批长度”(average run length,简称 ARL),并且能将其规定为“在控(可接受)质量”和“失控(可拒绝)质量”两种。在控质量的平均批长度(ARL_a)指的是存在的误差仅是测定方法固有的不精密度的情况。失控质量的平均批长度(ARL_r)指的是除了测定方法固有不精密度外,还存在误差的情况。

(一) 持续及间断分析误差

当测定方法受到从一批持续到下一批直到被检出和排除的持续分析误差的影响时,*ARL* 的性能特征是重要的。对于间断误差——其误差发生在单独分析批上,在后面批上不存在——概率(P_{ed},P_{fr})描述了检出误差和判断分析批失控的机会。对于间断误差,ARL 的计算是不必要的。

(二) 平均批长度的计算

对于仅依赖于当前批控制测定值的控制方法,失控概率在批之间没有改变,且 *ARL* 能从 Duncan 提出的公式进行计算:

$$ARL = 1/P \qquad (16\text{-}1)$$

其中 *P* 是对于在单独批出现误差而确定的失控概率。从 P_{fr}能确定 ARL_a,P_{ed}确定 ARL_r。

例如,对于 3*s* 控制限的 Levey-Jennings 控制图且 $N=4$,P_{fr}大约是 0.01,则相应的 ARL_a是 100(1/0.01 = 100)。因此,当测定方法是在稳定条件下操作时,在判断分析批失控之间平均有 100 批。P_{fr}值越小,判断失控之前的批数越多。在这一控制方法上,对于 2.0*s* 偏移的 P_{ed}是 0.45,则相应的 ARL_r是 2.2(1/0.45 = 2.2)。那就是说,当误差发生时,在检出误差之前,它将需要平均 2.2 批。P_{ed}值越高,在检出误差之前的批数更少。

除了平均批长度外,批长度的分布可能有意义。从一般的公式中能确定分布:

$$ARL = \sum_{r=1}^{\infty} rP_rQ_r \qquad (16\text{-}2)$$

其中 *r* 是批数,P_r是判断第 *r* 批失控的概率,Q_r是达到第 *r* 批未检出误差批的比例。

表 16-4 列举了当 P_{ed}是 0.45,且在批间没有改变时计算的实例。第一列给出批数或批长度;第二列是在这一批检出误差的概率,从功效函数图上可获得,假定误差从第一批持续到这一批;第三列是在给定批之前未检出误差的比例(1 减第 5 列前面批);第四列显示在给定批检出误差的比例(第 2 列乘第 3 列);第五列显示到达给定批误差检出的累积比例(通过这一批在第四列值之和);第六列是对平均批长度的贡献(在第 1 列的批数乘以在第四列该批误差检出的比例);第六列的和给出平均批长度,它是 2.2,且与从前面由简单公式 1/*P* 计算的值一致。

图 16-13 显示了批长度的分布(在表 16-4 中第四列对第一列值的图形)。尽管平均批长度是 2.2,很明显在检出误差之前可接受 4 批或 5 批。从表 16-4 的第五列(检出误差累积比例),在前面三批内检出 83% 的误差,在以后的 4 批或更多的批检出余下的 17% 的

误差。

当 P 在批之间变化时，可使用公式 16-2 来计算批的分布及平均批长度。对于累积控制测定值（累积和方法），或包括过去或回顾性的测定值（多规则方法）的控制方法，当误差持续且未检出时，P_{ed} 在批之间增加。不能从简单的公式 $1/P$ 计算 ARL_r，因为 P_{ed} 不是固定的。

借助于电子表格，如 Lotus1-2-3 或 Excel 能容易地进行 ARL 的计算。对于大的误差，建立的电子表格处理 20 批将是足够的。对于小的误差，可能需要 100 批。对于每个 ARL 的估计、概率的输入、计算所有的项目以及打印电子表格仅需要 1 ~2 分钟。

表 16-4　当误差检出概率（P_{ed}）在批之间固定时，计算平均批长度（ARL）的实例

批号（批长度）	该批 P_{ed}	误差比例			
		该批之前未检出	该批检出	累积检出	计算对 ARL 的贡献
1	0.450	1.000	0.450	0.450	0.450
2	0.450	0.550	0.248	0.698	0.495
3	0.450	0.303	0.136	0.834	0.408
4	0.450	0.166	0.075	0.908	0.299
5	0.450	0.092	0.041	0.950	0.206
6	0.450	0.050	0.023	0.972	0.136
7	0.450	0.028	0.012	0.985	0.087
8	0.450	0.015	0.007	0.992	0.055
9	0.450	0.008	0.004	0.995	0.034
10	0.450	0.005	0.002	0.997	0.021
11	0.450	0.003	0.001	0.999	0.013
12	0.450	0.001	0.001	0.999	0.008
13	0.450	0.001	0.000	1.000	0.004
14	0.450	0.001	0.000	1.000	0.003
15	0.450	0.000	0.000	1.000	0.002
16	0.450	0.000	0.000	1.000	0.001
17	0.450	0.000	0.000	1.000	0.001
18	0.450	0.000	0.000	1.000	0.000
19	0.450	0.000	0.000	1.000	0.000
20	0.450	0.000	0.000	1.000	0.000
					ARL = 2.222

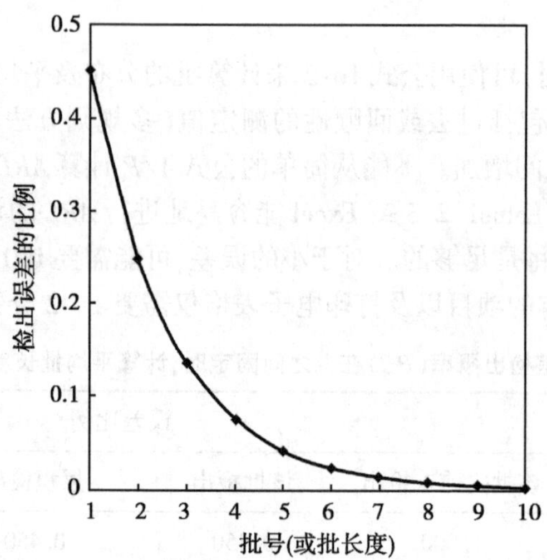

图 16-13　具有 ±3s 控制限 Levey-Jennings 控制图(1_{3S}),4 个控制测定值($N=4$),检出 2.0s 系统偏移的批长度分布

(三) 应用实例:尿素氮

为了阐明如何使用功效函数和平均批长度来评价和比较控制方法,利用前文尿素氮的例子。回忆我们计算医学上重要误差的临界值,△RE 等于 s 上 1.78 倍的增加,ΔSE 是等于平均数偏移相当于 1.83s(见第十章)。现在让我们用 Levey-Jennings 控制方法评价控制测定尿素氮的方法。

从具有 ±3s 控制限的 Levey-Jennings 控制图的功效函数图上,我们观测到当 $N=1\sim4$ 时,假失控概率是 0.01 或更小。因此 ARL_a 是 100(从公式 16-1,1/0.01)。为了确定检出临界随机误差的概率,我们从随机误差功效函数图 X 轴上 1.78 处画垂直线,如图 16-6(下)所示,然后从 Y 轴上读出概率。如果发生这样大小的随机误差,当 $N=1$ 时,检出的机会仅有 7%;$N=2$ 时为 14%;$N=4$ 时为 33%;以及 $N=8$ 时 51%(ARL_r 分别为 1/0.07=14,1/0.14=7.1,1/0.33=3.0,1/0.51=2.0)。具有 90% 机会检出临界随机误差,需要 20 个以上的控制测定值。

为了确定检出临界系统误差的概率,我们在系统误差功效函数图 X 轴 1.83s 处作垂直线,如图 16-6(上)所示。如果发生这种大小的系统误差,当 $N=1$ 时,检出的机会仅有 10%;$N=2$ 时为 17%;$N=4$ 时为 38%;$N=8$ 时为 57%(ARL_r 分别为 1/0.1=10,1/0.17=5.9,1/0.38=2.6,1/0.57=1.7)。如果具有 90% 机会检出临界系统误差,大约需要 20 个控制测定值。

从具有 ±2s 控制限的 Levey-Jennings 控制图的功效函数图上,当 $N=1$ 时,假失控概率大约为 5%;$N=2$ 时为 10%;$N=4$ 时为 18%(ARL_a 分别为 1/0.05=20,1/0.10=10,1/0.18=5.6)。10%~18% 的假失控概率严重地影响了分析方法的生产率,由于重复性工作而浪费了 10%~18% 的生产。为了确定检出临界随机误差的概率,我们在随机误差功效函数图 X 轴上 1.78 处作垂直线,如图 16-5(下)所示。如果临界随机误差发生,当 $N=1$ 时,检出的机会是 26%;$N=2$ 时为 43%;$N=4$ 时为 75%(ARL_r 分别是 1/0.26=3.8,1/0.43=2.3,1/0.75=1.3)。为了确定检出临界系统误差的概率,我们在系统误差功效函数图 X 轴上 1.83s 处作垂直线,如

图 16-5(上)所示。如果临界系统误差发生,当 $N=1$ 时,检出的机会是 42%;$N=2$ 时为 67%;$N=4$ 时为 90%(ARL_r 分别为 $1/0.42=2.4$,$1/0.67=1.5$,$1/0.90=1.1$)。

在评价 Levey-Jennings 控制图的性能上,使用 ±3s 控制限的问题是误差检出概率很低,而使用 ±2s 控制限的问题是当 N 大于 1 时假失控概率太高。

在比较两个控制方法的性能上,使用 ±2s 控制限 $N=1$($\triangle RE=1.78$,$P_{ed}=0.26$;$\triangle SE=1.83s$,$P_{ed}=0.42$)给出与使用 ±3s 控制限 $N=4$($\triangle RE=1.78$,$P_{ed}=0.33$;$\triangle SE=1.83s$,$P_{ed}=0.38$)差不多的误差检出。尽管两种分析方法的质量差不多相等,但两个分析方法的生产率不同:1_{2S}控制方法具有 5% 的假失控率,而 1_{3S}控制方法仅有 1% 的假失控率。很明显从使用 ±3s 控制限获得的 4% 效益由需要 4 个控制测定值而抵消。为了更准确地预测对分析方法生产率的影响,我们必须更详细地考虑测定方法的类型及在每一批中患者样本、校准物和控制样本的相对个数。在第十九章我们将更详细地讨论这些因素。

第七节　控制方法性能的比较

通过比较 Levey-Jennings 控制图 ±2s 和 ±3s 控制限的功效函数图,我们已知道不同的控制方法在假失控概率和误差检出概率上有很大的差异。因此,控制方法的选择应建立在不同控制方法性能的仔细评价的基础上。

功效函数图和平均批长度的计算为比较控制方法的性能提供了定量的资料。对于评价检出间断误差,以及当控制方法的失控概率在批之间没有改变时的持续误差,功效函数图本身就足够了。当存在持续误差及控制方法的 P_{ed}在批之间改变时,则需要计算 ARL。现在我们将通过比较失控概率来比较不同控制方法的性能。

在比较控制方法上,具有最高的 P_{ed}和最低的 P_{fr}一般来说将是最好的控制方法(暂时把实用性和成本放在一边)。遗憾的是,选择通常比这更复杂,因为对于一些控制方法来说,P_{ed}和 P_{fr}两者均较高。在这种情况下,比较时应首先考虑假失控概率的可接受性,然后是误差检出率。

通过简单的类比就能解释需要把假失控概率保持在可接受或耐受的水平的原因。控制系统就是一个警报系统。假如是一个火警系统,如果你此刻正在读这个句子时发生了火警,你将怎么办?很可能你的反应是转移到一个安全的地方。当你等待并且感到奇怪时,有人通知你没有火灾,只是警报系统功能出了故障,这只是"假警报"。如果你再回到阅读工作,再次有警报打扰,现在你该如何处理?你还是转移到一个安全的地方去吗?如果第三次出现这样的情况又如何呢?在你开始不顾由于警报本身问题的警报系统,并且不再考虑是否有真正的警报原因之前,可以有多少次假警报?

经常性的假警报将使我们适应缺乏对所有警报的反应,在大多数情况下重要的是使假警报发生率保持在较低的水平。控制方法不能满足可接受低的假失控率这个要求一般是不能用于临床检验。当认为 P_{fr}是可接受的低值时(<0.05,或 5%),然后才比较不同控制方法或规则的误差检出。

第八节　控制方法选择或设计的含意

由于理解了统计控制方法的性能特征以及具有不同控制规则性能的一些知识,现在我们开始考虑如何选择或设计成本效率的控制方法。

(一) 在性能特征的基础上进行选择或设计

选择的控制规则应该具有低的假失控概率(P_{fr})和高的误差检出概率(P_{ed})。由于1_{2S}、3_{1S}和$3_{\overline{X}}$规则产生高的假失控概率,它们的使用必须仔细考虑。避免使用它们一般是最安全的,除非特定的应用要求非常高的误差检出率,以及没有限制假失控的费用。对于随机误差的检出,1_{3S}、极差和卡方规则能提供最好的灵敏度。对于系统误差的检出,2_{2S}、4_{1S}、$10_{\overline{X}}$、平均数和累积和规则能提供最好的误差检出。一般来说,P_{ed}随着P_{fr}增加而增加;即当允许假失控概率增加时,控制方法将检出更多的误差。P_{ed}也将随着控制测定值个数(N)增加而增加,并且P_{fr}也增加,除非调整控制限把N考虑进去(例如,$1_{0.05}$和$2_{0.05}$控制规则)。

(二) 规定可耐受的假失控概率

当选择或设计控制方法时,首先要决定的是什么样的P_{fr}值是可耐受的或可接受的。在工业应用上,经常选择低到0.002的概率,因为拒绝一批的成本是非常的高,由损失的材料及调查过程、校正干扰及重新开始过程所需要的时间表示。在临床检验上,这些成本是可以估计的,但是分析批通常花较短的时间,且过程是非常快的,以及容易重新开始。因而,可以耐受较高的P_{fr}值,并可获得较高的误差检出。

鉴于目前在临床检验质量控制上花费的精力,在0.01～0.05范围P_{fr}值看来是合理的。0.05值意指分析过程在生产率上5%损失,由重复分析判断失控分析批上那些样本导致,但是没有考虑调查过程及校正干扰的其他损失。在具有极大容量的实验室在分析过程的生产率上这样的损失可能是可耐受的,但其他的实验室宁愿选择更保守的假失控率(例如,0.01)。花费在常规重复上的精力可更好地被用于提高控制方法的性能——最容易的是通过增加N,但也有通过采用更灵敏的控制规则。目标是取得最高的误差检出以及在分析方法生产率上最少的损失。

当然,有可能出现这样的情况,没有增加假失控概率则难以达到期望的误差检出率和质量。如果增加N或换成更复杂的控制统计量是不切实际的,使用具有高的假失控率的简单控制规则可能提供所需要的误差检出。然而,应该充分地理解这种控制方法的成本,它们对生产率(重复工作负荷的比例)的影响及许多假警报对实验分析人员可能的影响。

(三) 考虑具有规定的假失控率的规则

当N是2或更多时,$\pm 2s$控制限的Levey-Jennings控制图的主要缺陷是它的高假失控概率。图16-14显示的是假失控概率作为N的函数,阐明了随着N增加如何获得高的P_{fr}。具有$\pm 3s$控制限的控制图降低了假失控数,但也具有相对低的误差检出率。加宽控制限从$\pm 2s$到$\pm 3s$,降低了假失控概率和误差检出概率。为了弥补低的误差检出率,可以增加控制测定值个数,当使用$\pm 3s$控制限时要求多个控制测定值才能获得高的误差检出率。

为什么仅选择$\pm 2s$或$\pm 3s$控制限?除了使用s整数倍数方便于手工计算及执行外,没有其他的原因。如果需要,在其他的s倍数上选择控制限,把假失控固定在规定的概率上。随着

N 的变化控制限可不同,为了保持 P_{fr} 固定,而不是固定控制限且使 P_{fr} 随着 N 变化而变化。

使用如 $1_{0.05}$、$1_{0.01}$ 和 $1_{0.002}$ 控制规则可提高性能,保持假失控在可耐受的水平并且获得最大的误差检出。表 15-1 概括了每批不同控制测定值个数(N)时这些规则计算控制限的系数。

下面的例子是如何使用在表 15-1 中的系数,考虑了当每批 2 ~4 个控制测定值,使用控制限应保持假失控在 1% 的水平。从表中 $1_{0.01}$ 控制规则行,及 $N=2$ 和 $N=4$ 列,我们能看出对于 $N=2$ 控制限为 $\bar{x}\pm2.81s$;对于 $N=4$,控制限是 $\bar{x}\pm3.01s$。注意随着 N 增加,控制限加宽来保持假失控率固定。

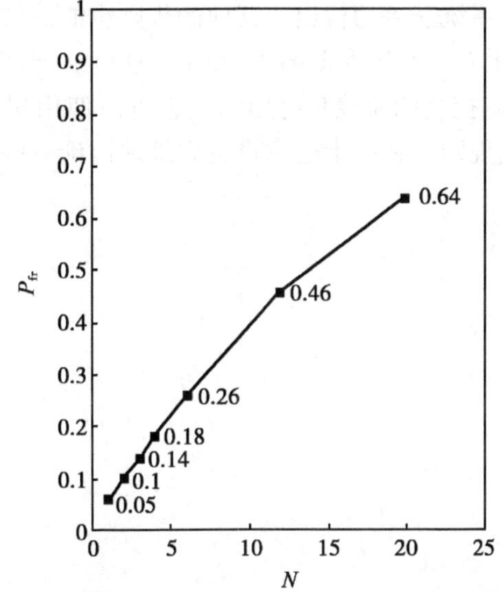

图 16-14 具有 $\pm2s$ 控制限 Levey-Jennings 控制图(1_{2S})的假失控作为控制测定值个数(N)的函数

使用这种类型的控制规则可提供最大的误差检出,而维持假失控在选定的可耐受的水平上。而不是当 N 是 2 或更多时,从 $\pm2s$ 转换到 $\pm3s$ 控制限。通过使用 $1_{0.05}$ 控制规则(在 $N=2$ 时 2.24s 控制限)或 $1_{0.01}$ 控制规则(在 $N=2$ 时 2.81s 控制限)能提高误差检出。较窄的控制限提供更好的误差检出,而维持可耐受的假失控率。

这种规则在临床检验应用上还没有达到较高的程度,可能是由于难以解释为什么当 N 改变时,控制图具有不同的控制限。由于计算机在质量控制上更广泛的使用,能期望这样规则更多的应用。

(四)评价医学上重要误差的误差检出

在比较不同控制方法的性能上,我们评价医学上重要随机和系统误差的误差检出能力。用在第十章描述的公式(公式 10-3 和 10-7)能计算临界随机和系统误差的大小。不存在这样的计算时,考虑下列误差是重要的:随机误差增加相当于标准差(s)的加倍($\triangle RE=2.0$)和系统误差相当于两倍 s 的大小($\triangle SE=2.0s$)。

(五)发展多规则控制方法来增加误差检出

从我们已考虑的不同控制规则观测到的性能上,我们能采用其他的方法提高控制方法的性能。因为单个控制规则不能提供对随机误差和系统误差两者都好的灵敏度。理想的是控制方法使用一些联合规则——一些规则对随机误差敏感,而一些规则对系统误差敏感。发展适当联合规则的方法如下:

(1)从考虑的控制规则中,排除那些具有较高假失控概率的规则。

(2)从余下的规则中,选择至少一个规则对随机误差敏感,且至少一个规则对系统误差敏感。

(3)使用功效函数图和 ARL 计算来评价这种联合的性能。

(4)选择控制测定值个数(N),其将给出检出感兴趣误差的适当概率。

从前面的控制规则分类中,能提供几种规则的联合。排除高 P_{fr} 组规则后,从随机误差

和系统误差的高 P_{ed} 组中选择至少一个规则。对于简单的控制图，1_{3S} 用于随机误差及 2_{2S} 规则用于系统误差的检出。其他的规则也能被加入来提高误差检出，如极差规则用于随机误差，加上对于系统误差的 4_{1S} 和 $10_{\bar{X}}$ 规则。当能执行更复杂的计算时，平均数和极差（或卡方）规则控制图应该是有用的。也可以使用累积和控制图，但应该结合检出随机误差的额外控制规则。在第十七章将更详细地讨论一些多规则控制方法的例子。

第十七章

多规则控制方法

在临床实验室，通常在控制图上画出单个控制测定值，如在第十章的 Levey-Jennings 控制图。通常把平均数 ±2s 或平均数 ±3s 定为控制限(1_{2S}或 1_{3S}控制规则)来判断分析批是在控还是失控。

在第十六章，我们描述了 Levey-Jennings 控制图的性能特征，以及观测到当每批有 2 个或多个控制测定值时，具有 ±2s 控制限的 Levey-Jennings 控制图产生太多的假失控。假失控降低了分析方法的生产率，是因为废除了分析结果，以及患者样本要求重新检测。尽管此时测定方法除了固有随机误差外没有分析误差。具有 ±3s 控制限的 Levey-Jennings 控制图降低了假失控，但同时也降低了误差检出。由于其允许未检出的缺陷(分析误差)而潜在地影响分析方法的质量。增加每批控制测定值个数(N)也能增加误差检出，但其会消耗更多的过程输出(分析控制物)从而降低生产率。

提高误差检出的另外方法是选择"多规则"，而不是"单规则"控制方法。在多规则控制方法上，两个或多个控制规则用来检验控制测定值及确定控制状态。选定的每一规则，具有低的假失控概率和尽可能高的误差检出概率。通过仔细联合选定的控制规则能提高误差检出概率，这样它提高了误差检出而又没有要求更多的控制测定值个数。如果很好设计的多规则控制方法能提供高的质量而没有额外控制测定值来增加成本(降低生产率)，它们将是成本-效率的控制方法。

由 Westgard 等人推荐的广泛使用的多规则控制方法作为临床化学的候选方法。在这一章我们将描述多规则方法，描述它们的性能特征，以及将它们的性能与其他的单值控制方法相比较。然而，重要的是理解"多规则"质量控制是一个概念，不是特定的控制方法。在临床检验上有其他类似于在工业上的应用，而在工业上更多的是把规则应用于多组控制测定值的平均数而不是单个控制测定值。

第一节 Westgard 多规则控制方法

发展这种控制方法的目的是提供：①通过单值控制图进行简单的数据分析和显示；②容易与存在的控制实践即 Levey-Jennings 控制图适应和统一；③具有低的假失控或假警报概率；④当判断一批为失控时，能确定发生分析误差的类型，由此可帮助解决问题以及确定失控情况。

一、Westgard 规则

推荐的六个控制规则，通常称为“Westgard 规则”，它们的定义如下：

1_{2S}控制规则：一个控制测定值超过 $\bar{x}\pm2s$ 控制限作为“警告”。它要求其他的控制规则对控制数据进行检查来判断该分析批是在控还是失控。

1_{3S}控制规则：一个控制测定值超过 $\bar{x}\pm3s$ 控制限则判断为该分析批为失控。这一规则主要对随机误差敏感，但也对大的系统误差产生响应。

2_{2S}控制规则：当两个连续的控制测定值同时超过 $\bar{x}+2s$ 或 $\bar{x}-2s$ 限时，则判断为失控。此规则最初应用于同一批内的测定值。两个测定值可以是同一控制物，也可以是两个不同的控制物。当在同一批内两个连续的控制测定值超过它们各自的 $+2s$ 或 $-2s$控制限，则判断为失控。当应用于不同控制物的连续测定值时，规则对发生在整个检测分析范围的系统误差敏感。规则也可应用于同一控制物两个连续批的控制测定值。

R_{4S}控制规则：当在同一批内高和低的控制测定值之间的差或极差超过 $4s$ 时，则判断为失控。对于手工操作，当在同一批中一个测定值超过 $+2s$ 限，而另一个超过 $-2s$ 限则满足规则的要求。对于计算机操作，采用在同一批中高和低测定值的准确差，以更定量的方式满足规则的要求。这一规则对随机误差敏感。

4_{1S}控制规则：当 4 个连续的控制测定值同时超过 $\bar{x}+1s$ 或 $\bar{x}-1s$ 控制限，则判断为失控。连续的控制测定值能发生在同一控制物上，其要求检查从 4 个连续批上获得单个控制物的测定值，或不同控制物的测定值，其减少批数累积 4 个控制测定值。这一规则对系统误差敏感。

$10_{\bar{X}}$控制规则：要求 10 个连续的控制测定值落在平均数的同一侧。测定值来源于几批中，并且能评价相同或不同的控制物。这一规则对系统误差敏感。

图 17-1 显示的是手工应用这种联合规则的实际方法。1_{2S}规则作为警告规则启动其他的控制规则来检查控制数据。如果没有控制数据超过 $2s$ 控制限，则判断分析批在控，并且可报告患者的结果。如果一个控制测定值超过 $2s$ 控制限，应由 1_{3S}，2_{2S}，R_{4S}，4_{1S} 和 $10_{\bar{X}}$规则进一步检验控制数据。如果没有违背这些规则，则该分析批在控。如果违背任一规则，则判断该批为失控。违背的特定规则可提示发生分析误差的类型。在实践中常由 1_{3S}或 R_{4S}规则检出随机误差，而由 2_{2S}，4_{1S}，$10_{\bar{X}}$规则检出系统误差，以及当系统误差非常大时，也可由 1_{3S}规则检出。

二、控制图的制作

从每月的数据或累积的数据能计算控制限，如在第十章中描述。需要 $\bar{x}\pm1s$，$\bar{x}\pm2s$ 和 $\bar{x}\pm3s$ 控制限。许多不同种控制图或记录能用于多规则方法的手工应用，在此阐明三种可能的情况。它们之间的选择依赖于使用多少个控制物，每一控制物使用的频率，以及是优先使用控制图还是表格式记录。

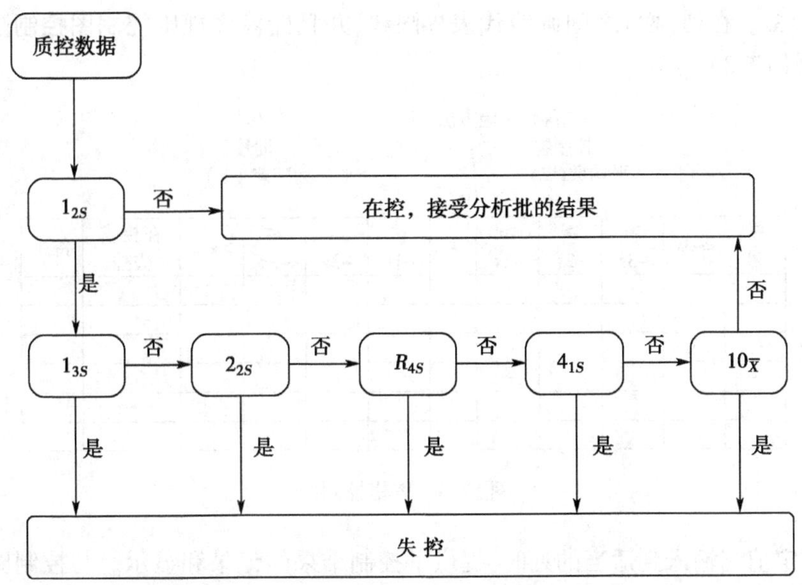

图 17-1　应用 $1_{3s}/2_{2s}/R_{4s}/4_{1s}/10_{\overline{X}}$ 系列控制规则的逻辑图

(一) 单个控制物的控制图

对每一控制物，Y 轴刻度提供 $\overline{x}-4s$ 到 $\overline{x}+4s$ 浓度范围，X 轴为时间，由此可制作控制图。Y 轴为浓度单位，X 轴为日期或批号。画出的水平线相当于 $\overline{x}$，$\overline{x}\pm1s$，$\overline{x}\pm2s$ 和 $\overline{x}\pm3s$(见图 17-2)。为了更容易地使用，可用颜色区分控制限；例如，$\overline{x}$ 为绿色，$\overline{x}\pm1s$ 为蓝色，$\overline{x}\pm2s$ 为橙色，$\overline{x}\pm3s$ 为红色。

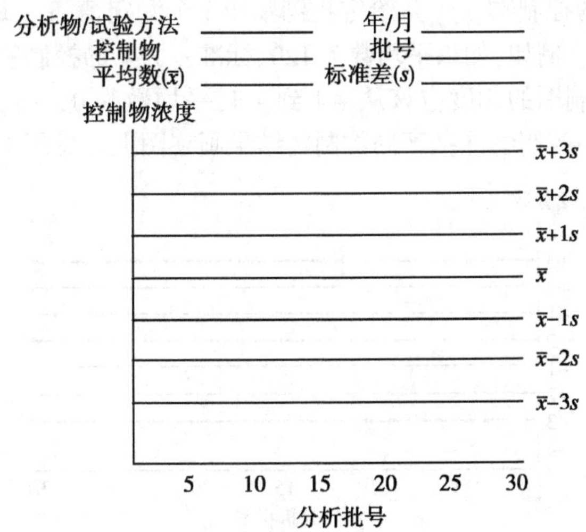

图 17-2　单个控制物的多规则控制图

(二) 表格图(Tabular charts)

对于一些手工应用，表格记录可像控制图一样的方便。可使用下列栏的记录形式：<$\overline{x}-3s$；$\overline{x}-3s$ 到 $\overline{x}-2s$；$\overline{x}-2s$ 到 $\overline{x}-1s$；$\overline{x}-1s$ 到 $\overline{x}$；$\overline{x}$ 到 $\overline{x}+1s$；$\overline{x}+1s$ 到 $\overline{x}+2s$；$\overline{x}+2s$ 到

$\overline{x}+3s$；$>\overline{x}+3s$。在列(栏)之间画线代表界限线，并且能像多规则控制图控制限一样能以颜色标记(图 17-3)。

分析物/试验方法　　　　　　年/月
控制物　　　　　　　　　　批号
平均数($\overline{x}$)　　　　　　　标准差(s)

批号	$<-3s$	$\geqslant -3s$	$\geqslant -2s$	$\geqslant -1s$	$\overline{x}$	$\leqslant +1s$	$\leqslant +2s$	$\leqslant +3s$	$>+3s$	在控或失控	备注

图 17-3　表格控制图

控制测定值当输入到适当的列时，提供了控制结果的记录和显示。与控制图的主要差别是时间轴批号是垂直的；事实上，控制图旋转 90°就与表格一样。通过使用这种类型的表格图，能记录每一批在控或失控的决定，以及任何问题及它们解决的记录。

(三) Z 分数图(Z-score charts)

当以不同频率分析控制物时，为了更容易地记录测定值的顺序，可制作单个控制图来显示所有控制测定值的"Z 分数"。"Z 分数"是控制测定值和它各自的平均数之间的差，除以控制物的标准差：

$$Z\text{ 分数}=(x_{imat}-\overline{x}_{mat})/s_{mat}$$

其中下标指的是特定的控制物，x_{imat}是给定控制物第 i 个测定值，$\overline{x}_{mat}$是该控制物的平均数，s_{mat}是控制物的标准差。例如，如果平均数为 120，标准差为 4 的控制物的测定值为 124，则 Z 分数是 +1。Z 分数控制图的刻度应该从 −4 到 +4，平均数为 0，±1，±2，±3 为界限。使用标志或字母代表每一控制物能把不同控制物结果画在图上。见图 17-4 例子。

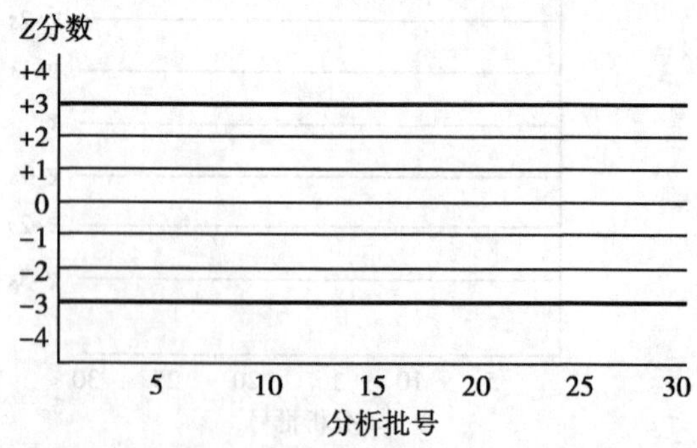

图 17-4　2 个或多个控制物 Z 分数图

在 Z 分数图上的任何值相当于测定值远离它们各自控制物平均数的标准差个数。例如，+1 的值表明控制测定值远离特定控制物平均数一个标准差。任何 4 个连续的值超过 +1线表明 4_{1S}规则被违背，不管控制物的浓度或它们使用的相对频率。

三、$N=2$ 多规则控制方法具体应用的步骤

下列多规则控制方法的详细执行描述了两个控制测定值的应用($N=2$)。两个控制测定值能从一天内,一个工作班次,或一批内获得,只要是适合于监测测定过程。至于位置、顺序、间隔或时间依赖于特定的测定过程及实验室的应用。有时在一批中把控制样本分配在随机的位置可能是恰当的;在其他的时候,把它们放在特定的位置夹着患者的样本可能是理想的。在有些情况下,在检测患者样本之前可分析控制样本,即在进行分析前建立测定过程是否在统计控制状态下。

1. 分析两个不同浓度的控制物 在进行统计控制检验时,每次对每一控制物作出一个测定值,记录这些测定值,并且把两个控制物测定值画在各自的控制图上。

2. 由 1_{2S}控制规则检验控制数据 当两个控制测定值在 $\bar{x}\pm 2s$ 限之内,则判为在控。当至少一个测定值超过 $\bar{x}\pm 2s$ 限时,则保留患者结果,并且使用其他的控制规则来进一步检验控制数据。

3. 检查同一批内控制数据

(1)1_{3S}规则检验:当一个控制测定值超过 $\bar{x}\pm 3s$ 时,则判断该分析批为失控;不能报告患者的结果。

(2)用 2_{2S}规则检验不同的控制物:当两个控制测定值同时超过 $\bar{x}+2s$ 或 $\bar{x}-2s$ 控制限时,该分析批判断为失控;不能报告患者的结果。

(3)用 R_{4S}规则检验同一批内不同的控制物:当一个控制测定值超过 $\bar{x}+2s$ 限,且另一个测定值超过 $\bar{x}-2s$ 限时,判断该批为失控;不能报告患者的结果。

4. 检查不同的控制批数

(1)用 2_{2S}规则检验同一控制物:当同一控制物的前面测定值同时超过 $\bar{x}+2s$ 或 $\bar{x}-2s$ 控制限时,判断该分析批为失控;不能报告患者的结果。

(2)用 4_{1S}规则检验不同控制物:当最近的 4 个连续的控制测定值同时超过 $\bar{x}+1s$ 或 $\bar{x}-1s$ 时,判断为失控;不能报告患者的结果。

(3)用 4_{1S}规则检验同一控制物:当最近同一控制物的 4 个控制测定值同时超过 $\bar{x}+1s$ 或 $\bar{x}-1s$ 控制限时,判断为失控;不能报告患者的结果。

(4)用 $10_{\bar{X}}$规则检验同一控制物:当同一控制物最近 10 个测定值落在平均数的同一侧时,判断为失控;不能报告患者的结果。

(5)用 $10_{\bar{X}}$规则检验不同的控制物:当最近的 10 个连续的控制测定值落在平均数的同一侧时,判断为失控;不能报告患者结果。

5. 当没有规则违背统计控制时,判断为在控;报告患者的结果。

6. 当分析过程是失控时

(1)在违背的控制规则的基础上确定发生分析误差的类型(随机或系统误差)。当违背了 1_{3S}或 R_{4S}控制规则时,误差很可能是随机误差。当存在系统误差时,它很可能由 2_{2S}、4_{1S}或 $10_{\bar{X}}$规则检出。两个不同控制物的检查将帮助检出在这些控制物整个浓度范围发生的误差。单个控制物的检查将帮助检出在特定浓度范围发生的误差。

(2)参考故障检修指南检查测定过程对发生分析误差类型的影响。

(3)纠正问题,然后重新分析控制物和患者的标本,由同一方法进行统计检验。在评价新批的控制状态上,不能包括前面失控批的控制数据。

(4)当违背统计控制时(即任何控制规则都给出失控信号时),询问主管人员关于报告数据的决定。

7. 当违背统计控制时,在下列情况可决定报告患者的结果:

(1)控制问题是由于控制物本身的问题。

(2)控制问题来源于独立的事件,其不影响其他的分析批(例如,两个控制物互换或书写的误差)。

(3)在浓度范围上出现的控制问题不同于患者样本的浓度,以及分析过程在患者样本的浓度范围实际上是在控的。

(4)分析误差的大小相对于医学实用性要求是小的。在这种情况下,要求专业性判断,基于医学实用性误差限知识(例如,总误差要求),分析结果的解释及使用的理解,以及经验。最好是与其他有经验的分析人员商议或与主管分析人员商议作出决定。

四、控制数据解释举例

图 17-5 显示出应用多规则控制方法获得的一些控制测定值。两种控制图是对于同一批分析的两个不同控制物。用已选定的控制值来阐明在许多不同情况下应该如何解释控制数据。

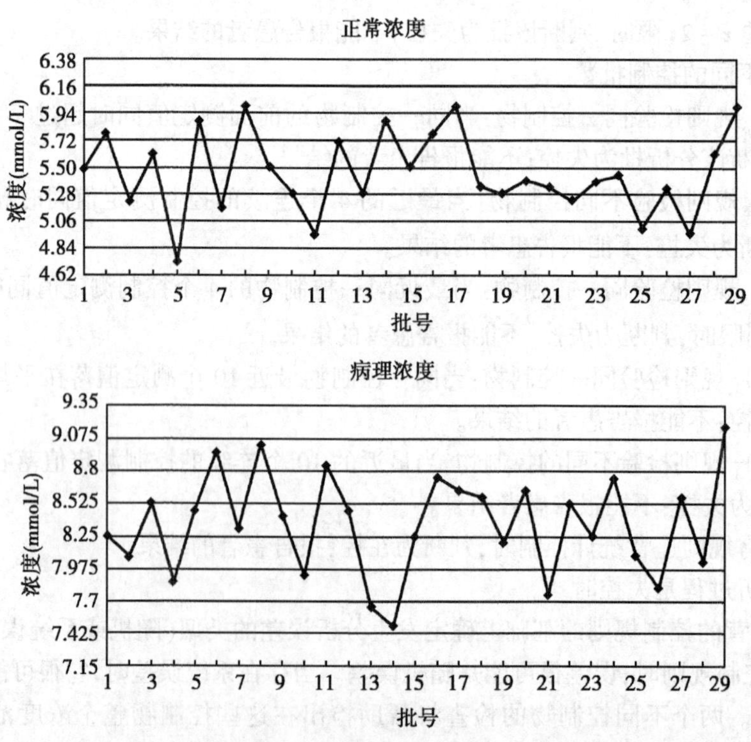

图 17-5　$1_{3S}/2_{2S}/R_{4S}/4_{1S}/10_{\bar{X}}$多规则控制方法控制图举例

第 5 批。高浓度控制物的测定值在它的 2s 控制限内，但低浓度控制物的测定值超过它的 -3s 控制限。根据 1_{3S}规则，应该判断该分析批为失控。很可能发生的是随机误差。

第 6 批。高浓度控制物的测定值超过它的 +2s 控制限，但低浓度控制物测定值在它的 ±2s 限之内，这是可能问题的警告。使用 1_{3S}、2_{2S}和 R_{4S}控制规则对控制数据作进一步的检查并不能证实问题。4_{1S}和 $10_{\bar{X}}$控制规则的应用是不可能的，因为前面已失控，且仅在当前批获得两个控制数据；则该批在控。

第 8 批。两个控制物的测定值超过它们各自的 +2s 限；因此，根据 2_{2S}规则（不同控制物），判断为失控。在控制物整个浓度范围很可能发生了系统误差。

第 11 批。两个控制物的测定值超过它们的 2s 限，但方向相反，由 R_{4S}规则判断为失控。其很可能发生随机误差。

第 13 批。高浓度控制物测定值超过它的 -2s 控制限，但低浓度控制物的测定值是在 2s 限之内，这可能是问题的警告。使用 1_{3S}、R_{2S}、R_{4S}和 4_{1S}规则对控制测定值作进一步的检验并不能证实问题。$10_{\bar{X}}$规则的应用是不可能的，因为第 11 批已失控，并且只获得 4 个控制测定值。则该分析批在控。

第 14 批。高浓度控制物的测定值再次超过它的 -2s 限。根据 2_{2S}规则（高浓度，不同批），判断为失控。在高浓度范围可能发生系统误差。

第 17 批。低浓度控制物的测定值超过它的 +2s 限。根据 4_{1S}规则不同控制物证实可能有问题的警告。每一控制物最近两个测定值超过它们各自的 +1s 控制限，应判断为失控。在整个控制物浓度范围很可能发生系统误差。

第 25 批。低浓度控制物的测定值超过它的 -2s 限，由其他的规则检查并不能提供失控的依据，则判断为在控。

第 27 批。低浓度控制物的测定值超过它的 -2s 限，检查揭示控制物的最近 10 个测定值落在平均数的同一侧（下侧）。根据 $10_{\bar{X}}$规则应判断为失控。很可能发生了系统误差。

第 29 批。高浓度控制物的测定值超过它的 +3s 限，并且低浓度控制测定值超过它的 +2s 限，根据 1_{3S}或 2_{2S}控制规则，应该判断为失控。在整个控制物浓度范围内很可能发生了系统误差，因为两个控制物超过了它们各自的 +2s 控制限。

备选方法的描述。图 17-6 显示了两个控制物测定值输入到每一表格控制图的情况。图 17-7 显示在 Z 分数控制图上数据，其在单个图上结合了两个控制物的测定值。

表 17-1 汇总了控制图上数据的解释，提供了批号，接受/拒绝决定，违背的控制规则。重要的是要注意 R_{4s}规则仅应用于批内，因此，批间的系统误差不能错误地解释为随机误差。然而，规则可应用于不同的控制品，意思是一个控制结果可以是低浓度的控制品，另一个控制结果可以是高浓度控制品，只要它们是在同一批。另一方面，注意 2_{2s}、4_{1s}和 $10_{\bar{x}}$规则可应用于不同的批和控制品。这就有效地增加了 n，并改进方法的误差检出的能力。

批号	高浓度控制物									低浓度控制物									在控或失控	违背的控制规则
	$<-3S$ 7.425	$\geqslant-3S$ 7.425	$\geqslant-2S$ 7.70	$\geqslant-1S$ 7.975	$\bar{x}$ 8.25	$\leqslant+1S$ 8.525	$\leqslant+2S$ 8.80	$\leqslant+3S$ 9.075	$>+3S$ 9.075	$<-3S$ 4.84	$\geqslant-3S$ 4.84	$\geqslant-2S$ 5.06	$\geqslant-1S$ 5.28	$\bar{x}$ 5.50	$\leqslant+1S$ 5.72	$\leqslant+2S$ 5.94	$\leqslant+3S$ 6.16	$>+3S$ 6.16		
1					8.25									5.50					在控	
2				8.09												5.775			在控	
3						8.53						5.23							在控	
4			7.87												5.61				在控	
5						8.47				4.73									失控	1_{3S}
6								8.97								5.89			在控	1_{2S}警告
7						8.31						5.17							在控	
8								9.02									6.00		失控	2_{2S}
9						8.42								5.50					在控	
10			7.92										5.28						在控	
11								8.86			4.95								失控	R_{4S}
12						8.47									5.72				在控	
13		7.65											5.28						在控	1_{2S}警告
14		7.48														5.89			失控	2_{2S}
15					8.25									5.50					在控	
16							8.75									5.78			在控	
17							8.64										6.00		失控	4_{1S}
18							8.58						5.34						在控	
19				8.20									5.28						在控	
20							8.64						5.39						在控	
21			7.76										5.34						在控	
22						8.53						5.23							在控	
23					8.25								5.39						在控	
24							8.75						5.45						在控	
25				8.09							5.01								在控	1_{2S}警告
26			7.81										5.34						在控	
27							8.58				4.95								失控	$10_{\bar{X}}$
28				8.03											5.61				在控	
29									9.19								6.00		失控	1_{3S}和2_{2S}

图 17-6　$1_{3S}/2_{2S}/R_{4S}/4_{1S}/10_{\bar{X}}$多规则控制方法表格图应用举例

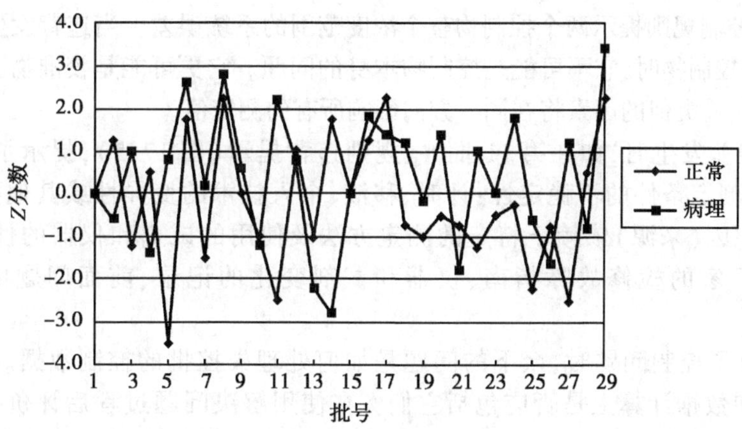

图 17-7　$1_{3S}/2_{2S}/R_{4S}/4_{1S}/10_{\overline{X}}$ 多规则控制方法 Z 分数图的应用举例

表 17-1　使用 Westgard 多规则方法控制数据解释举例

	批的决定		违背的控制规则					误差类型	
批数	接受	失控	1_{3s}	2_{2s}	R_{4s}	4_{1s}	$10_{\overline{x}}$	随机误差	系统误差
5		×	×					×	
6	×								
8		×		×					×
11		×			×			×	
13	×								
14		×		×					×
17		×				×			×
25	×								
27		×					×		×
29		×	×	×					×

五、解决控制问题

当多规则控制方法给出失控信号时，则应开始解决问题。分析人员的第一个反应通常是准备及重新分析新的控制物标本。然而，当使用多规则控制方法时，这可能不是最有效的反应，因为：①控制规则的选择，假失控的个数应该是很少的；②包括了两个不同浓度的控制物已经减少控制物本身不稳定的问题。调查测定方法本身才是最有效的方法。

作为起点，违背的特定控制规则可指出误差的类型——随机或系统误差。违背 2_{2S}、4_{1S} 或 $10_{\overline{X}}$ 规则说明存在系统误差；而违背 1_{3S} 或 R_{4S} 规则提示为随机误差。当系统误差很大时，也可观测到 1_{3S} 规则违背；当随机误差很大时，可能违背任何规则。违背的规则并不是发生误差类型的绝对指征，但它提示调查问题的最初方向。

误差发生类型是重要的，因为它提示可能的原因或问题的来源。例如，在第 8 批

(图 17-5) 2_{2S}控制规则提示两个控制物整个浓度范围的系统误差。当违背发生在同一批两个不同浓度的控制物时,它不可能是控制物本身的问题。它更可能是校准物、仪器校准、试剂空白的问题、或类似的因素将在同一方向影响所有的测定值。

当随机误差发生时,如在第 11 批 R_{4S}规则违背提示(图 17-5),提示了几个不同的原因:试剂或测定条件的不稳定性;计时、移液、个人技术的变异性或其他类似的因素。误差可能的原因(来源)依赖于特定的测定方法及使用的试剂和仪器的性质。分析人员将借助于厂家的检修故障指南、仪器和试剂变化的记录、前面问题的记录,以及经验。

当已解决了控制问题时,余下的问题是如何处理失控批的控制数据。在进一步控制状态评价和数据计算上是否应包括它们?在使用解决问题过程后评价控制状态时,分析人员的目的是评价新校正测定过程的控制。最好是在下一批通过增加控制测定值个数来完成,而不是利用来源于前面批的任何测定值。执行控制数据的计算来更新控制限,目的是仅描述测定过程的稳定性能。在计算中不应包括在不稳定操作过程(失控)获得的数据,因为它增加了标准差(s),也就加宽了控制限,从而降低了控制方法的误差检出能力。

六、性能特征

应该考虑间断和持续误差两者的检出,其要求确定失控概率和平均批长度。性能的评价稍微比单规则控制方法复杂,因为这种多规则方法由于包括 4_{1S}和 $10_{\bar{X}}$控制规则,其有效地积累过去的控制测定值。

(一) 失控概率

见第十六章图 16-10 为 Westgard 多规则的功效函数图。图 16-10(下)的功效曲线显示的是随机误差的检出,不同的曲线表示每批不同的控制测定值个数。因为 1_{3S}和 R_{4S}规则仅用于同一单批内(维持它们对随机误差而不是对系统误差的选择性),没有从过去的数据获得随机误差的额外检出。

图 16-10(上图)为该控制方法检出系统误差的功效曲线。

(二) 平均批长度

在第十六章描述了计算过程,从上面的功效函数图中的假失控概率能确定平均批长度。由假失控概率公式 16-1($ARL_a=1/\mathrm{Pfr}$)能计算在控质量的平均批长度(ARL_a);失控质量的平均批长度($ARLr$)要求使用公式 16-2 以及表格计算过程,因为误差检出概率在批之间不固定,如在前面例子所示(表 16-4)。通过使用适当批数的概率把 P_{ed}值的变化考虑进去。

表 17-2 显示 $1_{3S}/2_{2S}/R_{4S}/4_{1S}/10_{\bar{X}}$多规则控制方法检出相当于 1.5$s$ 持续的系统偏移 $ARLr$ 计算的例子。从图 16-10 的功效函数图上能获得误差检出概率,其显示在第一批检出 1.5s 的概率为 0.19,当 2~4 批误差持续时,概率为 0.36,以及当第 5 批或更多批误差持续时,概率为 0.66。注意在表 17-2 中,对于第一批输入概率 0.19,第二批到第四批输入 0.36,第五批和更多批时输入概率 0.66。计算的平均批长度为 2.98,意思是在检出相当于 1.5s 持续偏移之前,平均来说,需要大约三批。

表 17-2　$1_{3S}/2_{2S}/R_{4S}/4_{1S}/10_{\overline{X}}$多规则控制方法平均批长度(ARL)的计算,$N=2$,系统偏移相当于 1.5s

批号(批长)	当批 P_{ed}	误差比例			
		本批之前未检出	本批检出	累积检出	计算对 ARL 的贡献
1	0.190	1.000	0.190	0.190	0.190
2	0.360	0.810	0.292	0.482	0.583
3	0.360	0.518	0.187	0.668	0.560
4	0.360	0.332	0.119	0.788	0.478
5	0.660	0.212	0.140	0.928	0.701
6	0.660	0.072	0.048	0.975	0.286
7	0.660	0.025	0.016	0.992	0.113
8	0.660	0.008	0.006	0.997	0.044
9	0.660	0.003	0.002	0.999	0.017
10	0.660	0.001	0.001	1.000	0.006
11	0.660	0.000	0.000	1.000	0.002
12	0.660	0.000	0.000	1.000	0.001
					ARL = 2.982

应该确定不同误差大小下的平均批长度。表 17-3 提供了上述 $1_{3S}/2_{2S}/R_{4S}/4_{1S}/10_{\overline{X}}$多规则控制方法的平均批长度。对于误差为 0.0 的平均批长度相当于在假失控之间的平均批长度(*ARL*a)。其他的数据表示系统误差从 0.5*s* 到 3.0*s* 的平均批长度(*ARLr*)。对于随机误差增加能进行类似的计算,但因为对于这一特定的多规则方法 P_{ed}在批之间没有变化,从 $1/P_{ed}$就能估计持续随机误差的 *ARLr*。

表 17-3　$N=2$,不同大小系统误差时,$1_{3S}/2_{2S}/R_{4S}/4_{1S}/10_{\overline{X}}$多规则控制方法的平均批长度

系统偏移的大小	平均批长度
0.0s	100
0.5s	19
1.0s	5.9
1.5s	3.0
2.0s	2.0
3.0s	1.2

(三) 应用实例:尿素氮

为了比较 $1_{3s}/2_{2S}/R_{4S}/4_{1S}/10_{\overline{X}}$多规则控制方法与 Levey-Jennings 控制图的性能,我们将再一次使用第十章尿素氮的例子,其计算的医学上重要误差的大小 $\triangle REc=1.78$,$\triangle SEc=1.83s$。从图 16-10,$N=2$ 时,假失控概率为 0.01;$N=4$ 时,假失控概率为 0.03,它们各自相

应的 *ARLa* 值分别为 100(1/0.01)和 33(1/0.03)。当 $N=2$ 时检出临界随机误差的概率为 0.24,当 $N=4$ 时,误差检出概率为 0.47。由于没有使用过去的控制数据获得额外的误差检出,P_{ed} 是固定的,且由 $1/P_{ed}$ 能计算临界随机误差的 *ARLr*,其值为 4.2(1/0.24)和 2.1(1/0.47)。

在表 17-4 中比较了 Levey-Jennings 控制图与 $1_{3S}/2_{2S}/R_{4S}/4_{1S}/10_{\overline{X}}$ 控制方法的性能特征。与 ±2*s* 控制限 Levey-Jennings 控制图(1_{2S}规则)相比较,多规则控制方法($N=2$)能提供与 1_{2S}($N=1$)差不多的误差检出;多规则控制方法($N=4$)能提供与 1_{2S}($N=2$)差不多的误差检出。在两种情况下,多规则控制方法具有较少的假失控。尽管由于增加的控制测定值个数稍微抵消获得的生产率,但能保证相同的质量。

在与 Levey-Jennings 控制图 ±3*s* 控制限相比较上,当 $N=2$ 时,多规则控制方法能检出大约两倍的误差,而假失控概率很小或没有变化。取得了高质量而又未增加控制测定值个数,因为控制测定值在解释上是很关键的。当 $N=4$ 时,多规则控制方法的误差检出再一次比 1_{3S}规则要高得多,特别是对于间断和持续的系统误差。因此,使用多规则控制方法提高了分析过程的质量,而很少影响生产率。事实上,多规则控制方法($N=4$)在执行上差不多与 1_{3S}控制规则($N=8$)一样。因此,使用多规则控制方法将提供大约相同的质量,但具有较高的生产率,因为需要较少的控制测定值。

表 17-4　$1_{3S}/2_{2S}/R_{4S}/4_{1S}/10_{\overline{X}}$ 多规则控制方法的性能与 Levey-Jennings 控制图性能的比较

控制方法		没有误差		$\triangle REc=1.78$		$\triangle SEc=1.83s$	
	N	P_{fr}	*ARLa*	P_{ed}	*ARLr*	P_{ed}	*ARLr*
1_{2S}	1	0.05	20	0.26	3.8	0.42	2.4
	2	0.10	10	0.43	2.3	0.67	1.5
	4	0.18	5.6	0.75	1.3	0.90	1.1
1_{3S}	1	0.01	100	0.07	14	0.10	10
	2	0.01	100	0.14	7.4	0.17	5.9
	4	0.01	100	0.33	3.0	0.38	2.6
	8	0.02	50	0.51	2.0	0.57	1.8
多规则	2	0.01	100	0.24	4.2	0.33	2.2
	4	0.03	33	0.47	2.1	0.74	1.3

(四)应用实例:与 $1_{2.5S}$控制方法比较

Blum 已提出 $1_{2.5S}$单规则控制方法具有与 $1_{3S}/2_{2S}/R_{4S}/4_{1S}/10_{\overline{X}}$多规则控制方法相同的性能。对于 $N=2$ 和间断误差的检出,$1_{2.5S}$控制方法的误差检出概率是相似的(见第十六章第三节,$1_{2.5S}$规则的功效函数图),因为在同一批内仅使用两个控制测定值,并且仅使用 1_{3S}、2_{2S} 和 R_{4S}规则。对于 $N=2$ 和持续的系统误差,能应用 4_{1S}和 $10_{\overline{X}}$控制规则,因此增加了多规则控制方法的误差检出。在表 17-5 中比较了两种控制方法的平均批长度。一般的,$1_{3S}/2_{2S}/R_{4S}/4_{1S}/10_{\overline{X}}$多规则控制方法具有较好(较长)的 *ARLa*,即 100 对 36;系统偏移在 0.5*s* 到 1.5*s* 上有较好(较短)的 *ARLr* 值;对于较大的系统误差具有差不多的 *ARLr* 值。

表 17-5　$1_{2.5S}$单规则与 $1_{3S}/2_{2S}/R_{4S}/4_{1S}/10_{\bar{X}}$多规则控制方法($N=2$)的平均批长度

系统误差的大小	平均批长度	
	$1_{2.5S}$	$1_{3S}/2_{2S}/R_{4S}/4_{1S}/10_{\bar{X}}$
0.0*s*	36	100
0.5*s*	29	19
1.0*s*	8.1	5.9
1.5*s*	3.3	3.0
2.0*s*	1.9	2.0
3.0*s*	1.1	1.2

第二节　其他的多规则控制方法

一、修改的 Westgard 多规则控制方法

上面讨论的 $1_{3S}/2_{2S}/R_{4S}/4_{1S}/10_{\bar{X}}$算法在一般的情况下是有用的控制方法,但在一定的情况下能改善它们的实用性及性能,可改变控制规则;在一定的情况下,甚至可排除一些规则。有些其他的控制规则可能更适合于规定的控制测定值个数。有些控制规则能更好地用作“警告”而不是“失控”的判断信号。

(一) 修改规则用于计算机的执行

对于手工执行建议把 1_{2S}规则作为警告规则,把要求数据检查的时间减到最小。当 1_{2S}规则违背警告存在可能的问题时,仔细评价控制状态是非常的重要。当没有警告时,用 4_{1S}和 $10_{\bar{X}}$规则检验前面的控制数据可能需要花很多的时间;因此,在手工的应用上不需要使用这些规则。原则上,可能出现 4_{1S}和 $10_{\bar{X}}$规则的违背而又未造成 1_{2S}规则的警告,但模拟研究已显示出 1_{2S}规则启动应用和所有规则的自动应用的功效函数图之间没有差别。

当由计算机执行多规则控制方法时,可以排除 1_{2S}规则,由计算机自动地使用其他的规则。不需要 1_{2S}规则的警告,因为计算机很容易检验数据与所有规则的符合性。

(二) 修改规则用于不同的 *N* 值

当 N 值改变时,应该考虑使用不同的规则。当 $N=1$ 时,算法能减到只用 1_{3S}规则用于控制数据的检验。对于 $N=2$ 或 4 时,能使用所有的规则获得最大的误差检出。有些规则可应用于同一批,且有些可应用于不同的批,使用来源于前面批的数据可增加批之间的系统误差的检出。表 17-6 概括了随 N 改变可能使用的控制规则。

对于 $N=3$,能使用$(2of3)_{2S}$规则,当三个控制测定值中的两个超过给定的 2*s* 控制限,则判断为失控;注意规则没有要求两个连续的测定值超过 2*s* 限,仅仅是最近的三个测定值中的两个。不推荐用 3_{1S}规则代替 4_{1S},因为其假失控可能增加,特别是对于在优化测定过程中

没有排除测定过程中实际批之间的变化(大的批间标准差,s_b)。

一般的,$12_{\overline{X}}$规则比$10_{\overline{X}}$规则更有用,因为它更容易适合于具有2、3、4或6个控制测定值的分析批。例如当$N=3$时,使用$10_{\overline{X}}$规则是不适合的,它需要三批加上1/3批;可使用$9_{\overline{X}}$规则回顾三批,或$12_{\overline{X}}$规则回顾4批。同样的,对于$N=4$时,更好地使用$8_{\overline{X}}$规则回顾2批,或$12_{\overline{X}}$规则回顾三批。对于较高的N值,Carey等人已研究了不同规则,例如,n中m个值超过k个标准差类型的规则。具有这种类型规则的模拟程序对于高的N值在优化多规则控制方法的设计上证明是有用的。也可考虑使用平均数和极差控制方法,或平均数和标准差(卡方规则)控制图。

表17-6　适合于不同控制测定值个数控制规则的概括

N	推荐的控制规则	
	单独批	连续批
1	1_{2S}	4_{1S}
2	$1_{3S}/2_{2S}/R_{4S}$	$4_{1S}/10_{\overline{X}}$或$12_{\overline{X}}$
3	$1_{3S}/(2of3)_{2S}/R_{4S}$	$9_{\overline{X}}$或$12_{\overline{X}}$
4	$1_{3S}/2_{2S}/R_{4S}/4_{1S}$	$8_{\overline{X}}$或$12_{\overline{X}}$
6	$1_{3S}/2_{2S}/R_{0.05}/4_{1S}$	$12_{\overline{X}}$

(三)修改规则降低假失控

当$N=6$时,假失控概率增加,其主要原因在于R_{4S}规则的假失控。排除R_{4S}规则将减少假失控,而没有影响系统误差的检出,但将减少随机误差的检出。通过增加控制限到4.8s来修改R_{4S}规则将保持低的假失控而又维持合理的随机误差的检出。事实上,这个量值是执行定量的极差规则,即是$R_{0.01}$规则,而其他的规则检出系统误差不变(见第十五章第二节表15-1计算控制界限的系数,例如$N=6$,系数是4.76)。

(四)修改规则降低误差检出

分析人员应该认识到4_{1S}和$10_{\overline{X}}$规则对小的系统误差的敏感,其在某些情况下,可能没有考虑足够的大就要求判断分析批失控。例如,有些仪器系统在与试剂批之间差异上相关显示出小的偏移。如果重新校准仪器未能消除小的批间差异,4_{1S}和$10_{\overline{X}}$规则将继续检出偏移,并且重复地警告分析人员它们的存在。如果确定不能进一步地减小或纠正偏移,然后不断的失控信号将成为烦恼的事情。在这种情况下,一旦作出判断不能进一步地减小或消除偏移,则应该停止使用这种规则。否则,它们具有与"假警告"一样的效果,以及当额外的问题发生时,可能防止对问题的解决。

(五)修改规则用于警告的目的

在此我们不是排除4_{1S}和$10_{\overline{X}}$规则,而是把它们作为警告规则,在从事新的分析批之前启动测定过程的检查,或要求进行维护过程防止误差变大而导致分析批的失控。图17-8是使用的多规则控制方法,其中4_{1S}和$10_{\overline{X}}$规则用于启动预防性维护过程。

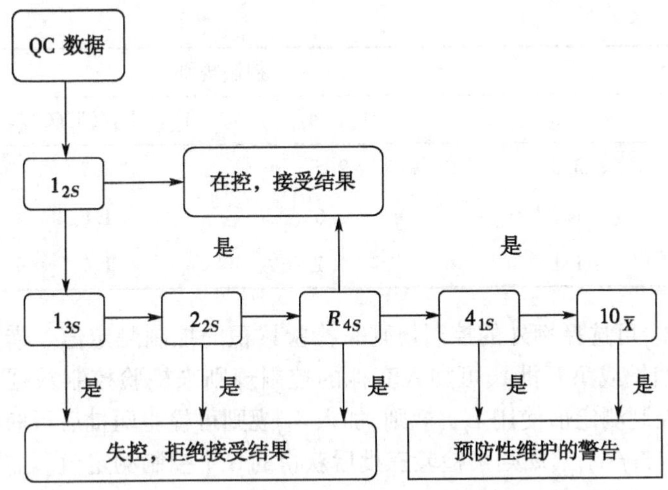

图 17-8　修改的 $1_{3S}/2_{2S}/R_{4S}/4_{1S}/10_{\overline{X}}$ 多规则方法，其 4_{1S} 和 $10_{\overline{X}}$ 提供预防性维护过程的"警告"

二、Blum 多规则方法

Blum 已推荐复杂的 10 个规则方法要求计算机执行。规则清楚地规定回顾性数据检查，包括使用回顾性地不同批和控制物的极差规则。由计算机模拟研究其假定分析误差在批之间持续，描述了 Blum 方法的性能特征。然而，没有以平均批长度描述性能特征，因此，作出结果的解释是困难的。Blum 和 Westgard 多规则方法对于系统误差显示出相似性，但 Blum 方法应该提供更好的随机误差的检出，因为使用了过去批的数据；然而，表现的效益由难以区分随机和系统误差而抵消。

三、控制方法选择或设计的含义

对于间断误差，失控概率依赖于在单批上控制测定值个数和用于检验单批的控制规则。一般来说，当 $N=1$ 到 4 时，能使用 1_{3S} 控制规则来检验误差分布的尾端。控制限越接近分布的平均数将增加误差的检出，但也增加了假失控。

尽管单规则控制方法对检出间断误差可能是满意的，通过加入其他的控制规则总是能提高持续误差的检出。表 17-7 给出的例子阐明了这一点，使用平均批长度比较不同设计的性能。因为将单规则转化为多规则总是能提高持续误差的检出，应该小心谨慎地考虑 Blum 推荐的具有 2.3s 到 2.6s 控制限的单规则方法。

表 17-7　**$1_{2.5S}$ 单规则控制方法与包括 $1_{2.5S}$ 规则的多规则方法（$N=2$）的平均批长度**

系统偏移大小	控制规则			
	$1_{2.5S}$	$1_{2.5S}/4_{1S}$	$1_{2.5S}/4_{1S}/(5of6)_{0.5S}$	$1_{2.5S}/4_{1S}/8_{\overline{X}}$
0.0s	36	34	22	27
0.5s	29	17	7.5	9.8
1.0s	8.1	6.5	3.4	4.2

续表

系统偏移大小	控制规则			
	$1_{2.5S}$	$1_{2.5S}/4_{1S}$	$1_{2.5S}/4_{1S}/(5of6)_{0.5S}$	$1_{2.5S}/4_{1S}/8_{\overline{X}}$
1.5*s*	3.3	2.5	2.2	2.4
2.0*s*	1.9	1.6	1.6	1.6
3.0*s*	1.1	1.1	1.1	1.1

对于持续误差,可选择额外的控制规则来检验累积的控制测定值。借助每一增加的批(达到第三批、第四批或第五批),可加入其他的控制规则来检验控制数据。一个实例就是在一批对另一个控制测定值使用 $1_{2.5S}$规则,加入 4_{1S}规则可检验两批后可获得的四个控制测定值,以及加入的$(5of6)_{0.5S}$规则来检验三批后获得的 6 个控制测定值。需要确定平均批长度来评价特定的设计及比较不同的设计。

从这种利用积累的控制测定值的控制方法结构来看,由多规则方法向累积方法的转变如期望的逻辑发展。控制规则如 4_{1S}和 $10_{\overline{X}}$考虑的是通过计算有多少个测定值落在一定界限之外控制测定值偏离均值的大致距离。累积和方法考虑的是每一控制测定值偏离靶值,通常是控制物的均值的精确距离,将差值加入到前面距离的累积和中。尽管这样的累积和方法可期望提供最高的系统误差检出,但它对随机误差非常的不敏感。累积和规则应与其他的规则结合在一起来提供对随机误差更好的检出,这再一次支持了选择多规则方法。已建立了包括累积和规则在内的多规则方法,并适合于手工和计算机应用。

第十八章

操作过程规范图

操作过程规范(operational process specifications,简称 OPSpecs)图显示的是测定方法的不精密度、正确度(偏倚)和已知质量保证水平达到规定质量要求需要采用的控制方法之间的一种线条图。OPSpecs 图可用于证实当前统计控制的方法是否适当,或选择新的控制方法是否能达到分析质量要求。由于不需计算临界误差并减少了不必要的操作,应用OPSpecs 图可简化设计控制方法的过程。只要将测定方法的不精密度和正确度标记在 OPSpecs 图上,就能直接查出选择的控制方法保证质量水平的能力。

第一节　规定操作要求

全面质量管理强调用“可操作”一词来描述需要什么样的技术要求及如何度量技术要求。具体到实验室检测工作来说,“可操作”的内涵是规定每天操作所需的精密度和正确度,以及保证常规操作能达到预期的质量要求所应采用的统计控制方法。

OPSpecs 一词是 operational process specifications 的缩写,指的是实验室测定工作的操作过程要求(规范),简称为操作要求(规范)(operational specifications)。它表述了为达到允许的不精密度和正确度所应采用的统计控制方法,以及保证常规操作能达到预期的质量要求的已知概率。换言之,OPSpecs 图包含了测定方法所允许的标准差和偏差、控制方法等信息,通过这些信息可获得质量保证的水平,进而可保证测定结果能够满足医学上的质量要求。

如图 18-1 所示,OPSpecs 图中 y 轴为允许的正确度(偏倚)(*bias%*),x 轴为允许的不精密度(%)。图中最高的斜线表示当测定方法非常稳定时的不精密度和正确度的最大允许限,规定总误差为偏倚(*bias*) +2*s*,此总误差常用于方法评价时判断是否可接受的标准。下面的三条斜线分别表示当测定方法不稳定存在系统误差时,需要用不同的控制方法(每条斜线代表一种控制方法)进行控制时的常规操作限。使用 OPSpecs 图时,将测定方法的不精密度和正确度画在图上,确定实验室的操作点(operational point),然后将它与不同控制方法的常规操作限比较。常规操作限高于操作点的控制方法是可采用的;它们可达到如图所规定的质量保证水平,且成为候选的控制方法。但最终选择还要考虑所需控制测定值个数、失控概率及执行的难易程度。

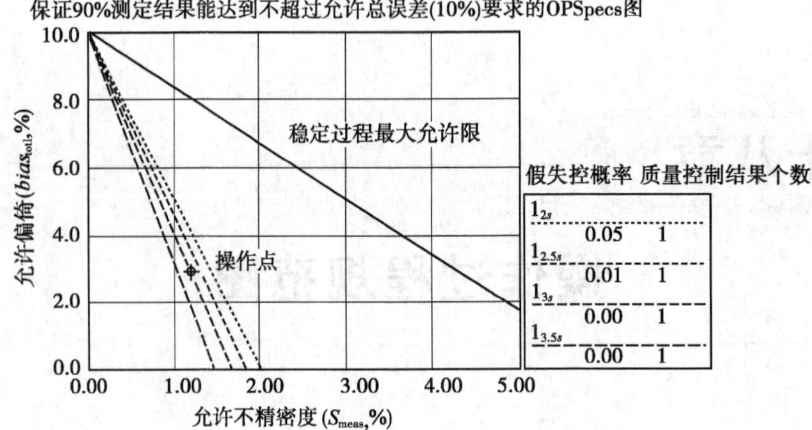

图 18-1 保证 90% 测定结果能达到不超过允许总误差(10%)要求的 OPSpecs 图。x 轴表示允许不精密度,y 轴表示允许正确度(偏倚)

OPSpecs 图是为快速评价保证每日常规测定操作能达到规定的质量要求所需常规操作条件(精密度、正确度和控制方法)而提供的简单图形工具。这种简化的方法是通过融合临界误差图和误差检出概率得到的。

第二节　从质量-计划模型导出操作过程规范图

一、质量-计划模型

建立质量-计划模型时,应考虑可能影响实验室试验结果的因素:从临床的角度看有生物变异(个体内变异)、分析前变异及测定变异等。从测定角度看则局限于测定的变异,如测定的不精密度、正确度(偏倚)、基质偏倚和控制等。

不论从测定或临床角度,都需要把质量要求转化为常规测定操作中的不精密度、正确度、控制规则和控制测定值个数以及它们之间的数学关系来表示。表示随机误差和系统误差的分量与美国 CLIA'88 能力验证(PT)或室间质量评价(EQA)标准之间的关系可用下式表示:

$$TE_{EQA} = |Bias_{meas} + Bias_{matx}| + \triangle SE_{cont}s_{meas} + z\triangle RE_{cont}s_{meas} \quad (18\text{-}1)$$

其中 TE_{EQA}是由 CLIA'88 能力验证(室间质量评价)规定的允许总误差(TEa);$Bias_{meas}$是测定方法的偏倚(稳定的正确度);$Bias_{matx}$是由于干扰和测定方法缺乏特异性的基质偏倚;s_{meas}是测定方法的标准差(稳定的不精密度),它与测定方法的灵敏度和检出限有关;$\triangle SE_{cont}$是系统误差的变化(不稳定的正确度)和$\triangle RE_{cont}$是随机误差的变化(不稳定的不精密度);后两者可由控制方法检出,z 是与超过质量要求概率有关的倍数(通常定为 1.65,其最大缺陷率为 5%)。

简化公式 18-1,用 $Bias_{totl}$ 表示 $Bias_{meas}+Bias_{matx}$,可得下式:

$$TE_{EQA} = |Bias_{totl}| + \triangle SE_{cont}s_{meas} + z\triangle RE_{cont}s_{meas} \quad (18\text{-}2)$$

用自动分析仪器测定时,一般选择的控制方法是用来检出系统误差,把$\triangle RE_{cont}$ 定为 1.0,提供的简化模型如下:

$$TE_{EQA} = |Bias_{totl}| + \triangle SE_{cont}s_{meas} + zs_{meas} \quad (18\text{-}3)$$

通过解决控制项(让$\triangle SE_{cont}=\triangle SE_{crit}$)可计算出测定方法达到质量要求时临界系统误差($\triangle SE_{crit}$)的值,以下式表示:

$$\triangle SE_{crit}=[(TE_{EQA}-|Bias_{totl}|)/s_{meas}]-z \tag{18-4}$$

在用手工方法测定时,应选择检出随机误差的控制方法,

则$\triangle SE_{cont}=0.0$,简化后的公式如下:

$$TE_{EQA}=|Bias_{totl}|+z\triangle RE_{cont}s_{meas} \tag{18-5}$$

通过解决控制项(让$\triangle RE_{cont}=\triangle RE_{crit}$)可计算出测定方法达到质量要求时临界随机误差($\triangle RE_{crit}$)的值:

$$\triangle RE_{crit}=(TE_{EQA}-|Bias_{totl}|)/zs_{meas} \tag{18-6}$$

这些公式对于理解分析过程的质量要求(TE_{EQA})、测定方法性能($Bias_{totl}$,s_{meas})和控制方法性能($\triangle SE_{cont}$,$\triangle RE_{cont}$)之间的关系是很实用的。还有其他应考虑的因素,如由校准过程、参考物等引起的偏倚和变异。建立了适当的质量-计划模型,如上面的公式,实验室可以确定常规测定过程中要求的实际工作条件。这些是操作的条件,是达到规定的分析质量的保证,包括允许的不精密度,允许的正确度(偏倚)和应采用的控制方法(控制规则、控制测定结果个数和已规定的分析质量保证)。

二、功效函数图与 OPSpecs 图之间的关系

控制方法提供的质量保证水平与检出造成超过质量要求的临界分析误差的概率有关。在应用质量-计划模型时,从功效函数图(分析批失控概率与该批发生随机或系统误差大小关系图)可查出某一控制方法的$\triangle SE_{cont}$和$\triangle RE_{cont}$值。

图 18-2 显示当 $N=2$ 时 1_{3s}控制规则(Levey-Jennings 控制图,控制限为平均数 ±3s)检出系统误差的功效函数图。功效曲线显示系统误差(或偏移)相当于 3.6s 时,其失控概率为 90%,偏移相当于 2.4s 时失控概率为 50%。如果用$\triangle SE_{crit}=3.6s$,1_{3s},$N=2$ 控制方法保证可取得所需分析质量的概率为 90%;如果用$\triangle SE_{crit}=2.4s$,其概率只有 50%。

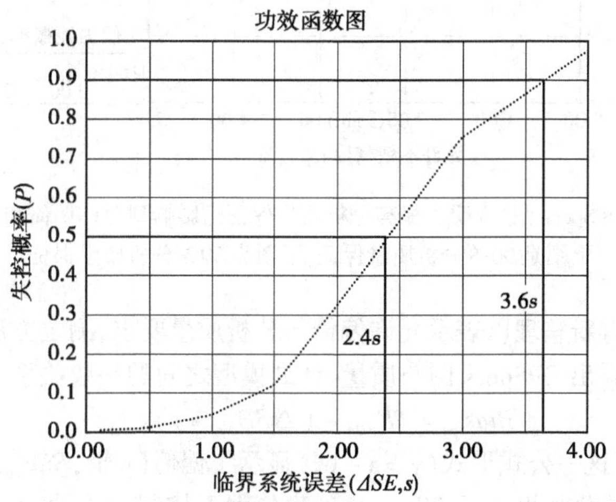

图 18-2　1_{3s},$N=2$ 功效函数图,显示 90% 和 50% 分析质量保证可检出系统误差的大小

将这些值作为$\triangle SE_{cont}$代入公式 18-3 后，就可算出 CLIA'88PT 的质量要求与测定方法不精密度、正确度（偏倚）以及分析质量保证水平之间的关系。图 18-3 所示为分析质量保证与测定方法性能特征间的函数关系。当质量要求为 10% 时，使用 1_{3s} 控制规则，$N=2$，就可满足要求。在图 18-3 的两个图中 y 轴为总允许偏倚（$Bias_{totl}=Bias_{meas}+Bias_{matx}$），x 轴为允许不精密度（$s_{meas}$）。上图为 90% 分析质量保证，下图为 50% 分析质量保证。用这一控制方法，为得到 90% 分析质量保证，必须使不精密度小于 1.9%。如欲得到 50% 分析质量保证，不精密度则只须小于 2.5%。如果允许偏倚增大，就必须进一步降低不精密度。

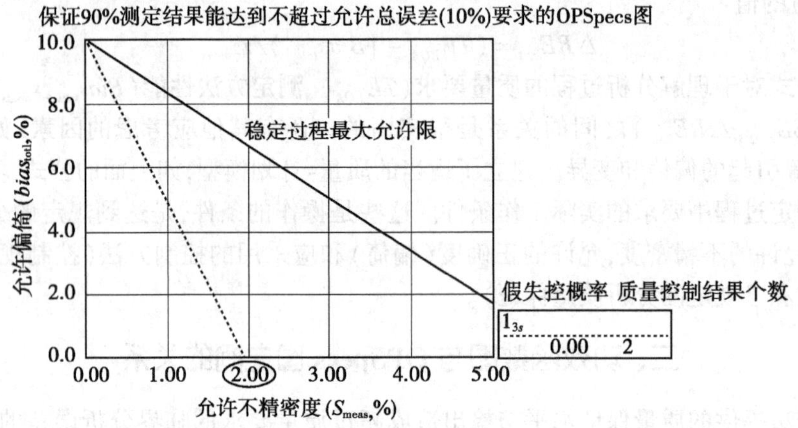

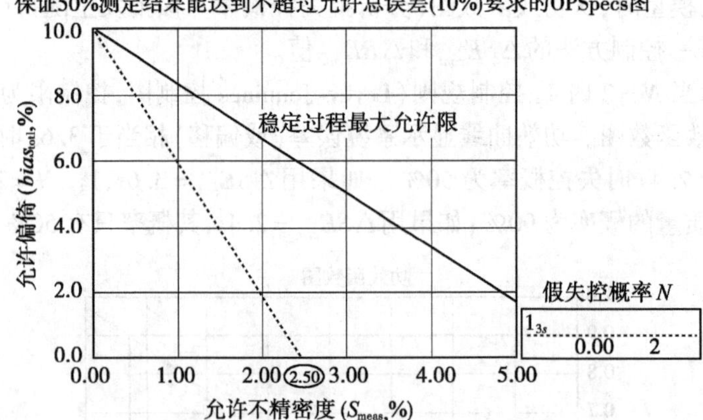

图 18-3　OPSpecs 图，说明了提高分析质量保证已影响到允许偏倚和不精密度。上图是 90% 分析质量保证，下图为 50% 分析质量保证

如将公式 18-3 重新整理以表示允许偏倚与分析质量要求，测定方法不精密度和控制性能的函数关系，可以看出 OPSpecs 图与质量-计划模型之间的一般关系，如下式：

$$Bias_{totl}=TE_{EQA}-(\triangle SE_{cont}+z)s_{meas} \tag{18-7}$$

如图 18-4 所示，这一公式形式（y = a + bx）显示了偏倚（y 轴，$Bias_{totl}$）与不精密度（x 轴，s_{meas}）的线性关系，y 轴截距相当于 TE_{EQA}，负斜率依赖于控制方法性能。不同的$\triangle SE_{cont}$值对不同的控制规则、不同的控制测定值个数及不同的误差检出水平（分析质量保证，AQA）可获得不同的允许偏倚限。

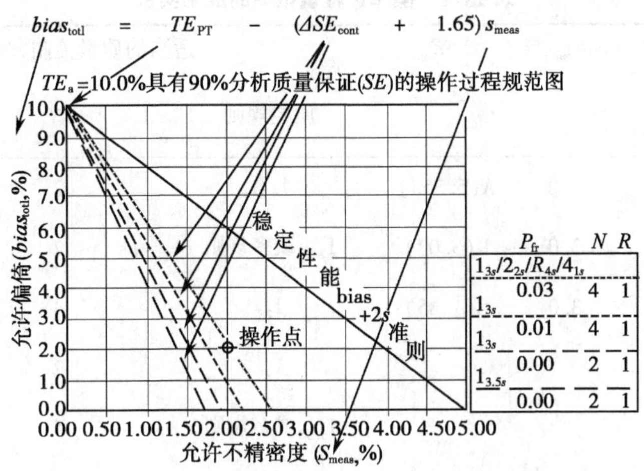

图 18-4　OPSpecs 图将分析质量-计划模型转化为图形描述

三、制作 OPSpecs 图

电子表格软件(如 Excel)能用于进行质量-计划模型要求的计算,并以图形方式表示结果。通过建立一系列 s_{meas} 值表就可计算出相应的 $Bias_{totl}$ 值,计算过程是相当容易的。ΔSE_{cont} 值相当于不同的质量保证水平,可从功效函数图中获得,这就提供了控制方法的规定输入量。其他输入量有质量要求、观测的不精密度和正确度等。图形显示 y 轴为 $Bias_{totl}$,x 轴为 s_{meas}。为了使图形可用于任何试验或项目,$Bias_{totl}$,s_{meas} 均用靶值或医学决定性水平的百分数表示。目前本作者已开发出专用软件 QCCS 和 QC Easy(见附录 M),就可用来绘制 OPSpecs 图。

在作 OPSpecs 图时,最常见的情况是在规定的质量要求下,使用具有规定的保证水平的各种控制方法取得所需的不精密度和正确度。对不同的质量要求和不同的保证水平制作出不同的图形。最有用的 OPSpecs 图是 90% 和 50% 保证水平时的图。

在应用这一过程时,描述对每一规定的质量要求性能时需 8 个特定的图形,N 为 2 和 4,具有 90% 和 50% 分析质量保证水平,以及 N 为 3 和 6,具有 90% 和 50% 分析质量保证水平。每一 OPSpecs 图描述了对几个选择的控制方法允许偏倚对允许不精密度的关系。每一操作线确定特定控制方法所允许的不精密度和偏倚最大的结合。

第三节　应用操作过程规范图

为了评价规定质量要求(如 CLIA 能力验证准则)的质量控制方法的适当性,首先选择试验规定质量要求的操作过程规范图,然后将观测的不精密度和偏倚标在图上确定操作点位置。通过确定高于操作点的操作线或限可识别出适当的质量控制方法。

表 18-1 提供了一些应用实例。其显示 10% 分析要求在一定医学决定性浓度的应用。

表 18-1 操作过程规范图的应用实例

试验名称	s_{meas}%	$bias_{totl}$,%	ΔSE_{crit}	适当的质量控制方法		
				质控规则	N	分析质量保证（系统误差）
钾	1.0	3.0	A(5.355)	$1_{3.5S}$	2	90%
葡萄糖	1.5	3.0	B(3.02)	$1_{2.5S}$或多规则	2	90%
钙	2.0	3.0	C(1.85)	1_{2S}	4	90%
				1_{2S}	2	50%
				$1_{2.5S}$或多规则	4	>50%
白蛋白	2.0	2.0	D(2.35)	$1_{2.5S}$或多规则	4	90%
总蛋白	2.0	1.0	E(2.85)	1_{2S}	2	90%
				1_{3S}	4	90%
尿素氮	2.0	0.0	F(3.35)	$1_{2.5S}$或多规则	2	90%
pCO_2	2.5	0.0	G(2.35)	$1_{2.5S}$或多规则	4	90%
胆固醇	3.0	0.0	H(1.68)	$1_{2.5S}$或多规则	4	50%

对于10%总误差要求的操作过程规范图可确定质量控制方法和质量保证水平，图18-5～图18-8显示 $N=2$ 和4，90%和50%质量保证的不同的质量控制方法。在这些图上显示的操作线是一些单规则质量控制方法，如 1_{2S}，$1_{2.5S}$，1_{3S}，$1_{3.5S}$，$1_{3S}/2_{2S}/R_{4S}$ 和 $1_{3S}/2_{2S}/R_{4S}/4_{1S}$ 多规则方法（MR）。

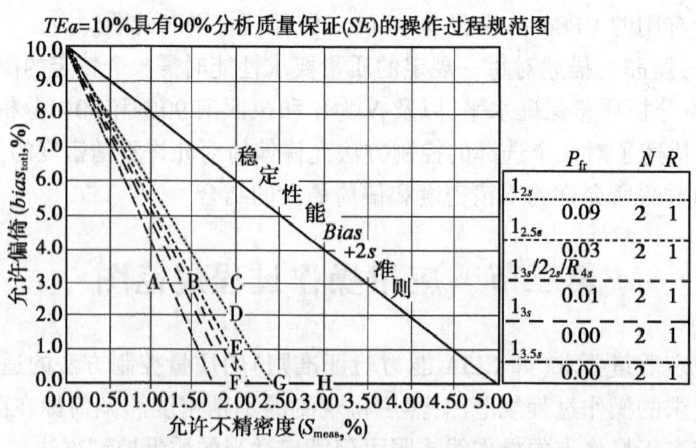

图 18-5 当使用质量控制方法，$N=2$，操作过程规范图提供90%保证满足10%能力验证准则

图 18-5 显示如果质量控制方法，$N=2$ 提供 90% 保证检出临界系统误差，偏倚和不精密度的操作限。例子 A，具有较大的 ΔSE_{crit}，$\Delta SE_{crit}=5.35s_{meas}$，显示的任意质量控制方法至少有 90% 概率检出这一较大的误差。例子 B 和 F，具有较小的 ΔSE_{crit}，$\Delta SE_{crit}=3.02s_{meas}$ 和 $3.35s_{meas}$，$1_{2.5S}$ 规则或 $1_{3S}/2_{2S}/R_{4S}$ 多规则方法提供 90% 保证检出其临界误差。例子 E，1_{2S} 规则，$N=2$ 具有 90% 的质量保证，但是，由于假失控为 9% 而导致操作成本较高。

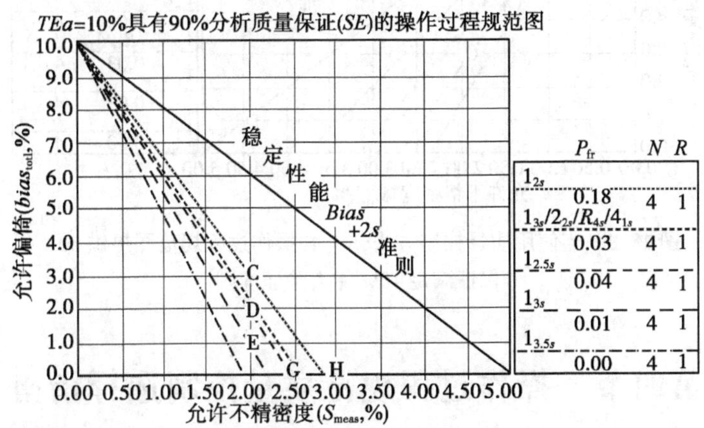

图 18-6　当使用质量控制方法，$N=4$，操作过程规范图提供 90% 保证满足 10% 能力验证准则

图 18-6 显示当 N 增加到 4 时，例子 E 显示使用 1_{3S} 质控方法具有 90% 的质量保证。例子 D 和 G 显示使用 $1_{2.5S}$ 规则或多规则方法提供 90% 质量保证。对于例子 C，1_{2S} 规则可提供 90% 质量保证，但由于其假失控率为 18%，导致操作成本较高。例子 H，没有任何质量控制方法可提供 90% 的保证。

图 18-7 显示 $N=2$，50% 质量保证的操作过程规范图。例子 C，可使用 $1_{2.5S}$ 进行质量控制。例子 H，1_{2S} 规则（具有 9% 的假失控率）具有 50% 的质量保证进行控制，图 18-8 显示当 N 增加到 4 时，$1_{2.5S}$ 规则可提供 50% 的保证，优先采用此方法，因为它只有 4% 的假失控率。

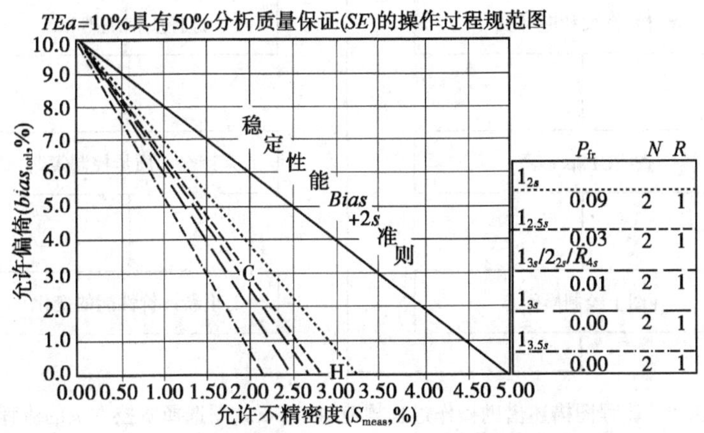

图 18-7　当使用质量控制方法，$N=2$，操作过程规范图提供 50% 保证满足 10% 能力验证准则

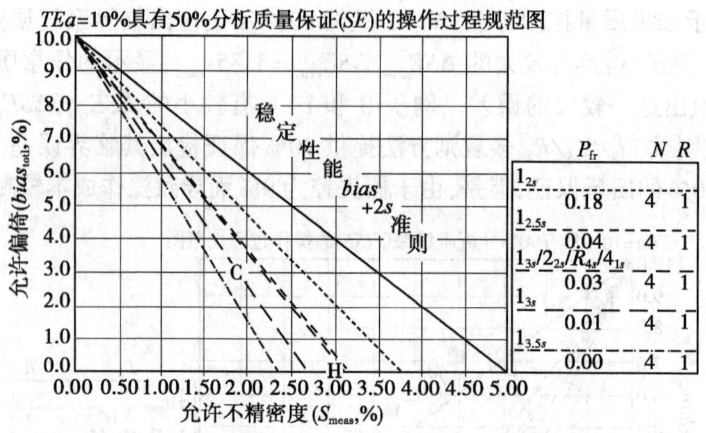

图 18-8　当使用质量控制方法，$N=4$，操作过程规范图提供 50% 保证满足 10% 能力验证准则

第四节　操作过程规范质量控制选择指南

如本书中提供的操作过程规范图，提供了最容易选择质控方法的程序。使用计算机程序可产生感兴趣的质量控制方法，对于临床或分析质量要求的特定的操作过程规范图。本文的指南是对 CLIA 能力验证分析质量要求和有限的质量控制方法是最常使用的，且在大多实验室很容易执行。

图 18-9 显示逐步的程序，详细描述如下。

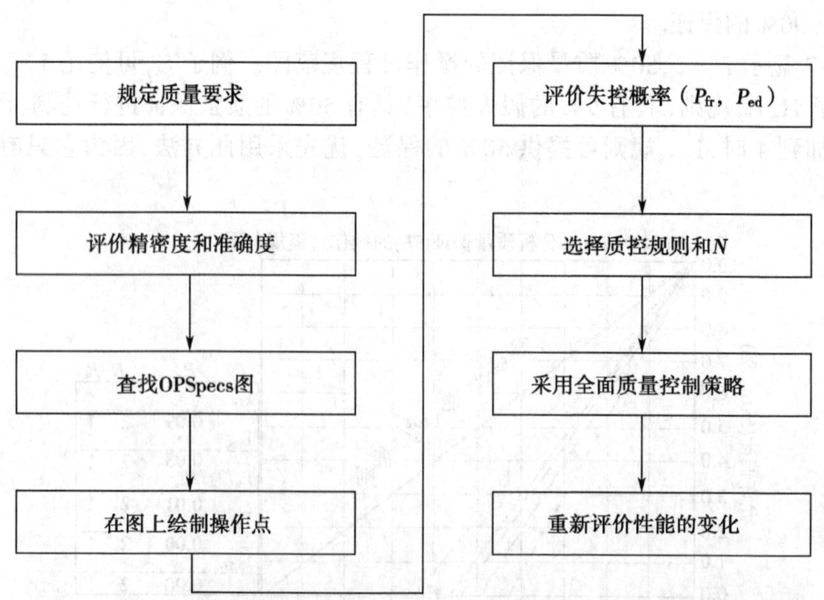

图 18-9　流程图描述借助操作过程规范（OPSpecs）图选择质控方法的流程图

1. 规定质量要求　对于感兴趣的试验，使用能力验证可接受准则作为必须达到最低质

量要求。当需要使用适当的医学决定水平时需要转化为百分数。

2. 评价精密度和正确度　从方法评价数据、室内质量控制数据或能力验证调查结果估计试验的不精密度和正确度。

3. 查找操作过程规范(OPSpecs)图　使用操作过程规范手册,找到规定质量要求和需要分析的质控物浓度水平个数的操作过程规范图。对于两个浓度水平的质控物,使用 $N=2$ 和4的图形。对于3个浓度水平的质控物,使用 $N=3$ 和6的图形。

4. 在图上绘制操作点　将你观测的不精密度和偏倚点在操作过程规范图上来确定你的操作点。开始采用较低 N 的图形和90%分析质量保证(AQA),然后再采用较高的 N 和90%分析质量保证的图形,最后是采用50%分析质量保证图形。记住:通过操作点的线并不能提供期望的误差检出;高于操作点的线可提供可能的误差检出,选择的质控方法可作为候选的方法。

5. 评价失控概率(误差检出概率 P_{ed},假失控概率 P_{fr})　检查操作过程规范图,并识别相应高于操作点的那些线的质控规则和 N。比较候选质控方法的误差检出和假失控概率。

6. 选择质控规则和 N　选择给出最高的误差检出、最低的假失控和最小 N 的质控规则和 N。

(1)如果不能取得90%分析质量保证,对于稳定的分析系统(仅有很少机会有问题)50%分析质量保证是可接受的。

(2)如果不能取得50%分析质量保证,及如果使用2个浓度水平的质控品,可使用 $N=4$ 的多规则质控方法,或使用 $N=2$,质控限为 $2s$ 的质控规则。如果使用3个浓度水平的质控品,不能取得50%分析质量保证,可使用 $N=6$ 多规则质控方法,或使用 $N=3$,质控限为 $2s$ 的质控规则。

7. 采用全面质量控制策略　基于期望误差检出的质量控制方法,选择全面质量控制策略。

(1)如果从90%分析质量保证图上选择质控方法,全面质量控制策略主要依赖于统计质量控制检验全分析过程,次要依赖于过程要素的特定检查。

(2)如果取得50%或更低的分析质量保证,方法的稳定性是很关键的,全面质量控制策略应将增加的重点放在预防性维护、仪器功能检查、性能验证试验、患者数据质量控制和操作人员的培训上。

(3)不论何时统计质控提供低于90%分析质量保证,都要试图改进测量程序的精密度、正确度和(或)方法的稳定性来取得对试验更好的控制。

8. 对性能改变的重新评价　当性能发生改变时,则需要重复这一计划过程。

第五节　操作过程规范图示例

本节提供的分析质量要求从5%到30%,质控结果个数为2,质控规则为 1_{2S}、$1_{2.5S}$、1_{3S}、$1_{3.5S}$规则和 $1_{3S}/2_{2S}/R_{4S}$多规则方法具有90%和50%分析质量保证的操作过程规范图。在这些图形上对不同的试验项目可进行适当的单规则和多规则质控方法的评价和确认。见图18-10～图18-25。

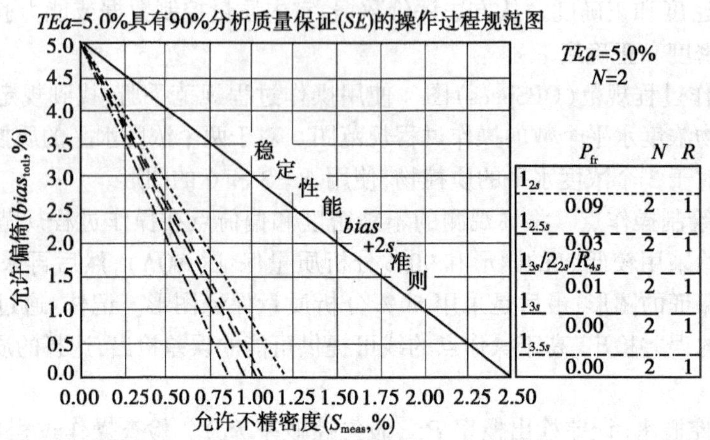

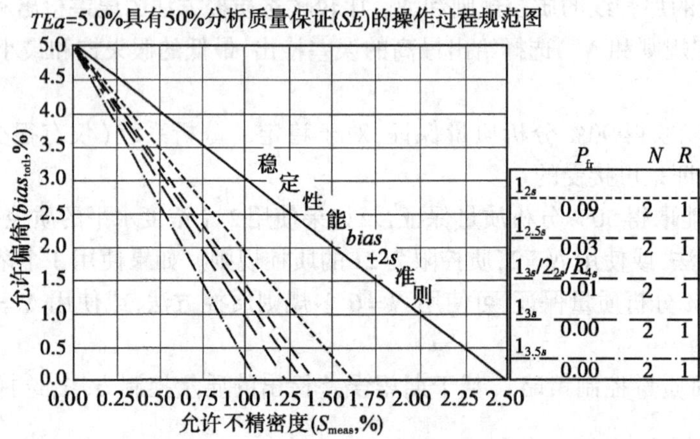

图 18-10　*TEa* 为 5.0% 对系统误差（*SE*）具有 90% 和 50% 分析质量保证（AQA）的操作过程规范图（*N*=2）

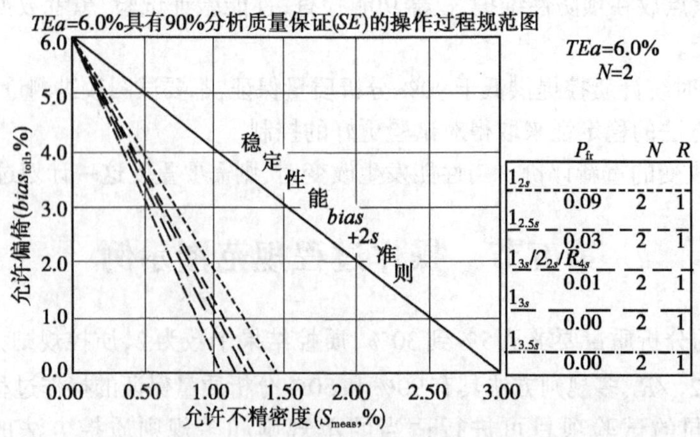

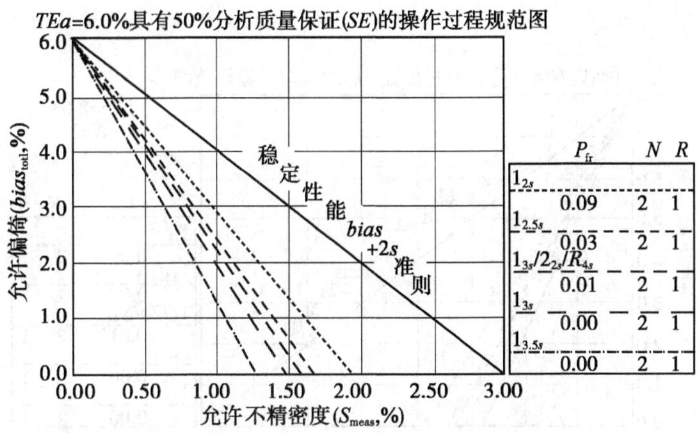

图 18-11　*TEa* 为 6.0% 对系统误差(*SE*)具有 90% 和 50% 分析质量保证(AQA)的操作过程规范图(*N*=2)

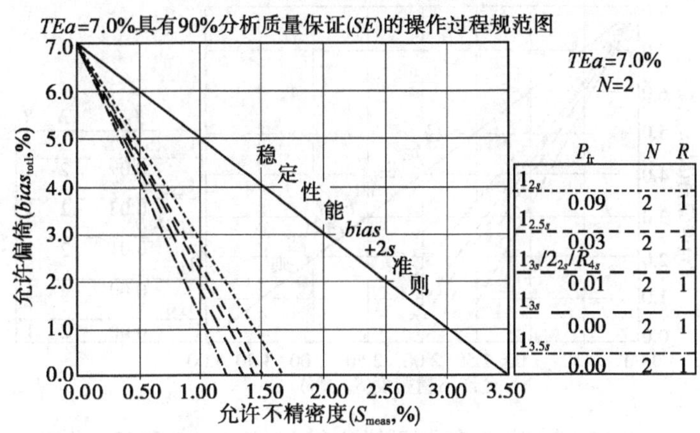

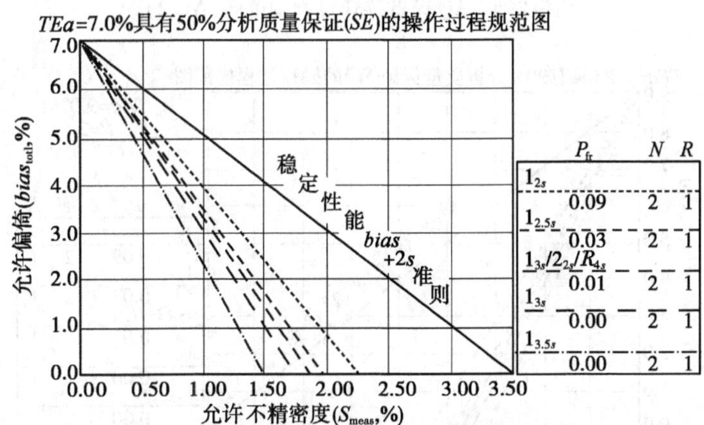

图 18-12　*TEa* 为 7.0% 对系统误差(*SE*)具有 90% 和 50% 分析质量保证(AQA)的操作过程规范图(*N*=2)

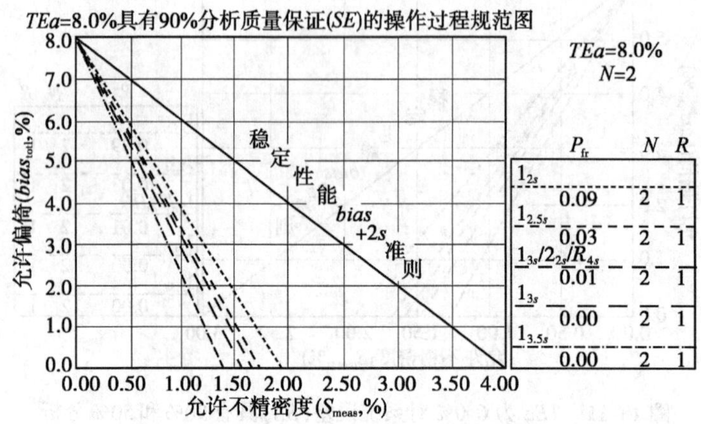

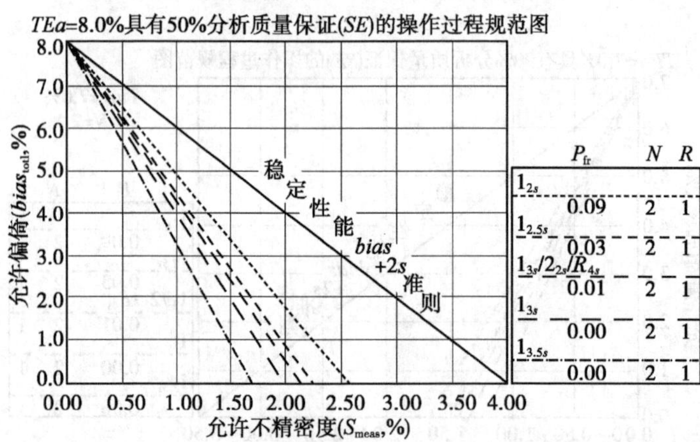

图 18-13 *TEa* 为 8.0% 对系统误差(*SE*)具有 90% 和 50% 分析质量保证(AQA)的操作过程规范图($N=2$)

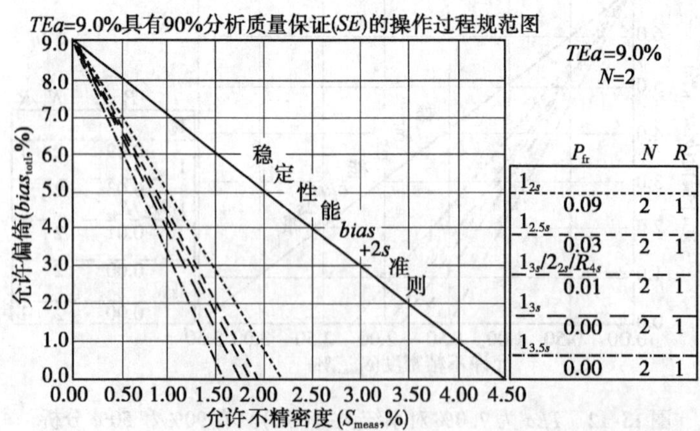

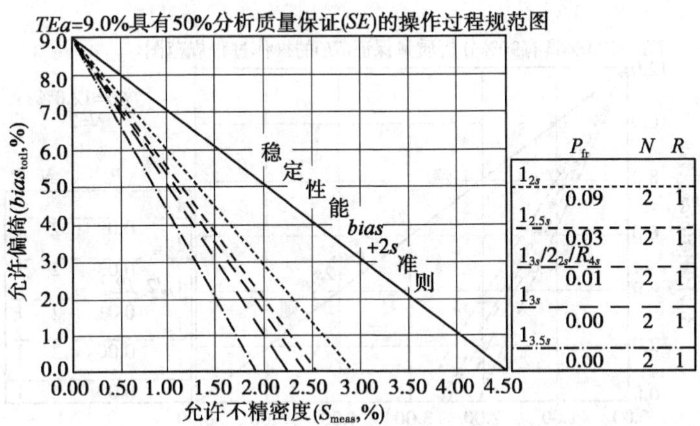

图 18-14　*TEa* 为 9.0% 对系统误差（*SE*）具有 90% 和 50% 分析质量保证（AQA）的操作过程规范图（*N* = 2）

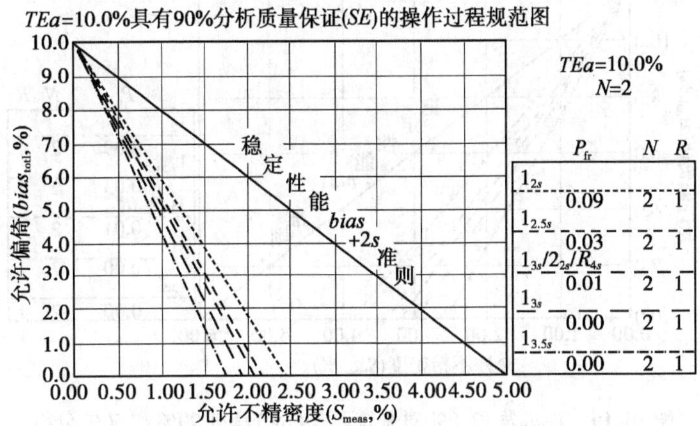

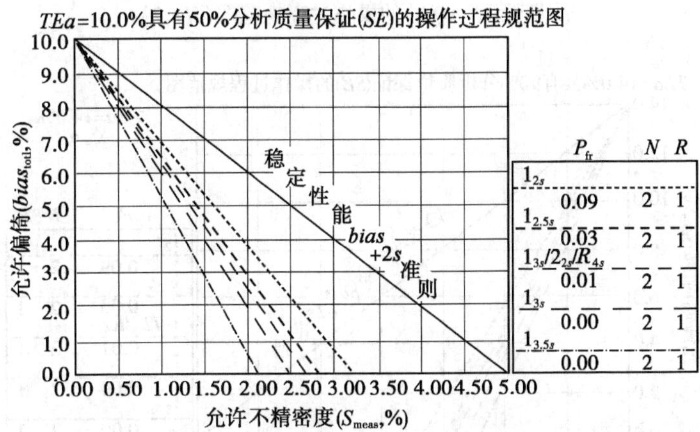

图 18-15　*TEa* 为 10.0% 对系统误差（*SE*）具有 90% 和 50% 分析质量保证（AQA）的操作过程规范图（*N* = 2）

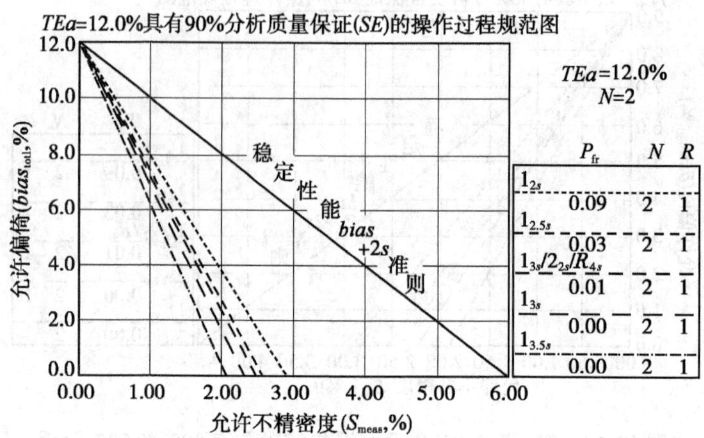

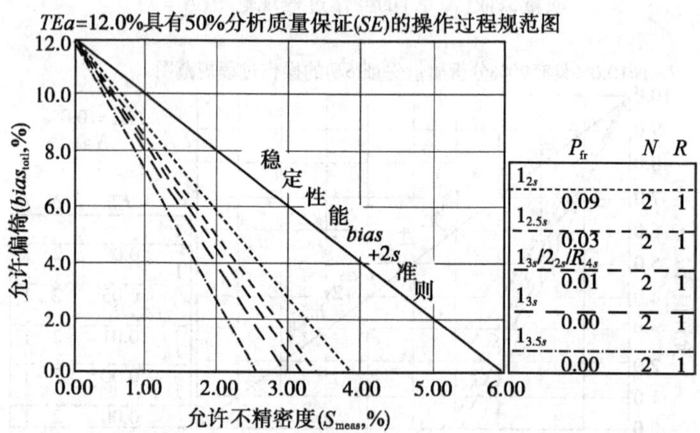

图 18-16 *TEa* 为 12.0% 对系统误差（*SE*）具有 90% 和 50% 分析质量保证（AQA）的操作过程规范图（$N=2$）

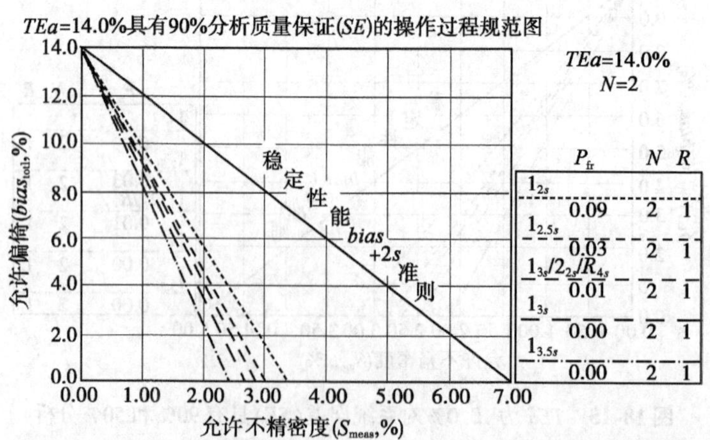

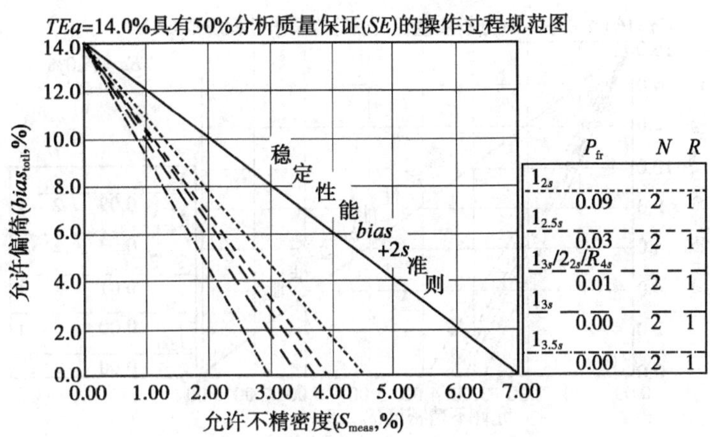

图 18-17　*TEa* 为 14.0% 对系统误差(*SE*)具有 90% 和 50% 分析质量保证(AQA)的操作过程规范图(*N*=2)

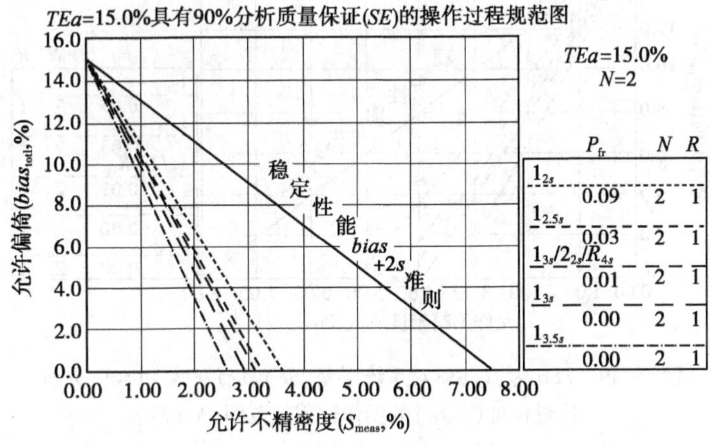

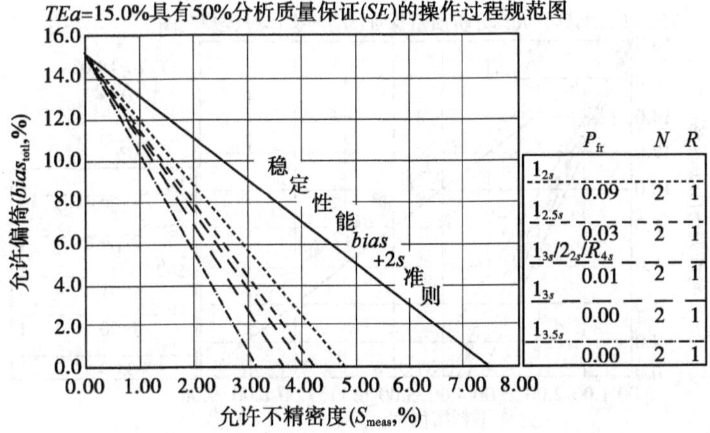

图 18-18　*TEa* 为 15.0% 对系统误差(*SE*)具有 90% 和 50% 分析质量保证(AQA)的操作过程规范图(*N*=2)

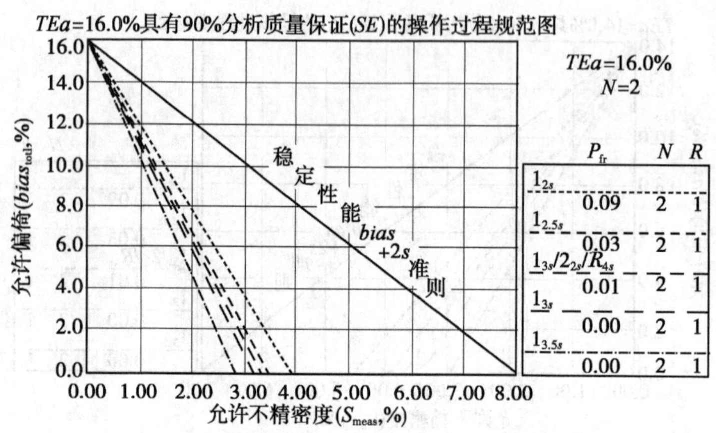

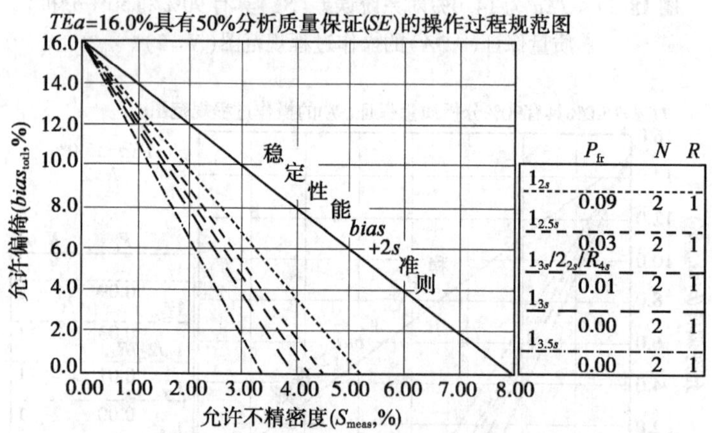

图 18-19 *TEa* 为 16.0% 对系统误差(*SE*)具有 90% 和 50% 分析质量保证(AQA)的操作过程规范图($N=2$)

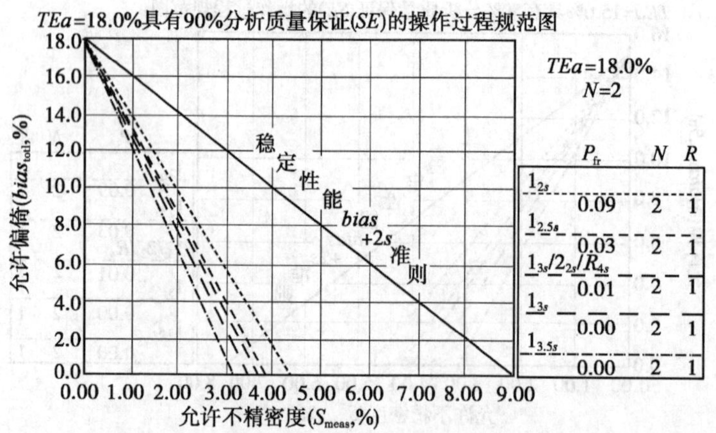

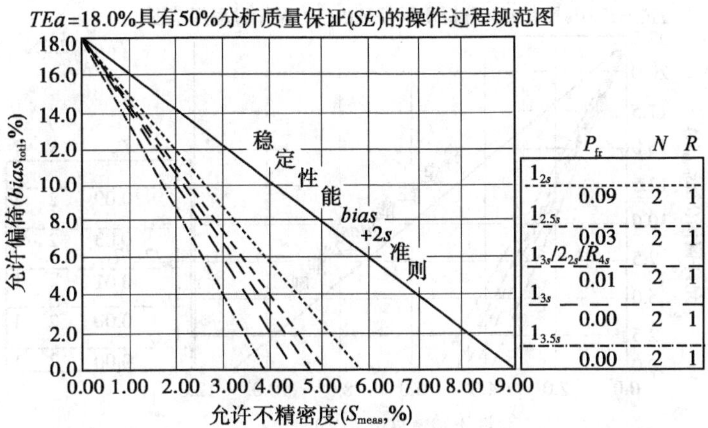

图 18-20　*TEa* 为 18.0% 对系统误差(*SE*)具有 90% 和 50% 分析质量保证(AQA)的操作过程规范图(*N*=2)

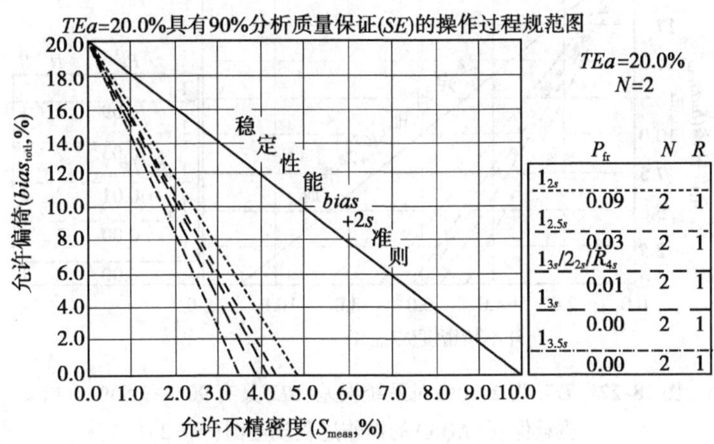

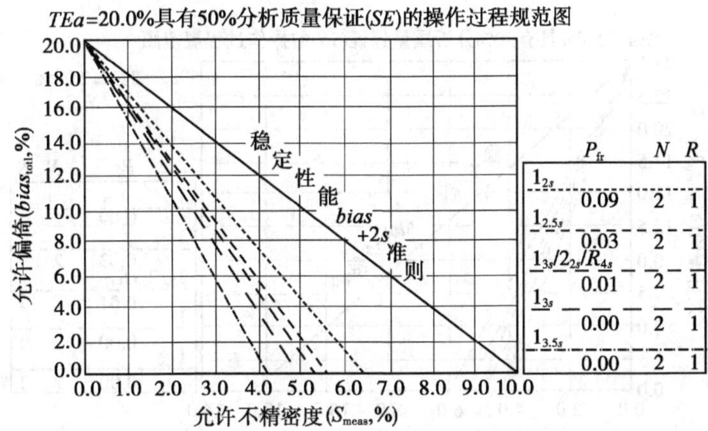

图 18-21　*TEa* 为 20.0% 对系统误差(*SE*)具有 90% 和 50% 分析质量保证(AQA)的操作过程规范图(*N*=2)

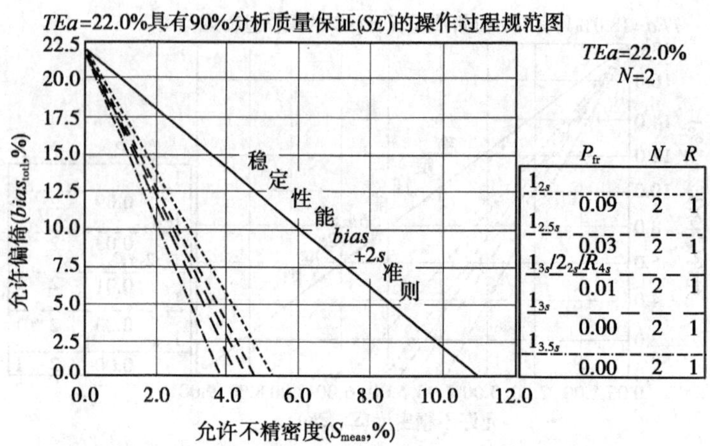

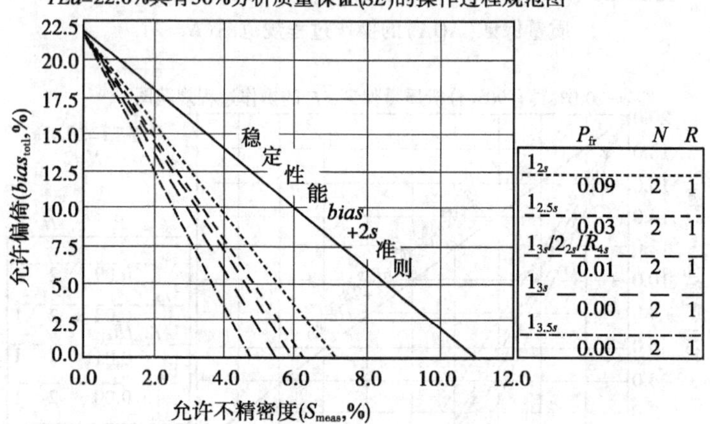

图 18-22　*TEa* 为 22.0% 对系统误差（*SE*）具有 90% 和 50% 分析质量保证（AQA）的操作过程规范图（$N=2$）

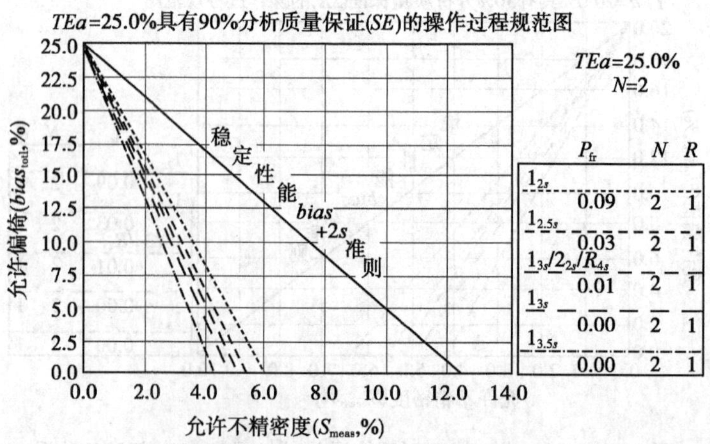

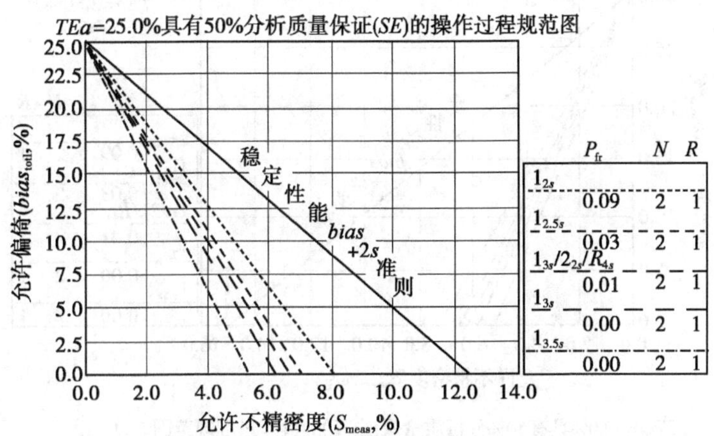

图 18-23　*TEa* 为 25.0% 对系统误差（*SE*）具有 90% 和 50% 分析质量保证（AQA）的操作过程规范图（*N*=2）

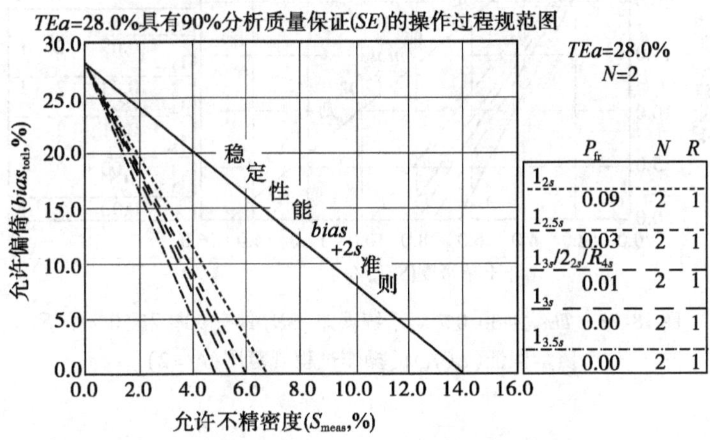

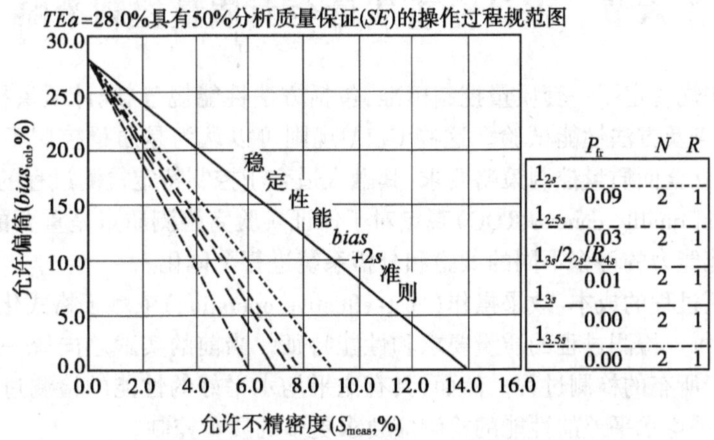

图 18-24　*TEa* 为 28.0% 对系统误差（*SE*）具有 90% 和 50% 分析质量保证（AQA）的操作过程规范图（*N*=2）

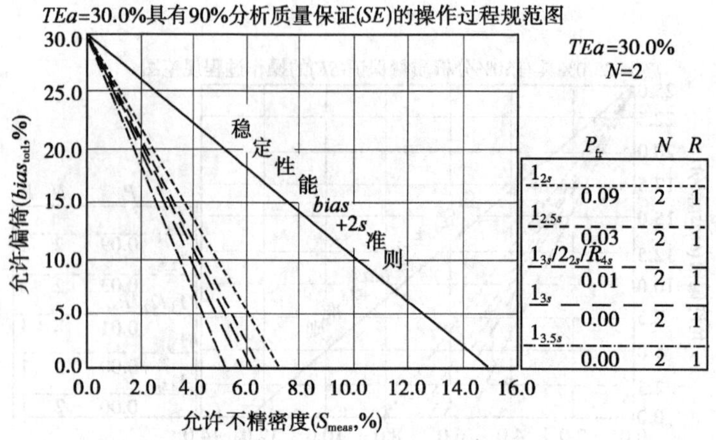

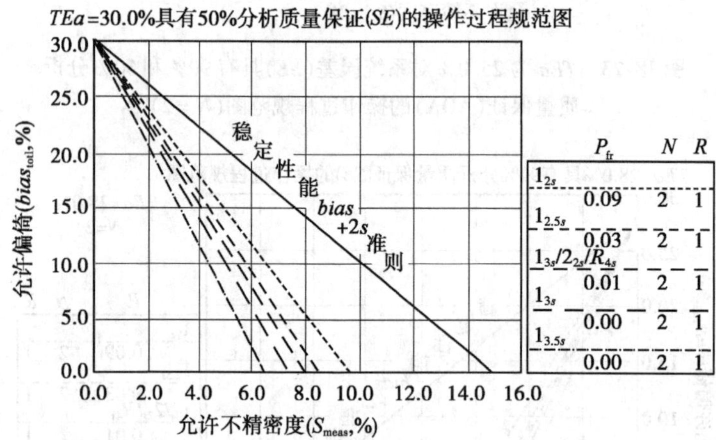

图 18-25　*TEa* 为 30.0% 对系统误差(*SE*)具有 90% 和 50% 分析质量保证(AQA)的操作过程规范图($N=2$)

第六节　保证分析质量全面质量控制策略

美国政府法规规定了一套质量控制标准,包括方法性能规范、统计质量控制、预防性维护、仪器功能检查及方法性能试验。这些 CLIA 规则可以认为是质量控制不同组成部分的单独要求,或建立全面质量控制策略要求,其融入适合于控制特定检测过程的组成部分。全面质量控制(total quality control,TQC)观点对于保证实验室检测质量是重要的,因为需要对于具有不同性能能力的许多不同的试验和分析系统进行个体化。

实验室检测过程的成本-效果操作(cost-effective operation)依赖于格式化的全面质量控制策略,适合于每一检测过程的质量要求和性能特征。当前的实践趋向统一或平均的质量控制系统应用于所有的检测过程。然而,具有比平均水平好的性能的检测过程应要求较少的质量控制,比平均水平差的性能的检测应要求更多的质量控制。

建立全面质量控制策略的职责最初属于医疗检测系统、仪器或试剂盒厂家。当厂家的质量控制指南已由 FDA 批准满足 CLIA 质量控制要求,CLIA 规则要求实验室执行下列方案:

(1)证实在报告患者试验结果之前,能够获得正确度、精密度和患者试验结果可报告范围的性能规范,并与厂家已建立的这些规范具有可比性[2,p. 5230,par. 493. 1213(b)(1)]。

(2)执行厂家规定的维护,至少具有厂家规定的频次[2,p. 5231,par. 493. 1215(a)(i)]。

(3)执行厂家规定的功能检查,至少具有厂家规定的频次[2,p. 5231,par. 493. 1215(b)(i)]。

(4)按照厂家说明书要求使用厂家规定的校准物进行校准和校准验证[2,p. 5231,par. 493. 1217(a)]。

(5)按照厂家说明要求执行质控方法[2,p. 5232,par. 493. 1218(a)]。

对于FDA还没有批准的质量控制说明的试验方法,实验室负责制订包括这些相同成分的质量控制适当的策略。因此,厂家和实验室需要建立不同实验室试验和分析检测过程的全面质量控制策略的合理方法。

一、一般指南

为了制订全面质量控制策略,首先要使用操作过程规范(OPSpecs)图选择适当统计质量控制方法的指南。结果是将检测过程识别为三种类型之一:高误差检出(high error detection)情况——从具有90%分析质量保证的操作过程规范图中能选择质量控制方法;中度误差检出(moderate error detection)——从具有50%分析质量保证的操作过程规范图中选择质量控制方法;低误差检出(low error detection)——50%分析质量保证不可获得时,默认的建议为对于2个质控物测定时的多规则质控方法,$N=4$,或1_{2S},$N=2$或是对于3个质控物测定时的多规则质控方法,$N=6$或1_{2S},$N=3$。

图18-26显示的是这三种分类的全面质量控制策略,其描述的相对重点应放在统计质量控制上(statistical quality control,SQC),其他的质量控制(包括预防性维护、仪器功能检查、性能确认试验和患者数据质量控制)和质量改进(特别是精密度、准确度和测量程序的稳定性的改进)。当用统计质量控制可获得高的误差检出时,全面的质量控制策略依赖于统计质量控制,其次依赖于其他的质量控制方式。当只可获得中度的误差检出时,要在全面质量控制策略在统计质量控制、其他质量控制方式及质量改进之间进行平衡。当误差检出低时,全面质量控制策略主要强调的是其他质量控制方式和质量改进,其次才是统计质量控制。

P_{ed}	统计质量控制	其他质量控制	质量改进
high	XXXXX	X	
mod	XXX	XXX	XXX
low	X	XXXXX	XXXXX

图18-26　全面质量控制策略(X表示每一组分的相对力量)

图18-27提供了对每一特定方法建立全面质量控制策略的流程图。当统计质量控制提供高的误差检出,步骤是统计和非统计质量控制的成本最小化。当统计质量控制提供中度的误差检出时,则步骤是统计和非统计成分的最大化,以及改进测量性能。当统计质量控制提供低的误差检出时,步骤也包括对过程稳定性优化质量控制,改进分析人员

的技能，及增加患者数据质量控制。所有这些情况，最后步骤都是文件化记录质量控制系统。

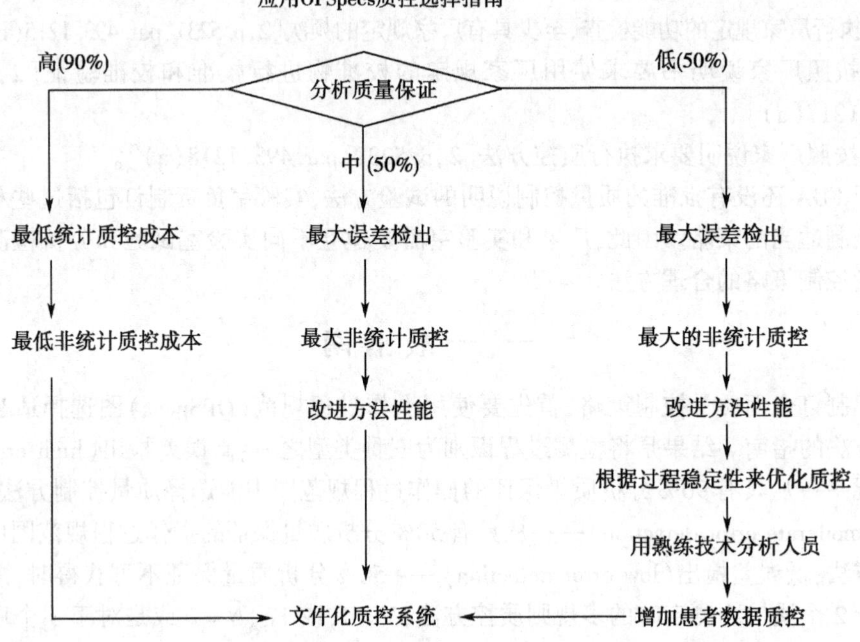

图 18-27　开发全面质控策略的详细流程图

二、逐步指南

图 18-27 每一步的解释：

1. 最低的统计质量控制成本　使用如要求所示的尽可能少的质控测定值个数，不论何时尽可能地将 N 降低至 2 或 3。使用单规则而不是多规则方法。当 ΔSE_{crit} 很大时，单规则方法加宽到 3.5s。目标是 1% 或更低的假失控概率。增加批长度使得患者样本与质控物和校准样本的比值最大化。

2. 最低的非统计质量控制成本　当最低的非统计质量控制时，认识到质控物及其基质的局限性。仔细增加临床需求和风险。然后识别出如法规、厂家说明书和良好实验室实践所要求的最少的系统功能检查、性能确认试验和预防性维护的频次。

3. 最大化误差检出　增加 N 从每批最少 2～3 到 4～6。增加分析批长度如增加 N 一样方式维持 N 与患者样本数的成本效率比值，仔细地考虑满足试验的周期的要求。将质控限变窄及耐受 5% 的假失控。将单规则改换为多规则质量控制方法。通过使用以前的质控数据来增加 N。执行具有较高的 N 的多阶段质量控制方法的起始设计，和(或)更敏感的质控规则使得误差检出最大化，然后转到具有较少 N 的监测设计，和(或)不太敏感的规则使得假失控最小。在起始和监测设计之间来回切换是必需的。

4. 最大化的非统计质量控制　执行如 CLIA 要求、厂家推荐的预防性维护、校准、仪器功能检查和性能验证试验，适合于方法(基于其对问题的敏感性)及适合于试验的临床应用。

5. 改进方法性能　通过选择适当的标准、适当的校准及选择适合能力验证调查的比较组可降低分析偏倚。通过识别和使重要方差组分最小化，标准化操作人员技术，及过程手工操作步骤的机械化。通过识别和消除问题来源降低误差发生率、优化预防维护计划、增加功能检查及性能验证试验、减少操作者的变异及增加操作培训和技能。当需要时，改变测量程序或分析系统获得更高的正确度、精密度和稳定性。

6. 根据过程稳定性来优化质量控制　通过仔细研究分析过程文件记录误差发生率。规定可接受缺陷率和确定所需误差检出来维持缺陷率。一般来说，50% 误差检出对于稳定的过程（即具有 <2% 的误差发生率）是满足的，对于很稳定的过程（即具有 <1% 误差发生率）甚至 25% 误差检出率也是足够的。

7. 使用熟练的分析人员　对于有问题和难以控制的检测过程可指派高度熟练的分析人员。通过全方位的机构内培训，对于方法确认和质量控制改进统计技术，增加技术熟练和经验丰富的工作人员，改进解决问题的能力。

8. 增加患者数据质量控制　使用患者样本进行系统间的比较。用一致性算法，如差值检查法、阴离子间隙等来检查患者数据。使用总体统计量，如正态均值、Bull 算法等。执行临床相关性研究来检查患者诊断和疾病情况下的试验结果。

9. 文件化的全面质量控制策略　文件记录评价分析批控制状态的质量控制可接受准则。使用功效函数图、临界误差图或操作过程规范图来描述期望的性能特征。建立执行非统计质量控制成分的计划以及文件记录执行这些试验的程序。识别有问题及需要进行改进的方法。对存在的方法和新方法的发展和获得优先进行改进。

第十九章

质量控制方法的设计和应用

第一节　质量控制方法评价和设计工具

临床检验室内控制方法评价和设计的工具有：功效函数图法、控制方法选择和设计表格和操作过程规范(OPSpecs)图法。

一、功效函数图法

功效函数图(power function graph)为分析批失控概率(误差检出概率和假失控概率)与该批发生随机或系统误差大小关系的图，即表示统计功效与分析误差大小(临界随机误差$\triangle REc$和临界系统误差$\triangle SEc$)的关系。在临床实验室难以进行这种特性的实验研究，因为必须控制许多变量。然而，计算机模拟研究就很容易地获得这种信息，所建立的研究模型包括所考虑的因素及变量。利用功效函数图可以评价不同控制方法的性能特征和设计控制方法，同时功效函数图也是建立控制方法选择和设计表格和操作过程规范(operational process specifications，简称 OPSpecs)图的基础(图 19-1)。

(一) 确定质量目标

这是设计控制方法的起点。质量目标可以用允许总误差(*TEa*)的形式表示。目前中国尚未确立各项目的允许总误差。美国和欧洲各国分别提出了各项目的可接受的允许误差范围，如各实验室不能自行确定各项目的 TEa 时，可暂时参考美国临床实验室改进修改法案(CLIA'88)能力验证(*PT*)的评价限，将来有必要根据中国的实际情况，制定出我国临床检验定量测定项目的 TEa。

(二) 评价分析方法

对本实验室定量测定的项目逐一进行评价，确定每一项目的不精密度(用 *CV%* 表示)和正确度(用 *bias* 表示)。

(三) 计算临界系统误差

$$临界系统误差\triangle SEc = [(TEa - |bias|)/s] - 1.65)$$

(四) 绘制功效函数图

功效函数图描述了控制方法的统计“功效”，其中 Y 轴为误差检出概率 P_{ed}，X 轴为临界误差大小。在图中，P_{ed}作为控制测定值个数 N 和检出分析误差大小的函数，Y 轴的截距则

为假失控概率 P_{fr}。功效函数作为一种函数,可以认为其自变量为 ΔSEc 和 N 或 ΔREc 和 N,其中的 N 为控制值的测定个数(同一控制品的重复测定次数或同一批内不同控制品测定结果的总数),而误差检出概率 P_{ed} 则为其应变量。功效函数图就是该函数在笛卡尔坐标上的轨迹,Y 轴上的截距则为其假失控概率 P_{fr}。功效函数图的绘制比较复杂,可利用计算机模拟程序进行绘制。本作者主持开发的质量控制计算机模拟程序(QCCS)和 QC Easy 可绘制不同控制方法的功效函数图(见附录 L、M)。

(五) 评价控制方法的性能特征

控制方法的性能特征包括误差检出概率和假失控概率。通常误差检出概率达 90% 以上,而假失控概率在 5% 以下就可满足一般临床实验室的要求。

(六) 选择控制规则及控制测定结果个数

根据评价的结果,选择的控制方法既要有高的误差检出概率和低的假失控概率,又要简单、方便计算。

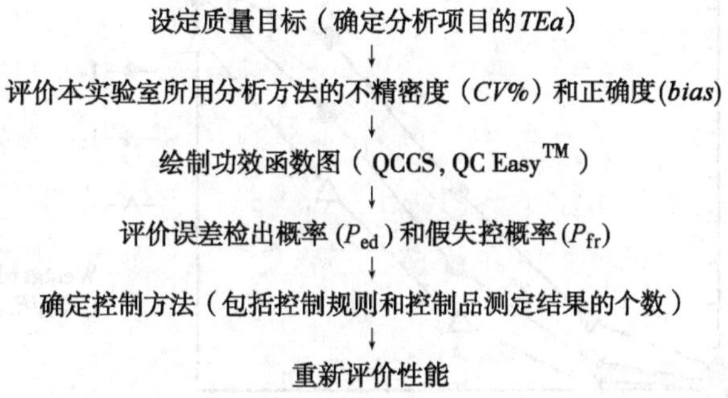

设定质量目标(确定分析项目的 *TEa*)

↓

评价本实验室所用分析方法的不精密度(*CV%*)和正确度(*bias*)

↓

绘制功效函数图(QCCS, QC Easy™)

↓

评价误差检出概率(P_{ed})和假失控概率(P_{fr})

↓

确定控制方法(包括控制规则和控制品测定结果的个数)

↓

重新评价性能

图 19-1 利用功效函数图设计室内控制方法流程图

二、功效函数图法应用实例

目前,国内大多数的临床检验实验室通常采用的是具有 $\bar{x} \pm 2s$ 控制限或 $\bar{x} \pm 3s$ 控制限的 Levey-Jennings 控制图(即 1_{2S} 或 1_{3S} 控制规则),每批使用一个或两个浓度水平控制品对常规生化项目进行控制。

下面将介绍对某一实验室进行控制方法的设计过程。其分析项目有钙、葡萄糖、尿素、尿酸、肌酐、总蛋白、白蛋白、胆固醇、甘油三酯、丙氨酸氨基转移酶、天门冬氨酸氨基转移酶、乳酸脱氢酶、肌酸激酶。

(一) 控制设计过程

控制方法设计步骤如下:

1. 以"允许总误差"(*TEa*)形式规定每一试验的临床质量要求。

2. 从 4 个月控制品测定值计算每一试验的稳定标准差(*s*)或相对标准差(*CV%*)。

3. 计算临界系统误差(ΔSEc)和临界随机误差(ΔREc):

$$\Delta SEc = (TEa - |bias|)/s - 1.65$$

$$\Delta REc = TEa/1.96s \quad (bias = 0)$$

$$\Delta REc = (TEa - |bias|)/1.65s \,(bias \neq 0)$$

其中 *TEa* 是方法的允许总误差,*s* 是标准差,*bias* 是偏倚。

4. 由计算机模拟程序确定候选控制方法的性能特征。通过图形插入法可估计假失控概率和误差检出概率。

5. 选择控制方法检出系统误差概率90%为目标,同时维持尽可能低的假失控概率。随机误差高检出率是其次考虑的目标。

(二)质量控制计算机模拟程序(QCCS)产生的功效函数图

该程序菜单提供多种控制规则,其中包括 1_{2S},$1_{2.5S}$,1_{3S},$1_{3S}/2_{2S}/R_{4S}$和 Westgard 多规则($1_{3S}/2_{2S}/R_{4S}/4_{1S}/10_{\overline{X}}$)。

图19-2~图19-7是常用控制方法的功效函数图。图19-2、图19-3、图19-4显示的是这些控制规则检出系统误差的性能特征,其中N分别为1、2、4。图19-5、图19-6、图19-7显示的是这些控制规则检出随机误差的性能特征,其中 N 分别为1、2、4。显然,医学上重要随机误差比系统误差更难以检出。

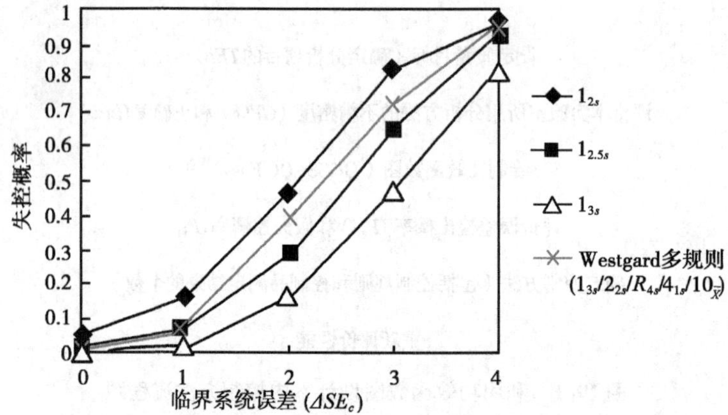

图 19-2　1_{2S}、$1_{2.5S}$、1_{3S}和 Westgard 多规则($1_{3S}/2_{2s}/R_{4s}/4_{1s}/10_{\overline{X}}$)检出系统误差的功效函数图($N=1$)

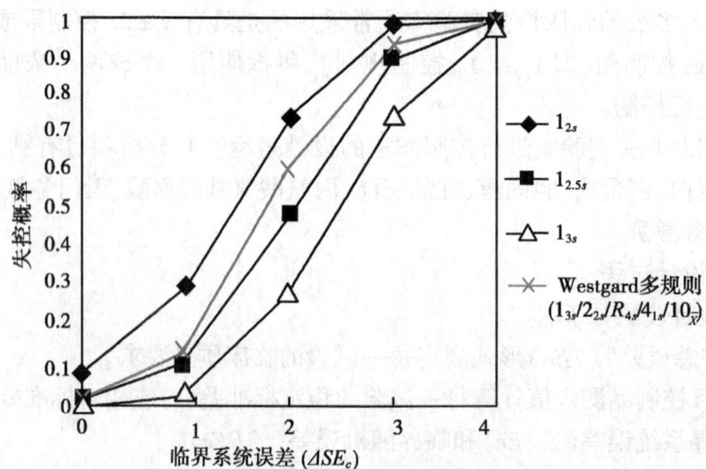

图 19-3　1_{2S}、$1_{2.5S}$、1_{3S}和 Westgard 多规则($1_{3S}/2_{2s}/R_{4s}/4_{1s}/10_{\overline{X}}$)检出系统误差的功效函数图($N=2$)

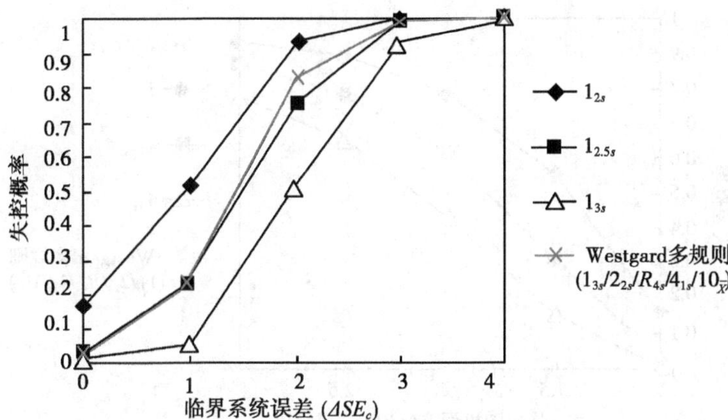

图 19-4　1_{2S}、$1_{2.5S}$、1_{3S}和 Westgard 多规则($1_{3S}/2_{2s}/R_{4s}/4_{1s}/10_{\overline{X}}$)检出系统误差的功效函数图($N=4$)

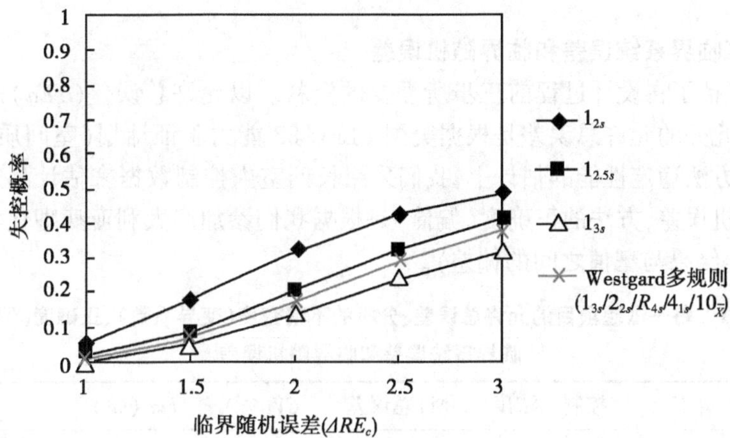

图 19-5　1_{2S}、$1_{2.5S}$、1_{3S}和 Westgard 多规则($1_{3S}/2_{2s}/R_{4s}/4_{1s}/10_{\overline{X}}$)检出随机误差的功效函数图($N=1$)

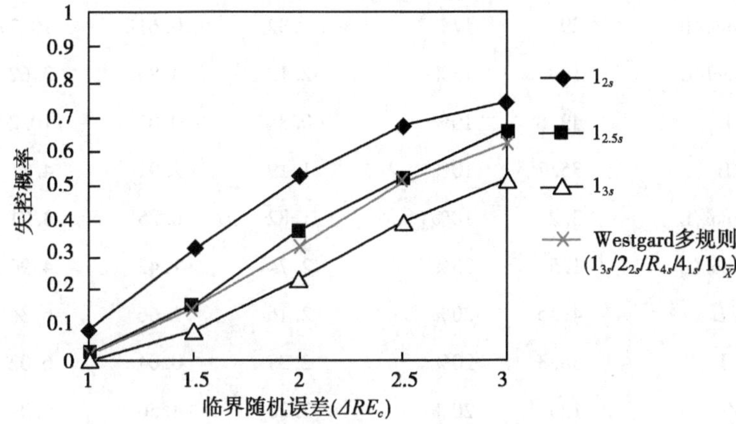

图 19-6　1_{2S}、$1_{2.5S}$、1_{3S}和 Westgard 多规则($1_{3S}/2_{2s}/R_{4s}/4_{1s}/10_{\overline{X}}$)检出随机误差的功效函数图($N=2$)

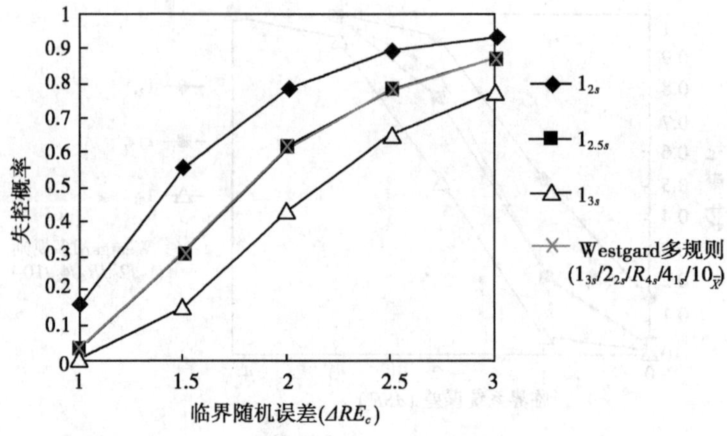

图 19-7　1_{2S}、$1_{2.5S}$、1_{3S}和 Westgard 多规则($1_{3S}/2_{2s}/R_{4s}/4_{1s}/10_{\bar{X}}$)检出随机误差的功效函数图($N=4$)

(三) 计算临界系统误差和临界随机误差

表 19-1 概括了在设计过程前三步所需要的资料。以允许总误差(*TEa*)的形式规定临床质量要求。此处的允许总误差是根据美国 CLIA'88 能力验证计划(室间质量评价)的评价限。在测定方法稳定性能的估计上,我们采用长期室内控制数据来估计测定方法的固有不精密度或随机误差,方法的正确度(偏倚)是根据我们参加澳大利亚病理化学质量保证计划确定的(测定结果与靶值之间的偏差)。

表 19-1　每一试验项目的允许总误差、分析的不精密度(变异系数)、正确度(偏倚)、临界系统误差和临界随机误差

试验项目	单位	控制品浓度	允许总误差	*CV*(%)	*bias*(%)	Δ*SEc*	Δ*REc*
钙	mmol/L	3.34	0.250(7.5%)	2.09	0.03	1.79	2.17
葡萄糖	mmol/L	6.59	10%	1.29	0.68	5.57	4.38
尿素	mmol/L	24.0	9%	2.01	0.09	2.78	2.69
尿酸	mmol/L	292	17%	1.32	0.61	10.77	7.53
肌酐	μmol/L	169	15%	2.12	3.83	3.62	3.19
总蛋白	g/L	49.6	10%	0.84	0.01	10.24	7.21
白蛋白	g/L	35.7	10%	1.19	2.91	4.31	3.61
胆固醇	mmol/L	3.2	10%	1.82	0.25	3.71	3.25
甘油三酯	mmol/L	1.5	25%	2.74	1.42	4.96	5.22
ALT	U/L	49.5	20%	2.16	1.66	6.84	5.15
AST	U/L	58.3	20%	2.39	0.04	6.02	4.65
乳酸脱氢酶	U/L	125	20%	2.20	4.50	5.02	4.27
肌酸激酶	U/L	224	30%	1.68	1.19	15.50	10.39

（四）不同项目推荐的控制规则和控制结果个数（表 19-2）

表 19-2　每一试验项目的控制规则及控制结果个数

试验项目	控制规则	每批控制测定值个数(N)	假失控概率 P_{fr}	误差检出概率 P_{ed}
钙	$1_{3S}/2_{2s}/R_{4s}/4_{1s}/10_{\overline{X}}$	4	0.03	87
葡萄糖	1_{3S}	1	0.003	90
尿素	$1_{3S}/2_{2s}/R_{4s}/4_{1s}/10_{\overline{X}}$	2	0.017	98
尿酸	1_{3S}	1	0.003	90
肌酐	1_{3S}	2	0.004	90
总蛋白	1_{3S}	1	0.003	90
白蛋白	$1_{2.5S}$	1	0.01	90
胆固醇	1_{3S}	2	0.004	90
甘油三酯	1_{3S}	1	0.003	90
丙氨酸氨基转移酶	1_{3S}	1	0.003	90
天门冬氨酸氨基转移酶	1_{3S}	1	0.003	90
乳酸脱氢酶	1_{3S}	1	0.003	90
肌酸激酶	1_{3S}	1	0.003	90

以上的设计过程较为复杂，然而通过 QCCS 程序则可相当方便地自动完成这一设计任务。在 QCCS 程序中，用户仅输入允许分析误差 *TEa*、测定方法稳定的性能参数（s_t，s_w，s_b/s_w，及偏倚 *bias*）、期望的误差检出概率值及所考虑的控制规则；然后，计算机模拟程序计算必须检出的临界系统误差和随机误差，产生功效函数，并确定不同控制规则必须使用的控制测定值个数。在选择最少控制测定值个数和考虑其他实际情况的基础上，用户可作出控制方法的最终选择。

三、控制方法选择和设计表格

控制方法的选择和设计需要仔细的计划，因为它必须考虑几个重要的因素：①检验结果的临床质量要求；②测定方法的稳定性能特征，如不精密度和正确度（偏倚）；③测定方法的不稳定的性能特征，如医学上重要误差的发生率；④控制方法的性能特征，如误差检出和假失控概率；⑤分析过程的质量和实验效率的特征。分析过程的成本-效果执行依赖于最小的缺陷率（高质量）和最大的实验有效比（高的实验效率），两者受选定的控制规则和控制测定值个数的影响。因此，控制方法的选择和设计需要用系统的方法考虑所有这些因素以及它们之间的交互作用。

尽管控制方法选择和设计的原理较易理解，但由于选择和设计过程的复杂性，以及需要计算机的辅助，如质量控制计算机模拟程序和质量-实验效率模型。这就限制了在实验室的定量应用。

我们推荐利用此种表格作为实际控制设计的方法，用它来选择控制规则和控制测定值个数（*N*）。

（一）质量控制选择表格

质量控制选择表格是一种 3×3 表格，其确定了适合于九种不同分类测定方法的控制方法（规则和 N）。见表 19-3 和表 19-4。

表 19-3　单规则固定限控制方法设计表格

单规则固定限质控设计表格		过程稳定性（误差发生率，f）		
		差 >10%	中度 2%～10%	良好 <2%
过程能力（$\triangle SEc$）	<2.0s	1_{2S}　$N=3\sim6$ $1_{2.5S}$　$N=6\sim8$	1_{2S}　$N=2$ $1_{2.5S}$　$N=4$ 1_{3S}　$N=6$	（1_{2S}　$N=1$） $1_{2.5S}$　$N=2$ 1_{3S}　$N=4$ $1_{3.5S}$　$N=6$
	2.0s—3.0s	1_{2S}　$N=2$ $1_{2.5S}$　$N=4$ 1_{3S}　$N=6$	1_{2S}　$N=1$ $1_{2.5S}$　$N=2$ 1_{3S}　$N=4$ $1_{3.5S}$　$N=6$	$1_{2.5S}$　$N=1$ 1_{3S}　$N=2$ $1_{3.5S}$　$N=4$
	>3.0s	1_{2S}　$N=1$ $1_{2.5S}$　$N=2$ 1_{3S}　$N=4$ $1_{3.5S}$　$N=6$	$1_{2.5S}$　$N=1$ 1_{3S}　$N=2$ $1_{3.5S}$　$N=4$	1_{3S}　$N=1$ $1_{3.5S}$　$N=2$

表 19-4　Westgard 多规则方法控制设计表格

多规则固定限质控设计表格		过程稳定性（误差发生率，f）		
		差 >10%	中度 2%～10%	良好 <2%
过程能力 $\triangle SEc$	<2.0s	$1_{3S}/2_{2S}/R_{4S}/4_{1S}/12_{\overline{X}}$ $N=6$	$1_{3S}/2_{2S}/R_{4S}/4_{1S}/8_{\overline{X}}$ $N=4$	$1_{3S}/2_{2S}/R_{4S}/4_{1S}$ $N=2$
	2.0s | 3.0s	$1_{3S}/2_{2S}/R_{4S}/4_{1S}/8_{\overline{X}}$ $N=4$	$1_{3S}/2_{2S}/R_{4S}/4_{1S}$ $N=2$	$1_{3S}/2_{2S}/R_{4S}/(4_{1S}W)$ $N=2$
	>3.0s	$1_{3S}/2_{2S}/R_{4S}/4_{1S}$ $N=2$	$1_{3S}/2_{2S}/R_{4S}/(4_{1S}W)$ $N=2$	$1_{3S}/(4_{1S}W)$ $N=2$

分类与过程能力和过程的稳定性有关系，由医学上重要误差的大小和频率描述它们的特征。"最好的情况"是测定过程具有良好的过程能力（即高的精密度）和高的过程稳定性（即很少有问题）。由于没有多少问题要检出，设计的控制方法具有低的假失控概率和中等程度的误差检出概率。"最差的情况"是差的过程性能和低的过程稳定性，其需要的控制方法应具有高的误差检出概率；如果需要的话，为了达到高的误差检出可允许高的假失控概率。

（二）质量控制选择表格的建立

本设计的目的是由所提供必须检出的医学上重要的系统误差来优化质量，及由在期望误差发生率基础上选择的误差检出和假失控特征来优化实验效率。检查不同控制方法的功效函数图选择满足下列标准的控制规则和控制测定值个数（N）：①对于不稳定的测定方法（$f>10\%$），误差检出概率在 0.90 以上，除了小的医学上重要的误差（$\Delta SEc<2.0s$），为了保持 N 切实可行，甚至允许假失控概率增加到 0.1 或更高，其误差检出概率为 0.70～0.80 是必需的；②对于稳定的测定方法（$f<2\%$），误差检出概率在 0.25～0.50 范围之内，假失控概率在 0.01 或更小，除了小的医学上重要误差（$\Delta SEc<2.0s$），N 值小时，其假失控可升至 2%～5%；③对于中等程度的稳定性（$f=2\%\sim10\%$），误差检出概率至少为 0.50，假失控概率可达到 0.05；④对于 N，每批为 1～4 个控制测定值，除了最差的情况时，其最大的 N 值可达到 4～8。

对单规则固定限控制方法建立质量控制选择和设计表格，如 Levey-Jennings 控制图；以及对多规则控制方法建立控制选择和设计表格，如 Westgard 多规则控制方法。表 19-3 和表 19-4 分别显示出两种质量控制选择和设计表格。表格的行由医学上重要的系统误差大小 ΔSEc 描述过程能力。表格的列由误差发生率（f）描述过程的稳定性。

表格内是控制规则和每批控制测定值个数（N）。多规则控制方法由"/"把控制规则联合起来，例如，$1_{3S}/4_{1S}(W)$ 是两个单规则的联合，具有 W 的规则表明用它作"警告"规则，而不是判断失控的规则。

（三）质量控制选择表格指南

1. 以允许总误差（TEa）形式规定分析质量要求。
2. 确定方法的不精密度（s）和正确度（$bias$）。
3. 计算临界系统误差。　$\Delta SEc=[(TEa-|bias|)/s]-1.65$
4. 将"稳定性"分为"良好"、"中等"、"差"等级。使用你自己的最佳判断。如果是"良好"则认为方法几乎没有问题；"差"则认为方法经常出现问题，"中等"则是处于两者之间。
5. 决定使用哪一个控制选择表格用作选择控制方法。
6. 利用 ΔSEc 值作为表格的行。
7. 利用你判断的稳定性作为表格的列。
8. 查出表格的控制规则和控制测定结果个数。
9. 使用功效函数图来验证其性能。
10. 选择最终需要执行的控制规则和控制测定结果个数。

（四）应用实例

本研究以胆固醇测定为例说明控制方法设计过程：

1. 胆固醇测定允许总误差 TEa 为 10%；
2. 胆固醇测定的标准差 $s=2\%$，偏倚 $bias=2\%$；
3. 临界系统误差 $\Delta SEc=2.35s$；
4. 为了保守起见，将方法稳定性定为差；
5. 使用两种选择表格；
6. 选择中间行；
7. 选择左列；

8. 推荐的控制规则为 1_{2S}, $N=2$; $1_{2.5S}$, $N=4$ 和 $1_{3S}/2_{2S}/R_{4S}/4_{1S}/8_{\bar{X}}$, $N=4$;

9. 见如图 19-8 所示的临界误差图来验证其性能。误差检出为 80% ~90% 范围内,注意 1_{2S}, $N=2$ 具有较高的假失控概率,大约 9%;

10. 使用的控制规则可为 $1_{2.5S}$, $N=4$ 或 $1_{3S}/2_{2S}/R_{4S}/4_{1S}/8_{\bar{X}}$, $N=4$。

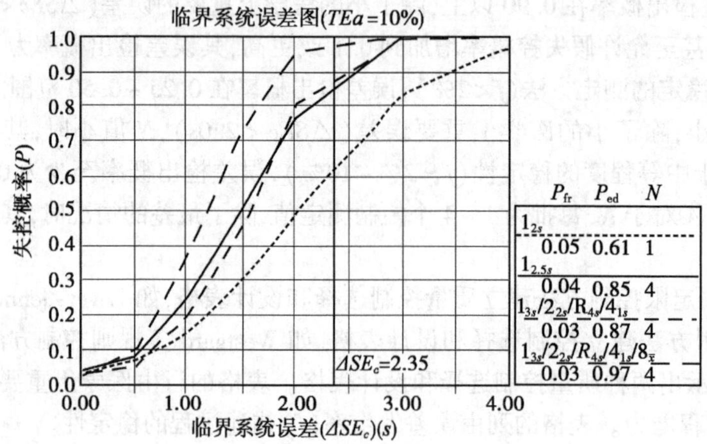

图 19-8　胆固醇的临界误差图

四、控制方法设计新工具-操作过程规范(OPSpecs)图法

1. 分析系统　本文对自动生化分析仪进行控制方法的设计。其分析项目有钙、血糖、尿素、尿酸、肌酐、总蛋白、白蛋白、胆固醇、甘油三酯、ALT、AST、乳酸脱氢酶、肌酸激酶。

表 19-5 概括了在设计过程前三步所需要的资料。以允许总误差(*TEa*)的形式规定临床质量要求。此处的允许总误差是根据美国 CLIA'88 能力验证计划的评价限。在测定方法稳定性能的估计上,我们采用长期室内控制数据来估计测定方法的固有不精密度或随机误差,方法的正确度(偏倚)是根据参加国际临床化学质量保证计划确定(测定结果与靶值之间的偏差)。

表 19-5　每一试验项目的允许总误差、分析的不精密度(*CV*%)、正确度(*bias*%)

试验项目	单位	允许总误差(CLIA'88)	*CV*(%)	*bias*(%)
钙	mmol/L	0.250(7.5%)	2.09	0.03
葡萄糖	mmol/L	10%	1.29	0.68
尿素	mmol/L	9%	2.01	0.09
尿酸	mmol/L	17%	1.32	0.61
肌酐	μmol/L	15%	2.12	3.83
总蛋白	g/L	10%	0.84	0.01
白蛋白	g/L	10%	1.19	2.91
胆固醇	mmol/L	10%	1.82	0.25

续表

试验项目	单位	允许总误差(CLIA'88)	CV(%)	bias(%)
甘油三酯	mmol/L	25%	2.74	1.42
ALT	U/L	20%	2.16	1.66
AST	U/L	20%	2.39	0.04
乳酸脱氢酶	U/L	20%	2.20	4.50
肌酸激酶	U/L	30%	1.68	1.19

2. 根据 QCCS 和 QC*Easy*™ 计算机软件可得出不同允许总误差条件下,保证 90%(或 50%)误差检出的质量的 OPSpecs 图,本文以血糖和尿素的 OPSpecs 图为例进行说明,见图 19-9 和图 19-10。

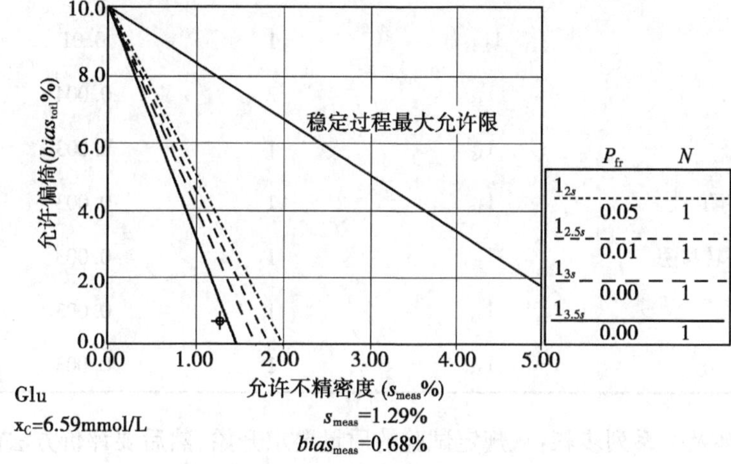

图 19-9 血糖测定 OPSpecs 图

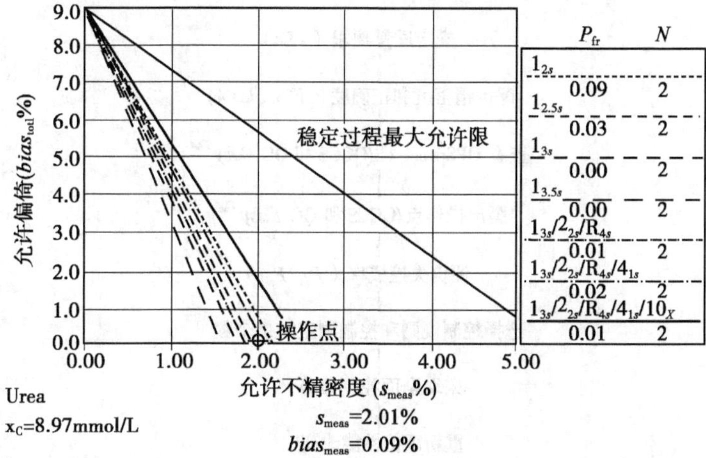

图 19-10 尿素测定 OPSpecs 图

3. 根据 QCCS 和 QC $Easy^{TM}$计算机软件可制作出其余项目的 OPSpecs 图,可得出其余每一测定项目的控制规则和控制测定结果个数,见表 19-6。

表 19-6　每一试验项目的控制规则及控制结果个数

试验项目	控制规则	每批控制测定值个数(N)	假失控概率 P_{fr}	误差检出概率 P_{ed}
钙	$1_{3S}/2_{2S}/R_{4S}/4_{1S}/10_{\overline{X}}$	4	0.03	87
葡萄糖	1_{3S}	1	0.003	90
尿素	$1_{3S}/2_{2S}/R_{4S}/4_{1S}/10_{\overline{X}}$	2	0.017	98
尿酸	1_{3S}	1	0.003	90
肌酐	1_{3S}	2	0.004	90
总蛋白	1_{3S}	1	0.003	90
白蛋白	$1_{2.5S}$	1	0.01	90
胆固醇	1_{3S}	2	0.004	90
甘油三酯	1_{3S}	1	0.003	90
丙氨酸氨基转移酶	1_{3S}	1	0.003	90
天门冬氨酸氨基转移酶	1_{3S}	1	0.003	90
乳酸脱氢酶	1_{3S}	1	0.003	90
肌酸激酶	1_{3S}	1	0.003	90

控制计划涉及一系列步骤:从规定试验的质量要求开始,然后要评价方法的精密度和正确度,寻找适当的 OPSpecs 图,并将方法的精密度和正确度作为操作点绘制在 OPSpecs 图上,进而确定控制规则和控制测定结果个数,最后通过确定全面控制策略来平衡统计控制和其他非统计成分。图 19-11 为这些步骤的流程图。

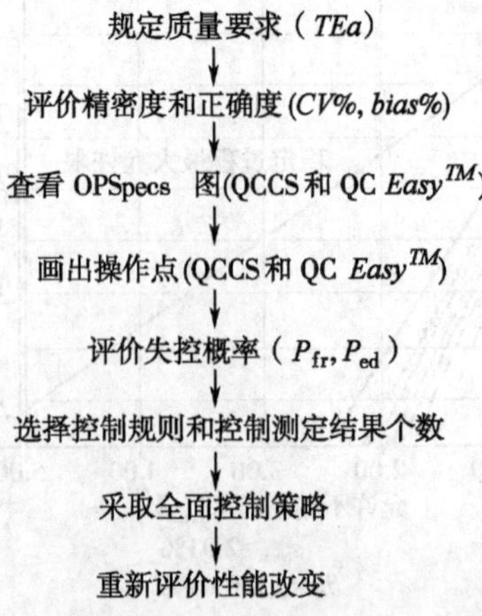

图 19-11　借助 OPSpecs 图选择控制方法的流程图

第二节　控　制　品

一、控制品的种类及特征

选择什么样的控制品是首先遇到的问题。根据不同分类方法控制品可分为多种。如根据血清物理性状可有冻干控制血清、液体控制血清和冷冻混合血清等；根据血清靶值的确定与否可有定值控制血清和非定值控制血清；根据血清基质的来源可分为人血清基质控制血清、动物血清基质控制血清、人造基质控制血清等。实验室应根据自己的实际情况认真选择。我们需要更加关注控制品的选择。重要的特征是稳定性、瓶间变异性、定值与非定值、适当的分析物浓度水平，以及前处理程序。质量控制方法的成功运行依赖于这些特征。

（一）控制液、控制品（control solutions，control materials）

国际临床化学和检验医学联合会（IFCC）给出控制液或控制品的定义为“仅用于质量控制目的而不是用于校准所分析的标本或溶液”。我们使用控制品或控制品这种名词为的是控制液容易以商品方式获得，通常以液体、冰冻或冻干方式，并以小瓶包装适合于每日使用。这种控制品广泛地用于大多数实验项目。这种控制品可从专业生产控制品的厂家获得，也可由生产试剂和仪器系统的厂家提供。如今普遍的是购买全套检测包装包括所需要的控制品。

（二）基质（Matrix）

基质指的是控制品中，除了分析物以外的所有其他物质和组分。美国测试和材料学会已将基质定义为“样本中的主要成分或要素”及基质干扰的定义为“由于存在组分或特征的影响”。

理想情况下，控制品应具有与所检测标本相同的基质，这样它们的行为就与实际的标本一样。例如，选择POCT血糖分析仪和血气和全血电解质分析仪的全血控制品维持类似的基质；使用血清/蛋白基质的控制品用于血清或血浆试验的分析仪。也可以提供具有尿液和脑脊液基质的控制品。一般来说，从人来源制备的材料已明显好于过去，然而，因为如今潜在的危害风险，基于小牛血清控制品已变得更为流行。

控制品，即使当选择具有适当的基质，但在其生产过程中受到一些处理会改变基质的性质。这些改变包括为达到特定浓度和（或）稳定性而加入的人源和非人源添加剂，以及由于冷冻干燥使材料发生物理变化。这些改变会对检测过程中新鲜人标本中并没有而造成干扰。

一些试验方法学也可影响控制品的选择。例如，小牛血清基质的控制品对溴甲酚紫白蛋白方法通常检测结果较低，因该方法是用人血清白蛋白优化的。相反，小牛血清控制品对于很少特异性的溴甲酚绿白蛋白方法是适合的。对于有些检测，如脂蛋白的检测，新鲜或冰冻人混合血清可能是最适合的控制品。控制品基质的仔细考虑在质量计划过程中是一个重要的方面。

前处理步骤要求类似的考虑。许多实验室试验如地高辛、糖化血红蛋白A1c及总铁结合力在由分析过程检测之前要求标本的前处理。这些程序通常要求手工稀释和混合步骤，这样在分析检测中更易于产生问题。对于这些程序最好是其提供的控制品具有前处理步骤，因此与标本检测处理一样。如果分析方法容易产生问题，除了一种或两种控制品包括在前处理外，选择一种或两种控制品并不受前处理过程可能具有优势。这种策略将帮助分析人员，当误差发生时，可将分析过程与前处理过程分开。

（三）稳定性（stability）

当可能时，最好是购买至少一年用量的相同批号的控制品。如今许多产品具有两年以上的有效期。控制品的期望的有效日期应包括在购买的所列规范中。这种计划步骤可提供分析过程（许多方法和仪器的改变）的持续监测，而减低由于检查新批号控制品期间交叉检查的过程的成本。通常不需要购买和贮存该批号使用期内的整个批号控制品，因为销售商将按规定的批号数可按月份或按季度时间间隔自动地提供给用户。这种策略也具有不需要库存控制品的优点。

（四）瓶间变异性（vial-to-vial variability）

当监测方法所观测的变异几乎整个是由于测量不精密度和控制品本身瓶间变异性所导致，其通常是总变异的一部分。冻干商品控制品必须用水或特定的稀释液进行复溶，因此，重要的是标准化复溶步骤。使用A级容量分配器，一级去离子水，说明书规定混匀时间以及复溶时间使由于准备过程而导致的瓶间变异性最小。

如今可提供的许多液体控制品消除了复溶过程。这些产品通常更昂贵，并有时含有添加剂或防护剂，会对某些方法由于基质问题而引入误差。依据所监测的分析方法，降低瓶间变异性可能会导致成本增加。此外，液体控制品通常开瓶后稳定14～30天，而冷冻干燥品通常复溶后仅稳定不到48小时。因此，液体控制品在某些情况下，由于稳定性减少浪费，消除了瓶间变异性，以及减少由于复溶过程产生的操作者误差，而可能是更好的产品。

（五）定值与非定值控制品（assayed versus unassayed control materials）

可获得的控制品是定值或非定值。定值控制品通常有不同方法和仪器系统对分析物检测的预期值的定值单。这些定值单通常列出每一检测项目，预期平均值以及预期范围。甚至可提供参考方法值用来测量一定的分析项目。提供这些范围仅用在实验室建立其自己统计界限的指南。定值控制品通常比非定值控制品由于赋值过程产生的成本而更昂贵。

（六）分析物浓度水平（analyte levels）

质控物的成分浓度水平应选择在医学决定性浓度和（或）关键方法性能限如上和下线性限。两个或三个不同浓度对于每一分析物通常是需要的。选定关键浓度[医学和（或）性能]的控制品将允许分析人员估计在方法稳定操作条件下在关键水平下的随机误差，及提供分析物最重要性能水平的监测。Statland已提供了许多试验决定性水平的建议，并提供了汇总表，见表19-7。厂家通常提供几套控制品覆盖关键医学决定性水平，也能对方法可报告范围的高和低端进行监测。

表19-7　Statland建议的医学决定水平

项目名称	计量单位	参考区间	决定水平			
			1	2	3	4
丙氨酸氨基转移酶	U/L	5～40	20	60	300	
白蛋白	g/L	35～50	20	35	52	
碱性磷酸酶	U/L	35～120	50	150	400	

续表

项目名称	计量单位	参考区间	决定水平			
			1	2	3	4
淀粉酶	Somogyi U	60～180	50	120	200	
天门冬氨酸氨基转移酶	U/L	8～40	20	60	300	
癌胚抗原	μg/L	<25	25	100	200	
肌酸激酶	U/L	10～180	100	240	1800	
γ谷氨酰转移酶	U/L	5～40	20	50	150	
乳酸脱氢酶	U/L	60～220	150	300	500	
总蛋白	g/L	60～80	45	60	80	
钙	mmol/L	2.25～2.65	1.75	2.75	3.38	
氯	mmol/L	98～109	90	112		
二氧化碳	mmol/L	23～30	6.0	20	33	
镁	mmol/L	0.6～1.2	0.6	1.0	2.5	
无机磷	mmol/L	0.81～1.61	0.48	0.81	1.61	
钾	mmol/L	3.7～5.1	3.0	5.8	7.5	
钠	mmol/L	138～146	115	135	150	
胆红素	μmol/L	1.7～20.6	24.1	42.8	342	
胆固醇	mmol/L	3.9～4.5	2.3	6.2	6.7	9.0
葡萄糖	mmol/L	3.3～5.3	2.5	6.7	10.0	
铁	μmol/L	9.0～29.6	9.0	39.4	71.7	
甘油三酯	mmol/L	0.22～2.04	0.45	1.69	4.52	
尿素	mmol/L	2.9～9.3	2.1	9.3	17.9	
尿酸	μmol/L	148～410	118	472	631	
肌酐	μmol/L	62～133	177	707	946	

选择适当的控制品要求考虑许多因素，并成为质量计划过程的一部分。当选择控制品适合于多项试验分析仪时这一过程变得更为复杂。为了限制分析不同控制品的种类而采取妥协方式。对于给定方法选择控制品没有正确或错误的方式，正如没有完善的控制品其行为与新鲜患者样本一样。对于每一实验室自己的应用，应在成本、稳定性和容易使用、基质和成分浓度水平之间进行平衡而做出决定。

作为较理想的临床化学控制品至少应具备以下特性：①人血清基质；②无传染性；③添加剂和调制物的数量尽可能少；④瓶间变异小，酶类项目一般瓶间 *CV%* 应小于 2%；其他分析物 *CV%* 应小于 1%；⑤冻干品其复溶后稳定，2～8℃时不少于 24 小时，－20℃时不少于 20 天；某些不稳定成分（如胆红素、ALP 等）在复溶后前 4 小时的变异应小于 2%；⑥到实验室后的有效期应在 1 年以上。

二、控制品的正确使用与保存

在使用和保管控制品时应注意以下几个方面：①严格按控制品说明书操作；②冻干控制品的复溶要确保所用溶剂的质量；③冻干控制品复溶时所加溶剂的量要准确，并尽量保持每次加入量的一致性；④冻干控制品复溶时应轻轻摇匀，使内容物完全溶解，切忌剧烈振摇；⑤控制品应严格按使用说明书规定的方法保存，不使用超过保质期的控制品；⑥控制品要在与患者标本同样测定条件下进行测定。

第三节　室内控制的实际操作

一、设定控制图的中心线(均值)

(一) 稳定性较长的控制品

在开始室内控制时，首先要建立控制图的中心线(均值)。各实验室应对新批号的控制品的各个测定项目自行确定均值。均值必须在实验室内使用自己现行的测定方法进行确定。定值控制品的标定值只能作为确定中心线(均值)的参考。

1. 暂定中心线(均值)的确定　为了确定中心线，新批号的控制品应与当前使用的控制品一起进行测定。根据20或更多独立批获得的至少20次控制测定结果，对数据进行离群值检验(剔除超过3s外的数据)，计算出平均数，作为暂定中心线(均值)。

以此暂定中心线(均值)作为下1个月室内控制图的中心线(均值)进行室内控制；1个月结束后，将该月的在控结果与前20个控制测定结果汇集在一起，计算累积平均数(第1个月)，以此累积的平均数作为下1个月控制图的中心线(均值)。

重复上述操作过程，连续3～5个月。

2. 常规中心线(均值)的建立　以最初20个数据和3～5个月在控数据汇集的所有数据计算的累积平均数作为控制品有效期内的常规中心线(均值)，并以此作为以后室内控制图的中心线(平均数)。对个别在有效期内浓度水平不断变化的项目，则需不断调整中心线(均值)。

(二) 稳定性较短的控制品

在3～4天内，每天分析每水平控制品3～4瓶，每瓶进行2～3次重复。收集数据后，计算平均数、标准差和变异系数。对数据进行离群值检验(剔除超过3s的数据)。如果发现离群值，需重新计算余下数据的平均数和标准差。以此均值作为控制图的中心线(均值)。

二、设定控制限

对新批号控制品应确定控制限，控制限通常以标准差倍数表示。

(一) 稳定性较长的控制品

1. 暂定标准差的设定　为了确定标准差，新批号的控制品应与当前使用的控制品一起进行测定。根据20或更多独立批获得的至少20次控制测定结果，对数据进行离群值检验(剔除超过3s外的数据)，计算出标准差，并作为暂定标准差。

以此暂定标准差作为下1个月室内控制图的标准差进行室内控制；1个月结束后，将该月的在控结果与前 20 次控制测定结果汇集在一起，计算累积标准差（第 1 个月），以此累积的标准差作为下 1 个月控制图的标准差。

重复上述操作过程，连续 3～5 个月。

2. 常用标准差的设定　以最初 20 次控制测定结果和 3～5 个月在控控制结果汇集的所有数据计算的累积标准差作为控制品有效期内的常用标准差，并以此作为以后室内控制图的标准差。

（二）稳定性较短的控制品

至于标准差，使用的数据量越大，其标准差估计值将更好。由于这个原因，我们并未推荐使用上面提及的重复数据来建立新的标准差。而是采用以前变异系数（*CV*）或加权变异系数（%）来估计新的标准差。

以前的标准差是几个月数据的简单平均或甚至是累积的标准差。这就考虑了检测过程中更多的变异。标准差等于平均数乘以以前变异系数（*CV*%）。

（三）控制限的设定

控制限通常是以标准差的倍数表示。临床实验室不同定量测定项目的控制限的设定要根据其采用的控制规则来决定。

三、更换控制品

拟更换新批号的控制品时，应在“旧”批号控制品使用结束前，将新批号控制品与“旧”批号控制品同时进行测定，重复上面提及的过程，设立新控制图的中心线（均值）和控制限。

四、绘制控制图及记录控制结果

根据控制品的均值和控制限绘制 Levey-Jennings 控制图（单一浓度水平），或将不同浓度水平绘制在同一图上的 *Z* 分数图，或 Youden 图。将原始控制结果记录在控制图表上。保留打印的原始控制记录。

五、控制方法（规则）的应用

将设计的控制规则应用于控制数据，判断每一分析批是在控还是失控。

六、失控情况处理及原因分析

（一）失控情况处理

操作者在测定控制品时，如发现控制数据违背了控制规则，应填写失控报告单，上交专业室主管（组长），由专业室主管（组长）做出是否发出与测定控制品相关的那批患者标本检验报告的决定。

（二）失控原因分析

失控信号的出现受多种因素的影响，这些因素包括操作上的失误、试剂、校准物、控制品的失效，仪器维护不良以及采用的控制规则、控制限范围、一次测定的控制标本数等。失控信号一旦出现就意味着与测定控制品相关的那批患者标本报告可能作废。此时，首先要尽量查明导致的原因，然后再随机挑选出一定比例（例如 5% 或 10%）的患者标本进行重新测定，最后根据既定标准判断先前测定结果是否可接受，对失控做出恰当的判断。对判断为真失控的情况,应该在重做控制结果在控以后,对相应的所有失控患者标本进行重新测定。如失控信号被判断为假失控时,常规测定报告可以按原先测定结果发出,不必重做。

当得到失控信号时,可以采用如下步骤去寻找原因:

1. 立即重新测定同一控制品。此步主要是用以查明人为误差,每一步都认真仔细的操作,以查明失控的原因;另外,这一步还可以查出偶然误差,如是偶然误差,则重测的结果应在允许范围内(在控)。如果重测结果仍不在允许范围,则可以进行下一步操作。

2. 新开一瓶控制品,重测失控项目。如果新开的控制血清结果正常,那么原来那瓶控制血清可能过期或在室温放置时间过长而变质,或者被污染。如果结果仍不在允许范围,则进行下一步。

3. 进行仪器维护,重测失控项目。检查仪器状态,查明光源是否需要更换,比色杯是否需要清洗或更换?对仪器进行清洗等维护。另外还要检查试剂,此时可更换试剂以查明原因。如果结果仍不在允许范围,则进行下一步。

4. 重新校准,重测失控项目。用新的校准液校准仪器,排除校准液的原因。

5. 请专家帮助。如果前五步都未能得到在控结果,那可能是仪器或试剂的原因,只有和仪器或试剂厂家联系请求他们的技术支援了。

七、室内控制数据的管理

(一)每月室内控制数据统计处理

每个月的月末,应对当月的所有控制数据进行汇总和统计处理,计算的内容至少应包括:

(1)当月每个测定项目原始控制数据的平均数、标准差和变异系数。

(2)当月每个测定项目除外失控数据后的平均数、标准差和变异系数。

(3)当月及以前每个测定项目所有在控数据的累积平均数、标准差和变异系数。

(二)每月室内控制数据的保存

每个月的月末,应将当月的所有控制数据汇总整理后存档保存,存档的控制数据包括:

(1)当月所有项目原始控制数据;

(2)当月所有项目控制数据的控制图;

(3)上述(一)项内所有计算的数据(包括平均数、标准差、变异系数及累积的平均数、标准差、变异系数等);

(4)当月的失控报告单(包括违背哪一项失控规则,失控原因,采取的纠正措施)。

(三)每月上报的控制数据图表

每个月的月末,将当月的所有控制数据汇总整理后,应将以下汇总表上报实验室负责人:①当月所有测定项目控制数据汇总表;②所有测定项目该月的失控情况汇总表。

(四)室内控制数据的周期性评价

每个月的月末,都要对当月室内控制数据的平均数、标准差、变异系数及累积平均数、标准差、变异系数进行评价,查看与以往各月的平均数之间、标准差之间、变异系数之间是否有明显不同。如果发现有显著性的变异,就要对控制图的均值、标准差进行修改,并要对控制方法重新进行设计。

第二十章

质量控制计划

第一节　生化检测项目的质量控制设计程序

本节将详细地介绍自动化学分析仪上检测项目——胆固醇、葡萄糖、氯和钙的质量-计划应用程序。这些项目的质量控制(QC)程序代表了生化分析仪执行的所有生化项检测遇到的一系列困难。

一、自动化学应用程序

临床化学检测的质量-计划应用程序相对其他专业来说是比较容易设计的,因为美国临床实验室改进修正法案(CLIA)已制定了许多常规化学检测可接受性能的标准,且一般在实验室内就能开展方法的不精密度和偏倚的评估。化学分析仪的高度自动化提高了化学检测的性能,特别是精密度,因此正确地选择 QC 程序能够减少运营成本。在临床化学领域中,节省时间和金钱能够为实施质量-计划应用程序提供强大的动力。

二、质量要求

CLIA 规定了 27 种化学检测项目的可接受性能标准作为能力验证指南的一部分。这些标准都是以允许总误差(*TEa*)的形式表示,可以三种不同的形式给出:

1)百分数,比如胆固醇的可接受性能是"靶值 ±10%";

2)浓度,比如钾的是"靶值 ±0.5mmol/L";

3)基于调查组标准差(*s*)的区间:比如血气的氧分压是"靶值 ±3*s*"。实验室可在相同方法组 *s* 值的基础上计算质量要求,回顾 QC 或之前的能力验证。

对某些检测来说,应定义医学决定水平来解释质量要求。比如,葡萄糖的可接受性能是靶值 ±0.33mmol/L 或者 10%,选择范围较宽者。如果医学决定水平是 2.78mmol/L,那质量要求为 0.33mmol/L 或 12%;如果医学决定水平是 6.67mmol/L,那质量要求为 10% 或 0.67mmol/L。

三、方法的不精密度和偏倚

根据 CLIA'88 指南,大多数临床化学方法都为中度复杂类型,并要求通过重复性实验和比对实验来验证不精密度和偏倚。因此,所有实验室都必须对方法的不精密度和偏倚进行初步评价。每月或积累的QC数据可用于持续的方法不精密度评价,而实验室间比对、室间质量评价和能力验证调查中实验室平均值和相同方法组平均值的差异可作为方法偏倚的周期性评价。

四、应用实例

以葡萄糖、胆固醇、氯和钙四个项目的QC程序选择为例,介绍自动化生化分析仪各项目QC程序的选择。

关于生化质控程序的选择,早期文献中也有报道:

1)对于14~18个分析项目,钠、钾、葡萄糖、尿素氮、肌酐、磷、尿酸、胆固醇、总蛋白、总胆红素、谷酰转移酶、碱性磷酸酶、天冬氨酸氨基转移酶和乳酸脱氢酶,可以选择$N=2$的$1_{3.5s}$规则;

2)对于白蛋白,可以选择$N=2$的$1_{2.5s}$单规则;

3)对于氯和二氧化碳,可以选择多规则QC程序;

4)对于钙,可以采用特殊的QC策略,对重复测定的结果取平均值。

这项研究发表于1990年,比1992年发布的CLIA'88对于能力验证调查的可接受性能的标准要早。因此,该质量要求和CLIA规定的要求不完全一样。还需注意的是这项研究利用了一个不同的质量计划工具——临界误差图,这比1991年引入的操作过程规范图还要早。

与此相关的研究中,我们也发现在QC设计时就可预期到成本节约。最开始我们使用的是一个多规则的QC程序,在早期分析仪的操作上该程序已被接受,但目前早期分析仪已被取代。旧的QC操作常可用于新的分析仪,因为两者有相似的性能特征。然而,精密度和偏倚的改善会使QC程序的实施更加划算。

(一)胆固醇

该方法的标准差为0.07mmol/L,或医学决定水平为5.17mmol/L时的1.35%。假定偏倚为0.0%,因为方法确认研究显示实验室内部系统比对之间系统差异微小,而持续的比对研究可以用来维持近零的偏倚。按CLIA要求,每批要分析两个质控物。*TEa*为0.517mmol/L,即医学决定水平5.17mmol/L的10%。

标准操作点的横坐标为13.5%[(1.35/10.0)*100],纵坐标为0.0%。当绘制$N=2$,90%分析质量保证(AQA)的标准操作过程规范图时,可以选择$1_{3.5s}$规则,如图20-1所示。图上其他的QC程序也可以使用,但使用3.5*s*控制限的好处是假失控率基本为零。全面的QC策略是根据统计QC来检出问题,期望的检测率高于90%。

(二)葡萄糖

该方法的标准差为0.067mmol/L或医学决定水平6.11mmol/L的1.1%。假定偏倚为0.0%,*TEa*为0.44mmol/L,是医学决定水平6.11mmol/L的7.2%。这比CLIA要求的0.33mmol/L或10%更严格。分析批包括两个质控物。

标准操作点的横坐标为15.3%[(1.1/7.2)*100],纵坐标为0.0%。当绘制$N=2$,90% AQA的标准操作过程规范图时,结果与上文中胆固醇的例子相同,如图20-2所示。由于$1_{3.5s}$控制规则假失控率为零,所以能提供充分的误差检出。全面的QC策略根据统计QC来检出问题。

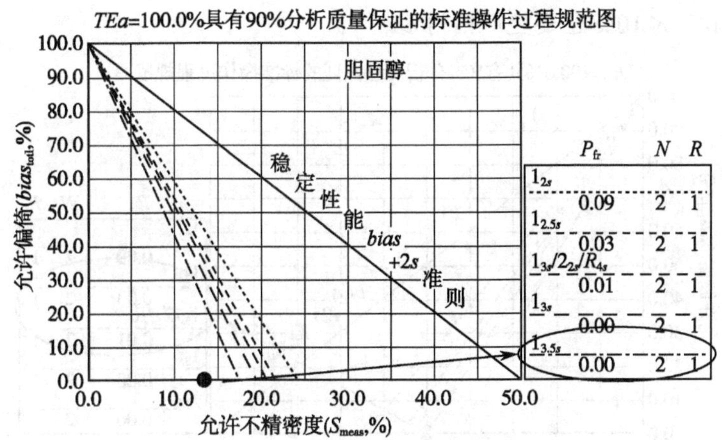

图 20-1 胆固醇操作过程规范图

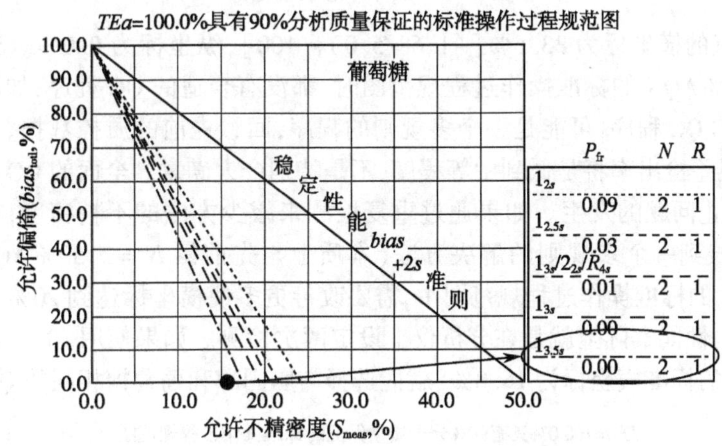

图 20-2 葡萄糖操作过程规范图

(三) 氯

该方法的标准差为 1. 04mmol/L,即医学决定水平 100mmol/L 的 1. 04%,假定偏倚为 0. 0%。CLIA 的要求为 4. 0mmol/L,相当于决定水平 100mmol/L 的 4. 0%。分析批包括两个质控物。

标准操作点的横坐标为 26%[(1. 04/4. 0) * 100],纵坐标为 0%。当绘制 $N=2$,90% AQA 的标准操作过程规范图时,没有合适的 QC 程序。当绘制 $N=2$,50% AQA 的标准操作过程规范图时,$1_{2.5s}$单规则和 $1_{3s}/2_{2s}/R_{4s}$ 多规则都能提供至少 50% 的误差检出,如图 20-3 所示。在多规则程序($1_{3s}/2_{2s}/R_{4s}/4_{1s}$)中加入一条 4_{1s} 规则可在两批中增大误差检出。当第一批只有中度误差检出时,全面的 QC 策略应更重视预防维护和特殊仪器检查。在氯的检测中,应该经常对氯电极进行保养和清洁,防止问题的产生。

(四) 钙

该方法的标准差为 0. 042mmol/L,即决定水平 2. 5mmol/L 的 1. 68%。TEa 为 0. 125mmol/L,即医学决定水平 2. 5mmol/L 的 5%,这比 CLIA 要求的 0. 25mmol/L 或医学决

定水平 2.5mmol/L 的 10% 还要更严格得多。

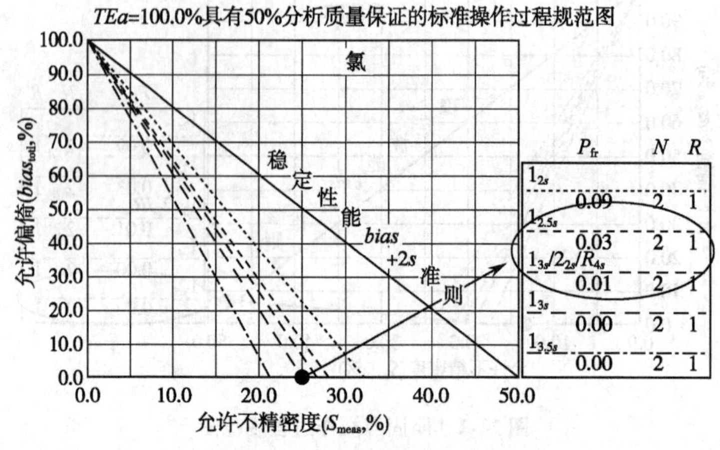

图 20-3　氯操作过程规范图

标准操作点的横坐标为 33.6%［(1.68/5.0)＊100］，纵坐标为 0.0%。当绘制 $N=2$，90% AQA 或 50% AQA 的标准操作过程规范图时，都没有合适的 QC 程序，如图 20-4 所示。可选一个最高的 QC 程序，可能是一个多规则的程序，回顾先前的质控数据。然而，单规则的 QC 程序的误差检出率将是低到中等程度，不是特别令人满意。全面的 QC 策略应强调提高方法性能，防止问题的发生。如果通过重复检测来减少方法的不精密度，在 $N=2$，50% AQA 图中就能找到一个多规则的解决方法（本质上与先前氯 $N=2$，50% AQA 一样）。在 $N=2$，90% AQA 的标准操作过程规范图中，需要改善更多使横坐标达到 20%。通过重复测量来提高方法的性能实际上就是在分析仪上设定两次检测。如果使用 CLIA 10% 的质量要求，原始操作点的标准横坐标为 16.8%，就能选择与胆固醇和葡萄糖相同的 QC 程序。

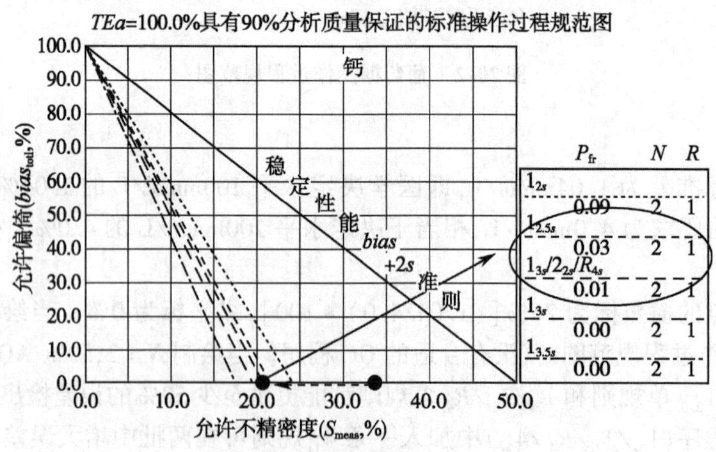

图 20-4　钙操作过程规范图

五、计划和实施策略

实验室所有领域中的质量-计划应用程序都有值得学习的经验。常规化学应用程序比其他的更简单，但仍能提供重要建议。如果你非常了解简单应用程序的解决方法，那你就能解决复杂的质量-计划问题。

(一) 定量方法中的管理质量可以提高工作效率,减少运行成本

当设计和选择QC程序时,应在质量要求和方法不精密度和偏倚的基础上考虑节约成本的问题。当实验室的QC操作使用2*s*控制限时,会引起高水平的假失控——当$N=2$时为9%,$N=3$时为14%,$N=4$时为18%,这时节约成本就显得很重要。如果在第四代和第五代自动分析仪上使用多规则QC程序,可以简化QC过程,减少*N*,提高工作效率,降低运行成本。

(二) 根据质量要求,从能力验证标准开始

对于大多数常规化学检测,在规定允许总误差时就定义能力验证标准。虽然这些要求代表了质量的最低水平,但还是应该按照顺序进行,用这些标准开始质量-计划应用程序,然后当获得了更好的关于质量要求的信息时重复该过程。

(三) 使用最好的评估方法来评估检测性能

实验室目前的QC数据可用来评估方法的不精密度,但是没有数据可用来评价方法的偏倚。在质量-计划应用程序开始的阶段假定偏倚为零是没有问题的。使用目前最好的评估性能的方法,可在获取了更好的信息后重复计划过程。可从每月的同行比对项目或定期的能力验证调查中获取偏倚信息。

(四) 在多检测项目的系统中对每个检测项目进行个体化的QC程序设计

不同的检测项目有不同的质量要求和不同的分析性能,因此,多项目检测系统中不同的检测项目有不同的QC程序。

(五) 保持*N*恒定,改变规则来调整QC性能

在多项目分析仪上,通常需要保持每个检测项目的质控测量数目一致,对于不同的检测项目要改变控制规则来优化QC程序。通常只需要3~5个不同的QC设计来处理所有的检测。

(六) 调整全面质量控制(TQC)策略来处理差性能的检测

实际中经常会遇到误差检出低于理想情况的检测,因此,需要采取措施来提高分析性能,防止问题的出现。需要鉴定误差的来源和不稳定的原因,调整预防保养计划以防止问题的发生。

(七) 通过计算机实施个体化的QC设计

对于自动化的系统,通常需要对QC进行计算机处理,与检测结果保持联系。这就需要灵活的QC软件,特别是能够为在同一个分析系统中进行的不同的检测项目选择不同的控制规则。特定的检测QC可以帮助你用一种最划算的方式管理和操作自动化系统。

第二节　血气检测项目的质量控制设计程序

本节将介绍血气基本参数——pH,pCO_2和pO_2质量控制方法的选择,该程序使用新分析仪器的典型的精密度性能,应用于床旁血气分析仪。

在床旁检测领域中设计质量计划时需要非常仔细。遗憾的是,一些推荐的质量控制方法过于简单,不能反映方法控制状态的真实情况。床旁试验必须具有相同的质量标准和相同的质量规划过程。本节介绍了如何对床旁血气分析仪进行质量控制。

一、血气应用

血气检测通常是在床旁检测或大的临床或肺功能实验室中进行。通常在外科手术及恢复病房中采用床旁检测来监测患者,当患者被送回到医院普通病房时,采用临床中心实验室或肺功能实验室的检测来监测患者。这样检测结果的可比性与一致性就显得十分重要。

当使用新的床旁分析仪之前,应与临床中心实验室或肺功能实验室进行比对来评价分析仪的性能,方法确认研究将提供不精密度和偏倚的估计,其可用于计划质量控制方法。

二、质量要求

CLIA 能力验证可接受性能如下:血气 pH——靶值 ±0.04pH 单位;pCO_2——靶值 ±5mmHg或 ±8%(取最大值);pO_2——靶值 ±3*s*。

为了量化 pO_2 的要求,室间质量评价调查的结果显示了所有分析仪 pO_2 的标准差(*s*)和变异系数(*CV*),约 3500 个参加实验室:

在 145mmHg 时,*s*=6.7mmHg,*CV*=4.6%

在 115mmHg 时,*s*=7.1mmHg,*CV*=6.1%

在 118mmHg 时,*s*=7.5mmHg,*CV*=6.4%

在 59mmHg 时,*s*=14.7mmHg,*CV*=25.1%

在 144mmHg 时,*s*=7.2mmHg,*CV*=5.0%

第四份标本的 *s* 和 *CV*(59mmHg)与其他标本不一致,进一步的调查显示不同厂家的系统提供的均值有很大的差异,证明“所有的”或总的 *s* 和 *CV* 可能反映了对不同类型的分析仪之间系统误差的影响。其他四份标本平均 *s* 为 7.1mmHg,*CV* 为 5.5%。因此 pO_2 的 CLIA 要求可以估计为 ±16.5%。

三、方法的不精密度和偏倚

为了估计仪器的不精密度,最初的方法确认研究应该包括为期 20 天的重复实验。通常需要分析三个不同水平的质控物,计算出每个水平的 *s* 和 *CV*。为了估计偏倚,至少需要 20 个,最好 40 个新鲜标本进行方法的比对实验。用回归统计法或者 *t* 检验来分析成对的数据。

四、应用实例

该实例中,方法 *CV* 的评估类似于最近发表的床旁分析仪评估研究中的性能评估。通常用三个不同水平的控制物进行血气测量,分别是:pH 为 7.20、7.40 和 7.60,pCO_2 为 60mmHg、40mmHg 和 20mmHg,pO_2 为 60mmHg、100mmHg 和 140mmHg。

(一) pH

三种质控物的平均方法 *s* 为 0.005pH 单位,方法的偏倚为 0.01pH 单位。CLIA 要求为 0.04pH 单位。

标准操作点的横坐标为 12.5%[(0.005/0.04)*100],纵坐标为 25%[(0.01/0.04)*100]。

当绘制 $N=3$,90% AQA 的标准操作过程规范图时,所有质量控制方法的操作界限高于操作点,如图 20-5 所示。可以使用 $N=3$ 的任何控制规则,但是最好选择 1_{3s} 或 $1_{3.5s}$,可保持低假失控率。全面的质量控制策略应依赖于统计质量控制来检出问题,并且包括由厂家和良好的实验室实践推荐的最少的预防程序。

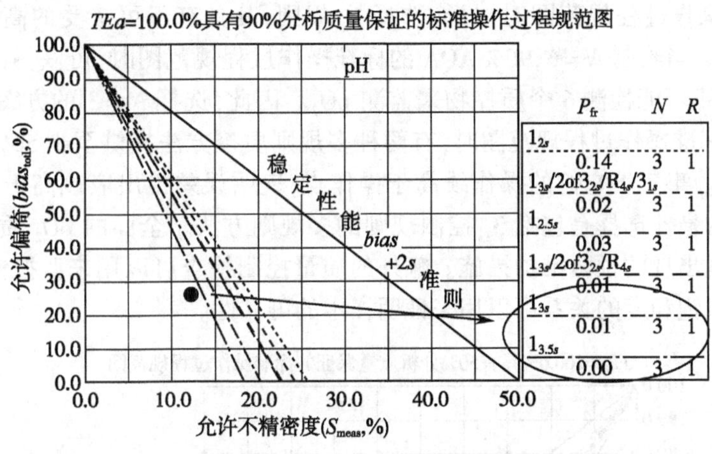

图 20-5 pH 操作过程规范图

(二) pCO_2

三种控制物的平均 *CV* 为 2.5%。将比对数据取平均值(即在大约 40mmHg),方法的偏倚为 0.2mmHg。在 40mmHg 时,质量要求为 5mmHg 或 12.5%。

标准操作点的横坐标为 20% [(2.5%/12.5%) * 100],纵坐标为 4.0% [(0.2mm/5mm) * 100]。当绘制 $N=3$,90% AQA 的标准操作过程规范图时,有四种可能的质量控制方法,如图 20-6 所示。可选择 $1_{3s}/(2of3)_{2s}/R_{4s}$ 多规则方法或 $1_{2.5s}$ 单规则方法。优先选择多规则控制方法,因为其假失控率更低(1.0% vs 3.0%)。全面的质量控制策略将再次依赖于统计质量控制来检出重要的问题,不论其何时出现。

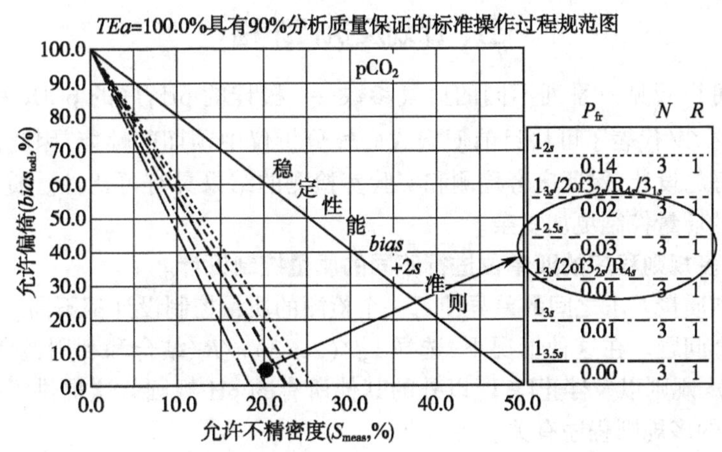

图 20-6 pCO_2 操作过程规范图

（三）pO_2

观测的平均 *CV* 为 4.1%，方法之间的偏倚几乎接近于 0。如前所示，CLIA 质量要求为 16.5%，其基于四次不同的能力验证标本估计的组变异系数为 5.5%。

标准操作点的横坐标为 25%［(4.1%/16.5%) * 100］，纵坐标为 0。当绘制 $N=3$，90% AQA 的标准化操作过程规范图时，只能选择 1_{2s} 规则，其具有不可接受的高水平的假失控（大约为 14%）。当绘制 $N=6$，90% AQA 的标准操作过程规范图时，可获得四种解决方案。然而，床旁检测不可能检测 6 个质控物来监测 pO_2。因此，选择 $N=3$ 的方案。当绘制 $N=3$，50% AQA 的标准操作过程规范图时，有两种多规则质控方法提供至少 50% 的误差检出，如图 20-7 所示。事实上它们的操作线高于操作点，表明误差检出应该高于 50%。给出最大的误差检出的最佳选择是包括 3_{1s} 控制规则的多规则方法。全面的 pO_2 质量控制策略应该包括减少问题出现的预防维护措施。额外的质量控制检查可以用来监控性能，比如血液的使用。与血氧饱和度的关系可以用来证明样本的可靠性。

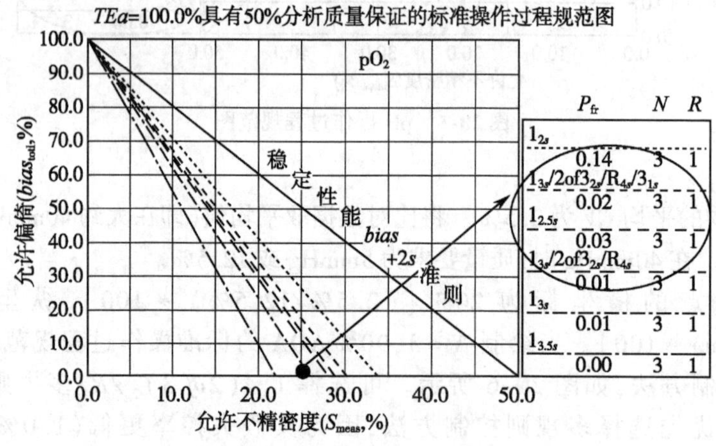

图 20-7　pO_2 操作过程规范图

五、计划及执行策略

我们经常可以看见一系列不同的血气参数——极佳的 pH，好的 pCO_2 和临界的 pO_2。该实例中方法的 *CV* 代表了可从目前便携式血气分析仪中预期的性能，因此需要对质量控制程序进行良好的设计，保证床旁检测和实验室检测的结果具有可比性。质控物的基质效应使 pO_2 检测的质量控制更加复杂。

（一）使用多规则程序的亚单位进行不同的质量控制设计。

分析性能和质量要求之间的差异使每一个检测的质量控制设计都不同。选择多规则方法可以解决这个问题。在这种情况下，选择 $1_{3s}/(2of\,3)_{2s}/R_{4s}$ 结合和利用整套 pO_2 的规则，停止 pCO_2 的 3zs 规则以及停止除 1_{3s} 以外的其他所有的 pH 规则。这提供了一套质量控制设计，都与单个的多规则程序有关。

（二）启动和监控的多阶段设计。

如果不能达到 90% 误差检出和少于 5% 的假失控的理想性能，可以执行两种不同的质量控制设计——一种有 90% 的误差检出（可能增加假失控），另一种具有低假失控（具有适当的误差检出）。在“启动”阶段使用高误差检出设计，之后在“检测”阶段使用低假失控设计。对于血气测量，最好使用 $N=3$ 的启动设计，每天一次；$N=1$ 的监测设计，由新的操作者执行，并且每 8 小时更换一次。

（三）如果校准频繁，可以接受更低的误差检出。

许多血气分析仪器有自动校准的功能，并且校准的时间间隔很短，通常是 1 小时。由于校准频繁，多数仪器来源的改变和漂移都被自动地修正了，不需要质量控制程序检测。最佳的质量控制性能取决于保持低水平的假失控。适度的误差检出（50% 或者以上）是可以接受的。

（四）将仪器功能检测作为全面质量控制（TQC）策略的一部分。

由于许多血气分析仪器具有自动检查的功能，TQC 策略可以支持有适当误差检出的质量控制设计。仪器功能检查，比如电子质量控制，可以用来补充统计质量控制程序的检测能力。

第三节　免疫检测项目的质量控制设计程序

质量计划应用中最有挑战的一个方面就是为免疫分析方法选择质量控制程序。此处以甲状腺素、皮质醇和促甲状腺激素（TSH）为例。

一、免疫分析应用

免疫分析的质量计划有许多特殊的困难，因为它通常有多个决定水平，不同的决定水平有不同的质量要求和不同的方法 *CV*。2000 年 4 月美国病理学家学会（CAP）免疫分析仪器的调查提出“对于所有的分析仪来说，免疫分析是最复杂的”。质量控制设计会更加复杂，因为免疫分析测量程序的精密度通常不及高度自动化的化学和血液方法，因此需要使用多水平或多阶段设计，通常会有多规则控制程序和大量的控制测量。

二、质量要求

激素检测和某些毒理学检测通常是用免疫分析的方法。CLIA 关于常规激素检测的列表很短，只有 7 个检测项目：皮质醇、游离甲状腺素、人类绒毛膜促性腺激素、三碘甲状腺氨酸、三碘甲状腺氨酸摄取率、促甲状腺激素和甲状腺素。所有的激素，除了皮质醇和甲状腺素，质量要求都是以靶值 $\pm 3s$ 的形式表示，此处的 s 是由参加能力验证调查的实验室得出的。给出的皮质醇的允许总误差为 25%，甲状腺素为 20% 或 0.0129mmol/L（取较大者）。CLIA 对于毒理学的要求通常是靶值 ±20% 或 25%，高值更常用。

对于其他分析项目，最好扩大 $3s$ 同组概念，将实验室间比对项目和实验室间质量评价的数据作为规定质量要求的起点，有时也会用到临床质量要求，但是它们的应用需要使用更加复杂的计划工具、更加复杂的临床质量计划模型和计算机支持，比如用 QC 验证程序来进行计算。

三、方法不精密度和偏倚

重复实验可以评估不精密度，通常是检测 3 个或更多水平的控制物。在可报告范围的不同区段，s 和 CV 都会有所变化。在范围的一端，CV 可能会达到 10% 或 15%，通常在最精确的部分也会有 5%。方法的比对实验可以评估偏倚，但是由于参考方法的缺乏，所以很难确定其他方法的系统误差。因此，现在普遍使用的方法是在每月同组审核计划或定期能力验证调查中通过相似方法的比对来评估系统误差。

四、应用实例

Mugan 等人发表的一项研究介绍了 7 种在自动分析仪上进行的检测项目的应用——催乳素、总 β 人绒毛膜促性腺激素、癌胚抗原、卵泡刺激素、黄体生成素、促甲状腺激素和 β_2 微球蛋白。Seth 举例说明了如何利用临界误差图选择 QC 程序。Carey 提供了一些常用的 QC 计划指南，以及网络上能获得的关于茶碱、皮质醇、甲状腺素和叶酸的具体的例子。此处就将介绍甲状腺素、皮质醇和促甲状腺激素三个定量检测项目的质量控制设计程序。

（一）甲状腺素

当决定水平为 0.064mmol/L 时，方法的 CV 为 5.5%，偏倚为 0.0%。CLIA 规定的允许总误差为 20%。分析批包括三个给定的质控物，选择合适的 QC 程序和全面 QC 策略。

标准操作点的横坐标为 27.5%［(5.5%/20.0%)100］，纵坐标为 0.0%。当绘制 $N=6$、90% AQA 的标准操作规范图的操作点时，可以得到两种解决方法，如图 20-8 所示。多规则 QC 程序可以提高误差检出率，由此而设计的全面 QC 策略有利于改善方法的性能和减少质控测量的数量。当减少测量数量时，可以提高方法的 CV，例如当 $N=3$ 时，90% AQA 的图表显示横坐标的最大值是 23%，相当于将方法的 CV 改进到 4.6%。

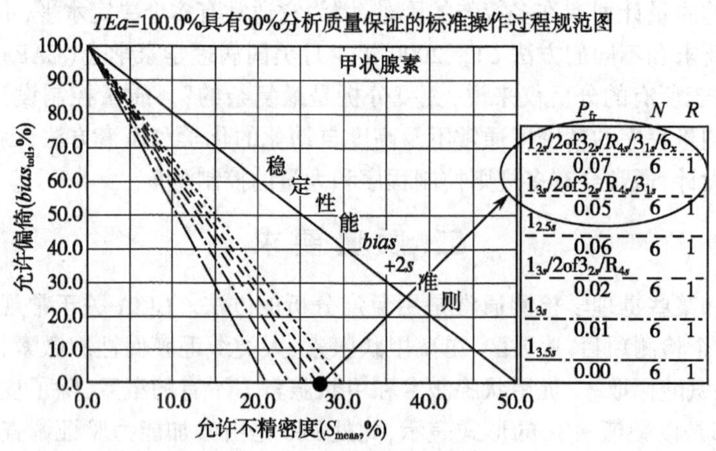

图 20-8　甲状腺素操作过程规范图

（二）皮质醇

皮质醇在决定水平为 0.735μmol/L 时的方法 CV 为 5.3%，假定偏移为 0.0%。CLIA 的 PT标准为 25%。分析批包括三个给定的质控物，选择合适的 QC 规则、N 值和全面的 QC 策略。

标准操作点的横坐标为 21.2%［(5.3%/25%)＊100］，纵坐标为 0%。$N=3$，90% AQA 的标准操作过程规程图提示了四种可能的解决方案，如图 20-9 所示。但是由于 1_{2s} 程序的假失控率很高，约为 0.14 或 14%，所以一般不考虑该程序。$1_{2.5s}$ 单规则程序是最简单的，并且完全可以在第一轮中检测出在医学上重要的系统错误。全面的 QC 策略是根据统计 QC 程序来检测问题。

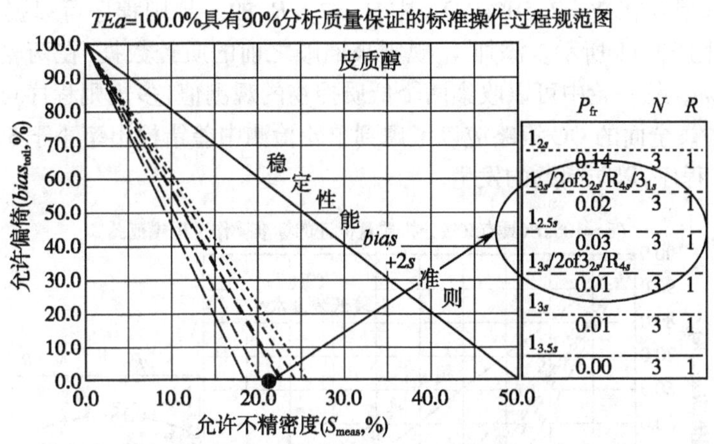

图 20-9　皮质醇操作过程规范图

（三）促甲状腺激素

当医学决定水平为 0.8mIU/L 时，该方法的 *CV* 为 7.5%；当医学决定水平为 4.8mIU/L 时，*CV* 为 6.0%；当医学决定水平为 26.6mIU/L 时，*CV* 为 6.0%。假定方法的偏倚为 0.0%。CLIA 规定的 TSH 的 PT 要求的形式为靶值 ± 3*s*。CAP 同行评议项目得出的 *TEa* 值为：当医学决定水平为 1.0mIU/L 时为 28%，5.0mIU/L 时为 19%，25mIU/L 时为 19%。分析中包括三个质控物，选择合适的 QC 规则、*N* 值和全面的 QC 策略。

此处可以设计一个多水平的质控物用于监测 5～25mIU/L 范围内性能的 QC 程序，再设计另一个质控物监测低值端的性能。

此处可为可报告范围的中间到高值端选择 QC 程序，标准操作点的横坐标为 31.6% [(6.0/19) * 100]，纵坐标为 0.0%。使用 *N* 等于 2 和 4 的操作过程规范图，因为当质控物为 5.0mIU/L 和 25.0mIU/L 时，其质量要求和 *CV* 是相同的。在 *N* = 4，50% AQA 标准操作过程规范图中有三种可能的方法，如图 20-10 所示。此处多规则程序是最好的选择。

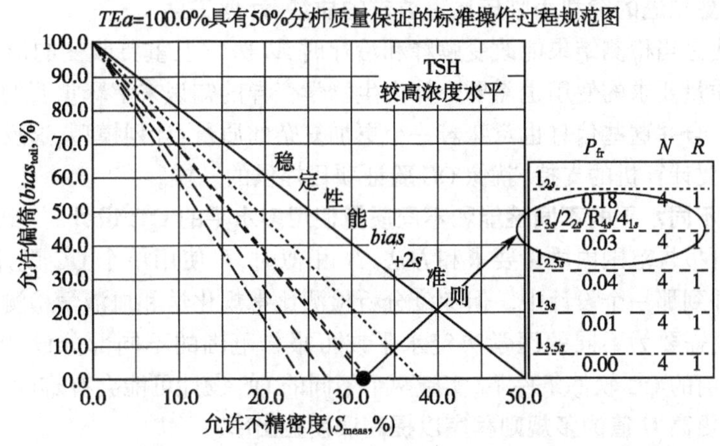

图 20-10　高浓度水平促甲状腺激素操作过程规范图

监测可报告范围中低值端的质控物的平均值为0.1mIU/L,标准操作点的横坐标为26.8%[(7.5/28)*100],纵坐标为0.0%。在$N=2$,90% AQA的标准操作过程规范图中没有可用的方案。但是在$N=2$,50% AQA中,$1_{3s}/2_{2s}/R_{4s}$的多规则程序可以提供至少50%的差错检出率,如图20-11所示。添加4_{1s}规则来回顾之前的质控数据,在两轮中的差错检出率应该接近90%。每一轮中可以收集两个低质控物的观测值,多规则程序可以应用于当前和之前的数据中。全面的QC策略应该考虑到单轮检测中差错检出率小于50%。还应该注意非统计的QC程序,以防问题的发生。

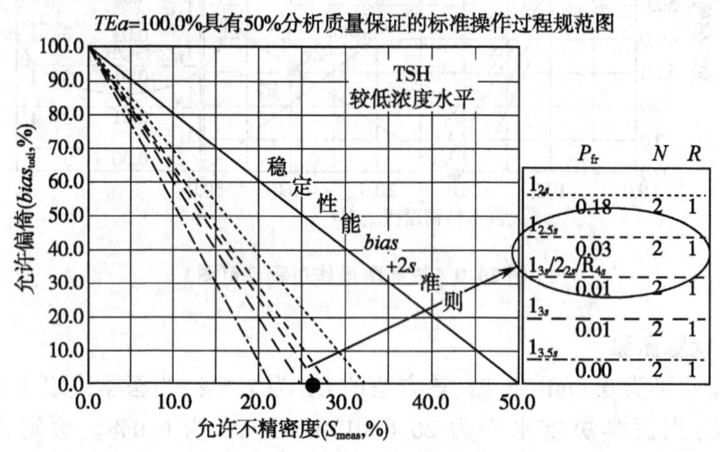

图20-11　低浓度水平促甲状腺激素操作过程规范图

五、计划和执行策略

在处理免疫分析的过程中需要用到质量-计划技能和经验。基本的质量-计划工具可提高技能,激发学习临床质量要求和先进的计划工具的兴趣。

(一)开始时用同组s值计算质量要求

由于CLIA最初设立质量要求的方式,在美国实验室中,开始时用同组的s值来计算允许总误差是合理的。

(二)考虑更先进的能利用临床质量要求的质量-计划工具

另一种方法是当检测结果能改变解释和治疗时,以医学上重要改变的形式使用临床质量要求。临床质量要求的使用也需要个体内生物学变异的知识来解释重要的影响检测结果的分析前因素。合并这些信息也意味着一个更加复杂的质量-计划模型,这反过来又使计算变得复杂,这需要计算机的支持,就像QC验证项目提供的一样。

(三)为在不同水平的不同性能和不同质量使用多水平的QC设计

当在整个可报告范围内质量要求和方法CV相似时,可使用单个QC设计,所有水平的质控物都能合并到那一个设计中。但免疫分析检测比常规化学和血液学检测更加不可能保持该前提,因此,需要为不同的医学决定水平或可报告范围的不同部分设计不同的QC程序。然而,在目前的QC软件条件下,实施两个不同的QC设计可能会有难度。

(四)使用更高N值的多规则程序以提高误差检出率

为了满足误差检出率的要求,通常需要提高控制测量的数目。多规则设计已经优化到了 8 个控制测量，以增大误差检出率，减小假失控率。$N=8$ 的 $1_{3s}/(3of\ 8)_{2s}$ 多规则能够提供较高的误差检出率，同时保持 2%~3% 的假失控率。

（五）使用多阶段 QC 设计来检测定期的系统变化

当很难在一个 QC 设计中同时达到高误差检出率和低假失控率时，可以使用两个不同的 QC 设计——一个误差检出率较高（假失控率有适当程度的增加），另一个假失控率较低（有适当的误差检出率）。每周更换试剂批号时可以使用高误差检出率的 QC 设计，而接下来的时间使用低失控率的 QC 设计。

第四节　凝血检测项目的质量控制设计程序

质量-计划过程可以应用于除化学以外的其他检测项目。本节将介绍凝血酶原时间（PT）、部分凝血活酶时间（APTT）和纤维蛋白原项目的质量控制设计。

通常，人们认为所有质量控制理论只适用于化学，完全不适用于像血液学和凝血这样的领域。本章就将为实验室工作人员介绍这方面的内容，特别是那些工作在包括了化学、血液学和凝血的中心实验室的人员。新的凝血分析仪和自动化学分析仪很相似，可以用相同的质量计划方法。

一、凝血应用

该部分会介绍一些用于自动凝血分析仪的凝血试验的质量-计划应用，该分析仪提供三个水平的质控、在线的数据计算、质控图的显示和选择质量控制规则。就像一个自动化学分析仪，执行相似的计划和策略是很简单的。

此外，新的在线工具可用来制作操作过程规范图，如本作者开发的 QCCS 软件。这些在线工具使用起来非常简单——只要将数字输入数据对应的框中，然后点击制作操作过程规范图的按钮。由于在线工具能帮助质量控制培训和方法验证计算以及绘图，显示了因特网在分析性质量管理的教育和培训上的重要性和有效性。

二、在线质量-计划工具

目前 Westgard 网站上有两个可用的工具——Method Planner（方法计划）和 QC Planner（质量控制计划）：

1. Method Planner　Method Planner 可用于制作操作过程规范图，以建立不精密度和偏倚规范。用户只需要输入允许总误差（根据自己的质量要求：TEa 为%形式）和分析的质控物数目（2 个或 3 个）。$N=2$ 时可用的质量控制程序有 1_{2s}、$1_{2.5s}$、$1_{3s}/2_{2s}/R_{4s}$、1_{3s} 和 $1_{3.5s}$。$N=3$ 时可用的质量控制程序有 1_{2s}、$1_{3s}/(2of\ 3)_{2s}/R_{4s}/3_{1s}$、$1_{2.5s}$、$1_{3s}$ 和 $1_{3.5s}$。通过读取操作线的横轴截距，可以决定允许 CV 的最大值。通过定位操作线上的偏倚，然后读取相应的横轴数值，可以决定任何特定的允许 CV。

输入 15% 为允许总误差，选择 3 个质控物，点击按钮获得操作过程规范图。对于 1_{3S} 质控规则，将看到横轴截距定义了允许 CV 的最大值为 3.0%。

2. QC Planner　可用于制作 2 个和 3 个质控物的操作过程规范图，标出方法的操作点（观测不精密度为横轴，观测偏倚为纵轴）。只需要输入允许总误差（%）、观测不精密度(%)、观测偏倚(%)和质控物的数目(2个或3个)。利用此工具可以制作操作过程规范图并且标出操作点。通过质控规则以及操作点上线对应的N值可以选择一个质量控制程序。此工具将产生3个操作过程规范图——第一个是$N=2$或3,90%分析质量保证(AQA),第二个是$N=4$或6,90% AQA(*SE*),第三个是$N=4$或6,50% AQA(*SE*)——与使用标准操作过程规范图的手工计划过程有相同的顺序。

输入15%为允许总误差,方法的不精密度为5%,偏倚为1%,包括3个质控物。你将在第三个表上找到解决方案,$N=6$,50% AQA(*SE*)的操作过程规范图。

下文将解释这些在线工具在凝血试验中的应用。

三、质量要求

CLIA将3个凝血试验的可接受性能的标准包括在血液学范围里:凝血酶原时间:靶值±15%;部分凝血活酶时间:靶值±15%;纤维蛋白原:靶值±20%。

四、方法的不精密度和偏倚

此处的例子都是在自动凝血分析仪上操作的。可以使用来自4个不同质控物的日常质量控制数据。质控物1是用于所有的3个试验,质控物2只用于PT和APTT,材料4只用于纤维蛋白原,各项目方法不精密度如下:

质控物1　$CV_{PT}=2.6\%$,$CV_{APTT}=2.3\%$,$CV_{纤维蛋白原}=3.2\%$

质控物2　$CV_{PT}=3.3\%$,$CV_{APTT}=2.3\%$

质控物3　$CV_{PT}=3.7\%$,$CV_{APTT}=2.6\%$

质控物4　$CV_{纤维蛋白原}=5.2\%$

PT的平均*CV*为3.2%,APTT的平均*CV*为2.4%,纤维蛋白原的平均*CV*为4.2%。实验室有两台自动凝血分析仪,通常将两者进行比对以减小两者之间的偏倚。

五、实例应用

各项目的标准操作过程规范图如下:

(一)凝血酶原时间

质量要求为15%,观测*CV*为3.2%,观测偏倚为0.0%,使用3个质控物。直接将这些数值输入质量控制计划工具。

标准操作点的横坐标为21.3%[(3.2%/15%)*100],纵坐标为0.0%。标准操作过程规范图给出4种可能的质量控制程序,如图20-12所示。但是$N=3$的1_{2s}规则应剔除,因为它的假失控率很高(大约14%)。为简单起见,$1_{2.5s}$规则可能优于多规则程序,但是两者都具有必要的误差检出。全面的质量控制策略可依赖于统计质量控制的高误差检出,也应包括预防性维护、仪器性能检查等,如厂商、管理和认可指南以及最佳实验室管理规范所推荐。

(二)部分凝血活酶时间

质量要求为15%,观测*CV*为2.4%,观测偏倚为0.0%,使用3个质控物。直接将这些数值输入质量控制计划工具。

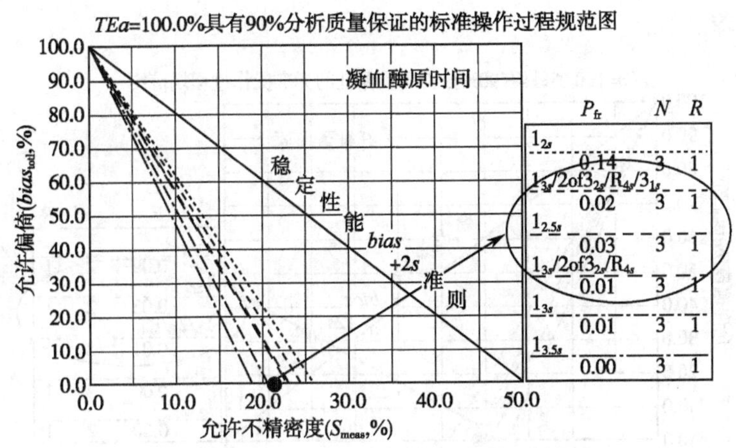

图 20-12　凝血酶原时间操作过程规范图

标准操作点的横坐标为 16%［(2.4%/15%)＊100］,纵坐标为 0.0%。标准操作过程规范图给出的所有可能的质量控制程序都具有适当的误差检出,如图 20-13 所示。同样的,$N=3$ 的 1_{2s} 规则应剔除,因为它的假失控率很高(约为 14%)。为简单起见,1_{3s} 规则优于多规则程序。全面的质量控制策略可依赖于统计质量控制的高误差检出,也应包括预防性维护、仪器性能检查等,如厂商、管理和认可指南以及最佳实验室管理规范所推荐。

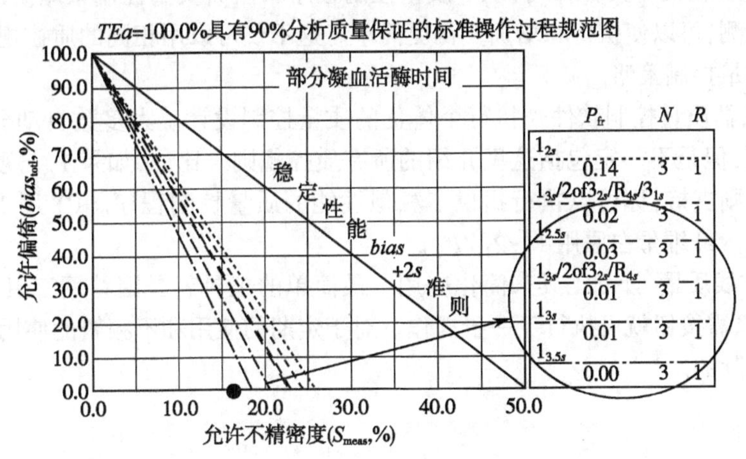

图 20-13　部分凝血活酶时间操作过程规范图

(三) 纤维蛋白原

质量要求为 20%,观测的 *CV* 为 4.2%,观测的偏倚为 0.0%,使用两个质控物。直接将这些数值输入质量控制计划工具。

标准操作点的横坐标为 21%［(4.2%/20%)＊100］,纵坐标为 0.0%。标准操作过程规范图显示两种可能的解决方案,如图 20-14 所示。但是 $N=2$ 的 1_{2s} 规则应剔除,因为它的假失控率很高(大约为 9%)。此时应使用 $1_{2.5s}$ 单规则,紧随其后的是 $1_{3s}/2_{2s}/R_{4s}$ 多规则程序,如果它更容易执行的话。全面的质量控制策略可依赖于统计质量控制的高误差检出,也应包括预防性维护、仪器性能检查等,如厂商、管理和认可指南以及最佳实验室管理规范所推荐。

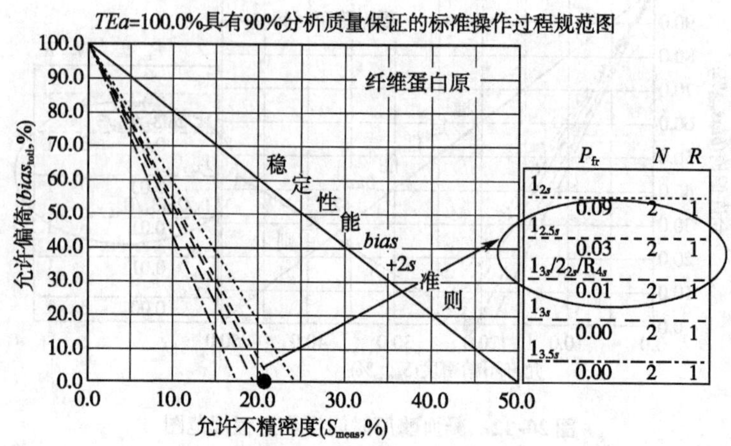

图 20-14　纤维蛋白原操作过程规范图

六、计划及执行策略

质量控制计划工具和标准操作过程规范图的结果是一致的。

1. 当可能提供简单的操作时，统一质量控制程序和全面质量控制策略。用 $1_{2.5s}$ 规则可以控制 3 个检测，可以使执行和培训变得更简单。这不仅可以用相同的质控规则，也可以用相同的全面质量控制策略。

2. 运用仪器质量控制软件来执行个体化的质量控制设计。大多数自动分析仪都支持在线质量控制，但是不一定包括这里介绍的所有质控规则。比如，如果 $1_{2.5s}$ 规则不可用，但是提供了多规则支持，你可以执行提供了相似性能的质量控制程序。PT 用 $1_{3s}/(2of\,3)_{2s}/R_{4s}$，APTT 用 1_{3s}，纤维蛋白原用 $1_{3s}/2_{2s}/R_{4s}$。

3. 运用在线质量-计划工具来简化应用。最简单的工具就是因特网工具，它提供数据输入框，然后只需按钮就可执行下一步操作。对于定期的使用和不频繁的使用者，因特网工具可能是最实际的。

第二十一章

调查和解决每日质量控制问题

常用质量控制规则是基于检出预期随机高斯分布的变化。当数据总体显示的均值和标准差与控制图上指定值一样时,我们知道结果在均值加减1倍标准差、2倍标准差和3倍标准差范围内预期的比例。当数据总体由于正确度或精密度的因素而改变,这些比例也将随着改变,并产生质量控制标记信号。

在这一章中,我们假定在控制图上指定的均值和标准差反映了方法的实际性能。正如我们前面已讨论,如果对均值和标准差没有正确的指定值,我们将看到假阳性和假阴性的质量控制标记。

第一节　确定质量控制标记信号的意义

一、检查标记批的比例

质量控制标记信号警告我们分析系统的改变。当我们看到质量控制标记信号时存在两种可能性:

1. 真失控　有质量控制标记信号,并存在显著的误差。

2. 假失控　有质量控制标记信号,但不存在显著的误差。

如果质量控制标记信号表明为显著性的问题的话,采取的第一步就是估计已标记质量控制批数的比例。我们从预期的高斯分布知道仅有5%的数据应该超出2倍的标准差。

从第十五章中,我们知道不同的控制规则具有可预测的假失控数,因此可预测的控制批比例将被作为标记信号。当使用1_{2S}规则时,可预期5%的数据落在2倍标准差和3倍标准差之间,当使用1_{3S}规则时,我们并不期望看到任何数据超出3倍标准差。

当我们检查被标记信号控制批的比例时,重要的是检查最近数据。我们可见到33%最近批被标记(即是5/15),但是可相当于仅是所有数据点的5%(即是5/100)。

二、关注均值的偏移

直观检查比统计分析更容易检出在均值上小的偏移。图21-1显示具有四种明显数据总体的控制图。最初数据(A)的均值具有与指定均值和标准差一样的正确度和精密度。随后的每一总体分别偏高 1 倍标准差(B)、2 倍标准差(C)和 3 倍标准差(D)。

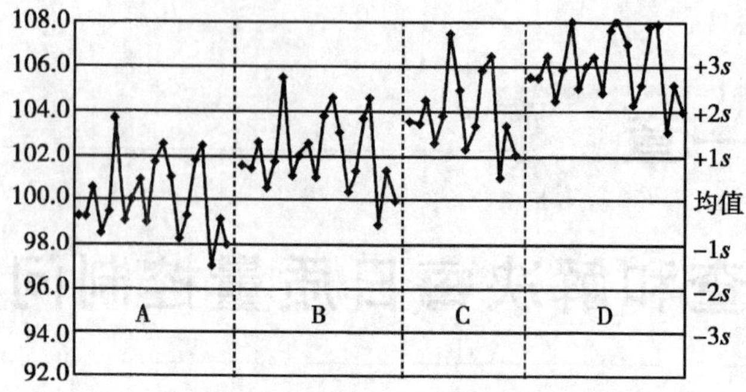

图 21-1　控制图显示均值偏移 1s(B)、2s(C)、3s(D)的质量控制规则的违背(1_{2S},$1_{2.5S}$,1_{3S},$1_{3.5S}$,1_{4S})

注意,当数据偏移 1 倍标准差(s)时,在我们见到 $1_{2.5S}$规则违背的控制标记信号时,它需要花 6 个控制批。当数据偏移 2 倍标准差(s)时,一半数据点落在 +2s 线外,在我们见到 1_{2S}规则违背的控制标记信号时,需要花 3 个控制批,在见到 1_{3S}规则标记信号时需要 6 批。当均值偏移是 3s 时,大多数新的结果高于 +2s 线,并且许多超出 +3s 线。在这种 3s 偏移后,我们见到第一批就出现 1_{2S}规则标记信号,3 批后 1_{3S}规则。

如果我们仅依赖统计分析,及使用 1_{2S}规则仅作为警告,均值的偏移可能未检出,以及好几批未能解决问题。

三、区分"偏移"和"趋势"

基本上,均值的偏移(shift)开始于当均值突然从一个值变化到另一个值时的一定的日期;从那时起均值在新的值上保持稳定。均值的偏移通常由在偏移的第一天发生的显著事件造成,如试剂批号的改变,校准的变化,或仪器的修改。

趋势(trend),如图 21-2 所示,是均值的逐渐的改变:所有的点由于增加了较大的量而不同于前面的均值。重要的是要认识到其差异,因为偏移和趋势具有不同的原因,因此具有不同的解决方式。

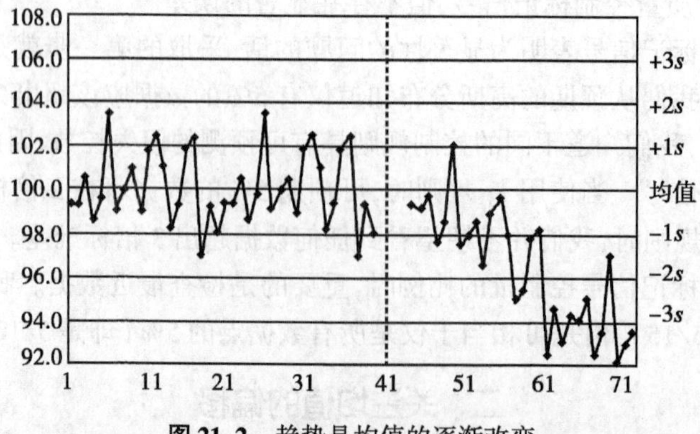

图 21-2　趋势是均值的逐渐改变

趋势由逐渐的改变造成。例如,试剂可能变质,校准可能过期,仪器部件可能逐渐出现问题等。注意这一例子，第一次 1_{2S}标记信号出现在 14 批后；在第 15 批我们见到 2_{2S}、4_{1S}和 $10_{\bar{X}}$标记信号；在第 17 后第一次出现 1_{3S}标记信号。

偏移和趋势表示在控制图上数据分布正态总体改变。我们能快速地检查控制图，查看在 ±1*s* 之间数据的比例看预期的高斯分布是否受到影响。如果小于 68% 的数据点落在 ±1*s* 之间，则指定的均值和标准差不再反映本方法本控制物实际的正确度和精密度。

四、检查控制图上标准差的变化

当随机误差增加时，标准差增加。标准差增加则在控制图增加了产生质量控制标记信号的个数，且数据分布呈偏态。

图 21-3 显示了具有三种明显数据总体的控制图。最初数据(A)的标准差与指定标准差 2.0 一样；随后每一总体显示的标准差为 4.0(B)和 6.0(C)。注意当随机变异使标准差从 2.0 加倍到 4.0 时，许多数据点落在 ±2*s* 线外，并且相当一些点超出 ±3*s*。六批后 1_{3S}规则出现标记信号。当第三组数据总体的随机变异标准差增加 3 倍，即从 2 增加到 6 个单位，更多的数据点落在 ±2*s* 线外，并超出 ±3*s*。两批后 $1_{2.5S}$规则出现标记信号，6 批后出现 1_{3S}标记信号。

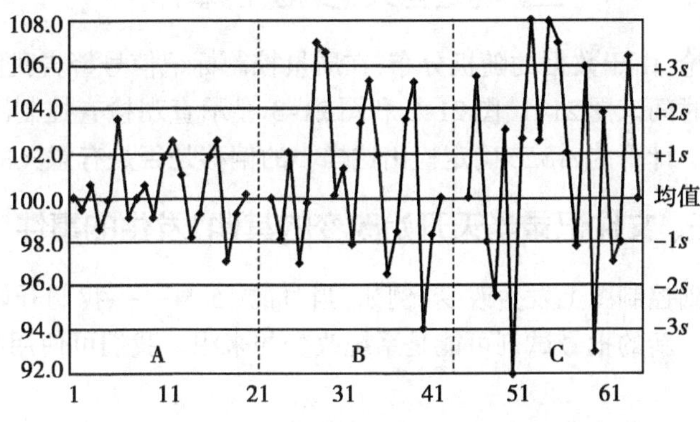

图 21-3　具有 3 种明显数据总体其显示的标准差值分别为 2、4 和 6 个单位的质量控制图

五、检查：控制图上指定的均值和标准差是否正确

如果没有正确地指定控制图上的均值或标准差，质量控制标记信号可能按比例地增加。这是在许多实验室中最常见和最容易纠正的问题之一。假定稳定的分析系统及一致的方法正确度和精密度，正确地给均值和标准差指定值将产生预期的数据高斯分布。

第二节　选择适当的纠正措施

一、收集信息调查质量控制标记信号

当质量控制结果违背质量控制规则时，我们能设计一种逻辑调查措施快速地确定问题可能的来源和问题的纠正。质量控制问题常使我们面对大量的数字“数据”。

(1)上百个的特定的控制结果;

(2)计算的、指定的、目标的、同等方法组的、所有实验室的和累积的均值;

(3)计算的、指定的、目标的、同等方法组的、所有实验室的和累积的标准差;

(4)为了满足从生物学变异,基于临床需求或由室间质量评价组织规定导出的科学目标而规定的允许总误差(*TEa*)限;

(5)不同的控制规则;

(6)第一次质量控制警告、第一次质量控制失控和分析过程改变的日期。

我们能使用解决问题工作表格对这种数据进行分类,这样我们能够采取适当的纠正措施。开始于:

(1)检查每一控制水平的控制图,显示至少最近20个数据点。不要从手工图上、计算机或仪器打印表上剔除被标记信号的数据。

(2)记录试验、仪器、实际开始改变的日期、质量控制标记信号的比例、受影响控制水平的个数以及显示类似变化的其他相关试验或仪器。

(3)确定同一试验是否在其仪器上显示类似的变化。

二、确定当天“变化”的事件

正如我们已讨论,由于数据的随机分布,在质量控制标记信号警告我们系统改变之前需要有许多天或批的时间。图21-1、图21-2和图21-3显示直观检查控制图可检出数据分布小的偏移的重要性。计算的ΔSEc确定检出这样小的偏移是否是有意义的。

三、文件记录当天开始改变的其他“发生的事件”

假定我们观察到控制图上发生改变,例如,当月的15号——我们开始使用新批号试剂的精确日期和时间。新的批号试剂可能是系统改变的来源。我们可使用解决问题工作表记录我们开始的日期。

(1)新批号的试剂;

(2)新的试剂包装;

(3)新批号的校准品;

(4)新的校准品包装;

(5)新的控制品包装;

(6)新的一瓶控制品;

(7)仪器维护;

(8)新的软件;

(9)分析过程的新过程;

(10)新的工作人员执行分析。

四、文件记录问题

质量控制解决问题工作表在下部分显示了简单化记录问题。我们也记录解决问题的调查,包括其他受影响的试验或仪器,以及分析系统的关键改变,与之相一致的在质量控制图上改变的日期。然后,我们将调查与问题的描述联系在一起,并评价最可能的原因。

下一步,我们选择解决问题工作表上列出的纠正措施,并记录结果。工作表由技术人员和主管签字,提供质量控制问题发现、调查和解决的完整文件记录。这些工作表可根据仪器和分析项目进行保存,并且周期性地审核,作为质量保证保证措施研究重复性的问题。

第三节 应用实例

一、每日质量控制:常规化学

图21-4和图21-5显示钠水平1和水平2控制物50个结果的质量控制图。在这一模拟的问题中,可观察到50批和相应日期的方法性能的改变。图21-6显示“每日质量控制问题的调查工作表”:

(1)第一部分用于当显著性事件发生可能影响分析过程,收集与增加质量控制标记信号和控制批数或日期的数据。

(2)第二部分汇总从数据检查提炼的信息。

(3)第三部分列出适合于对质量控制标记信号识别改变响应而采取的措施。

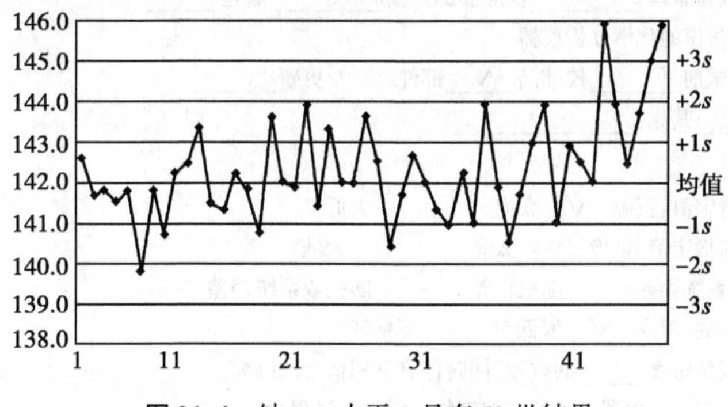

图21-4 钠——水平1具有50批结果

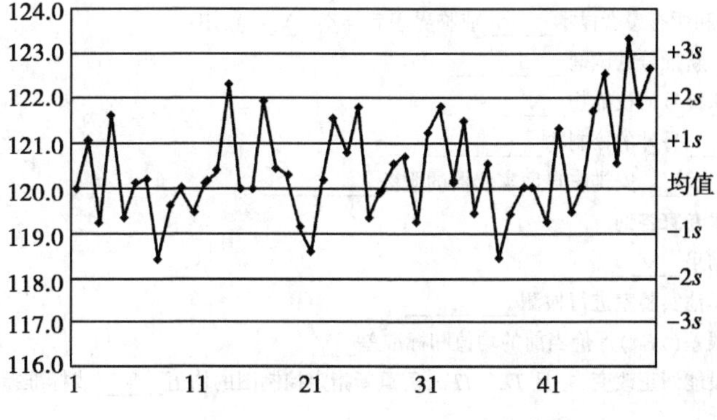

图21-5 钠——水平2具有50批控制结果

数据-分析项目:钠　　仪器:化学分析仪　　　日期:今天

受影响控制物:水平1 √ 水平2 √ 水平3 ____ 其他____

质量控制标记信号:1_{2S} ____ $1_{2.5S}$ √ 1_{3S} ____ $1_{3.5S}$ √ 1_{4S} ____ 1- s ［随机或系统误差］

2_{2S} √ 4_{1S} √ $10_{\bar{X}}$ √ 3_{1S} ____ $12_{\bar{X}}$ ____［系统误差］

R_{4S} ____［随机误差］ 其他____

最近数据被标记的比例: 10 个数据点中有 7 个数据点 = 70%

最近数据的分布:高于均值 √ 低于均值____ 或均值两侧____

改变之前%多少的数据点在 ±1s 内:大约68% √ <68%____ >68%____

开始改变:突然 √ 或逐渐地____ 出现在 45 批号 日期____/____/____

一个新批号试剂开始于第____批号,在:［日期］［3个月前］

一个新包装试剂开始于第 15 批号 ［30天前］

一个新批号校准物开始于第____批号 在:［2个月前］

一个新包装的校准物开始于第 45 批号 ［4天前］

一盒新的控制物开始于第 3 批号 在:［1个月前］

一瓶新的控制物开始于第 50 批号 在:［每天配制新鲜标本］

仪器维护或更新发生在第____批号 在:［1个半月前］

分析过程的改变发生在第____批号 ［N/A］

其他受影响的试验:K,Cl,CO_2

常见的共同特性是:仪器 √ 波长____ 试剂____ 校准物 √

分配器____ 试验原理____ 供应品的运输____ 其他____

其他受影响的仪器:备份的化学分析仪器

常见的共同特性是:试剂____ 校准品 √ 部件/维护/更新____

过程或人员____ 其他:____

信息:

质量控制图均值的指定值:正确 √ 太高____ 太低____

质量控制图标准差的指定值:正确 √ 太高____ 太低____

可能的误差类型是:系统误差 √ 随机误差____ 随机或系统误差____

患者结果可能是错误的:偏高 √ 偏低____ 不精密____

方法正确度 √ 或精密度____的改变,同时伴有下列情况的改变:

试剂 √ 校准____ 仪器____ 控制物____ 过程____

措施:

重复控制物 √ (和所有患者样本____或临界患者样本 √),用:

新的试剂____ 新批号的试剂____

新的校准物 √ 新批号的校准物 √

新的控制物____ 另外的控制物____

清洁或维护仪器____ 安排来自厂家仪器的服务____

向主管、主任、或技术专家咨询____

临时中断报告患者结果 √

将患者样本提交给其他实验室进行检测____

参照靶值和允许总误差(TEa)评价当前的均值和标准差 √

如果采用上述措施没能纠正改变,并且 $TE < TEa$,需重新指定控制图的均值 √ 或标准差____

调查执行者____ 日期____/____/____

图21-6　每日质量控制问题调查工作表

二、每日质量控制：临床免疫学

图21-7、图21-8和图21-9显示地高辛水平1、水平2和水平3控制物50个结果的控制图。在这种模拟的问题中，可审核50批及相应日期的方法性能。

图21-10是与增加质量控制标记信号有关的调查每日质量控制问题的工作表。

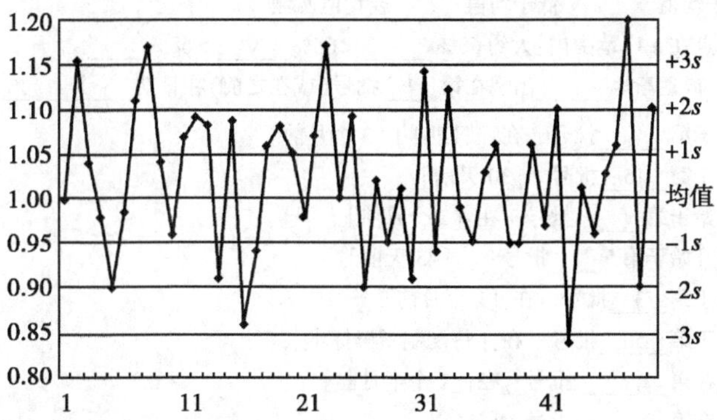

图 21-7　地高辛——控制物水平1具有50批结果

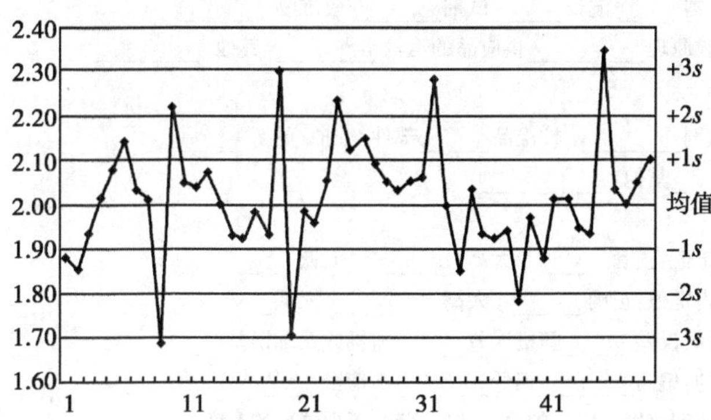

图 21-8　地高辛——控制物水平2具有50批结果

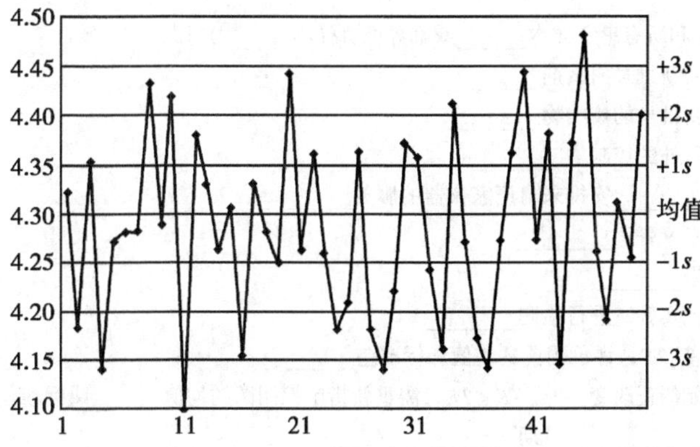

图 21-9　地高辛——控制物水平3具有50批结果

数据-分析项目:地高辛 仪器:化学分析仪器 日期:当天

受影响控制物:水平1 √ 水平2 √ 水平3 √ 其他____

质量控制标记信号:1_{2S} √ $1_{2.5S}$ √ 1_{3S} √ $1_{3.5S}$ √ 1_{4S} √ 1- s [随机或系统误差]

2_{2S}____ 4_{1S}____ $10_{\overline{X}}$____ 3_{1S}____ $12_{\overline{X}}$____ [系统误差]

R_{4S} √ [随机误差] 其他____

最近数据被标记的比例: 150 个数据点中有 38 个数据点 = 25%

最近数据的分布:高于均值____ 低于均值____ 或均值两侧 √

改变之前%多少数据点在±1s范围内:大约68%____ <68% √ >68%____

开始改变:突然____ 或逐渐地____ 出现在第 1 批号(或在之前)在日期 / /

一个新批号试剂开始于第____批号 在:[日期] [3个月前]

一个新包装试剂开始于第 15 批号 [30天前]

一个新批号校准物开始于第____批号 在:[2个月前]

一个新包装的校准物开始于第5____批号 [45天前]

一盒新的控制物开始于第 3 批号 在:[1个月前]

一瓶新的控制物开始于第 50 批号 在:[每配制新鲜标本]

仪器维护或更新发生在第____批号 在:[1个半月前]

分析过程的改变发生在第____批号 [N/A]

其他受影响的试验:无

常见的共同特性是:仪器____ 波长____ 试剂____ 校准物____

分配器____ 试验原理____ 供应品的运输____ 其他____

其他受影响的仪器:无

常见的共同特性是:试剂____ 校准品____ 部件/维护/更新____

过程或人员____ 其他:____

信息:

质量控制图均值的指定值:正确 √ 太高____ 太低____

质量控制图标准差的指定值:正确____ 太高____ 太低 √

可能的误差类型是:系统误差____ 随机误差 √ 随机或系统误差____

患者结果可能是错误的:偏高____ 偏低____ 不精密 √

方法正确度____ 或精密度 √ 的改变,同时伴有下列情况的改变:

试剂____ 校准____ 仪器____ 控制物____ 过程____

措施:

重复控制物____(和所有患者样本____或临界患者样本____),用:

新的试剂____ 新批号的试剂____

新的校准物____ 新批号的校准物____

新的控制物____ 另外的控制物____

清洁或维护仪器____ 安排来自厂家仪器的服务____

向主管、主任、或技术专家咨询____

临时中断报告患者结果____

将患者样本提交给其他实验室进行检测____

参照靶值和允许总误差(*TEa*)评价当前的均值和标准差 √

如果采用上述措施没能纠正改变,并且 *TE* < *TEa*,需重新指定控制图的均值____或标准差 √

调查执行者____ 日期 / /

图 21-10 每日质量控制问题调查工作表

三、每日质量控制:血液学

图21-11,图21-12和图21-13显示白细胞计数水平1、水平2和水平3控制物50个结果的控制图。在这一模拟问题中,我们注意到50批及相应日期的方法性能的改变。图21-14显示与调查增加的质量控制标记信号有关的工作表。

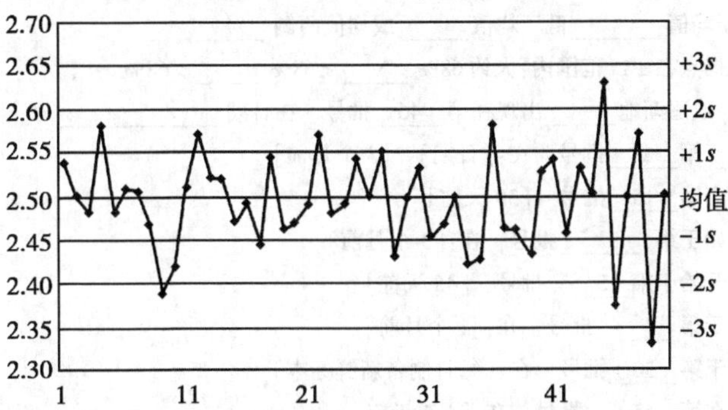

图21-11 白细胞计数——控制物水平1具有50批结果

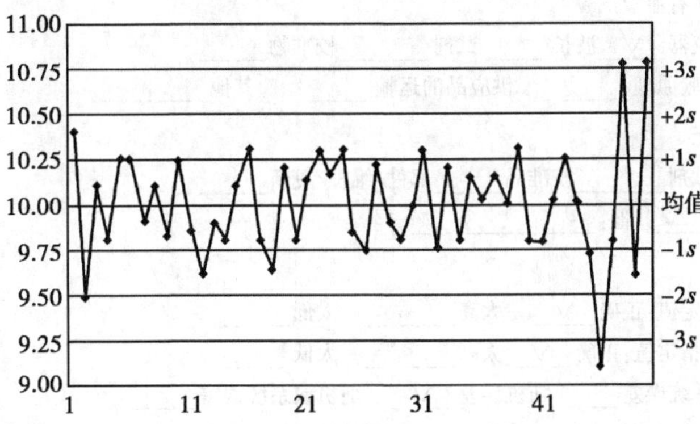

图21-12 白细胞计数——控制物水平2具有50批结果

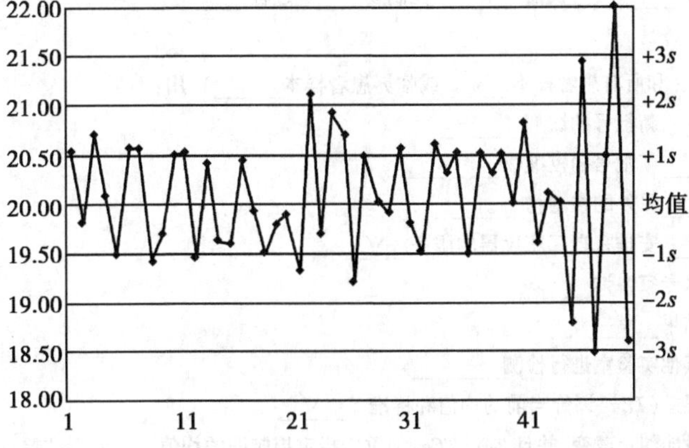

图21-13 白细胞计数——控制物水平3具有50批结果

数据-分析项目:白细胞计数 仪器:血液分析仪 日期:当天

受影响控制物:水平1 __√__ 水平2 __√__ 水平3 __√__ 其他____

质量控制标记信号:1_{2S} __√__ $1_{2.5S}$ __√__ 1_{3S} __√__ $1_{3.5S}$ __√__ 1_{4S}____ 1-__s__ [随机或系统误差]

2_{2S}____ 4_{1S}____ $10_{\overline{X}}$____ 3_{1S}____ $12_{\overline{X}}$____ [系统误差]

R_{4S} __√__ [随机误差] 其他____

最近数据被标记的比例:__15__ 个数据点中有 __13__ 个数据点 = __87%__

最近数据的分布:高于均值____ 低于均值____ 或均值两侧 __√__

改变之前有%多少数据点在 ±1s 范围内:大约68% __√__ <68%____ >68%

开始改变:突然 __√__ 或逐渐地____ 出现在第 __46__ 批号 在日期__/__/__

一个新批号试剂开始于第____批号 在:[日期] [3个月前]

一个新包装试剂开始于第 __15__ 批号 [30天前]

一个新批号校准物开始于第____批号 在:[3个月前]

一个新包装的校准物开始于第 __5__ 批号 [45天前]

一盒新的控制物开始于第 __3__ 批号 在:[1个月前]

一瓶新的控制物开始于第 __50__ 批号 在:[每日制备新鲜标本]

仪器维护或更新发生在第 __45__ 批号 在:[4.5天前]

分析过程的改变发生在第____批号 [N/A]

其他受影响的试验:所有血液试验

常见的共同特性是:仪器 __√__ 波长____ 试剂____ 校准物____

分配器____ 试验原理____ 供应品的运输____ 其他____

其他受影响的仪器:无

常见的共同特性是:试剂____ 校准品____ 部件/维护/更新____

过程或人员____ 其他:____

信息:

质量控制图均值的指定值:正确 __√__ 太高____ 太低____

质量控制图标准差的指定值:正确 __√__ 太高____ 太低____

可能的误差类型是:系统误差____ 随机误差 __√__ 随机或系统误差____

患者结果可能是错误的:偏高____ 偏低____ 不精密 __√__

方法正确度____或精密度 __√__ 的改变,同时伴有下列情况的改变:

试剂____ 校准____ 仪器 __√__ 控制物____ 过程____

措施:

重复控制物 __√__ (和所有患者样本 __√__ 或临界患者样本____),用:

新的试剂____ 新批号的试剂____

新的校准物____ 新批号的校准物____

新的控制物____ 另外的控制物____

清洁或维护仪器 __√__ 安排来自厂家仪器的服务 __√__

向主管、主任、或技术专家咨询____

临时中断报告患者结果 __√__

将患者样本提交给其他实验室进行检测____

参照靶值和允许总误差(TEa)评价当前的均值和标准差 __√__

如果采用上述措施没能纠正改变,并且 $TE < TEa$,须重新指定控制图的均值____或标准差 __√__

调查执行者____________ 日期__/__/__

图21-14 每日质量控制问题调查工作表

四、每日质量控制:凝血试验

图 21-15 和图 21-16 显示凝血酶原时间水平 1 和水平 2 控制物 50 个结果的控制图。在这一模拟问题中,可观察到 50 批和相应日期的方法性能的改变。图 21-17 是调查增加的质量控制标记信号的工作表。

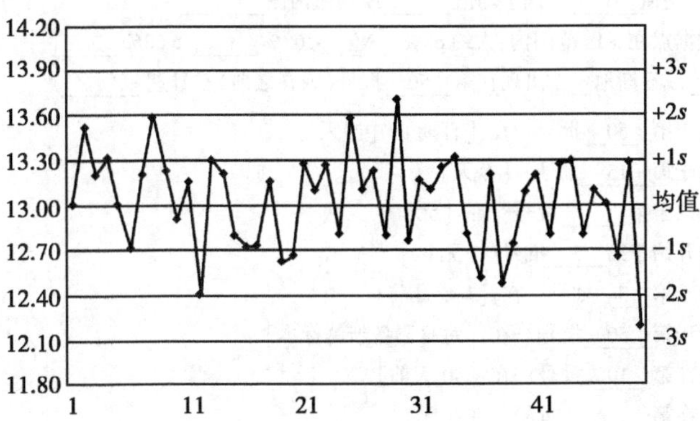

图 21-15　凝血酶原时间——控制物水平 1 具有 50 批结果

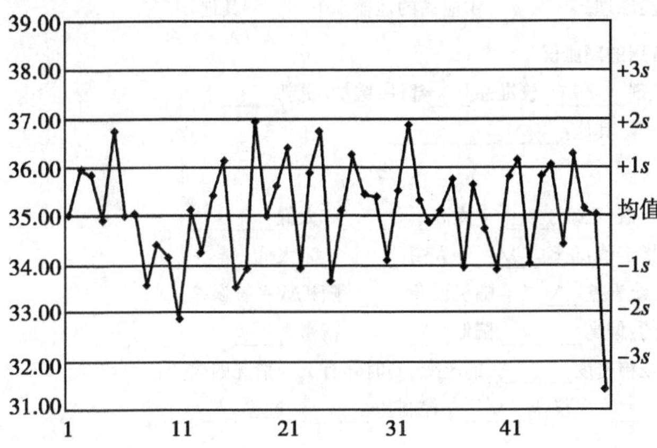

图 21-16　凝血酶原时间——控制物水平 2 具有 50 批结果

数据-分析项目：凝血酶原时间　　仪器：凝血分析仪　日期：当天

受影响控制物：水平 1 ___√___ 水平 2 ___√___ 水平 3 _______ 其他_______

质量控制标记信号：1_{2S} ______ $1_{2.5S}$ ___√___ 1_{3S} ______ $1_{3.5S}$ ___√___ 1_{4S} ____ 1-$\underline{s}$　［随机或系统误差］

2_{2S} ___√___ 4_{1S} ____ $10_{\bar{X}}$ ______ 3_{1S} ______ $12_{\bar{X}}$ ______　［系统误差］

R_{4S} ___√___　［随机误差］　其他__________________

最近数据被标记的比例：___2___ 个数据点中有 ___2___ 个数据点　= ___100%___

最近数据的分布：高于均值___√___　低于均值______　或均值两侧_______

改变之前有%多少数据点在 ±1s 范围内：大约 68% ___√___　<68% ______　>68% ______

开始改变：突然___√___　或逐渐地____　出现在第___50___ 批号(或在之前)在日期___/___/___

一个新批号试剂开始于第___50___ 批号　在：[日期]　[当天]

一个新包装试剂开始于第___15___ 批号　[今天]

一个新批号校准物开始于第______ 批号　在：[无]

一个新包装的校准物开始于第___5___ 批号　[无]

一盒新的控制物开始于第___3___ 批号　在：[1 个月前]

一瓶新的控制物开始于第___50___ 批号　在：[每日制备新鲜标本]

仪器维护或更新发生在第___10___ 批号　在：[40 天前]

分析过程的改变发生在第_______ 批号　在：[无]

其他受影响的试验：无(在这种仪器上其他的试验该控制物没有显示变化)

常见的共同特性是：仪器______ 波长______ 试剂___√___ 校准物_______

分配器_________ 试验原理_________ 供应品的运输_________ 其他_________

其他受影响的仪器：备用的凝血仪

常见的共同特性是：试剂___√___　校准品____ 部件/维护/更新______

过程或人员_________　其他：_______________

信息：

质量控制图均值的指定值：正确___√___　太高________　太低________

质量控制图标准差的指定值：正确___√___　太高________　太低________

可能的误差类型是：系统误差___√___　随机误差______　随机或系统误差

患者结果可能是错误的：偏高________　偏低___√___　不精密________

方法正确度___√___　或精密度_______ 的改变，同时伴有下列情况的改变：

试剂___√___　校准________　仪器___√___　控制物________　过程________

措施：

重复控制物___√___　(和所有患者样本___√___ 或临界患者样本______)，用：

新的试剂___√___　新批号的试剂___√___

新的校准物_________ 新批号的校准物_______

新的控制物_________ 另外的控制物_________

清洁或维护仪器_________ 安排来自厂家仪器的服务_______

向主管、主任、或技术专家咨询__________

临时中断报告患者结果___√___

将患者样本提交给其他实验室进行检测_______

参照靶值和允许总误差(TEa)评价当前的均值和标准差___√___

如果采用上述措施没能纠正改变，并且 $TE < TEa$，需重新指定控制图的均值___√___ 或标准差____

调查执行者__________________ 日期______/______/______

图 21-17　每日质量控制问题调查工作表

第四节　存在的问题

一、在控制图上指定的平均值和标准差之间的关系

不正确的均值或标准差的指定值可产生假阳性和假阴性质量控制标记信号。假阳性质量控制标记信号(假失控)浪费我们的时间和精力调查由质量控制过程本身,而不是分析过程造成的“问题”。如果使用不正确的均值或标准差指定值,当显著性改变发生时不能产生质量控制标记信号(假在控),我们就没有存在问题的意识,也不会启动适当的纠正措施。

二、选择质量控制规则和策略

理想的质量控制过程产生很少的假阳性质量控制标记信号,及只要发生显著性改变就可产生标记信号。如果我们未能设计出这样的质量控制过程,并且对所有的方法一直应用相同的规则,我们可能会见到假失控和假在控。

三、解决问题方法对显著性误差调查和解决的影响

“格式化的工作表”提供了质量控制问题的调查、解决和文件记录一致方法的实例。若无这样的过程,工作人员对质量控制标记信号会产生过度的反应或无任何反应。通过收集所有相关数据,我们能按逻辑方式进行检查,并提炼出相关信息来决定采取适当的措施。

如果我们没有评价质量控制标记信号的百分数或相对的比例,对于我们选择的控制规则,当实际上质量控制标记信号个数没有大于预期时,我们可能得出方法具有显著性问题的结论。记住即使方法的正确度或精密度无任何变化,1_{2S}规则也将产生5%的质量控制标记信号。相反的,如果我们没有评价控制标记信号的百分数或相对比例,我们可能无法识别出方法具有显著性的问题。如果所有的1_{2S}标记信号作为警告及实质上被忽视,我们可能无法识别出当明显的大于预期5%的数据落在$2s$和$3s$之间时方法性能的改变。

尽管控制图的直观检查是很重要的,但可能无法与分析过程此时开始发生改变作出适当的联系。通过确定当开始改变的精确时间,并记录关键的事件,如试剂或校准的改变,及确定是否其他的试验或仪器显示类似的改变,所有工作人员能快速地得出关于适当的措施的有效结论。

通过在本书提供的工作表格或在记录本或计算机程序上记录质量控制调查。我们能确定改变是否是再发生的模式。如果是这样,我们可以采取一些步骤来解决在其发生之前的问题。这就激励我们通过消除分析过程的误差及充分利用我们的时间和资源,使我们的方法接近理想状态。

第二十二章

患者数据质控方法

利用控制物进行质量控制的方法是最广泛应用的质量控制形式。然而,在表22-1中列出利用控制物进行质量控制的一些局限性。

表22-1　利用控制物进行质量控制的局限

控制物可能昂贵
控制物不稳定
控制物可能显示出不同于患者标本的特征
通常监测分析阶段,而忽略分析前的部分

由于通常在检测过程的分析阶段使用控制物,因此不能检出导致误差的分析前因素,它们可能存在于标本的收集、标记、运输和处理的各个环节中。

随着自动化分析仪的分析性能越来越稳定,控制物检测的频率明显地减少了。如根据美国CLIA'88目前规定,化学分析仪上每天检测2个不同浓度控制物就可。如果实验室的质量管理措施不到位,检测的控制物个数少时,误差检出概率就会降低;控制物检测间隔太长所得质量信息可能不充分。

这一章将描述一些使用患者数据的质量控制方法,以提供更多检测过程中的质量信息,这包括患者数据的均值法、差值(*delta*)检查法、患者结果的多参数核查、患者标本双份检测及患者标本结果的比较。

使用患者标本数据进行质控将节省质控活动的成本,而且,它是直接控制患者标本的结果,而不是间接地推断分析过程的质量。

但这些方法也都有其缺点,因此,在质量控制活动中,这些方法只能作为统计质控方法的补充,达到最优的质量控制结果,提高临床检验的质量。

从下面几个方面获得患者的数据:一个患者的单个标本或几个标本;多个患者的一个或多个标本。当尚未检测控制物时,患者数据的评价可能是首要的质量控制方法。如使用得当,患者数据的不同质控方法有可能检出系统误差和(或)随机误差。

第一节　患者结果均值法

一、正态均值法

1965 年，Hoffmann 和 Waid 描述了使用患者数据的均值（正态均值）（average of normals method，简称 AON）对测定结果进行质量控制的方法，并在其后得到了广泛的应用。这种方法原有的缺点是误差检出能力较低。近年来，Cembrowski 和 Westgard 等用计算机模拟得出了几种使用此法的功效函数图，表明其功效尚满意。建立 AON 方法并不复杂，需要下列步骤：

（1）收集连续几周的患者数据，并用计算机画出数据的频数直方图。

（2）使用中央区域的数据，计算患者标本数据的平均数 $\overline{x}_p$ 和标准差 s_p。

（3）从控制物确定分析标准差（s_a），控制物的平均浓度应接近患者标本数据的平均值。

（4）由公式 $N_p = 2 \times N_c \times (s_p/s_a)^2$ 估计 N_p 或从基于 s_p/s_a 和检出 △SEc 概率的关系图中得到 N_p。

（5）选择患者均值的舍弃界限（通常为 $\pm 3.09s_p$，$\pm 2.58s_p$ 或 $\pm 1.96s_p$）。

（6）选择控制限使 P_{fr} 不超过 1%，通常为 $\overline{x}_p \pm 3.09 \times s_p/\sqrt{N_p}$，$\overline{x}_p \pm 2.58 \times s_p/\sqrt{N_p}$。

执行 AON 质量控制方法时应考虑如下五个重要的参数或统计量，即：①患者标本数据的均数（$\overline{x}_p$）；②患者标本测定结果的总体标准差（s_p）；③分析标准差（s_a）；④计算患者标本均值的标本量（N_p）；⑤控制界限确定的假失控概率（P_{fr}）。此外还应考虑患者标本均值舍弃局外值的界限（上限和下限）。Cembrowski 等人推导出了计算患者标本均值的标本量 N_p 的公式，其计算的公式如下：

$$N_p = 2 \times N_c \times (s_p/s_a)^2$$

患者标本均值法的控制界限一般有三种情况，可视实际情况而定：$\overline{x}_p \pm 3.09 \times s_p/\sqrt{N_p}$，$\overline{x}_p \pm 2.58 \times s_p/\sqrt{N_p}$ 和 $\overline{x}_p \pm 1.96 \times s_p/\sqrt{N_p}$；与此三者对应的假失控概率分别为 0.2%、1% 和 5%。

二、移动均值法

移动均值（moving average method）是 Bull 等早在 20 世纪 70 年代设计出的一种用于血液学质量控制的方法，又被称 Bull 算法。原理是血液红细胞计数可因稀释、浓缩、病理性或技术性因素而有明显的增减，但每个红细胞的体积及其所含有的血红蛋白或单位红细胞容积中所含有的血红蛋白则相对稳定，几乎不受这些因素的影响。根据这种特性，设计监测红细胞平均容量（MCV）、红细胞平均血红蛋白量（MCH）、红细胞平均血红蛋白浓度（MCHC）的均值变动，来进行质控的方法。

Bull 算法是建立在连续的 20 个患者红细胞指数（MCV、MCH、MCHC）的多组均值基础上，此种算法的原理简单，但公式很复杂的。Bull 均值的控制限一般定为 ±3%。

移动均值的另外一种形式是最近三个 Bull 均值的均值超过 2% 就算失控。Bull 算法的最大不足之处是质控限的决定，需要大批标本（至少 500 份），而且每日标本也不可太少，美国病理学家学会的血液学委员会(CAP-HRC)已提议,实验室在它们主要工作班次处理少于100个患者标本时,不能使用移动均值法。

第二节　差值检查法

对某一具体的患者来说,若其情况稳定,则患者前后试验结果也应基本稳定。因此,在患者情况稳定时,患者连续试验结果之间的差值,即△(*delta*)值应该很小。如果△值很大并超过预先规定的界限,则表明存在下列三种可能情况之一:①患者标本的试验结果确实有了变化;②标本标记错误或混乱;③计算 *delta* 值的两结果值之一有误差。在血液学检验中,特别是在输血或出血时,很可能遇到上述的第一种情况,即连续的血红蛋白测定、白细胞和血小板计数上的变异可能很大,临床化学的检验结果也可能遇到类似的情况,例如,肾透析和移植、静脉内给药治疗及补钾时的电解质的变化。

通常以下列两种方式之一来计算 *delta* 值:

$$\Delta(\text{实验单位}) = \text{第二次结果} - \text{第一次结果}$$

$$\Delta(\%) = 100 \times (\text{第二次结果} - \text{第一次结果}) / \text{第二次结果}$$

因此,可以用实验单位或百分数来表达 *delta* 值。

决定 *delta* 界限的常需收集有代表性的患者连续配对数据,分别计算各 *delta* 值,并画出它的频数直方图来确定 *delta* 的统计可信限(例如,95%或99%的可信限),如表22-2所示。另一决定 *delta* 界限的方法是凭经验,它建立在生物个体内变异和临床实践基础之上。尽管 *delta* 检查方法存在一定的局限性,出现问题不一定就能说明检测过程出现误差,但 *delta* 检查方法对分析前误差或分析后误差是很敏感的,进行 *delta* 检查能增强实验室和医师对实验结果的可信度,减少复查次数。

表22-2　建议的 *delta* 检查界限

试验项目	*delta* 检查界限
白蛋白	20%
总胆红素	50%
钙	15%
肌酸激酶	99%
肌酐	50%
磷	20%
总蛋白	20%
钠	5%
甲状腺素	25%
尿素氮	50%
尿酸	40%

第三节　患者结果多参数核查法

孤立根据单个试验结果不易判断结果是否准确,但是如果在同一时间比较几个试验结果,常常可识别误差,并加以纠正。本文提供了几种相互关系,可以用于监测单个患者的结果。

(一) 血型

红细胞血型抗原和血清中抗体测定结果之间应有对应关系。

(二) 阴离子隙

为了维持电中性,当以摩尔浓度表示时,血标本中阴离子电荷之和必须等于阳离子电荷之和。阴离子间隙可按下列公式计算:

$$AG = (Na^{+} + K^{+}) - (Cl^{-} + HCO_3^{-})$$

其值小于10mmol/L或大于20mmol/L常提示上述离子测定结果可能出误差。但应注意个别值增高有可能出现在肾功能障碍、糖尿病酸中毒、心衰、缺氧症等患者。低值出现在低蛋白血症等。Cembrowski等人研究提高阴离子间隙质控方法的能力:他们建议使用八个或更多患者一组的平均阴离子间隙来进行统计质量控制,此法可提高检出误差的灵敏度。

(三) 酸碱平衡法

由Henderson-Hasselbalch公式表达pH,HCO_3^-和PCO_2之间的关系:

$$pH = 6.1 + \log([HCO_3^-]/0.03pCO_2)$$

实验室通过比较从Henderson-Hasselbach公式计算的HCO_3^-与电解质分析仪测定的HCO_3^-,理论和测量的结果应该是一致的,差异应在2mmol/L范围之内。由此评价血气分析仪测定的pCO_2和pH是否准确。Van Kampen报道了大约1000份血气分析计算的HCO_3^-与测定的HCO_3^-之间的关系,发现两者有明显差异者大约为12%。经进一步研究表明8%的差异是由于pCO_2的测定有误差所致,其余的3.5%和0.5%的误差分别来自pH和HCO_3^-的测定上。在某些实验室,这是一种可接受的质控方法。

第四节　患者标本的双份测定法

某些分析方法采用双份测定,如放射免疫测定。此时使用患者标本双份测定值的差异能确定方法的批内标准差。也能应用双份测定的极差来检出批内随机误差。本方法很容易执行,如果工作许可,每一标本可以进行双份检测;如果每天有太多的试验需要检测,则可在一定的时间间隔内对少数标本(如4~5个标本)进行双份检测。

$$\text{计算差值的标准差}: s = \sqrt{\frac{\sum d^2}{2n}}$$

其中d^2 = 双份测定差值的平方,n = 双份检测标本个数。

解释:双份检测结果的差值不应超过2倍计算的差值的标准差。这种方法可识别出随机误差。如果试验总是做得很差的话,标准差将变得更宽及将对单独的误差不敏感。

实例:表22-3为白细胞计数双份患者样本测定差计算示例。

表 22-3 白细胞计数双份患者标本测定差计算示例(单位:$\times10^9$/L)

标本	第一次测定结果	第二次测定结果	差值(d)	d^2
1	5.4	5.8	0.4	0.16
2	8.3	10.5	2.2	4.84
3	17.2	18.0	0.8	0.64
4	5.4	5.4	0	0
5	12.2	11.8	0.4	0.16
6	14.3	13.8	0.5	0.25
7	6.2	6.4	0.2	0.04
8	8.2	8.6	0.4	0.16
9	7.3	7.5	0.2	0.04
10	5.4	5.9	0.5	0.25

$$\sum d^2 = 6.54$$

$$\frac{d^2}{2n} = \frac{6.54}{20} = 0.327$$

$$\sqrt{\frac{\sum d^2}{2n}} = 0.5718$$

$$s = 0.57 \quad 2s = 1.14$$

结论:2 号标本不满意,需要进行重新检测。

双份测定结果的差值可以绘制在极差型质控图上,其质控界限可从差值的标准差计算出来。也可由下面的公式从双份测定的标准差($s_{双}$)导出双份测定极差的控制限:

$$R_{0.025}\text{控制限} = s_{双} \times 3.17$$

$$R_{0.01}\text{控制限} = s_{双} \times 3.64$$

$$R_{0.001}\text{控制限} = s_{双} \times 4.65$$

当每批有 3 个或 4 个以上的标本时,应该选择具有低 P_{fr}的极差规则。对浓度是极高或极低的标本判断为失控时应特别谨慎,因为标准差通常和分析物浓度呈相反方向变化。

这种使用患者标本双份测定进行质量控制是一种简单的方法。不需要稳定的控制物,因此,当稳定的控制物不可得时可用此种方法。此方法也作为补充的质控方法。

应注意这种极差图仅监测随机误差,很难监测方法的正确度。当从两个不同实验室方法获得的双份测定值,则极差图实际上监测随机和系统误差,但不能区分两类型的误差。此时不易解释质控结果,特别是当两方法之间存在稳定的系统误差。此种方法还可发展成为保留患者样本的双份分析(如保留今天检测的患者样本明天再对其进行检测,看两者之间的差值的变化)。尽管如此,这种方法仍然是监测实验室数据是否一致性的有用方式。

第五节 患者结果的比较法

有些实验室采用两种常规方法检测特定的分析物,这可以对分析方法质量进行检查。例如,除了用比色法测定白蛋白的浓度外,许多实验室还用电泳方法测定白蛋白的浓度。一般来说,选择 2 或 3 个患者标本用两种方法进行检测,把得出的差值与统计学上导出的控制限进行比较是本方法的基础。

Lunetzky 和 Cembrowski 研究了解释差值的一些"控制规则"的性能。其中常用者为以差值的标准差作为双份测定的标准差，当用两种方法分析 3 个标本时其中 2 个超出 2.5s 限（$(2\ of\ 3)_{2.5s}$规则，则判断该分析批为失控。此规则检出方法 2s 偏差的概率为 0.31，但使用1_{3s}和$(2\ of\ 3)_{2s}$规则会导致过高的 P_{fr}。

应当指出，以上所说的标准差 s 更确切地说应当是同一标本两方法测定所得配对数据的差异标准差 s。当方法 X 和方法 Y 之间存在偏差时，从 40 个或更多患者比较标本差值的标准差（s）和偏差（*bias*）能计算$(2\ of\ 3)_{2.5s}$的控制限：

$$bias = |\overline{Y} - \overline{X}|$$

$$s = \sqrt{\sum(y_i - x_i - |Bias|)^2/(n-1)}$$

其中 n 是患者标本的个数。

$$控制限 = bias \pm 2.5s$$

自动化分析仪的精度越来越高，检测控制物的作用已日益缩小。很明显，将来会日益重视使用患者数据监测分析结果的质量。这些质量控制方法不增加成本，并且提供多种和多方面的质量控制信息。但目前使用控制品仍是实验室内质控的基本方法，上述方法只作为补充。为了更好地保证常规检测结果的质量水平，应该制订出商品质控品和患者数据质量控制联合方案，如图 22-1 所示。对于一些分析项目，特别是手工操作的分析项目，使用患者数据的质量控制方法效果不大。此外真正做好这些质控方法，往往需要较高的计算机技术，要有一个较好的实验室信息系统（LIS）和医院信息系统（HIS）。

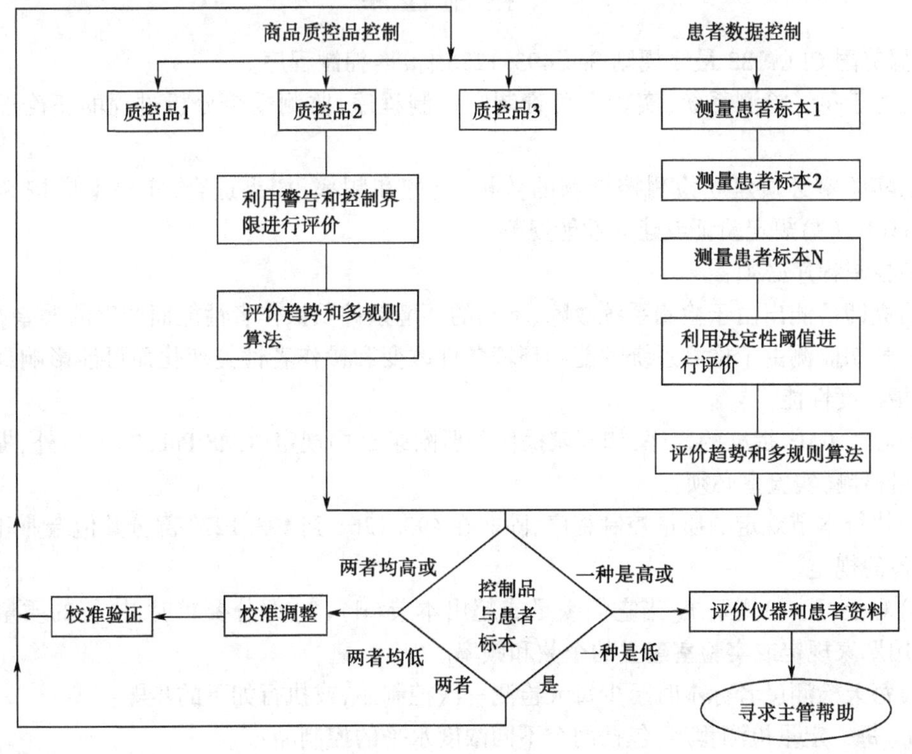

图 22-1　商品质控品和患者数据质量控制联合方案

第二十三章

临床检验各专业室内质量控制

美国临床实验室改进修正法案最终规则(CLIA final rule)于2003年1月24日通过,2003年4月24日实施。其中K-非豁免试验的质量体系,分析系统中493.1256标准:控制程序(control procedures)对各专业质量控制提出具体要求。

第一节 美国CLIA'88质量控制要求

一、控制程序

根据美国CLIA'88最终规则Sec.493.1256标准:控制程序。

(a)对于每一检测系统,实验室负责制定控制程序,监测整个分析过程的正确度和精密度。

(b)实验室必须建立检测控制物的数量、类型和频率,如果适合,实验室应按Sec.493.1253(b)(3)规定验证或建立性能规范。

(c)控制程序必须:

(1)立即检测出由于检测系统故障、不利的环境条件及操作者性能而产生的误差。

(2)长期监测由于检测系统性能和环境条件改变和操作者性能变化而可能影响到的正确度和精密度性能。

(d)除了CMS批准的程序,如国家操作手册附录C中规定(CMS Pub.7)的以外,提供了等效质量检测,实验室必须:

(1)执行本节规定的质量控制程序,除非在493.1261到493.1278部分其他专业和亚专业有其他的规定。

(2)对于每一检测系统,当它们满足或超出本节(d)(3)部分要求时,执行的质量控制程序使用厂家规定或实验室建立的个数和频率。

(3)每天检测患者标本时至少每天检测一次控制品,或执行如下的步骤:

(ⅰ)每一定量检测程序,包括两个不同浓度水平的控制品;

(ⅱ)对每一定性的检测程序,包括一个阴性和一个阳性控制品;

(ⅲ)对于产生分级或滴度结果的检测程序,分别包括阴性控制品和具有分级或滴度反应性的控制品；

(ⅳ)对于具有提取阶段的每一检测系统，包括两个控制品，其中一种能够检出提取阶段的误差；和

(ⅴ)对于每一种分子扩增程序，包括两个控制品，如果反应抑制性是假阴性结果的显著性来源，一个控制品能够检出抑制性作用。

(4)对于薄层层析

(ⅰ)如果适当时，在每一板或卡上点上含有所有已知的物质或药物组的校准品，其经薄层层析识别，由实验室报告；

(ⅱ)适当时，在每板或卡上包括至少一个控制品，应与患者标本检测步骤一样处理，包括提取过程。

(5)对于每个电泳程序，和患者标本一样处理，至少有一个控制品，其含有确定或检测的物质。

(6)当引入完全改变的试剂，执行了主要的预防性维护；或更换影响试验性能的任何关键部件时，在恢复患者检测之前，应按照本节的规定进行控制品的检测。

(7)在整个检测时间内，所有进行试验的检验人员均使用相同的控制品进行检测。

(8)应与检测患者标本一样的方式来检测控制品。

(9)当将校准品作为控制品时，使用与用于建立切值或校准检测系统不同批号的校准品。

(10)建立或验证所有控制品的可接受的标准。

(ⅰ)当使用的控制品提供定量的结果时，必须确定每一批号控制品的统计参数（如：均值和标准差）。

(ⅱ)实验室可使用商品化定值的控制品，其定值与实验室所使用的方法和仪器有关；实验室需要对其值进行验证。

(ⅲ)通过长时期同时检测已有统计学参数的控制品，实验室应建立非定值控制品的统计学参数。

(e)对于试剂、培养基和供应品的检查，实验室必须做如下的工作：

(1)当制备打开时，若合适，检查每批自制的或商品的每个批号的试剂、培养基平板、染色液、抗血清和鉴定系统（使用两个或更多物质、或两个或更多的试剂、或各种组合的系统）的阳性和阴性反应性以及反应性等级。

(2)每个工作日（除了本亚章的规定外），检查染色物质的反应性以保证出现预期的染色特征。如适当，应包括阳性和阴性反应性的控制品。

(3)每次使用时，检查荧光和免疫组组织化学染色剂对反应时阴性和阳性的反应性。

(4)在之前，或与最初同时使用：

(ⅰ)如果检测要求无菌，应对每一批号培养基进行无菌试验；

(ⅱ)检测每批培养基对各菌种的支持生长的能力，必要时，可选择或抑制特定的生物，或产生生化反应。

(ⅲ)当向厂家报告培养基任何的变质时，文件记录培养基的物理特征。

(5)按照制造商说明书，使用试剂、培养基和供应品，并对检验结果负责。

(f)在报告患者试验结果之前，控制品的结果必须满足实验室的，以及必要时，厂家检测

系统可接受准则的要求。

(g)实验室必须记录执行的所有控制程序。

(h)如果无法获得控制品,实验室必须有替代机制检出即刻的误差及长期监测检测系统性能。必须文件记录替代控制程序的性能。

二、Sec. 493. 1261 标准:细菌学

(a)实验室必须使用控制生物体来检查下列的阳性和阴性的反应性:

(1)每日检查所使用的β-内酰胺酶。

(2)每周检查所作的革兰染色。

(3)当制备或打开每一批(实验室自制)、批号(商品制备)和抗血清的运输时,需要每6个月检查一次。

(b)对于抗生素敏感试验,实验室必须在之前、同时、最初使用时,使用批准的控制生物体,来检查每批培养基、抗生素。

(1)对于每天进行的试验,实验室必须使用适当的控制的生物体来检查程序。

(2)在报告患者结果之前,实验室控制生物体的区带大小或最低抑制浓度必须在规定的界限之内。

(c)实验室必须文件记录如本节规定执行的所有控制程序。

三、Sec. 493. 1262 标准:分枝杆菌学

(a)每日检查,实验室必须用至少一种快酸生物体,其可产生阳性反应和一种快酸生物体产生阴性反应来检查用于分枝杆菌鉴定的所有试剂或检测程序。

(b)对于抗分枝杆菌敏感试验,实验室必须在之前、或同时在最初使用时,使用批准的控制生物体,来检查每批培养基、抗分枝杆菌剂。

(1)实验室必须建立可接受控制结果的界限。

(2)每周执行的试验,实验室必须使用适当的质控生物体来检查程序。

(3)在报告患者结果之前,控制生物体的结果必须在建立的界限之内。

(c)实验室必须文件记录如本节规定执行的所有控制程序。

四、Sec. 493. 1263 标准:真菌学

(a)当制备或打开时,用控制生物体检查每批自制的、或商品的每个批号的试剂和乳(酸)酚棉蓝的运输的反应性。

(b)对于真菌敏感试验,实验室必须在之前或同时、最初使用时,使用适当的控制生物体,来检查每一批号的培养基、抗真菌。

(1)实验室必须建立可接受质控结果的界限。

(2)每天执行的试验,实验室必须使用适当的质控生物体来检查程序。

(3)在报告患者结果之前,质控生物体的结果必须在建立的界限之内。

(c)实验室必须文件记录如本节规定执行的所有控制程序。

五、Sec.　493.1264 标准:寄生虫学

(a)实验室必须具有可获得的参考标本的载物片或照片,如果可获得寄生虫鉴定的粗的标本,可使用这些作为实验室与诊断标本进行适当比较的参考。

(b)如果卵和寄生虫的大小是关键参数,实验室必须校准和使用校准的目镜测微计来确定卵和寄生虫的大小。

(c)每月使用,实验室必须使用粪便样本控制品检查永久的染色将证实染色特征。

(d)实验室必须文件记录如本节规定执行的所有控制程序。

六、Sec. 493. 1265 标准:病毒学

(a)当使用细胞培养来分离或鉴定病毒时,实验室必须同时培养一种细胞底物的控制品或非接种的细胞作为阴性控制品。

(b)实验室必须文件记录本节规定的执行的所有控制程序。

七、Sec. 493. 1267 标准:常规化学

对于血气分析,实验室必须执行如下步骤:

(a)根据厂家的说明书和厂家推荐的最少的频次进行校准或验证校准。

(b)每 8 小时检测一个控制品样本,每天检测应使用低和高值的控制品。

(c)除非自动化仪器至少每 30 分钟内部验证校准,每次检测标本都应同时测一份控制品。

(d)文件记录本部分规定的执行的所有控制程序。

八、Sec. 493. 1269 标准:血液学

(a)对于使用血球计数器手工进行细胞计数的

(1)每 8 个小时操作必须检测一个控制品;

(2)患者标本和控制品必须进行双份检测。

(b)对于所有非手工的凝血检测系统,每 8 个小时的操作和每次更换试剂,实验室必须包括两个水平的控制品。

(c)对于手工凝血试验

(1)在检测患者样本和每次更换试剂之前,每次执行的试验必须检测两个水平的控制品;

(2)患者标本和控制品必须以双份进行检测。

(d)实验室必须文件记录本节规定的所执行的所有控制程序。

九、Sec. 493. 1271 标准:免疫血液学

(a)患者检测

(1)实验室必须按照厂家的说明书执行 ABO 型,D(Rho)型,未预见到抗体检测、抗体识别和相容性试验,如果适用,从 21 CFR 606. 151(a)到(e)。

(2)实验室必须通过用抗-A 和抗-B 试剂与未知红细胞同时进行检测来确定 ABO 型。

对于确认 ABO 型,用已知 A1 和 B 红细胞与未知血清进行检测。

(3)实验室必须通过未知红细胞与抗-D(抗-Rho)血型试剂一起检测来确定 D(Rho)型。

(b)免疫血液学检测和血液和血制品的分配。血液和血产品的检测和分配必须遵守 21 CFR 606.100(b)(12);606.160(b)(3)(ⅱ)and(b)(3)(Ⅴ);610.40;640.5(a),(b),(c),and(e);and 640.11(b)。

(c)血液和血液产品的保存。血液和血液产品必须保存在适当的条件下,应包括适当的温度警报系统,并定期对其检查。

(1)可听见的警报系统必须 24 小时监测适当的血液和血液产品的保存温度。

(2)必须文件记录警报系统的检查。

(d)保留输血的样本。根据实验室已建立的程序,为了出现输血反应后的进一步检测,输完血的每一单位的样本必须保留。实验室必须立即处理已过有效期不用保留作进一步检测的血液。

(e)输血反应的调查。

(1)根据其已建立的程序,实验室执行相容性试验,或发出血液或血液产品,必须迅速地调查机构内发生的所有输血反应,机构有调查责任及给医护人员提供关于输血程序改进的建议。

(2)若适用时,实验室必须文件记录采取所有必需的纠正措施,防止输血反应的再发生,及审核所有的政策和程序,确保它们对于保证输血安全是适当的。

(f)实验室必须文件记录本节规定的所执行的所有控制程序。

十、Sec. 493.1273 标准:组织病理学

(a)每次使用时应对荧光和免疫组织化学染色检查其阳性和阴性的反应性。对于所有其他特别的染色,已知反应性的控制玻片应与每个患者玻片或一组患者玻片一起染色。应文件记录每一特别染色控制玻片的反应。

(b)实验室应按 Sec. 493.1105 规定保留已染色的载物片、标本块及组织残余。组织残余标本应适当地进行维护,保证在提交的部分已做了显微镜检查,并按照 Sec. 493.1449(b),(l),or(m)要求由有资格人员作出诊断之前组织标本得到适当的保存。

(c)已成功地完成由美国卫生和人类服务部(HHS)批准的神经肌肉病理学培训计划的人员可对神经肌肉病理学进行检查和提供报告。

(d)组织病理学报告应由节(b)条,若适当时由本节(c)条规定的有资格人员的签字。如果计算机产生报告应有电子签名,并且有经过进行检查和作出诊断的人员的授权。

(e)在报告中,实验室应使用公认疾病命名系统中可接受的名词。

(f)实验室必须文件记录本节规定的所执行的所有控制程序。

第二节　临床化学检验质量控制

根据美国 CLIA'88 最终规则规定的质量控制程序如下:每一定量检测程序,包括两个不同浓度的控制品。通过上述的质量控制方法选择和设计指南(允许总误差、不精密度和

正确度(偏倚),90%误差检出概率和小于5%的假失控概率等)对常规化学检验项目设计质控方法,其误差检出概率可满足要求。如果选择的质控方法其误差检出概率处于中度和低度的情况,根据全面质控策略(total QC strategy),可采用其他的质量控制方法和质量改进措施,见表23-1。

表23-1　全面质量控制策略

误差检出概率	统计质量控制	其他质量控制	质量改进
高	×××××	×	
中	×××	×××	×××
低	×	×××××	×××××

其他质量控制包括预防性维护、仪器功能检查、性能验证试验、患者数据质控以及附加的适用于特定的试验或系统的特殊程序。

详细内容可参见第十五章至第二十二章内容。

第三节　临床血液学检验质量控制

血液学检测包括血细胞计数、血红蛋白定量检测和凝血试验。由于血液学检验专业的质控品有效期较短,因此不能够完全采用生化检测项目的质量控制方法。根据美国临床和实验室标准化研究院(CLSI)H26-A2文件和相关文献血液学检测的室内质量控制的均值设定和患者数据质量控制都有其独特之处。

一、商品质控物质控方法

用于血液学仪器的商品质控物需要两个水平的分析浓度(正常值和高值),不推荐使用稀释的、低值的(如白细胞减少的和血小板减少的)和"肿瘤学"质控物。每一个分析批的前中后都应该进行定量检测质量控制程序。"批"的定义应该与分析仪的工作量和稳定性有关,不能简单地按照时间来确定。检测结果的临床用途(如误差对患者诊治的影响)决定质量控制时间的最大间隔。实验室应该建立期望的均值和质控界限。不能将厂家提供的范围作为日常可接受的质控界限。所建立的质控限通常比厂家提供的范围要窄些,因此更能提炼出信息。

质控测定均值和质控界限的建立是质控过程中的关键步骤。来自其他实验室的均值、标准差和质控界限不能反映本实验独特的工作状态,每个实验室必须建立各自的质控物均值、标准差和质控界限。将新批号的质控物与当前使用的质控物一起测定,然后按以下步骤转换成新批号的质控物。为新批号质控物的每一个浓度水平建立一个新的质控图框架,将已确认的新质控物的值和更新的信息输入框架中;将各个浓度水平的质控物在各自的质控框架检测三次以验证新批次的质控物。确保三次检测的均值落在厂家设定的范围内,无需特别考虑与任何已知均值的匹配性;每天对每个水平质控物至少检测2次,持续3~5天计算每个被测量的新均值;将每个水平计算的均值与厂家说明书中规定的范围进行比较。如果计算的均值落在规定范围之内,则用这个均值来代替厂家所给的值。质控界限是通过评价每一质控水平3~6个月的数据来确定的。商品质控物的有些血液学检测项目(如MCV、HCT)的值随时间增加而增加。加权平均的不精密度(*CV%*)是基于累积的长期*CV%*,累积的不精密度包含了不同时间同一仪器相同质控物不同批次之间的预期变异。对每一批号质量控制批的数量不同,可以按照以下示例进行计算,见表23-2。

表23-2　白细胞计数的质控情况(WBC×10^9/L)

批号	均值	批的数量	CV%
123	7.8	30	2.3
124	8.0	22	4.6
125	8.1	41	2.1

$$\text{加权平均的 CV\%} = \frac{30 \times 2.3 + 22 \times 4.6 + 41 \times 2.1}{30 + 22 + 41} = 2.76$$

这个加权平均的*CV%*值不是3个*CV*值简单的平均值(为3.0%)。在收集这些数据时不能抛除之前质控批次的数据。除非有合理的原因,否则会使累积的*CV%*值错误地偏低。用新批次的均值和加权平均的*CV%*计算该批号合适的标准差(*s*)。假定新批号的WBC的均值为7.5,使用上面所得的加权平均的*CV%*值2.76,得出:

$$s = \frac{\text{加权平均的 CV\%} \times \text{均值}}{100} = \frac{2.76 \times 7.5}{100} = 0.20$$

结果表明68%的白细胞计数结果落在7.5±0.2范围(7.3~7.7)内,95%的结果落在7.5±0.4范围(7.1~7.9)内,近100%的结果落在7.5±0.6范围(6.9~8.1)内。一般的血液分析仪的Levey-Jennings质控图的控制界限在±1*s*或±2*s*。假定均值设定恰当,由于统计学的原因将有2.5%的结果落在控制界限值下面,也有2.5%的结果落在控制界限的上面。当又获得一个批次或其他时间的数据时,可追加到上表中,然后重新计算出下一个批次的*s*。上述表格最好以电子表格的形式进行管理,并设定计算公式,只要输入上月的均值和*CV%*便可自动计算出加权平均*CV%*值。这些值还可以在每月起始用于自动计算短期不精密度均值,因此可自动计算出新的±1*s*和±2*s*范围。理想情况下,血液分析仪可以通过直接输入每月的值,输出计算并插入质控图实现这个功能。

应用实例——血红蛋白

问题:血红蛋白方法在决定性水平或靶值为9g/dl下观测不精密度为1.3%,观测的偏倚为0.0%。给定3个浓度水平的控制品,选择适当的质控方法和全面质量控制策略。

操作过程规范图解决方法:血红蛋白在靶值为9g/dl时CLIA能力验证要求为7%。给定3个浓度水平的控制品,使用图23-1操作过程规范图。

操作点(x=1.3%,y=0.0%)低于*N*=3,90%分析质量保证操作过程规范图上几种质控方法的操作限。1_{3s}规则将提供90%的误差检出且仅有1%的假失控。

采用全面质量控制策略依赖于统计质量控制,并维持与厂家说明书、法规要求和良好实验室实践相一致的最低的非统计质量控制。

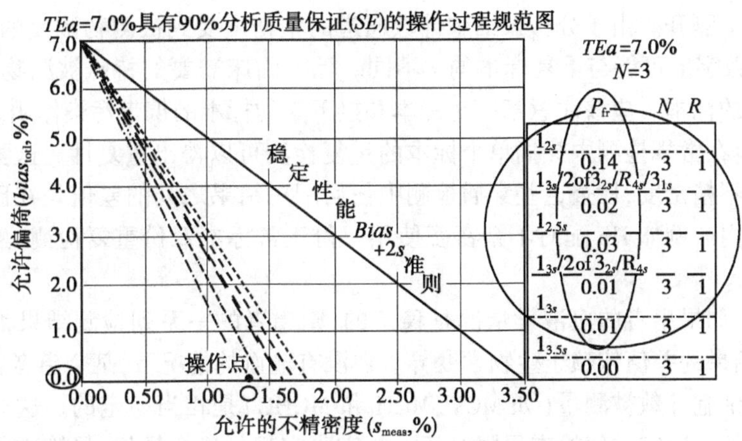

图 23-1　允许总误差为 7.0% 具有 90% 分析质量保证的操作过程规范图

二、基于患者结果的质量控制

很多血液实验室使用“3 规则”评价特定患者样品红细胞计数(RBC)相关被测量的值，规则如下：

3(RBC)＝Hb(如，5 百万×3＝15g/dl[150g/L])；

3(Hb)＝HCT(如，10g/dl[100g/L]×3＝30%)

一般允许结果在±3%。因此，在没有红细胞形态学异常(如正常的细胞大小，正常的平均红细胞血红蛋白量和没有异形红细胞)的情况下如果 Hb 的值为 100g/L，则预期的 HCT 值范围在 29.1%～30.9%。如果没有红细胞形态异常，这些细胞计数比例的不一致性提示了一个或多个被测量的分析误差。例如，混浊的标本可能由于浑浊干扰产生假性高的 Hb 结果。这种情况下 HCT/RBC 比值明显地小于 3，而 Hb/RBC 比值明显地大于 3。

特定患者标本的 MCV、MCH 和 MCHC(温氏指数)的监测是相似的，并能够检测出随机误差。由于 MCHC 的变异范围很小，异常的 MCHC 经常能够提示潜在的错误结果，所以 MCHC 在很多自动分析仪中是最有用的。真正的 MCHC 增高可见于球形红细胞贫血，降低可见于缺铁性贫血，如果这类异常的红细胞在血涂片中未见，则与 RBC 相关的一个或多个被测量可能存在错误有关。错误结果可能来源于仪器故障或者标本自身的问题。包括由于冷凝集、脂质或血浆副蛋白使得 MCV 和 MCHC 假性增高，白血病使得 MCHC 降低，渗透压如高脂血症改变了 MCV。温氏指数对同一患者来说十分恒定，因此可用差值检查法监测这类指数以提供基于患者数据的仪器故障和标本错误标识的检出。

(一) 配对比较

配对比较是监测不精密度改变的方法。它使用患者标本来帮助确定稳定的全血质控值的改变是不精密度改变的结果还是偏倚改变的结果。它有三种使用方法：配对差值分析、批内比对和差值检查。

配对差值分析：患者配对检测差值的标准差(s)可以测量分析的不精密度。每批双份重复检测 10 个标本，若使用更多的双份重复检测可以增加 s 值的稳健性，因此使得该试验更为敏感。若要获得可比的 s 值，每批应使用相同的双份重复检测数。可以将同一批的双份重复检测标本隔开。由于分析仪细胞计数通道的精密度受到被测物浓度的影响，配对差值检测的 s 在数字上可能与重复标本的 s 不同。除了临床需要的特殊被测物浓度外，尽量不用显著异常的标本。应该注意第一对标本和接下来的标本的携带污染作用。

批内比对：在常规检测中穿插单个标本的重复检测可以得出重复性。这类小样本的检测不适于计算不精密度，检查这些穿插检测中任何配对结果之间的差值是在已建立的分析置信限范围之内。例如 Hb 配对不精密度使用一份正常标本双份重复检测，配对值的变化不能超过 3g/L。

差值检查：如果患者的血液学情况是稳定的，则患者的一系列检测结果都相对保持恒定，尽管这些结果的差值依赖于生物学变异。在没有输血的情况下，某个患者在一系列的样品中一些全血细胞计数被测量（如 MCV、MCH 和 MCHC）是相当稳定的。这对标本的标记问题是很有用的。确定差值检查界限对每一个实验室都是一个挑战，尽管文献提供了一系列的值作为起点或者厂家可能提出了一些建议。表 23-3 中的数据来源于发表的文献。在百分数变化的基础上设定差值检查界限可能更有效。很多血液学分析仪包括联机软件设置差值检查界限（如果有一个系统连接到同一患者的不同标本），也包括计算机化的实验室信息系统。

表 23-3　文献推荐的差值界限

被测量浓度	作者		
	Groner	Buttarello	Klee
WBC（$\times 10^9$/L）	5.0	10.0	12.8
RBC（$\times 10^9$/L）	—	1.50	1.43
Hb（g/L）	2.5	35	42
MCV（fl）	5.0	6.0	3.6
PLT（$\times 10^9$/L）	—	150	179
中性粒细胞（$\times 10^9$/L）	0.1	8.0	10.9
淋巴细胞（$\times 10^9$/L）	0.10	1.50	2.03
单核细胞（$\times 10^9$/L）	0.1	1.0	0.9
嗜酸性粒细胞（$\times 10^9$/L）	0.1	0.8	0.54
嗜碱性粒细胞（$\times 10^9$/L）	0.1	0.2	0.36

（二）加权移动均值

加权移动均值法取决于人群中红细胞指数的生物学稳定性。若这些指数在同一患者的一系列测定值发生了显著变化，这种变化很有可能是由于分析误差导致的，而不是生物学因素引起的。

很多血液分析仪不断地将患者结果自动输入到一个计算公式中给出连续的均值并且逐步补偿新进入结果的变异。批大小 $n=20$ 的数据是合适的，可提供稳定的均值并将其与靶值相比较。尽管这个公式“平滑”结果，建议尽量减少用极高值红细胞指数的临床标本。

加权移动均值的计算公式使得新进入的值最低程度地影响一批次的患者结果的均值。

其原理适用于所有的全血细胞计数被测量。每个实验室应该确定批的大小和质控限。一般的原则是大批量的标本需要使用较窄的可接受限。厂家一般基于原始文献将软件配置批大小为20,对所有的实验室来说这可能不都是最佳的。上下行动界限应该根据实际经验来设定,而不是为 s 的倍数。表23-4是美国克利夫兰大学医院临床血液实验室在80年代部分血细胞计数移动均值法的数据,每批的标本数是25,以住院患者为主。

表23-4　部分血细胞计数移动均值法的数据

项目	目标均值	范围(±)
WBC(×10^9/L)	9.3	2.0
RBC(×10^9/L)	3.94	0.5
Hb(g/L)	116	10
HCT(%)	35.5	3
MCV(fl)	590	3
MCH(pg)	29.5	1.2
MCHC(g/L)	327	14
PLT(×10^9/L)	270	35

上表中简单列举的这些值实验室不能马上采用,而应该考虑各自的患者人群、厂家的投入和其他有相同患者人群的实验室。表中的范围也不是 s 的倍数,这些数据也不是原始数据,不能用于多规则分析。

(三)血液形态学

血细胞形态的显微镜检查是血液分析的基础。尽管全血细胞自动分析仪在现代血液实验室扮演着十分重要的角色,但是病理标本的显微镜检查仍然不可代替,而且在某些情况下具有诊断价值。用手工显微镜进行细胞分类是整体质量控制的一部分。收集适当天数的手工计数结果并输入计算机中与仪器的结果比较,得出每种细胞类型的平均差值和 s,将其与实验室建立的靶值进行比较。血细胞分类计数和评估仪器分析性能的统计方法可参照CLSI文件H20-A2白细胞分类计数(比例数)和仪器方法的评价。显微镜检查对评估自动分析仪出错提示的敏感度和特异性方面也是很有价值的。如果厂家对出错提示进行了性能声明,应该注意其提到的病理标本的比例,因为实验室各自的患者人群不同。

第四节　临床免疫学检验质量控制

1. 定量检验项目的质量控制　质量控制方法选择和设计同常规化学检验项目。

应用实例——免疫球蛋白IgG

问题:免疫球蛋白IgG方法在决定性水平或靶值为600mg/dl时观测的不精密度为3.5%,观测的偏倚为0.0%。给定2个浓度水平的控制品,选择合适的质控方法和全面质量控制策略。

操作过程规范图解决方法:免疫球蛋白IgG在靶值为600mg/dl时CLIA能力验证要求

为25%。给定2个浓度水平的控制品，使用图23-2的操作过程规范图。

操作点（x = 3.5%，y = 0.0%）低于 $N = 2$，90%分析质量保证操作过程规范图中所有质控方法操作限。$1_{3.5s}$或1_{3s}规则，$N = 2$将提供90%的误差检出并具有非常少的假失控。

采用全面质量控制策略依赖于统计质量控制，并维持与厂家说明书、法规要求和良好实验室实践相一致的最低的非统计质量控制。

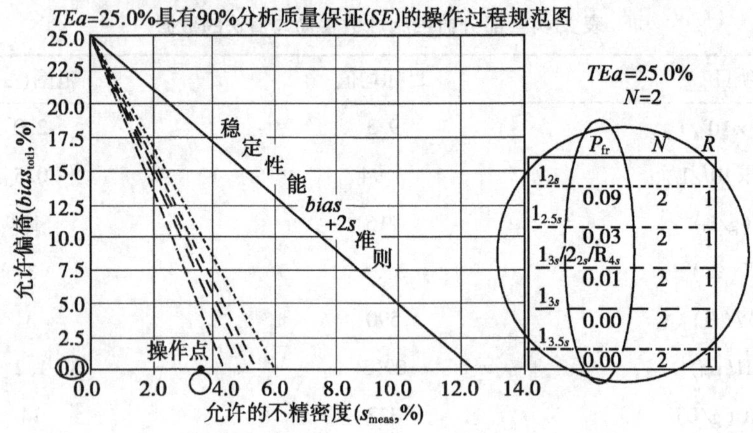

图23-2　允许总误差为25%具有90%分析质量保证的操作过程规范图

2. 定性检验项目的质量控制　根据美国CLIA’88最终规则规定的质量控制程序如下：对每一定性的检测程序，每一分析批应包括一个阴性和一个阳性控制品；对于产生分级或滴度结果的检测程序，分别包括阴性控制品和具有分级或滴度反应性的阳性控制品。

两种控制品的选择应基于双重反应的不可靠性，即控制品在 C_0 和 C_1 浓度应可获得来执行这一方法：在 C_1 浓度的控制品A（+）（临界值控制品），在 C_0 浓度的控制品B（-）。

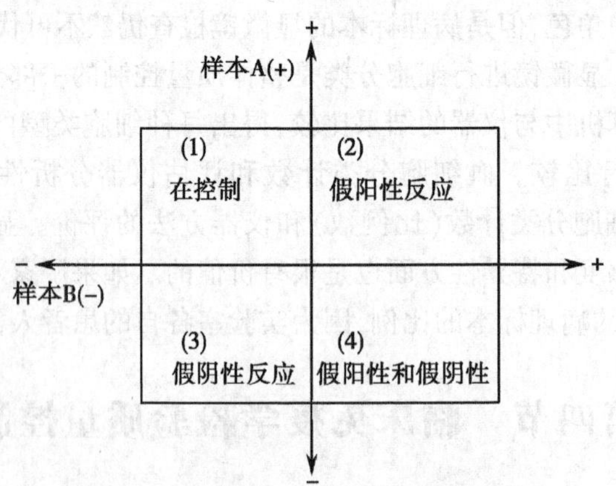

图23-3　双重反应室内质量控制的质控图

通过使用这两个控制品，可制作如图23-3所示的图形，根据建立四种不同的区间：①区间（1），代表处于控制状态；②区间（2）和（3），相当于单一假反应：区间（2）为假阳性反应，区间（3）为假阴性反应；③区间（4），其代表双重的假反应：假阳性及假阴性（此种控制图可由Clinet-IQC软件制作）。

在定性分析中这种质控图的主要目的是控制提供双重反应的仪器/系统的性能。这种质控图的目的是检出假阳性反应和假阴性反应,看来为了这一目的同时使用两个控制品是非常方便的。

第五节 临床微生物学检验质量控制

中国合格评定国家认可委员会 CNAS-CL31 医学实验室质量和能力认可准则在临床微生物学检验领域的应用说明。

一、检验前程序

1. 检验申请单应包括标本来源,必要时说明感染类型和(或)目标微生物。

2. 除一般要求外,微生物标本的采集及运送指南,应特别注意以下内容:

(1)不同部位标本的采集方法。如:血培养应明确说明并执行标本采集的消毒技术、合适的标本量;

(2)合格的标本类型、送检次数、标本量。如:粪便常规培养宜包括未向专业人员咨询前,每位患者采集标本不多于2份;

(3)应明确规定需要尽快运送的标本,以便最大程度地减少延误并尽快处理;

(4)合适的运送培养基;

(5)延迟运送时,标本的贮藏方法;

(6)安全运送标本的方法(如:密封容器、无标本外漏等);

(7)标本标识。

3. 应制定标本接收标准,如无肉眼可见的渗漏、合适的标本类型/量、正确的保存、预防拭子干燥、正确的运送培养基等。应评估标本合格与否。不合格的痰标本应尽快通知医生、护士或患者(门诊),以便重新采集。

二、检验程序

细菌:所选择的涂片、染色技术、培养基应能从标本中分离、识别相应的病原菌;鉴定方法应符合要求(如:通过血清学、革兰染色、菌落形态、生长条件、代谢反应、生化和酶活性、抗菌药物耐药性谱等特性鉴定);应能处理组织标本。

抗菌药物敏感性试验方法包括纸片扩散法、稀释法(琼脂稀释法、液体稀释法)、浓度梯度扩散法(E试验)或自动化仪器检测。实验室应遵循一定的准则,提供与服务相适应的抗菌药物敏感性试验,并能检测苯唑西林耐药金黄色葡萄球菌、万古霉素耐药肠球菌、青霉素不敏感肺炎链球菌等病原菌。

痰培养应包括肺炎链球菌、金黄色葡萄球菌、铜绿假单胞菌、肠杆菌科细菌的分离,若标本被唾液严重污染,可以不鉴定全部细菌或不做药敏试验;呼吸道和耳鼻喉标本应能分离β溶血链球菌和嗜血杆菌;支气管肺泡灌洗液和支气管镜检查标本应能定量培养。

尿液常规进行定量培养(菌落计数),应能分离、鉴定革兰阳性和(或)革兰阴性细菌。

泌尿生殖道标本应有合适条件培养淋病奈瑟菌;阴道炎患者标本应进行革兰染色;最好能开展孕妇(怀孕35~37周)B群链球菌的筛查,药敏实验应包括林可霉素和红霉素。

粪便标本应能分离、鉴定腹泻相关病原菌(如沙门菌、志贺菌、耶尔森杆菌、弯曲菌、肠出血性大肠埃希菌、嗜水气单胞菌),结果报告应标明具体的细菌名称,如未检出沙门菌、志贺菌等;无症状携带者,常规使用增菌培养基或选择培养基;应能检测霍乱弧菌、艰难梭菌;黏性较低的培养标本,宜进行直接显微镜检查。年龄大于6个月,有抗菌药物治疗史的严重腹泻患者,粪便常规培养无异常发现时,可检测艰难梭菌毒素。

脑脊液培养标本应立即处理,常规进行革兰染色,培养基和孵育条件确保能培养常见苛养菌(脑膜炎奈瑟菌、流感嗜血杆菌、单核细胞李斯特菌、奴卡菌等);应根据实验室制订的危急值处理规程报告阳性结果(包括显微镜检查结果);抗原试验,无论结果为阳性还是阴性,都应再进行细菌培养;最好有其他方法检测不能培养或难培养的细菌。

伤口标本应明确培养程序,深部伤口感染应至少包括标本采集、需氧菌及厌氧菌的培养及鉴定。如果不具备厌氧培养条件,则应有程序表明,标本置合格的运送系统,迅速送有条件的实验室。应有适当的方法检测苛养菌(如放线菌,快速生长的分枝杆菌)。最好进行直接涂片革兰染色检查并报告结果。

厌氧菌培养时间与标本类型、诊断有关,但在第一次培养评估之前应有足够的培养时间(至少48小时)。应有合适的液体培养基(如巯基乙酸盐培养基),有合适的鉴定方法(适用时)。

分枝杆菌:检查标本应置密闭的防渗漏容器内;某些标本(如:尿液、痰液)抗酸染色及培养前应浓缩。应以密闭的螺旋盖试管置密封的离心架内离心,以最大程度减少气溶胶危害。应进行原始标本涂片分枝杆菌荧光染色;常规培养在35~37℃,当临床有特殊说明(某些特殊菌属)时,可置30~32℃或42℃。标本量大时,宜至少接种2类培养基。应在收到标本24小时内报告抗酸染色结果。

真菌:应选择适当的培养基和环境,以保证分离重要的致病菌,并尽量减少污染;分离和鉴定程序应包括直接或染色(如10% KOH,墨汁染色或吉姆萨染色)初筛、合适的选择性培养基、孵育温度以及药敏试验。应准备两种培养基(含或不含抗菌药物)。如果在室温下培养,应每天监测并记录室温(22~26℃)以确定室温持续满足真菌的生长。

提供鉴定服务的实验室,应建立完善的真菌鉴定程序,包括玻片培养(必要时),生化反应,营养试验(必要时)。否则应送有条件的实验室鉴定。

经空气传播有高度传染性的微生物标本、含菌丝体的真菌应在生物安全柜或安全罩内处理。若采用平板培养,应有适当的安全措施(如封盖),以防止平板意外打开。只有具备严格的、适当的安全措施才能进行玻片培养。

病毒:单层细胞应孵育一定时间,以满足相应病毒的生长要求;应详细记录细胞类型、传代数、细胞来源、培养基及生长状况;应检测并记录培养基和稀释剂的无菌试验和pH;应监测细胞病变效应,以优化培养的最佳时间。宜比较未经接种或接种无菌物质的单层细胞与接种临床标本的培养物。

应建立程序,对定量血清试验的红细胞悬液进行检测并标准化。工作表和(或)记录应显示试剂或参比血清的滴度(如果可能),以及检测结果的实际滴度。所有血清学试验检测抗原或抗体,应设立阳性和阴性对照。

寄生虫:实验室应与临床医师协商制订寄生虫常规检验操作规程并遵循,其中包括常规寄生虫学试验粪便标本的采集时间、次数、标本量。粪便显微镜检查虫卵和寄生虫,应包括浓缩过程和固定染色试验；新鲜稀便显微镜检查应包括直接湿片检查，以观察寄生虫的动力。

血液寄生虫（疟原虫或其他血源性寄生虫）显微镜检查应制备厚血涂片和薄血涂片，阳性结果应执行危急值报告程序。血涂片检验疟原虫阳性时，应同时报告鉴定结果。

分子微生物学：每次患者标本核酸提取、准备过程（手工或自动化），应平行设立阴阳性质控。应规定并记录所有孵育（反应）温度。如果孵育温度超出规定范围，应在发报告前采取纠正措施。试验操作和结果报告应遵循制造商的建议，而不用其他试剂、探针取代。

应制定程序验证所有环节，包括染色、试剂、培养基、抗血清和分析软件等符合预期性能。应规定特殊病原体的识别、隔离、报告，以及特殊处理程序。除一般内容外，程序还应包括适宜的培养环境和足够的培养时间；非选择性培养基（平板直径大于9cm）宜只接种一份标本。应尽快完成白喉杆菌、气性坏疽菌群、炭疽杆菌、肉毒梭菌和破伤风杆菌检测；痰标本应进行常规涂片、革兰染色，以确定标本的可接受性或培养范围。

三、检验程序的质量保证

实验室的内部质量控制体系应以文件形式明确规定，包括整个实验操作过程，如实验分析前、中、后（报告），以及患者识别及准备；标本采集、标识、保存、运送、处理、检测后贮藏；报告发送时间。这些内容应符合相关标准。如：应对检测仪器进行维护、功能评估及温度监测；在报告患者结果之前，应确认质控在可接受范围；缺乏审核者的报告结果，应由适当人员在24小时内进行评估；应有措施发现并更正重大的文字错误、实验错误以及可能影响患者处理的不寻常的检测结果。

标准化操作规程内容应包括：实验原理、临床意义、标本类型、检测试剂、定标试剂、质控、操作步骤、计算方法、生物参考区间及检测结果的解释，并注明分析前后注意事项。操作者应能方便取阅，实际操作应与之相符。

应有文档资料证明，工作人员了解其操作活动涉及的所有文件。质量管理体系文件应至少每年由实验室负责人或其指定人员评估一次。新的制度、操作规程或原有文件的重要变更实施前，应由实验室负责人或其指定人员评估并批准。

应有措施保证所有工作人员显微镜检查结果判断及报告的一致性。

试剂：所有试剂应标注名称和质量、浓度或滴度、存放条件、配制时间、失效期。以上内容亦应记录。若试剂启封，改变了有效期和储存条件，应记录新的有效期。试剂的储存条件应遵循生产商的建议，并在标明的有效期内使用。

新批号或货次的试剂使用前，应通过直接分析参考物质、新旧批号平行实验或常规质控等方法进行性能验证，并记录。定性试验试剂应至少检测一个已知阳性和一个已知阴性样本。

直接抗原检测试剂，若含内质控，每一新批号或相同批号不同货次应检测阳性和阴性外质控并记录。若不含内质控，实验应每天检测阳性和阴性质控并记录。

培养基：外观应良好（平滑、水分适宜、无污染、适当的颜色和厚度，试管培养基湿度适宜），应有明确标签，根据标签应能获得生产日期（批号）、保质期、配方（适用时）、质量控制、贮存条件等信息。

购买的有质量保证标准的培养基，实验室应保存制造商所遵循的质量保证标准，以及每批号产品完成无菌试验、生长试验、生化反应及质量控制性能的合格证明等文件;无质量保证标准的培养基,每批号和(或)每次购买的产品应检测相应的性能,包括生长试验或与旧批号平行试验、生长抑制试验(适用时)、生化反应(适用时)等。每个批号和(或)每次购买时,应检查并记录产品的破损、污染及外观、冷冻或加热现象。

自制培养基,每批号产品应检测相应的性能,包括无菌试验、生长试验或与旧批号平行试验、生长抑制试验(适用时)、生化反应(适用时)等。

细菌:所有染色剂(革兰染色,特殊染色,荧光染色)的新批号,以及使用中的染色剂,应至少每周用已知阳性和阴性(适用时)的质控菌株检测染色程序;使用的每种染色方法,应有操作程序(如:每种试剂作用时间等),并遵循。

新批号及每一货次的试剂、纸片,如吲哚试剂,杆菌肽,奥普托辛,X、V、X V因子纸片等应有阴阳性质控。凝固酶、过氧化氢酶、氧化酶、β 内酰胺酶,除新批号及每一货次外,使用每天应做阴性和阳性质控,但商业头孢菌素试剂的 β 内酰胺酶试验可遵循制造商的建议。应验证商业鉴定系统(包括自动、半自动、手工)结果的可靠性。

诊断性抗血清试验应设阴阳性,尤其是阴性对照。

有多种组成部分的试剂盒,应使用同一批号的成分,除非生产商有特别说明。

应每天监测并记录 CO_2 孵育箱内的 CO_2 浓度。

抗菌药物敏感性试验:常规采用的药敏试验方法(纸片扩散法、琼脂稀释法、微量肉汤稀释法、E 试验或其他)应制定操作程序[含各类病原体和(或)标本的检测药物、质控标准、结果解释等],该程序应遵循适用的标准。

实验室常规采用的药敏试验方法应以参考菌株连续检测 20 ~ 30 天,每一组药物/微生物超出参考范围(抑菌圈直径或 MIC)的频率应小于 1/20 或 3/30。此后,检测频率可为每周一次。

每一新批号药敏试验纸片、试剂或培养基使用前,应用质控菌株进行验证。

应以单个菌落或纯培养物,而非混合培养物进行药敏试验。应有措施保证菌液浓度符合检测要求。

应建立多重耐药细菌检测方法,如苯唑西林耐药金黄色葡萄球菌(MRSA)、万古霉素耐药肠球菌(VRE)、产超广谱 β-内酰胺酶细菌(ESBLs),青霉素不敏感的肺炎链球菌等。为保证结果的准确性,操作程序应涉及对少见或矛盾的药敏试验结果的处理。

应保存抗菌药物敏感性试验资料,并至少每年向临床医师报告。

厌氧菌:应以有效的方法检测厌氧培养环境(如以亚甲蓝试条、厌氧菌或适当的程序检测厌氧系统的厌氧条件)。当厌氧培养系统出现问题时,应及时处理,必要时通知送检者。

分枝杆菌:抗酸染色应在实验的每天用适当的阳性和阴性质控验证;荧光染色应每次以阴性和阳性对照验证。

真菌:直接染色(如:抗酸染色,PAS,吉姆萨染色,墨汁染色)检查患者标本的,应每天做阴性和阳性质控(某些染色如吉姆萨染色,玻片本身作为阴性质控。KOH 制备的玻片不需要质控)。

病毒:连续细胞传代时应定期监测支原体污染(应监测阴性未传代的质控株,而不是培养支原体);应监测用于细胞生长培养液的动物血清的细胞毒性;应具备相应的用于病毒培养的细胞株。

寄生虫:操作者应能方便获取参考资料(如显微照片或印刷图谱等)。

如果使用硫酸锌,应定期监测该溶液比重(1.18用于新鲜标本,1.2用于甲醛固定标本),比重计量程应合适。硫酸锌悬液应贮存于密封瓶。

应以目镜测微尺确定虫卵、幼虫、包囊或滋养体的大小。目镜测微尺应定标,每次更换目镜或物镜时应重新定标。

分子微生物学:应妥善存储所有试验试剂,包括缓冲液和蒸馏水,以防止DNA/RNA污染;应妥善保存含目的序列的阳性质控和含核酸但无目的序列的阴性质控。

检测患者标本的每天,应平行检测适当的阳性和阴性质控。若阴性质控呈阳性或阴阳不定时,应监测实验室工作台面、水浴箱等环境核酸,并记录监测结果及对污染区所采取的清洁措施。

如果实验室不能确定某类标本中缺乏核苷酸抑制物,则应取出患者的部分标本,以评估扩增反应的抑制性。

第六节　分子诊断质量控制

虽然目前还没有CLSI文件是专门针对分子诊断质量控制,但一些标准和指南还是很有用的,包括定性检测性能评估方法(EP12-A2)和多元核酸检测的确认和验证(MM-17A)。EP12-A2提供了定性检测确认指南并描述了一些参考物质的来源。分子诊断室内质控有以下途径:

可以将常规临床生物化学的方法用于分子诊断检测,填补分子诊断质量保证的空白。传统方法是监测均一的质控标本定量数据并用统计方法分析性能漂移和趋势从而在失控出现前检出潜在的性能问题。有些实验室在传统的质控方法的基础上进行改进从而用于分子诊断检测。定量的分子检测如荧光强度和等位基因比率等,可收集一段时间内的质量控制数据,通过数据转换建立质控均值和质控界限,绘制Levy-Jennings质控图(图23-4),然后将每天的质控结果描绘在质控图上用以监测检测系统的误差趋势,用Westgard规则监测检测过程,制定改进措施并防止检测故障。

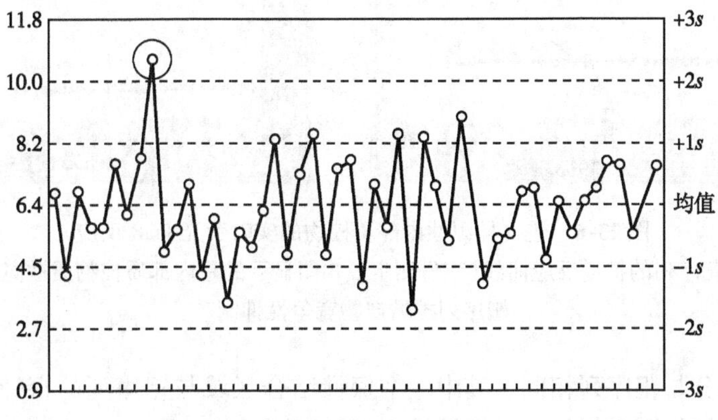

图23-4　分子诊断质控图示例

基因扩增反应体系中的抑制物可能干扰扩增反应，因此分子检测体系中必须有内部质控物（internal control，IC）以防止假阴性的产生。为了防止干扰造成的假阴性，内部质控物应该在核酸提取前就加入样品中。内部质控物根据其基因序列与靶序列是否相同可分为同源 IC 和异源 IC。同源 IC 是指一段与靶序列有相同的引物结合区域的 DNA 序列（靶序列是 DNA）或者互补的体外转录产物（靶序列是 RNA）。同源 IC 由一段随机序列和特异序列组成。随机序列的组成与靶序列相似，特异的探针结合序列则与目标扩增产物不同，见图 23-5。异源 IC 是在反应体系中引入第二个反应体系，见图 23-6。质控物必须与靶序列有相似的提取和扩增效率。质粒和管家基因可作为异源 IC。同源和异源 IC 的浓度都应该适当，防止与模板产生严重的竞争性抑制，见图 23-6。

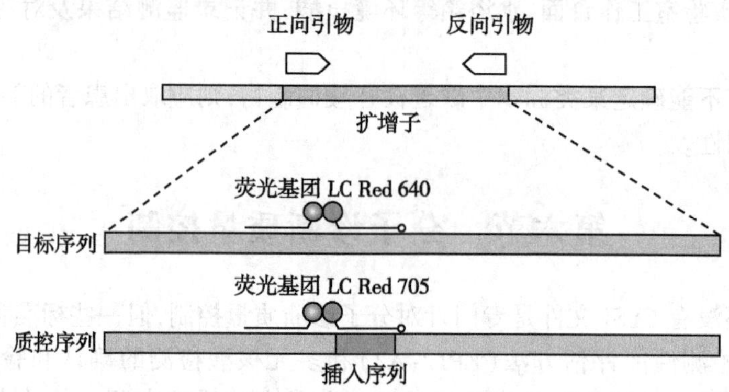

图 23-5　同源性内部质控物

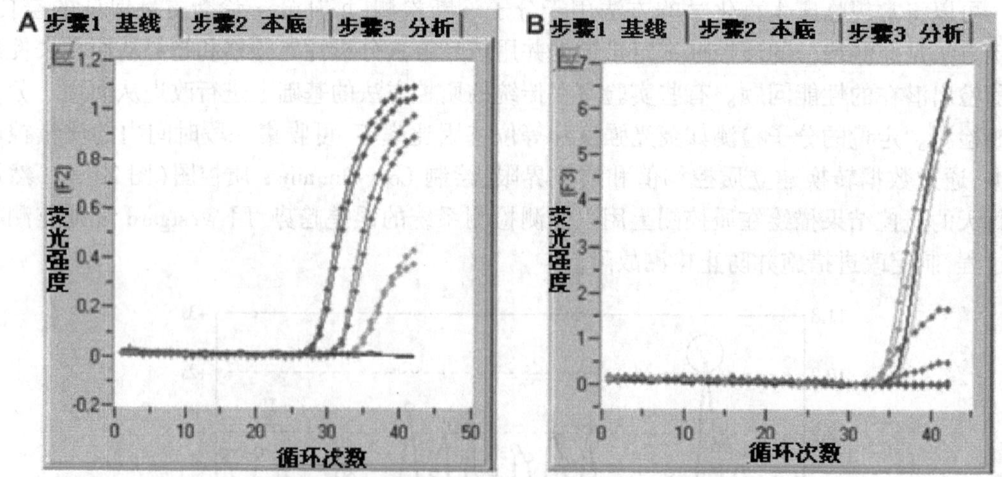

图 23-6　包含异源性内部质控物的实时荧光 PCR 反应

A 图是靶序列的扩增反应曲线（双份测定），B 图显示的是内部质控物质被高浓度的靶序列扩增产物竞争性抑制

引物退火部分与靶序列相同。其中一个探针结合区域与靶序列的探针结合区域相同，第二探针结合区域与靶序列的第二探针结合区域不同。

为了监测反应过程的正确度，反应过程还应该加入外部质控物（external run control，

ERC)，外部质控物应该独立于厂家推荐的阳性质控物质。外部质控物监测包括标本制备的整个监测过程，因此在核酸提取之前应该加入样品中。在每一批间或者批内一定间隔内使用外部质控物。例如，当进行新一批的检测，通过比较厂家提供的阳性质控物和外部质控物的结果，可以帮助我们在早期发现问题，见图23-7。

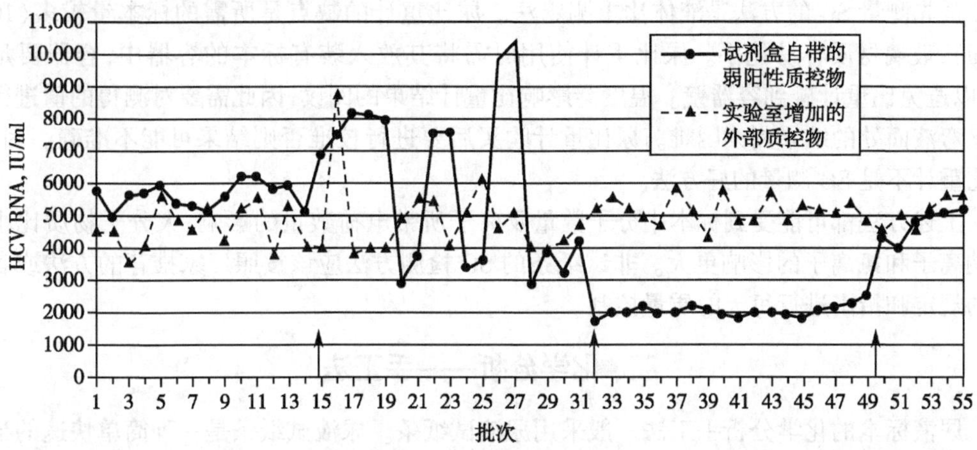

图23-7　外部质控物与厂家推荐的阳性质控物的联合应用(箭头处表示开始了新的检测批)

第七节　尿液定性质量控制

尿液分析简单快速，是临床检验的基本组成部分。尿液分析可用于诊断肾、泌尿系统和肝脏疾病，监测慢性病的疗效和筛查无症状患者。及时准确的尿液结果对临床的意义重大。

一、物理性质检验

(一) 颜色、透明度和气味

尿液标本的颜色、透明度和气味不受临床重视。可与临床沟通后确定尿液标本的物理检查是否要为常规分析的一部分。但是，任何不正常的颜色、透明度或者气味应该在报告中注明。例如氨的气味通常是由于尿素的细菌降解，它表明标本陈旧或者泌尿道感染。实验室应建立标准的方法和术语以减少模糊不清的表达，客观报告标本的颜色、透明度和气味。

(二) 尿浓度(比重SG)

尿比重(SG)和渗透压是尿液浓度测量的两个最主要的指标。实验室测定SG通常使用的方法是使用数学关系或经验关系估计SG值的间接方法。测量SG经常使用折射计，用于尿液分析的折射计的刻度应该经过校准。由于折射计的温度补偿范围为5～38℃且需要的尿液量相对较少，因此折射计的使用很普遍。当标本中含有X光造影剂、血浆扩容剂和大量葡萄糖或蛋白质时，可能使结果偏高。由于大量葡萄糖和蛋白质可增加标本的密度，因此应该对折射计测量所得结果进行校正。1g/dl的蛋白质或葡萄糖可使SG的值分别增加0.003或0.004，当标本中含有X线造影剂或者血浆扩容剂时通常使用渗透压或试纸条，因为渗透压和试纸条不受这种高分子量物质的影响。谐振荡也可用于测定SG。此方法的优点是操作自动化，结果与折射计结果相关性很好，且无需澄清浑浊标本。仪器测得的尿液标本中溶解的物质与重力测量所得结果紧密相关。比色试纸条也可用于测量SG。试纸条测量SG的范围为1.000~1.030，增量为0.005。碱性尿液可影响指示剂系统，人工判读试纸结果时应在原结果的基础上增加0.005。试纸判读仪器可自动调整结果，此类仪器的优点是操作自动化，与重力测量结果高度相关，无需校准葡萄糖或蛋白质的影响，也无需澄清浑浊标本。

最先测量SG的方法是液体比重测定法。尿比重计的缺点是所需的标本量较多(10~15ml)，玻璃材质容易扎手。尿比重计使用时需将其放入装有标本的容器中，容器要足够宽，以避免比重计碰到容器壁。温度会影响比重计结果的阅读，因此需要对测得的值进行校正。弯液面处的结果判读困难。尿比重计购买后要进行校准否则结果可能不准确。因此，尿比重计不是SG测量的好方法。

上述方法都可能受到标本中分子数量及离子所带电荷数量的影响，大分子物质比小分子钠离子和氯离子的影响更大。非试纸条的SG检测方法应该按照厂家推荐的方法或者相关的规定和指南进行每天的质量控制。

二、化学分析——手工法

尿液标本的化学分析手工法一般采用尿液试纸条。尿液试纸条是一种简单快速的半定量尿液检验方法。实验室应该培训检测人员如何使用试纸条。不同厂家的试纸条或者同一厂家不同批次的试纸条不能互换。不同试纸条检测的操作程序也可能不同。检查不同批次试纸条操作说明是否有更改。每个试纸条显色反应需要的时间不同。若机器判读结果，应按照厂家的说明设定判读结果的时间，肉眼判读结果需要带有秒针的计时器。肉眼判读结果在一定程度上因个人对颜色变化的不同理解而不同。判读结果时应在适当的光线下将试纸条靠近比色卡。尿液中有些物质可干扰化学反应，造成结果的假阴性或假阳性。如果试纸条的结果与期望值不同，根据厂家说明或实验室操作手册查找原因。

三、显微镜分析——手工法

实验室应该在各自患者人群的基础上确定何时进行显微镜检查。一般在以下情况下进行显微镜检查：医生申请，实验室规定(如免疫抑制性、肾病、糖尿病患者或者孕妇)，理化结果异常。

(一) 手工镜检

多数尿沉渣检查都是使用湿片和明视野显微镜。在某些情况下，染色可以帮助鉴别细胞和结晶。一般的体外活体染色适合于湿片包括斯-马染色剂(结晶紫和红色染液)和0.5%的甲苯胺蓝。尿沉渣检查使用经库勒照明系统调整的现代化高质量显微镜。相差显微镜可以提高尿沉淀的成分的鉴定能力。对于异常沉淀，推荐使用偏振显微镜鉴定脂质和晶体。微分干扰相衬纤维技术对于选择性使用较为有用。

显微镜检查的所有结果的一致性对于产生有意义结果十分必要。适当编写和修改操作规程确保所有检验人员用相同的方法进行显微镜镜检。每个工作人员都应该用相同的程序检查相同的沉淀物质是否存在，并使用相同的标准进行鉴定。实验室可用标准化的商业系统。商业系统以单位体积异常沉淀成分量的方式报告结果、取代了使用高倍镜下或低倍镜下视野的沉淀量报告方式，适合于不同实验室间的比较。

(二) 离心与重悬

实验室应该统一用于检验的尿液标本的体积(如8ml、10ml、12ml和15ml)。如果使用的标本体积小于规定的体积,应该在最后的报告单上注明。为保证所有标本同样沉淀,推荐的离心时间为5分钟,速度约为400g。不同的患者标本或者同一患者的系列标本都使用统一体积的溶液重悬沉淀。标准化的商业系统使用特殊的试管或微量吸管使尿液沉淀保持特定的体积。标准化的商业系统提供了带有一定体积内室的玻片,能够装特定量的浓缩沉淀。

(三) 载玻片和盖玻片

如果使用玻璃材质的载玻片和盖玻片,推荐使用以下操作规程检验和计算尿沉渣:①测量用于离心的充分混匀的尿液体积;②标准化离心(时间和速度);③测量试管中剩余尿液的体积,重悬剩余尿液中的沉淀;④测量置于载玻片上沉淀的量,使用标准的载玻片;⑤记录显微镜高倍镜下的放大倍数;⑥记录高倍镜下视野的直径;⑦计算和报告每毫升尿液的成分。例如,用15ml尿液,高倍镜下视野的直径为0.35mm,高倍镜下视野的面积为$0.096mm^2$,盖玻片下的面积为$484mm^2$,盖玻片下的高倍镜视野个数为484/0.096 = 5040个,载玻片上0.020ml沉淀约为1.2ml尿液,5040的高倍镜视野≈1.2ml尿液≈4000个高倍镜下视野/ml。因此(计数/高倍镜视野个数)×4000 = 计数/ml。

(四) 结果报告

同一实验室的检验工作人员应该使用相同的术语、报告形式和参考区间。有的尿沉渣结果没有临床意义,因此哪些结果应该报告和定量由各实验室主任决定。在报告显微镜检查结果之前有必要审查所有信息,包括理化检查结果。这些报告单的数据应该证实显微镜检查的结果,反之亦然。结果间存在差异的问题应该在结果报告之前解决。

(五) 可识别的沉淀物质(有形成分)和染色

尿液标本中的上皮细胞、血细胞、管型、微生物、结晶和其他物质如污垢物,黏液线和精子等,有的尿沉渣其他成分的识别需要更先进的显微镜技术。体外染色对于所有尿沉渣物质的鉴定和确认是不够的。实验室可用完全的湿片显微镜尿液分析经一种或多种特殊染色鉴定或确认以下物质:①脂肪:油红O染色、苏丹Ⅲ;②椭圆脂肪小体:同脂肪;③细菌:革兰染色、巴氏染色;④嗜酸性物质:汉斯染色、瑞氏染色、姬姆萨染色、瑞氏-吉姆萨染色和巴氏染色;⑤含铁血黄素:普鲁士蓝染色。通常使用特殊染色需要另外制备。浓缩涂片,印片或离心后的切片有助于鉴定这些物质。巴氏染色可用于肾小管上皮细胞和异常的尿道上皮、腺上皮和鳞状上皮细胞,以及造血情况的染色。汉斯染色用于检测嗜酸性粒细胞尿。

四、自动尿液分析仪

自动的尿液分析系统给用户带来了极大的便捷,提高了工作效率,简化了标本准备。半自动尿液分析仪可进行显微镜检查、试纸化学检验和SG测量,且可以进行标准化的定量尿液分析。系统将有形成分自动分类,经操作者确认,可以提高检测的敏感度和可重复性,方便使用。与手工显微镜镜检相比,其主要的优点是大量的尿沉渣成分可以计算。还有其他的尿液分析仪可将标本离心入试管中,试管可直接用于显微镜观察。尽管这些仪器使用不同的方法学,但它们都是对标本进行筛查并减少切片、离心试管的使用,减少标本的处理。尿化学和SG检测也有半自动和全自动的试纸条结果判定仪。

(一) 自动化检验方法

按照厂家提供的指南进行分析前准备,包括适当的混匀、标本温度、仪器启动、校准、质量控制、患者标识标签和仪器处理。操作者必须检测系统和厂家的性能说明。实验室应该验证仪器的性能，如准确度、精密度、分析灵敏度、分析特异度（包括干扰物质）和分析测量范围。此外，任何特殊处理都应该按照厂家的说明。使用自动化仪器最关键的问题是确保仪器结果可靠，特别是在低浓度条件下。质控标本必须和常规患者标本用同样的方式检测，并与患者标本使用相同的液体通路。适当的质控测量包括液体系统和分析过程所需添加液体（如稀释液，不用于主要仪器的常规使用）的本底核查。常规使用的质控物质应该通过当地认可机构或监管机构验证。

（二）尿液化学分析仪

尿液干化学结果可以通过试剂块显色反应颜色的变化和强度不同来检测。但是可用仪器客观地测量这些反应的强度并且避免反应时间的差异和颜色的判读。半自动和全自动尿液分析方法为实验室提供了一种减少结果不精密度的途径。这些仪器通过去除操作者判读试纸条颜色改变的主观差异。尿化学试纸条判读仪有各种不同的类型，有简单的一次读取一条试纸结果的“蘸取-判读”式仪器，也有一次可处理多条试纸条的仪器。

半自动和全自动仪器的原理都是利用百分反射率确定被测量的浓度。当存在特殊被测量其浓度等于或高于检测浓度，则会发生化学反应并且产生颜色变化，颜色的变化与浓度成比例。光在规定的时间间隔以特定的波长传播，波长取决于被测量的浓度、吸收的光和反射剩余的光。反射光被特定波长的感受器捕获，自动计算被测量浓度。全自动仪器与半自动仪器相比，其优点在于自动混匀标本，将标本转移至化学试纸条，确定标本颜色和透明度，通过折射仪确定 SG。这种仪器不用手工操作，检测的效率远远高于半自动仪器。全自动分析仪可以独立模式工作也可以连接到一台半自动或全自动的尿液显微分析仪，提供完整的尿液分析结果（如将尿液化学分析仪与显微镜结合）。仪器所用的化学方法可参见厂家的说明。厂家已经将很多质量保证要求整合到了系统中（如计时、校准和错误代码），使用这种仪器时应按照以下规定：阅读并遵守操作规范手册，建立并实行维护计划，保持仪器清洁，立即处理任何溢出标本或试剂。这样也可以帮助避免交叉污染。

（三）尿液沉渣分析仪

手工显微镜检查的另一种方法是用自动或半自动仪器进行尿沉渣分析。这类仪器不需要手工制备样品，能够对细胞和其他有形成分进行分类。与不同工作人员进行手工显微镜检查相比，自动或半自动系统提高了检测的再现性。但是它用于高肾脏疾病患病率的人群时存在一些局限。

自动化尿液分析仪使用不同的技术对尿液中的颗粒进行分类和计数，所用的技术包括电阻抗、数字成像、流式细胞术、光散射、染色、荧光和合成，对具有相似性质的颗粒进行分组和分类。自动尿沉渣分析仪所分析的尿液成分一般包括红细胞、白细胞、上皮细胞（鳞状上皮和非鳞状上皮）、管型（正常管型和病理管型）、细菌、精子、黏膜和小圆上皮细胞。若出现实验室规定的或仪器提示的异常情况，则由技术人员进行显微镜检查。无异常提示的标本可省略手工镜检。

尿液检测过程中的质量控制活动是质量保证的一个重要环节。实验室应该对检验程序的每一个方面都进行持续的监测，保证检测结果的准确可靠，从而为患者的诊治提供有价值的信息。但是监测质控物或者质量控制过程仅仅是质量保证的一个方面，还包括对标本采集和处理、记录、技术能力、标准化、继续教育和审查过程的实施和监管，应该建立起所有参与者包括患者、实验室和临床医生的交流合作，从而实现全面的质量控制。

第二十四章

临床检验计算项目室内质量控制

临床实验室的大部分检验项目是通过化学方法直接测定得到的结果,实验室通常对这些项目绘制质控图然后使用 Weatgard 规则进行分析从而实现对这些项目的质量控制。但是临床实验室一些检验项目是通过其他项目计算间接得到的,如低密度脂蛋白胆固醇(LDL-C)测定的方法之一是使用 Friedewald 等式:LDL-C = 总胆固醇(TC) - 高密度脂蛋白胆固醇(HDL-C) - 极低密度脂蛋白胆固醇(VLDL-C)。临床常见的通过计算间接得到的项目有:LDL-C、间接胆红素、调整后的总钙、国际标准化比值、肌酐清除率、血浆渗透压、离子间隙。还有一些分析仪如血液学和血气分析仪的检验项目。因此,只对直接测定的项目进行质控是不够的,还应该对这些通过计算间接得到结果的项目进行质控。本章将阐述如何将质量控制程序用于计算的检验项目,运用质控物测定值绘制 Levey-Jennings 质控图,并运用 Westgard 多规则对质控图进行分析,从而对患者结果进行监控。

第一节 确定均值和标准差

临床实验室通常测定两个不同浓度的质控物,根据 20 或更多独立批得到至少 20 个质控测定结果,然后计算均值和标准差作为质控图暂定的中心线和质控界限。绘制计算的检测项目质控图是一个复杂的过程,其标准差 s 和变异系数 CV 不能简单的进行加减。假定计算的检测项目的结果为 g,g 是 x、y 和 z 的函数,表示为 $g = f(x,y,z)$;x,y,z 为计算 g 的各组分的值。g 的均值 $\bar{g} = \frac{\sum_{i=1}^{n} g_i}{n}$。如果 x、y 和 z 的方差已知,则 g 的近似方差可以通过函数的泰勒级联扩展获得。如果 $g = f(x,y,z)$ 函数近似于线性回归,则 g 的方差可通过如下公式计算:

$$s_g^2 \cong (\partial g/\partial x)^2 s_x^2 + (\partial g/\partial x)^2 s_y^2 + (\partial g/\partial x)^2 s_z^2$$

如果项目的计算只是简单的加减,$g = x + y + z$ 或者 $g = x - y - z$,可选用替代的近似公式来得到计算的检测项目的近似方差:$s_g^2 = s_x^2 + s_y^2 + s_z^2$。在临床实践过程中前面提到的公式在运用上存在一定的局限性,只有当用于计算的检测项目计算的各个组分相互之间都是独立的,这些计算公式才有效。如果各变量之间存在显著的相关性,则不能用各组分的 s 来获得计算的检测项目的 s。为了解决这个问题,可使用另一种方法来计算。如果 $g = f(x,y,z)$,$\bar{g}$ 是目标项目的均值,则项目 g 的标准差可通过下面的公式计算得到:$SD_g = \sqrt{\frac{\sum_{i=1}^{n}(g_i - \bar{g})^2}{(n-1)}}$。这个公式比前面的公式更加实用。

一旦得出了均值 $\bar{g}$ 和 s,便可以绘制出质控图。在绘制质控图之前必须核查计算组分 x、y 和 z 的质控图,确保它们都在质控界限内。除质控界限要满足要求外,项目 g 的 CV 也应该满足实验室设定的质量规范,否则不能使用计算的方法测定该项目,应改用其他的化学方法直接测定,整个过程如图 24-1 所示。

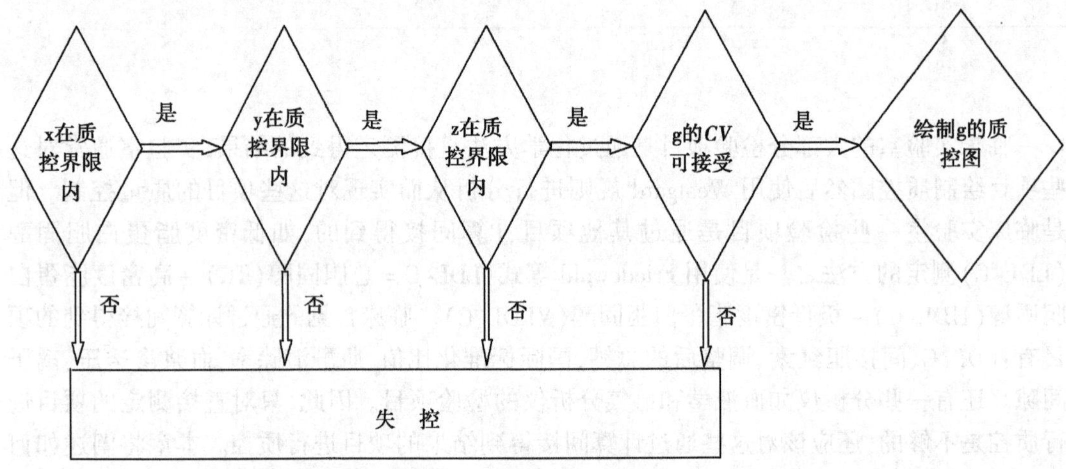

图 24-1　计算的检测项目 g 的质控图绘制条件,g = f(x,y,z)

第二节　计算的检测项目质控方法的应用

在临床中常见的与脂类相关的项目包括甘油三酯、总胆固醇、高密度脂蛋白胆固醇和低密度脂蛋白胆固醇。若实验室的患者人群的甘油三酯水平低于 4.52mmol/L,则可将甘油三酯和高密度脂蛋白胆固醇的值代入 Friedewald 公式得出低密度脂蛋白胆固醇的值。Friedewald 公式:LDL-C = TC - (HDL-C + VLDL-C),根据 TG 与 VLDL-C 的比例,等式可变为:LDL-C = TC - (HDL-C + TG/5)。用 A 代表 TC,B 代表 HDL-C,C 代表 TG。使用国际单位表达,等式可转变为:LDL-C = A - (B + C/2.17)。

为了绘制 LDL-C 的质控图,每天测定高低两个浓度水平(L 和 H)的质控物,测定 20 天。直接测定总胆固醇、高密度脂蛋白胆固醇和甘油三酯,将所得数据根据代入下面的公式得出 LDL-C 质控图的均值和标准差。为了比较,同时用酶学的方法直接测定 LDL-C,并得出 20 个数据的累计均值和标准差。然后连续检测质控标本 6 天,用所得数据绘出质控图。用 Westgard1_{2s}(警告)/1_{3s}/2_{2s}/R_{4s}/4_{1s}/$10_{\bar{x}}$规则对质控图进行分析。

$$X = \frac{\sum_{i=1}^{n}[A_i - (B_i + C_i/2.17)]}{n}$$

$$S_{LDL-C}=\sqrt{\frac{\sum_{i=1}^{n}[A_i-(B_i+C_i/2.17)]^2}{(n-1)}}$$

表24-1列出了各项目绘制质控图的均值和标准差 s，以及6天内的质控标本检测结果。图24-2为直接测定总胆固醇、高密度脂蛋白胆固醇、甘油三酯和Friedewald公式计算的LDL-C所得结果的质控图，图24-3为用酶学方法直接测定结果的质控图，L和H别代表两个浓度水平。第1天用Friedewald公式计算的LDL-C的低值质控测定值违背了 1_{2s} 规则，由于 1_{2s} 是警告规则，患者结果可以报告，但须查找原因改进，其他项目均在控。第2天所有结果都在控。第3天用Friedewald公式计算的LDL-C的高值质控违背了 1_{2s} 规则，由于 1_{2s} 是警告规则，患者结果可以报告，但须查找原因改进，其他项目均在控。第4天同第1天。第5天Friedewald公式计算的LDL-C的低值质控违背了 1_{2s} 规则，由于连续两天（第4和第5天）违背此规则，因此违背了 2_2 规则，因此不能报告Friedewald公式计算的LDL-C结果，应该报告酶学方法测定的结果尽管其结果也违背了 1_{2s} 规则。第6天Friedewald公式计算的LDL-C高值结果违背了 1_{3s} 规则，此方法得出的患者结果不能报告。酶学法得出的高值质控结果也违背了 1_{3s} 规则，我们应该找原查因、排除问题并重新核查结果是否在控，如果结果在控则应该用酶学的方法检测患者的LDL-C值。

表24-1　两个浓度水平（A和B）质控血清的测定值（mmol/L）

天数	TC	TG/2.17	HDL-C	计算得LDL-C	直接测定LDL-C
			L		
1	4.68	0.71	1.36	2.61	2.63
2	4.47	0.69	1.30	2.48	2.44
3	4.55	0.68	1.30	2.57	2.65
4	4.28	0.76	1.40	2.12	2.41
5	4.22	0.72	1.39	2.11	2.37
6	4.41	0.69	1.35	2.37	2.45
质控均值	4.38	0.70	1.32	2.36	2.59
标准差 s	0.16	0.003	0.05	0.11	0.10
			H		
1	7.33	1.62	2.39	3.32	3.15
2	7.12	1.62	2.31	3.19	3.07
3	7.35	1.60	2.29	3.47	3.12
4	7.07	1.71	2.42	2.94	3.20
5	6.92	1.67	2.39	2.86	2.94
6	6.94	1.76	2.30	2.43	2.59
质控均值	6.97	1.61	2.32	3.05	3.00
标准差 s	0.25	0.05	0.08	0.20	0.12

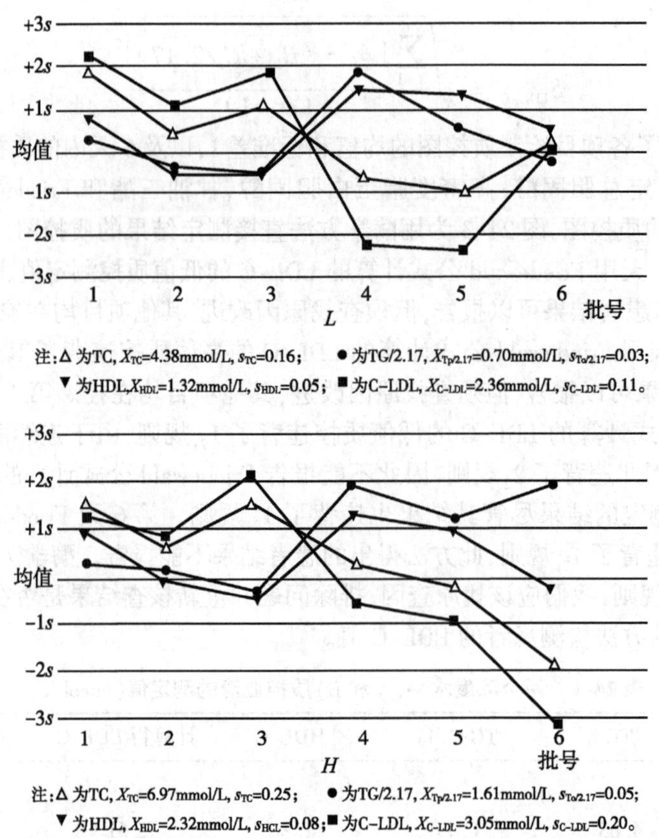

图 24-2　计算所得 LDL-C 低值(L)和高值(H)及其组分项目的质控图

Levey-Jennings 质控图和 Westgard 质控规则已经广泛用于临床实验室的直接测定项目,但是很少对实验室的计算的检测项目进行质量监控。临床实验室直接检测得出的结果不是严格的数据,存在一定程度的变异。计算方法得出的结果也同样存在变异,其变异来源于计算组分的变异,有研究表明计算方法得出结果的变异要大于各计算组分的变异。如图 24-2 所示,即使用于计算 LDL-C 的各个项目组分总胆固醇、高密度脂蛋白胆固醇和甘油三酯都在控,但是计算得出的 LDL-C 还是有可能会出现失控。通过图 24-2 和图 24-3 的对比可以看出计算方法得出的结果比直接用化学方法检测的结果更容易违背 Westgard 规则。某些项目使用直接测定存在一些技术上的困难并且比较昂贵,所以临床实验室更倾向于使用计算的方法来获得某些项目的值,特别是血液学和血气分析仪。但是临床上对这些项目通常没有质控活动来保证其结果的准确性。我们可以通过绘制 Levey-Jennings 质控图并运用 Westgard 多规则来检出系统存在的误差并解决存在的问题。这不需要花费实验室的检测成本,只需对分析仪质控软件稍作修改并可实现。

本章中以 Friedewald 公式计算的 LDL-C 为例阐述了质控图的绘制和质控规则的运用。但是 Friedewald 公式有一定的局限性。首先,中间密度脂蛋白(IDL)和脂蛋白 a[LP(a)]必须足够小可以忽略。其次,血清中 TG 的浓度必须低于 4.52mmol/L。最后,计算 LDL-C 的各项目组分不能违背 Westgard 规则,且变异的大小要满足质量规范。对于其他计算的检测项目也应该进行相似的评价。在临床实践中引入一个新的公式之前应该用质控图和质控规

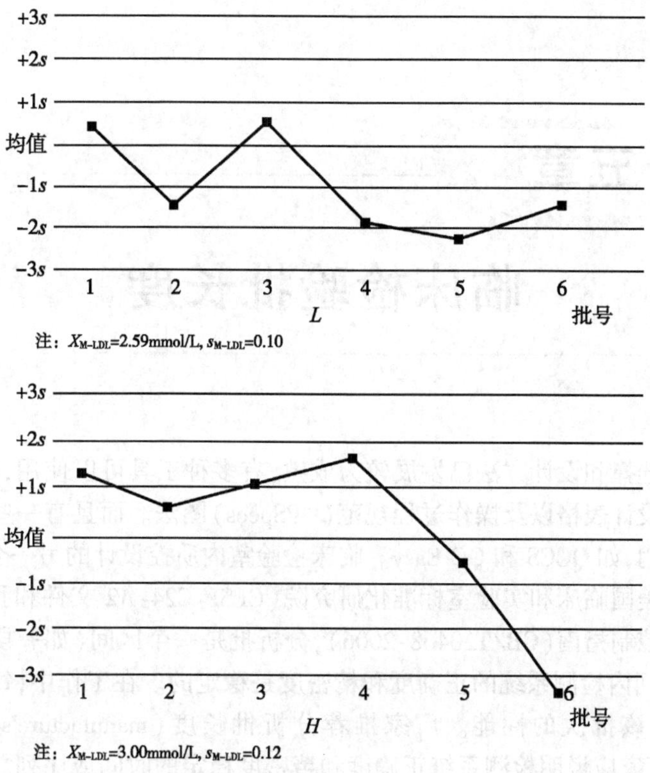

图 24-3 酶学法直接测定 LDL-C 的低值(L)和高值(H)质控图

则评价公式的可靠性，如果质控结果超出了可接受界限则不能运用这个公式。在公式的运用过程中使用质控图和质控规则对于检验误差很有用，如果其本身或者计算组分出现失控则应该停止报告患者的结果，查找原因进行改进，或者使用化学方法直接测定。将计算的检测项目进行的质量监控作为日常的质控程序，我们能够保证计算的检测项目结果的有效性和准确性。在保证结果的准确性的前提下，使用计算的方法比化学方法直接测定更加方便并且节约成本。

第二十五章

临床检验批长度

质控规则的选择和设计方法已发展较为成熟,有多种工具可以使用,如功效函数图法、质控方法选择和设计表格以及操作过程规范(OPSpecs)图法。而且有一些辅助的设计软件可以供实验室使用,如QCCS和QC Easy。临床检验室内质控设计的另一个方面是分析批长度的设计。根据美国临床和实验室标准化研究院(CLSI)C24-A2文件和我国临床实验室定量测定室内质量控制指南(GB/T20468-2006),分析批是一个区间(如一段时间或检测样本量),预期在此区间内检测系统的正确度和精密度是稳定的。在工作中,每个分析批必须检测质控品以评价该批次的性能。厂家推荐分析批长度(manufacture's recommended run length,MRRL),厂家应说明检测系统正确度和精密度稳定的时间或序列。用户规定的批长度(user's defined run length,UDRL),用户除了根据厂家推荐的批长度外,还应该根据患者样本稳定性、患者样本数量、重复分析样本量、工作流程、操作人员的素质来确定分析批长度。UDRL不应该超过厂家推荐的分析批长度,除非用户具有足够的科学数据才能修改。美国CLIA非用户要求定量检测至少每天进行一次高低两个浓度的质控检测,我国《医疗机构临床实验室管理办法》第三章第二十六和二十七条对质控频率有相应要求。

根据这些指南和要求,临床定量检测分析批是指:为了质量控制的目的,将检测过程按特定时间间隔或特定患者结果数进行分割,每一个分割单元称为批。分析批的特点是:每批内检测系统的正确度和精密度是相对稳定的;每批都应该有相应的质量控制活动,质控频率与分析批长度是相关联的。每个实验室的质量目标和分析性能不同、所选用的质控规则和质控检测结果个数不同、每天的标本量不同。但是,目前我国大多数实验室所有项目都是早上开始检测患者标本前进行质控,分析批长度即1天。这种做法缺乏科学的理论和依据,可能会造成质控不足或者过度质控,人力物力资源得不到合理的分配和利用。因此,有必要建立临床检验定量检测分析批长度的设计理论,并开发相应的软件以供临床实验室科学合理的设计分析批长度。

第一节 误差模式和质控模式

误差模式:①间断误差模式,误差间断存在,它短时间存在且不影响后面的检测结果。②持续误差模式,误差持续存在,并影响后面的检测结果,经过数次质控都没有发现失控(因为规则检出误差存在一定的概率),直到某一批时误差才被检出,见图25-1。

质控模式：质控模式分为批量模式和夹心模式。①批量模式的操作均以批为单位，一个批次包含定标、质控和患者标本检测。如果质控失控，则整批报告不能发放。批量模式常见于免疫学，如酶联免疫吸附法（ELISA）微孔板检测。②夹心模式常见生化定量检测，标本检测是一个流水线，按特定的时间或者患者标本数为一个批，每一批批内有质控检测，结果成批连续发放，若某一批的质控失控，则这一批的结果应该保留，然后分析失控原因。

根据上述误差模式和质控模式，本文以间断误差批量模式（简称间断模式）、持续误差批量模式（简称批量模式）和持续误差夹心模式（简称夹心模式）三种常见模式为研究对象，见图 25-2。

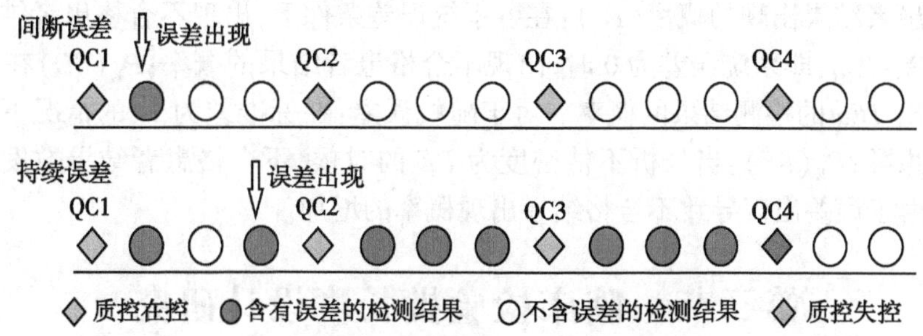

图 25-1　间断误差与持续误差

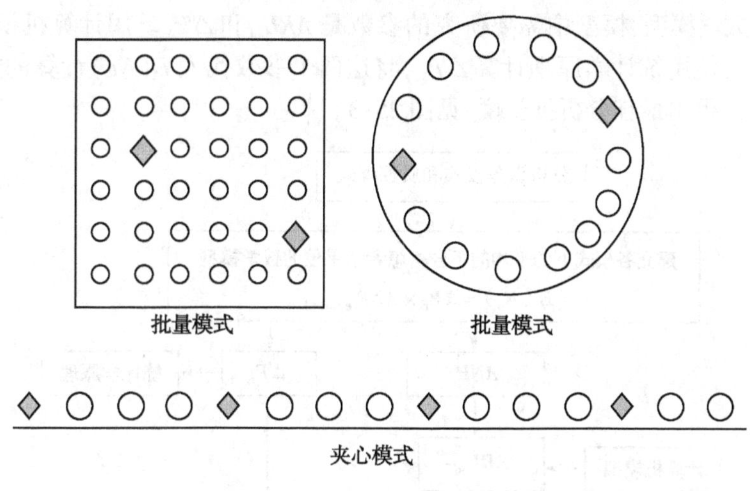

图 25-2　临床检验常见检测模式

第二节　相关定义及解释

允许总误差（*TEa*）：实验室制订的每个检测项目的质量目标。检测结果允许含有的最大误差量，所含误差超出了 *TEa* 则认为检测结果不合格。

质控检测结果个数（N_Q）：一个质控批次中的质控观测数（质控物测定的次数）。

分析批长度（N_B）：一个分析批中患者标本（结果）个数。

误差检出的平均分析批长度（average run length of error detection，ARL_{ed}）：误差从出现到被质控规则检出所需要的平均分析批数。

报告中含误差的患者结果数($ANP_{reported}$):从误差出现到误差被检出,所发出报告的患者结果个数。

不合格患者结果数[$E(Nu)$]:从统计学的角度,在控状态下也会有一定概率出现不合格的患者结果,这个概率与分析不精密度和允许总误差的大小有关。当存在一定的系统误差时,不合格患者结果出现的概率会增加,增加的不合格结果个数即[$E(Nu)$]。

出现误差到下一次质控的平均患者结果数(N_0):误差出现在一批内的任意患者标本检测过程中,并影响后面的结果。从误差出现到直到下一批的质控检测这个过程中平均的患者结果个数。

不合格患者结果出现的概率(P_E):在各系统误差条件下,出现不合格患者结果的概率。对于系统误差:$P_{E(0)}$即系统误差为0时,出现不合格患者结果的概率;$P_E(SE)$在误差SE状态下含有超出TEa的检测结果的概率。对于随机误差:在标准差为1s的情况下,产生的不合格患者结果数;$P_E(SE)$:当分析不精密度为RE的时候,不合格患者结果数发生的概率。$\Delta P_E(SE)$:由于误差出现导致不合格结果出现概率的增加。

第三节　临床检验批长度设计研究

根据临床实验室实际情况分析误差模式和质控模式,首先建立各模式下的不合格患者结果数计算的数学模型,模型中需要研究的参数是ARL_{ed}和ΔP_E。用计算机模拟方法计算各规则的ARL_{ed},使用统计学原理计算ΔP_E,将这两个参数代入$E(Nu)$计算的数学模型中,设定$E(N_0)<1$,得出最佳分析批长度,见图25-3。

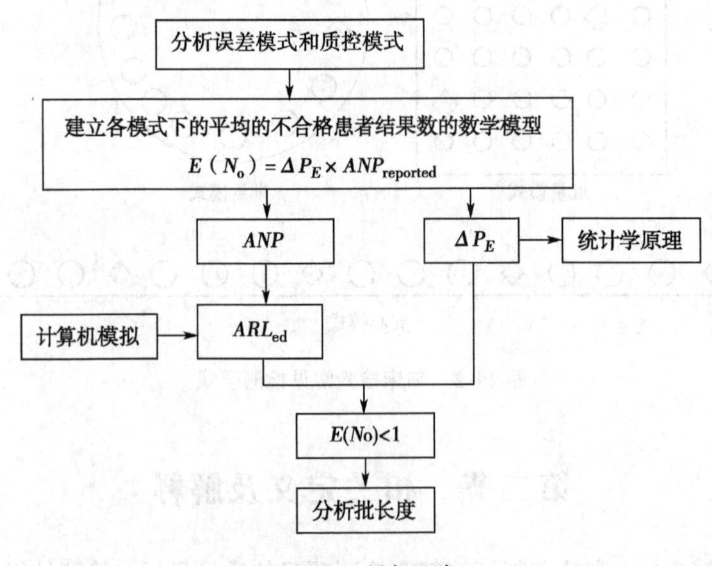

图25-3　研究思路

一、ARL_{ed}模拟

ARL_{ed}的模拟和计算可分成11个步骤,系统误差的模拟流程图见图25-4,随机误差的模拟流程图见图25-5。

(1)设定质控真值(μ)、分析方法固有不精密度(σ)、每批检测质控观测值(N_Q)和系统误差(SE)(为 σ 的倍数,0.0~4.0 倍,以 0.5 为单位)。

(2)模拟一个在控观测值 $C=\mu+\varepsilon$(从 $C=\mu+\varepsilon$,ε 服从均值为 0,标准差为 σ 的正态分布中随机选取数据)。

(3)重复步骤 2,直到每批达到要求的质控结果个数 N。

(4)重复步骤 2 和 3,到使用质控规则必要的批数。

(5)运用质控规则,如果质控规则判为失控,重新回到步骤 2,否则继续步骤 6。

(6)模拟失控观测值,将质控观测值加入一个系统偏倚,$C=\mu+SE+\varepsilon$。

(7)重复步骤 6 到每批达到要求的质控数。

(8)运用质控规则并确定批次是否失控。

(9)重复步骤 6~8 直到出现失控,保存这个批数,从第一个含有 SE 的批次算起,即完成一次试验。

(10)大量重复骤 2~9。

(11)将各批的 $P(R_i)$、$P(R_i|A_{i-1})$ 和 $P(\leqslant R_i)$ 的值,将其描绘在坐标图上。

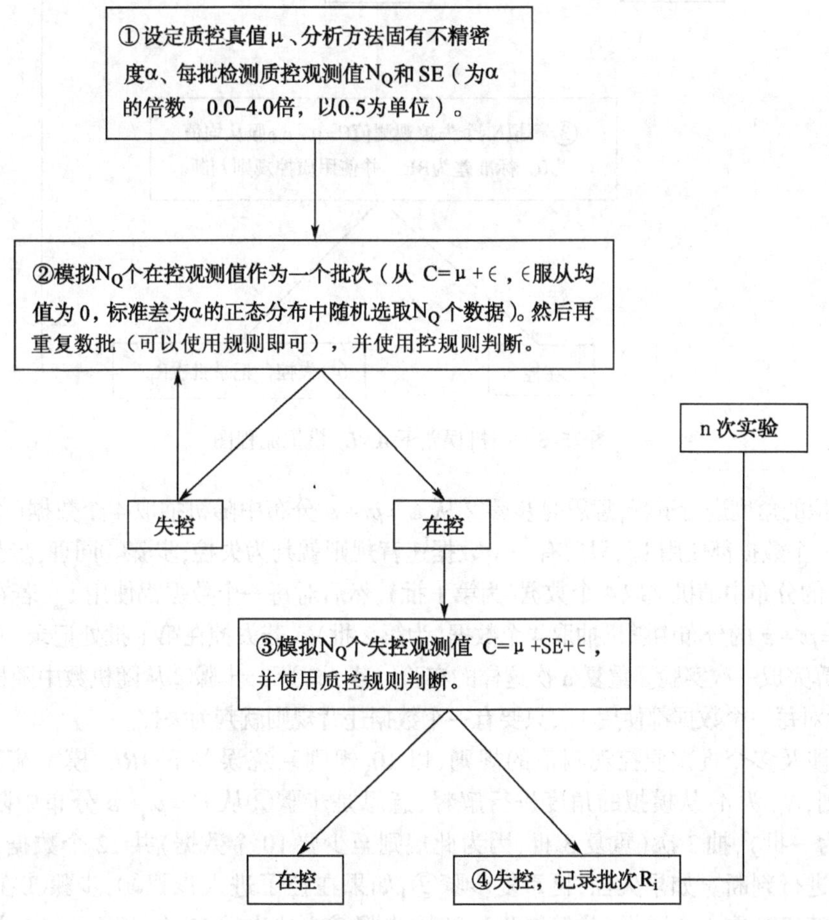

图 25-4 系统误差下 ARL_{ed} 模拟流程图

对于只涉及一个批次观测值的规则,以 1_{3s} 规则系统误差下 ARL_{ed} 模拟流程为例:1_{3s} 规则,N_Q

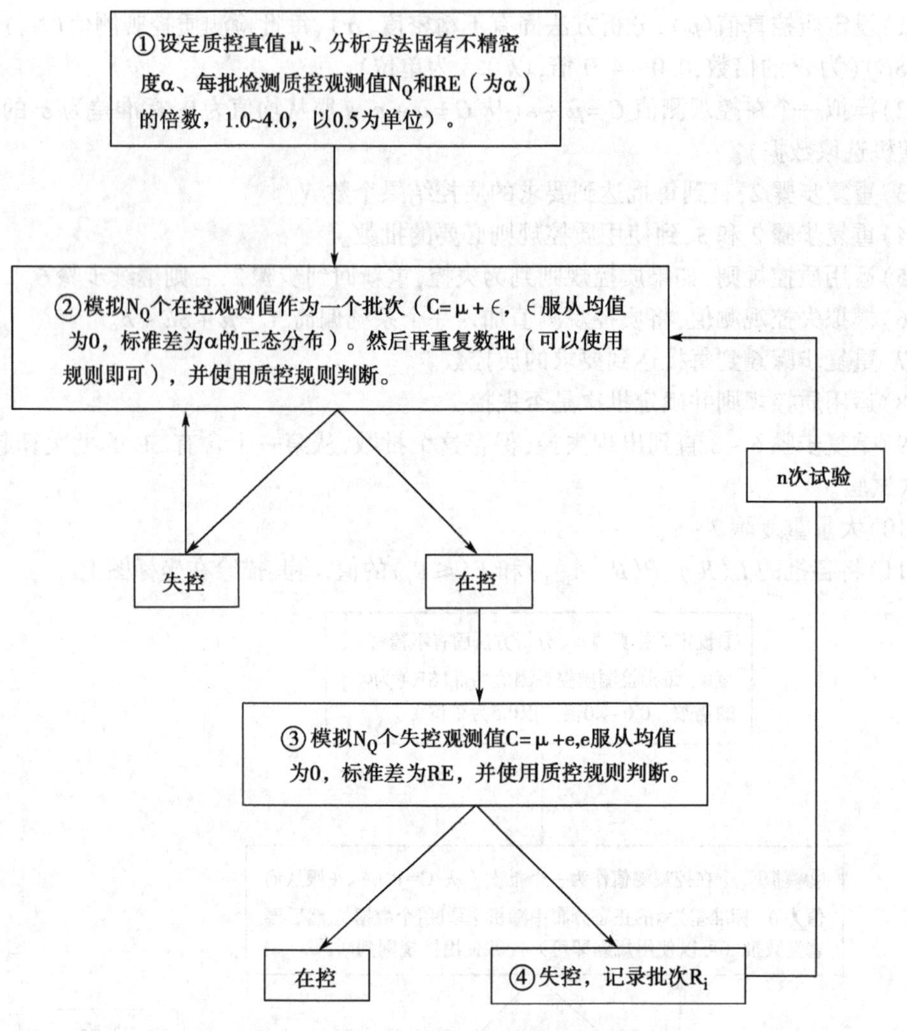

图 25-5　随机误差下 ARL_{ed} 模拟流程图

为 4:从模拟的角度进行解释,意思是步骤②从 $C=\mu+\varepsilon$ 分布中随机抽取 4 个数据(作为一批),然后对每一个数据都使用 1_{3s},只要有一个数据违背规则就判为失控,步骤③同理,步骤③在 $C=\mu+SE+\varepsilon$ 的分布中随机抽取 4 个数据(为第 1 批),然后对每一个数据都使用 1_{3s},若在控重复步骤③在 $C=\mu+\varepsilon$ 的分布中随机抽取 4 个数据(为第 2 批)。若失控在第 1 批处记录一次(记一次数),此时算完成一次实验。重复 n 次这样的实验。若 N_Q 为 2,步骤②从随机数中随机抽取 2 个数据,然后对每一个数据都使用 1_{3s},只要有一个数据违背规则就判为失控。

对于涉及多个批次质控观测值的规则,以 $10_{\bar{x}}$规则系统误差下 ARL_{ed}模拟流程为例:对于 $10_{\bar{x}}$规则,N_Q 为 4:从模拟的角度进行解释,意思是步骤②从 $C=\mu+\varepsilon$ 分布中随机抽取 4 个数据(为一批),抽 3 次(重复 3 批,因为此规则至少要 10 个数据)共 12 个数据,然后使用模拟规则进行判断。如果失控,再重复步骤②,如果在控了进入步骤③,步骤③在 $C=\mu+\varepsilon$ 的分布中随机抽取 4 个数据(为第 1 批),连同步骤②中选出的 12 个数据,共 16 个数据一同使用模拟规则进行判断,如果在控继续在 $C=\mu+SE+\varepsilon$ 的分布中随机抽取 4 个数据(为第 2 批),连同前面共 20 个数据,使用规则判断。如果失控则在第 1 批处记录一次(记一次数),

此时算完成一次实验。重复n次这样的实验。

模拟实验的总次数为n，在第i批前未失控的实验次数为A_i，在第i批失控的实验次数为B_i，在第i批及之前失控的累积实验次数为C_i，$C_i+A_i=n$。

无条件概率$P(R_i)$，指误差持续存在，在第i-1批前未被检出（未失控），在第i批被检出（第i批失控）的实验数占总实验次数的比例，$P(R_i)=B_i/n$。

条件概率$P(R_i|A_i-1)$，指误差在第i-1批前（包括i-1批）都被接受，在第i批被检出（第i批失控）的实验数占第i批前未失控的实验次数的比例，$P(R_i|A_i-1)=B_i/A_i$。

累积概率$P(\leq R_i)$，指误差在第i批及i批前已经被检出的实验次数占总实验次数的比例，$P(\leq R_i)=C_i/n$。

每个质控规则（或组合）在特定的N_Q和SE下的ARL_{ed}值，计算过程及结果表示如下表25-1。模拟过程输出的结果包括：①模拟过程数据表，如表25-1。②根据表25-1的计算结果，指定系统（随机）误差和N_Q，绘出规则（及组合）的检出概率$P(Ri)$、$P(Ri|Ai-1)$和$P(\leq Ri)$的随批次变化的函数关系图。③根据表25-1的结果，选定质控规则和N_Q值后，可得出ARL_{ed}值随$SE(RE)$变化的函数曲线。

表25-1　ARL_{ed}的计算过程

	实验数			概率		
批次（R_i）	尚未检出失控（A_i）	在i批检出失控（B_i）	累积失控数（C_i）	$P(R_i)$（$B_i/1000$）	$P(R_i|A_i-1)$（B_i/A_i）	$P(\leq R_i)(C_i/n)$
1	n					
2						
3						
…						
i			n			n/n

$$ARL_{ed}=\left(\sum_{i=1}^{\infty i}R_i\times B_i\right)/100C$$

二、ΔP_E的计算

根据正态分布的原理，检测结果的值围绕真值呈正态分布，越靠近真值的结果出现的概率越大，正态分布的扩散程度取决于检测方法的精密度。当没有系统误差时，由于检测的不精密度可能产生不合格患者结果的概率为图25-6中$-TEa$到负无穷与TEa到正无穷正态分布曲线下面积之和。出现SE的系统误差时整个分布将会有SE的平行移动，TEa的位置不变，产生不合格患者结果的概率为$P_E(x,SE)$。为使SE保持连续性，引入一个均一分布，$X_{shift}=$

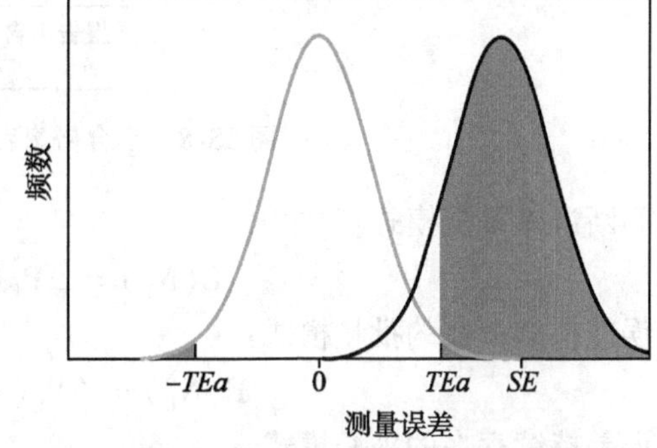

图25-6　系统误差SE条件下不合格患者数产生概率

$round\left(\left[x+uniform\left(-\frac{r}{2},\frac{r}{2}\right)+B+SE\right],r\right)$,x 代表随机抽取的患者结果,$uniform\left(-\frac{r}{2},\frac{r}{2}\right)$表示在$\left(-\frac{r}{2},\frac{r}{2}\right)$的均匀分布中取随机数,round(a,r)表示对 a 四舍五入保留 x 位小数。因此,当存在 *SE* 的系统误差时,$P_E(x,SE)=1-\Phi\left(\frac{[x+TE_a]-x_{shift}}{s}\right)+\Phi\left(\frac{[x-TE_a]-x_{shift}}{s}\right)$。增加的概率为 $\triangle P_E=P_E(x,SE)-P_E(x,0)$,即在 *SE* 系统误差存在时,含有误差的结果中有 $\triangle P_E$ 的概率是不合格的结果。因此通过计算转换,可得出 $\triangle P_E$ 随 *SE* 变化的函数。

三、各模式下不合格患者标本 E(N_U)的计算

图 25-7 说明的是误差从出现到被检出的整个过程,整个过程分为三段。第一段是误差没有出现,这个阶段有 2 次质控活动(2 个分析批),到第 3 批时出现了误差,检测过程进入第二阶段,误差持续存在经过了 2 次质控,误差都没有被检出,直到第二阶段的第 3 次质控才失控,失控后进行处理改进,消除误差进入第三阶段。图 25-8 显示的是整个过程中出现的数量关系。在这个过程中第二阶段的患者标本都含有误差,但是这些检测结果并不是都不能接受,其中有一定概率出现超出允许总误差 *TEa* 的标本,这个概率即 $\triangle P_E$。

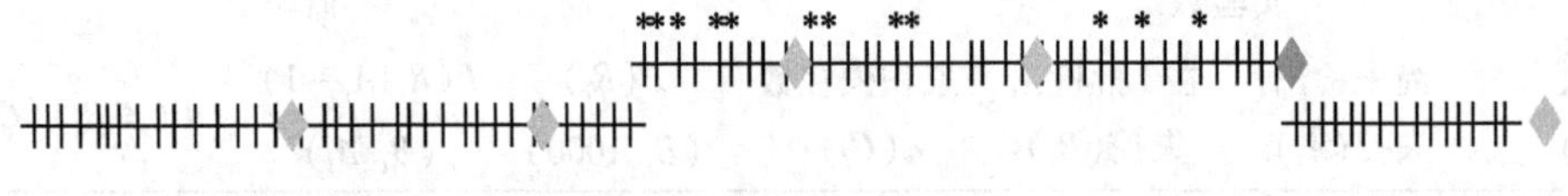

图 25-7 不合格患者结果示意图

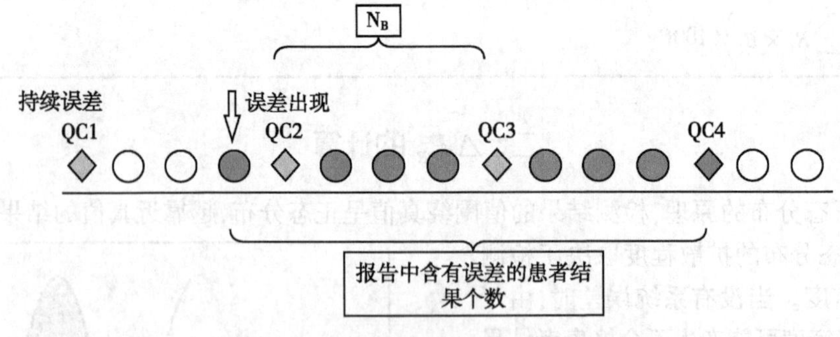

图 25-8 不合格患者结果计算示意图

间断误差批量模式:

$$E(N_U)=\triangle P_E(1-P_{ed})N_B$$

误差持续存在的批量模式:

$$E(N_U)=\triangle P_E(ARL_{ed}-1)N_B$$

误差持续存在的夹心模式:

$$E(N_U)=\triangle P_E[(ARL_{ed}-1)N_B-N_0,$$

$$N_0 = (1 - P_1)N_B/2$$

$$E(N_U) = \triangle P_E[(ARL_{ed} - 1)N_B - (1 - P_1)N_B/2]$$

上述等式中，$\triangle P_E$ 与给定项目的分析性能（*SE*、*TEa*、正确度和精密度）有关，ARL_{ed}、P_{ed} 和 P_1 与所选规则、质控结果个数 N_Q 和 *SE* 的大小有关。因此，给定 *TEa*、正确度、精密度、质控规则和 *N*，绘出 N_B 随 *SE* 的变化函数图。

四、最佳批长度 N_B 的计算

理论上，质量控制目的是要在概率学上满足 $E(N_U) < 1$。因此，最佳批长度是在以下检测模式下满足不等式的 N_B 最大整数值。

间断模式：

$$N_B < \frac{1}{\triangle P_E(1 - P_{ed})}$$

误差持续存在的批量模式：

$$N_B < \frac{1}{\triangle P_E(ARL_{ed} - 1)}$$

误差持续存在的夹心模式：

$$N_B < \frac{1}{\triangle P_E(ARL_{ed} - 1.5 + 0.5P_1)}$$

第四节　批长度软件开发及应用实例

一、利用软件设计最佳批长度

临床实验室质量控制设计包括质控品、质控规则、质控观测个数和质控频率等各个方面。已研发出了质控规则和质控观测值个数选择的软件，为实验室科学合理设计质量控制方法提供了一个有用的工具。所开发的软件可实现对定量项目分析批长度进行设计，使得质控设计更加完整。表 25-2 是实验室 12 项生化项目的性能数据、质量要求和目前的室内质控策略。

表 25-2　实验室目前的检测性能和 IQC 策略

项目	累计在控数据				*bias%*	*TEa%*	目前的 IQC 策略		
	均值	单位	*S*	*CV%*			质控规则	*N*	批长度
ALB	30	mmol/L	0.56	1.87	3.08	10	$1_{3s}/2_{2s}$	2	149
CHOL	6.86	mmol/L	0.16	2.38	0.70	10	$1_{3s}/2_{2s}$	2	63
TG	1.1	mmol/L	0.04	3.34	3.83	25	$1_{3s}/2_{2s}$	2	63
AST	44	U/L	2.20	5.06	1.90	20	$1_{3s}/2_{2s}$	2	149
LDH	165	U/L	5.60	3.40	2.41	20	$1_{3s}/2_{2s}$	2	63
ALP	311	U/L	18.50	5.95	4.01	30	$1_{3s}/2_{2s}$	2	149

续表

项目	累计在控数据				bias%	TEa%	目前的 IQC 策略		
	均值	单位	S	CV%			质控规则	N	批长度
TBIL	25.8	μmol/L	0.77	3.00	11.90	26.5	$1_{3s}/2_{2s}$	2	150
CREA	144	mmol/L	4.05	2.81	5.54	18.3	$1_{3s}/2_{2s}$	2	63
URIC	336	μmol/L	7.94	2.36	5.04	17	$1_{3s}/2_{2s}$	2	63
PHOS	1.42	mmol/L	0.03	1.97	3.31	10.7	$1_{3s}/2_{2s}$	2	63
CO_2	15	mmol/L	1.01	6.54	2.27	32	$1_{3s}/2_{2s}$	2	63
GLU	5.84	mmol/L	0.07	1.20	3.52	10	$1_{3s}/2_{2s}$	2	63

经过 QCCS 和临床检验定量项目分析批长度设计软件设计后的质控策略实验室实际情况见表 25-3，选取了 ALB 和 CHOL 的质控规则和分析批长度设计图，见图 25-9 ~ 图 25-14，所用的数据均以夹心模式为例。

表 25-3　软件设计后的 IQC 策略

项目	设计后的 IQC 策略			实验室实际情况		
	质控规则	N	批长度	N/NB	标本量/天	批数/天
ALB	$1_{3s}/2_{2s}/R_{4s}/4_{1s}/10_{\bar{x}}$	2	39	0.0513	149	3.8
CHOL	$1_{3s}/2_{2s}/R_{4s}/4_{1s}/10_{\bar{x}}$	2	61	0.0328	63	1.0
TG	1_{3s}	1	900	0.0011	63	0.1
AST	$1_{3s}/2_{2s}/R_{4s}/4_{1s}/10_{\bar{x}}$	4	112	0.0357	149	1.3
LDH	1_{3s}	2	279	0.0072	63	0.2
ALP	$1_{3s}/2_{2s}/R_{4s}/4_{1s}$	2	267	0.0075	149	0.6
TBIL	$1_{3s}/2_{2s}$	2	363	0.0055	150	0.4
CREA	$1_{3s}/2_{2s}$	2	151	0.0132	63	0.4
URIC	1_{3s}	2	230	0.0087	63	0.3
PHOS	$1_{3s}/2_{2s}/R_{4s}/4_{1s}/10_{\bar{x}}$	2	46	0.0435	63	1.4
CO_2	$1_{3s}/2_{2s}$	2	158	0.0127	63	0.4
GLU	1_{3s}	2	580	0.0034	63	0.1

二、应用新的质控策略

实验室根据表 25-2 中的质控批长度进行室内质控检测。其中有四个项目需要加做质控，如表 25-4 所示。具体操作是将质控标本按照表 25-3 所示位置穿插在患者标本检测过程中，检测出结果。

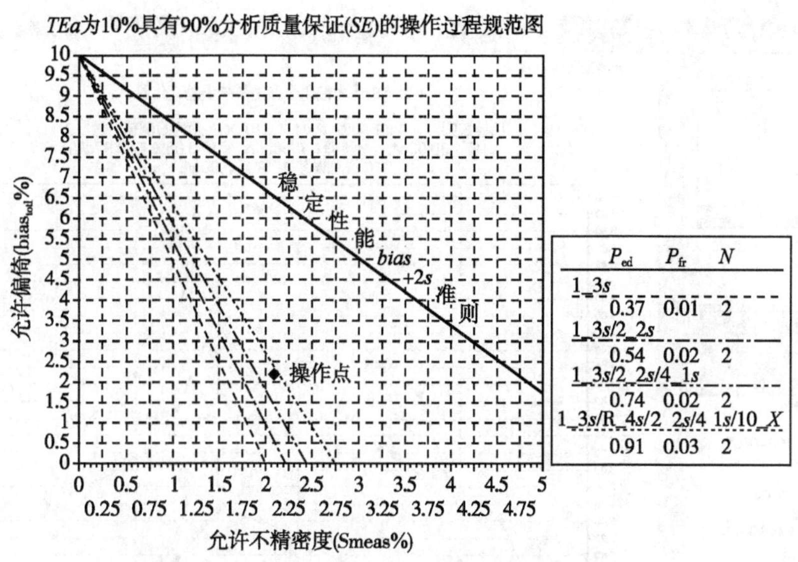

图 25-9 ALB 允许总误差为 10% 操作过程规范图

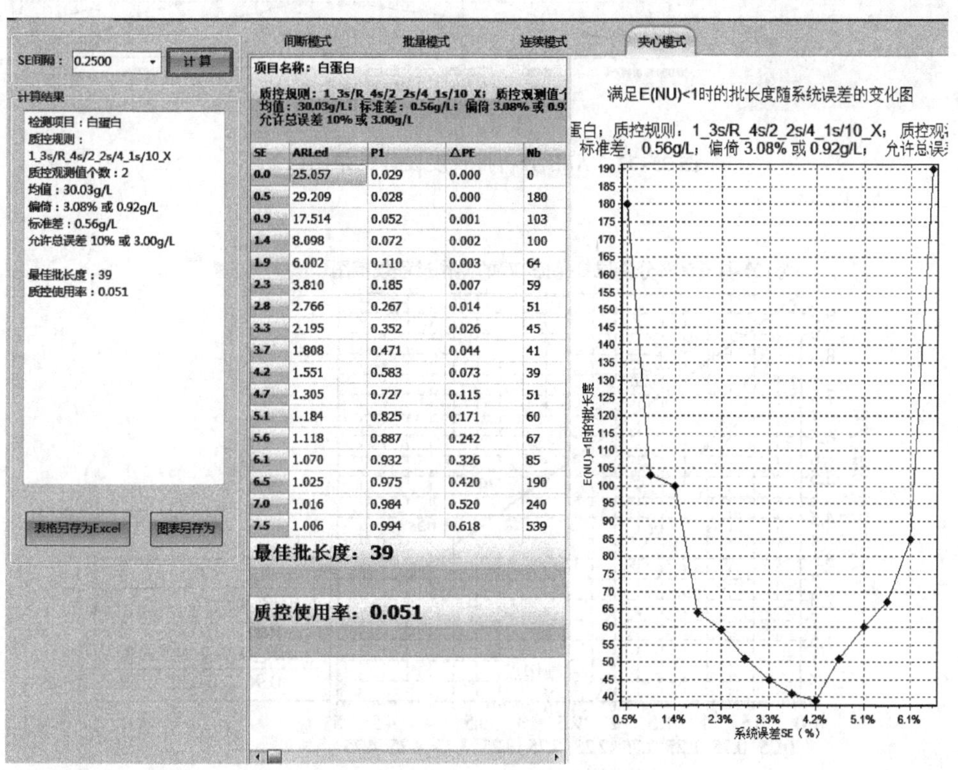

SE	ARLed	P1	ΔPE	Nb
0.0	25.057	0.029	0.000	0
0.5	29.209	0.028	0.000	180
0.9	17.514	0.052	0.001	103
1.4	8.098	0.072	0.002	100
1.9	6.002	0.110	0.003	64
2.3	3.810	0.185	0.007	59
2.8	2.766	0.267	0.014	51
3.3	2.195	0.352	0.026	45
3.7	1.808	0.471	0.044	41
4.2	1.551	0.583	0.073	39
4.7	1.305	0.727	0.115	51
5.1	1.184	0.825	0.171	60
5.6	1.118	0.887	0.242	67
6.1	1.070	0.932	0.326	85
6.5	1.025	0.975	0.420	190
7.0	1.016	0.984	0.520	240
7.5	1.006	0.994	0.618	539

图 25-10 ALB 分析批长度设计结果图(1)

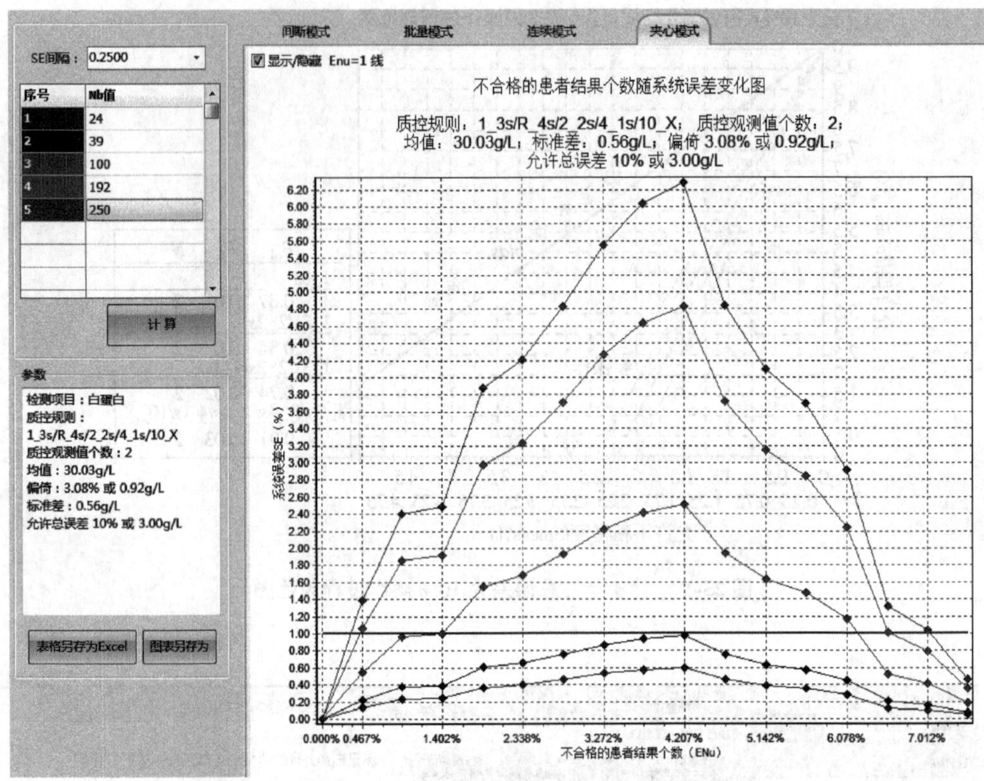

图 25-11　ALB 分析批长度设计结果图(2)

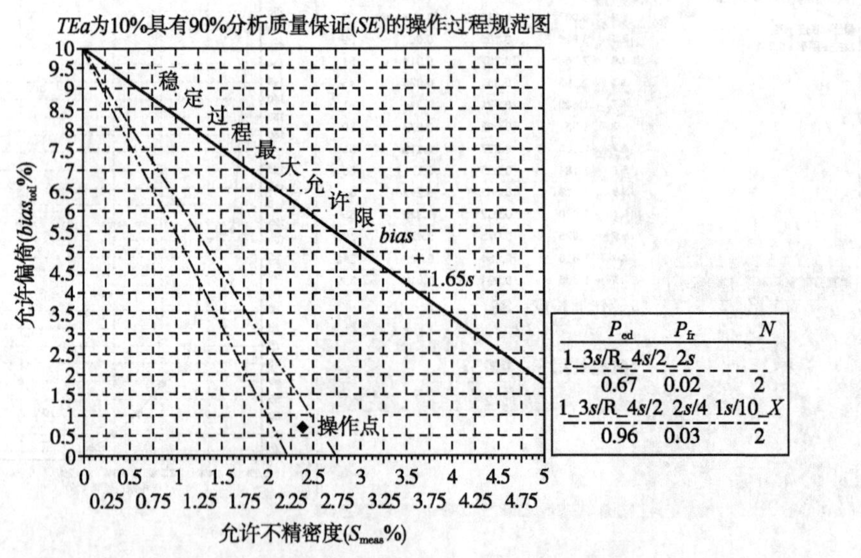

图 25-12　CHOL 允许总误差为 10% 操作过程规范图

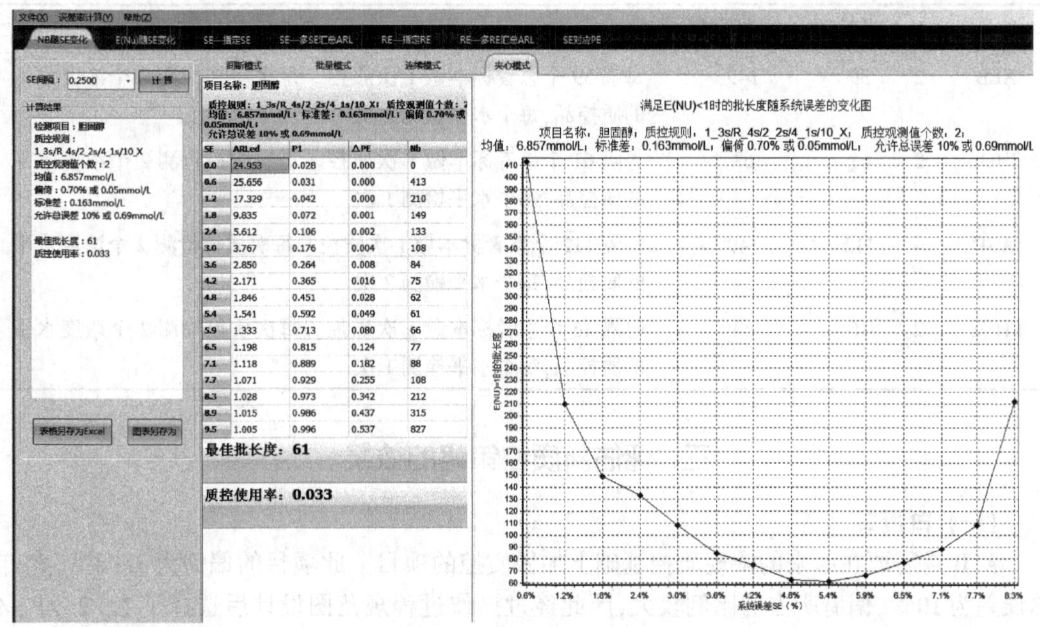

SE	ARLed	P1	ΔPE	Nb
0.0	24.953	0.028	0.000	0
0.6	25.656	0.031	0.000	413
1.2	17.329	0.042	0.000	210
1.8	9.835	0.072	0.001	149
2.4	5.612	0.106	0.002	133
3.0	3.767	0.176	0.004	108
3.6	2.850	0.264	0.008	84
4.2	2.171	0.365	0.016	75
4.8	1.846	0.451	0.028	62
5.4	1.541	0.592	0.049	61
5.9	1.333	0.713	0.080	66
6.5	1.198	0.815	0.124	77
7.1	1.118	0.889	0.182	88
7.7	1.071	0.929	0.255	108
8.3	1.028	0.973	0.342	212
8.9	1.015	0.986	0.437	315
9.5	1.005	0.996	0.537	827

图 25-13　CHOL 分析批长度设计结果图(1)

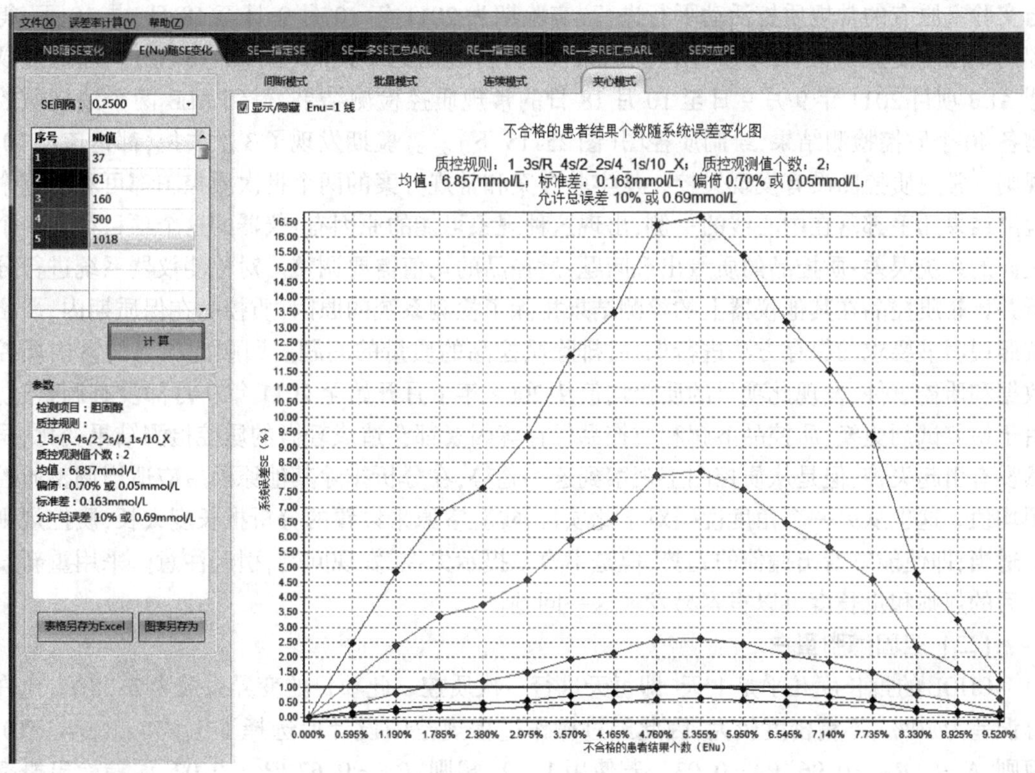

图 25-14　CHOL 分析批长度设计结果图(2)

表 25-4　需要加做质控的项目

项目	N	批长度	标本量/天	注释
ALB	2	39	149	每隔 39 个患者标本做 1 次质控。每次质控检测 2 个浓度水平的质控品，每个水平检测 1 次
CHOL	2	61	63	每隔 61 个患者标本做 1 次质控。每次质控检测 2 个浓度水平的质控品，每个水平检测 1 次
AST	4	112	149	每隔 112 个患者标本做 1 次质控。每次质控检测 2 个浓度水平的质控品，每个水平检测 2 次
PHOS	2	46	63	每隔 46 个患者标本做 1 次质控。每次质控检测 2 个浓度水平的质控品，每个水平检测 1 次

三、评估新质控策略的效果

（一）白蛋白

ALB 是需要在原来的常规质控基础上加做质控的项目。此项目的偏倚为 3.08%，允许总误差为 10%，偏倚所占的比例较大，因此经过操作过程规范图设计后选择了 $1_{3s}/2_{2s}/R_{4s}/4_{1s}/10_{\bar{x}}$ 规则，$N=2$，$P_{ed}=0.91$，$P_{fr}=0.03$。若使用 $1_{3s}/2_{2s}$ 规则，$P_{ed}=0.54$，$P_{fr}=0.02$，误差检出概率是不够的。将规则和性能参数输入分析批设计软件得到最佳的批长度为 39，实验室该仪器每天平均检测的标本量为 149，每天大概需要进行 4 次质控。将这个新的质控方案与实验室原有的常规质控活动平行进行，实验期为 2011 年 10 月 9 日至 18 日，共 10 天，得到两个浓度质控物各 40 个质控检测结果，绘制这时期的质控图（图 25-15 上）。选取该仪器 ALB 项目 2011 年 9 月 9 日至 10 月 18 日的常规质控检测结果，得到 ALB 两个浓度质控物各 40 个质控检测结果，绘制质控图（图 25-15 下）。实验期发现了 3 次失控，都是违反 $10_{\bar{x}}$ 规则。常规质控图没有发现失控。从实验方案和常规方案的两个批次质控图都可看出整个检测结果几乎都落在中心线的一侧，出现这种现象可能的原因有：仪器的这个项目存在一个正向的系统误差；质控品的质量出现问题；质控品的均值需要调整。对检测仪器系统进行分析并比较质控品在其他仪器上的检测结果排除了检测系统的原因；质控品在保质期内，严格按照说明书要求的保存方法进行保存，排除质控品的质量的问题。回顾此项目的室内质控数据和质控事件，发现此项目的质控均值从 2009 年 1 月开始至 2011 年 9 月都没有调整过。由于检测试剂更换、质控品溶解和质控品保存等因素都会造成轻微的质控检测结果变化，虽然没有引起失控，但是从质控图上观察到这一趋势，在分析排除其他原因后应适当调整质控图均值。这也从另一个角度说明对于此项目，实验室原来设置的分析批长度太长，质控规则不适当，即使能够看出偏倚的趋势，但是不容易提示失控，发现问题，引起注意。采用重新设计后的规则和批长度可以很容易发现这一问题。

（二）胆固醇脂蛋白

CHOL 的批长度几乎是 1 天，即每天进行一次质控。此项目的变异系数为 2.38%，允许总误差为 10%，不精密度较大，因此经过操作过程规范图设计后选择了 $1_{3s}/2_{2s}/R_{4s}/4_{1s}/10_{\bar{x}}$ 规则，$N=2$，$P_{ed}=0.96$，$P_{fr}=0.03$。若使用 $1_{3s}/2_{2s}$ 规则，$P_{ed}=0.67$，$P_{fr}=0.02$，误差检出概率是不够的。将规则和性能参数输入分析批设计软件得到最佳的批长度为 61，实验室该仪器

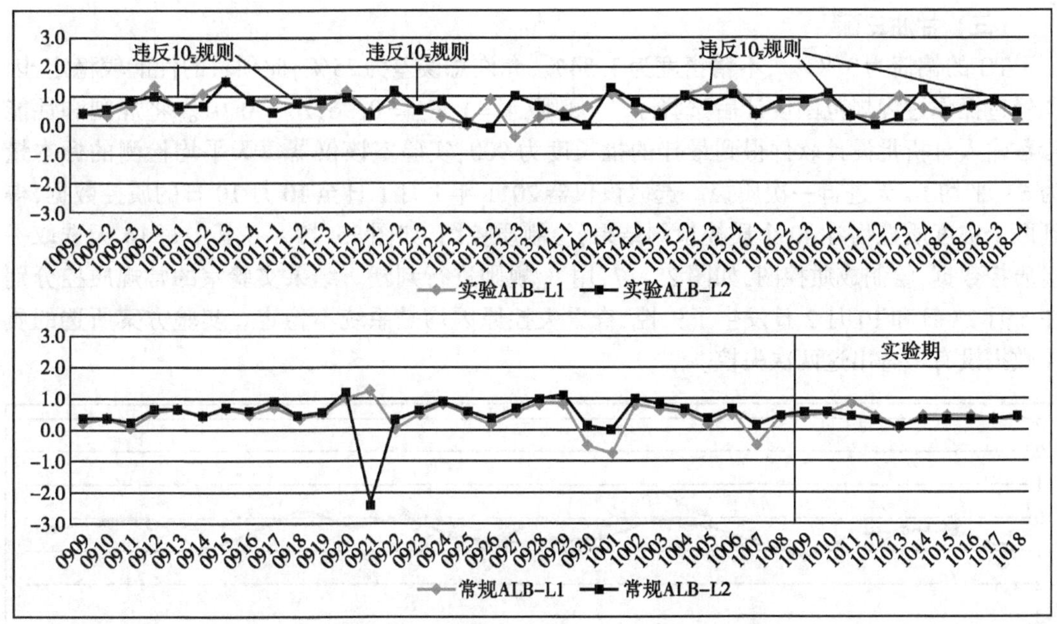

图 25-15　ALB 常规质量控制策略和设计后质量控制策略质控图

每天平均检测的标本量为63，每天大概需要进行1次质控。选取该仪器2011年9月1日至10月10日的质控数据，得到两个浓度质控物各40个质控检测结果，绘制质控图，见图25-16。实验期发现了4次失控，都是违反$10_{\bar{x}}$规则。常规质控图没有发现失控。从实验方案和常规方案的两个批次质控图都可看出整个检测结果几乎都落在中心线的一侧，对这一现象进行分析，发现该项目存在与ALB相同的问题。

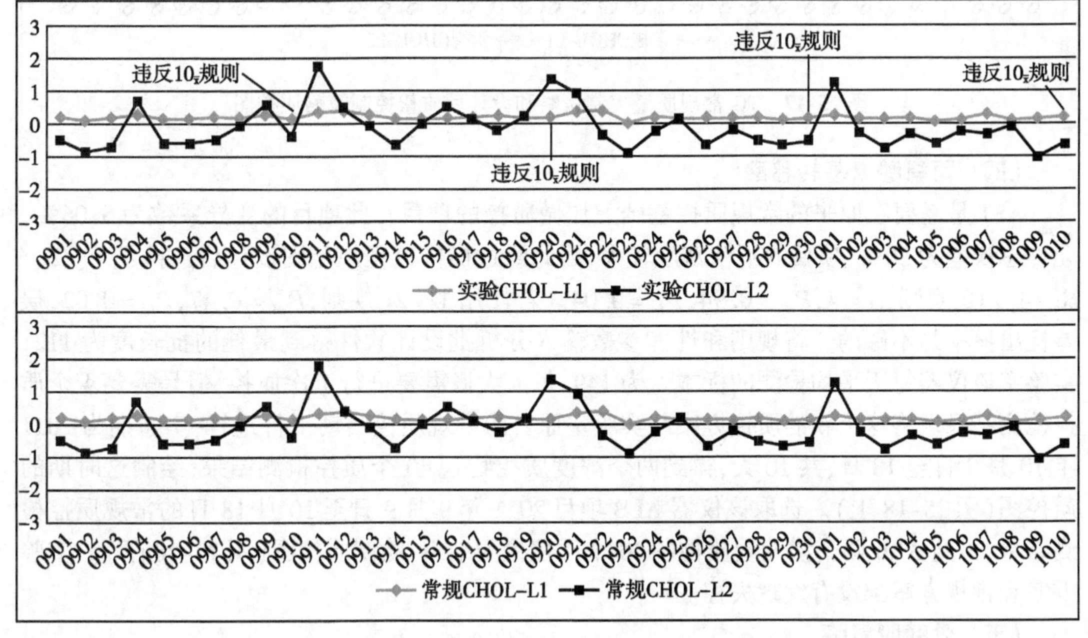

图 25-16　CHOL 常规质量控制策略和设计后质量控制策略质控图

（三）甘油三酯

TG 的偏倚为 3.83%，不精密度为 3.34%，允许总误差为 25%，此项目的性能较稳定，因此经过操作过程规范图设计后选择了 1_{3s} 规则，$N=1$，$P_{ed}=0.96$，$P_{fr}=0.01$。将规则和性能参数输入分析批设计软件得到最佳的批长度为 900，实验室该仪器每天平均检测的标本量为 63，平均 14 天进行一次质控。选取该仪器 2011 年 1 月 1 日至 10 月 10 日的质控数据，得到两个浓度质控物各 40 个质控检测结果，绘制质控图，如图 25-17。在其中每 14 天选取一组质控数据，绘制成质控图，如图 25-17，用 1_{3s} 规则进行判断。结果实验室的常规质控分别在 5 月 27 日和 10 月 2 日发生了失控，查看失控原因均是系统不稳定。实验方案所选的质控数据没有检查出这两次失控。

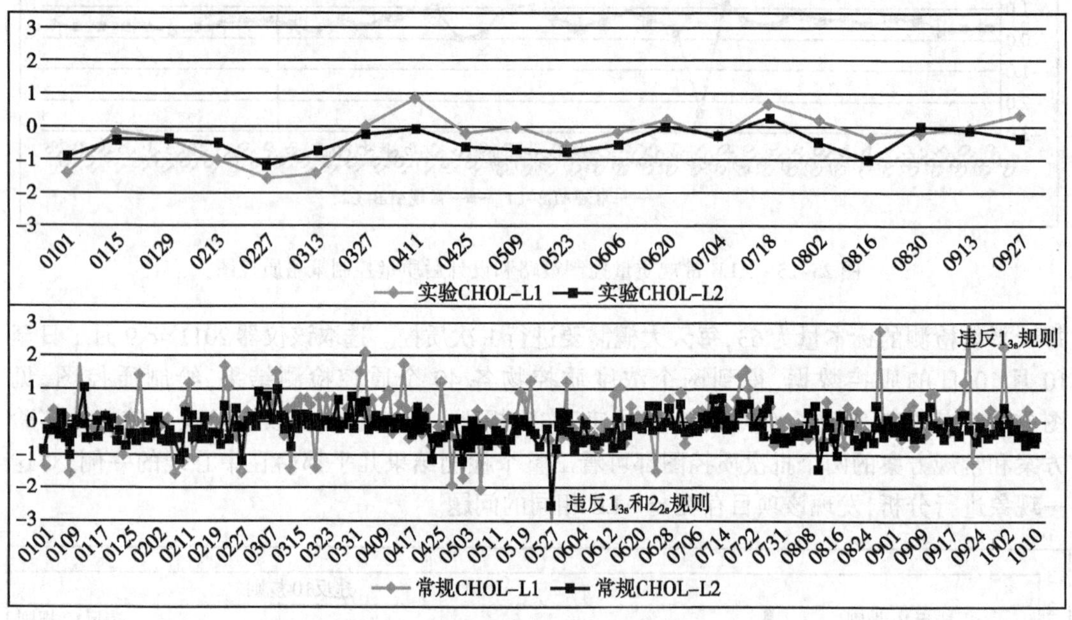

图 25-17　TG 常规质量控制策略和设计后质量控制策略质控图

（四）丙氨酸氨基转移酶

AST 是需要在原来的常规质控基础上加做质控的项目。此项目的变异系数为 5.06%，允许总误差为 20%，项目的不精密度较大，因此经过操作过程规范图设计后选择了 $1_{3s}/2_{2s}/R_{4s}/4_{1s}/10_{\bar{x}}$ 规则，$N=4$，$P_{ed}=0.94$，$P_{fr}=0.04$。若使用 $1_{3s}/2_{2s}$ 规则，$P_{ed}=0.47$，$P_{fr}=0.02$，误差检出概率是不够的。将规则和性能参数输入分析批设计软件得到最佳的批长度为 112，实验室该仪器每天平均检测的标本量为 149，每天大概需要进行 1 次质控，但是需要 4 个质控检测结果。将这个新的质控方案与实验室原有的常规质控活动平行进行，实验期为 2011 年 10 月 9 日至 18 日，共 10 天，得到两个浓度质控物各 40 个质控检测结果，绘制这时期的质控图（图 25-18 上）。选取该仪器 ALB 项目 2011 年 9 月 9 日至 10 月 18 日的常规质控检测结果，得到 ALB 两个浓度质控物各 40 个质控检测结果，绘制质控图（图 25-18 下）。实验方案和常规方案都没有发现失控。

（五）乳酸脱氢酶

LDH 的偏倚为 3.4%，不精密度为 2.41%，允许总误差为 20%，此项目的性能较稳定，

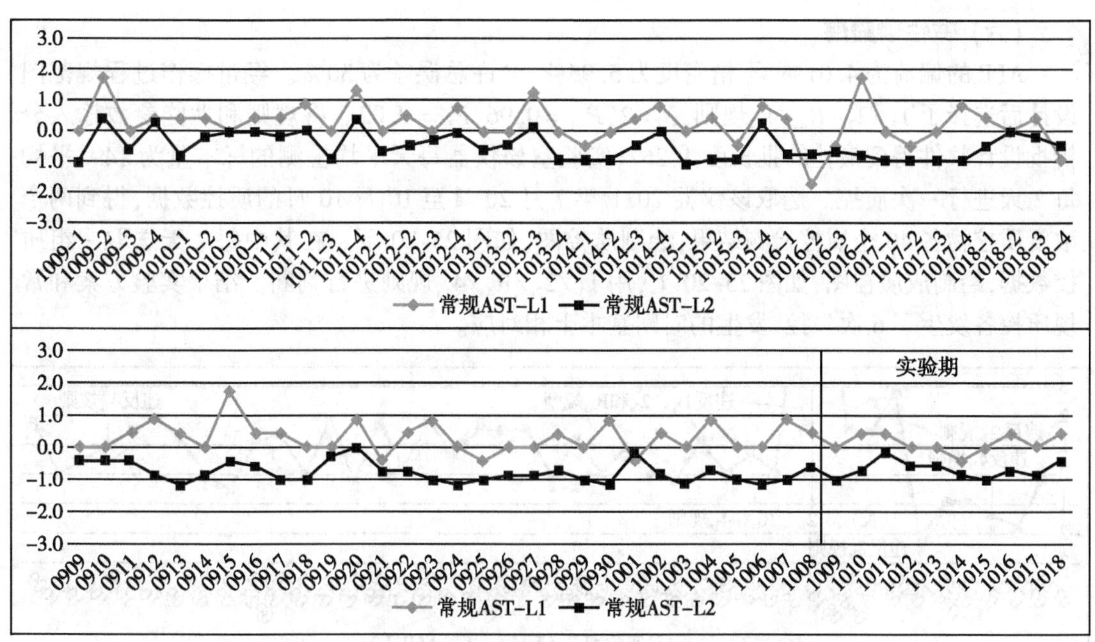

图 25-18　AST 常规质量控制策略和设计后质量控制策略质控图

因此经过操作过程规范图设计后选择了 1_{3s} 规则，$N=2$，$P_{ed}=0.93$，$P_{fr}=0.01$。将规则和性能参数输入分析批设计软件得到最佳的批长度为 279，实验室该仪器每天平均检测的标本量为 63，平均 4 天进行一次质控。选取该仪器 2011 年 4 月 10 日至 9 月 10 日的质控数据，得到两个浓度质控物各 40 个质控检测结果，绘制质控图，如图 25-19 下。在其中每 4 天选取一组质控数据，绘制成质控图，如图 25-19 上，用 1_{3s} 规则进行判断。结果实验室的常规质控发生了 7 次失控，其中有 6 次集中在 5 月底，查原因有系统不稳定、冲洗气泡干扰和试剂加载错误。还有一次出现在 9 月是由于残余试剂不稳定。

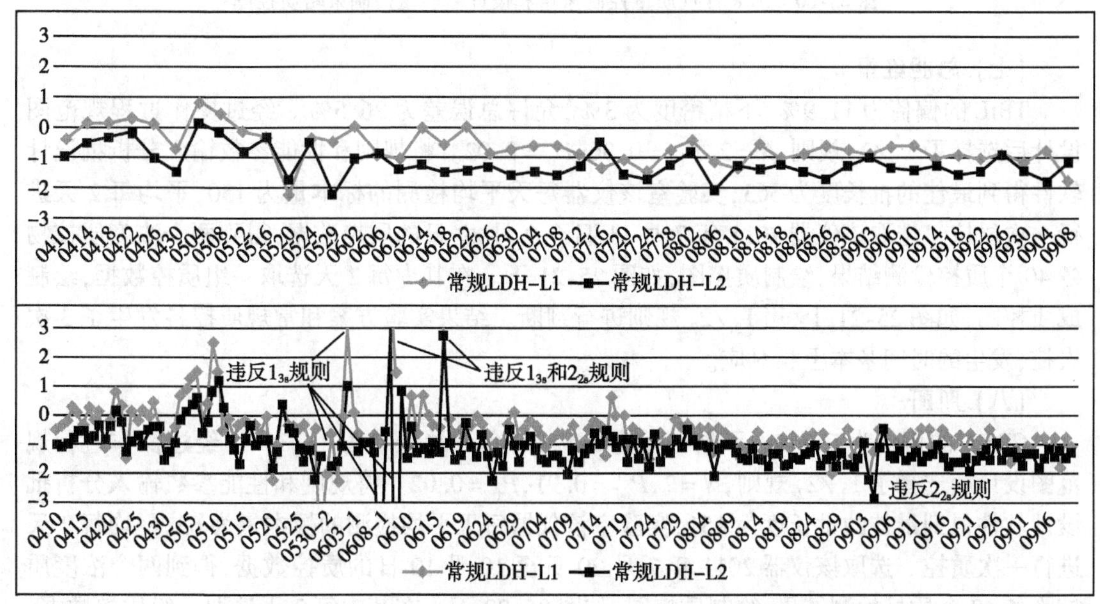

图 25-19　LDH 常规质量控制策略和设计后质量控制策略质控图

（六）碱性磷酸酶

ALP 的偏倚为 4.01%，不精密度为 5.95%，允许总误差为 30%。经过操作过程规范图设计后选择了 $1_{3s}/2_{2s}/R_{4s}/4_{1s}$ 规则，$N=2$，$P_{ed}=0.96$，$P_{fr}=0.02$。将规则和性能参数输入分析批设计软件得到最佳的批长度为 267，实验室该仪器每天平均检测的标本量为 149，平均每 2 天进行一次质控。选取该仪器 2011 年 7 月 20 日至 10 月 10 日的质控数据，得到两个浓度质控物各 40 个质控检测结果，绘制质控图，如图 25-20 下。在其中每 2 天选取一组质控数据，绘制成质控图，如图 25-20 上，用 $1_{3s}/2_{2s}/R_{4s}/4_{1s}$ 规则进行判断。结果实验方案和常规质控各发生了 6 次失控，发生的时间基本上相对应。

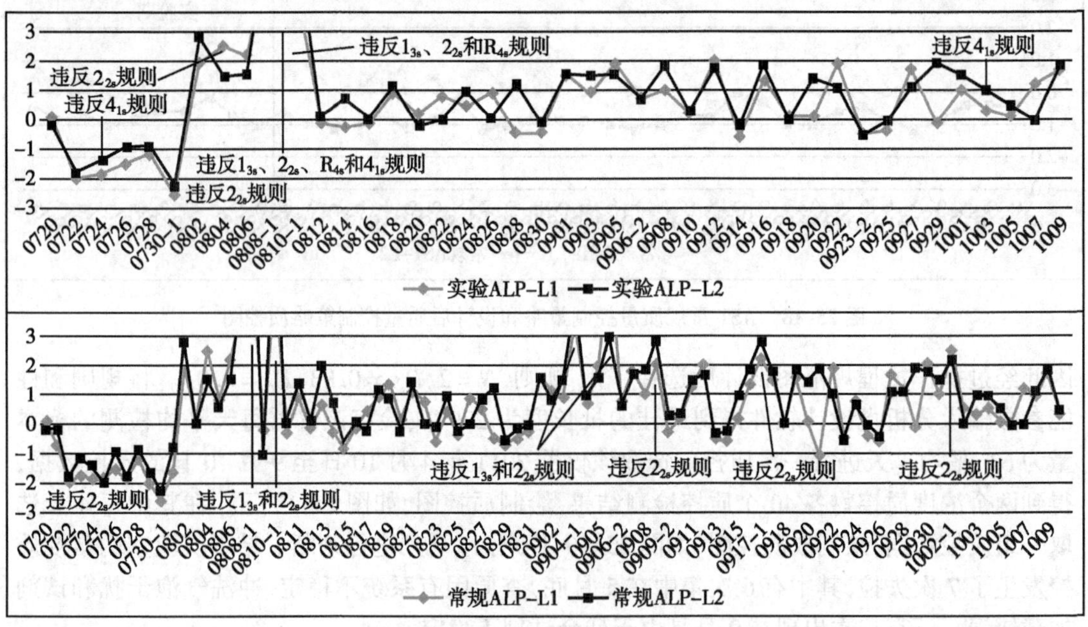

图 25-20　ALP 常规质量控制策略和设计后质量控制策略质控图

（七）总胆红素

TBIL 的偏倚为 11.9%，不精密度为 3%，允许总误差为 26.5%。经过操作过程规范图设计后选择了 $1_{3s}/2_{2s}$ 规则，$N=2$，$P_{ed}=0.96$，$P_{fr}=0.02$。将规则和性能参数输入分析批设计软件得到最佳的批长度为 363，实验室该仪器每天平均检测的标本量为 150，平均每 2 天进行一次质控。选取该仪器 2011 年 7 月 11 日至 9 月 29 日的质控数据，得到两个浓度质控物各 40 个质控检测结果，绘制质控图，如图 25-21 下。在其中每 2 天选取一组质控数据，绘制成质控图，如图 25-21 上，用 $1_{3s}/2_{2s}$ 规则进行判断。结果实验方案和常规质控各发生了 3 次失控，发生的时间基本上相对应。

（八）肌酐

CREA 的偏倚为 5.54%，不精密度为 2.81%，允许总误差为 18.3%。经过操作过程规范图设计后选择了 $1_{3s}/2_{2s}$ 规则，$N=2$，$P_{ed}=0.91$，$P_{fr}=0.02$。将规则和性能参数输入分析批设计软件得到最佳的批长度为 151，实验室该仪器每天平均检测的标本量为 63，平均每 2 天进行一次质控。选取该仪器 2011 年 7 月 20 日至 10 月 10 日的质控数据，得到两个浓度质控物各 40 个质控检测结果，绘制质控图，如图 25-22 下。在其中每 2 天选取一组质控数据，

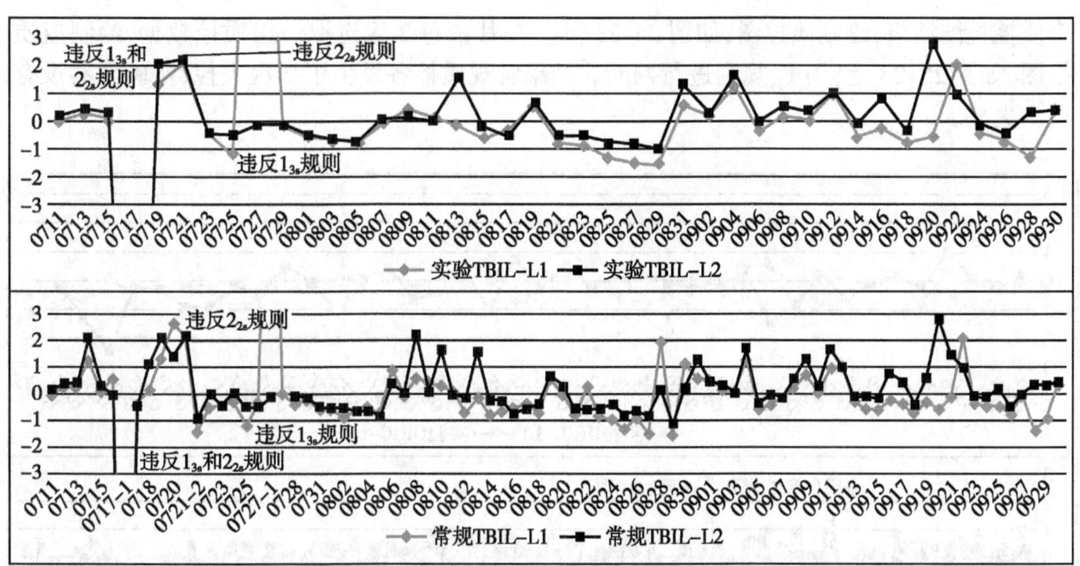

图 25-21　TBIL 常规质量控制策略和设计后质量控制策略质控图

绘制成质控图，如图 25-22 上，用 $1_{3s}/2_{2s}$ 规进行判断。结果实验方案和常规质控都没有检出失控。

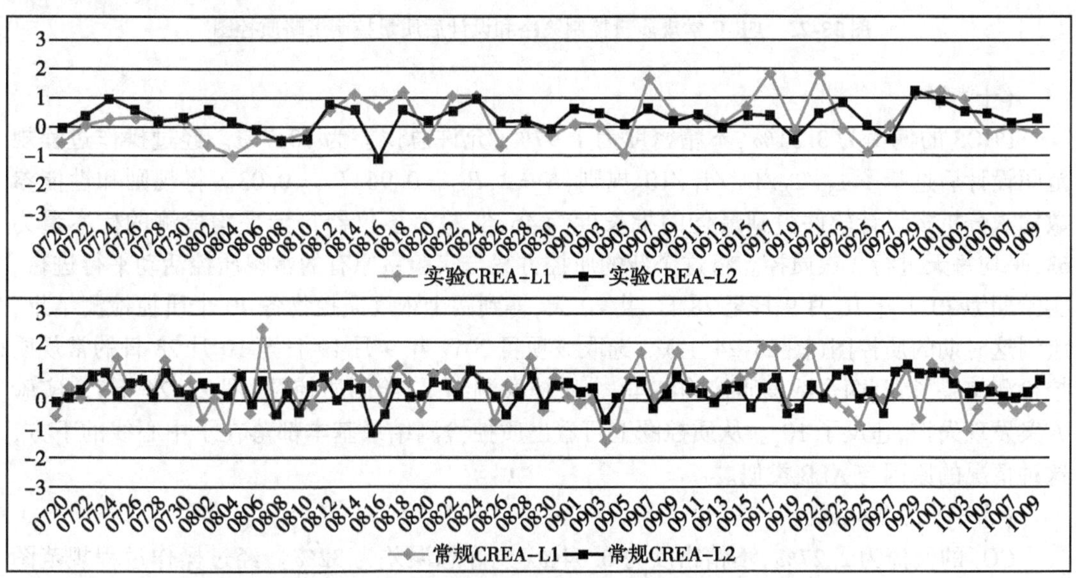

图 25-22　CREA 常规质量控制策略和设计后质量控制策略质控图

（九）尿酸

URIC 的偏倚为 5.04%，不精密度为 2.31%，允许总误差为 17%。经过操作过程规范图设计后选择了 1_{3s} 规则，$N=2$，$P_{ed}=0.91$，$P_{fr}=0.01$。将规则和性能参数输入分析批设计软件得到最佳的批长度为 230，实验室该仪器每天平均检测的标本量为 63，平均每 5 天进行一次质控。选取该仪器 2011 年 5 月 4 日至 10 月 10 日的质控数据，得到两个浓度质控物各 40

个质控检测结果，绘制质控图，如图 25-23 下。在其中每 2 天选取一组质控数据，绘制成质控图，如图 25-23 上，用 1_{3s} 规则进行判断。结果常规质控各发生了 2 次失控，实验方案没有检出失控。

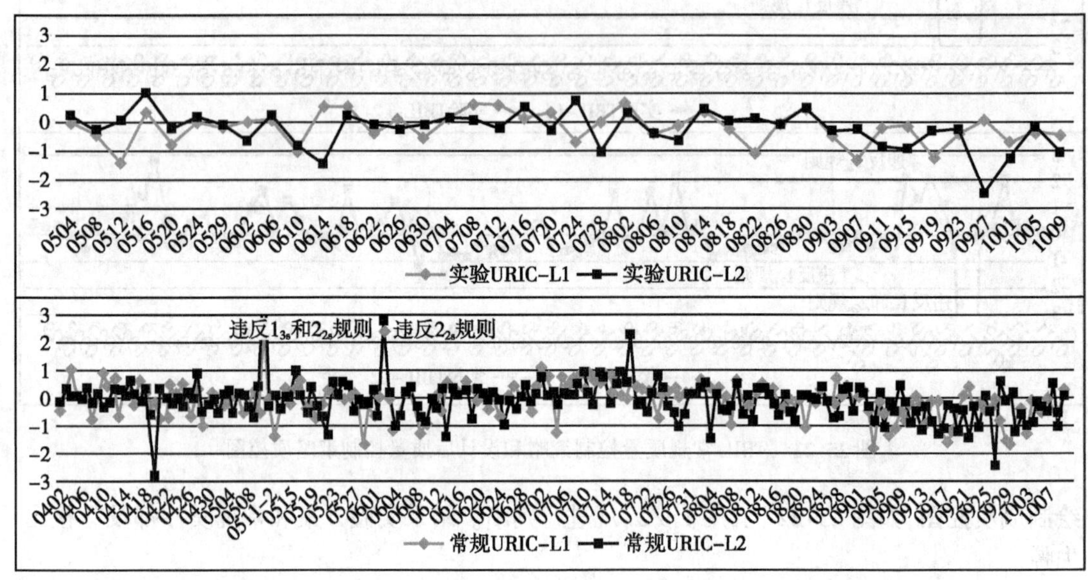

图 25-23　URIC 常规质量控制策略和设计后质量控制策略质控图

（十）磷

PHOS 的偏倚为 3.31%，不精密度为 1.97%，允许总误差为 10.7%。经过操作过程规范图设计后选择了 $1_{3s}/2_{2s}/R_{4s}/4_{1s}/10_{\bar{x}}$ 规则，$N=2$，$P_{ed}=0.96$，$P_{fr}=0.03$。将规则和性能参数输入分析批设计软件得到最佳的批长度为 46，实验室该仪器每天平均检测的标本量为 63，平均每天进行 2 次质控。将这个新的质控方案与实验室原有的常规质控活动平行进行，实验期为 2011 年 10 月 9 日至 28 日，共 20 天，得到两个浓度质控物各 40 个质控检测结果，绘制这时期的质控图（图 25-24 上）。选取该项目 2011 年 9 月 19 日至 10 月 28 日的常规质控检测结果，得到两个浓度质控物各 40 个质控检测结果，绘制质控图（图 25-24 下）。实验方案发现失控，违反了 $10_{\bar{x}}$。从质控图上可看出质控检测结果基本都落在了中心线的下方，这种情况的原因与 ALB 类似。

（十一）二氧化碳

CO_2 的偏倚为 2.27%，不精密度为 6.54%，允许总误差为 32%。经过操作过程规范图设计后选择了 $1_{3s}/2_{2s}$ 规则，$N=2$，$P_{ed}=0.91$，$P_{fr}=0.02$。将规则和性能参数输入分析批设计软件得到最佳的批长度为 158，实验室该仪器每天平均检测的标本量为 63，平均每 3 天进行一次质控。选取该仪器 2011 年 6 月 11 日至 10 月 10 日的质控数据，得到两个浓度质控物各 40 个质控检测结果，绘制质控图，如图 25-25 下。在其中每 3 天选取一组质控数据，绘制成质控图，如图 25-25 上，用 $1_{3s}/2_{2s}$ 规则进行判断。结果实验方案和常规质控各发生了 1 次失控，发生的时间基本上相对应。

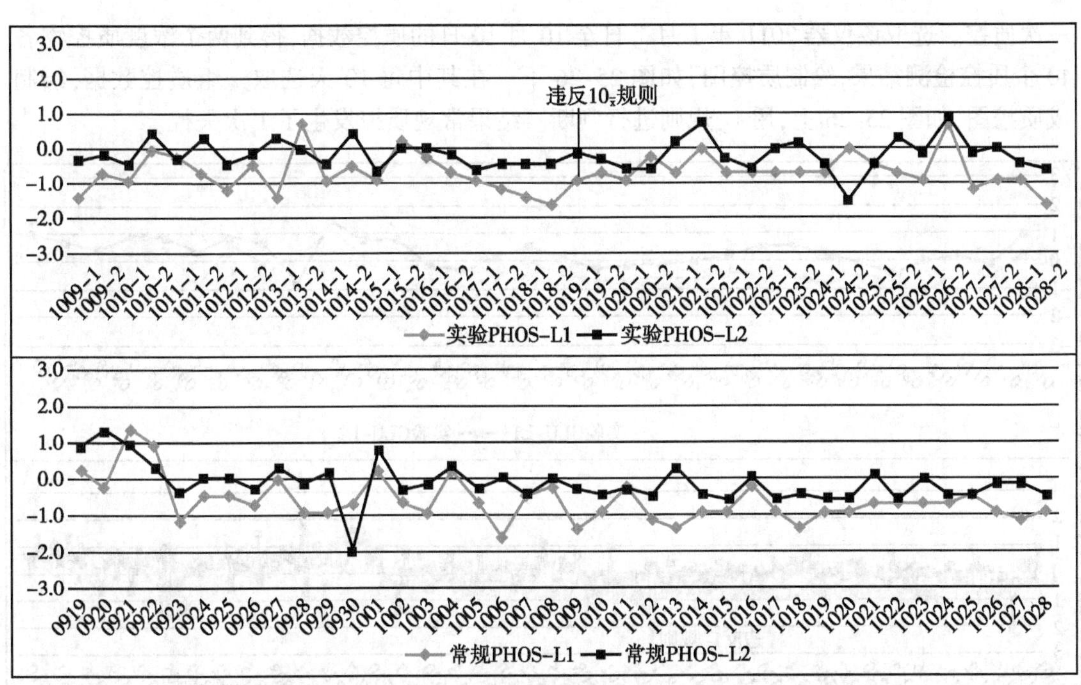

图 25-24　PHOS 常规质量控制策略和设计后质量控制策略质控图

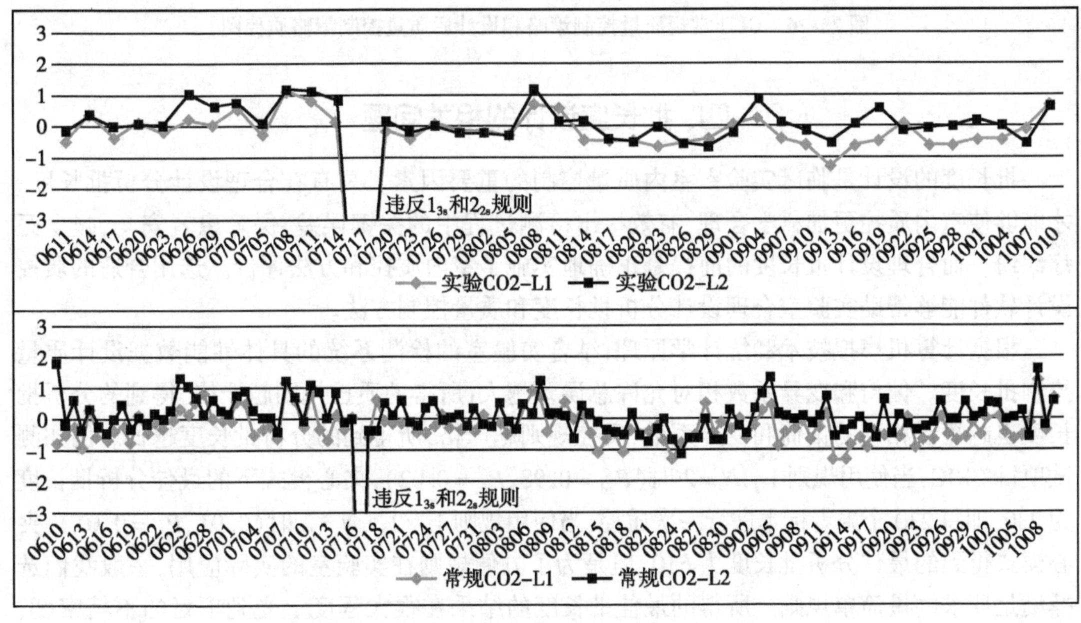

图 25-25　CO_2 常规质量控制策略和设计后质量控制策略质控图

（十二）葡萄糖

GLU 的偏倚为 3.52%，不精密度为 1.2%，允许总误差为 10%。经过操作过程规范图设计后选择了 1_{3s}规则，$N=2$，$P_{ed}=0.96$，$P_{fr}=0.01$。将规则和性能参数输入分析批设计软件得到最佳的批长度为 580，实验室该仪器每天平均检测的标本量为 63，平均每 10 天进行一次质控。选取该仪器2011年1月1日至10月10日的质控数据，得到两个浓度质控物各40个质控检测结果，绘制质控图，如图25-26下。在其中每10天选取一组质控数据，绘制成质控图，如图25-26上，用1_{3s}规则进行判断。结果常规质控发生了1次失控。

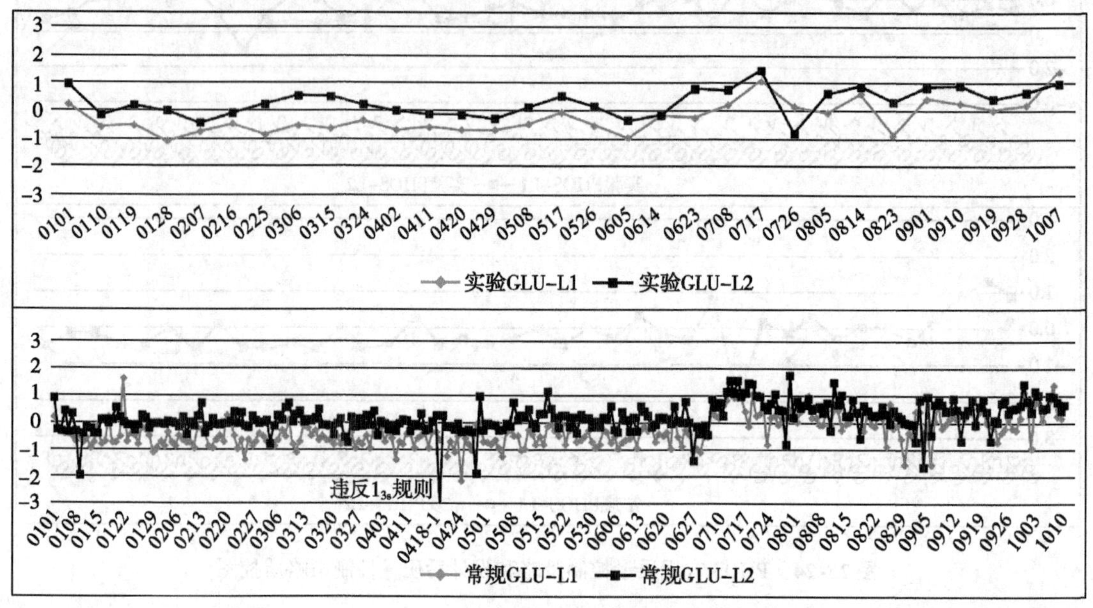

图25-26　GLU常规质量控制策略和设计后质量控制策略质控图

四、批长度设计的相关问题

批长度的设计是临床实验室室内质量控制的重要因素。只有在合理设计分析批长度，才能够使室内质控更加科学合理，有效检出检测过程中的关键误差，保障患者安全，减少医疗纠纷。而合理设计批长度的前提是正确地实施了室内质控和方法评价。选用合适的质控设计软件能够帮助实验室合理设计分析批长度和质量控制方法。

根据计算机模拟技术和统计学原理，结合实验室的检测系统的具体性能数据设计质量控制批长度。偏倚和变异系数相对允许总误差越大，所得的质控规则越严格，得到的分析批长度也越短。相同的偏倚和变异系数，质控规则越严格，所得到的分析批长度越长。例如测试项目URIC，当使用规则1_{3s}，$N=2$时（$P_{ed}=0.98$，$P_{fr}=0.02$），夹心模式下的最佳分析批长度为230，即每230个患者标本进行一次质控，当使用规则$1_{3s}/2_{2s}$，$N=2$时（0.91，$P_{fr}=0.01$），夹心模式得到的最佳分析批长度为610，但是为了方便规则在实验室的实际应用，一般我们选择满足要求的最简单规则。所得的最佳批长度的结果在很大程度上受到项目的不精密度、偏倚和所选规则的影响。因此室内质控监测、方法评价和规则的选择的准确可靠与否直接关系到设计结果的准确与否。实验室在使用该软件或者方法进行设计批长度时要采用可靠的性能数据。设计所用的精密度数据应该采用长期累积的在控变异系数，更能够准确无偏地反映检测系统的稳定性。偏倚的计算适宜采用方法比对数据，得到线性方程，然后计算医学决定水平的偏倚。采用室间质评计划得到的偏差可以一定程度上反映系统的偏倚，但是由于受影响的因素很多，不是最佳的评估方法。假如不精密度和偏倚数据不准确，不能够真实反映检测系统的性能，则输入软件得到的分析批长度也不能切实有效检出检测过程中出现的重要误差。此外，卫生部临床检验中心已经开展了小分子/代谢物（葡萄糖、尿素、尿酸和肌酐）和脂类（甘油三酯、总胆固醇、高密度脂蛋白胆固醇和低密度脂蛋白胆固醇）的正确度验证计划。这种室间质量评价方式有别于传统的方法，卫生部临床检验中心将已赋值的标准物质按计划分发给参加实验室。回报数据分析的靶值即标准物质的赋值。通过将各实验室回报的检测结果与靶值相比较可得到实验室检测系统的正确度，这种正确度评价方式与传统的室间质量评价方式相比更科学准确。由于标准物质的制备较复杂，成本较高，参加验证计划的花费也较高，因此参加的单位数量还不是很多，但是随着标准物质制备技术的不断改进和临床实验室对检测系统性能要求的不断提高，正确度验证计划规模的受益实验室也会越来越多。质控规则可以用操作过程规范图进行选择，对于性能不稳定的项目，选择简单常用的质控规则如果不能满足要求，应该把重点放在改进和提高项目的精密度和正确度，否则过分严格复杂的规则，在临床实验室实施应用起来也是相当烦琐和困难，不切实际。

从结果来看 ALB、CHOL、PHOS 等项目在重新设计规则和批长度之后更能够检出误差，发现问题。GLU、CO_2、CREA 和 TBIL 重新设计之后没有检出更多的误差，但是所选的规则更加合理，而且调整了批长度之后，更节约了实验室的质量控制成本，获得了更高的成本-效率。AST 经重新设计之后，使用了更严格的规则和更短的分析批长度，没有检出更多的误差，但是也提示了系统、质控品或质控均值设定可能出现的问题。TG、LDH、ALP 和 URIC 重新设计之后，选取以往的质控数据，重新绘制质控图，用规则判断之后有些失控没有检查出来，分析这些失控的原因有些是因为系统不稳定，多数失控之后重新检测质控品又在控了，可能是一些随机的误差导致的失控。从理论上说，最完美的质控是每个标本前面和后面都进行质控，质控的次数越多越好，但是这在临床实验室中不可能实现。质控设计的根据和质控规则的基础是统计学概率，没有哪一个规则和批长度设计能够 100% 检出误差。

此外，允许总误差的选择也是影响分析批长度设计的一个重要因素。目前，国内实验室各检测项目的允许总误差都是来源于室间质评评价标准。室间质评评价标准有多种，使用最为普遍的是 CLIA' 88 规定的允许总误差。EQA 的评价数据表明，目前参加室间质评的单位 98% 以上合格。室内质量控制和室间质量评价的目的都是持续的质量改进。假如设定的允许总误差范围太大，无法及时有效发现检测过程中存在的问题。因此，实验室制订的允许总误差应该根据实验室的实际检测水平来制订，随着检测水平的提高还可以不断改进。当今国际上很多学者提倡使用基于生物学变异的质量规范来作为实验室的质量目标。生物学变异是质量规范层次模式的较高级，不受研究的场所，标本的数量，研究的长度和分析的方法限制，不会随时间的改变而改变，且直接与医疗需求相关。因此，其无论是作为实验室内部的质量目标，还是作为室间质量评价的标准都更合理，更具有实际意义。

第二十六章

室间质量评价

在实验室质量管理中，室间质量评价越来越受到临床实验室和实验室用户的重视。室间质量评价是多家实验室分析同一标本并由外部独立机构收集和反馈实验室上报结果评价实验室操作的过程。室间质量评价也被称作能力验证，根据ISO/IEC导则43:1997能力验证被定义为通过实验室间的比对判定实验室的校准/检测能力的活动。它是为确定某个实验室进行某项特定校准/检测能力以及监控其持续能力而进行的一种实验室间比对。按照预先规定的条件，由两个或多个实验室对相同或类似被测物品进行校准/检测的组织、实施和评价的活动称为实验室间比对。

第一节　室间质量评价的起源和发展

临床实验室的室间质量评价可以追溯到20世纪30年代，为了保证不同实验室血清学梅毒检测的准确性和可比性，美国疾病控制中心（简称CDC）首次在一定范围内开展了室间质量评价。20世纪40年代以来美国临床病理家学会（以下简称CAP）逐步发展成为全世界最大的室间质量评价组织者，开展了临床化学、临床免疫、临床血液体液学、临床微生物等多种室间质量评价计划，到目前已有上万家实验室参加了它的计划。

长期以来，室间质量评价一直是临床实验室和公共卫生实验室质量保证的重要组成部分。早期在美国开展的室间质量评价只用于评价实验室而没有法律功能，1967年美国国会通过了临床实验室改进法案，室间质量评价就成为适用于美国法律的一个工具，当时跨州收集样本进行临床检验的独立实验室必须获得满意的室间质量评价成绩方可开展相关检验。1988年美国临床实验室改进法案修正案（简称此CLIA'88）规定所有开展中度复杂和高度复杂检验项目的临床实验室都必须首先获得相关检测项目满意的室间质量评价成绩。室间质量评价计划的提供者和其所开展的评价项目必须获得美国政府卫生主管部门的批准，除美国病理家学会外，美国尚有疾病控制中心、纽约州、威斯康星州、宾夕法尼亚州等20个专门机构也是经过合法认定的室间质量评价计划的提供者。目前，无论是发达国家还是发展中国家，室间质量评价已被广泛接受并开展。

我国室间质量评价计划起步于20世纪70年代末，当时卫生部临床检验中心的首任主任叶应妩教授和我国检验界的一些前辈为提高临床检验质量，倡导成立卫生部临床检验中心专门负责全国的室间质量评价工作。卫生部临床检验中心于1980年开始在全国范围内组织临床化学室间质量评价活动,其后于1985、1988和1989年相继开展了临床细菌、乙肝免疫诊断和临床血液学的质评活动,迄今参加各学科质评活动的实验室的总和已达到6000余家,合格率也逐年增加,11项临床化学检验的合格(VIS≤150)率由1980年39.1%起上升至近年的80%左右。疑难菌株鉴定的正确率也有明显提高。药物敏感试验逐步标准化,乙肝标记物的检验有了明确定量的要求,提高检验的准确性。血液学检验逐步按照国际标准标准化。卫生部临检中心组建初期在实验室短缺,人员和设备不足的条件下做了大量工作,对全国临床检验室间质量评价活动的发展起到了积极的推动作用。

20年来临检中心坚持定期组织室间质量评价活动,发放质控物,采用计算机方法进行评分和统计,并在全国范围内推广。参照世界卫生组织推荐的方法;结合我国的实际情况,建立了我国临床化学的室间质量评价系统,建立了一系列的规章制度,配备了专职的技术人员、研制开发了部分质控品,并积极组织学习班,研究和解决室间质量评价中存在的问题。目前已有30个省、市、自治区和5个计划单列市成立了临床检验中心并积极地开展了地区性的质量评价活动,和卫生部临床检验中心一起,形成了一个临床检验质控网,提高了专业人员的业务水平、工作责任心和对质控和质评的认识,推动了方法学的改进和统一,明显地提高了各级医院检验结果的准确性和可比性,收到了明显效果。

第二节　室间质量评价类型

室间质量评价的应用依据被检测物品的特性、使用的方法、参加实验室和比对仪器的数目而变化。大部分室间质量评价具有共同的特征,即将一个检测系统与其他一个或多个检测系统所得的结果进行比对。在某些计划中,参加比对的实验室中的一个可能具有控制、协调或参考的职能。

室间质量评价计划通常分为6种类型,即实验室间检测计划、测量比对计划、已知值计划、分割样品检测计划、定性计划和部分过程计划,我国各级临床检验中心组织的室间质量评价应为实验室间检测计划,已知值计划和分割样品检测计划也可以在临床实验室应用。现就这三个计划分别做一介绍。

一、实验室间检测计划

实验室间检测计划是由组织者选择质控物,同时分发给参加计划的实验室进行检测,完成检测后将结果返回室间质量评价组织者与靶值或公议值比对,以确定本实验室该项检测与其他实验室的异同。

每次比对中提供给参加者的质控品必须充分均匀,从而保证以后出现的任何极端结果均不能归因于质控品有显著变异。

政府、实验室认可机构等组织在判定实验室的检测能力时,通常采用该类型的实验室间检测计划。

一种常用的实验室间检测计划是“分隔水平”设计,即两个质控品具有类似但不相同的测量值水平,此类设计用于估算实验室在某个特定的被测量水平的精密度。

二、分割样品检测计划

分割样品检测计划通常在两个或两个以上的少量实验室中进行，也可以在一个实验室中的两个同类检测系统间进行。

分割样品检测计划在临床实验室中指将样品如新鲜血分成两份或几份，每个检测系统分析每种样品中的一份。与实验室间检测计划不同，分割样品检测计划通常只有数量有限的实验室参加，主要适宜于在同一实验室两个定量检测系统间进行，如急诊化验室和常规化验室血球计数仪、生化分析仪结果的比对。这种计划的用途包含识别不良的精密度、描述一致性偏移和验证纠正措施的有效性。

此类计划经常需要保留足够的样品，以便由另外的实验室做进一步的分析，解决那些有限数量实验室间发现的差异。在该计划中如其中一个实验室由于使用了参考方法和更为先进的设备等，可以认为该实验室的检测是在较高的计量水平即较低不确定度上的操作，其结果可当作参考值。对于参与分样数据比对的其他实验室，该实验室可作为顾问实验室或指导实验室。

三、已知值计划

已知值计划是指组织者通过参考实验室已知检测物品的被测量值，该检测物品被发放给其他实验室后，将其测定的结果与已知的测量值进行比对。被检测物品可以是新鲜血、质控品或参考物质。卫生部临床检验中心和其他部分省市级临床检验中心组织的血细胞分析参考实验室网络体系，即依据 ICSH 规定的一级参考方法对新鲜血定值，并将新鲜血发给实验室进行检测，实验室可将自己测定的结果与已知值进行比对，这就是已知值计划。卫生部老年医学研究所制备的胆固醇一级参考物质和二级参考物质也可以用作此项计划的实施。这样的能力验证实验不需要很多的实验室参与。

除以上分类形式外，根据实验室参加形式，也可将室间质量评价计划分为“强制型”室间质量评价和“自愿型”室间质量评价。“强制型”室间质量评价通常以法律为依据，强制要求实验室必须参加，由于要保证多数的实验室要通过评价计划，故在室间质评的计划设计上就不宜太难，未能通过评价计划的要接受政府有关部门的处罚。“自愿型”室间质量评价主要目的是教育和帮助实验室通过室间质量评价发现存在的问题并帮助实验室解决问题，实验室自愿参加，未能通过计划的实验室也不用接受任何处罚，它的质评计划设计形式灵活，可以难易结合。

第三节　室间质量评价计划的目的和作用

室间质量评价作为一种质量控制工具可以帮助实验室提高检验质量，通过分析实验中存在的问题，采取相应的措施和查出不必要的检测项目，减少实验费用，避免可能出现的医疗纠纷和法律诉讼。尽管很多实验室参加了室间质量评价，但仍有部分实验室未能充分利用它解决实际工作中存在的问题。以下介绍室间质量评价的 8 个主要用途：

1. 识别实验室间的差异，评价实验室的检测能力　室间质量评价报告可以帮助实验室的管理者如卫生行政主管部门、医院院长，实验室的用户如医师、护士和患者，实验室管理人员和技术人员发现该实验室和其他实验室检测水平的差异,可以客观地反映出该实验室的检测能力。

2. 识别问题并采取相应的改进措施　帮助实验室发现问题并采取相应的改进措施是室间质量评价最重要的作用之一。室间质量评价结果的比较是每个参加实验室检测项目终末质量的综合比较,这种比较可以帮助实验室确定自己在参加实验室中检测水平的高低,如果自身检测结果与靶值或公议值有显著差异,则需认真分析每一实验过程,找出存在的问题并采取相应的改进措施。以下是导致室间质量评价失败的几个主要原因:

(1)检测仪器未经校准并有效维护;

(2)未做室内质控或室内质控失控;

(3)试剂质量不稳定;

(4)实验人员的能力不能满足实验要求;

(5)上报的检测结果计算或抄写错误;

(6)室间质评的样品处理不当;

(7)室间质评样品本质存在质量问题。

3. 改进分析能力和实验方法　如果实验室拟改变实验方法和选购新的仪器时,室间质评的信息可以帮助实验室做出选择。通过组合分析室间质评的信息资料,可确认更准确、更可靠、更稳定或者说更适合于本实验室特殊要求的实验方法和(或)仪器。选择新的检测系统时,应做如下考虑:

(1)找出多数实验室用的检测系统;

(2)比较不同系统的靶值或公议值,比较不同系统内参加实验室间的变异系数;

(3)调查了解不同实验室检测系统的区别。

4. 确定重点投入和培训需求　室间质量评价可以帮助实验室确定哪个检测项目需要加强培训工作。如实验室参加细菌鉴定的室间质量评价,若多次检测结果不正确,与预期结果不符,说明该实验室在细菌学检测上存在问题较多,需要医院和实验室予以更多的关注和投入,加强对细菌室技术人员的培训。

5. 实验室质量的客观证据　室间质量评价结果可以作为实验室质量稳定与否的客观证据,特别是新的医疗事故处理条例在2002年9月1日正式实施的情况下,实验室更加需要参加室间质量评价计划证明自己已利用其作为质量保证的手段之一,并以获得满意的质评结果来证明实验室检测系统的准确性和可靠性。即使室间质评成绩不理想,若实验室分析了实验过程,查找问题,采取改进措施并加以记录,也可以作为检验质量保证举证的有利证据。

6. 支持实验室认可　在实验室认可领域中,室间质量评价越来越受到国际实验室认可组织及各国实验室认可组织的重视,成为实验室认可活动中不可或缺的一项重要内容。在实验室认可的主要依据ISO/IEC 17025中,多处提到了"能力验证",即室间质量评价。室间质量评价之所以受到认可组织的重视,主要因为室间质量评价本身可以反映实验室是否胜任从事某项检测的能力,它也可以补充实验室认可评审员和技术专家进行实验室现场评审的时间不足。成功的室间质量评价结果是实验室认可中所需的重要依据。

7. 增加实验室用户的信心　作为检测质量重要标志的室间质量评价成绩可以反映实验室检测水平的高低,满意的室间质量评价成绩可以鼓励实验室的用户——医生和患者充分利用实验室提供的检测信息帮助临床诊断和治疗。当然,无论是满意的还是不满意,一次室间质量评价成绩的解释具有一定的局限性,但利用多次室间质评的结果分析实验室检测水平就比较客观和准确。

8. 实验室质量保证的外部监督工具　美国国会 1988 年通过的《临床实验室改进法案修正案》对于未能获得满意的室间质量评价成绩的实验室,要进行追踪检查,并可责令实验室暂停该检测项目。我国尚无类似的法律法规,但室间质量评价成绩仍可作为卫生行政主管部门和医院管理者对实验室质量实施监督的重要工具。

室间质量评价虽然有以上诸多重要作用,但也存在一些缺陷,如参评实验室为了得到一个较好的室间质评成绩,没有将室间质评的样本按常规样本去做,而是选用最好的实验人员、最好的检测系统、采用多次实验的方式去完成,因此评价的可能不是实验室的正常检测水平而是它的最好水平;室间质量评价也不可能确认分析前和分析后存在的许多问题,如患者确认、患者准备、标本收集、标本处理、实验结果的传递等。调查人员对室间质评结果的分析表明,方法学的、技术能力的、笔误和质控品本身等存在的问题都可以导致室间质评的失败。

室间质评公议值或靶值的确定是一个十分重要的因素,如果参加某项检测的实验室数减少而实验室上报结果离散度又较大,公议值或靶值容易偏离真值。因此,如果定量检测实验室室间质评结果不在可接受的范围内,或者定性实验的结果与预期结果不符,实验室首先要做的是检查自己的校准、室内质控等质量保证措施,然后再决定是否修订参数。

第四节　我国室间质量评价计划的程序和运作

1. 室间质量评价的工作流程　我国室间质量评价的工作流程由两部分组成,即室间质评组织者内部的工作流程(图 26-1)和参加实验室的工作流程(图 26-2)。以下分别予以介绍:

(1)室间质量评价组织者工作流程图。

(2)室间质量评价参加者工作流程图。

2. 室间质评样本的检测　实验室必须使用与其测试患者样本一样的方式来检测室间质评(EQA)样本。

(1)室间质评样本必须按实验室常规工作,由进行常规工作的人员测试,工作人员必须使用实验室的常规检测方法。实验室主任和样本检测人员必须在由室间质评组织者提供的质评表上签字,表明室间质评的标本是按常规标本处理。

(2)实验室在检测 EQA 样本的次数上必须与常规检测患者样本的次数一样。

(3)实验室在规定回报 EQA 结果给 EQA 组织者截止日期之前,实验室一定不能进行关于室间质评样本结果之间的交流。这包括由多个检验场所或者有分开场所之间的实验室交流。

(4)实验室一定不能将 EQA 样品或样品一部分送到另一实验室进行分析,任何实验室如从其他实验室收到 EQA 样品必须通知室间质评组织机构。当室间质评组织机构确认某一实验室意图将 EQA 样品送给其他实验室检查,则此次室间质评定为不满意 EQA 成绩。

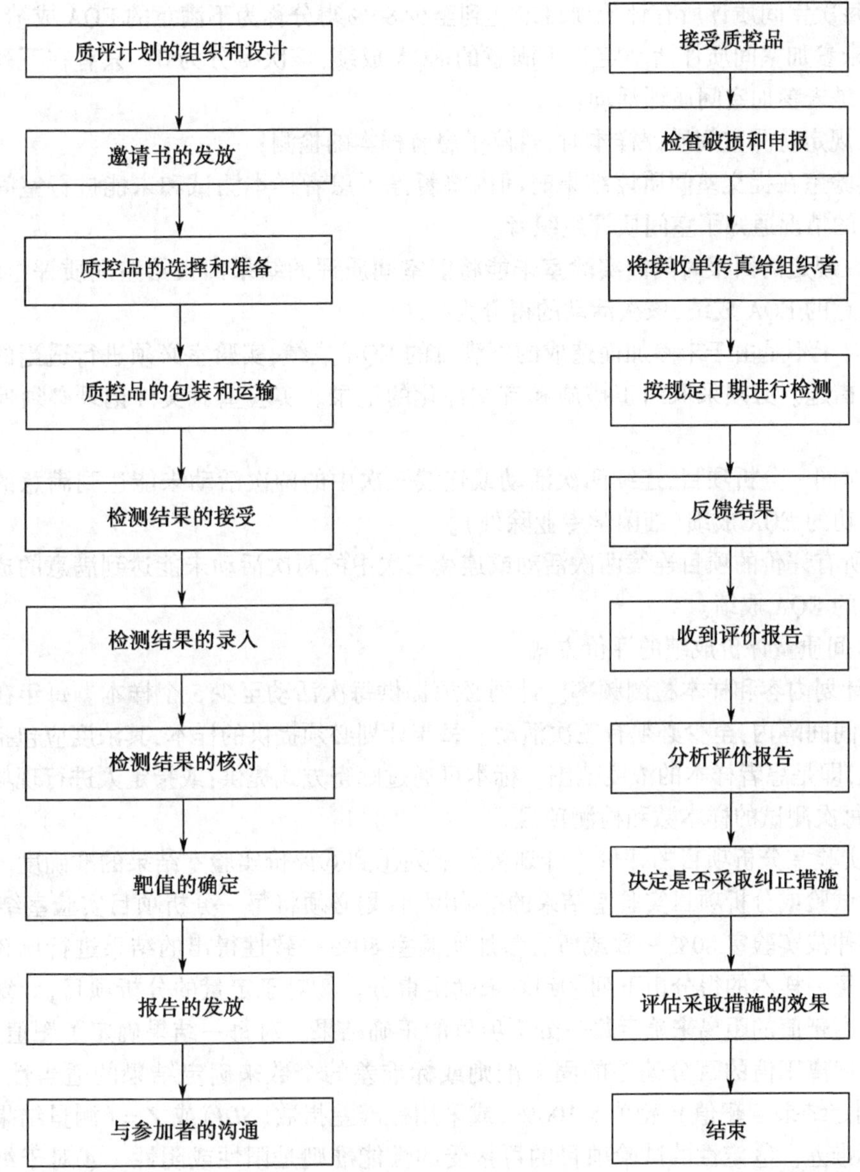

图 26-1　室间质量评价组织者工作流程图　　**图 26-2**　室间质量评价参加者工作流程图

(5)实验室进行 EQA 样品检测时,必须将处理、准备、方法、审核、检验的每一步骤和结果的报告文件化。实验室必须保存所有记录的复印件至少 2 年,这包括 EQA 结果的记录表格(包括 EQA 计划的说明、实验室主任和分析人员的签字、EQA 样本与患者样本一样处理的文件)。

(6)EQA 要求只用作患者测试的主要方法的试验系统、检测方法进行 EQA 样本的检测。

3. 室间质评计划的成绩要求

(1)每次活动每一分析项目未能达到至少 80% 可接受成绩则称为本次活动该分析项目不满意的 EQA 成绩(细菌学专业除外)。

(2)每次室间质评所有评价项目未达到至少80%得分称为不满意的EQA成绩。

(3)未参加室间质评活动定为不满意的EQA成绩,该次得分为0。只有在下列情况下可以认为是未参加室间质评活动:

1)在规定检测室间质评样本时,暂停了患者样本的检测;

2)实验室在提交室间质评结果时间内将暂停了患者样本测试和未能进行室间质评样本的测试的情况通知了室间质评组织者。

(4)在规定的回报时间内实验室未能将能室间质评的结果回报给室间质评组织者,将定为不满意的EQA成绩,该次活动的得分为0。

(5)对于不是由于未参加而造成的不满意的EQA成绩,实验室必须进行适当的培训及采取纠正措施。必须采取纠正措施和有文件化的记录。实验室对文件记录必须保存两年以上。

(6)对同一分析项目,连续两次活动或连续三次中的两次活动未能达到满意的成绩则称为不成功的EQA成绩(细菌学专业除外)。

(7)所有评价的项目连续两次活动或连续三次中的两次活动未能达到满意的成绩则称为不成功的EQA成绩。

4. 室间质量评价成绩的评价方式

(1)计划内容和样本检测频率。计划必须提供每次活动至少5个样本。每年在大概在相同的时间间隔内,至少必须有三次活动。每年计划必须提供的样本,其浓度应包括临床上相关的值,即是患者样本的浓度范围。标本可通过邮寄方式提供;或指定人进行现场考核。

(2)每次测试的样本数和检测项目。

(3)实验室分析项目的评价。计划根据下列①到⑥评价实验室结果的准确度。①为了确定定量试验或分析项目实验室结果的准确度,计划必须将每一分析项目实验室结果与10个或更多仲裁实验室80%一致或所有参加实验室80%一致性得出的结果进行比较。定量测定项目每一样本的得分由下列②到⑥来确定得分。②对于定量的分析项目,计划必须通过结果偏离靶值的距离来确定每一分析项目的正确结果。对每一结果确定了靶值后,通过使用基于偏离靶值的百分偏差的固定准则或标准差的个数来确定结果的适当性,即偏倚 $bias$ =(测定结果 - 靶值)/靶值 ×100%,或采用标准差指数(SDI)或 Z =(测量结果 - 组均值)/组标准差。③定性的试验项目的可接受的性能准则是阳性或阴性。④对于细菌学则考虑是否正确的鉴定和是否正确的药敏结果。⑤对每一次EQA调查,针对某一项目的得分计算公式为:

$$\frac{\text{该项目的可接受结果数}}{\text{该项目的总的测定样本数}} \times 100\%$$

⑥而对评价的所有项目,其得分计算公式为:

$$\frac{\text{全部项部项目可接受结果数}}{\text{全部项目总的测定样本数}} \times 100\%$$

5. 室间质量评价未能通过的原因　室间质量评价未能通过可能有以下几方面原因:

(1)校准和系统维护计划失败;

(2)室内质量控制失控;

(3)实验人员的能力欠缺;

(4)结果的评价、计算和抄写错误;

(5)室间质评样本处理不当,如冻干质控物的复溶、混合、移液和储存不当;

(6)室间质评样本本身存在质量问题;

(7)室间质评组织者公议值或靶值定值不准。

如果在室间质量评价中发现的问题得不到确认和改正,那么检测过程出现的差错可能再次发生。室间质评未能通过,实验室应有一个综合检查发现错误可能出现的原因以避免类似的错误不再发生。实验室管理者有责任保证以上措施的落实。

第五节 室间质量评价机构的要求和实施

室间质量评价是一项技术要求很高的工作。在美国若想开展室间质量评价工作,必须首先获得 HCFA 组织的资格认可。国际标准化组织为了促进室间质量评价的规范化运作,专门建立了 ISO 导则 43“利用实验室间比对的能力验证 第 1 部分:能力验证计划的建立和运作。”从室间质量评价的组织和设计、室间质量评价的运作和报告、室间质量评价的保密/道德考虑、室间质评数据处理的统计方法四大方面 19 个小方面提出了明确的、具体的要求,以下就 ISO 导则 43 的有关内容做一简要介绍。

由于历史的原因,我国室间质量评价活动的行政色彩较浓,各级卫生行政部门建立或指定的部、省、市级临床检验中心均可开展辖区内的室间质量评价组织工作,但是并未对组织者的工作条件、工作能力及质量体系的建立提出具体要求,这有可能导致室间质量评价组织者工作的不规范,由于组织者的失误甚至可能出现对参评实验室评价结果的不公正甚至错误,这就迫切需要对开展室间质量评价组织者进行技术验收和认可,未来认可依据国际标准化组织的文件,也可以自行制定相关的标准。

一、室间质量评价组织和设计

(一) 构架

1. 任何室间质评的设计阶段都要求配备技术专家、统计学专家以及一名计划协调者,以确保计划的成功和顺利运作。

2. 通过与这些专家商议,协调者应制订适用于某项具体室间质评计划,室间质评计划的设计应避免目标含混不清。在计划启动前,其具体方案应取得一致并文件化。一般包括下列信息:

(1)实施室间质评组织的名称和地址;

(2)协调者以及参与设计和实施室间质评计划的这些专家的姓名和地址;

(3)室间质评计划的性质和目的;

(4)选择参加者方法的程序,或适当时允许参加所需满足的准则;

(5)参加计划(部分计划,如抽样、样品处置、均匀性检验和赋值)的实验室名称和地址,以及期望的参加者数量;

(6)所选检测物品的性质和检测性质,以及是如何考虑做出这些选择的简短说明;

(7)获取、处置、校核和运送检测物品的方式的说明;

(8)通知阶段提供参加者的信息的说明,以及室间质评各阶段日程安排的说明;

(9)室间质评计划期望的起始日期和目标日期或终止日期,包括参加者进行试验的日期;

(10)对持续进行的计划,其分发检测物品的频次;

(11)参加者进行检测或测量可能需要采取的方法或程序的信息(通常是它们的常规程序);

(12)所用统计分析的概述,包括指定值和离群值的探测技术;

(13)返回给参加者的数量和信息的说明;

(14)能力评价技术的依据;

(15)对检测结果和根据室间质评结果所作出的公开程度的说明。

(二) 工作人员

1. 参与制订计划的人员在实验室间比对设计、实施和报告等方面应具有足够的资格和经验,或能与具有这种能力的人紧密合作。这些资格和经验应当包括适当的技术能力、统计技能和管理技能。

2. 如上所述,这些特定的实验室间比对的运作,也需要有对所涉及的方法和程序具有详尽的技术知识和经验的人员予以指导。为此,协调者可能需要列出一个或多个适当人选组成顾问小组,这些人选可以从诸如专业机构、签约实验室(如果有)、计划参加者或数据的最终使用者中选取。

3. 顾问小组的作用可包括:

(1)制订和评审室间质评计划在策划、执行、分析、报告和效果方面的程序;

(2)鉴别和评价由其他机构组织的实验室间比对;

(3)评价与参加实验室能力有关的室间质评结果;

(4)就室间质评计划所获结果,以及如何将这些结果和实验室评价的其他方面结合运用,向评审实验室技术能力的任何机构提供建议;

(5)向遇到问题的参加者提供咨询;

(6)解决协调者和参加者之间的争议。

(三) 数据处理设备

无论使用什么设备,都应能输入所有必要的数据、进行统计分析以及提供及时有效的结果。校核数据输入的程序应得到执行,所有的软件都应予验证、支持和备份。数据文件的存储和安全应受控。

(四) 统计设计

1. 所用的统计模式和数据分析技术应文件化,并对选用它们的背景材料作简短说明。

2. 对室间质评计划进行适当的统计设计是至关重要的。应仔细考虑下列事项及其相互影响:

(1)所涉及的检测的精密性和真实性;

(2)在要求的置信水平下检出参加实验室之间的最小差异;

(3)参加实验室的数量;

(4)待检样品数目和对每一样品进行重复检测或测量的次数;

(5)估算靶值所使用的程序;

(6)识别离群值所使用的程序。

(五) 检测物品的制备

1. 检测物品的制备可以外包,或由协调者承担。制备检测物品的组织应证明其具备该能力。

2. 任何与检测物品有关的、可能影响实验室间比对完好性的条件,诸如均匀性、稳定性、抽样、在转运中可能的损坏及周围环境条件的影响等均应予以考虑。

3. 计划中分发的检测物品或材料,在性质上通常应与参加实验室日常检测物品或材料相类似。

4. 分发的检测物品数量取决于是否需要覆盖某一组成的范围。

5. 在结果校核完成之前,不应向参加者披露靶值。然而在某些情况下,检测之前告知目标范围也许是适当的。

6. 除了室间质评计划所需要的检测物品外,还可以考虑制备额外数量的检测物品。在评价了参加者所有结果之后,剩余检测物品有可能作为实验室的参考材料、质量控制材料或培训用品。

(六) 检测物品的管理

1. 检测物品的抽取、随机化、运送、接收、识别、标签、储存和处置等程序应文件化。

2. 室间质评中制备散料时,对每一检测参数而言,散料应充分均匀、这样可以使所有的实验室收到被测参数无显著性差异的检测物品。协调者应制订用于建立检测物品均匀性的程序化文件。只要可能,在检测物品分发给参加实验室之前应作均匀性检验。均匀性程度应达到检测物品间的差异不会对参加者结果的评价产生显著影响。

3. 只要可能,协调者也应提供证明以确保整个室间质评实施过程中,检测物品充分稳定,不会产生任何显著变化。当需要评审不稳定被测量对象时,协调者可能有必要规定完成检测的日期,以及任何要求的特定预检程序。

4. 协调者应考虑检测物品可能造成的危险,并采取适当措施,告知可能遭受潜在的危险风险的任何有关部门(例如检测物品分发者、检测的实验室等)。

(七) 方法、程序的选择

1. 参加者通常能使用它们所选的方法,该方法与其日常使用的程序一致。然而,在某些情况下,协调者可以指示参加者采用特定的方法。这些方法往往是国家或国际上采纳的标准方法,并已通过适当程序(例如协作试验)的确认。

2. 在应用校准程序时,靶值经常是由高等级的校准实验室(往往是国家标准实验室)使用明确并公认的程序,通过测量而得到的参考值。希望参加实验室都采用相同或类似的程序,但这一点对于校准实验室并非总是可行的。

3. 在参加者自由选择所用的方法时,适当情况下,协调者应要求参加者提供他们所用方法的细节以便利用参加者的结果进行比对,并对该方法进行评议。

二、运作和报告

(一) 协调和文件化

协调者应负责保证计划逐日运作。所有的活动和程序都应文件化,这些文件可以被列入质量手册或由质量手册来补充。

（二）指导书

1. 指导书是提供给参加实验室在计划中必须遵循的所有方面的详细指令。例如，这些指导书可以作为某计划条约中的一个主要部分。

2. 应详细地阐明可能对所给检测物品或材料的检测产生影响的因素，这些因素包括操作者、物品或材料的性质、设备状态、检测程序的选择和检测日程。

3. 也可以提供对检测和校准结果的记录和报告的具体指导（例如单位、有效数字的位数、报告格式、结果限期等）。

4. 应告知参加者如同日常检测那样来处理室间质评物品（除非在室间质评设计中有一些可以偏离这些原则的特殊要求）。

（三）包装和运输

计划协调者应考虑下列有关检测或测量物品分发的一些情况。包装和运输方法必须恰当。并能保护检测物品的稳定性和特性。危险货物的法规或海关要求等可能对运输有些限制。在某些情况下，尤其是在顺序测量比对计划中，实验室自已也要负责运送物品。

（四）数据的分析和记录

1. 从参加实验室处获得的结果应予输入和分析，一旦可行即报回实验室。用程序来校核数据输入、传送和随后统计分析的有效性是至关重要的。建议将数据表、计算机备份文件、打印结果和图件等按规定保存一定时期。

2. 数据分析应产生总计度量值、性能统计量以及计划的统计模式和目标相一致的关联信息。利用离群值探测试验加以识别，然后剔除，或者最好利用稳健统计量，将极端结果对总计量的影响减至最小。

3. 计划协调者应有文件化的准则来处理能力评价可能不适合的检测结果。例如，就室间质评的目的而言，当检测材料显示出不够充分均匀或稳定时，对被测量不予分级或计分。

（五）室间质评报告

1. 室间质评计划报告的内容根据具体计划的目的而变化。但应清晰和全面，并包含所有实验室结果分布的数据，以及各参加者能力的说明。

2. 室间质评计划报告中应包含下列信息：

（1）实施或协调该计划的组织名称和地址；

（2）参与计划的设计和实施的人员姓名和单位；

（3）报告的发布日期；

（4）报告的编号和清晰的计划标识；

（5）所用物品或材料的清晰说明，包括样品制备和均匀性检验的细节；

（6）参加实验室代码和检测结果；

（7）统计数据和总览，包括靶值和可接受结果的范围；

（8）用于确定靶值的程序；

（9）任何靶值的溯源性和不确定度的细节；

（10）为其他参加实验室所用的检测方法/程序确定的靶值和总计统计量（若不同的实验室使用不同的方法）；

（11）协调者和技术顾问对实验室的评论；

（12）用于设计和实施计划的程序（可以包括参照的计划议定书）；

(13)用于对数据作统计分析的程序；

(14)适当时，提出解释统计分析的建议。

3. 对于定期实施的一些计划，简单的报告可能已经足够，因此日常报告中可省去2条建议的许多内容，但在阶段性总结报告中和参加者有要求时应将它们包括进去并实施。

4. 在规定的时间内应尽快使报告具有可获得性。虽然，按理想情况，所提供的全部原始数据应报给参加者，但在某庞大的计划中可能做不到。参加者至少应收到以总结形式表达的(例如图表式)所有实验室的结果。在某些计划中，例如长期的测量比对计划，应将中期报告发给各个参加者。

(六) 能力评价

1. 需要对能力评价时，协调者应负责确保评价的方法适合于维持该计划的可信性。

2. 协调者可谋求技术顾问的帮助，以对实验室能力的以下方面提供专家评议：

(1)总体性能与原先期望值(应考虑不确定度)的比较；

(2)实验室内和实验室间的变异(以及与先前的计划或发表的精密度数据相比较)；

(3)若可行，方法或程序之间的差异；

(4)误差(指极端结果)的可能来源和改进能力的建议；

(5)任何其他建议、推荐或一般性评议；

(6)结论。

3. 在一个特定计划周期或之后，可能有必要定期地向参加者提供各种总结报表。对于一个持续进行的计划，这些表可包括各轮中每个实验室能力的最新总结。若有要求，对这样的总结可以做进一步分析并指出其明显趋向。

4. 无论是完成单项计划，还是陆续完成持续计划的各轮之后，都有各种程序用于评审参加者的能力。

5. 在室间质评中，不提倡对实验室按能力列表排名次的方式出具报告。因此，为避免引起误导和造成误解，对排名应当极其慎重。

(七) 与参加者的沟通

1. 应当提供给参加者一套有关参加室间质评计划的详尽信息，例如一份正式的计划议定书。可以通过信件、通讯和(或)报告，结合定期的公开会议，与参加者进行后续联络。计划设计或运行中的任何改变都应立即通知参加者。

2. 如果参加者认为对他们在室间质评中的能力评价有误，他们应向协调者提出。

3. 应鼓励实验室提供反馈，以使参加者为计划的制订做出积极的贡献。

4. 与参加者采取的纠正措施相关的程度(尤其与向认可机构反馈有关)。

三、保密及防止欺骗的结果

(一) 记录的保密性

通常，为各个参加者的身份保密是大多数计划的政策。参加者的身份仅为参与协调计划的极少数成员所知。这一点不应延伸到以后向显示不良能力的实验室提供补救性建议或措施时。在某些情况下，可能要求协调机构向某个特定管理部门报告参加实验室的不良能力，但在参加者同意参加该计划时应告知这种可能性。

一组参加者，出于改进工作而进行的讨论和互相帮助的目的，可以选择在组内放弃保密性。

（二）防止欺骗的结果

室间质评的目的主要是帮助参加者改善其能力，但在参加者中仍可能有一种倾向，即对其能力提供一个虚假的良好印象。例如，在实验室之间可能发生串通，以致不提交真正独立的数据。假如实验室日常进行的是单次分析，但在室间质评中要报告的是样品的重复测量的平均值，或就一个特定计划进行的附加的重复试验，这时实验室也可以给出一个其能力的虚假印象。因此，在可行情况下，室间质评应设计为确保尽可能少地出现串通和伪造行为。

虽然协调者采取了各种合理的措施以防止欺骗，但值得称道的是参加实验室应有责任避免欺骗行为。

第六节　室间质量评价和实验室认可

一、室间质量评价的选择

1. 为有助于以实验室认可为目的而对实验室的能力进行评价，认可机构应采用符合 GB/T15483.1 中所述的能力验证计划（室间质量评价）。

2. 如果室间质量评价是由实验室认可机构来运作，这个机构应定期地按 GB/T15483.1 对其计划进行审核和评审。

3. 如果实验室认可机构使用的室间质量评价是由另外一个组织运作的，那么该实验室认可机构在承认此计划之前，应寻求文件证据以证明这个分包计划符合 GB/T15483.1。该符合性须经审核加以确认。

4. 在选择室间质量评价时，实验室认可机构应考虑下列因素：

（1）所涉及的检测、测量或校准应与拟参加申请者或已被获认可的实验室的检测、测量或校准类型相吻合；

（2）根据与被认可实验室的协议，认可机构应能获得已被认可的参加者的测试结果，以及设计计划的详细内容、建立指定值的程序、对参加者的指导书、数据的统计处理和每个被选定能力验证的最终报告；

（3）计划运行的频次；

（4）该计划组织安排上的合理性，诸如日程、地点、对样品稳定性的考虑、分发安排等，这些安排均应与参加计划的这组认可实验室相关；

（5）参加实验室验收准则（即用于判断室间质量评价的成功与否）的可获得性；

（6）所选计划的成本；

（7）计划中为参加者保密的政策；

（8）报告结果的日程表；

（9）对计划使用的检测材料、测量制品等其特性的可靠程度，诸如均匀性、稳定性，以及在适当时对国家或国际标准的溯源性。

5. 实验室认可机构选择某个特定的室间质量评价，应由该认可机构中具备相应资格的人员进行评定和监督。

二、参加室间质量评价的政策

1. 实验室认可机构应将认可实验室和申请实验室参加室间质量评价的政策文件化，这种文件化的政策应向实验室或其他有关机构公布。

2. 参加政策中需要阐述的事项包括：

(1)对指定的室间质量评价计划，是强制参加还是自愿参加；

(2)希望或邀请实验室参加室间质量评价的频次；

(3)实验室认可机构在一个特定的计划中，判断试验成功或不满意表现的准则；

(4)在某个具体计划中，如果结果被判断为不满意，是否要求实验室参加后续的室间质量评价计划；

(5)在认可的判断中，将如何利用室间质量评价的结果；

(6)实验室认可机构为参加者保密的政策细节。

三、实验室认可机构对室间质量评价结果的使用

1. 室间质量评价的结果对于参加实验室和认可机构二者都有用的。但是，当利用这些结果去确定实验室的能力时有其局限性。某一次室间质量评价计划中的成功可能只代表这一次活动的能力，而不能反映出持续进行的能力。同样，在某一次计划中的不成功表现，也许反映的是实验室偶然地偏离了正常的能力状态。正因为如此，在认可过程中实验室认可机构不能孤立地使用室间质量评价。

2. 如果实验室提交的某个结果或一些结果超出了某一次室间质量评价计划的验收准则，那么实验室认可机构应有对这些结果采取措施的程序。

3. 这样的程序应包括及早向实验室通报其结果，并建议该实验室对其能力进行调查和评议。

某些室间质量评价计划需要相当长的时间才能完成，尤其是相继地向各个参加实验室提供相同的检验物品去检验、测量或校准。在这种情况下，最好向实验室提供结果的中期报告，尤其是在它们的结果不能令人满意时。这样将允许及早调查，并尽快采取后续纠正措施，而不要等到该计划最终结果的发表。

4. 对报告不满意结果的实验室，认可机构应有下列政策：

(1)实验室在约定的时间范围内调查和评议其能力；

(2)必要时，让实验室随后进行可能的室间质量评价，以确认实验室采取纠正措施是否有效；

(3)必要时，由合适的技术评审员对实验室进行现场评价，以确认纠正措施是否有效。

5. 实验室认可机构应当告知参加实验室室间质量评价计划中的不满意表现可能带来的后果，这包括在指定的期限内进行有效的整改可继续认可；暂停相关项目的认可（要求采取适当的纠正措施）；撤销相应项目的认可。通常，实验室认可机构对这些措施的选择将根据该实验室的一贯能力和最近的现场评审而定。

6. 实验室认可机构应有程序确保为参加实验室保存在室间质量评价计划中的能力记录（以认可档案或记录形式），并使技术评审员在现场评审时可以获得。

7. 认可机构应有认可的实验室对室间质量评价结果采取的措施提供反馈的政策，尤其

是对有不满意表现的实验室。

四、实验室的行动和反馈

1. 应要求认可实验室保存它们自己在室间质量评价计划中能力的记录，包括对不满意结果的调查结论，以及随后的纠正和预防措施。

2. 实验室应从室间质量评价组织和设计的评价中对自己的能力作出结论。应考虑的信息包括：

(1)检测样品的来源和特征；

(2)所用的检测方法，如果可能，对特定方法和结果赋值；

(3)能力验证的组织(例如：统计模式、重复次数、被测参数、执行方式)；

(4)组织机构用于评价参加者能力的准则。

第七节　基于 Internet 方式的应用系统

先进的通信技术使得信息系统之间的交流变得更加价廉和更有效。因此，在临床检验室间质评方案中在用户和组织者之间引入该技术具有广泛的应用前景。传统上，以表格方式将结果返回给组织者，然后将这些数据手工输入计算机；此过程耗时、慢(其依赖于邮政服务)，在每一抄写过程易于出错，并且昂贵，需专人输入数据。计算机之间的通信，特别是Internet 技术可改进整个过程。全国临床检验室间质评计划电子数据交换远程系统已开发完成，并运行了近 4 年的时间。其具有几个优点：使用标准化的格式，以实验室熟悉的单位表示结果，可与实验室信息系统接口，快速的数据分析，缩短报告时间，以及能进行长期性能评价。

临床检验的质量保证对于保证检验结果的质量已起到了积极的作用，检验结果的质量控制一般包括实验室室内质控(IQC)和室间质量评价(EQA)。室间质量评价已在全世界各国均已广泛地开展。在有些国家室间质量评价并且具有法律效果。室间质量评价指的是由外部机构控制实验室质量的客观过程。EQA 的主要目的不是得到日间的一致性，而是建立实验室间可比性。不同实验室间临床化学性能的评价研究已执行 50 余年。第一次评价实验的交流已于 1949 年在美国报告。最近，比利时 Libeer 等人对与室间质评系统有关所有方面提供了综合评价和分析。而且，他提出了在这一领域的一般性指南。

传统上，室间质评计划(图 26-3)包含漫长和最常用的手工过程：①参加实验室注册，提供地区信息及规定每一试验所使用分析；②在每一调查时，由 EQA 组织者准备控制样本和有关报表，并邮寄给所有参加的实验室；③执行了所要求的实验后，实验室将测得的结果回报给 EQA 组织者，组织者将数据输入计算机中；④进行统计分析确定每一分析项目全部的和特定方法的结果的平均数和标准差；⑤调查结束将个性化的评价报告邮寄给每一参加的实验室；⑥年末，由 EQA 组织者作出年度报告，其包括一般性评论和建议，以及特定实验室的匿名性能评价；⑦最后，整个 EQA 计划，组织者和参加单位之间的详细的通信和信息交流。

计算机网络通信技术，近来已变得更廉价和更有效力。因此，及时考虑在 EQA 方案中采用这样的技术以及评价它们对 EQA 组织者和参加实验室的效益。

一、手工室间质评系统的弊端和局限性

在我国,1982年卫生部临床检验中心的成立,正式开始了全国临床化学室间质评,随后开展了微生物学、血液学、临床免疫学、治疗药物监测、血气和新生儿筛查、内分泌和肿瘤标志物等室间质量评价工作。参加此计划是自愿的,其重点在于教育和提供建议,而没有法律、财政或专业上的惩罚。全国临床检验室间质评的数据统计分析由卫生部临床检验中心执行。

每年有大量的EQA数据积累在数据库中,需要仔细分析和挖掘大量有用的信息。

以前,我国的EQA计划存在一定缺陷,整个系统(邮寄、数据输入、信息交换)完全是手工进行。除了数据统计分析外,几乎未使用现代技术。整个过程是慢的,其依赖于邮政服务,只在截止日后开始结果的评价,通常是测定样本后的2~3周了。系统在每一数据转换阶段都会产生误差。例如,参加者必须用国际单位交流结果,但在日常工作中常用mg/dl单位。这种转换导致了抄写错误。

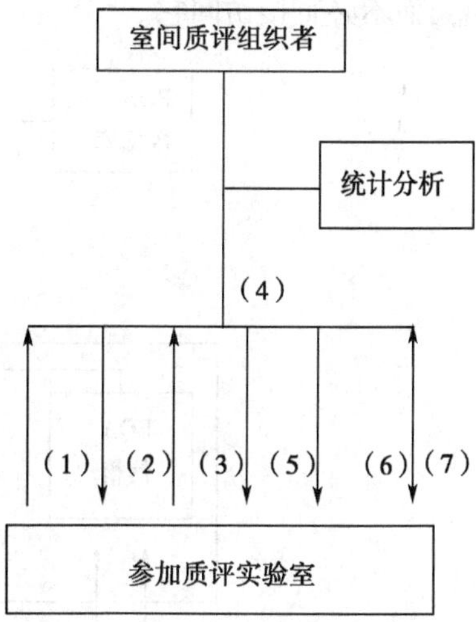

图26-3　手工EQA系统中EQA组织者与参加实验室之间的信息流动图解:(1)注册,(2)控制样本和表格的邮寄,(3)结果的报告和数据的输入,(4)统计分析,(5)实验室评价报告,(6)年度报告,(7)信息交换

二、远程EQA系统

(一)服务原理

1. 基于电子邮件的服务方式　中国远程EQA系统涉及三方:①EQA组织者;②参加的实验室;③第三方,称为“服务器”。后者执行邮局的功能,在某种意义上,它管理着邮箱(每一用户),EQA组织者和参加质评实验室能发送和检索信息。

图26-4为远程EQA系统的图例。从图中可以看出,EQA组织者与参加实验室之间没有直接的联系,每一事务的处理通过相应的信箱执行。因此,如果EQA组织者想给所有参加实验室发信息,它只需将信息发送给所有参加者的信箱。反过来,当给EQA组织者发送信息时,每一实验室只需将信息发到EQA组织者的信箱中。这种处理方式提供了几个优点,将在后面部分讨论。访问信箱是通过由调制解调器(modem)连接的国家公用电话网系统来执行。

2. 基于Web服务方式　此种运行模式,用户采用浏览器方式访问检验信息网(CLInet),通过用户名和密码的方式直接进入到室间质量评价界面,输入每次室间质量评价活动的信息及查询统计结果。

(二)任务描述

根据新的系统(图26-4和图26-5)重新讨论前面已描述的EQA程序的任务。

1. 注册　参加实验室能以“电子形式”进行注册,将所需机构、管理和实验有关信息提供给EQA信箱。同样的,方法、仪器、校准物等变化能实时地修改,并与EQA信箱进行通讯,EQA数据库几乎立即作相应的修改。因此,实验室完全控制提供给中央EQA数据库的

信息，而不必直接访问它。

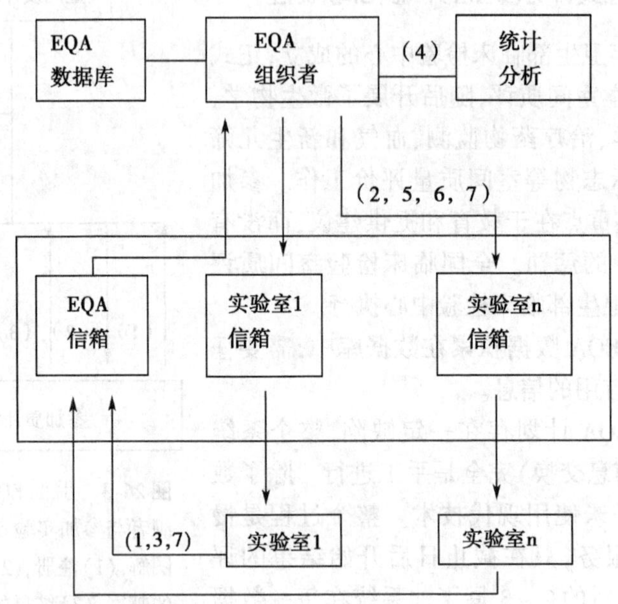

图 26-4　EQA 远程系统图例(基于电子邮件服务模式)。EQA 组织者与实验室之间通过第三方管理的服务器连接。(1)注册，(2)样本邮寄和报告单，(3)数据输入和传输，(4)统计分析，(5)实验室报告，(6)年度报告，(7)电子邮件设备

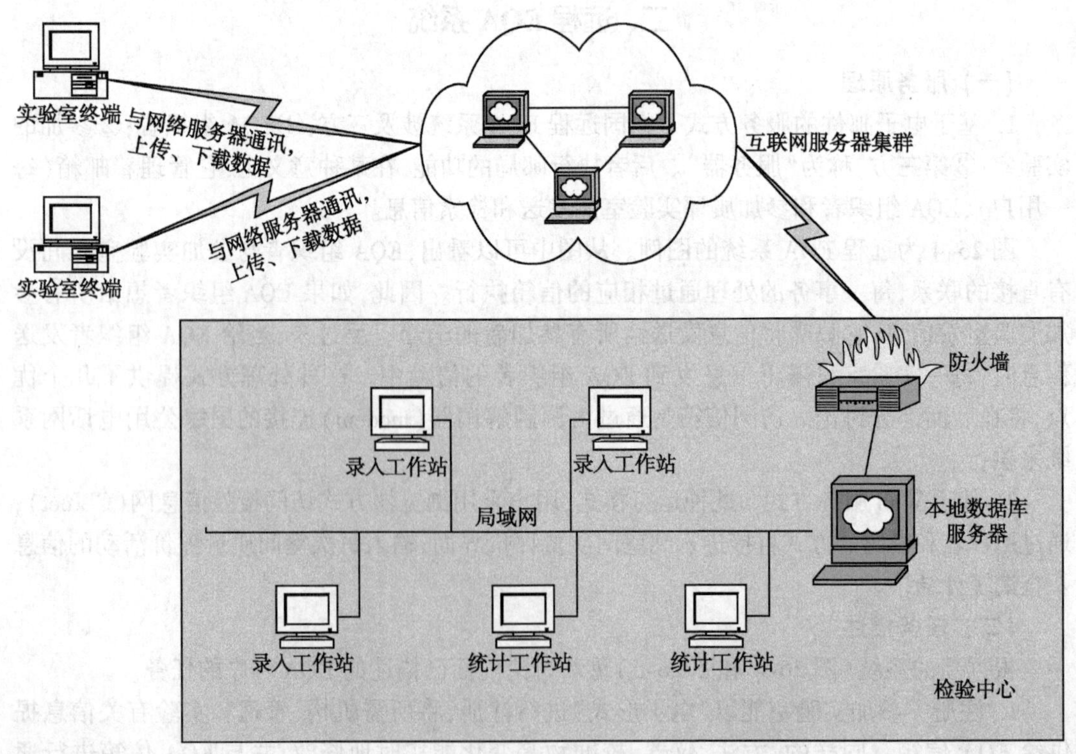

图 26-5　EQA 远程系统图例(基于 Web 服务模式)

2. 调查准备　在每次调查时,EQA 组织者将控制样本邮寄给参加者(控制样本每年寄一次可减轻工作负担)。进行试验的说明书(称为实验室试验单)能以电子方式发送给每一参加者,因为,发送给所有信箱将由服务器来执行。

3. 实验检测和数据输入　完成实验后,实验室将结果用惯用单位输入计算机中,经确认后,将与服务器连接,并将数据传送给 EQA 信箱,因此,实验室完全控制数据的传输,并不需重新编码。在理论上,这就意味着,在收到样本后,在 1 ~3 天之内,EQA 调查结果就能在 EQA 数据库中。

4. 统计分析　EQA 结果统计处理比手工系统要快得多。只要有一定量的实验室已发回报告,就可进行统计分析,因此,就能快速地获得早期报告的实验室统计分析结果。

5. 全面和个体化报告格式　全面报告格式(包括中位数、标准差和变异系数)通过信箱将提供给参加者。同样,个体化报告格式将以电子方式发送给参加者,并能以任意方式查阅。

实际上,个体化的报告不再需要,因为,一旦获得全面的统计量,在参加者的远程端能自动地重组数据。

6. 年度报告　每年末,EQA 组织者产生年度报告,包括所有调查全面报告,某些特定专题的详细调查,分析方法以及匿名实验室性能的推荐或评述。年度报告以电子方式放送给每一参加者。对于那些差性能的实验室,发送的信息对问题引起注意。

7. 信息交换　信箱系统在 EQA 组织者和参加单位之间提供了电子邮件设备。

(三) 技术方面

1. 硬件　每一 EQA 参加者通过电话与服务器相连,需一台个人计算机和一部调制解调器。也需要提供特定的电子信箱,来接受和发送信息。EQA 组织者需要大型计算机来维持中央 EQA 数据库以及执行统计计算。应该清楚,这些数据库参加者无法直接访问。

所有信息处理是通过第三方计算机服务器通过信箱方式执行。

2. 软件　计算机程序称为 EQA 工具包,运行基于 Windows 计算机。该软件可使参加者容易执行与室间质评有关的所有任务。EQA 工具包提供如下功能:

(1)试验定义:用户仔细地规定关于每一试验的方法(试剂盒、生产厂家、温度)或分析原理,仪器和校准物等详细信息。这些信息可从 EQA 组织者提供的 EQA 工具包之中获得。数据能被编辑、删除、打印或显示在屏幕上。保存历史的审查记录。

(2)EQA 结果输入:这一模块能使实验室人员输入每项试验的常用单位的 EQA 结果。常用单位自动地转换为标准单位。在发出结果前,如果需要,可以检查、打印或纠正结果。根据“试验定义”模式提供的最新信息,也可显示每一试验方法相关信息。

(3)连接模式:在使用之前,应规定通信参数。该模式是双向性的。首先,当与实验室信箱连接时(从 EQA 组织接收信息),实验室自动地接收其信箱提供的所有信息。特别的,如果在 EQA 数据库执行关于厂家、试剂盒、仪器或方法文件改变,这些更新在实验室的计算机上能立即得到执行。其次,当与 EQA 信箱连接时(给 EQA 组织发送数据),实验室能发送 EQA 结果或其他相关信息。

(4)图形:该模式允许图形显示 EQA 统计量(如饼图、直方图、条形图)。这一模式将需要更进一步的开发。

(5)信息:这一连接模式提供电子邮件设备。关于上面“连接”模式,它可与 EQA 组织者和用户信箱进行双向连接。工具箱也具有索引设备来优化功能或出现破坏时恢复系统。因此,信息交换、数据维护和统计处理所要求的所有功能就在手头,从窗口式的菜单通过简单的选择就可完成。在线帮助设备也是工具箱的一个特征。

(四) 网络交换和信息处理

当使用室间质评工具箱的“连接”或“信息”模块时,在用户和“服务器”之间已建立电话连接方式。用户只付市内电话费。然而,只要所有信息已传输完,连接就可中断,因此,可将通讯的时间和费用控制在尽可能低的水平。因此,从语义(内容)、信息结构和技术观点看,用户和组织者之间的整个信息交换未受到人为的干扰。发送者发送信息给服务器,服务器可检索信息。而且,安全的传输机制确保数据的安全性和保密性。

三、远程通讯 EQA 系统的评价

在室间质评计划远程通讯比手工方法的优点使得大多数的参加者是信服的。这些包括极大地降低了手工操作的耗时,迅速的室间质评结果的收集,以及截止后统计报告的快速发出,消除了由于数据输入、多步骤的抄写、文档字迹不清楚等引起的错误,由于是实验室自已输入室间质评的数据,所以,显著地降低了管理和人员的成本。因此,电子数据交换系统要求最少的人员的干预,提供了快速的信息交换,以及允许室间质评结果直接融入局域信息系统中。而且,使用标准编码,避免技术垄断,意味着最少的变换和维护。更好的数据保护和节约成本。总之,它提高了室间质评计划的效率。

从定性的观点看,远程通讯方式提供用户极大的灵活性和责任感。正如前所述,实验室完全控制 EQA 试验的所有特征,EQA 结果以实验室最熟悉的单位进行报告。

图形和计算过程包括在工具箱中,让实验室更易查看室间质评结果,更好地使用自已积累的室间质评数据库。在将来会更进一步地提高这些特征。主要的目的是提供最终用户微机智能化设备,来帮助他们一体化、处理及解释质评相关信息,以及从各种资源获取的知识。

对于室间质评组织者,使用远程通讯解决方案可获得高效率,因此对取得室间质评预期目标可提供更及时和专业化方式,也就是说,控制实验室间变异性。由于无需增加额外人力资源和评价时间,增加室间质评试验数量将不再是问题。最后,更好地对室间质评结果进行挖掘将成为可能,特别是,关于基于不同标准,例如生物或分析(试剂盒、仪器、温度等)室间质评结果的可接受性的长期追踪。

四、基于 Web 方式的 Clinet EQA 工作过程实例

本系统由本作者与北京科临易检信息技术有限公司共同开发,已安全可靠地运行了 10 余年。下面为运行过程实例。

（一）访问检验医学信息网 **Clinet EQA Web**（http://www.clinet.com.cn）：输入给定的用户名和口令

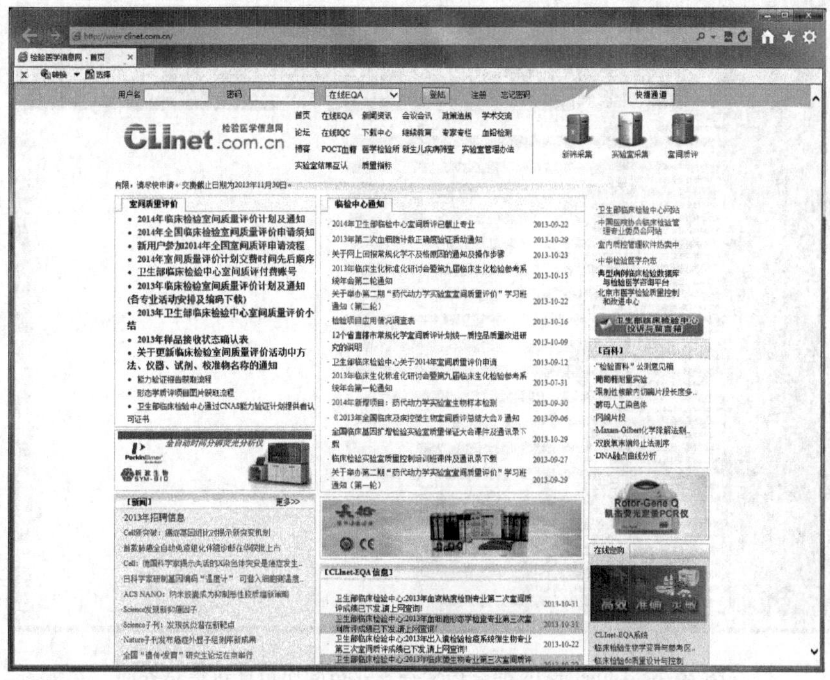

图 **26-6**　Clinet EQA 首页

（二）室间质量评价专用页面

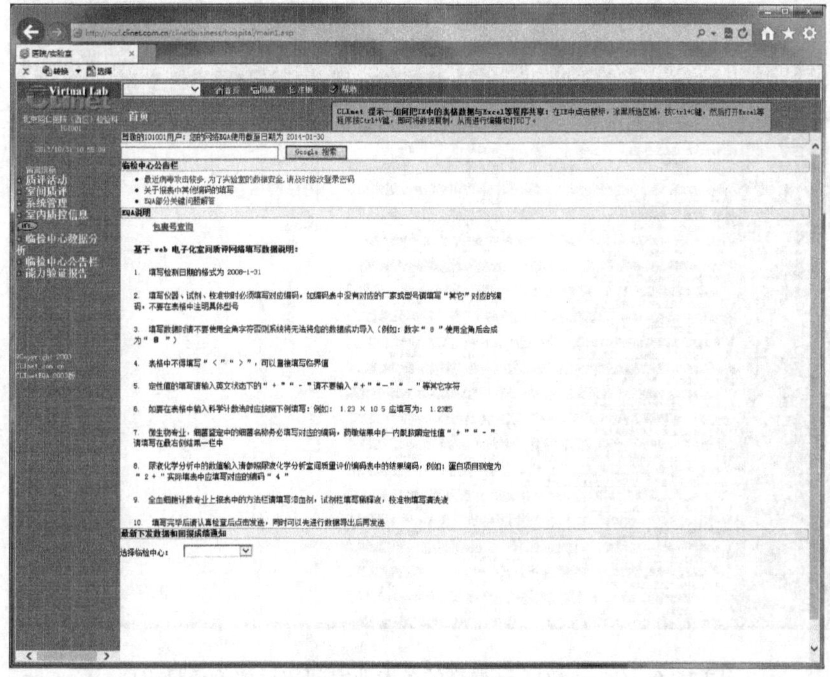

图 **26-7**　Clinet EQA 专用页面

(三) 准备提交各专业室间质量评价信息界面

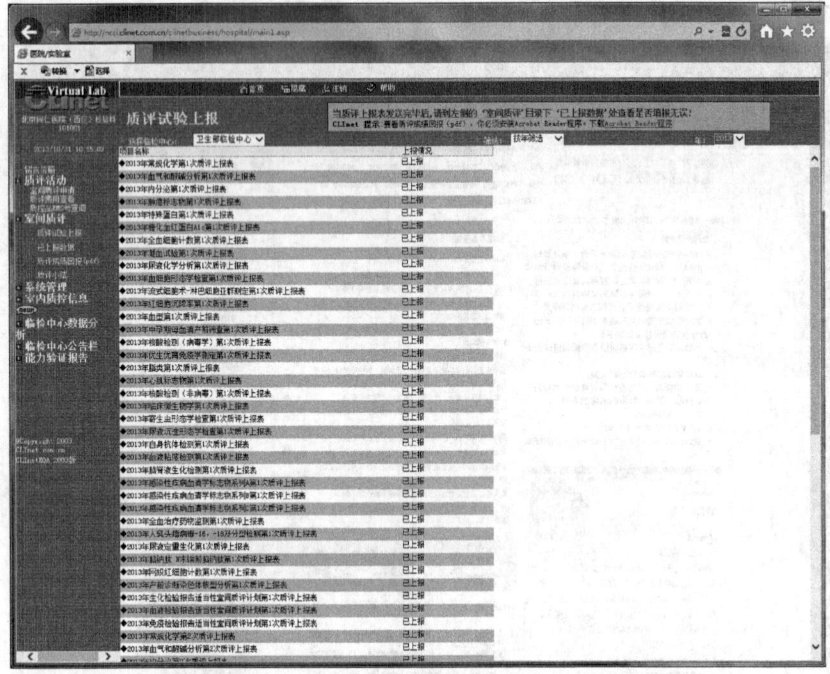

图 26-8 Clinet EQA 准备提交各专业室间质量评价信息界面

(四) 已提交的各专业室间质量评价信息界面

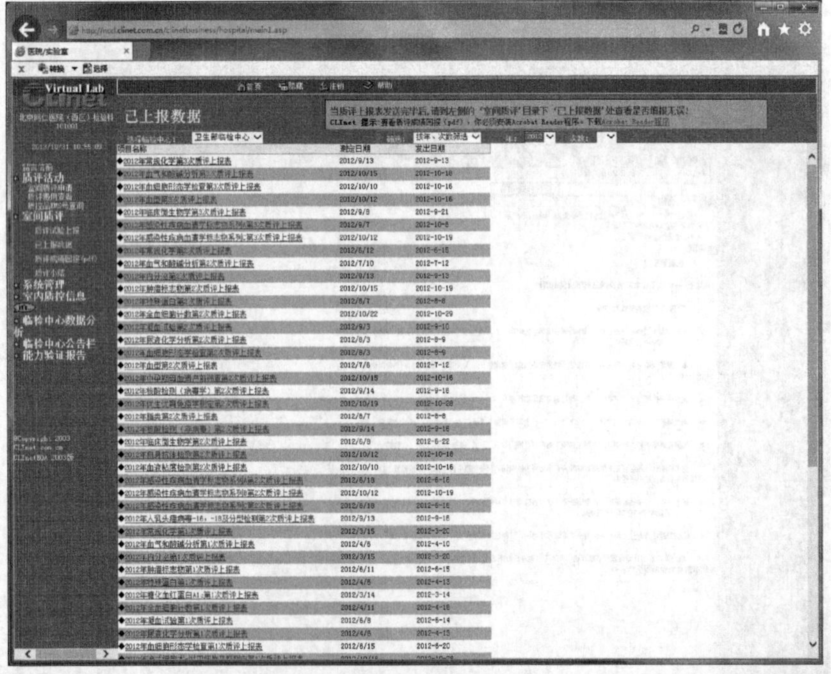

图 26-9 Clinet EQA 已提交的各专业室间质量评价信息界面

（五）已提交的常规化学室间质量评价信息

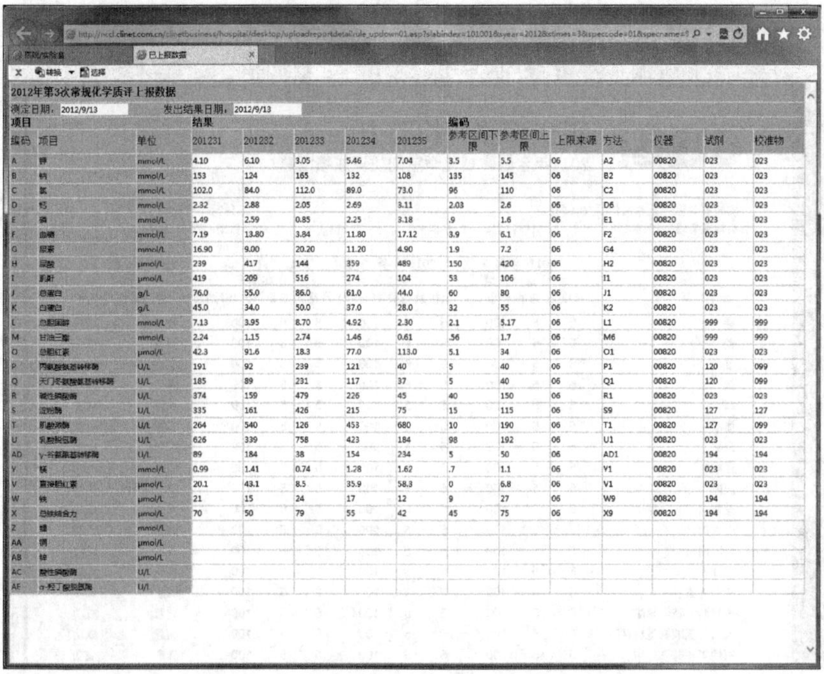

2012年第3次常规化学质评上报数据

测定日期：2012/9/13　　发出结果日期：2012/9/13

项目			结果					编码						
编码	项目	单位	201231	201232	201233	201234	201235	参考区间下限	参考区间上限	上限来源	方法	仪器	试剂	校准物
A	钾	mmol/L	4.10	6.10	3.05	5.46	7.04	3.5	5.5	06	A2	00820	023	023
B	钠	mmol/L	153	124	165	132	108	135	145	06	B2	00820	023	023
C	氯	mmol/L	102.0	84.0	112.0	89.0	73.0	96	110	06	C2	00820	023	023
D	钙	mmol/L	2.32	2.88	2.05	2.69	3.11	2.03	2.6	06	D6	00820	023	023
E	磷	mmol/L	1.49	2.59	0.85	2.25	3.18	.9	1.6	06	E1	00820	023	023
F	血糖	mmol/L	7.19	13.80	3.84	11.80	17.12	3.9	6.1	06	F2	00820	023	023
G	尿素	mmol/L	16.90	9.00	20.20	11.20	4.90	1.9	7.2	06	G4	00820	023	023
H	尿酸	μmol/L	239	417	144	359	489	150	420	06	H2	00820	023	023
I	肌酐	μmol/L	419	209	516	274	104	53	106	06	I1	00820	023	023
J	总蛋白	g/L	76.0	55.0	86.0	61.0	44.0	60	80	06	J1	00820	023	023
K	白蛋白	g/L	45.0	34.0	50.0	37.0	28.0	32	55	06	K2	00820	023	023
L	总胆固醇	mmol/L	7.13	3.95	8.70	4.92	2.30	2.1	5.17	06	L1	00820	999	999
M	甘油三酯	mmol/L	2.24	1.15	2.74	1.46	0.61	.56	1.7	06	M6	00820	999	999
O	总胆红素	μmol/L	42.3	91.6	18.3	77.0	113.0	5.1	34	06	O1	00820	023	023
P	丙氨酸氨基转移酶	U/L	191	92	239	121	40	5	40	06	P1	00820	120	099
Q	天门冬氨酸氨基转移酶	U/L	185	89	231	117	37	5	40	06	Q1	00820	120	099
R	碱性磷酸酶	U/L	374	159	479	226	45	40	150	06	R1	00820	023	023
S	淀粉酶	U/L	335	161	426	215	75	15	115	06	S9	00820	127	127
T	肌酸激酶	U/L	264	540	126	453	680	10	190	06	T1	00820	127	099
U	乳酸脱氢酶	U/L	626	339	758	423	184	98	192	06	U1	00820	023	023
AD	γ-谷氨酰基转移酶	U/L	89	184	38	154	234	5	50	06	AD1	00820	194	194
Y	镁	mmol/L	0.99	1.41	0.74	1.28	1.62	.7	1.1	06	Y1	00820	023	023
V	直接胆红素	μmol/L	20.1	43.1	8.5	35.9	58.3	0	6.8	06	V1	00820	023	023
W	铁	μmol/L	21	15	24	17	12	9	27	06	W9	00820	194	194
X	总铁结合力	μmol/L	70	50	79	55	42	45	75	06	X9	00820	194	194
Z	锂	mmol/L												
AA	铜	μmol/L												
AB	锌	μmol/L												
AC	酸性磷酸酶	U/L												
AE	α-羟丁酸脱氢酶	U/L												

图 26-10　Clinet EQA 已提交的常规化学室间质量评价信息

（六）不同专业室间质量评价统计结果报告界面

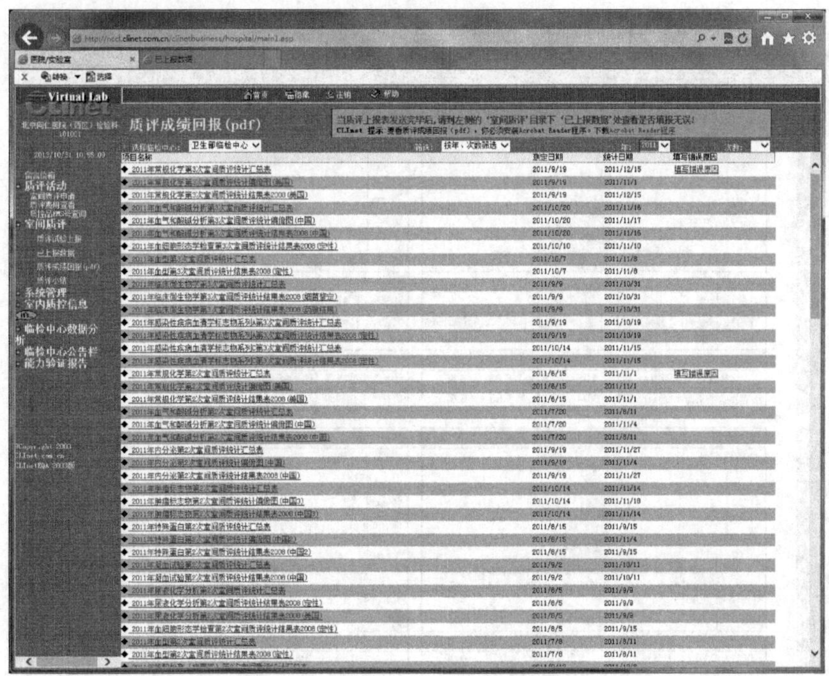

图 26-11　Clinet EQA 不同专业室间质量评价统计结果报告界面

（七）常规化学室间质量评价统计报告

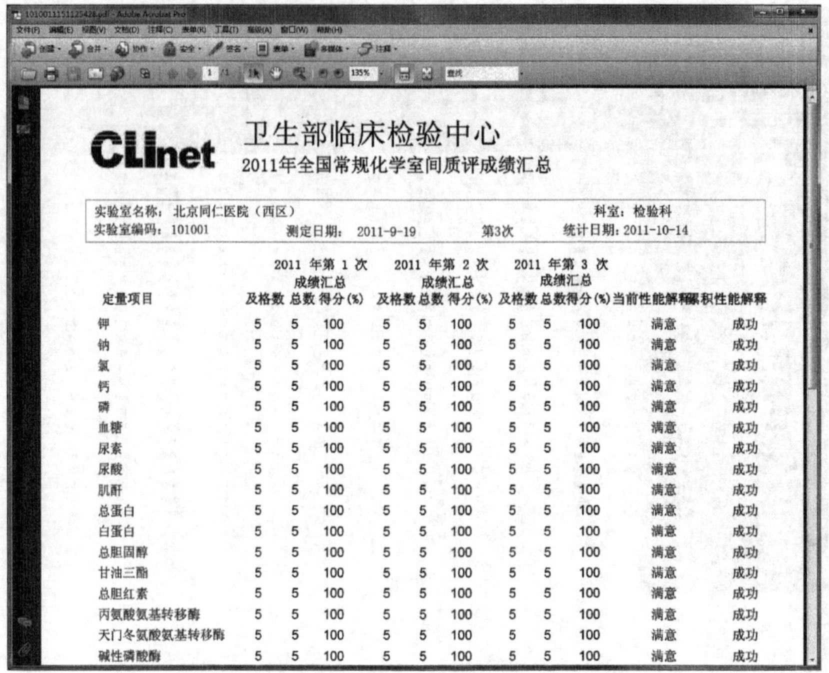

CLinet

卫生部临床检验中心

2011年全国常规化学室间质评成绩汇总

实验室名称：北京同仁医院（西区）　　科室：检验科

实验室编码：101001　　测定日期：2011-9-19　　第3次　　统计日期：2011-10-14

定量项目	2011 年第 1 次成绩汇总 及格数	总数	得分(%)	2011 年第 2 次成绩汇总 及格数	总数	得分(%)	2011 年第 3 次成绩汇总 及格数	总数	得分(%)	当前性能解释	累积性能解释
钾	5	5	100	5	5	100	5	5	100	满意	成功
钠	5	5	100	5	5	100	5	5	100	满意	成功
氯	5	5	100	5	5	100	5	5	100	满意	成功
钙	5	5	100	5	5	100	5	5	100	满意	成功
磷	5	5	100	5	5	100	5	5	100	满意	成功
血糖	5	5	100	5	5	100	5	5	100	满意	成功
尿素	5	5	100	5	5	100	5	5	100	满意	成功
尿酸	5	5	100	5	5	100	5	5	100	满意	成功
肌酐	5	5	100	5	5	100	5	5	100	满意	成功
总蛋白	5	5	100	5	5	100	5	5	100	满意	成功
白蛋白	5	5	100	5	5	100	5	5	100	满意	成功
总胆固醇	5	5	100	5	5	100	5	5	100	满意	成功
甘油三酯	5	5	100	5	5	100	5	5	100	满意	成功
总胆红素	5	5	100	5	5	100	5	5	100	满意	成功
丙氨酸氨基转移酶	5	5	100	5	5	100	5	5	100	满意	成功
天门冬氨酸氨基转移酶	5	5	100	5	5	100	5	5	100	满意	成功
碱性磷酸酶	5	5	100	5	5	100	5	5	100	满意	成功

图 26-12　Clinet EQA 常规化学室间质量评价统计报告

（八）常规化学室间质量评价统计报告(图形方式)

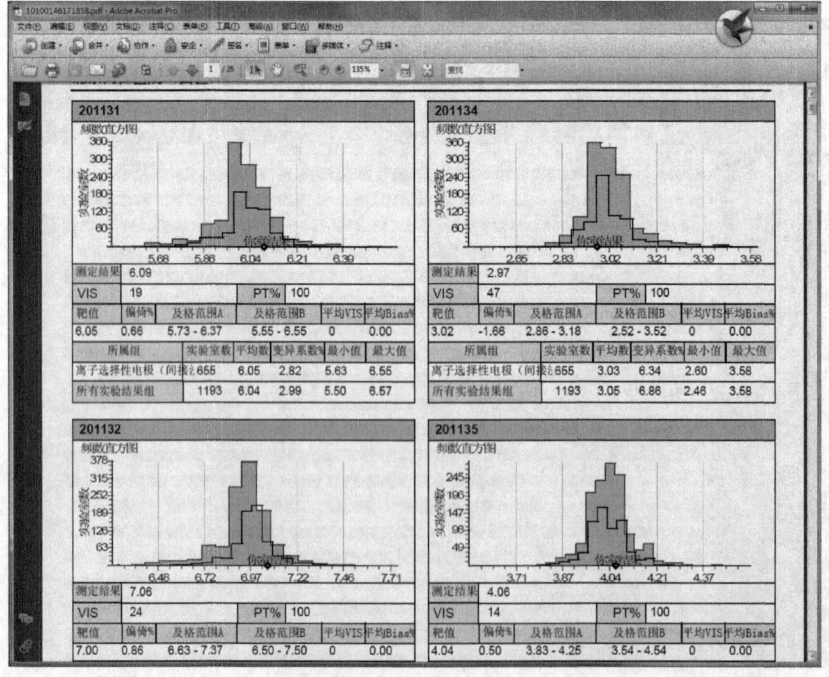

测定结果	6.09				
VIS	19		PT%	100	
靶值	偏倚%	及格范围A	及格范围B	平均VIS	平均Bias%
6.05	0.66	5.73 - 6.37	5.55 - 6.55	0	0.00
所属组	实验室数	平均数	变异系数%	最小值	最大值
离子选择性电极（间接	655	6.05	2.82	5.63	6.55
所有实验结果组	1193	6.04	2.99	5.50	6.57

测定结果	2.97				
VIS	47		PT%	100	
靶值	偏倚%	及格范围A	及格范围B	平均VIS	平均Bias%
3.02	-1.66	2.86 - 3.18	2.52 - 3.52	0	0.00
所属组	实验室数	平均数	变异系数%	最小值	最大值
离子选择性电极（间接	655	3.03	6.34	2.60	3.58
所有实验结果组	1193	3.05	6.86	2.46	3.58

测定结果	7.06				
VIS	24		PT%	100	
靶值	偏倚%	及格范围A	及格范围B	平均VIS	平均Bias%
7.00	0.86	6.63 - 7.37	6.50 - 7.50	0	0.00

测定结果	4.06				
VIS	14		PT%	100	
靶值	偏倚%	及格范围A	及格范围B	平均VIS	平均Bias%
4.04	0.50	3.83 - 4.25	3.54 - 4.54	0	0.00

图 26-13　Clinet EQA 常规化学室间质量评价统计报告(图形方式)

五、未来的发展

我们正在不断完善 Internet 工具,以 WWW 方式进行 EQA 数据的交换,以及将 EQA 工具箱软件转换为 Web 浏览器方式。新产品预期提供额外功能:①通用格式;②容易维护支持;③内置连接设施;④Web 软件较低成本就能获得;⑤数据与 EQA 组织者数据库一体化,由于程序是驻留在服务器上。

当足够大量的 EQA 参加者加入 Internet 后,就可引入新的系统。而且,维护适当的保密性是室间质评计划中重要的部分。尽管,问题没有电子医疗记录那样严重,仍需要保护其保密性,确保完整性,以及解决发送和接受真实性问题。由于是公众网络,Internet 解决方案会受到信息截断、损坏等。

在室间质评计划中使用远程通讯技术已成为优先考虑的事情,尽管在执行的道路上还有一定的困难。手工操作将不断减少,由于多步骤的抄写和数据输入导致的错误将消失。该系统将变得快速、更具成本效率。EQA 组织者与参加实验室之间的关系进入一个新的合作阶段。EQA 工具箱,特别的设计用于连接目的,为用户提供更灵活的方式,以及更好地对 EQA 结果进行挖掘。

第二十七章

室间质量评价数据统计分析

第一节　离群值及处理

一、离　群　值

离群值(outlier)　样本中的一个或几个观测值,它们离其他观测值较远,暗示它们可能来自不同的总体。离群值即我们通常所说的异常值,指样本中的个别值,其数值明显偏离所属样本的其余观测值。

异常值可能是总体固有的随机变异性的极端表现,这种异常值和样本中其余观测值属于同一总体;异常值也可能是由于试验条件和试验方法的偶然偏差所产生的后果,或产生于观测、计算、记录中的失误,这种异常值和样本中其余观测值不属于同一总体。

由于在实验室绝大部分的检测值　属于正态分布,所以判断异常值的依据应根据GB/T 4883—1985《数据的统计处理和解释　正态样本异常值的判断和处理》进行判断和处理。对于指数分布样本和Ⅰ型极值分布样本异常值的判断与处理在GB/T 8056—87《数据的统计处理和解释　指数样本异常值的判断和处理》和GB/T 6380—86《数据的统计处理和解释　Ⅰ型极值分布样本异常值的判断和处理》中都作了具体的规定。指数分布样本常见于寿命试验,而Ⅰ型极值分布样本常用于水文气象领域,由于它们在日常化验室中很少应用,所以不作介绍。在此应当注意,对异常值的判断应首先找出实际的原因(实验条件等)。而当实际寻找异常值原因不易时,才能使用这种数理统计判断与处理异常值的方法与准则。

二、判断异常值的一般统计原则

1. 异常值可分为单侧(上侧、下侧)和双侧情况,即异常值可以是高端值,也可以是低端值,也可以是在两端都可能出现的极端值。

2. 应规定样本中检出异常值的个数上限(占样本观测值个数的较小比例),超过该上限,对此样本代表性应作慎重研究和处理。

3. 根据检出水平α(α宜取值是5%,1%或10%)、观测值个数n确定统计量的临界值,将各观测值代入检验规则中给出的统计量,若超过临界值则判断为异常值,否则判为“没有异常值”。

4. 在允许检查异常值可大于 1 的情况,GB/T 4883 规定的方法是重复使用同一种判断单个异常值的检验规则,即首先检验全体观测值,若不能检出异常值则整个检验停止。若查出一个异常值,就对余下的观测值继续检验,直到不能检出异常值,或检出的异常值个数超过上限为止。

三、处理异常值的一般规则

1. 对检出的异常值,应尽可能寻找产生异常值的技术上的、物理上的原因,作为处理异常值的依据。

2. 处理异常值的方式有:

(1)异常值保留在样本中参加其后的数据分析;

(2)允许剔除异常值,即把异常值从样本中排除;

(3)允许剔除异常值,并追加适宜的观测值计入样本;

(4)在找到实际原因时修正异常值。

3. 应根据实际问题的性质,权衡寻找产生异常值原因的花费,正确判断异常值的得益及错误剔除正常观测值的风险,确定实施下述三个规则中的一个。

(1)对任何异常值,若无充分的技术的、物理上的说明其异常的理由,则不得剔除或进行修正。

(2)异常值中除有充分的技术的、物理上的说明其异常的理由者外,表现统计上高度异常的,也允许剔除或进行修正,其意义是:

指定为判断异常值是否高度异常的统计检验的显著性水平 α^*,简称剔除水平,其值小于检出水平 α;

实施时,按上述 3 条规定进行检验后,立即对检出的异常值,再按本节第四部分中 3 条规定以剔除水平 α^* 代替检出水平 α 进行检验,若在剔除水平下此检验是显著的,则判此异常值表现高度异常。

在重复使用同一检验规则的情况下,每次检出了异常值后都要再检验它在剔除水平下是否高度异常,若某次检验中检出的异常值为高度异常,则这个异常值及它前面检出的异常值都可被剔除或进行修正。除特殊情况外,剔除水平一般采用 1% 或更小,而不宜采用大于 5% 的值。

在选用剔除水平的情况下,检出水平可取 5% 或再大些。

(3)检出的异常值都可被剔除或进行修正。

4. 被检出的异常值,被剔除或修正的观测值及其理由,应予记录以备查询。

四、在已知标准差的情况下,判断和处理异常值的规则

判断异常值的统计量都以标准差或其估计量作为尺度。因此要尽可能地利用已获得的标准差的信息。它适用于正常稳定的生产、试验、测试的数据。根据 GB/T 4883 的规定,在标准差已知情况下使用奈尔(Nair)检验法或奈尔检验法的重复使用。

1. 上侧情形的检验法

(1)按大小排列的观测值 $x_{(1)} \leqslant x_{(2)} \leqslant \cdots \leqslant x_{(n)}$。计算统计量

$$R_n = (x_{(n)} - \bar{x})/\sigma$$

这里 σ 是已知的总体标准差,$\bar{x}$ 是样本的均值。

(2)确定检出水平 α,由附录 B 表查出对应 n,α 的临界值 $R_{1-\alpha}(n)$。

(3)当 $R_n > R_{1-\alpha}(n)$,判断最大值 $x_{(n)}$ 为异常值,否则,判断"没有异常值"。

(4)在给出剔除水平 α^* 的情况下 α^* 是判断异常值是否高度异常的统计检验的显著性水平,其值小于检出水平 α),在附录 B 表查出对应 n,α^* 的临界值 $R_{1-\alpha^*}(n)$。

$R_n > R_{1-\alpha^*}(n)$,判断 $x_{(n)}$ 为高度异常;否则,判断"没有高度异常的异常值"。

2. 下侧情形的检验法

与上述相同,但要使用统计量

$$R'_n = (\bar{x} - x_{(1)})/\sigma$$

代替 R_n,要判断的是最小值 $x_{(1)}$。

3. 双侧情形的检验法

(1)计算 R_n 与 R'_n 的值。

(2)确定检出水平 α,由附录 B 表查出对应 $n,\alpha/2$ 的临界值 $R_{1-\alpha/2}(n)$;

(3)当 $R_n > R'_n$,且 $R_n > R_{1-\alpha/2}(n)$,判断最大值 $x_{(n)}$ 为异常值;当 $R'_n > R_n$,且 $R'_n > R_{1-\alpha/2}(n)$,判断最小值 $x_{(1)}$ 为异常值;否则,判断"没有异常值"。

(4)在给出剔除水平 α^* 的情况下,由附录 B 表查出对应 $n,\alpha^*/2$ 的临界值 $R_{1-\alpha^*/2}(n)$。

当 $R_n > R'_n$,且 $R_n > R_{1-\alpha^*/2}(n)$,判断最大值 $x_{(n)}$ 为高度异常;当 $R'_n > R_n$,且 $R'_n > R_{1-\alpha^*/2}(n)$,判断最小值 $x_{(1)}$ 为高度异常;否则,判断"没有高度异常的异常值"。

示例:检验某种化纤纤维干收缩率,得 25 次观测值:3.13,3.49,4.01,4.48,4.61,4.76,4.98,5.25,5.32,5.39,5.42,5.57,5.59,5.59,5.63,5.63,5.65,5.66,5.67,5.69,5.71,6.00,6.03,6.12,6.76(%),已知在正常条件下,测试量服从正态分布,$\sigma = 0.65$,现检验下侧的异常值。规定至多检出三个异常值,检出水平 $\alpha = 5\%$,剔除水平 $\alpha^* = 1\%$。

解:$n = 25$ $\bar{x} = 5.2856$,$R'_{25} = (\bar{x} - x_{(1)})/\sigma = 3.316$

查附录 B 表　$R_{0.95} = (25) = 2.815$,$R_{0.99} = (25) = 3.284$

$R'_{24} > R_{0.99}(25)$,故判断 3.13 是高度异常的异常值。

舍去 3.13 后在余下的 24 个观测值中计算 $\bar{x} = 5.375$,这时的最小值为 3.49,$R'_{24} = (5.375 - 3.49)/0.65 = 2.90$,对 $n = 24$,查附录 B 表,$R_{0.95}(24) = 2.800$,$R_{0.99}(24) = 3.270$

$R'_{24} > R_{0.95}(24)$　故判 3.49 是异常值。

舍去 3.13,3.49 后余下的均值为 5.457,这时最小值为 4.01,因 $R'_{23} = (5.457 - 4.01)/0.65 = 2.227$。对 $n = 23$,查附录 B 表,$R_{0.95}(23) = 2.784$,$R'_{23} < R_{0.95}(23)$,故判断"没有异常值"。

检出 3.13 和 3.49 是异常值,其中 3.13 是高度异常,可考虑剔除。

五、在未知标准差情况下(异常值≤1),判断和处理异常值的规则

对于标准差未知和异常值个数不超过 1 时,GB/T 4883 中规定使用格拉布斯(Grubbs)检验法和狄克逊(Dixon)检验法,检验者可根据实际需要选定一种。

(一) 格拉布斯检验法

1. 上侧情形的检验法

(1)对于观测值 $x_1,\cdots,x_n$,计算统计量的值,这里 $x_{(n)}$

$$G_n=(x_{(n)}-\bar{x})/S$$

是最大观测值，$\bar{x}$ 和 S 是样本均值和样本标准差，分别表示如下：

$$\bar{x}=(x_1+\cdots+x_n)/n$$

$$S=\left[\frac{1}{n-1}(\sum x_i^2-n\bar{x}^2)\right]^{1/2}$$

(2)确定检出水平 α，在附录 C 表中查出对应 n,α 的临界值 $G_{1-\alpha}(n)$；

(3)当 $G_n>G_{1-\alpha}(n)$，判断最大值 $x_{(n)}$ 为异常值；否则，判断“没有异常值”。

(4)在给出剔除水平 α^* 的情况下，在附录 C 表查出对应 n,α^* 的临界值 $G_{1-\alpha^*}(n)$。当 $G_n>G_{1-\alpha^*}(n)$，判 $x_{(n)}$ 为高度异常；否则，判断“没有高度异常的异常值”。

2. 下侧情形的检验法

与上侧规则相同，但要使用统计量

$$G'_n=(\bar{x}-x_{(1)})/S$$

代替 G_n，要判断的是最小观测值 $x_{(1)}$。

3. 双侧情形的检验法

(1)计算 G_n 和 G'_n 的值；

(2)确定检出水平 α，在附录 C 表查出对应 $n,\alpha/2$ 的临界值 $G_{1-\alpha/2}(n)$；

(3)当 $G_n>G'_n$，且 $G_n>G_{1-\alpha/2}(n)$，判断 $x_{(n)}$ 为异常值；当 $G'_n>G_n$，且 $G'_n>G_{1-\alpha/2}(n)$ 时，判断 $x_{(1)}$ 为异常值；否则，判断“没有异常值”。

(4)在给出剔除水平 α^* 的情况下，在附录 C 表查出对应 $n,\alpha^*/2$ 的临界值 $G_{1-\alpha^*/2}(n)$。当 $G_n>G'_n$，且 $G_n>G_{1-\alpha^*/2}(n)$ 时，判断 $x_{(n)}$ 为高度异常；当 $G'_n>G_n$，且 $G'_n>G_{1-\alpha^*/2}(n)$，判断 $x_{(1)}$ 为高度异常；否则，判断“没有高度异常的异常值”。

示例：检验某批砖的抗压强度，测试 10 次的结果(自小而大排列)如下：4.7，5.4，6.0，6.5，7.3，7.7，8.2，9.0，10.1，14.0(单位：MPa)，试检验最大值是否为异常值，检出水平 $\alpha=5\%$。

解：$\bar{x}=4.7+5.4+6.0+6.5+7.3+7.7+8.2+9.0+10.1+14.0)/10$

$=7.89$

$s=2.704$

$$G_{10}=(x_{10}-\bar{x})/s=(14.0-7.89)/2.704=2.260$$

对 $n=10$，$G_{0.95}(10)=2.176$，因 $G_{10}>G_{0.95}(10)$，判断 $x_{(10)}=14$ 为异常值。

(二)狄克逊检验

1. 单侧情形的检验法

(1)对于按大小排列的观测值 $x_{(1)}<x_{(2)}<\cdots<x_{(n)}$，按表 27-1 计算统计量

表 27-1　样本大小及异常值计算

样本大小	检验高端异常值	检验低端异常值
n:3～7	$D=r_{10}=\frac{x_{(n)}-x_{(n-1)}}{x_{(n)}-x_{(1)}}$	$D'=r'_{10}=\frac{x_{(2)}-x_{(1)}}{x_{(n)}-x_{(1)}}$
n:8～10	$D=r_{11}=\frac{x_{(n)}-x_{(n-1)}}{x_{(n)}-x_{(2)}}$	$D'=r'_{11}=\frac{x_{(2)}-x_{(1)}}{x_{(n-1)}-x_{(1)}}$

续表

样本大小	检验高端异常值	检验低端异常值
n:11～13	$D=r_{21}=\dfrac{x_{(n)}-x_{(n-2)}}{x_{(n)}-x_{(2)}}$	$D'=r'_{21}=\dfrac{x_{(3)}-x_{(1)}}{x_{(n-1)}-x_{(1)}}$
n:14～30	$D=r_{22}=\dfrac{x_{(n)}-x_{(n-2)}}{x_{(n)}-x_{(3)}}$	$D'=r'_{22}=\dfrac{x_{(3)}-x_{(1)}}{x_{(n-2)}-x_{(1)}}$

(2)确定检出水平α,在附录D表查出对应n,α的临界值$D_{1-\alpha}(n)$;

(3)检验高端值时,当$D>D_{1-\alpha}(n)$,判断$x_{(n)}$为异常值;检验低端时,当$D'>D_{1-\alpha}(n)$,判断$x_{(1)}$为异常值;否则,判断“没有异常值”。

(4)在给出剔除水平α^*的情况下,在附录D表查出对应n,α^*的临界值$D_{1-\alpha^*}(n)$。

检验高端值时,当$D>D_{1-\alpha^*}(n)$,判断$x_{(n)}$为高度异常;检验低端值,当$D'>D_{1-\alpha^*}(n)$,判断$x_{(1)}$为高度异常;否则,判断“没有高度异常的异常值”。

2. 双侧情形的检验法

(1)D与D'的值(按上述方法);

(2)确定检出水平α,在附录E表查出对应n,α的临界值$\tilde{D}_{1-\alpha}(n)$;

(3)当$D>D',D>\tilde{D}_{1-\alpha}(n)$,判断$x_{(n)}$为异常值;当$D'>D,D'>\tilde{D}_{1-\alpha}(n)$,判断$x_{(1)}$为异常值;否则,判断“没有异常值”;

(4)在给出剔除水平α^*的情况下,在附录E表查出对应n,α^*的临界值$\tilde{D}_{1-\alpha^*}(n)$。

当$D>D',D>\tilde{D}_{1-\alpha^*}(n)$,判断$x_{(n)}$为高度异常,当$D'>D,D'>\tilde{D}_{1-\alpha^*}(n)$,判断$x_{(1)}$为高度异常;否则,判断“没有高度异常的异常值”。

示例:射击16发子弹,射程(自小而大排列)分别为1125,1248,1250,1259,1273,1279,1285,1285,1293,1300,1305,1312,1315,1324,1325,1350(单位:m)。

(a)判断$\alpha=1\%$。对$n=16$,

单侧情形:

使用$D'=r'_{22}=\dfrac{x_{(3)}-x_{(1)}}{x_{(14)}-x_{(1)}}=\dfrac{1250-1125}{1324-1125}=\dfrac{125}{189}=0.6614$

因$D_{0.99}(16)=0.595,D'>D_{0.99}(16)$,故判断最小值1125为异常值,

(b)双侧情形。对$n=16$,计算$D'=0.6614$和

$$D=r_{22}=\frac{x_{(16)}-x_{(14)}}{x_{(16)}-x_{(3)}}=\frac{1350-1324}{1350-1250}=\frac{26}{100}=0.26$$

查附录E表得$\tilde{D}_{0.99}(16)=0.627$,因$r'_{22}>r_{22},r'_{22}>\tilde{D}_{0.99}(16)$,故判断最小值1125为异常值。

六、在未知标准差情况下(异常值>1),判断和处理异常值的规则

根据GB/T 4883的规定,在标准差未知,异常值检出个数上限大于1时,应当使用偏度——峰度检验法和狄克逊检验法的重复使用的方法,检验者可根据实际要求选定实施其中的一种。在出现多个异常值时,重复使用同一检验方法可能犯判多为少(只检出一部分异常值)的错误,而不易犯判少为多(错误判断一部分观测值为异常值)。这两类错误的概

率以重复使用偏度——峰度检验法为少(可以证明,它也具有正确判断异常值的功效优良性)。但计算相对复杂得多,重复使用狄克逊检验法的效果次之,而重复使用格拉布斯的功效则较差,故不采用格拉布斯检验法。

(一)偏度——峰度检验法

1. 使用条件是:确认样本主体来自正态总体而极端值应较明显地偏离样本主体。

(1)对于观测值 $x_1, x_2, \cdots x_n$,计算偏度统计量

$$b_s = \frac{\sqrt{n}\sum_{i=1}^{n}(x_i-\bar{x})^3}{\left[\sum_{i=1}^{n}(x_i-\bar{x})^2\right]^{3/2}} = \frac{\sqrt{n}\left[\sum_{i=1}^{n}x_i^3 - 3\bar{x}\sum_{i=1}^{n}x_i^2 + 2n(\bar{x})^3\right]}{\left[\sum x_i^2 - n\bar{x}^2\right]^{3/2}}$$

(2)确定检出水平 α,在附录 F 表查出对应 n,α 的临界值 $b'_{1-\alpha}(n)$;

(3)对上侧情形,当 $b_s > b'_{1-\alpha}(n)$,判断最大值 $x_{(n)}$ 为异常值,否则,判断"没有异常值"。对下侧情形,当 $-b_s > b'_{1-\alpha}(n)$,判断最小值 $x_{(1)}$ 为异常值,否则,判断"没有异常值"。

(4)在给出剔除水平 α^* 的情况下,在附录 F 表查出对应 n,α^* 的临界值 $b'_{1-\alpha^*}(n)$;

对上侧情形,当 $b_s > b'_{1-\alpha^*}(n)$,判断 $x_{(n)}$ 为高度异常;对下侧情形,当 $-b_s > b'_{1-\alpha^*}(n)$,判断 $x_{(1)}$ 为高度异常,否则,判断"没有高度异常的异常值"。

2. 双侧情形——峰度检验法

(1)对于观测值 $x_1, x_2, \cdots x_n$。计算峰度统计量

$$b_k = \frac{n\sum_{i=1}^{n}(x_i-\bar{x})^4}{\left[\sum_{i=1}^{n}(x_i-\bar{x})^2\right]^2} = \frac{n\left[\sum_{i=1}^{n}x_i^4 - 4\bar{x}\sum_{i=1}^{n}x_i^3 + 6\bar{x}\sum_{i=1}^{n}x_i^2 - 3n\bar{x}^4\right]}{\left[\sum x_i^2 - n\bar{x}^2\right]^2}$$

(2)确定检出水平 α,在附录 G 表查出对应 n,α 的临界值 $b''_{1-\alpha}(n)$;

(3)当 $b_k > b''_{1-\alpha}(n)$,判断离均值 $\bar{x}$ 最远的观测值为异常值,当 $b_k \leqslant b''_{1-\alpha}(n)$,判断"没有异常值";

(4)在给出剔除水平 α^* 的情况下,在附录 G 表查出对应 n,α^* 的临界值 $b''_{1-\alpha^*}(n)$;

当 $b_k > b''_{1-\alpha^*}(n)$,判断离均值 $\bar{x}$ 最远的观测值为高度异常,否则,判断"没有高度异常的异常值"。

3. 重复使用峰度检验法的示例

示例:异常值问题早期研究中的著名实例(1883 年),对观测金星垂直半径的 15 个观测数据的残差:(单位:秒)。

-140, -0.44, -0.30, -0.24, -0.22, -0.13, -0.05, 0.06, 0.10, 0.18, 0.20, 0.39, 0.48, 0.63, 1.0l。

要判断 -1.40 和 1.01 是否异常。

首先考查使用条件,用正态概率纸(用法见国家标准 GB 4882—85《正态性检验》)作图 27-1。由图可看出,样本主体在图上近似在一条直线近旁,当画出适宜的直线后,样本一端或两端的个别点明显向外偏离,故可用偏度——峰度检验法。

计算得

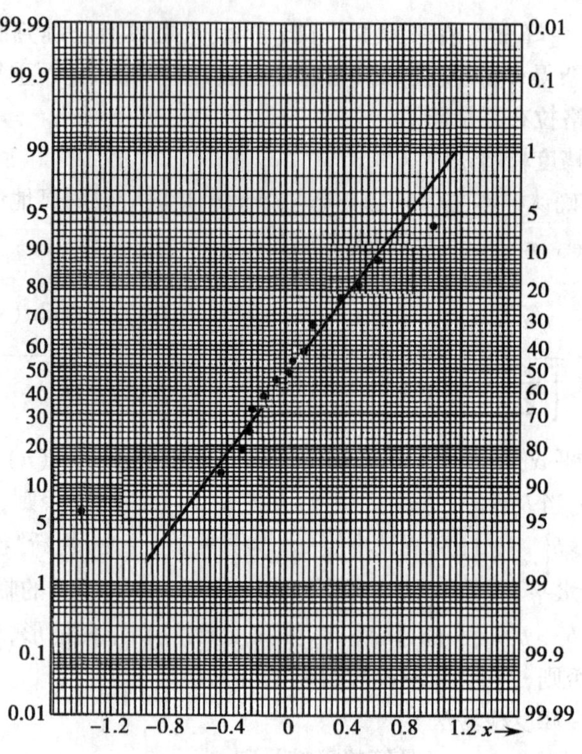

图 27-1　正态概率纸

$$\sum_{i=1}^{15} x_i = 0.27 \qquad \sum_{i=1}^{15} x_i^2 = 4.2545 \qquad \sum_{i=1}^{15} x_i^3 = -1.4177 \qquad \sum_{i=1}^{15} x_i^4 = 5.17025$$

$\bar{x}=0.27/15=0.018$

$b_k=15[5.17024805+4\times0.018\times1.417671+6\times(0.018)^2\times4.2545-45(0.018)^4]/[4.2545-15(0.018)^2]^2=79.20879579/18.05944013=4.3860$

取 $\alpha=5\%$，对应临界值为 4.13，因 $b_k=4.3860>4.13$，判断距离均值 0.018 最远的 -1.40 为异常值。

去除了 -1.40 之后，对余下 14 个值

$\sum_{i=1}^{14} x_i$	$\sum_{i=1}^{14} x_i^2$	$\sum_{i=1}^{14} x_i^3$	$\sum_{i=1}^{14} x_i^4$
0.27	4.2545	-1.417671	5.17024805
+1.40	-1.9600	+2.744000	-3.84160000
1.67	2.2945	1.326329	1.32864805

$\bar{x}=1.67/14=0.1193$，再计算

$b_k=14[1.32864805-4\times0.1193\times1.326329+6\times(0.1193)^2\times2.2945-3\times14(0.1193)^4)]/$

$[2.2945-14\times(0.1193)^2]^2$

$=12.36462926/4.39025216=2.8164$

对 $\alpha=5\%$，$n=14$。对应临界值约为 4.11，而 $b_k<4.11$，故不能再检出异常值。只检出 -1.40 为异常值。

(二) 狄克逊检验法

1. 狄克逊检验法的规则见上一部分。

2. 重复使用狄克逊检验法的示例。

示例:数据同(一)示例,对 $n=15$,计算

$$r_{22}=\frac{x_{(15)}-x_{(13)}}{x_{(15)}-x_{(3)}}=\frac{1.01-0.48}{1.01+0.30}=\frac{0.53}{1.31}=0.406$$

$$r'_{22}=\frac{x_{(3)}-x_{(1)}}{x_{(13)}-x_{(1)}}=\frac{-0.30+1.40}{0.48+1.40}=\frac{1.10}{1.88}=0.585$$

取 $\alpha=5\%$,对双侧问题,查出临界值 $\tilde{D}_{0.95}(15)=0.565$,由于 $r'_{22}>r_{22}$,且 $r'_{22}>\tilde{D}_{0.95}(15)$,故判断最小值 -1.40 为异常值。除去这个观测值以外的 14 个值($n=14$),使用

$$r_{22}=\frac{x_{(14)}-x_{(12)}}{x_{(14)}-x_{(3)}}=\frac{1.01-0.48}{1.01+0.24}=\frac{0.53}{1.25}=0.424$$

$$r'_{22}=\frac{x_{(3)}-x_{(1)}}{x_{(12)}-x_{(1)}}=\frac{-0.24+0.44}{0.48+0.44}=\frac{0.20}{0.92}=0.217$$

对 $\alpha=5\%$,临界值为 $\tilde{D}_{0.95}(14)=0.586$,故不能继续检出异常值,只检出 -1.40 为异常值。

详细的检验方法请参见 GB/T 4883《数据的统计处理和解释　正态样本异常值的判断和处理》。

第二节　室间质量评价计划的结果处理方法

在检测室间质量评价计划中,结果的评价是建立在与指定值的比较之上,给定值通常是从所有参加者的结果中获得,即公议值。

本文件中所描述的统计程序能够适用于大部分的检测室间质量评价计划。只要可行,室间质量评价计划的结果分析应尽量采用这些程序,但在某些情况下,也可能需要采用其他更适合的统计技术。

对于所有的室间质量评价计划,统计分析只是评价其结果的一个方面。如果一个结果被认为是离群值,这意味着,从统计上看它明显地不同于本组的其他结果。然而,从所涉及的具体学科(如化学)看,结果可能没有“错”。这就是为什么规定结果的评价应由统计分析和技术专家共同参加的原因。

一、统计设计

提供给实验室的检测物品之间的所有差别已降至最小,因此结果的变异性主要有两个来源:实验室间的变异(包括测量方法间的变动)和实验室内部的变异。我们将通过在这两种类型的变异上来评价实验室的结果和提供反馈。

为了评定实验室间和实验室内这两种变异性,实验室必须进行多于一次(如两次)的相同检测。因此,只要可能,室间质量评价计划应设计成能够获得成对的相关结果。这可以用样品对来实现,如不可能,也可以通过对一个样品检测两次的结果来获得。

如果使用成对的样品,它们可以是等同的(即“均一对”)或者存在轻微的差别(分割水

平对)。由样品对获得的结果分成两类:均一对,其结果预期是相同的(即两个样品完全相同或同一样品检测两次);分割水平对,其结果稍有差异。

均一对和分割水平对这两种类型结果的统计分析是相同的,但在解释上稍有不同。有些室间质量评价计划不可能获得结果对,即只能获得单一样品的单个结果,在这种情况下,统计分析较为简单,但不能区分出两种不同类型的变异。在室间质量评价计划设计过程中另一个重要的统计考虑是,假设分析的结果服从正态分布。这是统计分布中最常见的类型(图27-2)。

正态分布是一个连续的、对称的"钟形"曲线,并被定义为大约有68%的值位于平均值的一倍标准偏差内,95%的值位于两倍标准偏差内,99%的值位于3倍标准偏差内。因此,计划组织者(特别是技术专家)必须注意,所有获得的结果应近似于正态分布。

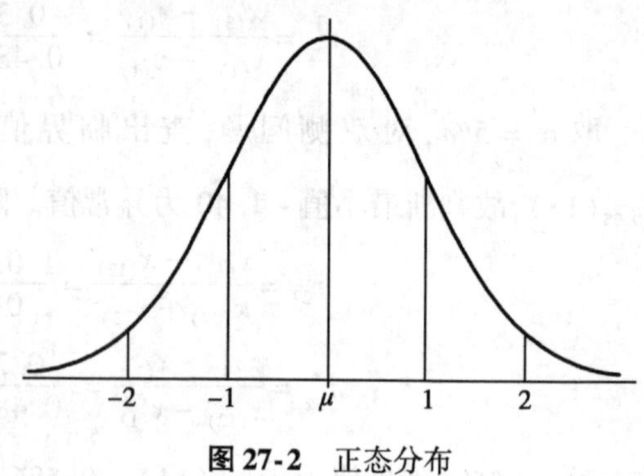

图27-2　正态分布

另外,对于具有连续数字的结果,技术专家必须仔细考虑给出所需的单位和小数位数(或有效数字),否则数据可能出现大量的重复值。另一个应该避免的问题是当特性量是在非常低的水平上测试时,结果往往是不对称的(即偏向零)。

二、数据准备

在开始进行统计分析之前,应采取措施确保所采集的数据是正确、合理的。

必须确保正确地输入所有提交的结果。一旦收到了所有结果(或已超过上报结果的最后期限),必须仔细复查输入的数据。通过这个检查过程,一般可以识别出数据中的粗大误差和潜在问题。

在某些情况下,结果需经过转换,例如:微生物计数的统计分析通常按结果的对数计算,而不是按原始的数据计算。当所有结果已被输入并经过检查(必要时经过转换),然后制作显示结果分布的数据直方图,以检验正态性假设。

检查直方图可以看出结果是否连续和对称。如果不是,统计分析可能无效。还可能出现一个问题,即在直方图上出现两组有差异的结果(即双峰分布),这通常是由于使用了产生不同结果的两种检测方法。在这种情况下,应对两种方法的数据进行分离,然后对每一种方法的数据分别进行统计分析。

三、总计统计量

完成了数据准备,就可以用总计统计量来描述结果。至少应包含7种综合的统计量——结果数、中位值、标准四分位数间距(*IQR*)、稳健的变异系数(*CV*)、最小值、最大值和极差。

其中最重要的统计量是中位值和标准化*IQR*——它们是数据集中和分散的量度,与平均值和标准偏差相似。使用中位值和标准化*IQR*是因为它们是稳健的统计量,即它们不受数据中离群值的影响。

结果数是从一个特定检测中得到的结果总数,符号为N。

中位值是一组数据的中间值,即有一半的结果高于它,一半的结果低于它。

标准化 IQR 是一个结果变异性的量度。它等于四分位间距(IQR)乘以因子 0.7413(因子 0.7413 是从“标准”正态分布中导出),其与一个标准偏差相类似。四分位间距是低四分位数值和高四分位数值的差值。低四分位数值($Q1$)是低于结果的四分之一处的最近值,高四分位($Q3$)是高于结果四分之三处的最近值。在大多数情况下 $Q1$ 和 $Q3$ 通过数据值之间的内插法获得。$IQR = Q_3 - Q_1$,标准化 $IQR = IQR \times 0.7413$。

$$\text{稳健 } CV \text{ 是变异系数,稳健 CV} = \frac{\text{标准化 } IQR}{\text{中位值}} \times 100\%$$

最小值是最低值(即 X[1]),最大值是最高值(即 $X[N]$),极差是它们之间的差值(即 $X[N] - X[1]$)。

计算了室间质量评价计划中的总计统计量后,为了及时地将信息反馈给实验室,可把中位值,标准化 IQR 以及实验室的结果列成表格,作为中期报告发至参加实验室。中期报告发布之后,组织者不应对数据再做改动和添加(如迟到的结果)。

四、稳健 Z 比分数和离群值

为了统计评价参加实验室的结果,可使用基于稳健总计统计量的 Z 比分数(中位值和标准化 IQR)。如果是样品对的结果(在大多数情况下),将计算两个 Z 比分数,即实验室间 Z 比分数(ZB)和实验室内 Z 比分数(ZW)。它们分别基于结果对的和与差值。

假设结果对是从 A 和 B 两个样品中获得的。把样品 A 所有结果的中位值和标准化 IQR 分别写为中位值(A)和标准化 IQR(A),(样品 B 也类似)。仅对一个样品 A 的结果而言,简单的稳健 Z 比分数(用 Z 表示)为:

$$Z = \frac{A - \text{中位值}(A)}{\text{标准 } IQR(A)}$$

当根据样品对的结果 A 和 B 计算 ZB 和 ZW 时,首先计算结果对的标准化和(用 S 表示)和标准化差值(Z),即:

$$S = (A + B)/\sqrt{2} \text{ 和 } D = (A - B)/\sqrt{2} \text{(保留 D 的 + 或 - 号)}$$

通过计算每个实验室的标准化和及标准化差值,可以得出所有的 S 和 D 的中位值和标准化 IQR,即中位值(Z),标准化 IQR(D)等(这些总计统计量通常在报告表中列出,便于参加者自己计算 Z 比分数)。

随后计算实验室间 Z 比分数(ZB)和实验室内 Z 比分数(ZW),即

$$ZB = \frac{S - \text{中位值}(S)}{\text{标准 } IQR(S)} \quad \text{和 } ZW = \frac{D - \text{中位值}(D)}{\text{标准 } IQR(D)}$$

在报告中列表给出计算的 Z 比分数,并依据这些 Z 比分数来评定实验室的结果。把离群值定义为 Z(包括 ZB 和 ZW)绝对值大于等于 3 的结果或结果对,在表中,离群值在其 Z 比分数边上以(§)标出。

当实验室的 Z 比分数处在有问题的区间(即 $2 < |Z| < 3$)时,应鼓励实验室认真地检查它们的结果偏差较大的原因。

对认为是离群的结果进行说明时,必须考虑 Z 比分数的符号和室间质量评价计划的设计。对于均一对和分割水平对,一个正的实验室间离群值(即 $ZB \geq 3$)表明该样品对的两个结果太高。而一个负的实验室间离群值(即 $ZB \leq -3$)表明其结果太低。

对于样品对，实验室内离群值（即 $|ZW|\geqslant 3$）表明两个结果间的差值太大。

对于一个样品（X）的验证计划，一个简单的稳健 Z 比分数是离群值时，Z 比分数的符号可以表明结果太高（正）或太低（负），但不能确定离群是由于实验室间变动还是实验室内变动，或者是由二者所造成。

五、稳健分析

本方法来自 GB/T 28043——2011/ISO 13528:2005 利用实验室间比对进行能力验证的统计方法。

（一）算法 A

应用本算法可以得到数据平均值和标准差的稳健值。

稳健性是估计算法的特点，而不是其产生的估计值的特点，因此严格来说，称由此算法计算的平均值和标准差是稳健的是不确切的。然而，为避免使用烦琐的术语，本标准中的"稳健平均值"和"稳健标准差"应理解为利用稳健算法计算的总体平均值和总体标准差的均值估计。

按递增顺序排列 p 个数据，表示为：

$$x_1, x_2, \cdots, x_i, \cdots, x_p$$

这些数据的稳健平均值和稳健标准差记为 x^* 和 s^*。

计算 x^* 和 s^* 的初始值如下（med 表示中位数）：

$$x^* = med x_i \qquad (\mathrm{i}=1,2,3,4\cdots,\mathrm{p})$$

$$s^* = 1.483 \times med\left|x_i - x^*\right| \quad (\mathrm{i}=1,2,3,4\cdots,\mathrm{p})$$

根据以下步骤更新 x^* 和 s^* 的值。计算：

$$\delta = 1.5s^*$$

对每个 x_i（i=1,2,⋯,p），计算

$$x_i^* = \begin{cases} x^* - \delta, 若\ x_i < x^* - \delta \\ x^* + \delta, 若\ x_i > x^* + \delta \\ x_i, \qquad 其他 \end{cases}$$

再由下式计算 x^* 和 s^* 的新的取值：

$$x^* = \sum x_i^* / p$$

$$s^* = 1.134\sqrt{\sum (x_i^* - x^*)^2 / (p-1)}$$

其中求和符号对 i 求和。

稳健估计值 x^* 和 s^* 可由迭代计算得出，例如用已修改数据更新 x^* 和 s^*，直至过程收敛。当稳健标准差的第三位有效数字和稳健平均值相对应的数字在连续两次迭代中不再变化时，即可认为过程是收敛的。这是一种可用计算机编程实现的简单方法。

（二）算法 S

此算法用于标准差（或极差），可推出标准差或极差的稳健联合值。

将 p 个数据以递增顺序排列，表示为：

$$w_1, w_2, \cdots, w_i, \cdots, w_p$$

（这些数据可以是极差或标准差。）

稳健联合值记为 w^*，每个 w_i 相关的自由度为 ν。（当 w_i 为极差时，$\nu=1$。当 w_i 为 n 次测试结果的标准差时，$\nu=n-1$。）根据表 27-2，查得算法所需的 ξ 和 η 值。

表 27-2　稳健分析必需的因子：算法 S

自由度 ν	限系数 η	修正系数 ξ
1	1.645	1.097
2	1.517	1.054
3	1.444	1.039
4	1.395	1.032
5	1.359	1.027
6	1.332	1.024
7	1.310	1.021
8	1.292	1.019
9	1.277	1.018
10	1.264	1.017

注：η 和 ξ 的值由 GB/T 6379.5—2006 的附录 B 导出。

计算 w^* 的初始值如下（*med* 表示中位数），

$$w^* = med w_i \quad (i=1,2,\cdots,\mathrm{p})$$

按以下步骤更新 w^* 的值，计算

$$\varphi = \eta \times w^*$$

对于每个 $w_i(i=1,2,\cdots,\mathrm{p})$，计算

$$w_i^* = \begin{cases} \varphi, 若\ w_i > \varphi \\ w_i, \quad\quad 其他 \end{cases}$$

计算新的 w^*：

$$w^* = \xi \sqrt{\sum (w_i^*)^2 / p}$$

稳健估计值 w^* 可由迭代算法得到，即不断更新 w^*，直到过程收敛。当稳健估计值的第三位有效数字连续两次迭代后数值不再变化时，即可认为过程是收敛的。这是一种可利用计算机编程实现的简单方法。

六、图形显示

室间质量评价计划的报告除了包括结果、Z 比分数表和总计统计量之外，通常还应包含一定数量的图表。两个最常使用的图形是 Z 比分数序列图和尤登图。

这些图能帮助组织者解释结果，而对于参加者也是非常有用的，特别是那些带有离群值的参加者，他们能够看到他们提交的结果与其他实验室结果的差异。

1. Z 比分数序列图　图中按照大小的顺序显示出每个实验室的 Z 比分数（*ZB* 和 *ZW*），并标有实验室的编号，使每个实验室能够很容易地与其他实验室的结果进行比较（图 27-3）。

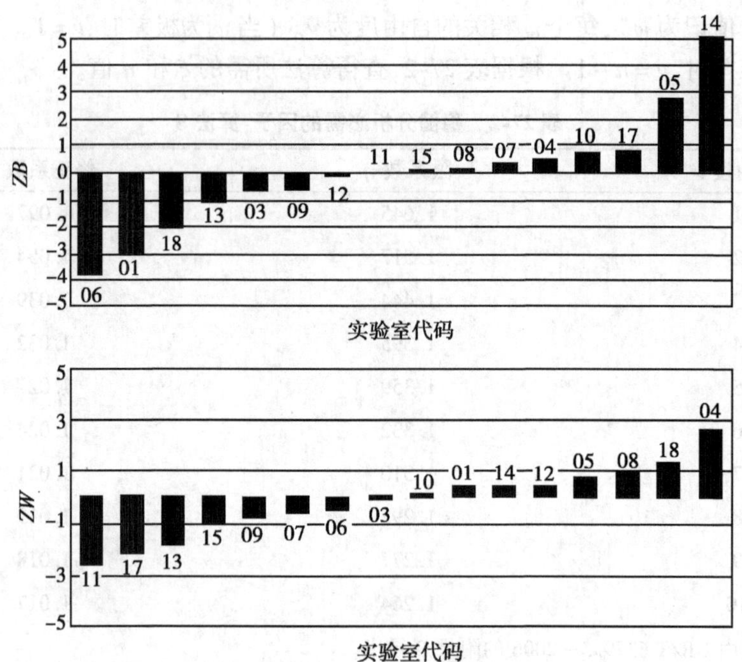

图 27-3　Z 比分数序列图

2. 尤登图　尤登图是为两个样品的结果对而设计的。尤登图能显著地表示出实验室的系统偏差。是每个实验室的结果对,用黑点(·)表示。图中的椭圆表示约为 95% 概率的置信区域,椭圆的中心为两个样品中位值的交点(图 27-4)。

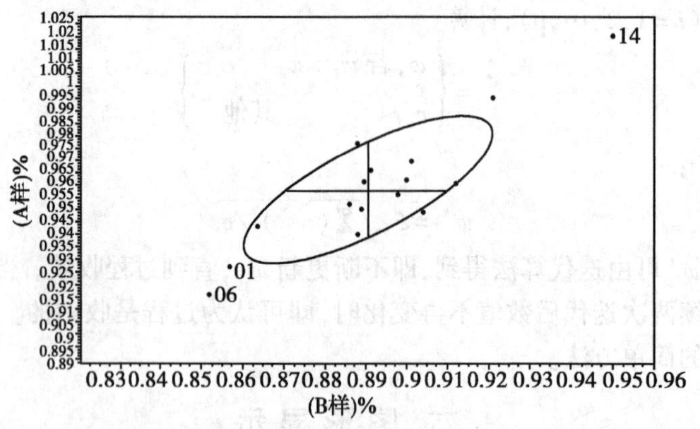

图 27-4　尤登图

处于椭圆外的所有的点都标有相应的实验室编号。但要注意,这些点并不意味着都是离群。这是因为离群的标准($|Z| \geqslant 3$)的置信水平约为 99%,而椭圆是约 95% 的置信水平。

这意味着,如果数据中没有离群值,期望大约有 5% 的结果将在椭圆外。然而因为室间质量评价的数据通常包含一些离群值,所以在大多数情况下将有超过 5% 的点在椭圆外。

尤登图中椭圆外的点,大体相当于那些 Z 比分数大于 2 或小于 -2 的值。因此,结果在椭圆之外但还不是离群值的实验室应当复查它们的结果。

尤登图的优点在于它们是真实数据的图示。在椭圆外的实验室能够看到它们的结果是怎样不同于其他的实验室。

从尤登图可以说明：

(1)含有明显系统误差的实验室(即实验室间变异)将在椭圆的右上象限或者在左下象限，即两个样品的结果异常高或低。

(2)随机误差(即实验室内变异)明显高于其他参加者的实验室将处于椭圆外的左上或右下象限，即一个样品的结果过高，而另一个则过低。

然而应注意，尤登图只是用来说明数据，并不用来准确评定实验室的结果(结果的评定仍由Z比分数确定)。

七、实验室综合表

在最终报告中，对检测样品中每个检测特性都应有一份综合表。该表包含了参加者的所有结果，同时带有相关的统计量和Z比分数。如必要，还包含了对实验室的说明。

第三节　室间质量评价结果的统计处理和能力评价

一、统计设计

1. 室间质量评价的结果可以多种形式出现，并构成各种统计分布。分析数据的统计方法应与数据类型及其统计分布特性相适应。无论使用哪一种方法对参加者的结果进行评价，一般应包括以下几方面内容：

(1)确定指定值；

(2)计算能力统计量；

(3)评价能力；

(4)在某些情况下需预先确定被测样品的均匀性和稳定性。

2. 在统计设计中应考虑下列事项及其相互影响：

(1)所涉及测试的精密性和正确性；

(2)在要求的置信水平下检出参加者之间的最小差异；

(3)参加者的数量；

(4)待检样品的数目和对每一被测样品进行重复检测/测量的次数。在校准室间质量评价计划中，应考虑比对的周期；

(5)估算指定值所使用的程序及识别离群值所使用的程序；

(6)校准室间质量评价计划中，参考实验室必须能够给出优于参加者的测量不确定度(应尽量选择拥有国家基标准的实验室)。

3. 在缺乏2(1)的可靠信息时，可能有必要组织一次先导性实验室间比对(协同试验)，以获得该信息。

二、靶值及其不确定度的确定

1. 确定靶值的方法有多种，下面是最常用的几种。按不确定度增加的顺序(多数情况下如此)排列如下：

(1)已知值——其结果由特定样品配制(如制备、稀释)时确定。

(2)有证参考值——由定义法确定(用于定量检测)。

(3)参考值——与一个可追溯到国家或国际标准的参考标准物质/标准样品或标准进行分析、测量或比对检测物品所确定的值。

(4)由各专家实验室获得的公议值。专家实验室在对被测量的测定方面应具有可证实的能力,其使用的方法已经过确认,并且有较高的精密度和准确度,与通常使用的方法具有可比性。在某些情况下,这些实验室可以是参考实验室。

(5)从参加实验室获得的公议值——利用下述的统计量,并考虑到极端结果的影响。

2. 为公正地评价参加实验室,以及促进实验室之间和方法之间的协调一致,应有确定的指定值。这一点通过参加共同的比对,并使用共同的靶值就可以实现。

3. 下述统计量适合于使用公议方法来确定指定值:

定性值——预先确定的多数百分率的公议值;

定量值——适当比对组的平均值,如:

(1)可以是加权或变换(如修剪平均或几何均值)的平均值;

(2)中位值、众数或其他稳健度量。

4. 应根据所开展项目的特定技术要求,运用"测量不确定度表示指南"(由 BIPM、IEC、IFCC、ISO、IUPAC 和 OIML 等联合制定)中规定的程序确定指定值的不确定度。

5. 极端结果

(1)在使用参加实验室的数据确定指定值时,所用的统计方法应当使极端结果的影响降至最小,这可以通过使用稳健统计方法或在计算之前剔除离群值来实现(详见 ISO5725-2)。

(2)如果参加者的结果作为离群值被剔除,那么该剔除应仅为了计算总计统计量,而在室间质量评价报告中仍需对这些结果进行评估,并且给出适当的能力评价。

6. 其他需考虑的事项

(1)按理想情况,如果用参考值或参加者的公议值来确定指定值,协调人应有一个程序来确定指定值的正确度以及检查数据的分布;

(2)协调人必须有根据其不确定度判断指定值是否可接受的准则。

三、能力统计量的计算

1. 室间质量评价结果常需转换成一个能力统计量以便于说明和衡量与指定值的偏差。

2. 检测能力的评价对于室间质量评价的参加者应有意义。因此,对检测项目的能力评价应该和检测的要求相关,并能被理解或符合特定领域里的惯例。

3. 变动性度量常用于计算能力统计量和室间质量评价计划的总结报告中。对一组比对的数据常用例子是:

- 标准差(s);
- 变异系数(CV)或相对标准偏差(RSD);
- 百分数与中位值的绝对差值或其他稳健度量。

4. 定性结果通常不需要经过计算。定量结果常用的统计量如下:

(1)绝对差值 $D = x - T$,这里 x 是参加者的结果值,T 为靶值

(2)百分差值 $=\frac{D}{T}\times 100\%$

(3)百分数或秩

(4)Z 比分数

$$Z=\frac{x-T}{s}$$

这里 s 是指变动性的适当的估计量/度量值。这种模式既适用于 T 和 s 由参加者结果推导出的情形,亦适用于 T 和 s 不是由全部参加者结果推导出的情形(例如,对靶值和变动性可作出明确规定时)。

利用四分位数稳健统计方法处理结果时,$Z=\frac{(x-T)}{0.7413IQR}$。式中 IQR 为四分位间距。

(5)E_n值(该统计量通常用于测量比对计划和测量审核活动)。

$$E_n=\frac{x_{LAB}-x_{REF}}{\sqrt{U_{LAB}^2+U_{REF}^2}}$$

式中 x_{LAB}是实验室的测量结果,x_{REF}是被测物品的参考值。U_{LAB}为参加者结果的不确定度;U_{REF}是指定值的不确定度。

5. 注意事项

(1)参加者结果和靶值之间的简单差值可能足以确定能力,且易被参加者所理解。数值($x-X$)在 ISO5725-4 中称为"实验室偏移的估计值"。

(2)百分率差适用于浓度的变化,参加者较易理解。

(3)百分数或秩用于高度离散或偏态分布的结果和次序响应,或不同的响应值有限时的情形。不要轻易使用该方法。

(4)根据检测数据的性质须对结果实行变换。有时这种变换是必要的,比如,稀释的结果以几何尺度变化,因而可以进行对数变换。

(5)如果使用统计量作为评价标准(如 Z 比分数),变动性的估计必须可靠,即基于足够的观察以减少极端值的影响和降低不确定度。

四、综合能力评估

1. 在单独一次室间质量评价轮回中,可以根据一个以上的结果对实验室能力进行评估。这种情况出现在一个特定测试物或一组相关的测试物有一个以上测试项目时,将能提供更为全面的测试能力的评估方法。

某些图表,例如尤登(Youden)图或曼德尔(Mandel)h 值图,都是表示测试能力的有效手段。

综合评估的例子如下:

(1)相同被测量的综合值:满意结果的数目,Z 比分数的平均值,绝对偏倚的平均值(以单位或百分比表示),绝对偏倚(或平方偏倚)之和。

(2)不同被测量的综合值:满意结果的数目或百分比,绝对 Z 比分数的平均值,与评价极限相关的绝对偏倚的平均值。

2. 注意事项

(1)数值可以根据需要进行变换,使它们都服从相同的假设分布(如 Z 比分数服从正态分布,偏差的平方服从 χ^2 分布)。

(2)对严重影响综合能力评价的极端值应进行检查。

五、能力评价

1. 在建立能力的评价标准前,应考虑能力的度量值是否具有下列特点:

(1)专家公议:在这种情况下,顾问组或其他资深专家直接确定报告的数据是否符合要求,专家公议是评价定性检测结果的主要途径。

(2)与目标的符合性:例如,应考虑方法的使用范围和参加者被认可的操作水平等。

(3)数值的统计判定:这里的评价准则适用于各种结果值。一般将 Z 比分数分为:

$|Z|\leqslant 2$　满意结果

$2<|Z|<3$　有问题

$|Z|\geqslant 3$　不满意或离群的结果

将 E_n 值分为

$|E_n|\leqslant 1$　满意结果

$|E_n|>1$　不满意结果

(4)参加者的公议:由一定百分比的参加者或由某个参考标准组提供的比分数值或结果的范围。如:①中心百分比(80%,90%或95%)满意,或②单侧百分比(最低90%)满意。

2. 分割样品方案的设计,目的是识别不合适的校准或结果中严重的随机误差。对此,应依据足够数量的数据和较宽的浓度范围进行评估。

为识别和描述这些问题,可采用作图法,特别是采用平均值所作的图表明实验室间差异。结果用适当的参数或非参数技术与回归分析和残差分析进行比较。

3. 只要可能,应使用图示法表示能力(如直方图、误差柱状图和 Z 比分数次序图)这些图示法可用来表示:①参加者结果的分布;②多个检测项目数据间的关系;③不同方法的分布比较。

有时,某些实验室出具的数据,在室间质量评价计划中为离群结果,但可能仍在其相关标准规定的允差范围之内,鉴于此,利用参加室间质量评价计划的结果来对实验室的能力进行判定时,通常不作出“合格”与否的结论,而是使用“满意/不满意”或“离群”的概念。

4. 当利用测量审核对实验室的能力进行判定时,可利用 E_n 值或参照相关技术标准(包括统计技术方面的标准)进行判定。

第四节　室间质量评价样品均匀性和稳定性评价

比对样品的一致性对利用实验室间比对进行室间质量评价至关重要。在实施室间质量评价计划时,组织方应确保室间质量评价中出现的不满意结果不归咎于样品之间或样品本身的变异性。因此,对于室间质量评价样品的检测特性量,必须进行均匀性检验和(或)稳定性检验。

对于制备批量样品的检测室间质量评价计划,通常必须进行样品均匀性检验。对于稳定性检验,则可根据样品的性质和计划的要求来决定。对于性质较不稳定的检测样品如生物制品，以及在校准室间质量评价计划中传递周期较长的测量物品，稳定性检验是必不可少的。

对于均匀性检验或稳定性检验的结果，可根据有关统计量表明的显著性或样品的变化能否满足室间质量评价计划要求的不确定度进行判断。本指南为这种判断和评价提供了指导。

一、均匀性检验

（一）均匀性检验的要求和方法

1. 对室间质量评价计划所制备的每一个样品编号。从样品总体中随机抽取10个或10个以上的样品用于均匀性检验。若必要，也可以在特性量可能出现差异的部位按一定规律抽取相应数量的检验样品。

2. 对抽取的每个样品，在重复条件下至少测试2次。重复测试的样品应分别单独取样。为了减小测量中定向变化的影响（飘移），样品的所有重复测试应按随机次序进行。

3. 均匀性检验中所用的测试方法，其精密度和灵敏度不应低于室间质量评价计划预定测试方法的精密度和灵敏度。

4. 特性量的均匀性与取样量有关。均匀性检验所用的取样量不应大于室间质量评价计划预定测试方法的取样量。

5. 当检测样品有多个待测特性量时，可从中选择有代表性和对不均匀性敏感的特性量进行均匀性检验。

6. 对检验中出现的异常值，在未查明原因之前，不应随意剔除。

7. 可采用单因子方差分析法对检验中的结果进行统计处理。若样品之间无显著性差异，则表明样品是均匀的。

8. 如果 σ 是某个室间质量评价计划中能力评价标准偏差的目标值，s_s 为样品之间不均匀性的标准偏差。若 $s_s \leqslant 0.3\sigma$，则使用的样品可认为在本室间质量评价计划中是均匀的。

（二）单因子方差分析（one way ANOVA）

为检验样品的均匀性，抽取 i 个样品（$i=1$、2、……m），每个样在重复条件下测试 j 次（$j=1$、2、……n）。

每个样品的测试平均值　$\bar{x}_i = \sum_{j=1}^{n} x_{ij}/n_i$ n

全部样品测试的总平均值 $\bar{\bar{x}}_i = \sum_{i=1}^{m} \bar{x}_i/m$

测试总次数　$N = \sum_{i=1}^{m} n_i$ m

样品间平方和　$SS_1 = \sum_{i=1}^{m} n_i(\bar{x}_i - \bar{\bar{x}})^2$　均方 $MS_1 = \dfrac{SS_1}{f_1}$

样品内平方和　$SS_2 = \sum_{i=1}^{m} \sum_{j=1}^{n_i} (x_{ij} - \bar{x}_i)^2$　均方 $MS_2 = \dfrac{SS_2}{f_2}$

自由度　$f_1 = m - 1$

$f_2 = N - m$

统计量
$$F=\frac{MS_1}{MS_2}$$

若 $F<$ 自由度为 (f_1,f_2) 及给定显著性水平 α（通常 $\alpha=0.05$）的临界值 $F_\alpha(f_1,f_2)$，则表明样品内和样品间无显著性差异，样品是均匀的。

应用实例：以某样品中某项目的均匀性检验为例说明单因子方差分析的应用。随机抽取10个样品，每个样品重复测试2次，测定结果见表27-3。

表27-3　某样品中某项目测试结果(g/L)

测试次数(j) / 样品号(i)	1	2
1	251.4	252.1
2	243.9	235.1
3	242.9	255.0
4	252.9	255.3
5	242.2	245.3
6	249.1	255.3
7	247.0	252.5
8	251.3	256.4
9	267.2	249.2
10	254.4	248.8
总平均值	250.82	

单因子方差分析结果见表27-4。

表27-4　方差分析结果

方差来源	自由度	平方和	均方	F
样品间	9	429.833	47.7592	1.17
样品内	10	411.545	41.1545	

F 临界值 $F_{0.05(9,10)}=3.02$。计算的 F 值为1.17，该值 $<F$ 临界值，这表明在0.05显著性水平时，样品中的某项目是均匀的。

（三）$s_s\leqslant 0.3\sigma$ 准则

从室间质量评价计划制备的样品中随机抽取 i 个样品（$i=1、2、\cdots\cdots m$），每个样在重复条件下测试 j 次（$j=1、2、\cdots\cdots n$）。按4.2款计算均方 MS_1、MS_2。

若每个样品的重复测试次数均为 n 次。按下式计算样品之间的不均匀性标准偏差 S_S：

$$s_s=\sqrt{(MS_1-MS_2)/n}$$

式中：MS_1—样品间均方；

MS_2—样品内均方；

n—测量次数。

若 $s_s \leq 0.3\sigma$，则使用的样品可认为在本室间质量评价计划中是均匀的。式中 σ 是室间质量评价计划中能力评价标准偏差的目标值。

应用实例：从室间质量评价计划制备的样品中随机抽取 12 个样品，每个样品重复测试 2 次，测试结果见表 27-5。

表 27-5　某样品中某项目量测试结果(g/L)

测试次数(j) 样品号(i)	1	2
1	10.5	10.4
2	9.6	9.5
3	10.4	9.9
4	9.5	9.9
5	10.0	9.7
6	9.6	10.1
7	9.8	10.4
8	9.8	10.2
9	10.82	10.7
10	10.2	10.0
11	9.8	9.5
12	10.2	10.0
总平均值	10.02 +	

统计分析结果见表 27-6。

表 27-6　某样品中某项目含量统计分析结果

方差来源	自由度	平方和	均方	S_S(mg/g)
样品间	11	2.5446	0.2313	0.292
样品内	12	0.7350	0.06125	

若该室间质量评价计划的能力评价标准偏差目标值 $\sigma = 1.10$g/L，则 $0.3 \times \sigma = 0.330$g/L，因 $S_S \leq 0.3\sigma$，所以对于本室间质量评价计划该样品中的某项目含量是均匀的。

二、稳定性检验

(一) 稳定性检验的要求和方法

对于某些性质较不稳定的检测样品，运输和时间对检测的特性量可能会产生影响。因此，在样品发送给实验室之前，需要进行有关条件的稳定性检验。

当检测样品有多个待测特性量时，应选择容易发生变化和有代表性的特性量进行稳定性检验。

稳定性检验的测试方法应是精密和灵敏的，并且具有很好的复现性。

稳定性检验的样品应从包装单元中随机抽取，抽取的样品数具有足够的代表性。在校准室间质量评价计划中，测量的物品需在参加实验室之间传递，作为被测特性量的监控，在计划运作的始末或期间应作稳定性检验。

稳定性检验的统计方法有 t 检验法、$|\bar{x}-\bar{y}|\leqslant 0.3\sigma$ 准则法等。t 检验法通常用于比较一个平均值与标准值/参考值之间或两个平均值之间是否存在显著性的差异。检验者可根据样品的性质和工作要求选用某一方法。

（二）t 检验法

1. 一系列测量的平均值与标准值/参考值的比较

按下式计算 t 值：

$$t=\frac{|\bar{x}-\mu|\sqrt{n}}{s}$$

式中：$\bar{x}$—n 次测量的平均值；

μ—标准值/参考值；

n—测量次数；

s—n 次测量结果的标准偏差。

注：为了保证平均值和标准偏差的准确度，$n\geqslant 6$。

若 $t<$ 显著性水平 α（通常 $\alpha=0.05$）自由度为 $n-1$ 的临界值 $t_{\alpha(n-1)}$，则平均值与标准值/参考值之间无显著性差异。

2. 两个平均值之间的一致性

按下式计算 t 值：

$$t=\frac{|\bar{x}_2-\bar{x}_1|}{\sqrt{\frac{(n_1-1)s_1^2+(n_2-1)s_2^2}{n_1+n_2-2}\times\frac{n_1+n_2}{n_1\times n_2}}}$$

式中：$\bar{x}_1$—第一次检验测量数据的平均值；

$\bar{x}_2$—第二次检验测量数据的平均值；

s_1—第一次检验测量数据的标准偏差；

s_2—第二次检验测量数据的标准偏差；

n_1—第一次检验测量的测量次数；

n_2—第二次检验测量的测量次数。

注：为了保证平均值和标准偏差的准确度，n_1 和 n_2 均 $\geqslant 6$。

若 $t<$ 显著性水平 α（通常 $\alpha=0.05$）自由度为 n_1+n_2-2 的临界值 $t_{\alpha(n_1+n_2-2)}$，则两个平均值之间无显著性差异。

（三）$|\bar{x}-\bar{y}|\leqslant 0.3\sigma$ 准则

若 $|\bar{x}-\bar{y}|\leqslant 0.3\sigma$ 成立，则认为被检的样品是稳定的。

式中：$\bar{x}$—均匀性检验的总平均值。

$\bar{y}$—稳定性检验时，对随机抽出样品的测量平均值。

注：抽样数≥3。对每个抽取的样品重复测试 2 次，每次分别单独取样。测量方法与均匀性检验用的测量方法相同。

σ—该室间质量评价计划的能力评价标准偏差目标值。

第五节　室间质量评价样品基质效应评价

一、基质效应

1. 基质(matrix)　基质亦称为“介质”或“基体”。分析样品中,除了分析物以外的所有其他物质和组分称为该分析物的基质。

2. 基质效应(matrix effect)　检测系统检测样品中的分析物时,处于分析物周围的所有非分析物质(基质)对分析物参与反应的影响,称为基质效应。

临床检验结果的准确度是检验可靠性的重要方面。为此,室间质量评价(external quality assessment,EQA)作为评价各实验室准确度(现应称为正确度)的依据。但是,现有数据说明,简单地从室间数据说明准确度不一定可行。室间质量评价用的控制品(controls),都经过加工处理。例如,冷冻、冷冻干燥、加稳定剂、添加某些分析物等,都是处理过的样品(processed sample)。

所有各种测定方法、仪器、试剂、检测系统等都是设计用来作新鲜患者样本检验的,对患者样品检验具有可靠性,但是不一定对各种处理过的样品的检测提供可靠数据。在平时,检测新鲜患者样本时不常见的偏倚(*bias*),在检测处理过样品时却常见,因为在处理过样品中有新鲜患者样本所没有的基质变化。这是新鲜患者样本与处理过样本间的基质差异产生新的基质效应。由于这些基质效应,以室间质量评价来评价检验正确度,若不注意会导致不正确结论。基质效应涉及各个检验专业项目,表现有所不同。在分析中,仪器设计、试剂组成、方法原理、控制品、校准品、室间质量评价用控制物的组成和处理技术是产生基质效应的因素。它们间的互相作用又使基质效应变得更为复杂。对这类基质效应的观察,是了解某检测系统(包括方法学、仪器、试剂、操作程序等)在检测处理过的样品时,和新鲜患者样品结果间具有的偏倚大小。但是,只用一种检验方法检测处理过的样品和新鲜患者样本时,无法看出这种偏倚。通过方法比对实验,假定某参考方法对新鲜患者样本和处理过的样本均能测出可靠结果,若被评价方法对新鲜患者样本的检测结果和参考方法比对具有的偏倚明显小于两方法对处理过样本对比具有的偏倚,即可说明该方法在检测处理过样本时具有的基体效应。显然,这样评价的基质效应是相对的。基质效应是对产生误差的解释,但不能阐明效应的真实机制。

二、基质效应的评价

(一)实验材料

1. 被评价方法(evaluated method)的试剂、校准物和仪器系统。

2. 比较方法(comparative method)试剂、校准物和仪器系统。期望使用的方法对处理过样本的控制物有很少的或没有基质效应。为了更好地实验,比较方法可以是决定性方法(如:胆固醇核素稀释-质谱方法),参考方法(如:胆固醇 Abell-Kendall 方法),批准指定比较方法和特定分析物的常用方法。

3. 处理过的样本,如研究的校准品,控制物。

4. 20 份新鲜患者样本,其分析物浓度或活性覆盖处理过样本浓度范围。用于分析的患者样本可来自健康人和患者,避免采用已知干扰的样本。

(二) 程序

1. 根据说明书准备处理过样本。

2. 使用被评价方法和比较方法,按照一分析批 20 份新鲜患者样本,处理过样本随机分插入新鲜标本之间来进行分析。重复这一过程三次,最好是分别进行校准。这样对每 20 个患者样本和处理过的样本可产生三个分析结果(表 27-7)。可根据美国临床和实验室标准研究院(CLSI)文件 EP9——使用患者样本的方法比对及偏倚的估计对离群值进行检查。

表 27-7　数据输入格式

样本	方法结果					
	比较方法			被评价方法		
	#1	#2	#3	#1	#2	#3
处理过样本#1						
新鲜患者样本#1						
新鲜患者样本#2						
新鲜患者样本#3						
新鲜患者样本#4						
新鲜患者样本#5						
处理过样本 #2						
新鲜患者样本#6						
新鲜患者样本#7						
新鲜患者样本#8						
新鲜患者样本#9						
新鲜患者样本#10						
处理过样本 #3						
新鲜患者样本#11						
新鲜患者样本#12						
新鲜患者样本#13						
新鲜患者样本#14						
新鲜患者样本#15						
处理过样本 #4						
新鲜患者样本#16						
新鲜患者样本#17						
新鲜患者样本#18						

续表

样本	方法结果					
	比较方法			被评价方法		
	#1	#2	#3	#1	#2	#3
新鲜患者样本#19						
新鲜患者样本#20						
处理过样本　#5						
分析物：						
单位：						
评价方法：						
比较方法：						

(三) 数据分析

1. 以被评价方法结果为 y 轴，比较方法为 x 轴，将 20 份新鲜患者样本和处理过样本(使用不同的记号)的重复结果的均值绘制图形。

2. 检查被评价方法和比较方法获得新鲜患者样本结果均值的分布，以确定采用下列两种分析方法。

(1)线性回归分析：若检查患者样本数据发现满足如下统计，则采用此方法。

①来自患者样本被评价方法和比较方法的结果之间的显示的线性关系没有任何显著的曲线；②在整个检查浓度范围回归线 y 轴上的离散显示出恒定；③检查回归分析数据的适当性(可参见最新版 CLSI 文件 EP6-定量测定程序线性评价——统计方法及 EP9-使用患者样本方法比对和偏倚估计)。

使用被评价方法结果的均值(患者标本)作为 y 轴及比较方法结果均值(患者标本)作为 x 轴进行线性回归分析，具体见实例 1。

实例 1：胆固醇(表 27-8)；使用线性回归分析(图 27-5)。

结论：通过线性回归分析，处理过样本显示出不同于患者标本的基质效应。

表 27-8　胆固醇(mg/dl)应用数据

样本	方法结果	
	比较方法*	被评价方法*
处理过样本#1	229.6	252
新鲜患者样本#1	246.6	245
新鲜患者样本#2	194.9	195
新鲜患者样本#3	267.9	268
新鲜患者样本#4	279.3	281
新鲜患者样本#5	182.3	190
处理过样本　#2	161.7	188
新鲜患者样本#6	249.2	252

续表

样本	方法结果	
	比较方法*	被评价方法*
新鲜患者样本#7	115.5	116
新鲜患者样本#8	181.9	182
新鲜患者样本#9	219.1	218
新鲜患者样本#10	128.7	136
处理过样本　#3	240.8	265
新鲜患者样本#11	148.3	148
新鲜患者样本#12	230.2	230
新鲜患者样本#13	273.3	265
新鲜患者样本#14	159.9	161
新鲜患者样本#15	187.8	187
处理过样本　#4	149.2	173
新鲜患者样本#16	105.9	107
新鲜患者样本#17	176.4	176
新鲜患者样本#18	202.3	207
新鲜患者样本#19	210.0	211
新鲜患者样本#20	204.4	205
处理过样本　#5	179.5	197

注：*三次重复的均值

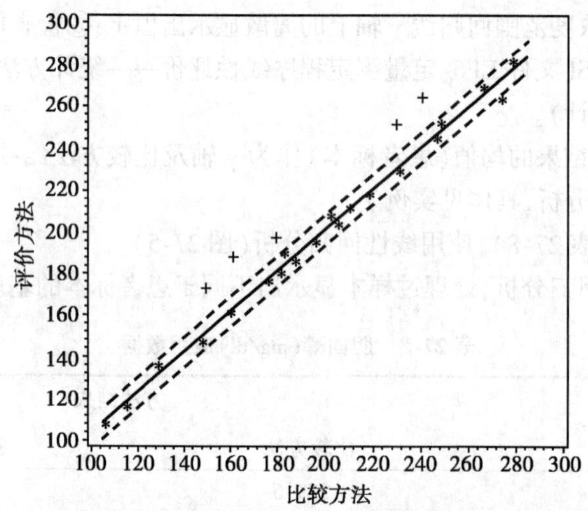

图 27-5　胆固醇两种方法对新鲜患者样本和处理过样本检测的线性图

注：* 表示新鲜患者样本　+ 表示处理过样本

(2)多项式回归分析：使用在 CLSI 文件 EP6 中描述了程序来检查新鲜患者样本的评价方法结果和被比较方法的结果的线性，包括计算最佳拟合多项式回归模式。这将提供最小的预期区间及最佳能力检出显著性的基质效应。正如实例，如果最佳拟合多项式是二阶多项式，其评价方法结果的值为 y 轴，比较方法结果的均值为 y 轴(见实例 2)，则

$$y = a_0 + a_1 x + a_2 x^2$$

如果二阶多项式回归模式 a_2 系数与0之间有统计学上差异(即是:t 检验确定 $p < 0.05$),使用二阶多项式。如果 a_2 与0之间没有统计学上的差异(即:$p > 0.05$),使用一阶多项式。

3. 使用如下公式,计算最小二乘法线性回归线,二阶多项式回归线、或log10转换(对y变量)回归线在给定x值情况下新鲜患者样本y值的均值的双侧95%预期区间。

$$\bar{Y}_{pred} \pm t(0.975, n-2) S_{y.x} \left[1 + \frac{1}{n} + \frac{(\bar{X}_i - \bar{\bar{X}})^2}{\sum (\bar{X}_i - \bar{\bar{X}})^2} \right]^{1/2}$$

其中:

$\bar{Y}_{pred}$ =基于估计回归曲线在 Xi 下 y 的预测值;

n =新鲜患者标本个数(不是重复测定总个数);

$S_{y.x}$ =回归的标准误 $= [\sum (Y_{pred} - \bar{Y}_i)^2 / (n-2)]^{1/2}$;

$\bar{X}_i$ = x值的第i个值(比较方法均值);

$\bar{Y}_i$ =y轴的第i个值(评价方法均值);

$\bar{\bar{X}}$ = 参考方法均值的总均值。

将每一个处理过样本的均值y的结果与使用公式从所有患者样本数据导出的统计学上规定的界限(95%预测区间)进行比较。提醒使用者如果在使用方法特异性上存在很大的差异,将产生差的相关性(很大的预测区间),会使这一程序不太有效或无效。见实例2。

实例2:水杨酸盐(表27-9),使用多项式回归分析(图27-6)。

结论:处理过样本没有显示出基质效应。

表27-9　水杨酸盐(mg/dl)应用数据

样本	方法结果					
	比较方法			被评价方法		
	#1	#2	#3	#1	#2	#3
处理过样本#1	28.4	29.1	29.4	28.3	28.0	28.4
新鲜患者样本#1	27.8	27.7	27.8	27.2	26.9	26.6
新鲜患者样本#2	9.6	9.6	8.9	9.6	9.1	9.2
新鲜患者样本#3	28.0	28.4	28.0	27.2	29.0	28.6
新鲜患者样本#4	7.7	6.9	7.4	8.1	7.8	7.7
新鲜患者样本#5	27.4	27.8	27.6	27.7	26.4	26.2
处理过样本　#2	23.0	20.9	23.2	23.4	22.8	22.9
新鲜患者样本#6	26.0	24.2	25.6	25.4	25.8	25.7
新鲜患者样本#7	25.1	25.1	25.1	24.6	25.6	24.3
新鲜患者样本#8	9.6	9.4	9.8	10.6	10.7	10.2
新鲜患者样本#9	17.0	16.1	17.9	18.7	18.8	18.7
新鲜患者样本#10	25.1	24.4	25.4	24.4	24.4	24.4

续表

样本	方法结果					
	比较方法			被评价方法		
	#1	#2	#3	#1	#2	#3
处理过样本　#3	18.9	16.1	17.9	18.7	18.8	18.7
新鲜患者样本#11	22.4	22.4	22.1	22.5	22.4	22.3
新鲜患者样本#12	19.7	19.0	20.4	20.8	20.5	20.1
新鲜患者样本#13	20.8	17.7	19.1	20.2	20.0	19.6
新鲜患者样本#14	15.3	13.3	14.4	15.2	15.1	15.3
新鲜患者样本#15	18.5	18.4	18.5	20.4	19.9	18.9
处理过样本　#4	9.3	11.5	9.1	9.7	9.4	9.5
新鲜患者样本#16	14.5	15.0	14.5	14.8	15.8	15.1
新鲜患者样本#17	6.9	6.6	6.8	7.1	6.9	6.8
新鲜患者样本#18	12.4	12.1	20.0	12.5	17.0	15.9
新鲜患者样本#19	5.8	5.8	5.6	6.3	6.5	5.9
新鲜患者样本#20	13.1	15.8	13.2	16.2	17.0	15.9
处理过样本　#5	6.5	6.8	5.9	7.8	7.6	7.2

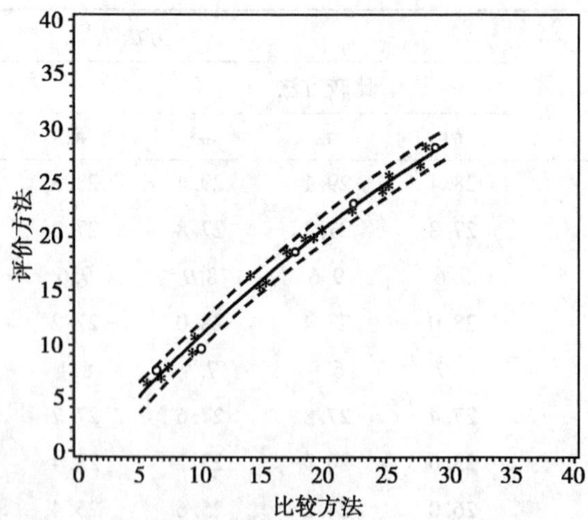

图 27-6　水杨酸盐两种方法对新鲜患者样本和处理过样本检测的多项式回归分析图

注：* 代表新鲜患者标本　+ 代表处理过样本

4. 在实例 2 中，以图形方式已阐明将回归线导出的已处理样本的偏离大小与 95% 预测区间进行比较。如果已处理样本的结果超出了预测区间外则存在基质效应（见实例 1）。如果处理样本的结果在预测区间之内，则可能不存在基质效应（见实例 2）。然而，如果在一组已处理过样本中观测到持续偏倚，且一些或所有偏倚均在预测区间之内，不能排除基质效应。

注：①因为室间质量评价的评价准则（界限）适用于控制物的单次测定，而本方案建议使用三次重复测定的均值。因此，室间质量评价的评价准则不能用来评价是否存在基质效应。②如果对控制样本进行评价，基质效应有统计学上的显著性并不一定在临床上或定量上就有重要性。然而，如果处理过样本是用作校准物，则基质效应应受到重视。

第二十八章

参加室间质量评价提高临床检验质量水平

室间质量评价(EQA),也称为能力验证(PT),是质量改进过程中一种重要工具,可为客户、认可机构和法规部门提供实验室能力的客观证据。本章将提供有关室间质量评价结果(不管其是否可接受)使用指南,以用于改进实验室检测质量。当前认可要求将 EQA 整合到实验室质量改进方案中。

记住室间质量评价的局限性很重要。传统的 EQA 方案仅侧重于分析过程(测量程序),而无法监测实验室分析前或后的过程。室间质量评价结果受变动影响与患者样本无关,如样本制备、基体效应、书写活动、统计学评估方法选择和对相同组的定义。此外,EQA 将不能检出实验室所有分析问题。

因此,室间质量评价(EQA)不适于用作实验室质量评估的唯一性方法,而只是实验室质量测定的一个部分。单个不合格结果并不必然表示实验室就存在问题。在有些研究中,有 20%~25% 不合格 EQA 结果未能揭示其实际原因。

第一节　EQA:实验室检测工作改进的工具

一、EQA 计划的选择

每个实验室及其各自的监管机构需要在可接受室间质量评价项目上达成一致意见。这可以通过法规或专业人员意见设置,且应适用于实验室检测范围并满足实验室用户需要。通常,监管机构将指定提供适用于实验室项目的 EQA 提供者目录。然后,实验室根据自身需要,从该目录上选择。

但监管机构应提供 EQA 项目适用性的文件证明标准。这些标准是建立在国际共识标准上的(适用时)。使用标准也应包括 EQA 样本可溯源参考值(在使用参考值时)范围并应类似患者样本执行(可替代性)。值得注意的是,这些 EQA 样本特性正是期望的,但经常不能达到。实验室(监管机构)可能需要与特定测量程序生产商联系,以获得有关测量程序的适用方案建议。实验室也应考虑成本、EQA 样本与患者样本相似性、方法与对等组相容性、对等组大小、室间质量评价的频次、报告的时间性和有效性、教育内容和客户服务。

二、样本处理程序

EQA 样本应在尽可能情况下采用与患者样本相同方式检测。通常,EQA 样本会经过一些预处理，这就与常规临床样本有所区别；但一旦准备了样本，这些步骤就不能干扰例行程序效用。有些项目提供与临床样本非常类似的样本，并且包含了样本的准备步骤。在要求特定准备和处理程序时，应遵循由 EQA 提供者提供的要求说明书上特定信息以执行。

一些实验室可能通过重复检测 EQA 样本（而患者样本仅检测一次）或通过特定分析人员检测 EQA 样本而不是在所有执行患者检测的人员内轮流进行 EQA 检测，从而与以患者不同方式、不正确地进行 EQA 样本检测。这些实践将导致室间质量评价失效，从而失去有关实验室程序和过程质量状态的实验室重要信息。

虽然在报告 EQA 样本时可能需要一些其他步骤，但报告的核心内容应尽可能与常规临床报告内容相似。如果认为常规报告不适用于 EQA 报告，则可能也同样不适用于临床报告。所有 EQA 报告复印件均应保留在实验室内，以通过 EQA 提供者验证信息处理情况。

保留样本以进一步检测，其保存方式应能够减少变质或其他损坏。在许多样本上，一旦执行复溶程序，则很难避免变质发生。

三、不满意得分处理

所有实验室偶尔都会出现不可接受 EQA 结果。不可接受 EQA 性能可能揭示在样本处理或分析过程的不适当情况。因此，应彻底调查每个不可接受结果，以提高对潜在问题的校正机会；大部分监管机构要求调查每个不可接受结果。后续措施包括确定其他结果是否受到影响、错误问题根源调查、排除问题根源的校正措施（适用于该问题原因）、对校正措施监控和要求时向监管机构报告。

有些误差可能由于在 EQA 样本上所采取措施引起，但通常不属于患者样本处理部分，如复溶过程。在确定这些错误原因之前，实验室首先需要排除其他因素。

EQA 结果也可作为预防措施建议。在任何可能情况下，实验室均应使用从可接受和不可接受结果调查上获得信息，作为为避免 EQA 问题而进行连续性改进工作的一部分。

实验室应监控其趋势结果，这些结果可能是问题正在形成的信号——如所有分析物结果位于平均值的一侧时或多次 EQA 样本结果不精密度增加时。在这种情况下及时采取措施可避免出现进一步不可接受结果或患者检测不准确情况。

在 ISO 17025——校准和检测实验室能力的通用要求和 ISO 15189 认可上，要求有关预防性措施、补救措施、问题根源调查、校正措施和后续跟踪审定的报告包含在常规管理评审中。

第二节　EQA 性能监控

对单个结果评估（包括满意和不满意结果）应结合随时间对 EQA 结果的有效跟踪。在每个 EQA 事件上，实验室应评估评分分布情况。如果所有结果均在可接受结果范围平均值的上、下方，则可能是校准问题。实验室应评估每个结果与平均值之间的差距。如果分析物含低或高浓度值在其质控限值范围内，但远离 EQA 项目的可接受范围平均值，则可能为线性问题。这表明检测程序降级和可能出现进一步 EQA 问题。

在单个 EQA 事件上不满意结果可能导致潜在系统实验室问题指示滞后。满意 EQA 评分仅是对某个时间上一个点性能的一个测量。EQA 性能监控将有助于为实验室提供其日间性能的较完整画面,从而使实验室能够在小问题变成大问题前采取预防措施。对单个结果的同一关键性核查应被应用到从一事件到另外事件之间的结果分析。

随时间性能监控可揭示校正措施影响,或能够提供可采取预防措施的有效信息。监控可检测到在单个结果上不明显的趋势或偏差。定期浓度相关监控可显示不能以其他方式检测到的水平相关偏差。

一、定量结果程序

(一) 允许差值及差值占允许差值的百分比

具体监控方案可能随分析物和实验室目标而定。理论上,EQA 监控将与实验室使用的其他质量监控一致。EQA 监控方法可能为图形或表格,这取决于要求详细水平。只有在监控方法能够展示 EQA 结果变化性、标示趋势并显示系统和过程变化影响时才为重要。可使用那些用于绘制常规 QC 结果或参考材料结果方法相似的图形方法。

用于 EQA 结果监控的最简单方法是以标准评分[如% 误差,*Z* 评分或标准误差区间(*SDI*)]为纵轴、以各自检测事件为横轴绘制图形(图 28-1)。评分始终在目标上方或下方时可能表示系统误差或校准误差。在评分上显著变化可能为试剂批次差异、再校准或系统失败反映。有关本分析的详细讨论如下:

1. 定量分析物长期监控举例　在 EQA 上性能测定包括以下两个部分:①用于评估实验室性能的靶值(赋值及其不确定度);②在该样本上评估区间或允许误差。

2. 靶值存在三种类型　①公议值,通常为方法组平均值或稳健测量(中位数);②来自其他实验室组的公议值;③从外部推导得到参考值(例如,参考实验室或决定/参考方法)。

3. 标准评估存在两种基本类型　①适当的区间,包括固定区间(如 ±4mmol/L)、固定百分比(如靶值 ±10%)或二者组合(如 ±0.33mmol/L 或靶值 ±10%,取大者);②基于公议标准差(s)的区间(如 $\pm 2s$)

4. 在许多项目上对于标准化评估,结果以“*Z* 比分数”表示,计算式为:$Z=(x-T)/s$,式中:

x = 参加者结果

T = 靶值

s = 室间质量评价(适当性或公议)标准差(s)

性能以标准等级评估,如

$0<|Z|<2$　　满意结果

$2<|Z|<3$　　有问题

$3<|Z|$　　不满意的结果

这些评分是建立在适当性标准或公议值上,由定义的 s 决定。

对每次 EQA 邮寄(通常为 1 ~5 个检测样本),最简单的性能评估方法是将提交的 EQA 结果与靶值之间差为纵轴(Y 轴)、以靶值为横轴(*X*)作图,要求覆盖评估区间。表 28-1 为血糖数据示例;在图 28-1 上以这些数据作曲线。在该例上显示数据相对于靶值的过分变化——大致可在最低水平(样本 953E)上产生不可接受结果。

表 28-1　葡萄糖室间质量评价结果(某次结果,以 mmol/L 表示)

次数和样本	结果	靶值	差值	±允许差值	差值占允许差值的百分比
953 A	10.73	10.19	0.539	1.02	53
953 B	9.02	9.12	-0.099	0.91	-11
953 C	13.42	12.96	0.462	1.30	36
953 D	4.02	4.31	-0.292	0.43	-68
953 E	2.64	3.03	-0.385	0.33	-117*

*不可接受结果

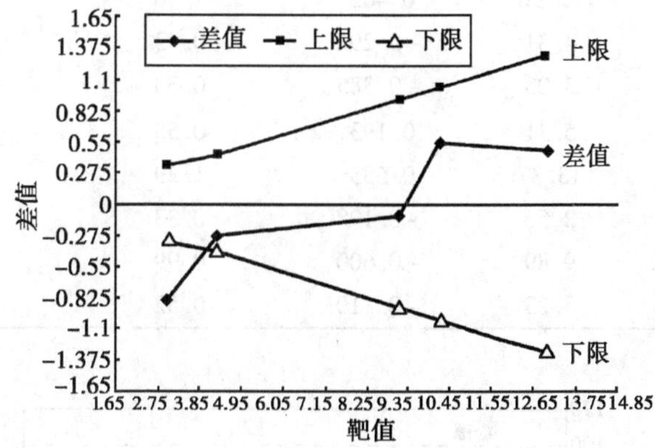

图 28-1　葡萄糖室间质量评价——953 批——回报结果和靶值之间差

为监控在不同 EQA 邮寄上结果,我们稍作修改,以适应增加的时间维数。一般方法建议如下,使通过增加数据转换以调整随不同浓度变化的评估区间。

实验室将 EQA 结果转换成"差值占允许差值的百分比",即将回报结果与靶值之间差再除以样本允许差值。转换评分为:100% 或以上(或 -100% 或更低)表示结果不可接受;多数值在 -100% 和 +100% 之间。然后,在传统"Shewhart"(或 Levey-Jennings)图上以转换结果作图,X 轴表示 EQA 活动次数。为便于解释,使用直线将转换结果平均值连接起来。

表 28-2 为这一过程的示例。在该表上显示连续 4 次 EQA 血糖结果。951 和 952 批显示一致正偏差,而在 951 B 上出现一个不可接受结果。在 952 批后,实验室将重新再校准设备并更换试剂批号。953 批显示偏差降低,但在与靶值差上具有较大变动(精密度下降),且包含另一个不可接受结果(953E)。961 批在与靶值一致性上得到提高,但仍不如 952 批好。

表 28-2　葡萄糖室间质量评价结果(4 次质评活动,以 mmol/L 表示)

次数和样本	结果	靶值	差值	±允许差值	差值占允许差值的百分比
951 A	13.26	12.30	0.957	1.23	78
951 B	15.90	14.38	1.518	1.44	106 *
951 C	4.13	3.92	0.204	0.39	52
951 D	4.18	4.09	0.088	0.41	22
951 E	2.53	2.46	0.066	0.33	20

续表

次数和样本	结果	靶值	差值	±允许差值	差值占允许差值的百分比
952 A	3.03	2.88	0.149	0.33	45
952 B	14.30	13.27	1.034	1.33	78
952 C	2.97	2.73	0.237	0.33	72
952 D	14.96	13.83	1.128	1.38	81
952 E	4.68	4.39	0.286	0.44	65
953 A	10.73	10.19	0.539	1.02	53
953 B	9.02	9.12	-0.099	0.91	-11
953 C	13.42	12.96	0.462	1.30	36
953 D	4.02	4.31	-0.292	0.43	-68
953 E	2.64	3.03	-0.385	0.33	-117 *
961 A	5.50	5.31	0.193	0.53	36
961 B	14.52	13.87	0.655	1.39	47
961 C	2.37	2.56	-0.198	0.33	-60
961 D	9.30	9.89	-0.600	0.99	-61
961 E	5.12	5.23	-0.110	0.52	-21

* 不可接受结果

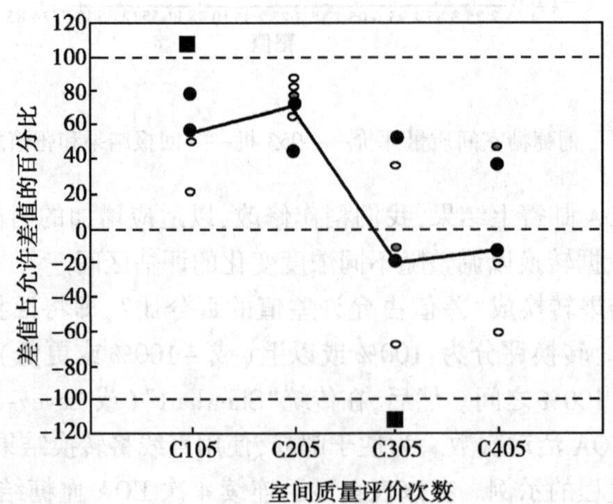

图 28-2　使用标准评分的 EQA 结果监控。本图显示标准评分在连续 4 次 EQA 活动(每次包含 5 个样本)上每个样本结果情况

在其他标准评分(在纵轴上)与浓度(在横轴上)图形上可指示特定水平偏差。但在这类型图形上只有长期偏差较为明显。

(二)室间质量评价数据分析质量控制规则

每次室间质量评价结果除了按照规定的靶值±允许总误差(TEa)来评价是否可接受外,还可以按照下述的室间质量评价数据分析质量控制规则对每次的室间质量评价数据作更进一步的分析，由此可见检测过程中存在系统误差还是随机误差。如表 28-3 所示。

表 28-3　室间质量评价数据分析质量控制规则

$1_{2.0SDI}$，至少一个结果超出 $\bar{x}_g \pm 2.0s_g$ 界限
在两次中 $1_{2.0SDI}$，两次中至少一个结果超出 $\bar{x}_g \pm 2.0s_g$ 界限
$2_{2.0SDI}$，至少 2 个结果超出 $\bar{x}_g \pm 2.0s_g$ 界限
$1_{2.25SDI}$，至少 1 个结果超出 $\bar{x}_g \pm 2.25s_g$ 界限
$1_{3.0SDI}$，至少 1 个结果超出 $\bar{x}_g \pm 3s_g$ 界限
$2_{3.0SDI}$，至少两个结果超出 $\bar{x}_g \pm 3s_g$ 界限
$\bar{x}_{1.0SDI}$，5 个样本的均值超出 $\bar{x}_g \pm 1.0s_g$ 界限
$\bar{x}_{1.5SDI}$，5 个样本的均值超出 $\bar{x}_g \pm 1.5s_g$ 界限
$R_{3.0SDI}$，任何两个结果之间的差值超出 $3.0s_g$
$R_{4.0SDI}$，任何两个结果之间的差值超出 $4.0s_g$
$1_{3.0SDI}/\bar{x}_{1.5SDI}/R_{4.0SDI}$，联合规则，如果任一规则超出界限则满足要求
$1_{75\%TEa}$，一个结果超出 75% 分析项目特定的允许总误差
$5_{\bar{X}}\&1_{50\%TEa}$，所有结果在均值的同一侧，及一个结果超出 50% 特定项目的允许总误差
$1_{75\%TEa}/5_{\bar{X}}\&1_{50\%TEa}$，联合规则，如果任何规则超出界限则满足要求
$\bar{x}_{1.5SDI}/1_{75\%TEa}/R_{4.0SDI}$，联合规则，如果任何规则超出界限则满足要求
2 > EQA 界限，EQA 不成功

注：SDI：标准差指数（有时也称为 Z 比分数）；$\bar{x}_g$：组均值；s_g：组标准差（s）；TEa：允许总误差；EQA：室间质量评价。

图 28-3 为应用上述质量控制规则评价室间质量评价结果的流程图。

二、定性结果监控

除非 EQA 提供者将评分作为评估的一部分判定，否则，对定性（非数值表示）EQA 结果监控可能比定量结果更具挑战性。在该目的上评分是通过将参加者结果与参考值或公议值比较、随后再基于预设定标准将定性结果转化为定量数据。虽然一般认为没有一个评分方案为普遍适用，但在 EQA 程序上使用的评分方案可向参加者提供管理工具，以将实验室的结果与实验室平均结果进行比较并识别个体差异以再核查。根据 EQA 提供者报告评分方式，实验室可在质控图上对结果作图，以跟踪随时间变化性能。该方式与在上述定量项目描述的方式相似。

在不使用评分时，可使用用于性能跟踪的备择机制。简单的方法就是比较结果的“满意”与“不满意”率。

三、使用汇总统计量评估方法性能

EQA 活动的汇总统计量可用于对方法性能监控。平均值之间差可能不真实，因为差异可反映方法标准化时的实际差异或反映在室间质量评价样本上使用基体引起的差异。

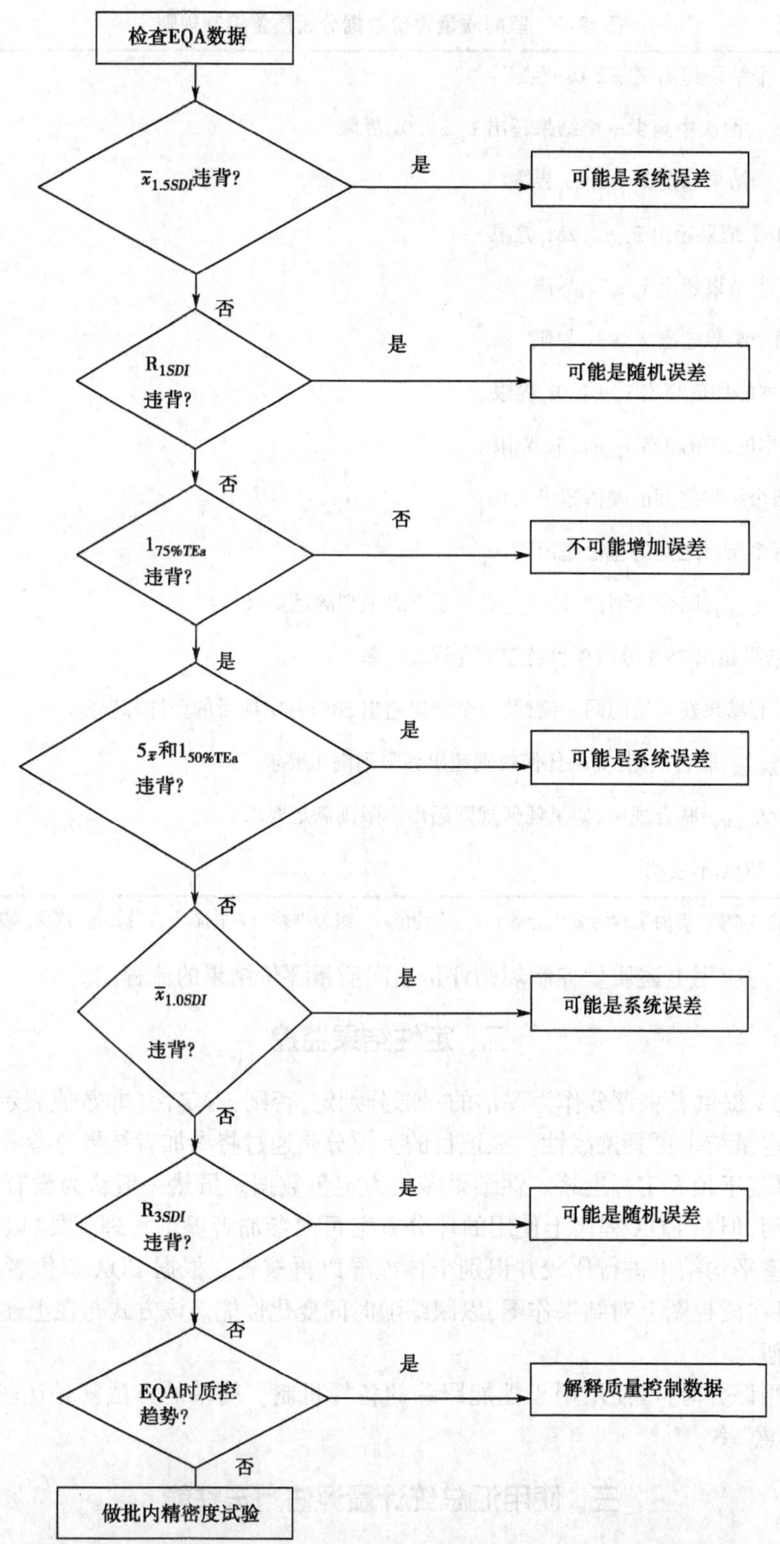

图 28-3　推荐联合质控规则解释室间质量评价(EQA)数据的流程图

实验室间差异反映方法再现性,即在不同条件下性能一致性,其中包括操作人员和设备差异。因此,相对标准差(*s*)(或 *CV%*)可指示方法一致性(如果实验室数量足够)。但必须记住,EQA 样本在不同设备或测量程序上性能不同,因此,差异可能反映基体效应,而非测量程序上偏倚。

在如下实例中,我们注意到使用试剂 F 的系统其再现性相对较差,试剂 F 为 9.3%,其他试剂为 2%~4%。见表 28-4。

表 28-4　尿素(mmol/L)室间质量评价的汇总统计结果

试剂	结果个数	平均值	标准差(*s*)	变异系数(*CV%*)
全部	219	4.18	0.14	3.3%
B	20	4.08	0.11	2.7%
F	27	3.76	0.35	9.3%
M	26	3.99	0.13	3.3%
Q	49	4.21	0.11	2.6%
S	65	3.89	0.18	4.6%
H	32	4.37	0.14	3.2%

在进行这种类型的审核时,应记住 EQA 并非专门设计为用于方法评估。因此,任意建立在汇总数据上核查均应考虑可能影响结论的重要变量,如基体相关差异、实验组大小、方法与使用这些方法实验室类型之间相关性。

第三节　不可接受 EQA 结果调查

在实验室收到不可接受 EQA 结果报告时,应系统地评估检测过程的每一个方面。实验室应编写在检出、理解和纠正所有识别问题时所需特定活动的程序文件。那些程序文件应与实验室监管机构要求一致。认可要求规定了对不可接受结果反映的几种活动。这些活动包括问题对患者检测结果影响评估、问题根源调查、纠正措施(用于排除问题根源)和后续用于验证纠正措施是否为有效的审定。示例和样表见附录 H 至 J。

一、数据收集和核查

包括最初处理 EQA 样本和搜集调查文件的人员团队,包括记录(工作表、实验室/设备磁带、质控图、实验室报告等)。调查样本如何通过 EQA 样本工作程序途径处理。以下问题将作为指南使用:

(1)检测材料接收是否处于满意条件?

(2)检测样本是否适当?

(3)样本准备是否遵守程序?

(4)分析用方法是否适当?

(5)方法是否依照文件上程序执行?

(6)使用试剂和质控品是否适当?

(7)设备是否依照文件上程序运行?

(8)设备是否得到适当维护?

(9)在检测 EQA 样本时 QC 是否为可接受?

(10)结果解释是否适当?

(11)该问题在先前 EQA 样本上是否也发生?数据是否与先前 EQA 分布一致?是否存在可导致失败趋势或当前设置是否为完全意料之外?

(12)在经适当贮存的剩余样本上重复检测时是否可产生相近结果?

(13)在 EQA 检测时患者结果是否为可接受?

二、问题分类

不合格结果的可能原因分类如下:笔误、方法问题、设备问题、技术问题、在室间质量评价材料上问题、结果评估问题及调查后无法解释。

(一) 笔误

笔误在报告 EQA 结果时经常出现。虽然抄错会引起个别错误,但在互换时可能引起多个错误结果。

笔误可进一步分类为:

(1)结果没有正确地从设备磁带或读出器转录到报告表格上(如以相反顺序或一直向下逐行复印样本结果);

(2)EQA 样本标签贴错;

(3)在表格上报告的设备或方法不正确;

(4)单位报告不正确;

(5)小数点位置错误;

(6)在报告表格上选择的报告代码不正确。

笔误在报告 EQA 样本时相对常见。专用于报告 EQA 样本的完整表格程序与报告临床样本程序不同;因此,笔误可能不直接与实验室性能有关。但这类笔误可能反映影响常规实验室患者结果报告的潜在问题。这类潜在问题包括如人员培训不当、EQA 提供者说明书不够清楚或设备读出器不适当。因此,识别“笔误”是调查时重要的第一步,但随后应深入评估错误潜在原因。

(二) 方法问题

方法问题与分析试验系统(设备或试剂盒)相关,或针对于手工方法、文件程序本身。与笔误一样,方法问题可能是潜在原因指标,如未能遵循建议的防范措施或系统校验执行。

方法问题可进一步分类为:

(1)无书面程序文件提供给工作人员使用;

(2)程序步骤描述不充分、不完整或不正确;

(3)程序文件与当前实践标准不一致(如正在使用中的 CLSI 抗生素报告方案过期或不正确);

(4)在试剂或参考物质生产上出现问题;

(5)由于结果与方法检测限接近引起的不精密;

(6)由于试剂批号间变化引起的不精密;

(7)校准品赋值不正确；

(8)校准不稳定；

(9)质控方法不适当；如 QC 材料与分析物浓度无关，或 QC 规则或界限不适当。

(10)结果不在设备或试剂系统测量范围(线性)内；

(11)方法的偏倚；

(12)方法缺乏灵敏度；

(13)方法缺乏特异性；

(14)先前样本携带；

(15)温育条件不适当(时间、温度和(或)空气)；

(16)在计算机数据系统上对有机体标识不正确；

(17)由自动系统生成的药敏试验结果不正确或不适当；

(18)方法在没有确认情况下使用；

(19)应用的参考区间不适当；

(20)培养系统不能对有机体进行恢复。

(三) 设备问题

设备问题与属于方法一部分的分析设备或设备配件有关。实验室在评估这类问题时应与设备生产商或供应商联系。

设备问题包括：

(1)设备管道/孔为血块或蛋白质堵塞；

(2)设备探头排列错误；

(3)设备数据处理功能出现问题；

(4)试剂或参考物质生产出现问题；

(5)由生产商指定的设备出现问题；

(6)自动移液器未能校准到可接受精密度或正确度；

(7)设备功能故障；

(8)在设备软件应用编程上错误或冗长；

(9)定期设备维护未得到适当执行。

(四) 技术问题

技术问题与使用者有关，可能涉及设备操作或方法执行。

技术问题可进一步分类为：

(1)未能遵循建议的设备功能校验(如温度、空白读数、压力等)执行；

(2)参考物质或试剂不正确复溶或贮存；

(3)EQA 材料复溶、配制或贮存不正确；

(4)在 EQA 材料复溶后检测拖延，从而引起蒸发或变质；

(5)未能遵循书面程序文件；

(6)未能遵循 EQA 说明书；

(7)样本在设备上放置的顺序不正确；

(8)对指出方法问题的 QC 结果未进行校正；

(9)移取或稀释错误；

(10)计算错误；

(11)显微镜检查对有机体、细胞或组织形态判定错误；

(12)基于不正确染色反应而对显微镜观察作出错误解释；

(13)试验反应判定错误；

(14)不能观察混合群细胞；

(15)不能对有机体混合培养进行观察；

(16)EQA 样本在处理期间污染；

(17)选择不适当的培养基、抗生素和(或)试剂。

(五) 室间质量评价材料问题

EQA 材料问题可能包括：

(1)EQA 样本与患者样本之间差异；

(2)样本在转运时变质(如果对时间或温度敏感)：细菌污染，溶血，收到样本无活性，样本不均匀；

(3)样本反应较弱或为边界反应；

(4)样本含干扰因素(对方法具有特异性)。

EQA 材料问题应尽可能详细地报告给 EQA 提供者。在报告之前应对这些问题充分调查，以排除在实验室贮存或处理时出现问题。通常，EQA 问题样本可通过参加几个室间质量评价计划得到检出，并在结果分析后就可表现出来。这通常被 EQA 提供者关注并应将这类问题报告给参加者。

(六) 室间质量评价评估问题

室间质量评价评估问题包括：

(1)不适当对等组；

(2)不适当靶值(注：通过参加者公议获得的不适当靶值可能由检测材料不均匀或延续["掩蔽"]离群值引起。EQA 提供者需要使用稳健统计技术或程序排除极端结果，从而确保检测材料均一并防止或检出离群值。但在每个 EQA 项目上均可能偶尔出现不适当靶值)；

(3)不适当评估区间(注：评估区间可能不适当地变窄[例如，如果在极精密方法上使用 $\pm 2s$ 单位，则可接受范围可能比临床有效性需要狭窄得多])；

(4)EQA 提供者的数据输入不正确。

在样本执行较差时，应向 EQA 提供者报告这些不适当评估并将其纳入提交给监管机构的报告上。

(七) 调查后无法解释原因

发表的研究报道：经过调查研究后还有 19%～24% 的不可接受的 EQA 结果是无法解释其原因。

1. 随机误差　在排除所有可确定来源误差后，单个不合格结果可能属于随机误差，特别是在重复分析结果为可接受时。在这种情况下不应采取纠正措施，因为这种措施可能实际上增加进一步不可接受结果概率。Deming 把在了解潜在问题情况下对系统所作的更改称作"干预"。干预的一个例子为假设问题是偏倚引起情况下(不管是否为真实)，对单个低的不可接受结果进行调整校准。随机误差可能由技术问题(如手工移液上的不精密)或方法/设备问题(如不稳定的检测温度或管道为血块堵塞)引起。

2. 系统误差 在对个别不可接受结果重复分析后仍为不可接受时,该结果即不可能属于随机误差。类似的,如果两个或以上结果是不可接受的——两个结果以相同方向偏移,则可能为系统误差(偏倚)。对分布在平均值两侧的重复不可接受结果表示实验室方法不够精密。以相同方向偏移的多个不可接受结果表示系统误差,其与方法问题(如校准、设备设置不正确)或干扰物物质(如基体效应)有关。

三、问题根源

使用上述描述的分类方案将有助于确保调查不会遗漏潜在问题。虽然在上述目录下所列问题可能为不可接受结果原因,但其通常不是该问题的根源。例如,“笔误”在调查时是重要的第一步;但在深入调查可能揭示不适当培训、来自提供者说明书不清楚或设备读出器不适当才是问题根源。

文件记录与 EQA 活动性能相关的问题根源包括以下部分:①人员培训不充分或无效;②无室间质量评价方面经验,不清楚或不了解室间质量评价;③监督者沟通或说明不充分;④使用设备不够和(或)不适当;和⑤工作场所设计不当。

上面所列问题根源直接来自实验室管理人员所采取或不采取的措施。虽然参加者很难理解有无管理活动可能是 EQA 问题的根源(除非在该水平组织规范上指明应采取纠正措施),但错误可能在将来 EQA 活动中复发,且更重要的是可能在患者检测上发生。对问题根源必须以能够产生适当纠正措施的特殊方式仔细描述。例如,“监督不充分”不是问题的根源。正如提到的,“监督者说明不充分”更接近于具体问题根源(尽管终极原因仍可能更深入一些)。

四、影响调查和补救措施

在对不一致 EQA 结果调查的影响评估和补救措施阶段需包括从不合格 EQA 结果到确定问题是否影响患者医疗保健时间上的患者结果核查。如果患者结果核查揭示患者医疗保健可能受到影响,则实验室需要采取下面措施:

(1)在文件上记录每个不一致事件;

(2)考虑所有不一致试验结果的医学意义(适当时);

(3)申请医师通知;

(4)必要时停止检测和报告;

(5)所有不一致试验结果的召回或鉴定(必要时);

(6)对将来要采取的措施定义;

(7)负责解决该问题的人员分配;

(8)恢复检测责任的定义。

五、纠正措施

实验室需要考虑用于排除问题根源的纠正措施。在实验室可识别引起不可接受结果的潜在系统问题情况下,需要对过程更改,以改进实验室系统并降低复发风险。

例 1:实验室提交不可接受的治疗药物检测结果,调查显示试剂正在接近相应效期、校准曲线被“拉平”。采取的可能补救措施可缩短用于该检验的试剂效期。措施为“快速固定”法——假设生产商提供效期不适用于本实验室。问题可能出在别处;例如,可能是试剂贮存不正确。按照质量改进原理执行的实验室人员应首先询问基本问题“我们的系统是否能够充分评估在该设备上使用试剂稳定性?”然后,实验室将继续评估试剂应如何处理和贮存以及老化是如何影响标准性能的。实验室可能希望验证其他药物检验试剂在该设备上的性能执行情况。这时应检查患者试验结果,以确定校准曲线问题是否会对报告的试验结果造成不利影响。然后,实验室将通知该事宜的供应商/生产商,以确保其纳入上市后的监管活动内。

例2:如果技术人员在EQA活动中对透明血涂片细胞鉴定错误,则回应之一可能为技术人员对该载玻片进行核查。而更有效的回应为——旨在改进整个实验室质量——查询实验室培训、能力评估和在血液形态学上的连续教育项目是否适当。实验室可能需要执行更完全的形态学培训、更为详细的形态学能力评估难题、每月一次的血液形态学审核会议或由外部机构开发的连续教育项目。

监控所有纠正措施效果。实验室应对用于评估如重新再校准引起变化或在处理上变化的程序进行描述,并在文件上记录对变化的监控情况。

六、文件记录

在文件上对调查、结果和纠正措施进行详细记录。实验室应使用标准表格记录每个不可接受的EQA结果调查情况。用于记录对输血医学、细菌学和临床生化不可接受EQA结果的调查表格示例可分别参见附录H至J。普通调查表格示例见附录K。

多数认可机构要求实验室提交对不可接受结果反应,包括对问题调查和适当时对问题成功解决方案的文件记录。

七、实验室检测分析前和分析后的评估

EQA项目通常关注实验室试验的检测阶段,由此向实验室提供模拟患者样本以进行分析。虽然在这些项目的某些方面关注的是样本制备流程和结果报告,但一般来讲,EQA实践组成与常规实验室的分析前和分析后存在较少联系,这是因为EQA材料和工作表与患者样本和报告之间明显不同。一些EQA计划已设计诸如使用调查表和实践调查模式,以评估分析前和分析后过程性能。这些机制不同于采用室间质量评价样本的方式,允许对“患者”样本进行性能评估。从这些调查问卷上收到的信息表明如果问题原因归类为前面所描述的内容,其应与上面讨论的原因相似。示例参见表28-5。

表28-5　分析前和分析后阶段评估实例

分析阶段	问题	起作用原因			
		方法: 缺乏方案	人员: 未遵循程序	设备: 实验室信息系统(LIS)局限性	笔误: 数据输入错误
分析前	患者标识错误(臂章)	×	×		

续表

分析阶段	问题	起作用原因			
		方法:	人员:	设备:	笔误:
	不适当样本处理	×	×		
	缺乏适当的临床病史	×	×		
	患者人口统计学信息数据输入错误		×		×
	样本运送延迟	×	×		
分析后	记录保存不适当	×	×		
	缺乏危急值报告	×	×		
	结果报告不明确	×	×	×	
	结果报告不适当	● 缺乏方案 ● 使用的参考区间不适当	×	×	
	所报告的医生有误		×		×
	所报告的患者有误	×	×		×
	不可接受周转时间		×		×

第四节 室间质量评价作为一种教育工具

客户满意度调查经常表明 EQA 是实验室继续教育的最重要来源之一。大部分 EQA 计划可提供许多工具用于教育。

一、室间质量评价活动后信息表

许多 EQA 计划可生成室间质量评价活动后信息表(有时也称作室间质量评价活动评论),讨论结果、活动的相关事情及其结论。评论可能不仅指出预期的正确响应,而且也指示不正确和(或)不太期望的响应及其可能来源。有关难题的临床信息为实验室提供了为何应核查其响应的原因。

活动后统计资料上信息可能构成实验室讨论基础,或应整合到实验室流程和程序上。

二、注 释

EQA 计划经常提供相关的教育信息,即便该信息不直接属于特定样本和检测活动。通常信息可能是关于质量管理方面问题或即将召开的会议、教育机会或与实验室相关的资料。由于信息资料不仅仅限于单个 EQA 样本的特定情况,因此,其可能是实验室继续教育更重要的资源。

此前,多数评论和注释总以印刷形式出现。认真的实验室人员经常在中心位置贴示这些资料，以供大家阅读。现在，许多表格以电子形式出现。这样，共享教育信息似乎更为困难；但实验室仍具有一定的选择权，包括印制表格和贴布告，或发送复印件至所有参加实验室人员的电子信箱，使共享电子形式资料。

三、教育或不评分样本

教育性 EQA 样本可提供用于整个实验室领域内信息共享机制。这类信息在某些领域，如微生物，当有机体命名可能变化时和在无经验实验室发生特殊问题时的其他领域显得特别有价值。

有时候，发放的样本在全球参加实验室响应或参考实验室响应为严重偏离或变动情况下——确定该样本不进行评分。这可能由于意外基体效应或样本说明书无端模糊引起。尽管不评分样本表示可能需要 EQA 计划改进，但对多数实验室而言仍然具有教育价值。对未评分样本的活动后评价常指出可能与特定样本和相关临床情况有关系的信息点。

四、室间质量评价参加者会议

一些 EQA 提供者定期或有时为专门事件在专业讨论会上召集参加者会议。这些会议为参加者和提供者提供分享经验、解决问题和对提议修改及要求进行讨论的机会。参加者会议通过帮助提供者关注实验室需要和分享相关信息使实验室受益匪浅。

第五节　建 议 实 施

建议不同客户在不同程度上执行本章建议。大多数的建议是针对实验室的，而有些建议最好由室间质量评价提供者实施，所有建议均需要监管机构支持。总之，建议是由实验室、室间质量评价提供者和监管机构采纳的。

一、实验室责任

实验室应具备以下活动流程和程序：

(1)选择有能力的 EQA 提供者；

(2)将 EQA 样本作为常规患者样本一样处理；

(3)对所有不可接受 EQA 结果反应，包括(适用时)：①调查以发现误差的根源和患者结果是否受到影响；②采取纠正措施(必要时)，以避免将来发生同样错误；③监控纠正措施效果。

(4)监控所有 EQA 结果，以检出趋势或连续偏离情况，并在适当时采取预防措施。

(5)维护 EQA 参加者记录和对所有不可接受结果调查。

二、室间质量评价计划提供者责任

EQA 提供者应执行符合以下要求的计划，以协助实验室和监管机构：

(1)具备与普遍接受实践能力一致的管理体系和技术能力。

(2)通过对不可接受结果调查包括技术建议和增补样本，向参加实验室提供帮助。

(3)提供便于参加者解释的报告，包括：①对靶值和每个结果评估标准的完整解释；

②对在 EQA 上参加者所使用其他试验方法的汇总统计；③实验室和其他参加者性能的图形表示；④实验室在先前 EQA 活动上性能监控；⑤教育信息，包括围绕 EQA 信息或影响性能因素或错误来源的常规信息。

三、监管机构责任

室间质量评价是用于质量管理的一种必要但成本较高的工具。为使花费所创造价值最大化，结果应不仅用于法规监管。监管机构应具备以下活动方针和程序：

(1)室间质量评价计划可接受准则应包含上部分提到的所有职责。

(2)要求实验室对所有不可接受 EQA 结果作出响应。

(3)评估实验室调查和纠正措施适当性。

(4)监控和更新 EQA 内容、频率和评估标准(适用时)。

通过所有团队协作以实施这些建议，将可保证所有团体从室间质量评价运用上获取最大利益。

第二十九章

无室间质量评价计划检验项目的评价

第一节　基本原理

一、概　　述

室间质量评价(EQA)是临床实验室质量管理的重要组成部分。室间质量评价为室内质控提供了有效的补充,有助于确保患者测试结果是有效的。通常情况下,监管部门要求临床实验室至少参加一项正规的室间质量评价计划。

然而,目前还有很多实验室检测项目还没有正规的室间评价计划,其中的原因多种多样。某些分析物不稳定,无法制备 EQA 材料,或者基质效应妨碍了分析的可靠性。某些检测项目仅在很少实验室内实施,建立正规的 EQA 计划并不现实。由于特定的致病微生物运输过程所具有的危险性,因此也无法开展室间质量评价工作。

本章提供了无法进行室间质量评价计划时评估试验性能的方法。我们将这些方法命名为"替代性评估程序(alternative assessment procedures,简称 AAPs)"。本章对多种试验方法进行了阐述,包括血液定量分析、微生物培养、形态学分析和体内试验。

二、基本原理

临床实验室使用室内质量控制(QC)方法为保证患者试验结果有效性的主要工具。对于定量检测项目,这些方法一般使用生产的物质与患者标本一同进行检测。常规质量控制允许实验员将检测过程固有的变异从导致异常条件影响检测过程的特殊原因的变异分离出,如操作员误差差错,试剂问题,不正确的校准,或仪器功能障碍。然而,质量控制具有其局限性。其中的原因如下:①质量控制不具有完善的灵敏度或特异性;它不能检出所有特殊原因变异的情况,及它有时在检测过程中不适当地标记出的固有变异(即假失控);②质量控制无法评价试验的真实性;③质量控制无法与其他实验室间进行结果的可比性评估。

室间质量评价作为额外质量监测能描述这些局限性:①室间质量评价可检出室内质量控制系统无法检出的问题误差(见上一章);②当室间质量评价材料中分析项目能溯源到参考方法时,实验室能确定在此种情况下分析的准确度(如不存在显著性的基质效应);③参加室间质量评价计划,实验室可将其性能与使用类似方法、试剂、仪器的其他实验室性能进行比较。

然而，对于许多试验项目无法提供室间质量评价计划。对这些试验，当适当和可行时，实验室应该执行替代性评估程序（AAP）。某些政府和非政府认证和认可机构要求参加室间质量评价计划，也要求实验室在无室间质量评价计划时执行替代性评估程序。实际上，无论认证/认可机构是否提出要求，AAP都是重要的质量要素。实验室（包括那些执行独特或少量分析——如，研究性实验室）都应当制定出替代性评估程序，从而可以提供与参加EQA过程所获得的相似信息。例如，可以将患者的标本送到另一所实验室，以便于获得室间可比性的数据（例如分割样品程序，请参阅下文）。如果AAP能溯源到参考方法，则可评价准确度。即使实验室间比对或准确度评价对于特定试验不切实际，还是值得使用AAP来弥补质量控制，因为质量控制灵敏度或特异性不足。

AAP中经常使用患者标本，它比EQA中频繁使用的制造商材料具有一定的优势。

1. 使用患者标本可以减少基质效应。

2. 因为EQA分析前阶段与患者的测试过程并不相同，因此使用制造商测试材料无法评估临床患者测试分析前阶段的各个步骤，包括标本采集、运输以及处理等过程。相反，使用患者标本的AAP则能够评估与分析前处理过程相关的各种因素。AAP使用患者标本时，需要注意存储及实验室间运输过程中确保其稳定性，尽可能减少与临床检测性能不相关的额外的变异性。

机构内部AAP较EQA计划能够提供更加及时的数据。

第二节　无室间质量评价计划的试验

无EQA计划的试验包括但不限于：

1. 新开发的试验

2. 不常执行/机密的试验

（1）特定有机物抗体（即百日咳博德特菌、组织胞浆菌、芽生菌、A、B型流感病毒、细小病毒以及军团杆菌）；

（2）骨骼肌抗体；

（3）胰多肽；

（4）脑脊液鞘磷脂碱性蛋白；

（5）全血乳酸盐；

（6）维生素A；

（7）β胡萝卜素。

3. 特定的药物

（1）非氨酯；

（2）加巴喷丁。

4. 与EQA材料问题相关的试验

（1）材料或分析物不稳定（例如：红细胞渗透脆性试验、红细胞蔗糖溶血试验、冷凝素试验、血清乙酰乙酸试验、同工酶试验、血清氨、冷球蛋白、粪便白细胞计数、鼻腔涂片嗜曙红细胞计数、呼气试验）；

(2)细胞功能分析(例如血小板聚集性研究、中性粒细胞或淋巴细胞功能研究、精液分析);

(3)基质效应(例如游离药物分析、游离激素分析);

(4)高灵敏度分析中的污染(例如分子扩增技术);

(5)生产商无法提供充足的材料以满足市场的需要(例如:血红蛋白异常、全血细胞遗传学)。

5. 容器-分析物相互作用相关的试验

(1)药物分析;

(2)游离激素分析;

(3)微量元素分析。

6. 需要对于样品进行大量操作的试验;例如环境暴露或损害标志物的监测

(1)化学及生物毒素;

(2)毒性代谢物(例如毒素的裂解产物);

(3)蛋白质和 DNA 络合物;

(4)重金属。

7. 不常见基质/环境中的分析物

(1)组织间隙液(葡萄糖);

(2)粪便(胆固醇、酵母菌培养物、白细胞计数);

(3)唾液(治疗药物监测、药物滥用检测、酒精、血清、激素);

(4)毛发分析(药物滥用检测);

(5)干血斑(药物滥用检测、治疗药物监测);

(6)全血。

8. 微生物组织

(1)需要复杂的营养,微生物很难培养(例如幽门螺杆菌);

(2)厌氧菌抑制抗生素的浓度过低;

(3)血清型分析时存在大量的血清型(例如沙门菌属);

(4)DNA 指纹分析-生物的品系过多;

(5)危险生物(生物安全 3 ~ 4 级)(例如双态性真菌[球孢子菌,组织胞浆菌]、伤寒沙门菌、鼠疫杆菌)。

9. 体内试验

(1)出血时间;

(2)汗液测试采集程序;

(3)呼气试验(酒精、尿素、氢);

(4)留置动脉血气检测;

(5)脉冲血氧测量;

(6)麻醉气体浓度监测;

10. 地理因素　实验室所在的地区无法提供相关的 EQA。

第三节　替代性评估程序

实验室应当确定哪些是无 EQA 计划的试验,并尽可能地为这些试验制订出替代性评估程序（AAP）。应当将 AAP 记录在实验室操作程序手册中。每一个实验室都应当确定结果评价程序和性能的频率。通常情况下，每年执行两次 AAP 是适当的。

在实施评估程序前，实验室应当提前确定每一个定量评估程序的可接受范围。如果当前具备充足的 QC 数据时，实验室可以通过室内质控数据建立可接受的范围（例如均值 ±2 或 3 倍标准差），也可以根据文献的数据建立可接受的范围——即根据生物学变异或临床决策点的标准界限。当前已经报道了根据患者数据制订分析偏倚和不精密度（不确定度）允许限的步骤，但这需要具备一个大型的患者数据库（20 000 个试验值）。同时可以获得 EQA 数据评估统计学方法的概述。这一信息有助于实验室对替代性评估程序的结果进行分析。

此后（即今后进行的多次评估），替代性评估程序应当根据分析的临床范围来使用样品。

实验室应当记录并保留 AAP 的结果，以便于进行趋势分析。同时还应记录下对于不可接受结果所采取的纠正措施。

某些替代性评估程序中使用患者样品/数据。如上所述，使用患者结果的优势包括独立于常规的 QC 系统、避免基质效应以及具有评价分析前因素的能力，如采集系统的影响（如含凝胶的采血管）、静脉采血过程的质量、处理延迟等的影响。此外，外部分割样品试验（如下所述）能够提供实验室间的结果比对。当采用分割样品程序时，实验室应当注意其相关部门对于患者知情同意和保证患者隐私的要求。

一、分割样品程序

（一）与其他实验室分割样品

外部验证试验结果常用的方法是将等分后的样品送到其他实验室进行测试。分割样品程序能够评估实验室间的一致性和检测误差，但是只有外部实验室使用的方法由参考方法或参考物质进行校准后，才能够评价其自身的正确度（即偏倚）。每一个实验室自行确定分割样品检测时所寄送的样品/标本适当个数。对于多数分析物而言，每次评估过程中寄送两份样品/标本已经能够满足要求。

美国疾病控制中心（CDC）的调查人员研究了分割样品试验在检测血清总胆固醇和血钾分析中存在问题的能力。在本研究中，分割样品试验的样品结果并不存在差异表明初始结果的正确（阴性预测值为 93%～100%）。然而，存在差异性的分割样品试验预测初始结果误差的能力较低（阳性预测值为 43%～67%）。

实验室间比对采用较多的是分割样品检测计划。典型的分割样品检测计划由包含少量实验室的小组（通常只有两个实验室）提供，分割样品检测计划包括把某种产品或材料的样品分成两份或几份，每个参加实验室检测每种样品中的一份。分割样品检测计划通常只有数量非常有限的实验室参加。此类计划的用途包含识别不良的精密度、系统性偏移和验证纠正措施是否有效。此计划经常需要保留足够的材料，以便由另外的实验室进一步分析以解决不同实验室比对结果出现差异时的原因。

可以每半年执行一次分割样品的比对，每次检测 3 份患者样品。如果定量项目 3 份样品中 2 份样品的结果在规定的范围之内，可认为比对结果是可接受的；定性项目结果必须一致。或者每半年执行一次，每次检测 5 份临床样品，如果定量项目 5 份样品中 4 份样品的结果在规定的范围之内(按 EQA 得分≥80%),可认为比对结果是可接受的;定性项目 5 份样品 4 份以上样品的结果在规定的范围之内(按 EQA 得分≥80%)。每次 3 份样品实验室间检验项目结果比对应用实例见表 29-1。

表 29-1　每次 3 份样品实验室间检验项目结果比对应用实例

试验项目	日期	比对	分析范围	可接受标准	被比对实验室结果	本实验室结果	偏倚	可接受性	时间间隔
A 项目	2005-1-15	分割样品	15~350	20%	32	34.5	7.8%	是	
mmol/L					171	167	-2.3%	是	
					308	322	4.5%	是	
	2005-10-15	分割样品	15~350	20%	57	55	-3.5%	是	9 个月
					174	175	0.6%	是	
					364	338	-7.1%	是	
	2006-5-15	分割样品	15~350	20%	37	35	-5.4%	是	7 个月
					238	175	-26.5%	否	
					371	300	-19.1%	是	

请参阅本章附录 1 和 2 中确定定量分割样品试验可接受界限的示例。

(二)内部分割样品程序

内部分割样品程序包括:

(1)使用不同的方法来得到患者样品的结果;

(2)对于依赖于操作人员的试验,应当由不同的操作人员重新进行试验(例如形态学分析)。

二、审核样品的程序

实验室应当贮存患者等分后的标本,并定期进行分析。审核样品时患者等份标本的定期分析用于评估检测校准的可复现性及稳定性。审核样品程序并不评估准确性(即偏倚),也不提供实验室间的比对。

三、制造商校准品或正确度控制材料的分析

提供试验方法的制造商所提供的校准物、文件证明与检测程序中患者标本具有互通性或可溯源到参考物质或程序的其他参考物质,可用于确定试验方法的正确性能。

当制造商校准物或者正确度控制物用于 AAP 时,最好使用与方法校准物的批号不同。在此应当注意,因为不同批号的校准物有可能专用于不同批号的试剂(注:建议只有当不存在其他备择材料或过程提供方法性能确认时,才使用制造商校准品或正确度控制物)。

四、实验室间质控数据分析

本评估程序包括参与同侪比对计划(peer comparison programs)评价多个实验室回报的

质量控制数据。很多制造商都具备这一计划。然而，当特定的分析物不具备 EQA 时，它们也将无法实施同侪比对计划。

五、患者数据分析

（一）患者数据的平均值

大量文献描述了临床实验室测量时使用患者数据进行质量控制。20 世纪 50 年代和 60 年代期间，通过追踪血液学检测（例如血红蛋白、血细胞比容、红细胞计数）的平均值作为质量控制的方法。在 20 世纪 70 年代，监测患者数据的平均值得到了广泛应用，通常称之为 Bull 算法。这种方法将连续 20 例患者检测值的平均值与规定的患者均值进行比较。监测每日均值或正态均值的方法并不只限于血液学检查，它同时还作为许多临床实验室试验项目的质量控制方法。这种方法假定当测试程序稳定时，一组标本的平均结果将会保持相对恒定。这种情况成立时，计算均值的结果中一定不会包括参考人群分布范围之外的数值。本方法特别适用于较短时间内获得大量结果的检测程序。然而，当确认试验标本人群结果位于可预期的分布范围时，本方法也可用于测试量较少的试验。在急救部门/医院，如果实验室能够确定特定的时间内所收到的异常标本比例增加时（例如周末或者从肿瘤门诊或透析部门接收标本时），最好的方法是在进行计算时，将这一时间内的患者数据排除在外。

（二）参考范围

通常，实验室使用参考范围来为每个患者结果的评估提供信息。在此，我们建议通过对于参考范围的重新评估来证实实验室内检测程序的稳定性，以及验证实验室间检测结果的一致性。为了满足这种方法的要求，确定的参考范围初始值必须是稳健的并且临床上适合于实验室所服务的人群，以及新的样品必须能够代表具有相同分析前参数的参考人群。根据美国临床和实验室标准研究院（CLSI）文件 C28——临床实验室如何定义与确定参考范围，这种方法通常需要得到至少 20 例检查者的试验结果。通过非参数分析，如果 20 例结果中 18 例结果位于初始的参考范围内，这将证实继续使用该范围时其错误拒绝率大约为 7%。如果不能满足这一标准，那么还需要获得 20 份标本重新进行评估。如果无法验证参考范围时，需要进行更加详细的研究，确定是否由分析测试程序、标本采集与处理的分析前条件或者由适当的健康人群抽样过程中存在的问题所导致。

当具有大量的结果时（例如通过计算机检索的数周或数月内的结果），我们可以获得结果分布的直方图，并可与前一段时间和（或）其他实验室进行比较。如果考虑到离群值识别及排除掉“正态均值”技术中所涉及的相似的结果，那么可以得到相似同源性的人群，以便与稳定的人群进行比较。我们已经说明了从住院或门诊患者人群中获取适当参考值范围数值的多种统计学方法，以便在实施 AAP 的过程中使用。

（三）*Delta* 检查

Delta 检查（即评估患者分析物结果随时间发生的变化）通常用于确定与以前分析结果发生偏差的疑似患者。虽然 *Delta* 检查可以作为 AAP 使用，但是我们通常将其作为常规 QC 的一部分。当 *Delta* 检查作为 AAP 时，我们很难确定所观测到的变化是由于患者的状况发生临床上的改变还是由于检验程序故障所造成。

六、形态学分析重新评估

形态学分析重新评估的过程包括：

1. 由管理人员审核玻片；
2. 对于“未知”的玻片进行审核。

七、技术依赖性试验的直接观察

应当由高级分析人员或管理人员进行技术性试验的观察（例如出汗测试、出血时间）。在进行评估时，应当使用说明观察因素的检查表。

八、临床相关性研究

由于临床状况与实验室结果之间的相关性较差以及操作所造成的偏倚（例如试验委托偏倚、疾病分类偏倚），因此在常规的试验评估过程中临床相关性研究的使用受到限制。然而，如果通过超过阈值范围的实验室结果可以确诊或强烈支持特定疾病的诊断，而且在试验后的适当时间内独立确定这一疾病时，可以使用相关性研究。例如心肌梗死中的血清 CK-MB 或肌钙蛋白，以及急性胰腺炎中的淀粉酶。

九、替代性的生物体

毒性减弱的菌株或者形态学相似的生物体的培训可用于危险性生物培养的 AAP。

十、利用其他国家/地区的 EQA 提供者

可以由非本实验室所在地区的 EQA 提供者来为特殊的分析物进行室间质量评价。然而，通过国际运输很难及时地运输 EQA 标本。

十一、政府及大学实验室间比对计划

如果某些群体检测时样品量较大，而且它具有重要的公共卫生功能，但是只有少数实验室才能够执行这一试验，政府或大学的参考实验室将提供实验室间比对计划。例如长链脂肪酸分析、新生儿先天性代谢性疾病干血斑分析及遗传学检测。

第四节　定性替代性评估程序的数据分析

如果具有确诊的方法时，具有双重结果的测试结果——例如阳性或阴性——很容易进行确认（请参阅最新版的美国临床和实验室标准化研究院 CLSI 文件 EP12——定性试验性能评估的用户方案）。如果无法进行确诊，或者需要进行方法间或实验室间的比对时，可以使用分割样品测试，请参阅本章附录 3 中的统计方法来评估定性试验分割样品研究的数据。这一情况在 CLSI 文件 EP12- 定性试验性能评估的用户方案中也进行了讨论。

附件 1　确定分割样品计划实验室 X 与实验室 Y 间允许差值的程序

在下述的讨论过程中，我们假定实验室对于方法具有充分的经验，并了解试验方法的各种性能，包括内部精密度（即可重复性、方差）及偏倚，以及试验结果的全部临床范围。如果不了解上述情况，则没有适合的方式通过分割样品程序来确认方法的性能。

在外部的分割样品程序中，通常外部实验室将会使用相同的方法，但是如果了解两种方

法之间的关系后，则没有必要使用相同的方法。实验室应当了解方法间的差异性（包括特异性间的差异）。请参阅当前最新版的 CLSI 文件 EP9——使用患者样本进行方法比对和偏倚估计，来指导确定两种实验方法间的相对差异。当前最新版的 CLSI 文件 EP7——临床化学干扰性试验以及 EP21——临床实验室方法的总误差估计，将会为评估特异性的差异提供指导。

重要的是，在开始分割试验前，参与试验的实验室应当具备达成一致的标准。一致性应当包括以下方面：

（1）所使用的试验方法和试验的数量；

（2）确定一致性的标准；

（3）是否在特定的水平或者整个范围水平内进行评估；

（4）解决不一致性的程序，包括：①由一所实验室或全部两所实验室返回结果；②其中一所实验室是否考虑另一实验室的参考；③是否咨询第三方实验室。

实验室应当保留全部的结果，以便于在一个较广泛的浓度范围内进行比对。实验室能通过将结果绘制在二维图形，更高权威实验室的结果标在 X 轴上及其他实验室的结果标在 Y 轴上，并且在图形上绘出一条完全一致的线（$Y=X$），来评价整个这个范围的一致性。实验室可能发现其结果间的不一致性可以预测（可以进行校正），或者不一致性表现为随机性，但是分布于完全一致线段的两侧。直观评价对于识别可预测的趋势应该是足够的，也可以使用最小二乘回归分析进行确定。

重要的是，评价方法的能力与期望的不确定度之间一致性。例如，在特定的水平下，内部 QC 数据显示常规的可重复性（变异系数）为 2%，那么实验室应当确定只有当变化超过 4% 或以上时，才能在样品试验结果中反映出来。如果临床需要检测 3% 的变化时，那么本方法将不适用（也就是说它没有检测 3% 改变的能力）。在此情况下，实验室能以双份或三份的方式检测，并使用试验结果的平均值。因为本例中单次分析的内部 QC CV 为 2%，两次试验结果均值的 CV 为 1.4%，因此使用重复试验将会为实验室提供检测 3% 变化的能力。

在下面的示例中，我们将证实根据多年分割样品测试所收集的数据，使用公式计算两种试验程序或两所实验室结果差异的置信区间。为了使样本分析有效，那么在收集数据期间每一所实验室的测试系统需要保持稳定。

两所实验室对于血清抗体 IgZ_1 进行测试。有时，它们会彼此间寄送样品以便于确认试验的性能，每所实验室都会重复进行两次试验。表 29-2 显示了两所实验室测试的 18 份样品的结果。为了方便起见，按浓度由低到高的方式进行排列。

表 29-2　实验室 X 和 Y 的 IgZ_1 结果（18 例患者样品重复测试的结果，按照抗体水平的升序排列。已注明了实验室平均值的差值以及所允许的差值）

样品	实验室 X		实验室 Y		实验室 X 和 Y 的均值			
	重复 1	重复 2	重复 1	重复 2	均值 X	均值 Y	X-Y 间的差值	允许差值
1	790	800	630	577	795.0	603.5	191.5	290.3
2	861	905	543	664	883.0	603.5	279.5	322.4
3	1051	1174	725	784	1112.5	754.5	358.0	406.2

续表

样品	实验室 X		实验室 Y		实验室 X 和 Y 的均值			
	重复 1	重复 2	重复 1	重复 2	均值 X	均值 Y	X-Y 间的差值	允许差值
4	1846	1846	1419	1632	1846.0	1525.5	320.5	674.0
5	1894	1820	1974	2363	1857.0	2168.5	-311.5	678.0
6	2014	2270	1550	1451	2142.0	1500.5	641.5	782.1
7	2484	2460	1640	1416	2472.0	1528.0	944.0	902.5
8	2405	2684	2096	2535	2544.4	2315.5	229.0	929.0
9	2560	3065	2181	2340	2812.5	2260.5	552.0	1026.9
10	2612	3065	1961	1887	2838.5	1924.0	914.5	1036.4
11	5755	5585	8415	8166	5670.0	8290.5	-2620.5	2070.2
12	5812	5812	6424	7171	5812.0	6797.5	-985.5	2122.0
13	8705	8473	6619	5989	8589.0	6304.0	2285	3139.5
14	9116	8671	10591	9875	8893.5	10233.0	-1339.5	3247.1
15	10029	9880	10697	10486	9954.5	10591.5	-63.0	3634.5
16	11736	12585	9393	10591	12160.5	9992.0	2168.5	4439.9
17	12554	12807	13874	13509	12680.5	13691.5	-1011.0	4629.7
18	14473	14705	15106	15174	14589.0	15140.0	-551.0	5326.6

假定实验室通过对患者样本常规重复检测已评价它们的试验。实验室 X 对试验具有更多的经验，且被认为对于这一试验是两实验室中更为可靠的。实验室内重复检测的标准差显示实验室 X 的重复性（精密度）*CV* 在检测的浓度范围内大约为 10%。实验室 Y 其重复性 *CV* 大约为 12%。此外，发表的研究提示实验室间的可变性大约 *CV*% 为 15%，其将被作为临床上可接受的一致性。

因此，我们可以进行下列假设：

A = 实验室 X 所检测的抗体水平

σ_X^2 = 实验室 X 的重复性方差 $\approx (.10 * A)^2$

σ_Y^2 = 实验室 Y 的重复性方差 $\approx (.12 * A)^2$

σ_1^2 = 实验室间的方差 $\approx (.15 * A)^2$

$n_X = n_Y$ = 每一实验室重复试验的数目（可以为 1）

α = 置信水平

$Z_{1-\alpha/2}$ = 相对于 $1-\alpha/2$ 水平时正态分布的百分位数。

注：重复性方差能来自质量控制数据或本实例中已发表的方法能力资料。如果使用质量控制数据，σ_X^2 和 σ_Y^2 等于室内质量控制数据标准差的平方。如果使用多个重复测试时，也可从分割样品数据估计重复性方差。可以通过合并重复测试间比例差[(Rep1 - Rep2)/((Rep1 + Rep2)/2))]来计算实验室的重复性。对这一比值进行平方，并计算全部样品平

方值的总和,将和除以样本个数减 1 分别给出 σ_X^2 或 σ_Y^2。类似的,我们能首先通过计算差值的平方和,并除样本数减 1,来估计实验室间的方差。这是差值的方差;然后减去合并重复方差就可估计实验室间的方差[$S_r^2=(S_X^2+S_Y^2/2)$]。如果重复方差超过差值的方差,实验室间方差被设置为 0。如果实验室间方差在分割样本比对计划开始时未知,或如果可以假定实验室应产生相同的结果,实验室间方差被设置为 0。

如果无法评估变异性,也可以根据表 29-2 的数据进行评估。

根据 XYZ 方程,所允许的极值如下:

$$\text{允许的差异 } D=Z_{1-\alpha/2}\sqrt{\left(\sigma_1^2+\frac{\sigma_X^2}{n_X}+\frac{\sigma_Y^2}{n_Y}\right)}$$

如果任何结果对之间的差值位于置信区间的范围内,差值不具有统计学显著性,对于特定样本,其结果被认为是等效的。

例如示例 $A=2470$;

$$\sigma_x^2=(0.10\times2470)^2=61009$$
$$\sigma_y^2=(0.12\times2470)^2=87853$$
$$\sigma_1^2=(0.15\times2470)^2=137270$$
$$n_X=n_Y=2$$
$$\alpha=\text{置信水平}=0.95$$
$$Z_{1-\alpha/2}=1.96$$
$$D=1.96\ \sqrt{137270+61009/2+87853/2}$$
$$=1.96(460)=902$$

因此抗体在这一水平,最大的预期差值为 900。位于这一水平范围内的样品 7 的观测差值超出了允许的界限。样品 11 显示出更大的差值。

图 29-1 中显示了平均值的图形,以及等价线与允许的差值。我们可以看到样品 7 刚好超出界限,样品 11 则明显超出了所预期的差值。对于这两份样品来说,我们应当研究发生异常的原因。

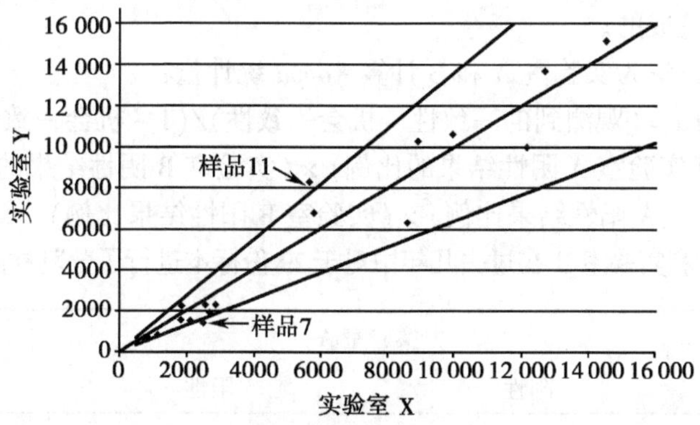

图 29-1　实验室 X 和实验室 Y 的抗体 IgZ_1

中间线代表完全一致性,上线与下线表示可接受的结果差值。

在此并未说明计算过程,这些样品的方差评估如下:

$s_X = 0.08$(与室内质量控制数据的0.10相比)

$s_Y = 0.11$(与室内质量控制数据的0.12相比)

$s_1 = 0.21$(与文献报道的0.15相比)

附件2　确定与参考方法一致性的方法

如果我们将实验室外的方法作为参考方法,通过计算置信区间可以确定一致性,如下所示:

在任意水平 L 时,置信区间的公式可以表示为:

$$CI = L + B \pm Z_{1-\alpha/2}\sqrt{\frac{\sigma^2}{n}}$$

其中:

$Z_{1-\alpha/2}$ = 指定置信水平时(例如95%或99%),标准正态分布的百分位数

L = 感兴趣的浓度水平(通常在外部验证试验的检测水平)

B = 试验方法与参考方法间已知的偏倚或差值(通常 $B=0$)

σ^2 = 在水平 L 时试验方法的方差

n = 验证程序中重复测试的数目。

如果外部试验的结果位于置信区间内,则认为方法已通过该水平的验证。

附件3　定性分割样品结果的统计评价

试验具有两种类型的结果——如阳性或阴性——因为在两个实验室之间机会一致性的似然性,在分割样本检测中提出了一个特殊问题。为了评价机会对两组数据一致性的贡献,可采用 *Kappa* 统计量。*Kappa* 检验将会比较观测到的一致性与由于机会所造成的一致性。*Kappa* 值的范围是从1(完全一致性)、0(小于由于机会造成的一致性)到 -1(完全不一致——根据实验室发现结果发生系统性的颠倒,可能由于工作人员或者程序的错误所造成)。*Kappa* 值超过0.8表示良好的分析一致性,*Kappa* 值位于0.6~0.8时,表明具有适度的一致性。如果样品数超过20,*Kappa* 值大于0.5时具有统计学显著性,它表明一致性并不是完全由于机会所造成的。

可以按照如下方法为实验室A和B计算 *Kappa* 统计量:

Kappa =(观测到的一致性 - 机会一致性)/(1 - 机会一致性)

机会一致性 =(实验室A阴性结果的比例)×(实验室B阴性结果的比例)+(实验室A阳性结果比例)×(实验室B阳性结果比例)

例如,实验室A和实验室B在过去几年中对于29份标本进行了分割样品测试,结果如下:

	实验室A		总数
	阴性	阳性	
实验室B			
阴性	9 (31.0%)	5 (17.2%)	14 (48.3%)

续表

	实验室 A		总数
	阴性	阳性	
阳性	1 （3.5%）	14 （48.3%）	15 （51.7%）
总数	10 （34.5%）	19 （65.5%）	29 （100%）

使用表格中的数据（并乘以百分数 0.01）：

观测到的一致性 = (9 + 14)/29 = 0.793

机会一致性 = (0.483 × 0.345) + (0.517 × 0.655) = 0.505

因此，Kappa = (0.793 − 0.505)/(1 − 0.505) = 0.58

在这一样本量的条件下，Kappa = 0.58 表明实验室间不具备高度一致性，但是大于由机会所致的一致性。

Kappa 检验适用于比较不同试验间、不同实验室间的一致性或者追踪随时间所发生的变化。它有助于发现导致不一致的原因。

第三十章

分子检测室间质量评价

随着分子生物学检测技术的迅速发展,其在临床诊断领域中的应用也愈发广泛。最初的分子检测主要用于定性或定量检测标本中细菌或病毒等微生物,而后逐渐走向肿瘤细胞的分子损伤、疾病状态相关的基因变异、疾病或治疗响应相关的基因转录等方向发展。由于起步较晚,加上分子检测本身的复杂性,其质量控制仍然是应用拓展的瓶颈。室间质量评价(external quality assessment,EQA)是临床检验医学的一个关键、密不可分的部分,与实验室提供信息可靠性、特定实验室声誉、诊断检验盒或内部开发方法商用性密切相关。可靠的EQA计划对分子检测的进一步发展是至关重要的,也将成为我国下一步EQA计划发展的必然趋势。本章将着重概述分子检测EQA的基本原理及相关实践活动,便于临床检验中心、临床实验室、生产商等组织开展和实施分子检测相关项目的EQA计划。

第一节　室间质量评价计划的设计

EQA项目是整个质量保证和良好临床实验室实践的重要组成部分,有时也是符合法规或认可要求的关键因素。当前出现的新的分子诊断检测方法,包括生产商开发或实验室自己建立的方法,已逐步应用于临床实验室,建立质量评估项目包括EQA,对评估和改进这些新的测量程序质量是非常有必要的。

EQA应采用统计学可靠的方法建立适当的阈值对参加实验室进行评分,同时应考虑检测的方法、解释和报告相关的信息。EQA提供组织应及早识别这种需要,并与临床实验室、厂商共同努力,确保EQA项目的设计满足大部分参与实验室的要求,从而为临床实验室、监管认可机构及厂家提供最佳服务。此外EQA计划还应包括熟悉医疗环境和检测方法的技术专家、擅长统计分析及项目结果解释的专家。

EQA的设计应明确定义目的,并公布于潜在参加者。方案构思清晰完整,包括参加实验室选择、项目说明、EQA材料、开展频率和时间安排、数据分析和统计方法、性能评估标准和程序。此外,还应设计确保EQA记录机密性的程序,并设立和维护相应的质量管理系统。

一、EQA标本成分

EQA设计过程中,应谨慎考虑标本成分。缺乏合适的参考材料是分子检测EQA的主要挑战。对分子检测而言,EQA标本可以来自自然生成材料,如来自被评估医疗机构个体的组织、细胞、体液等，或者使用化学或分子生物技术合成材料，如纯化 DNA、RNA 转录、重组质粒和病毒等。每种方法都均存在各自的优点和缺点，这取决于 EQA 计划的目的及所采用的测量程序类型，应根据实际情况选择最合适的材料。表 30-1 将列出几种材料的部分优缺点：

表 30-1　标本原始材料比较

材料来源	例子	优点	缺点
患者标本	● 血液 ● 尿液 ● 甲醛溶液固定石蜡包埋组织	● 代表“真实”标本 ● 可评估分析前步骤 ● 评估提取方法 ● 包含全部基因序列	● 通常难以得到 ● 潜在异质性 ● 潜在不稳定 ● 潜在传染性 ● 量有限
患者标本衍生物	● 分离的细胞 ● 细胞裂解物 ● DNA 提取物 ● RNA 提取物	● 可能更稳定 ● 允许稀释 ● 一般无感染性 ● 包含全部基因序列	● 通常难以得到 ● 不能评价提取过程 ● 缺乏生物学基质 ● RNA 可能会降解
培养细胞	● 培养的病原体 ● 培养的淋巴母细胞或癌细胞	● 可能更稳定 ● 允许稀释 ● 包含全部基因序列 ● 明确的 DNA/RNA 序列 ● 较易获得 ● 突变明确 ● 可解决稀有突变	● 潜在突变 ● 不能评价提取过程 ● 缺乏生物学基质 ● 潜在传染性
合成构建	● 稳定的 RNA ● 质粒克隆 ● 复制子	● 明确的 DNA/RNA 序列 ● 成本相对较低 ● 生产相对简单 ● 可重复生产相同或相似的材料 ● 无传染性 ● 稳定材料（特别是 DNA） ● 可提供稀有分析物	● 不是“真正的”标本；基质复杂性或不能完全复制检测的基因材料 ● 可能不包括所有必要的基因序列 ● 不能控制分析前或提取步骤 ● 不能模拟生物学材料 ● 实验室污染风险

实施 EQA 计划时，应确保质控标本尽可能模拟“真实”患者标本，但同时需要权衡获得足够自然生成材料的能力，以确保所有质控标本的均一性，保证所有参加实验室均收到成分一致的相同的材料。如果 EQA 的主要目的是确保实验室精通某个特定的技术，而与原始材料来源或提取程序无关，此时如果没有更好自然生成材料，可选择合成材料。另外，稳定性和传染性也是很重要的考虑事项。EQA 提供者必须明确计划目标，全面了解参加实验室使用的检测方法，以决定最适于质控标本的原始材料。

二、标本数量和种类

明确 EQA 标本数和类型时需要考虑很多因素。如前所述,EQA 计划的目的主要是评价实验室方法的持续的准确性并提供教育意义。对于定量检测,准确度指检测结果与真值的接近程度,但对定性试验而言,检测结果为"正确"或"不正确",即准确度是检测方法与参考方法或比对方法的一致性。因此,对于定量试验一般要求多个不同浓度的标本,而对于定性试验,如单个病原体可能仅要求两份标本(一份阳性,一份阴性),而遗传试验可能采用 3 个或以上的标本来覆盖突变、同源性和异源性状态。定量病毒载量试验(如 HIV-1 RNA)可能要求多个标本,且每个标本含不同浓度分析物,以评估试验的线性范围,并准确定量标本的病毒核酸数量。有些管理机构也规定每次 EQA 事件的标本数(如美国 CMS 要求每个 PT 事件有 5 个标本)。设计 EQA 计划标本时,也需要考虑各种病毒载量定量检测的动态范围,有助于比较这些试检测方法的检出限(LOD)和定量上、下限(LOQ)。

评估用于识别病毒药物耐药突变(如 HIV-1 耐药性)或先天遗传变异体(如与突变相关纤维症)的基因分型试验性能时可能遇到更复杂情况。此时检测方法可能具有识别十个或上百个个体变异的能力,甚至如果这些突变中有一部分为点突变(单核苷酸多态性,SNPs),一部分为易位,一部分为插入或缺失等,情况会变得更加复杂。

但在一轮 EQA 中包含所有(或大部分)的遗传变异体是不切实际的。从长远的角度看,每轮 EQA 纳入不同的标本可能会产生一定的变异。设计 EQA 时应尽可能包含能解释大部分疾病状态的遗传变异体,并定期加入其他罕见的遗传变异体。例如,虽然已发现 900 多种变异体与囊肿性纤维化(CF)有关,但筛查特定亚型时可检测到 80% CF 等位基因。美国医学遗传学协会(ACMG)和美国妇产科医学院(ACOG)建议使用核心检测盘,在其他国家则通过流行病学试验定义相关变异体。用于 CF 突变检测的 EQA 计划可针对流行性突变进行设计,包括大部分每年都包括的和偶尔出现的罕见变异体。

三、解　　释

在任何情况下,EQA 计划均应客观、明确。设计 EQA 时应预先明确定义可接受标准以及检测结果分析应采用的统计方法,确保数据解释的公正性和一致性。如有必要,提供特定领域的相关参考文献,确保判定标准基于普遍认可的官方标准。这通常包括来自专家小组或专业学会的共识文件、管理机构或负责标准或参考材料确立的国际组织的指南文件,这些文件上的指南和建议可提供判定规则,并可用作结果解释的客观参考。

临床实验室检测结果最终将报告给临床医生,用于疾病的诊断、治疗或预防。通常,检测结果的临床解释属于临床医生的职责范围,但有时也有实验室解释报告的情况。设计 EQA 计划时,应区分是否需要将临床解释纳入计划。

有些检测结果临床解释是检测过程的一个内在部分,例如使用荧光原位杂交(FISH)技术的染色体异常,或者观察性病理学检测,结果的解释是检测过程的一个基本要素。相反,如 HIV-1 药物耐药突变检测,突变排列及其对 AIDS 患者治疗管理影响的解释通常是临床医生的职责。在这种情况下,EQA 计划应评估在一个或多个标本中正确识别所有 HIV-1 药物耐药突变的技术能力,而不是这些突变对患者治疗影响。因此,EQA 计划是否纳入临床解释的关键决定因素应考虑 EQA 计划目的和方法技术的局限性。

四、过程核查表

CLSI 文件 HS1:医疗卫生的质量体系模型,描述了包含所有必要步骤的"工作流程途径"。对临床实验室而言,包括分析前、分析中和分析后步骤。设计 EQA 计划时应考虑所有这些步骤。

为确保遵循该质量体系模型,方便 EQA 计划的实施,EQA 组织者可设计过程核查表。这也是协调和文件记录过程的一个关键部分,包括如参加者签约,与所有参加者交流 EQA 计划说明书,试验材料运输、检测、结果提交、反馈至个体实验室及 EQA 组织者提供最后汇总结果报告的时间表等。该类核查表可在每次 EQA 质控品发放前提供给参加者,使参加者有充分的时间计划完成该轮 EQA 计划。表 30-2 为一过程核查表的例子。

表 30-2　过程核查表举例

过程阶段	活动	核对
分析前	定义 EQA 计划和目的	
	建立方案	
	制备和贮存 EQA 标本	
	传达至所有参加者报名期限	
	完成参加者登记	
	建立 EQA 计划说明书和文件系统	
	向所有参加者传达 EQA 计划说明书	
	向所有参加者传达检测期限	
	发放 EQA 标本至所有参加者	
	确保所有参加者收到 EQA 标本	
分析中	参加者完成检测	
	参加者完成数据分析	
	参加者将检测结果提交到 EQA 提供者	
	分析所有参加者检测结果	
分析后	向各参加者提供有关试验结果反馈	
	向所有参加者提供 EQA 汇总结果	
	存档 EQA 数据并确保数据库完整性	

五、定量/定性检测考虑事项

检测方法类型对 EQA 计划的设计具有重要影响,尤其是比较定量程序与定性试验方法时更为明显。虽然 EQA 评价性能参数(如灵敏度、特异性)几乎是类似的,但也必须对每个方法设计不同方案和测量方法。

例如,对定量试验,分析灵敏度为"可重复测量的特定分析物最低浓度(定量限,

LOQ)”,而对定性试验,分析灵敏度为“可重复检出的特定分析物最低浓度(检测限,LOD)”。此外,诊断灵敏度(所有阳性检测结果中患病个体的百分比)和诊断特异性(所有阴性检测结果中非患病个体的百分比)均为定性试验的重要参数,但不适用于评估定量试验方法。而线性和测量范围是评估定量分子方法的重要参数。这些参数对定量程序(如病毒载量检测)的准确度、精密度和分析灵敏度具有直接影响。设计 EQA 计划评估定性和定量分子方法时,需要将这些参数也考虑在内。这些参数将影响项目的某些要素,如质控标本数量和频率、标本中分析物浓度、测量单位、性能报告程序、数据分析等。

设计定量试验方法 EQA 计划时,测量单位是一个特别重要的因素。有许多方法可用于表示标本中核酸测量,如拷贝、基因组当量、国际单位、皮克、毫微摩尔等。采用不同测量单位会引起检测结果解释的混淆,特别是当诊断或治疗决策取决于核酸定量结果评估时。即便是一个测量单位内,也可能因使用的校准标准产生差异。例如,一个生产商或实验室“拷贝”可能与其他的生产商或实验室的“拷贝”不相等。建议使用已为国际标准化机构(如 WHO、ISO、Paul Ehrlich 协会、NIST)批准并与国际标准校准的测量单位。如果没有国际标准,则 EQA 提供者应确定哪些测量单位已为普遍使用(如 HIV-1 RNA 拷贝/ml),并尽可能将在计划中采用这些单位。定量分子诊断方法的 EQA 计划应设计测量单位的转换方法。

第二节　EQA 材料来源与采集

在多数情况下,真实评估分子诊断试验方法在临床实验室性能的需要检测标本来源于人体。这些标本可以是来自患者或表现出相应病理状况个体的“阳性”材料,或来自未患病(“正常”)个体的“阴性”材料。采集人体标本时要求 EQA 提供者考虑并处理获得这些材料相关的所有法律、伦理和社会关系。

一、机密性和隐私保护

标本采集阶段必须考虑有关个体捐献者的隐私问题,在传染病检测和遗传学试验方面这是一个很重要的问题。关于受试者健康信息隐私保护有很多新的法规和指南,EQA 提供者应及时进行了解。美国健康保险携带与责任法案 1996(HIPAA)规定了个体可识别健康信息隐私标准(隐私规则;45 CFR 部分 160 和部分 164 下的子部分 A 和 E)。欧盟指令 95/46/EC 是“有关隐私数据处理和有关这类数据自由移动方面的个体保护”的更基本文件,也包括健康隐私事宜。

建立和管理 EQA 计划时应注意隐私保护。EQA 标本无需与个体识别相关,只要求明确病理状态。EQA 提供者应建立患者标识与 EQA 标本断开的机制,多数情况下可采用匿名方式。

二、标本来源及材料

EQA 标本有多种来源,根据 EQA 计划大小和范围以及特定的医学/技术需要,选择最合适的关键性原始材料。

用于评估高流行病理状态(传染疾病如肝炎病毒或性传播疾病)的已成熟检测方法,通常采用商品化生物制品。这些供应商有确保材料符合法规和伦理要求的必要程序和许可证,并拥有可靠捐献者网络。尤其是大量标本时特别适用。

对于罕见疾病的情况,EQA 提供者应建立一个临床实体关系,以获得合适的患者群体。在这种情况下,尤其注意应有合理的程序保护受试者(知情同意表等)。在有些情况下,标本的唯一来源为其他可能实验室(如"分割标本"或在少量实验室之间的"标本交换"的实验室间比对)。隐私、人类受试者保护和其他法规要求在这些情况下仍适用,应设法保证其符合要求。

如前文所述,按照 EQA 计划的目的,有时需要使用合成材料作为检测标本,如正常患者标本加入已知病毒或细菌、从已知细胞系中纯化的病毒 DNA、纯化病毒 DNA 或 RNA、合成 DNA 和 RNA。因为这些材料不是来自患病个体,应全面鉴定确保其能够正确地模拟真实患者标本。可能的话,由供应商对合成标本分析,包括使用不同技术方法在所有试验阶段(分析前、分析和分析后)与自然标本比较。供应商应提供详细文件(如分析证明)总结关键质控品的检测参数和规范,并提供检测结果证明来源材料(自然材料和合成材料)符合这些规范。如果合成材料和真实标本之间存在显著差异,包括处理、贮存、提取等,应明确注明并整合至 EQA 计划和参加者文件上。

在某些情况下,EQA 可能采用解释性计划,而不是检测实际的标本。如序列轨迹可以电子文件的形式提供给参加实验室,要求其分析和解释结果。这种类型的 EQA 尤其适用于质控标本不容易获得的情况,当然也可作为提供实际标本的 EQA 计划的补充。

第三节　EQA 标本制备与鉴定

一、EQA 标本生产

为确保标本质量,EQA 提供者应在现行良好生产规范(cGMP)环境下生产标本。提供者应建立良好的质量体系,对生产和检测人员进行培训,并遵循该系统执行 EQA 标本的生产。EQA 提供者可参考美国 FDA 质量体系法规、国际标准化组织(ISO)9000 标准和指南、能力验证计划提供者能力要求(ILAC-G13:2000)指南,以获得有关质量管理原理建立的详细信息。

建立标准操作程序,确保用于生产质控品的原始材料的制作溯源性,并最小化标本标记错误概率。生产实验室应对生产设备进行适当验证、校准和维护,同时安装适当保护设备(如生物安全柜)。如果处理传染介质,应遵循地方、国家和国际生物安全指南执行,并确保各种传染性介质需要的适当的一级和二级防护。

二、EQA 标本特性

作为生产过程的一部分,EQA 提供者应广泛鉴定 EQA 标本的特性,包括验证分析物或突变是否存在,必要时进行定量。标本特性范围取决于提供的 EQA 计划的目的和类型。例如,如果 EQA 参加者性能通过与绝对值比较进行评价,即结果正确与否与参考结果进行比较,则应考虑标本特性水平。如果存在可接受标准参考物质,可进行该特性的鉴定。另一方面,对于公议值 EQA 计划,同组结果是参加者性能的主要因素,标本特性不要求非常严格。

从每个批号不同部分抽取有统计学意义的标本量,采用多种方法(反映参加试验室使用的检验程序)对标本进行分析。如果 EQA 用于评估定量检测方法,如病毒载量检测,则建立每个试验标本的参考值和容许范围(准确度和精密度)。在可能情况下,EQA 提供者应使参考值与来自专家小组或专业协会的共识文件、管理机构指南文件相符。

EQA 提供者应对在生产过程使用添加剂引起的可能干扰进行评估,包括固定剂、防腐剂、核酸酶抑制剂和稀释基质等。有些技术对干扰物可能较其他方法更为敏感,因此提供者应确保参加者使用方法间的可比性。如有可能,也应实施用于检测 EQA 标本交叉污染情况的试验。

三、EQA 标本保存

许多因素可能影响 EQA 标本的完整性,EQA 提供者有责任确保这些材料在生产、贮存和分发期间没有受到损害。不同类型分子诊断标本具有不同的保存要求。标本供应商应正确保存固定组织标本,必须确保在标本送达至参加者期间采用正确的贮存和处理方法。同样对新鲜冰冻标本也应从采集到检测均保存于适当的温度。

EQA 标本的微生物污染可严重损害标本完整性和检测结果的有效性。添加广谱抗菌剂如硫酸庆大霉素、叠氮钠和其他以用作防腐可帮助缓解这种问题,但通常不建议采用,最常见的保护方式是低温贮存。EQA 提供者应了解有关含防腐剂产品运输的国际法规,有些高水平介质(如叠氮钠)需要贴上特定的危险材料警告标签,同时应确保防腐剂不会干扰或抑制 EQA 中使用的检测方法。

另外,也需采取预防措施降低分子诊断试验中标本的核酸酶活性,尤其是使用合成材料(如"裸"DNA 或 RNA)时特别重要。生产此类产品时应建立无核酸酶环境,必要时应采用无 RNase、无 DNase 化学剂(包括水)和核酸酶抑制剂。EQA 提供者应确保这些抑制剂不会干扰试验中使用的检测方法。

一些分析物如病毒(自然或合成)具有衣壳蛋白和(或)病毒包膜,对核酸酶和其他环境因素具有天然保护作用,但蛋白水解或去污剂作用(包括自然和人为)可破坏病毒颗粒,使病毒核酸对核酸酶消化敏感。由于环境中核糖核酸酶几乎随处可见,因此,这对 RNA 病毒如 HIV-1、丙肝病毒和 West Nile 病毒特别重要。低温贮存(特别是在 -70℃或更低温度下)有助于解决该问题。生产过程中应尽可能减少在高温下处理并避免核酸酶、蛋白酶或去污剂污染实验室玻璃器皿和塑料器皿。

四、EQA 标本稳定性

EQA 提供者应进行稳定性试验,以确保标本在整个 EQA 期间正确运行。这包括"实时"和"开瓶"稳定性试验。实时稳定性试验中,标本应置于建议贮存条件下贮存,并定期从贮存条件下取出进行检测。每次稳定性试验中至少检测 3 个时间点,以评估产品性能随时间推移的趋势。具体的时间点取决于产品的保质期、批大小及先前经验。将每个时间点的结果与用于生产后立即发放的产品规范进行比较。这些试验结果将用于证明产品有效期。开瓶稳定性试验中,将试验标本从建议贮存条件(如 -70℃贮存)下取出,按递增时间放置于试验期间通常使用的临时贮存条件下保存(如 2~8℃贮存)。这些试验结果可为产品在评估周期是否在参加实验室保持稳定提供保证。

EQA 提供者也可能需要评估产品在运输条件下的稳定性,以确保标本完整地被送达参加者。在这种情况下，对试验标本进行包装，然后在不同温度（和（或）湿度）下孵育，以模拟产品在运送至终端用户实验室的运输和处理情况。本试验结果可为产品是否会完整无损地到达目的地提供保证。

五、标本保留

EQA 提供者应尽可能保留剩余标本，用于纠正措施计划和方法确认或能力评估。标本保留时间也很大程度上取决于产品稳定性。

第四节　EQA 标本运输

运输 EQA 标本时应综合考虑各方面问题。标本在运输期间一定不能暴露于可引起目标核酸降解的条件。如按照最新的国际航空运输协会（IATA）法规，不能对包装进行辐射。另外还应注意运输温度和时间限制，这可因标本类型不同而不同，EQA 提供者必须事先进行测试明确。RNA 对随处可见的核酸酶降解高度敏感，比 DNA 更难回收。用于监测信使 RNA（mRNA）或基因组 RNA（在 RNA 病毒上）的定量分子方法必须将这种不稳定性考虑在内。除外技术问题，EQA 标本还应考虑实验室分析标本和回报结果的平均时间。“托运人”（运送能 EQA 产品的个人或公司）有责任了解并遵循所有运输法规和要求，包括相关法规和物流要求知识（如代理报关、报关要求、飞行后的陆地运送）。

EQA 标本有多种类型：①感染性物质，已知或预期包含病原体的物质均应视为传染物质，传染性物质定义为微生物或重组微生物，可分为两类：类型 A 为暴露其中可引起永久性的致残或致命性的疾病，类型 B 为除 A 外的其他感染性物质；②患者标本，用于研究、诊断、治疗等，包括但不限于排泄物、分泌物、血液及其组分、组织或组织液拭子等；③生物制品，来自活体生物，依照国家政府机构要求（具有特定许可要求）生产销售，并用于疾病诊断；④培养物，即病原体的人工繁殖过程，这不包括人类或动物患者标本；⑤转基因生物和微生物，以非自然的方式通过基因工程特意更改生物和微生物。

每种标本类型均应依照不同法规进行包装和运输。各运输服务业也都有相应的运输要求，具体可登录其各自网站查找。传染性物质运输时可能要求随同提供危险品空运单。快递服务标准应包括：①标本采集日期；②运送日期；③实验室收到标本日期；④实验室收到时标本的近似温度。监测标本信息有助于确保（但不能完全保证）标本处理的正确性。

EQA 提供者应制订不正确处理标本的拒绝标准，供参加实验室使用。不符合标准的所有标本均应记录在文件上，并通知供应商。对状态不良或有处理不当迹象的标本不予检测。

第五节　证明文件

发放质控品的同时还应同时提供相应的证明文件，包括说明函和报告表格等，如表 30-3 所示。以某些疾病相关的基因突变为例，表 30-4 为一个结果回报表的例子，其内容包括表 30-3 所提到的要素。该形式可用于基于 web 的数据回报系统和分析系统。

表 30-3　EQA 说明函和报告表

说明函	报告表
提供者身份	提供者身份
参加者身份	参加者身份
日期	检测日期
EQA 标本标识	EQA 标本标识
序列号,如事件	序列号,如事件
产品描述	标本标识符
鉴定方法	方法标识符或代码
产品处理	证明人(证实试验执行符合患者检测程序的签名人)
分析说明书	检验局限性(如检测限、定量限、测量范围)
报告说明书	结果(依照说明函提供)
截止时间	所使用报告单位标识
具体联系信息	提供者身份(如信头)
将来事件(适用时)	产品接收和完整性

表 30-4　结果回报表

实验室编码:________　实验室名称:________

		结果				
分析物	测量程序代码	201311	201312	201313	201314	201315
凝血因子 V 突变(*R506Q*)	方法:________					
	输入结果 H = 纯合子正常,T = 杂合变异体,或 V = 纯合子变异体					
	输入临床解释:U = 静脉血栓症风险增加,或 N = 静脉血栓症风险不增加					
凝血素突变(*20210G→A*)	方法:________					
	输入结果 H = 纯合子正常,T = 杂合变异体,或 V = 纯合子变异体					
	输入临床解释:U = 静脉血栓症风险增加,或 N = 静脉血栓症风险不增加					
亚甲基四氢叶酸还原酶(MTHFR)突变(*677C→T*)	方法:________					
	输入结果 H = 纯合子正常,T = 杂合变异体,或 V = 纯合子变异体					
	输入临床解释:U = 静脉血栓症风险增加,或 N = 静脉血栓症风险不增加					

续表

<table>
<tr><td></td><td></td><td colspan="5">结果</td></tr>
<tr><td>分析物</td><td>测量程序代码</td><td>201311</td><td>201312</td><td>201313</td><td>201314</td><td>201315</td></tr>
<tr><td rowspan="4">血色病(HFE)突变(C282Y, H63D)</td><td>方法:________</td><td></td><td></td><td></td><td></td><td></td></tr>
<tr><td colspan="6">输入结果 H=纯合子正常,V1=纯合子 C282Y,V2=纯合子 H63D,C=混合杂合子 C282Y/H63D,T1=杂合子 C282Y/WT,或 T2=杂合子 H63D/WT</td></tr>
<tr><td></td><td></td><td></td><td></td><td></td><td></td></tr>
<tr><td colspan="6">输入临床解释:N=阴性,血色沉着症非由于上 HFE 突变引起,P=阳性,血色沉着症与上 HFE 突变相关,I=不确定,血色沉着症可能由上 HFE 突变引起</td></tr>
<tr><td rowspan="5">囊肿性纤维化(CF)</td><td rowspan="2">方法:________</td><td>等位基因 1</td><td></td><td></td><td></td><td></td></tr>
<tr><td>等位基因 2</td><td></td><td></td><td></td><td></td></tr>
<tr><td colspan="6">输入各等位基因突变:W=野生型,1=G85E,2=R334W,3=S549R,4=R1162X,5=R117H,6=R347P,7=S549N,8=3659dclC,9=Y122X,10=R347H,11=G551D,12=3849+4A→G,13=A455E,14=R553X,15=3849+10kbC→T,16=621+1G→T,17=Q493X,18=R560T,19=39051nsT,20=711+1G→T,21=DeltaI507,22=DeltaF508,23=1898+1G→A,24=W1282X,25=1078delT,26=2183AA→G,27=N1303K,28=V520F,29=2184delA,30=1717-1G->A,31=2789+5G→A,32=G542X,33=3120+1G→A,34=其他,请说明________</td></tr>
<tr><td></td><td></td><td></td><td></td><td></td><td></td></tr>
<tr><td colspan="6">输入临床解释:N=排除 CF,A=确认 CF 诊断,I=不确定,C=CF 携带</td></tr>
<tr><td rowspan="4">血红蛋白 S/C
$S=\beta^{6E\rightarrow V}$
$C=\beta^{6E\rightarrow K}$</td><td>方法:________</td><td></td><td></td><td></td><td></td><td></td></tr>
<tr><td colspan="6">输入结果 H=A/A,纯合子正常,T1=杂合子 A/C,T2=杂合子 A/S,C=混合杂合子 C/S,V1=纯合子 C/C,V2=纯合子 S/S</td></tr>
<tr><td></td><td></td><td></td><td></td><td></td><td></td></tr>
<tr><td colspan="6">输入临床解释 N=阴性,没有检测到突变,P=阳性,患者有镰状细胞贫血病、血红蛋白 S/C 疾病或血红蛋白 C/C 疾病。I=患者携带 S 或 C 突变</td></tr>
<tr><td rowspan="4">强直性肌营养不良
(DM)</td><td>方法________</td><td>等位基因 1</td><td></td><td></td><td></td><td></td></tr>
<tr><td>输入 CTG 重复数</td><td>等位基因 2</td><td></td><td></td><td></td><td></td></tr>
<tr><td></td><td></td><td></td><td></td><td></td><td></td></tr>
<tr><td colspan="6">输入临床解释:N=正常,M=突变存在,L=患儿童 DM 为低风险,R=非常可能患儿童 DM,I=患者患儿童 DM 的风险为 50%</td></tr>
<tr><td rowspan="4">弗里德赖希共济失调
(FA)</td><td>方法:________</td><td>等位基因 1</td><td></td><td></td><td></td><td></td></tr>
<tr><td>输入 GAA 重复数</td><td>等位基因 2</td><td></td><td></td><td></td><td></td></tr>
<tr><td></td><td></td><td></td><td></td><td></td><td></td></tr>
<tr><td colspan="6">输入临床解释:N=正常,C=携带,CA=携带,受影响概率低,A=受影响</td></tr>
</table>

续表

		结果				
分析物	测量程序代码	201311	201312	201313	201314	201315
亨廷顿舞蹈病(HD)	方法:________	等位基因 1				
	输入 CAG 重复数	等位基因 2				
	输入临床解释:N = 正常,无 CAG 扩展;A = CAG 扩展,亨廷顿舞蹈病症状,I = 不确定,不能准确预见					
恒河猴 D(RhD)基因型	方法:________					
	输入结果 P = RhD 阳性,N = RhD 阴性,或 C = RhD +/RhD					
BRCA1 和 *BRCA2*	方法:________	等位基因 1				
		等位基因 2				
	输入各等位基因突变:N = 野生型,M1 = 185delAG,M2 = 538insC,M3 = 6174delT,K = 其他,请说明					
	输入临床解释:N = 无乳癌风险,A = 患乳癌风险与一般人群相同,B = 乳癌风险为 50%~85%,C = 乳癌风险为 85%~95%,D = 乳癌风险大约为 100%					

第六节　结果核查、评估和报告

结果评估前必须确保 EQA 标本在严格受控的条件下设计和生产。EQA 提供者需考虑解释算法和软件程序的完整性、适用性、符合性。EQA 提供者收到实验室数据后,在输入评估程序之前必须评估其完整性。标准可包括:实验室标识正确性、方法标识正确性、证明、试验局限性、数据完整性、对报告说明书符合性等。

EQA 提供者应明确靶值,以评价各参加者的能力。使用特性明确的材料时,可直接与预期绝对靶值比较判断结果的正确性。如果靶值来源于参加者公议值,应注意离群值的影响。对参加者进行分组时,如果出现以下情况,则不可分组:①同组参加者太少,不能进行有效统计评估;②同组差异过大(如实验室自行开发试验);③非常新颖的分析物。

对于定性检测结果的描述,如为阳性结果,“分析物存在”“不确定的”和“识别突变体”的使用取决于所使用的方法。不正确结果可能指无法检测、方法(包括报告规则和软件)故障或实验室故障。结果的正确与否还应考虑方法的检测限。但临床实践已接受最低检测水平时,应在报告上注明。如为阴性结果,即“分析物不存在”。

对于定量试验的正确性评估应先规定范围和单位。对实验室自行开发试验和实践标准(具有临床容许范围),应在报告中注明范围。判断结果正确与否时还应考虑试验方法检测限。定量方法生成结果跨越多个 logs 时(如病毒载量检测)应在统计分析前转换为 log10(参见最新版本 NCCLS 文件 MM6——适用于感染性疾病的定量分子方法)。

EQA 提供者可能有多重报告责任,这取决于国家法规和临床实验室类型。在任何情况下,准确度和及时性是非常关键的。为便于报告,可采用电子投递和电子报告,这可减少抄写错误和延迟报告。EQA 提供者的报告责任主要包括:①向参加者实验室报告:当参加实验室结果表明患者治疗可能处于危险中时,应立即通知实验室;向参加实验室反馈报告时,结果应基于靶值建立;对参加者报告应包括每个分析物名称、试验结果、容许范围,及同组比较相关总结数据,可能的话,可包含过去该实验室的累积结果,这对实验室很有利;统计汇总报告应分发到参加实验室,且应包括靶值及各方法检测结果。但该报告不应包含参加实验室的识别信息。②向管理机构报告:按法律要求,EQA 提供者可能不仅要向参加者报告,也必须向管理机构报告。③向生产商报告:通常,应向生产商提供总结报告,尤其是当某种方法不同于其他方法时,应通知厂家。

第三十一章 室间质量评价性能特征

第一节 室间质量评价计算机模拟研究

室间质量评价活动通常由政府机构或专业组织进行,活动中组织者将共同来源的样本发放到一组实验室进行盲样检测。再将每个实验室的检测结果收集起来,经过统计处理分析,将其作为判断单个实验室性能基础。

室间质量评价计划起源于由美国 Belk 和 Sunderman 组织的非监管性的实验室间调查。然而,这种自愿的自我改进计划理念随时间发生了变化,转变为由监管机构来实施,之所以发生这种转变是因为接受了一种观点,即如果实验室负责人能够应用室间质量评价数据来评估实验室的性能,那么认可/认证机构为了监管目的也能应用相同的数据来监测实验室的性能。除了医疗保障方案和临床实验室改进修正法案(CLIA),美国医院认可联合委员会(JCAHO)和美国病理家学会(CAP)也为了实验室认可要求实验室成功地参加室间质量评价计划。我国于 2006 年 2 月由卫生部颁布《医疗机构临床实验室管理办法》(卫医发〔2006〕73 号),要求临床实验室开展的检测项目必须参加卫生部批准的室间质量评价计划。

因为监管计划使用室间质量评价数据来撤销实验室的证书,因此定义“可接受”与“不可接受”性能的标准很关键。如果该项标准太松,室间质量评价计划就不能识别出那些性能较差的实验室;如果该项标准太严格,性能较好的实验室将会受到惩罚。

本章将介绍在室间质量评价实验室性能特征与实际的实验室内随机误差和系统误差之间建立一种定量的关系。

美国学者 Sharon S. Ehrmeyer 和 Ronald H. Laessig 已采用类似于美国病理家学会室间质量评价计划产生的经验数据进行推演,认为增加样本数,就可以研究室间质量评价计划度量实验室内性能的能力。在汇集的实验室室内性能数据的基础上,他们作出结论:按惯例的评估标准并不能识别可接受的与不可接受的性能,而且室间质量评价经常不能反映实际的实验室内的性能。我们应用计算机模型研究实验室室内质量控制的标准,通过引入已知的随机误差和系统误差来评估各种控制规则检出误差的能力。该项研究使得室间质量评价计划模型的作用更明显,为了研究室间质量评价计划检出总误差、随机误差、系统误差的能力,需要在控制其他变量的同时能重复模拟各种误差条件。该模型对室间质量评价计划和监管者选择适当的自我评价和规则标准将有所帮助。

一、模拟模型建立

当采用当前的评估技术时,我们模拟实验室间质量评价数据的模型考虑了实验室室内性能特征及其对室间质量评价结果的影响。实验室的结果会受到两种同时存在误差的影响:①偏倚,或系统趋势,使结果以一个固定的或恒定的量偏高或偏低;②不精密度,或由于随机误差的原因使结果呈现一种离散的趋势。在室间质量评价计划中,每个实验室的检测结果反映出实验室内偏倚和不精密度。特定实验室内偏倚体现在室间质量评价计划的不精密度中(组标准差 s)。室间质量评价计划识别特定实验室室内性能的能力依赖于三个因素:①室内不精密度或标准差,②室内偏倚和③由组标准差描述的整个室间质量评价总体的最新水平的性能特征。通常在 PT 计划中,参考实验室或总体的总均值对于评估目的是无偏的。我们的模型并不受这种假设的局限。

图 31-1 将该模型概念化。

1. 室间质量评价总体包括 400 个参与实验室,每个实验室都有唯一的平均值、标准差和偏倚。我们选取的 400 个参加实验室将检测实验室的极值影响最小化,然而目前的软件能够模拟增加到 1600 个参加实验室。

2. 检测实验室通过与总体进行比较来判定其性能,该检测实验室有独立的平均值和 11 个标准差与偏倚的组合。

3. 检测实验室在每次调查时分析 1 ~ 5 个标本。为了避免不必要的复杂解释,我们假设每个实验室仅分析一个样本。

4. 为了模拟室间质量评价调查,模型采用基本总体中 400 个实验室中每一实验室和检测实验室的平均值、标准差及偏倚来产生在调查中的每个参加实验室的检测结果。

5. 计算 401 家参加实验室的组参数(平均值、标准差、中位数、极差等),并与性能准则结合用来评估检测实验室的结果是可接受的或不可接受的。

6. 重复过程 400 次,报告检测实验室未能满足准则次数的百分数。

室间质量评价基础总体包括 400 家实验室(L_{1-400},表 31-1 中 A 栏),每个实验室都有自己特定的平均值、偏倚和标准差(B、C、E 栏)。偏倚决定实验室的表观平均值(D 栏)。为了获得每个实验室模拟的室间质量评价的结果,计算机使用随机数字发生器产生基于给定的平均值和标准差的正态分布随机数。结果“R”(F 栏)类似于在室间质量评价中报告的结果,并且以特定的随机数(RN)为基础,R 按照下列公式计算:

$$\overline{X}'_i + (RN_{i,j})(s_i) = R_{i,j}$$

其中 $i = 1 - 401$(实验室),$j = 1 - 401$(室间质量评价)。

检测实验室(L_{401}),引入到室间质量评价模型以评估各种性能标准检出误差的能力,其设置了 11 个偏倚值和 11 个标准差,反映了 121 种系统误差和随机误差的组合。

F 栏中的 401 个结果类似于在室间质量评价中发放同一样品给 401 个参加实验室。通过选择的标准(或准则)如组均值 ±2 标准差(1_{2S}规则)来评价检测实验室的结果,其反映了已知的偏倚和标准差的组合。尽管组均值和标准差与总体的总性能很接近,但是来自于单个实验室的检测结果有很大的可能存在统计学上的变异,因而不能反映在单个实验室中室间质量评价过程的效果。在这种情况下,实际室间质量评价计划的经验性研究变得更加困难。因此,该模型对于检测实验室偏倚和 s 进行了组合,重复模拟 401 次(G、H 栏等)。这样就确保了检测实验室的 401 个结果将反映室间质量评价计划检出特定的室内偏倚和不精密度组合的能力。Westgard 等人建议使用 400 次重复,但本模型可容纳多达 1600 次。模型输出的结果是检测实验室未能满足所选择的性能标准的次数的百分数。对 121 种 *bias-s* 组合的每一种,重复整个过程,也就是 401 个独立的调查。

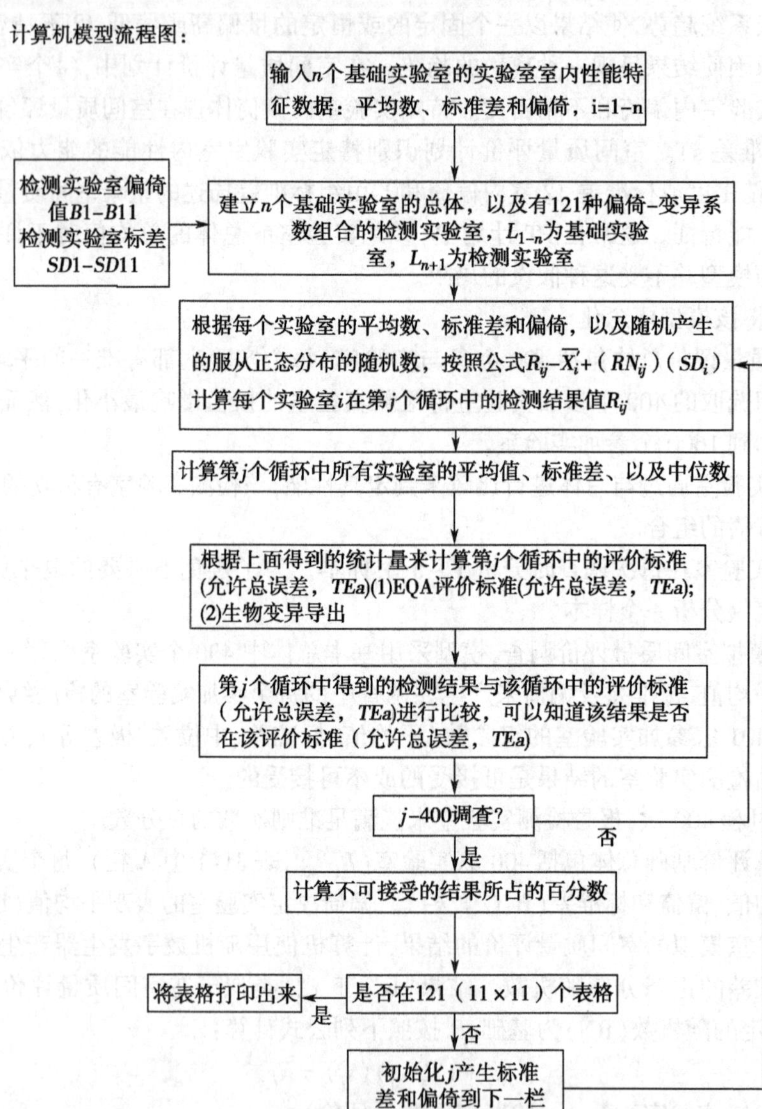

图 31-1　计算机模型示意图

B 表示偏倚,*s* 表示标准差,*i* 表示基础实验室,*j* 表示模拟室间质量评价次数

计算机模型采用两种类型的输入数据来定义基础实验室总体的性能特征。一种是理论数据,这种数据中,400 个基础实验室的性能参数(平均值、偏倚和标准差)都是指定的值;平均值为 100,偏倚为 0,室间质量评价总体期望的标准差;另一种是来源于实际的实验室数据,如卫生部临床检验中心组织的室内质量控制数据实验室间比对计划或室间质量评价活

动中反馈的室内质量控制数据，这些数据应用 400 个基础实验室中每个实验室实际的平均值、仪器或方法的偏倚和标准差。

表 31-1　模拟模型的概念化

实验室编号	均值	*bias*	($\overline{X}-bias$)	标准差(s)	模拟室间质量评价		
					1	2	j
A	B	C	D	E	F	G	H
L_1	$\overline{X}_1$	B_1	$\overline{X}_1'$	s_1	$R_{1,1}$	$R_{1,2}$	$R_{1,j}$
L_2	$\overline{X}_2$	B_2	$\overline{X}_2'$	s_2	$R_{2,1}$	$R_{3,2}$	$R_{2,j}$
L_3	$\overline{X}_3$	B_3	$\overline{X}_3'$	s_3	$R_{3,1}$	$R_{3,2}$	$R_{3,j}$
L_4	$\overline{X}_4$	B_4	$\overline{X}_4'$	s_4	$R_{4,1}$	$R_{4,2}$	$R_{4,j}$
L_5	$\overline{X}_5$	B_5	$\overline{X}_5'$	s_5	$R_{5,1}$	$R_{5,2}$	$R_{5,j}$
L_i	$\overline{X}_i$	B_i	$\overline{X}_i'$	s_i	$R_{i,1}$	$R_{i,2}$	$R_{i,j}$
⋮							
L_{398}	$\overline{X}_{398}$	B_{398}	$\overline{X}_{398}'$	s_{398}	$R_{398,1}$	$R_{398,2}$	
L_{399}	$\overline{X}_{399}$	B_{399}	$\overline{X}_{399}'$	s_{399}	$R_{399,1}$	$R_{399,2}$	
L_{400}	$\overline{X}_{400}$	B_{400}	$\overline{X}_{400}'$	s_{400}	$R_{400,1}$	$R_{400,2}$	
L_{401}	$\overline{X}_{401}$	B_{401}	$\overline{X}_{401}'$	s_{401}	$R_{401,1}$	$R_{401,2}$	

L_i，$\overline{X}_i$，B_i，$\overline{X}_i'$和 s_i分别是第 i 个实验室编号、均值、偏倚、校正均值和标准差。$R_{i,j}$是第 j 次室间质量评价的结果。i 值是 1 和 400 之间是基础总体；L_{401} 是检测实验室。

二、模拟结果

为了评价各种误差条件，模型假定实验室的偏倚和变异系数的变化范围都在 0 ~ 30% 内变化。该研究中采用的评价标准是靶值 ± 固定限(%)。

图 31-2 是计算机模型模拟结果，其中实验室室间质量可接受性能标准允许总误差是靶值 ±30%。表 31-2 中的数字表示实验室不同的变异系数和偏倚所对应的未通过可接受性能评价标准的概率。表中左上角线内的数字代表实验室的变异系数和偏倚如果小于 10%，实验室通过相应评价标准的概率就大于等于 80%。

计算机模型还分析了其他两个评价标准(靶值 ±25% 和 20%)。根据图和表我们将进一步描述每个图形，实验室能够满足达到 70% 通过的概率时实验室要求的室内性能特征(变异系数和偏倚)，见表 31-3 和表 31-4，图 31-3 和图 31-4。

表 31-2　不同的偏倚和变异系数在靶值 ±30% 评价标准下对应的模拟未通过概率

	bias%																				
CV%	0	1	2	3	4	5	6	7	8	9	10	11	12	13	14	15	16	17	18	19	20
0	0	0	0	0	0	0	0	0	0	0	0	0	0	0	0	0	0	0	0	0	0
1	0	0	0	0	0	0	0	0	0	0	0	0	0	0	0	0	0	0	0	0	8
2	0	0	0	0	0	0	0	0	0	0	0	0	0	0	0	0	0	1	4	14	21
3	0	0	0	0	0	0	0	0	0	0	0	0	0	0	0	2	3	8	10	20	27
4	0	0	0	0	0	0	0	0	0	0	0	0	1	1	4	6	9	15	21	26	36
5	0	0	0	0	0	0	0	0	0	0	1	1	3	3	6	12	14	23	24	33	38
6	0	0	0	0	0	1	1	0	1	1	2	3	8	8	12	12	18	24	29	35	36
7	0	0	0	1	1	1	2	2	2	6	4	7	8	11	13	18	24	27	31	35	42
8	0	1	0	2	1	3	2	3	4	4	6	10	11	14	14	19	20	32	30	38	45
9	1	2	2	2	1	4	5	6	8	10	11	10	19	17	22	22	28	32	35	39	48
10	2	1	2	4	5	4	6	8	6	12	14	12	15	18	22	26	25	37	34	36	42
11	1	3	2	4	6	6	8	12	12	12	15	19	16	19	24	30	33	34	36	41	43
12	3	4	7	6	5	8	10	11	15	15	16	14	21	24	28	27	32	36	40	44	38
13	6	7	5	8	11	8	14	13	15	16	20	24	23	31	30	32	40	34	38	41	47
14	6	6	10	8	11	10	12	14	15	18	22	24	23	26	29	30	32	36	41	40	46
15	8	11	12	12	12	13	16	16	20	19	24	25	27	25	33	32	35	35	42	43	49

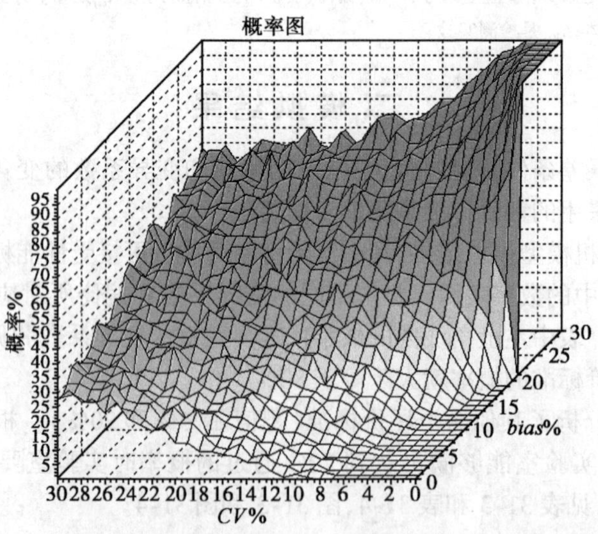

图 31-2　不同的偏倚和变异系数在靶值 ±30% 评价标准下对应的模拟未通过概率

表 31-3　不同的偏倚和变异系数在靶值 ±25% 评价标准下对应的模拟未通过概率

	bias%															
CV%	0	1	2	3	4	5	6	7	8	9	10	11	12	13	14	15
0	0	0	0	0	0	0	0	0	0	0	0	0	0	0	0	0
1	0	0	0	0	0	0	0	0	0	0	0	0	0	0	2	21
2	0	0	0	0	0	0	0	0	0	0	0	1	2	8	16	32
3	0	0	0	0	0	0	0	0	1	1	2	4	10	16	24	40
4	0	0	0	0	0	0	1	1	3	4	7	11	18	20	30	43
5	0	0	0	0	1	2	2	3	6	8	11	18	21	26	34	43
6	0	1	2	2	3	4	7	9	8	10	18	22	24	34	36	48
7	1	2	2	4	6	4	6	11	14	16	21	24	30	34	38	41
8	1	2	4	6	6	8	10	12	18	20	26	29	30	35	39	41
9	4	6	8	8	10	10	14	20	21	19	26	28	29	43	44	45
10	6	6	9	11	12	14	13	17	20	21	25	32	33	38	42	41
11	8	8	10	11	16	15	18	20	22	26	30	35	36	43	39	45
12	11	12	11	14	14	16	20	24	24	30	30	35	44	36	45	50
13	12	14	14	15	16	20	24	21	29	35	31	34	38	37	43	50
14	12	13	19	22	22	21	30	23	28	29	36	37	38	45	51	48
15	12	14	23	22	21	22	27	27	32	30	33	34	36	43	42	51

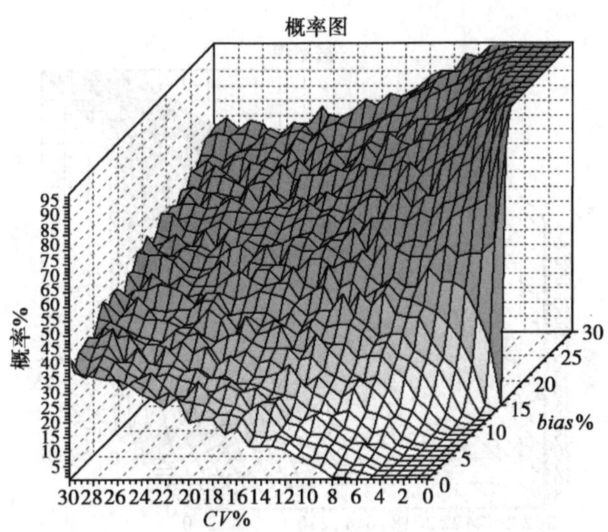

图 31-3　不同的偏倚和变异系数在靶值 ±25% 评价标准下对应的模拟未通过概率

表 31-4 不同的偏倚和变异系数在靶值±20%评价标准下对应的模拟未通过概率

	bias%															
CV%	0	1	2	3	4	5	6	7	8	9	10	11	12	13	14	15
0	0	0	0	0	0	0	0	0	0	0	0	0	0	0	0	0
1	0	0	0	0	0	0	0	0	0	0	0	0	0	0	0	0
2	0	0	0	0	0	0	0	0	0	0	0	0	0	0	0	1
3	0	0	0	0	0	0	0	0	0	0	0	0	0	1	2	7
4	0	0	0	0	0	0	0	0	0	0	0	1	2	3	7	11
5	0	0	0	0	0	0	0	0	0	2	2	5	4	8	10	11
6	0	0	0	0	0	1	1	1	2	1	6	7	9	13	16	20
7	0	0	0	1	2	2	2	4	4	4	8	11	11	14	21	23
8	1	1	1	2	4	2	4	5	7	10	10	14	16	20	19	29
9	2	2	2	4	4	6	8	10	10	11	13	16	17	20	31	24
10	4	4	5	5	5	5	5	9	12	10	16	22	21	20	29	29
11	9	8	7	8	8	9	12	12	14	18	17	19	26	26	26	29
12	8	10	9	13	12	14	14	15	17	19	23	22	23	25	28	34
13	14	13	13	11	16	13	20	18	18	24	24	22	27	34	26	38
14	15	16	17	16	17	21	22	23	21	25	26	24	32	34	32	34
15	18	19	18	21	17	18	18	24	26	26	27	29	34	34	33	39

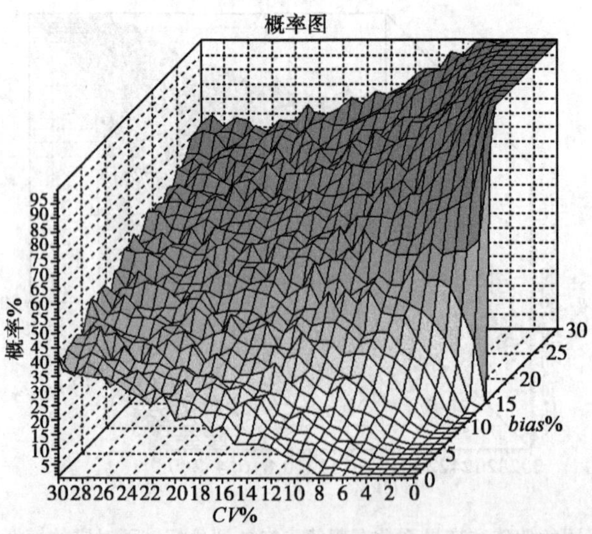

图 31-4 不同的偏倚和变异系数在靶值±20%评价标准下对应的模拟未通过概率

综合上述图形分析,显示当偏倚不为零时,如果评价标准不变,那么可"允许"的变异就会下降,同时从图形的趋势还可以看出,随着变异系数的增加,偏倚会随之下降,表明偏倚对检测结果的影响要远大于变异系数。从计算机模拟得到的图和表我们还可以知道,如果实验室的变异系数和偏倚能够控制在三分之一允许总误差之内,那么实验室通过相应的评价标准的概率将会大于等于70%。

本研究在实验室室内质量控制和室间质量评价之间初步建立了一种定量的关系,根据研究结果显示:在实际工作中,通过该模型可以获得两方面的信息:第一,对于单个参加室间质量评价的实验室,如果实验室室内的性能数据即偏倚和变异系数已知,那么就可以知道其通过室间质量评价计划/能力验证计划的概率有多大;第二就是针对室间质量评价计划/实验室能力验证计划的组织者而言,若规定在已知的评价标准下通过的概率,那么就有必要通知在特定曲线之外的实验室实施整改措施,只有这样患者标本检测结果的准确性和精密度才能得到很好的保证。

第二节　室间质量评价性能特征

通过我们前面的工作,基于计算机模型技术及非直接统计计算,我们已初步了解为满足室间质量评价(EQA)标准需要的性能要求。我们已证明卫生部临床检验中心(NCCL)全国临床检验室间质量评价最低性能标准可被直接转化为实验室内性能规则,也就是说,对每一分析物规定最大可允许的变异系数和偏倚。通常,作为一个实验室,对每一分析物没有偏倚,能够达到日间变异系数等于1/3规定的室间质量评价标准,事实上有100%的机会通过4/5在分析项目规则内。最近,我们已考虑两次重叠EQA要求的效果,也就是,4/5正确在一个分析物通过一次PT活动,以及对于给定分析物三次连续PT活动中两次失败,其构成室间质量评价不及格的依据。

图31-5a显示了实验室没有偏倚违背4/5合格规则,也就是在一次PT活动中对于一个分析物有两个或更多不正确结果的概率(失败或未通过的百分数)。x轴是实验室内的变异系数;*CV*被表示为室间质量评价性能界限的函数。例如,NCCL葡萄糖和胆固醇的EQA界

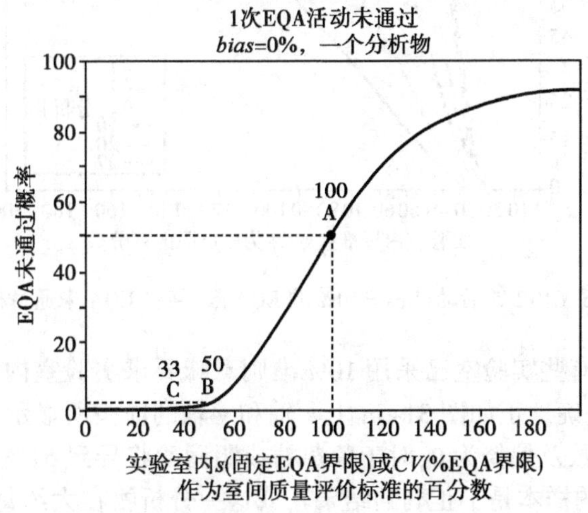

图31-5a　*bias* = 0%,一个分析物一次EQA活动未通过率

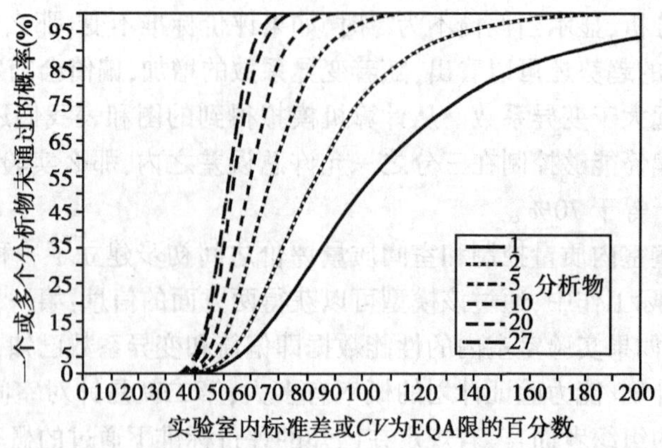

图 31-5b　涉及 *CV*:2/5 活动,*bias* = 0%,某些 EQA 未通过机会的百分数

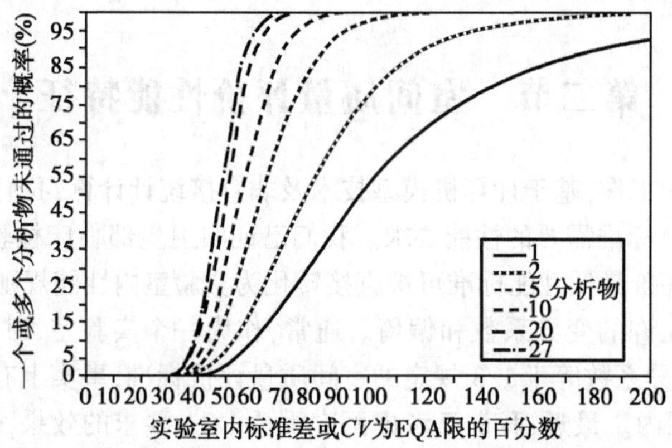

图 31-5c　涉及 *CV*:2/5 活动,*bias* = 20% 的 EQA 限,某些 EQA 未通过机会的百分数

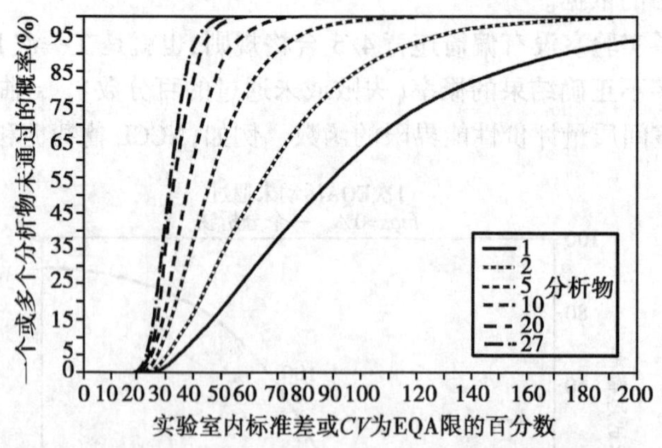

图 31-5d　涉及 *CV*:2/5 活动,*bias* = 50% 的 EQA 限,某些 EQA 未通过机会的百分数

限为“靶值 ± 10%”。有些实验室已采用 10% 准则意味要求实验室内的 *CV* 必须是 10% 或更小,这种理论并不正确。正如图 31-5a 上 x 轴和 y 轴的箭头所显示,对于单个分析物,具有 10% 的室内变异系数及偏倚为 0,对于葡萄糖或胆固醇将导致 51% 的 EQA 失败率(5 个样本中有 2 个或更多的样本是不正确的结果),或这一分析物在大约每隔一次 PT 活动中就失败。这一图形进一步指出对于葡萄糖或胆固醇如果实验室内的变异系数降低到 5%,或

对于任何分析物的 *CV* 降到 1/2 室间质量评价容许界限,单次活动失败的机会被降到大约 2%,或 50 次 EQA 活动中有一次。最重要的是,如果 *CV* 减少到 1/3EQA 界限,一次 EQA 活动中有一个以上不正确的结果的机会实际上是 0。因此,假若实验室偏倚为 0,我们的"1/3 规则"作为通过 EQA 内部性能目标的推荐。

图 31-5b 显示实验室偏倚为 0,对于增加分析物个数,达到 27 个,违背 4/5 合格规则的概率。如果实验室检测两个分析物,两者 *CV* 等于 1/2EQA 界限,如葡萄糖和胆固醇的 *CV* 为 5%,从左到右的第二条曲线显示单次 EQA 活动失败的风险从 2% 增加到 4%。从这些曲线得出与某个实验室有关的三个结论:

1)降低所有 *CV* 到小于 1/3 EQA 界限导致 PT 活动失败的风险基本为零。

2)两个以上分析物具有 *CV* 大于 1/3 EQA 界限导致失败率以累积方式但不是呈直线增加。

3)最差的分析物根据 *CV* 与 EQA 界限之间关系将在很大程度上决定 EQA 失败率。例如,如果 26 个分析物满足 1/3 或更小的要求,但第 27 个分析物并不能满足 1/3 或更小的要求,最右边的曲线显示对于一个分析物将预测出实验室 EQA 性能,或失败率。如果 25 个分析物是好的,有两个分析物不好,则 2 个分析物的曲线能用来预测失败率。

图 31-5c 结合存在的偏倚为 20% EQA 界限,而假定同样的 *CV* 关系如图 31-5a-b 讨论。对于葡萄糖,10% 界限,当靶值为 5.6mol/L 时,20% 的偏倚表示 0.112mmol/L。注意曲线的开始点从 33% 移动到 28%。在图 31-5d,偏倚为 50%(也就是,对于葡萄糖实例,0.2mmol/L)的 EQA 界限,起始点移到 x 轴上的 20% 处。这说明存在着这种大小的偏倚将可允许的 *CV* 从 30% 降低到 20% 的 EQA 界限。对于葡萄糖,存在 50% 的偏倚降低可允许的 *CV* 到 2%,对于大多数实验室要达到这样几乎是不可能的。

我们建议实验室查看 EQA 活动中的评价标准,将每一 EQA 性能界限除以 3,并将该结果与它们的常规日间 *CV* 进行比较。针对实验室内 *CV* 超出 1/3 EQA 界限的检测项目,解决问题或许更换方法是适宜的。

假定我们处理葡萄糖 EQA 标本,其靶值为 5.6mmol/L。由于 EQA 性能界限是 ±10%,任何结果在 5.04~5.6mmol/L 范围内是"正确"的。现让我们考虑偏倚(系统误差)和不精密度(随机误差)对 EQA 性能的影响。

1. *bias* =0,*CV* 很小:如果实验室 *CV* 是 2%,随机误差造成 EQA 失败的可能性 <1/1000 000。在 EQA 活动中,该实验室不通过的概率几乎为零。

2. *bias* =0,*CV* 很大:在这种情况下,随机误差很可能导致一个结果超出 EQA 界限。例如,如果实验室葡萄糖的内部 *CV* 是 20%,由于随机误差的影响,至少有 62% 的 EQA 结果将落在可接受 EQA 范围外。

注意如果 *CV* 等于界限,在这种情况下为 10%,单个 EQA 样本失败的概率是 32/100!

3. *bias* 大,*CV* 很小:实验室偏倚为 0.616mmol/L,*CV* 为 0,每次 EQA 都失败。很大的系统误差是致命的。

4. *bias* 大,*CV* 大:令人吃惊的是,实验室偏倚为 0.616mmol/L,*CV* 为 10% 要比实验室 *CV* 很小或 0 的情况有更好的机会通过 EQA。存在随机误差导致很少的结果落在真值或靶值上,划分为正确的。

这种情况可能就是那种"两个错误就可能正确"。对于显著性偏倚的试验,存在大的 *CV* 起到帮助作用,但影响程度甚微。图 31-5d 显示有这种情况的实验室每次将明确地不能通过 EQA。

第三十二章

室内质量控制数据实验室间比对

在我们的研究中不再仅仅是提供满足质量规范的试验结果。我们能从实验室室内质量控制数据的实验室间比对计划中获取有价值的信息。这些计划帮助回答这样一些问题，如“对于控制物我们应该获得什么样的均值?”和“对于这一方法大多数实验室达到的标准差(*s* 或 *SD*)或变异系数(*CV*)应是多少?”

第一节　室内质量控制数据实验室间比对计划

许多商品控制物的生产厂家提供了室内质量控制数据的实验室间比对计划。这些计划允许分析同一批号控制物的特定的实验室向计算中心提供每月的汇总统计量(平均值、标准差和数据个数)(图 32-1)。数据提供可采用传真、普遍信件或电子传递方式。在某些情况下，我们也可以向计划提供所有单个实验室数据点的报告。

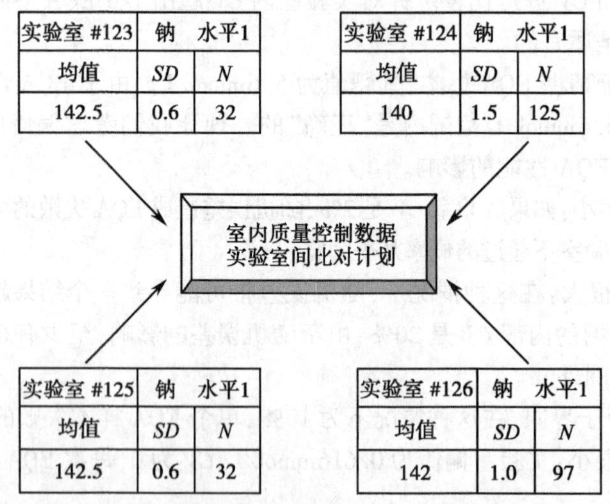

图 32-1　室内质量控制数据实验室间比对计划收集数据和发送报告给分析同一控制物的许多实验室

回报的结果将本实验室分析过程的正确度和精密度与使用相同方法的其他实验室的正确度和精密度进行比较，并且通常是与使用不同方法所有实验室的结果进行比较。这种信息是具有相当大的价值：可显示出相对于相同组本实验室的性能，以及在解决潜在的问题时有很大的帮助作用。相同方法的均值是该控制物靶均值的最佳来源。

中心计算机通常从汇总的数据或单个数据点来分析数据并剔除有意义的离群值。数学程序对每一批号控制物,每一检测项目,使用特定分析方法所有的实验室和报告数据的所有实验室计算平均值或中位数和标准差。我们通常按月份评价这种信息,并相对相同组评价本室方法的正确度和精密度。

一、室内质量控制数据实验室间比对提供的信息

这种计划不同的组织者的比较报告是不一样的。然而,大多数的比对计划对每个检测项目和每一批号的控制物包括下列信息:

1. 当前月份的均值、标准差(*s*)和结果个数(*N*);

2. 报告开始至现在该控制物累积的均值、标准差(*s*)和结果个数(*N*);

3. 相同方法组(使用同一方法的实验室)的方法均值、标准差(*s*)或变异系数(*CV*)和实验室个数;

4. 每一分析项目所有方法的所有实验室的所有实验室均值、标准差(*s*)或变异系数(*CV*)和实验室个数;

5. 方法的标准差指数(*SDI*) 本室均值偏离相同方法组均值的变异,以相同方法组标准差(*s*)为单位测量;

6. 所有实验室的标准差指数(*SDI*) 本室均值偏离所有实验室均值的变异,以所有实验室组的标准差为单位测量;

7. 方法的变异系数指数(*CVI*) 本室报告的变异系数(*CV*)或标准差(*s*)与使用相同方法实验室报告的变异系数(*CV*)或标准差(*s*)的比值;

8. 所有实验室的变异系数指数(*CVI*) 本室报告的变异系数(*CV*)或标准差(*s*)与所有实验室报告的变异系数或标准差的比值。

表32-1显示对于单个水平的控制物钠的实验室间比对报告的实例。在本实例中,实验室的正确度和精密度接近于使用相同方法实验室和所有实验室的均值和标准差。标准差指数(*SDI*)指示出相对于本方法组均值和所有实验室均值分别为-0.33和-0.75。变异系数指数(*CVI*)指示为相对于方法组的标准差和变异系数的67%及所有方法的标准差和变异系数的51%。

表32-1 钠实验室间比对的统计量实例(水平1)

	本室	方法	所有实验室
均值	141.5	142.0	143.3
s	1.00	1.50	2.00
CV	0.7%	1.1%	1.4%
N	50	35	320
本方法 *SDI*	-0.33		
所有实验 *SDI*	-0.75		
本方法 *CVI*	0.67		
所有实验室 *CVI*	0.51		

标准差指数 *SDI*=(本室均值-相同组均值)/相同组标准差

变异系数指数 *CVI*=(本室标准差/相同组标准差)

在本章,我们将讨论如何更贴切地评价这些统计量,因为准确地知道在特定的相同组比对计划中如何计算这些指标是很重要的。相同组计划是否将本室的均值与该组的平均均值或中位数进行比较?当计算变异系数指数时,程序是将本室的变异系数与平均变异系数,变异系数中位数、还是与所有实验室汇总数据计算的变异系数进行比较?报告给实验室的指标将在很大程度上根据相同组比较计划使用的计算方法而不同。

二、与本室相同方法实验室的比对中获得的信息

我们希望使用相同分析过程和分析相同控制物的实验室将产生相似的均值和标准差。通过将本室的均值与这些实验室产生的均值的平均值或中位数进行比较,我们能区分总的分析过程,或特定的仪器是否准确。如果本室的均值显著性地偏离相同方法组的均值,我们将需要检查校准、特定的试剂批号、仪器设置、或分析过程的其他部分。

标准差指数计算公式为[(本室均值-相同组均值)/相同组的标准差]。

标准差指数(*SDI*)是本室均值与相同组方法均值比较如何接近的快速指标。传统上,我们假定当标准差指数在±2之间,本室均值是在组均值2倍标准差之内,因此,本室方法的性能是“可接受的”。该假定存在隐藏的危险性。

变异系数指数计算公式为本室标准差/相同组标准差。

我们期望本室内的标准差(*s*)或变异系数(*CV*)将是等于或小于所有组报告的标准差(*s*)或变异系数(*CV*),因此变异系数指数(*CVI*)<1通常认为是可接受的(记住变异系数是标准差为均值的百分数的表示,标准差和变异系数测量方法的不精密度)。本实验室内的标准差或变异系数应与使用相同方法相同组实验室报告的变异系数或标准差的中位数进行比较。

CVI>1.0表示实验室特定控制物的不精密度高于相同组报告的平均不精密度。如果相同组比较计划使用变异系数的中位数或平均数来计算变异系数指数(*CVI*),则通过定义,一半报告的实验室将具有其标准差或变异系数高于其平均值,并且*CVI*>1.0。然而,如果相同组比较计划收集来自所有实验室的数据计算相同方法的变异系数或标准差,我们希望本室显示出比汇总数据报告更低的标准差或变异系数。

三、与所有实验室的比对中获得的信息

某些试验所有样本的结果,如酶和活化部分凝血活酶时间(APTT),不同分析方法之间具有很大的变化。这些试验经常根据不同使用的方法具有明显的不同的参考区间。正因如此,我们并不希望本室数据类似于均值或反映所有实验室的变异系数,并且大多数同等组比对计划当不肯定时将不提供所有实验室数据。

然而,大多数实验室试验方法之间的比较相对来说还是不错的。当报告特定方法的实验室数量相对太少时,将本室数据与所有实验室的均值和标准差进行比较还是很有帮助价值的。如果报告特定方法的实验室数量小于5家,有些同等组比较计划将不提供方法比较数据。

表32-2显示的钠方法的*SDI*<-2.0实验室间比对报告的实例,其指出本室均值小于方法均值2倍标准差以上。注意,本实验室均值与所有实验室均值一样,但是与同等方法组均值比较不太好,这样,我们需要问两个问题:

1. 是否我们报告了正确的方法(我们是否是正确的方法组)?

2. 同等方法组比较数据是否有效(多少实验室报告?是否可能由于一个或两个异常结果使得数据偏离)?

表 32-2　钠具有方法 *SDI* < -2.0 实验室间统计的实例(水平 1)

	本室	方法	所有实验室
均值	139.0	142.0	139.0
s	1.00	1.25	2.00
CV	0.7%	0.9%	1.4%
N	50	35	320
本方法 *SDI*	-2.40	—	—
所有实验室 *SDI*	0.00	—	—
本方法 *CVI*	0.82	—	—
所有实验室 *CVI*	0.50	—	—

当我们调查本室与同等方法组实验室性能差别时,将本室数据与所有方法的均值进行比较是有帮助的。如果我们研究室间质量评价识别的问题时,同等组比较统计量也是极其有用的。有些室间质量评价计划将本室结果与所有实验室包括所有分析方法的同等组比较。我们的实验室间同等组比较将帮助我们确定本室的均值如何与所有实验室报告的均值和使用本室方法实验室报告均值的平均值的比较。

表 32-3 显示钠具有所有实验室 *SDI* > +2.0 实验室间比对报告的实例,本室的均值高于所有实验室均值 2 倍标准差以上。如果本室均值与使用同一方法的实验室比较一致,但是与所有实验室的均值有差异,这种总的方法偏倚可能是由于控制样本的缘故。在此例中,当只使用特定方法的实验室相比较时,有关控制物的性能显示出很好的一致性。使用本室方法的所有实验室的结果可不同于所有组的均值,是因为控制物的基质效应或分析过程固有的特征引起。在这种情况下,室间质量评价结果的变异可能是由于总的方法偏倚造成,而不是本室特定的问题。

表 32-3　钠具有方法 *SDI* > +2.0 实验室间统计量实例(水平 1)

	本室	方法	所有实验室
均值	139.0	139.2	134.0
s	1.00	1.25	2.00
CV	0.7%	0.9%	1.5%
N	50	35	320
方法组 *SDI*	-0.16	—	—

续表

	本室	方法	所有实验室
所有实验室 *SDI*	2.50	—	—
方法组 *CVI*	0.80	—	—
所有实验室 *CVI*	0.48	—	—

四、从历史数据获得信息

大多数同等组比较计划提供汇总报告显示本室几个月的性能。这是一种由长时间内均值和标准差表示方法正确度和精密度的记录。

历史数据报告对于确定本室方法"常规的标准差"是非常好的方式。对于将每月的标准差与常规的标准进行比较来监测不期望的不精密度增加是很有帮助的。历史性数据汇总报告也允许我们监测长时间内标准差指数或变异系数指数的偏离。与组均值偏离的均值的逐渐改变将显示标准差指数(*SDI*)持续的增加或减小。方法在不精密度上的持续增加将显示出变异系数指数持续的增加。

我们使用历史数据报告来调查本室均值或标准差随时间的变化。如果我们注意到如表 32-4 所示,其显示出本室对于特定控制物的均值逐月下降,我们可比较发现所有实验室的均值是下降的,该问题可能是由于控制物本身的问题。这种现象在酶检测中较常见,如肌酸激酶。

表 32-4　肌酸激酶均值漂移的实验室间统计量

	当前	前 1 个月	前 2 个月	前 3 个月
本室均值	150.0	155.0	160.0	165.0
本室 *s*	5.2	4.8	5.5	5.0
本室 *CV*	3.5%	3.1%	3.4%	3.0%
本室 *N*	50	52	48	50
本方法 *SDI*	0.07	-0.10	0.16	0.13
本方法 *CVI*	0.35	0.48	0.44	0.33
相同方法组均值	149.0	156.0	158.0	163.0
相同组 *s*	15.0	10.0	12.5	15.0
相同组 *CV*	10.1%	6.4%	7.9%	9.2%
相同组 *N*	35	35	35	35

然而,如果是如表 32-5 所示钠的实例,本室的均值逐月下降,而方法组报告的均值和所有实验室同组均值保持不变,则该问题是本室的缘故,并且我们应该每月对这种系统改变的原因进行分析过程的调查。

表 32-5　钠均值漂移实验室间统计量的实例

	当前	前 1 个月	前 2 个月	前 3 个月
本室均值	140.0	141.0	142.0	143.0
本室 *s*	1.0	1.0	1.0	1.0
本室 *CV*	0.71%	0.71%	0.70%	0.70%
本室 *N*	50	52	48	50
本方法 *SDI*	-3.00	-2.00	-1.00	0.00
本方法 *CVI*	1.0	1.0	1.0	1.0
相同方法组均值	143.0	143.0	143.0	143.0
相同组 *s*	1.0	1.0	1.0	1.0
相同组 *CV*	0.7%	0.7%	0.7%	0.7%
相同组 *N*	35	35	35	35

五、从累积数据获得信息

大多数相同方法组比较报告包括如表 32-6 指示的累积均值、标准差、变异系数、结果个数、变异系数指数和标准差指数。这给我们当前月份相对于已开始使用该控制物到现在的均值和标准差的快速方法性能的比较。注意：

1. 本室当前均值明显低于累积的均值。

2. 当前方法的均值与累积的均值很接近。

3. 当月方法的标准差指数(*SDI*) < -2.0，告诉我们该月均值低于使用相同分析方法的实验室报告均值的均值两倍多的标准差。

表 32-6　钠均值变异的累积实验室间报告实例

	当前	累积
本室均值	140.0	143.0
本室 *s*	1.0	1.0
本室 *CV*	0.71%	0.70%
本室 *N*	50	52
本方法 *SDI*	-2.40	-0.20
本方法 *CVI*	0.8	0.7
相同方法组均值	143.0	143.2
相同组 *s*	1.3	1.5
相同组 *CV*	0.87%	1.05%
相同组 *N*	35	35

第二节 使用此计划报告解决问题

一、本方法是否与以前的性能相匹配

我们可通过快速检查本月的均值和标准与累积的数据和(或)检查历史性报告将本月的性能与以前的性能进行比较。

当汇总统计量显示出问题,首先要问的一个问题是:“这一问题何时开始?”如果这一月份的数据显示标准差指数(*SDI*)或变异系数指数(*CVI*)标记信号,则提示与相同组相比较在正确度或精密度上不可接受的变异,则我们检查历史性报告看上一月份和更前面月份显示数据的情况。一系列月份出现这样问题可能与该批号试剂变质或严重的仪器问题有关。本月出现这一问题更可能是与该月校准、仪器或试剂的变化有关系。

表 32-7 是钠当月、前两个月份和累积数据的实验室间历史报告。注意到当前月份在均值和标准差指数突然变化。也可以注意到这一报告如何不同于表 32-5,其本实验室均值是逐渐变化的,而不是突然的变化。我们能使用这种结构化的方式来评价历史性的报告(表 32-8)。

表 32-7 钠均值突然变化的实验室间历史报告实例

	当前	前 1 个月	前 2 个月	累积
本室均值	140.0	143.5	142.5	143.0
本室 *s*	1.0	1.0	1.0	1.0
本室 *CV*	0.71%	0.70%	0.70%	0.70%
本室 *N*	50	52	48	50
本方法 *SDI*	-3.00	0.50	-0.50	0.00
本方法 *CVI*	1.0	1.0	1.0	1.0
相同方法组均值	143.0	143.0	143.0	143.0
相同组 *s*	1.0	1.0	1.0	1.0
相同组 *CV*	0.7%	0.7%	0.7%	0.7%
相同组 *N*	35	35	35	35

表 32-8 评价历史性报告

相同组比较和历史数据检查显示:

________均值偏移 [________本月] [自______/______逐渐地________]

________标准差变化 [________本月] [自______/______逐渐地________]

________*SDI* 显示变化 [________本月] [自______/______逐渐地________]

________*CVI* 显示变化 [________本月] [自______/______逐渐地________]

续表

从这一数据，我们得出结论：

这一变化开始于 [________本月] [________在月份________/________]

然后我们可检查我们的记录并确定是否同时具有下面列出的变化：

________试剂	________校准
________仪器	________控制物
________方法	________未知

然后我们确定适当的措施：

________纠正措施降低偏倚

________纠正措施降低不精密度

________安排来自厂家的仪器服务

________向主管人员、主任或技术专家咨询

________临时中断报告患者结果

________将患者样本在其他仪器或实验室进行检测

然后，我们能记录

- 结果和评论；
- 谁执行调查；
- 谁审核调查；
- 追踪评论。

二、本方法是否与相同组实验室性能相匹配

将本室的均值与相同组均值进行比较类似于室间质量评价计划使用的过程。然而，在商业化的实验室间比对计划中，本室均值和相同组均值是基于同一控制样本多次检测的基础上，而不是像在室间质量评价计划中的单次检测或双份检测。将本室的均值与相同组均值比较对于特定样本作为相同组获得相同均值的实验室能力的有效估计。如果对于特定方法我们的报告具有标准差指数（*SDI*）或变异系数指数（*CVI*）标记信号则表明正确度或精密度有问题，这样，将本室的性能与相同组实验室，特别是使用相同方法的实验室进行比较是有帮助的。

如果，如表32-9所示的实例，本室的均值偏离于相同方法组和所有组均值，我们怀疑本实验室仪器、试剂、校准或分析过程其他步骤有问题。注意，方法的标准差指数（*SDI*）是2.08，而所有实验室的标准差指数（*SDI*）仅为1.20，尽管本室均值与方法的均值及所有实验室同等组均值的差值几乎是相同的。记住标准差指数（*SDI*）是相同组标准差单位的度量。所有实验室的标准差指数（*SDI*）

[(124.6 − 122.2)/2.00]

小于方法标准差指数(*SDI*)

[(124.6 − 122.0)/1.25]

因为所有实验室的标准差(2.00)高于方法的标准差(1.25)。

表 32-9　钠偏离方法均值实验室间报告的实例(水平 2)

	本室	方法	所有实验室
均值	124.6	122.0	122.2
s	1.00	1.25	2.00
CV	0.8%	1.0%	1.6%
N	50	35	320
方法的 *SDI*	2.08	—	—
所有实验室的 *SDI*	1.20	—	—
方法的 *CVI*	0.78	—	—
所有实验室的 *CVI*	0.50	—	—

表 32-10 显示钠本实验室的标准差高于方法和所有实验室标准差的实验室间报告。方法的变异系数指数(*CVI*)是 2.20,所有实验室的变异系数指数是 1.47。我们能采用结构式方法评价比对统计量对表示高的 *SDI* 或 *CVI* 标记的反应(表 32-11)。

表 32-10　钠本室与相同组标准差变异实验室间报告实例

	钠	当前数据	水平 1
	本室	方法组	所有实验室
均值	139.0	139.0	139.0
s	2.20	1.00	1.50
CV	1.6%	0.7%	1.1%
N	50	35	320
方法 *SDI*	−0.20	—	—
所有实验室 *SDI*	0.00	—	—
方法 *CVI*	2.20	—	—
所有实验室 *CVI*	1.47	—	—

表 32-11　评价对指示高的标准差指数(*SDI*)和变异系数指数(*CVI*)标记反应的相同组统计量

相同组比较和历史数据检查显示:

______本室均值是　[____接近于]　[____不同于]相同方法组

______本室的标准差和(或)变异系数是　[____接近于]　[____不同于]相同方法组

______标准差指数(*SDI*)是　[____±2.0 之内]　[____< −2.0]　[____> +2.0]

______变异系数指数(*CVI*)是　[____<1.0]　[____<2.0]

______相同方法组数据是基于__________实验室

续表

从这种数据,我们得出结论: 这种分析过程具有[______正确度]　[______精密度]　[______两者]潜在的问题 然后,我们确定适当的措施: ______验证相同组数据的有效性 ______验证本室报告的均值和标准差 ______纠正措施降低偏倚 ______纠正措施降低不精密度 ______安排来自厂家的仪器服务 ______向主管、主任或技术专家咨询 ______临时中断报告患者结果 ______其他仪器或实验室检测患者样本 然后,我们能记录 • 结果和评论; • 谁执行调查; • 谁审核调查; • 追踪评述。

第三节　存在的问题

一、*SDI* 和 *CVI* 标记能否警告我们显著性的问题

标准差指数(*SDI*)和变异系数指数(*CVI*)告诉我们本室控制物与相同方法组比较正确度和精密度相一致的情况。它们不需要告诉我们是否满足质量规范。为了确定是否满足质量规范,必须计算总误差,并将其与规定的允许总误差进行比较。

如果本室任何控制物的变异系数指数(*CVI*) > +1.0,大多数相同组比较计划将产生一种标记信号。变异系数指数(*CVI*) >1.0 告诉我们本室的变异系数和标准差高于相同组的变异系数和标准差。为了调查变异系数指数(*CVI*)标记的意义,我们需要问:①该控制物实际的不精密度是多少?②本室方法的标准差或变异系数是否造成本室质控结果超出质量规范?

如果相同组标准差(*s*)较小,变异系数指数(*CVI*) >1.0 可能不是临床上有意义的。另一方面,如果相同组的标准差(*s*)较大,则可能本室方法变异系数小于相同组的变异系数,但仍然可能不能满足质量规范。如果相同组的变异系数(*CV*)=5%,则变异系数指数(*CVI*)是1.5,表明我们的变异系数(*CV*)是7.5%。本室 *CV* =7.5%;同等组 *CV* =5.0%(7.5%/5.0% =1.5)。

对于某些检测项目,7.5%的变异系数可能是完全不可接受的,而对于其他项目这种变异系数可以很好地在质量规范之内。变异系数指数(*CVI*)标记警告我们本室变异系数与相同组获得的变异系数之间的统计学差别。为了评价这种统计变异的显著性,我们检查了本室实际的变异系数和标准差,及通过将总误差与靶值和允许总误差限进行比较来确定是否

这一控制样本的不精密度是临床关注的。如果 $TE < TEa$，则方法的性能满足质量规范。

如果本室对于任何控制物的标准差指数(*SDI*)是 < -2.0 或 > +2.0，大多数相同组比较计划产生标记信号。标准差指数(*SDI*) < -2.0 表示本室的均值小于相同组的均值，并且偏离相同组均值 2 倍的标准差以上。标准差指数(*SDI*) > 2.0 表示本室的均值大于相同组均值 2 倍相同组标准差以上。

为了调查标准差指数(*SDI*)标记的显著性，首先我们要询问："本室的均值偏离相同组均值多少个单位？"

如果相同组变异系数很小，标准差指数(*SDI*)大于 ±2 可能不是临床上有意义的。另一方面，如果相同组的变异系数较高，则本室方法可能显著性地偏离相同方法组。如果相同组变异系数 $CV = 5\%$，则标准差指数 $SDI = 2.0$ 等于本室均值与同等组均值之间 10% 的变异。

[SDI = 本室均值 - 相同组均值]/相同组 *s*

对于某些分析物，这种 10% 可能是不可接受的，而对于其他项目，与相同组 10% 的变异可能是很好地处于质量规范之内。标准差指数(*SDI*)标记警告我们本室均值与相同组获得均值之间的统计差值。为了评价这种统计变异的显著性，我们检查本室均值与相同组均值的绝对差值。然后，通过将每一控制物的总误差(*TE*)与靶值和允许总误差(*TEa*)限进行比较，我们可以确定这种变异是否是临床上关心的。如果 $TE < TEa$，则方法性能满足质量规范。

二、相对低的相同组 *CV* 产生假阳性 *SDI* 和 *CVI* 标记

当方法或所有实验室相同组的变异系数相对低时，我们可能会看到假阳性 *SDI* 和 *CVI* 的标记。

表 32-12 显示了钠其方法相同组具有相对低的变异系数实验室间数据。变异系数指数是 +2.4，如图 32-2 所见，本方法仍然操作正常并在质量规范之内，正如总误差和临界系统误差所指示的一样。本控制物的总误差(*TE*)是在允许总误差限之内，而 ΔSEc 指示在结果超出允许总误差界限之前均值可偏倚 1.68*SD*。这是一个假阳性变异系数指数标记的实例。如果我们所有方法其变异系数指数(*CVI*) > 1.0 就认为是"坏"的话，我们可能浪费有价值的时间和调查"问题"的精力，并且这些问题可能并没有造成本方法超出规定的质量规范。

表 32-12　低的相同组变异系数产生假阳性的 *CVI* 标记(水平 1)

	本室	方法
均值(*mean*)	142.0	142.0
s	1.20	0.50
CV	0.8%	0.4%
N	50	35
方法 *SDI*	0.00	—
方法 *CVI*	2.42	—
靶值	142.0	—
允许总误差(*TEa*)	4.0	—
总误差(*TE*)	2.4	—
临界系统误差(ΔSEc)	1.68	—

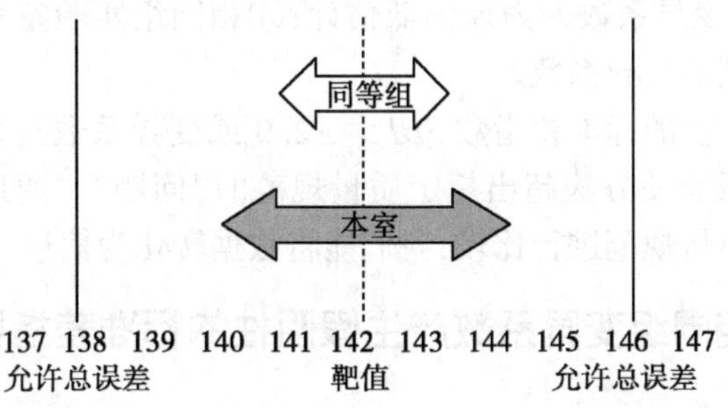

图 32-2　当相同组变异系数低时，具有 *CVI* > 2.0 实验室可满足质量规范

表 32-13 是钠与相同方法具有相对低的变异系数另一实验室间比较数据的实例。标准差指数(*SDI*) > +2.0，如图 32-3 所示，本方法仍然操作正常并在质量规范之内，由总误差和临界系统误差指示。本控制物的总误差是在允许总误差界限之内，且临界系统误差指示在结果开始超出允许总误差之前均值可偏移 3.35*s*。这是一个假阳性标准差指数标记的例子。

表 32-13　低的相同组变异系数产生假阳性 *SDI* 标记(水平 1)

	本室	方法
均值(*mean*)	143.5	142.0
s	0.50	0.50
CV	0.3%	0.4%
N	50	35
方法 *SDI*	3.00	—
方法 *CVI*	0.99	—
靶值	142.0	—
允许总误差(*TEa*)	4.0	—
总误差(*TE*)	2.5	—
临界系统误差(△*SEc*)	3.35	—

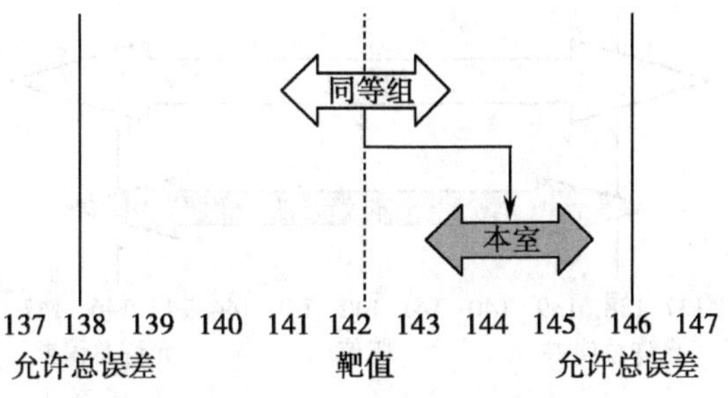

图 32-3　当相同组变异系数低时，本室具有 *SDI* > ±2.0 可满足质量规范

如果①整个相同组在质量规范之内执行很好;②数学剔除过程错误地将一些值划分为“离群值”,造成相同组变异系数人为地偏低估计;③相同组实验室数量太少。实验室间比对计划可报告出相对低的变异系数。

如果我们把所有方法的标准差指数 *SDI* > ±2.0 或变异系数指数 *CVI* > 1.0 认为是“差的”,则我们要调查并没有使方法超出规定质量规范的“问题”。通过将实验室间比对计划提供的数据与规定的质量规范进行比较,我们能将数据转化为信息,并采取适当的措施。

三、相对高的相同组变异系数产生假阴性的标准差指数(*SDI*)和变异系数指数(*CVI*)标记

当方法的或所有实验室相同组的变异系数相对高时,我们可以观察到假阴性的标准差指数(*SDI*)和变异系数指数(*CVI*)标记;当方法超出质量规范时,实验室间比对计划将不能产生标准差指数(*SDI*)或变异系数指数(*CVI*)标记。

表 32-14 显示钠相同方法组具有相对高的变异系数的实验室间数据。变异系数指数(*CVI*)小于 1.0,如图 32-4 所示,本室方法在质量规范范围内无法工作。总误差(*TE*)为 5.0 大于允许总误差 4.0,且临界系统误差 $\triangle SEc$ 为 0 表示控制结果已超出允许总误差界限。

表 32-14　高的相同组变异系数产生假阴性 *CVI* 标记(水平 1)

	本室	方法
均值	142.0	142.0
s	2.50	2.75
CV	1.8%	1.9%
N	50	35
方法 *SDI*	0.00	—
方法 *CVI*	0.91	—
靶值	142.0	—
允许总误差(*TEa*)	4.0	—
总误差(*TE*)	5.0	—
临界系统误差($\triangle SEc$)	0	—

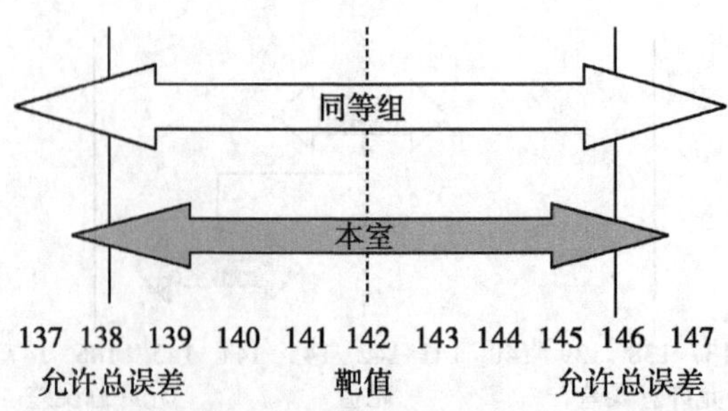

图 32-4　当相同组变异系数高时,本室具有 *CVI* < 1.0 无法满足质量规范

这是一种假阴性变异系数指数标记的实例。如果我们认为所有方法的变异系数指数<1.0为"好"的话,我们可能无法调查造成方法超出规范质量规范的问题。

表32-15是钠相同方法具有相对高的变异系数的实验室间数据。标准差指数(*SDI*)<±2.0,如图32-5所示,本方法在质量规范范围内无法正常工作。这是一种假阴性标准差指数标记的实例。

表32-5　高的相同组变异系数产生假阴性*SDI*标记(水平1)

	本室	方法
均值	139.0	142.0
s	0.75	2.75
CV	0.5%	1.9%
N	50	35
方法*SDI*	-1.09	—
方法*CVI*	0.28	—
靶值	142.0	—
允许总误差	4.0	—
总误差	4.5	—
临界系统误差(ΔSEc)	0	—

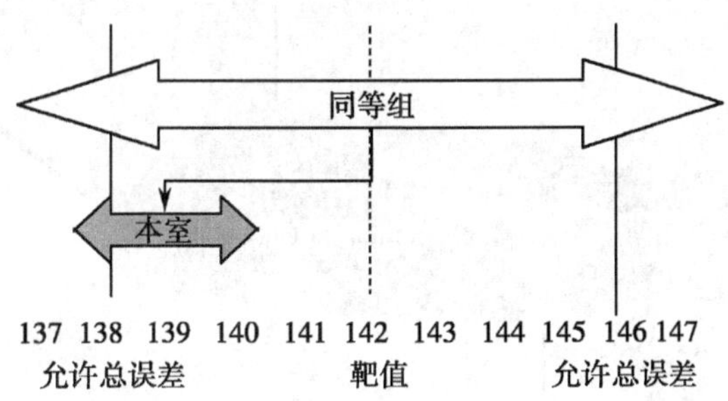

图32-5　当相同组变异系数高时,本室*SDI*< ±2.0无法满足质量规范

如果①对于特定控制物或方法整个相同组具有高的变异系数,并不能满足质量规范;②数学剔除过程错误地包括了一些应该作为"离群值"被剔除的值,产生假的高的不精密度;③相同组标准差(*s*)是基于来自所有实验室汇总数据,而不是中位数值;④相同组实验室数量少。这样,实验室间比对计划可报告相对高的变异系数。

如果我们将所有方法的*SDI*< ±2.0,或*CVI*<1.0就认为是"好"的话,我们就可能不会调查造成我们方法超出规定的质量规范的问题。通过将数据与我们规定的质量规范比较,我们将数据转换为"信息",及采取适当的措施。

第四节　基于Internet方式的应用系统

该系统(Clinet IQC)与基于Internet方式的室间质量评价系统(Clinet EQA)有其相似之处,但也有不同之处。本应用系统为实验室用户提供了专用的用户端软件,可帮助实验室处理日常的室内质量控制工作,如多个浓度水平控制物控制图的制作(Levey-Jennings控制图、

Z 分数图),可选择随意单个控制规则或联合规则,每日质控状况的自动判断,可输入误差的原因及纠正措施,每月结束后的数据统计分析(当月的均值、中位数、标准差、变异系数和结果个数;累积的上述统计量)。

每月结束后,可将此系统的当月室内质量控制数据通过 Internet 方式传递到 Web 服务器上(图 32-6)。经过 Web 服务器的数据统计分析后,可将本章前几节所描述的分析结果提供给用户。

本系统已由本作者和北京科临易检信息技术有限公司(http://www.clinet.com.cn)共同开发完成。

本系统已应用于北京市各医院检验科的检验结果互认的室内质量控制实时监测,也应用在福建省、广东省、湖北省、广西壮族自治区、浙江省、江苏省、新疆维吾尔自治区、黑龙江省、贵州省、重庆市等检验中心辖区内部分医院检验科的实验室室内质控结果的监测或实验室间比对。

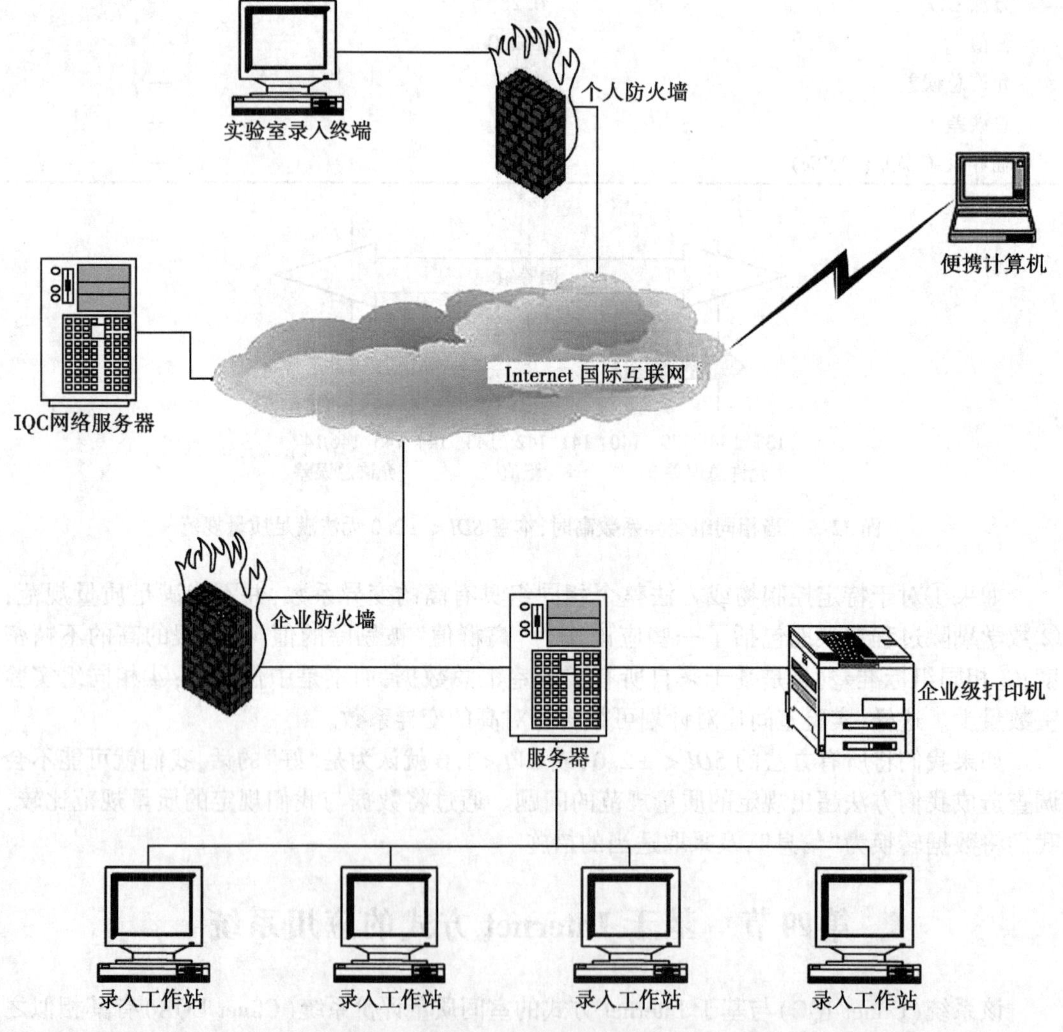

图 32-6 Clinet IQC 远程系统图例(基于 Web 服务模式)

第三十三章

根据汇总和相同方法组数据解决问题

我们检测的质控样本性能是模仿患者标本的性能。如果控制物的均值偏高或偏低,则认为患者结果出现类似的偏移,表明本室检测方法准确度的改变。类似的,控制样本不精密度的增加反映患者结果不精密度的增加。通过将均值和标准差与靶值和允许总误差(*TEa*)进行比较能评价偏移对试验结果解释的临床意义。

偏倚和不精密度结合估计总误差(*TE*),或远离靶值的总的变异。每个月,或更频繁使用汇总统计量来监测总误差(*TE*)与允许总误差(*TEa*)的比较。当质控结果在允许总误差(*TEa*)界限内,可确保本室方法满足临床可接受性能水平规定的质量规范和(或)室间质量评价计划规定的要求。

第一节　对质量控制标记信号的响应

一、总误差标记信号

某些软件程序可产生总误差标记。另外,可使用电子表格程序或本书的工作表参照允许总误差(*TEa*)来评价总误差(见附录 D)。总误差标记表明控制物联合的偏倚和不精密度超出了本实验室规定的允许总误差(*TEa*)界限。

为了评价总误差,我们需要四项有效的数值:①靶值;②允许总误差(*TEa*);③均值;④标准差(*SD* 或 *s*)。

当我们调查总误差标记时,首先验证这四项指标的正确性。

注意:当我们报告的结果有 2.5% 以上超出允许总误差限时,通常产生总误差标记信号,这样,我们的室间质量性能和患者数据仍显示是可接受的。这可用达到 97.5% 数据仍落在可接受限之内的统计概率来解释。然而,你愿意报告多少患者超出允许总误差(*TEa*)界限?你愿意耐受未通过室间质量评价的概率是多大?总误差标记信号警告有大于 2.5% 概率其结果将报告超出可接受的界限。

图 33-1 阐明了不同种 Z 条图接近或超出允许总误差(*TEa*)界限。Z 条图 A 代表控制是在由靶值和允许总误差(*TEa*)界限规定的质量规范内。Z 条图 B,C 和 D 不同程度地超出了允许总误差(*TEa*)界限。这三种情况的每一种情况都产生总误差标记。我们的调查和实际总误差值的计算如表 33-1 所示,将表明患者和室间质量评价结果超出质量规

范的概率。

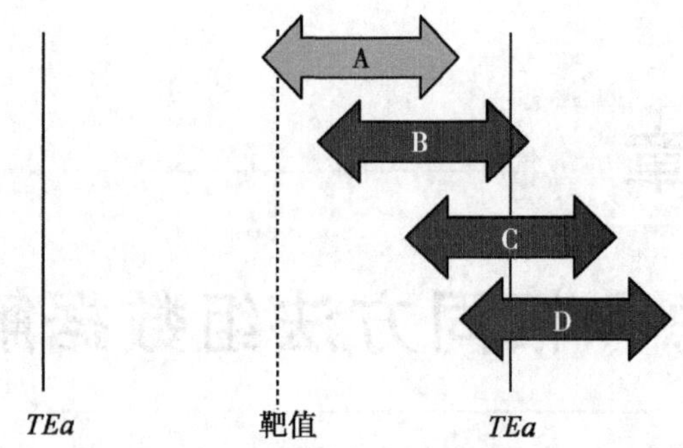

图 33-1　Z 条图阐明具有不同结果落在允许总误差（*TEa*）界限外概率的总误差标记

表 33-1　如图 33-1 所阐明四种钠控制物总误差的计算

靶值	142.00	142.00	142.00	142.00
实际均值	143.50	144.50	145.50	146.50
偏倚（*bias*）	1.50	2.50	3.50	4.50
标准差（*SD*）	1.00	1.00	1.00	1.00
总误差（*TE*）	3.50	4.50	5.50	6.50
允许总误差（*TEa*）	4.00	4.00	4.00	4.00
TE < *TEa*?	是	否	否	否

当总误差（*TE*）> *TEa* 时，我们立即启动纠正措施。“汇总质量控制问题调查工作表格”帮助我们使用结构化的方法来确定问题的原因是否是由于偏差（本室均值与靶均值之间的差）或不精密度引起的，以及采取适当的步骤来改进方法的性能。

二、对临界系统误差（ΔSEc）标记信号的响应

临界系统误差（ΔSEc）是测量在 5% 以上结果超出允许总误差（*TEa*）界限之前均值偏移的标准差个数。ΔSEc 是相对于质量规范的本方法性能的最佳单一指标。当我们知道 ΔSEc 时，我们就知道如何密切关注每一个方法。这样我们就能选择适当的质量控制规则和策略。

有些软件程序当 $\Delta SEc<2$ 时产生标记信号。ΔSEc 是从上述四个关键指标使用第八章解释的计算公式计算出来的：

$$\Delta SEc=(TEa-|bias|/SD)-1.65$$

当调查 ΔSEc 的标记信号时，首先要验证靶值、允许总误差界限、报告的均值和标准差是否有效。如果这四个值是有效的，并且 $\Delta SEc\leqslant 2$，我们可启动对这一方法经常性地检查质量控制图的程序。

我们也要确定低的 ΔSEc 是否是由于偏倚或不精密度引起的。如前所述，均值偏移

小于 2*SD* 在统计学上是难以检出的。最好的办法是监测方法，我们需要立即地意识到小于 2 倍标准差的偏移是需要检查质量控制图。

图 33-2 列举了不同 △*SEc* 的四种情况实例。最上面的 Z 条图在超出允许总误差界限之前可偏移大约 6 倍的标准差。第二个图可偏移 4 倍的标准差，第三种情况可偏移 2 倍标准差。最下面 Z 条图表示方法已在允许总误差界限之上，且无法允许均值的任何偏移。

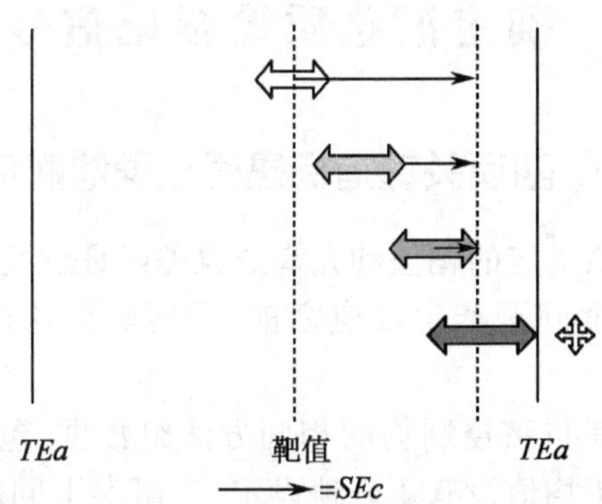

图 33-2　Z 条图表示不同 *SEc* 质控四种实例

三、对标准差指数标记信号的响应

如果同方法组比较报告显示对于特定质控物标准差指数（*SDI*）小于 -2.0 或大于 2.0，我们知道本室报告的均值低于或高于相同方法组均值两倍的标准差以上。标准差指数在计算中使用三项指标：本室的均值、相同方法组实验室的均值和相同方法组标准差。在调查和解决标准差指数标记信号之前，首先要验证这三项指标的有效性：①本室报告的均值是否反映当前方法的性能？②相同方法组均值是否来自实验室有效数据的计算？③相同方法组均值是否显著性地偏离前面月份的结果？④相同方法组标准差是否显著性地偏离前面月份的结果？

如果用于计算标准差指数（*SDI*）的数据是有效的，并且本室的均值确实显著偏离相同方法组均值，我们能通过计算总误差评价变异的意义。如果总误差超出允许总误差（*TEa*），则我们需要调查变化何时开始及其可能的原因。

偏离靶值是偏倚或系统误差的同义词。系统误差通常与下列项目有关：①试剂批号的改变；②校准的变化；③仪器的改变；④分析过程持续改变。

当相对于靶均值检测测量均值表明方法正确度有问题时，这就表明系统误差或偏倚的增加。

四、对变异系数指数（*CVI*）标记信号的响应

变异系数指数（*CVI*）通常由本室的变异系数除以相同方法组的变异系数计算出，变异系数指数标记信号表明本方法的变异系数或标准差显著性地高于相同方法组报告的变异系数或标准差。为了评价这一标记信号的有效性，我们必须知道相同方法组比较计划如何计算相同方法组的变异系数——如果计划组织者使用所有实验室所有汇总数据获

得的值或中位值,标记信号将不一样。

如果本室方法实际上在质量规范之内执行,重要的是要计算总误差。如果控制物的总误差超过允许总误差限,我们需要调查不精密度增加的原因,并启动适当的纠正措施。当系统经过下列不一致的改变时,随机误差会增加,如①温度波动;②体积波动;③不一致的环境条件;④电子干扰;⑤不同技术人员对材料的不一致处理。

第二节　确定汇总质控标记信号的意义

一、四项关键指标是否正确地赋值

我们对每一控制物参照指定的靶值和允许总误差限评价均值和标准差来评价方法的性能。在对正确度或精密度问题产生反应之前,需要验证这四项关键指标每一项的有效性。

均值的靶值是通过将其与该控制物的相同方法组数据、包装说明书的值、或历史性能进行比较而建立。如果靶均值没有正确地设定,当事实上问题是与指定的靶值有关系时,我们可以认为是方法的准确或精密度存在问题。对每一控制物如实地记录靶值的来源,以及当调查潜在的问题时验证靶值。

1. 自我们建立靶值起,相同方法组均值是否已有变化?
2. 这时对于该控制物性能,包装说明书的靶值是否是有效的靶值?
3. 本室仪器、试剂或控制物是否已发生任何变化造成显著地偏离本室历史性能?

记住对于在有效期内的控制物,靶值通常保持不变。靶值仅在很少情况下发生改变:如试剂结构的改变,仪器使用的计算方案或软件的改变,标定校准值的改变,或参考值范围的改变。

然后,询问下列情况:

1. 对于控制物规定的允许总误差(*TEa*)是否仍然有效?允许总误差限是基于该试验该水平控制物临床需求或室间质量评价(能力验证)计划规定的要求的。
2. 用于评价的均值是否反映当前方法的性能?为了回答这一问题,应检查当前的质量控制图。
3. 用于评价的标准差是否反映当前方法的性能?如果不是,我们可能得出错误的结论。

如果四项关键指标是有效的,我们可使用汇总统计量参考质量要求来评价方法的性能。

二、确定问题是否在于均值、标准差、靶值或允许总误差

我们可通过将方法的正确度和精密度表示为总误差与靶值和允许总误差限进行比较来评价方法的性能。正如我们已讨论,总误差的计算公式为:[$|bias| + 2SD$],其代表了结果偏离靶值的总变异。如果总误差小于允许总误差,则方法是在质量规范内执行。如果四项关键指标的确认揭示问题是由于不正确的赋予靶值或允许总误差限,问题的解决就很简单。重新对靶值或允许总误差赋值,文件记录规定日期值的改变,并指出改变值

的原因。

我们知道均值指示正确度。偏倚是测定值与真值之间的变异。负的偏倚表示均值低于靶值;正的偏倚表示测定均值高于真值。如果相对于靶值检查均值显示出显著的偏倚,则我们将要调查这种偏倚的原因。

当使用Z条图显示数据来表示方法的正确度和精密度时,它很容易告诉我们偏离靶值的主要分量是偏倚还是不精密度。图33-3显示如表33-2所示的三种控制物的Z条图。控制物A在质量规范之内。控制物B由于方法偏倚超出允许总误差。控制物C由于不精密度而超出允许总误差。

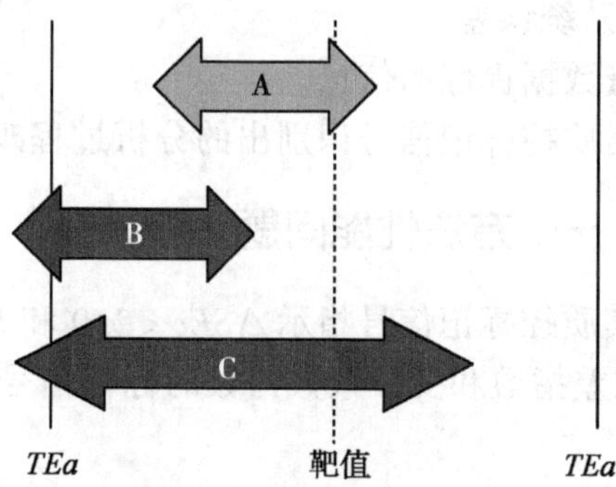

图33-3　3种控制物的Z条图:A在质量规范内;B显示由于偏倚而导致总误差标记信号;C由于不精密度而超出允许总误差

表33-2　如图33-3所示三种钠质控物计算的总误差

	A	B	C
靶值	142.00	142.00	142.00
实际均值	141.00	139.50	141.00
偏倚(*bias*)	-1.00	-2.50	-1.00
SD	1.00	1.00	1.75
TE	3.00	4.50	4.50
TEa	4.00	4.00	4.00
TE < *TEa*?	是	否	否

众所周知,标准差表示方法的精密度。标准差越大表示精密度越差。某些指南,如第三章讨论的基于生物学变异的推荐,建议对最大可接受的偏倚和最大可接受的不精密度的分别制订准则。这些准则中偏倚可被表达为偏离真值的最大可接受的百分变异,不精密度可表达为百分变异系数。

另外,我们可能希望评价偏倚和不精密度为占允许总误差的比例。下列例子是设定最大允许偏倚为20%的允许总误差及最大的不精密度或标准差小于33%的允许总误差。附录C列出了基于生物学变异和其他准则的偏倚、精密度和总误差的质量规范。通过检查四项关键指标提供的信息,我们可以确定:①靶值是否正确地赋值;②允许总误差限是否正确地赋值;③均值是否表示偏倚的问题;④标准差是否表示不精密度问题。

第三节 从汇总和相同方法组统计量调查和文件记录质控标记信号

我们可采用文件记录每日质控问题的方式来文件记录汇总质量控制问题。图33-4，“汇总质量控制问题调查工作表”，为文件记录调查和解决与这些统计量有关的问题提供了简单的方法。

第一部分用于收集与质控标记信号有关的数据，记录四项关键指标及其他关键信息，以及计算总误差和临界系统误差。

第二部分汇总来自检查数据提炼的信息。

第三部分列出适合于由质控标记信号识别出的分析过程改变响应的可能纠正措施。

一、方法性能问题：临床化学

下面包含调查钠方法其质控标记信号指示$\Delta SEc < 2.0$和$SDI > +2.0$，及变异系数指数(CVI)为3的实例。标准差指数和变异系数指数的标记信号提示本方法在正确度和精密度上具有显著性的问题。

工作表内容如下：

(1)水平1和水平2当前实际均值大于靶值、质控图上指定的均值、累积均值和相同方法组均值。

(2)靶值是有效的，它们与累积均值和相同方法组均值是相匹配的。

(3)允许总误差限是基于美国临床实验室改进修正案(CLIA)准则，是有效的，以前和当前性能是在这些规范之内的。

(4)实际的均值是高于靶值，表明正的偏倚也可能影响到患者和室间质量评价样本。

(5)当对每个控制物根据当前的实际均值和标准差计算总误差时，我们看到这些控制物仍然在质量规范内工作。

(6)每一个$\Delta SEc < 1$，表示均值的偏倚仅为0.85SD就会造成5%以上的控制物或患者样本总体超出允许总误差限。我们知道这种大小的偏移对几批可不能产生质控标记信号。

(7)两个控制物是在允许总误差限内的，反映当前实际值的质控图上的均值的变化是可以接受的。

(8)我们使用质量控制方法设计方案(见第十四章)来确定对这些控制物的适当质量控制策略，包括：①选择1_{2S}规则或多规则$1_{3S}/2_{2S}/R_{4S}/4_{1S}/10_{\bar{X}}$来最大化误差检出；②质量控制图的经常性检查；③采取纠正措施。

数据-分析项目:钠　　仪器:化学分析仪　日期:今天

质控标记信号:$TE > TEa$ ____ $\triangle SEc < 2.0$ __√__ $SDI > \pm 2.0$ __√__ $CVI > 1.0$ __√__

受影响控制物:水平1 __√__ 水平2 __√__ 水平3 __无__ 其他____

与四个关键项指标相关的数据及计算						
	水平1		水平2		水平3	
靶值	142.0		120.0			
允许总误差(*TEa*)	4.0		4.0			
均值						
控制图上指定值	142		120			
	N	值	*N*	值	*N*	值
当前实际的	5	143.5	5	121.5		
累积的	325	142.1	325	119.9		
相同方法组的	15	142.0	15	120.0		
所有实验室的	321	143.2	321	121.2		
标准差(*SD*)						
质控图上指定值	1.0		1.0			
常规的	1.0		1.0			
	N	值	*N*	值	*N*	值
当前实际的	45	1.0	45	1.0		
相同方法组的	15	0.50	15	0.60		
所有实验室的	321	1.75	321	2.10		
当前数据的 *TE*	3.50		3.50			
当前数据的 $\triangle SEc$	0.85		0.85			

信息:

当前数据满足质量规范:水平1:__√__水平2:__√__水平3:__无__

靶值是有效的:水平1:__√__水平2:√水平3:__无__

允许总误差(*TEa*)限是有效的:水平1:__√__水平2:__√__水平3:__无__

均值和标准差指数(*SDI*)指出正的__√__或负的____偏倚,与靶值__√__累积值__√__或相同方法组__√__均值相比较,开始于本月__√__或自从__/__/__逐渐地

标准差(*SD*)和变异系数指数(*CVI*)指出增加的不精密度,与常规的____累积的____或相同方法组的____标准差相比较,开始于本月____或自从__/__/__逐渐地

患者结果可能是错误的:高__√__低____不精密的____

措施:

__√__验证用于产生实验室内和相同方法组数据所有统计量的有效性

__√__计算最近数据总体的均值和标准差

__√__对质控图上的均值重新赋值:水平1:143.5　水平2:121.5　水平3:____

____对质控图上的标准差重新赋值:水平1:____水平2:____水平3:____

____对靶值重新赋值:水平1:____水平2:____水平3:____

____对允许总误差(*TEa*)限重新赋值:水平1:____水平2:____水平3:____

__√__选择质控规则和策略来最大化误差检出__√__或最小化假失控____

__√__采取纠正措施减小偏倚

____采取纠正措施减小不精密度

____安排来自厂家的仪器服务

____临时中断报告患者结果

调查执行者__________日期__/__/__

图33-4　汇总质控问题调查的工作表

二、方法性能问题:特殊化学

图 33-5 显示地高辛方法其汇总质控标记信号指示水平 2 和水平 3 控制物的$\Delta SEc<2.0$调查工作表实例。这一例子与第十三章的例子相关,其中我们看到在每日质控图上增加的质控标记信号,很明显是由于随机误差的增加。

工作表显示下列内容:

(1)所有控制物当前实际的标准差高于质控图上指定的标准差值,也高于每月质控检查汇总报告确定的实际标准差。

(2)很明显靶值是有效的(它们与累积均值和相同方法组均值相一致)。

(3)很明显基于临床目标的允许总误差限是有效的(以前和当前性能在这些规范内)。

(4)实际标准差高于质控图上标准差指定值,但与常规的、累积的和相同方法组的标准差相一致。

(5)对每一控制物根据当前均值和标准差计算的总误差显示这些控制物在质量规范内。

(6)水平 1 的$\Delta SEc=2.10$,水平 2 和水平 3 的$\Delta SEc<2.0$(这种大小的偏移对于几批不会产生质控标记信号)。

(7)所有控制物都在允许总误差限之内(因此反映当前实际值的质控图上的标准差的变化是可接受的。)

(8)我们使用质量控制方法设计方案(见第十四章)确定这些控制物适当的质控策略,包括:①选择$1_{2.5S}$规则或多规则$1_{3S}/2_{2S}/R_{4S}/3_{1S}$,对于水平 1 增加质控图检查的频率;②选择$1_{2S}$规则或多规则$1_{3S}/R_{4S}/3_{1S}/12_{\bar{X}}$,对水平 2 和水平 3 增加质控批和质控图检查的频率。

数据-分析项目:地高辛　仪器:特殊的化学分析仪　　日期:今天

质控标记信号:*TE* > *TEa* ____ △*SEc* < 2.0 __√__ *SDI* > ±2.0 ______ *CVI* > 1.0 ______

受影响控制物:水平1 ____ 水平2 __√__ 水平3 __√__ 其他________

与四项关键指标相关的数据和计算						
	水平1		水平2		水平3	
靶值	1.00		2.00		4.00	
允许总误差(*TEa*)	0.30		0.40		1.00	
均值						
控制图上指定值	1.00		2.00		4.00	
	N	值	*N*	值	*N*	值
当前实际的	50	1.00	50	2.00	50	4.00
累积的	195	1.02	195	1.98	195	3.95
相同方法组的	10	1.00	10	1.95	10	4.00
所有实验室的	125	1.06	125	1.95	125	3.92
标准差(*SD*)						
质控图上指定值	0.03		0.10		0.15	
常规的	0.09		0.14		0.30	
	N	值	*N*	值	*N*	值
当前实际的	50	0.08	50	0.13	50	0.28
相同方法组的	195	0.15	195	0.21	195	0.35
所有实验室的	10	0.23	10	0.32	10	0.53
当前数据的 *TE*	0.16		0.26		0.56	
当前数据的△*SEc*	2.10		1.43		1.92	

信息:

当前数据满足质量规范:水平1:__√__水平2:__√__水平3:__√__

靶值是有效的　　水平1:__√__水平2:__√__水平3:__√__

允许总误差限是有效的　水平1:__√__水平2:__√__水平3:__√__

均值和标准差指数指示正的__或负的____偏倚,与靶值____累积值__或相同方法组____均值比较,开始于本月__或自从___/___/___逐渐地

标准差和变异系数指数指出增加的不精密度,与常规标准差____累积标准差__或相同方法组标准差____相比较,开始于本月____或自从___/___/___逐渐地

患者结果可能是错误的:高______低______不精密______

措施:

__√__验证用于产生实验室内和相同方法组数据的所有统计量的有效性

__√__计算当前数据总体的均值和标准差

______对质控图均值重新赋值:水平1:______水平2:______水平3:______

__√__对质控图上标准差重新赋值:水平1:__0.08__水平2:__0.13__水平3:__0.28__

______对靶值重新赋值:水平1:____水平2:____水平3:____

______对允许总误差限重新赋值:水平1:____水平2:______水平3:______

__√__选择质控规则和策略最大化误差检出______或最小化假失控概率______

______采取降低偏倚的纠正措施

______采取降低不精密度的纠正措施

______安排来自厂家的仪器服务

______临时中断报告患者结果

调查执行者__________日期___/___/___

图33-5　汇总质控问题调查工作表

三、方法学性能问题:血液学

图 33-6 显示白细胞计数方法,其汇总质控标记信号指示 $TE > TEa$,$\triangle SEc < 2.0$,变异系数指数标记信号显示水平 3 精密度问题的调查工作表。图 33-7 显示三个水平控制物方法性能的 Z 条图。注意每一控制物具有负的偏倚和相对高的不精密度。

工作表显示下列内容:

(1)所有控制物的当前实际均值低于靶值,表示负的偏倚。

(2)所有控制物的当前实际标准差低于质控图上指定的标准差。

(3)靶值是有效的,它们与相同方法组的均值一致。

(4)基于美国临床实验改进修正案指南的允许总误差是有效的,以前的性能在这些规范之内。

(5)当我们根据当前实际的均值和标准差计算总误差时,我们看到这些控制物在质量规范内无法工作。

(6)三个水平的 $\triangle SEc$ 是 0,每一控制物都超出允许总误差。

(7)我们应停止报告患者结果,并调查显著性负的偏倚和不精密度的原因。

(8)我们也可审核每日质控的过程确定为何我们未检出这一方法未满足质量规范的性能。图 33-8 模拟了可能的解释。

我们已知不正确的均值或标准差的赋值可造成假阴性的质控标记信号。在这一实例中,我们已选择基于包装说明书的值来对质控图的均值赋值。标准差为 0.68,可能是基于控制物厂家提供的值,或将其设定为 50% 的允许总误差。前 25 个数据点显示均值为 9.3,后 25 个数据点的均值为 8.3。每一数据总体的实际标准差为 0.4。如果我们基于实际值给质控图上的均值和标准差赋值,这种方法性能显著性变化将立即显示出,并产生质控标记信号,如图 33-9 所示。

数据-　分析项目:白细胞计数　仪器:血液分析仪　　日期:今天

质控标记信号:*TE* > *TEa* __√__ △*SEc* < 2.0 __√__ *SDI* > ±2.0 _____ *CVI* > 1.0 __√__

受影响控制物:水平 1 __√__ 水平 2 __√__ 水平 3 __√__ 其他_____

与四项关键指标相关的数据和计算						
	水平 1		水平 2		水平 3	
靶值	2.25		9.00		18.00	
允许总误差(*TEa*)	0.34		1.35		2.70	
均值						
质控图上指定值	2.25		9.00		18.00	
	N	值	*N*	值	*N*	值
当前实际的	50	2.10	50	8.40	50	17.20
累积的						
相同方法组的	75	2.25	75	9.00	75	18.00
所有实验室的	250	2.31	250	1.95	250	18.45
标准差(*SD*)						
质控图上指定值	0.16		0.65		1.65	
常规的	0.12		0.50		1.40	
	N	值	*N*	值	*N*	值
当前实际的	50	0.08	50	0.50	50	1.50
相同方法组的	75	0.15	75	0.63	75	0.85
所有实验室的	250	0.23	75	0.94	75	1.28
当前数据的 *TE*	0.39		1.60		3.80	
当前数据的△*SEc*	0.00		0.00		0.00	

信息:

当前数据满足质量规范:水平 1:__否__水平 2:__否__水平 3:__否__

靶值是有效的　　　　　　水平 1:__√__水平 2:__√__水平 3:__√__

允许总误差限是有效的　　水平 1:__√__水平 2:__√__水平 3:__√__

均值和标准差指数指示正的_____或负的__√__偏倚,将其与靶值_____累积均值____或相同方法组均值_____,开始于本月__√__或自从__/__/__逐渐地

标准差和变异系数指数指示不精密度增加,与常规标准差__√__累积的标准差____或同等组标准差__√__比较,开始于本月份__√__或自从__/__/__逐渐地

患者结果可能是错误的:高_____低__√__不精密度__√__

措施:

__√__验证用于产生实验室内和同等组数据所有统计量的有效性

__√__计算当前数据总体的均值和标准差

_____对质控图上均值重新赋值:水平 1:_____水平 2:_____水平 3:_____

_____对质控图上标准差重新赋值:水平 1:__0.08__水平 2:__0.13__水平 3:__0.28__

_____对靶值重新赋值:　　　水平 1:_____水平 2:_____水平 3:_____

_____对允许总误差限重新赋值:水平 1:_____水平 2:_____水平 3:_____

__√__选择质控规则和策略最大化误差检出__√__或最小化假失控_____

__√__采取纠正措施减小偏倚

__√__采取纠正措施减小不精密度

__√__安排来自厂家的仪器服务

__√__临时中断报告患者结果

调查执行者__________日期__/__/__

图 33-6　汇总质控问题调查工作表

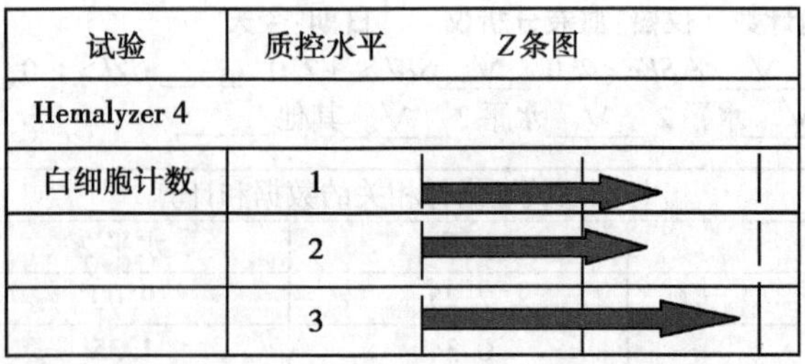

试验	质控水平	Z条图
Hemalyzer 4		
白细胞计数	1	
	2	
	3	

图 33-7　白细胞计数三个浓度水平控制物方法性能的 Z 条图

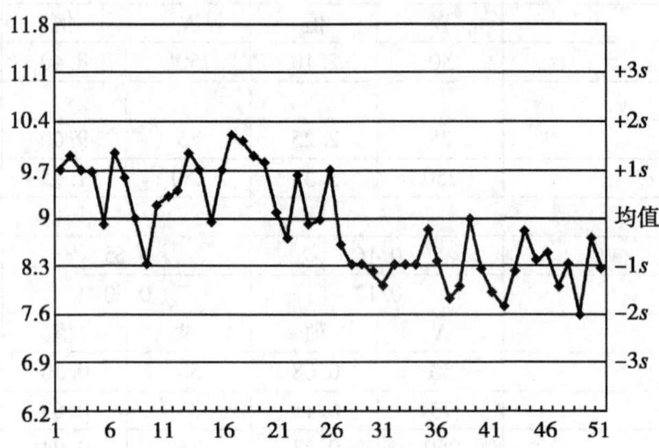

图 33-8　白细胞计数控制物水平 2 其均值和标准差值来自包装说明书和 50% 允许总误差

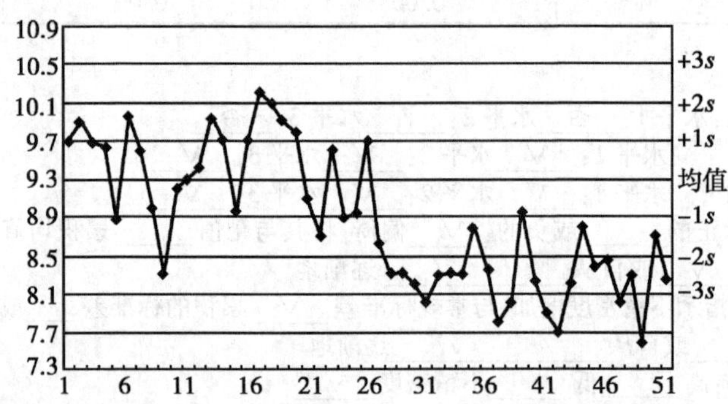

图 33-9　白细胞计数控制物水平 2 其均值和标准差来自实际的值

四、方法性能问题:凝血试验

图 33-10 显示的是凝血酶原时间(PT)方法其质控标记信号指示水平 1 和水平 2 控制物 $\Delta SEc < 2.0$,水平 2 控制物的标准差指数(SDI) < -2.0 汇总质控问题调查工作表。本例是与第十三章凝血每日质控图有关。

工作表显示下列内容:

(1)所有控制物的当前实际均值都低于质控图均值的指定值和靶值,表示负偏倚。

(2)所有控制物的当前实际标准差与质控图上标准差的指定值相同。

(3)靶值是有效的,其与相同方法组的均值一致。

数据- 分析项目:凝血酶原时间 仪器:凝血分析仪 日期:今天

质控标记信号:$TE > TEa$ ____ $\Delta SEc < 2.0$ __√__ $SDI > \pm 2.0$ __√__ $CVI > 1.0$ ____

受影响控制物:水平 1 __√__ 水平 2 __√__ 水平 3 ____ 其他____

与四项关键指标相关的数据和计算						
	水平 1		水平 2		水平 3	
靶值	13.00		35.00			
允许总误差(TEa)	1.95		5.25			
均值						
质控图上指定值	13.00		35.00			
	N	值	N	值		
当前实际的	50	12.1	50	32.0		
累积的	150	13.0	150	35.0		
相同方法组的	75	13.0	75	35.0		
所有实验室的	250	13.3	250	36.1		
标准差(SD)						
质控图上指定值	0.50		1.00			
常规的	0.51		1.00			
	N	值	N	值		
当前实际的	5	0.50	50	1.00		
相同方法组的	75	0.55	75	1.25		
所有实验室的	250	0.83	75	12.88		
当前数据的 TE	1.90		5.00			
当前数据的 ΔSEc	0.45		0.60			

信息:

当前数据满足质量规范: 水平 1:__√__ 水平 2:__√__ 水平 3:____

靶值是有效的 水平 1:__√__ 水平 2:__√__ 水平 3:____

允许总误差限是有效的 水平 1:__√__ 水平 2:__√__ 水平 3:____

均值和标准差指数指示正的____或负的__√__偏倚,与靶值____累积均值____或相同方法组均值____,开始于本月__√__或自__/__/__逐渐地

标准差和变异系数指数指示不精密度增加,其与常规标准差__√__累积的标准差____或相同方法组标准差____比较,开始于本月份____或自__/__/__逐渐地

患者结果可能是错误的:高____低__√__不精密度____

措施:

__√__验证用于产生实验室内和同等组数据所有统计量的有效性

__√__计算当前数据总体的均值和标准差

__√__对质控图上均值重新赋值:水平 1:12.1 水平 2:__32.0__ 水平 3:____

____对质控图上标准差重新赋值:水平 1:____水平 2:____水平 3:____

____对靶值重新赋值:水平 1:____水平 2:____水平 3:____

____对允许总误差限重新赋值:水平 1:____水平 2:____水平 3:____

__√__选择质控规则和策略最大化误差检出__√__或最小化假失控____

____采取纠正措施减小偏倚

____采取纠正措施减小不精密度

____安排来自厂家的仪器服务

____临时中断报告患者结果

调查执行者________日期__/__/__

图 33-10 汇总质控问题调查工作表

(4)允许总误差限是基于美国临床实验室改进修正案指南,其是有效的,以前和当前的性能在这些规范之内。

(5)当我们对每一控制物根据当前实际的均值和标准差计算总误差时,我们看到这些控制物都在质量规范内工作。

(6)两个水平控制物的$\triangle SEc<1$。

(7)均值这样小的偏倚用单独的质控规则是难以检出的,我们使用质量控制方法设计方案(见第十四章)来确定适当质控策略,包括选择$1_{2.5S}$规则或多规则$1_{3S}/2_{2S}/R_{4S}/3_{1S}$,对两个水平的控制物增加质控图的经常性检查。

在这一实例中,如第十五章相关每日质控图所示,我们已检出造成这些控制物接近质量规范方法性能的改变。

第四节　存在的问题

一、什么时候改变靶值

如果我们保留患者样本,并且在几个月的时间内用不同批号的试剂、校准物,及仪器维护的改变后重新对其进行检测,我们希望这一样本保持在其均值(靶值)合理量范围(*TEa*)之内。这对控制样本同样适用。长期稳定的控制物的靶值通常与第一月分析确定的值没有变化。尽管指定的均值和实际的均值将随着时间的变化而变化,除非分析过程发生显著性的事件,否则靶值保持不变。出现试剂化学结构或分析仪整体部分或其软件的变化是很少见的事件。

我们有时会随着新的试剂或校准物批号的改变而改变靶值。重要的是区分控制物的靶值和在质控图上指定的均值。实际的和指定的均值会随着分析过程的变化而波动。靶值是我们用于监测这些变化的一致的值。如果我们改变靶值来匹配实际的性能,我们将无法检出显著性的变化。

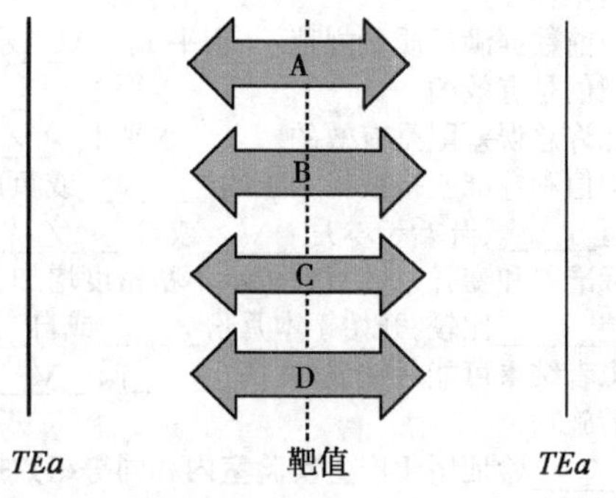

图33-11　靶值固定变化匹配实际性能掩盖了方法性能上显著性变化

图33-11列出结果落在允许总误差(*TEa*)限之外不同概率的Z条图。图33-11显示的是我们所见到如果我们经常地改变靶值来匹配实际的性能:没有任何警告的显著性进行性的偏倚改变,导致结果落在允许总误差(*TEa*)界限外的比例增加。患者结果相对于参考区间能被错误地分类。室间质量评价样本无法满足规定的准则。

二、允许总误差(*TEa*)影响显著性改变的检出

允许总误差(*TEa*)限是偏离靶值最大可接受的质量规范。允许总误差(*TEa*)限通常是基于生物学变异的准则、临床需要或由室间质量评价计划对每一试验每一控制物规定的要求。

当调查潜在的问题时,我们应该验证规定的允许总误差(*TEa*)确实是有效的。不要随意将允许总误差(*TEa*)设定为随意值如 10% 或 ±2*SD*。

图 33-12 显示的是 2001 年执行研究获得的葡萄糖数据。要求每一实验室对每一控制物设定靶值和允许总误差(*TEa*)。注意,尽管实际均值和靶值相近,但第一家实验室将其允许总误差定为 0.7,而第二家实验室将允许总误差选定为 2.0,第三和第四家实验室将允许总误差设定为 1.1mmol/L。

Z条图	*N*	实际均值	靶值	实际*SD*	*TEa*
	50	15.8	15.2	0.26	0.7
	50	15.4	15.2	0.10	2.0
	50	15.4	15.2	0.15	2.0
	50	15.2	15.2	0.21	1.1

图 33-12　具有不同靶值和允许总误差(*TEa*)四家实验室葡萄糖结果

图 33-13 显示基于美国临床实验室改进修正案(CLIA)允许总误差为 10% 和统一的靶值 15.2 对每一实验室评价同样的实际均值和标准差。图 33-14 显示的是基于生物学变异确定的期望的允许总误差(*TEa*)和统一的靶值 15.2 对每一实验室评价其实际的均值和标准差。

注意:根据指定的靶值和允许总误差评价方法性能的改变。

Z条图	*N*	实际均值	靶值	实际*SD*	*TEa*
	50	15.8	15.2	0.26	1.5
	50	15.4	15.2	0.10	1.5
	50	15.4	15.2	0.15	1.5
	50	15.2	15.2	0.21	1.5

图 33-13　具有基于 CLIA 允许总误差限和一致的靶值四家实验室葡萄糖结果

Z条图	*N*	实际均值	靶值	实际*SD*	*TEa*
	50	15.8	15.2	0.26	1.2
	50	15.4	15.2	0.10	1.2
	50	15.4	15.2	0.15	1.2
	50	15.2	15.2	0.21	1.2

图33-14　基于生物学变异确定允许总误差(*TEa*)和一致靶值四家实验室葡萄糖结果

三、计算的实际均值如何影响显著性变化的检出

我们应检查当前质控图确保用于计算的均值准确地反映当前方法的性能。如果报告的均值是基于混合的总体数据,或累积的数据,则并不能反映当前实际的数据,我们的质控过程可能在存在显著性的变化时不会产生总误差或临界系统误差 ΔSEc 标记信号。我们可通过检查每日的质控图来评价计算均值的有效性。

四、计算的实际标准差如何影响显著性变化的检出

如果用在汇总统计量的标准差不是基于单个数据总体当前实际方法的性能，我们可能会得出错误的结论。如果是基于混合数据总体，如果使用累积数据，或如果随意用指定的标准差值代替实际计算的当前标准差，则标准差可能是无效的。我们可通过检查每日质控图评价计算的标准差的有效性。

五、标准差指数和变异系数指数标记信号是否有效

在第三十二章显示相对低的相同方法组变异系数或标准差可能产生假阳性标准差指数和变异系数标记信号。在得出方法正确度或精密度有显著性问题之前要确认这些数据的意义。

如果 $TE < TEa$，并且标准差指数（*SDI*）或变异系数指数（*CVI*）标记信号并不表明方法不满足质量规范，我们可通过计算总误差和临界系统误差（ΔSEc）来确认这些相同方法组质控标记信号。相反的，如果我们仅依赖于相同方法组质控标记信号，当方法性能不能满足质量规范时，我们可能看不到标准差指数或变异系数指数标记信号。

第三十四章

过程能力与过程能力指数

本章将介绍质量管理中常用的过程能力的概念以及过程能力指数的计算。

第一节　过程能力

过程能力(process capability)以往被称为工序能力。

过程能力是指过程的加工质量满足技术标准的能力,它是衡量过程加工内在一致性的标准。而生产能力则指加工数量方面的能力,二者不可混淆。过程能力决定于质量因素人(操作人员)、机(机器)、料(原材料)、法(操作法)、环(环境),而与公差无关。

当过程处于稳定状态时,产品的计量质量特性值有 99.73% 落在 $\mu \pm 3\sigma$ 的范围内,其中 μ 为质量特性值的总体均值,σ 为质量特性值的总体标准差,即有 99.73% 的产品落在上述 6σ 范围内,这几乎包括了全部产品。故通常用 6 倍标准差(6σ)表示过程能力,它的数值越小表明加工的内在均匀性越好。

第二节　过程能力指数

过程能力指数表示过程能力满足产品技术标准(产品规格、公差)的程度,一般记以 C_p。

一、双侧规格情况的过程能力指数

对于双侧规格情况,过程能力指数 C_p 的计算公式如下:

$$C_p = \frac{T}{6\sigma} = \frac{T_U - T_L}{6\sigma} \approx \frac{T_U - T_L}{6s} \tag{34-1}$$

式中,T 为技术规格的公差幅度;T_U,T_L 分别为上、下规格界限;σ 为质量特性值分布的总体标准差,可用样本标准差 s 来估计。注意,由于 σ 为总体参数,故必须在稳态下进行估计,这点休哈特图的国际标准 ISO8258:1991 有明确的规定,不可忽略。对于尚未推行 SPC 与 SPD 的企业而言,本来没有条件去计算过程能力指数的,如果客户迫切要求给出 C_p 值,在这种不得已的情况下,只好选择过程较为平稳阶段的数据来计算一下 C_p 值,作为临时性的措施。最根本的作法还是赶上世界潮流,尽快推行 SPC 与 SPD。

在上述过程能力指数中,T 反映对产品的技术要求(也可以理解为客户的要求),而 σ

则反映过程加工的质量(也即本企业的控制范围)所以在过程能力指数 C_p 中将 6σ 与 T 比较,就反映了过程加工质量满足产品技术要求的程度(即企业产品的控制范围满足客户要求的程度)。

根据 T 与 6σ 的相对大小,可以得到图 34-1 的三种典型情况。C_p 值越大,表明加工质量越高,但这时对设备和操作人员的要求也高,加工成本也越大,所以对于 C_p 值的选择应根据技术与经济的综合分析来决定。当 $T=6\sigma$, $C_p=1$,从表面上看,似乎这是既满足技术要求又很经济的情况。但由于过程总是波动的,分布中心一有偏移,不合格率就要增加,因此,通常取 C_p 大于 1。

一般,对于过程能力指数制订了如表 34-1 所示的标准。从式(34-1)可知,当 $C_p=1.33$, $T=8\sigma$,这样整个质量指标的分布基本上均在上下规格限之内,且留有相当余地,见图 34-1 的情况 1。因此,可以说 $C_p\geqslant 1.33$ 时工序能力充分满足质量要求。故休哈特图的国际标准 8258:1991 也要求 $C_p\geqslant 1.33$。需要说明的是,随着时代的进步,对于高质量、高可靠性的"6σ 控制原则"情况,甚至要求 C_p 达到 2 以上,所以对于 $C_p\geqslant 1.67$ 时认为过程能力过高的说法应视具体情况而定,参见图 34-2。

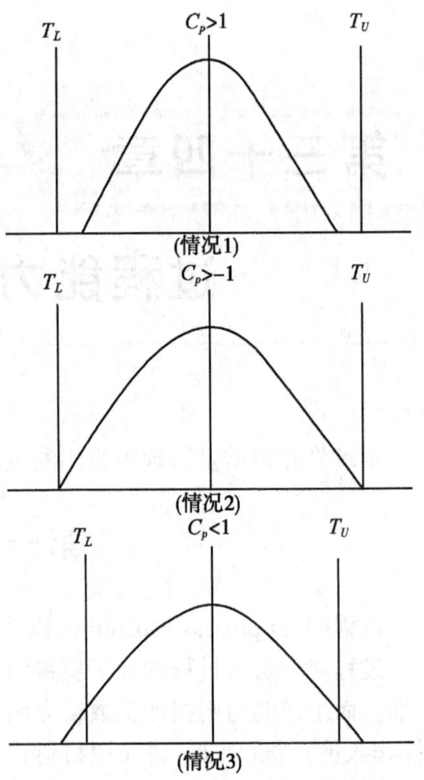

图 34-1　各种分布情况下的 C_p 值

表 34-1　过程能力指数 C_p 值的评价标准

C_p 值的范围	级别	过程能力的评价
$C_p\geqslant 1.67$	Ⅰ	过程能力过高(应视具体情况而定)
$1.67>C_p\geqslant 1.33$	Ⅱ	过程能力充分,表示技术管理能力已很好,应继续维持
$1.33>C_p\geqslant 1.0$	Ⅲ	过程能力较差,表示技术管理能力较勉强,应设法提高为Ⅱ级
$1.0>C_p\geqslant 0.67$	Ⅳ	过程能力不足,表示技术管理能力已很差,应采取措施立即改善
$0.67>C_p$	Ⅴ	过程能力严重不足,表示应采取紧急措施和全面检查,必要时可停工整顿

在图 34-2 中还应该补充下列情况,即 $C_p=2$, $\sigma=0.5$, $p=2\text{ppb}=2\times10^{-9}$。事实上,从 $C_p=1$, $\sigma=1.0$ 可得出 $C_p=1=T/6\sigma=T/6$,即 $T=6$,于是 $\sigma=1/C_p$,故对于 $C_p=2$, $\sigma=1/2=0.5$。注意,过程能力指数与不合格率是一一对应的。

二、单侧规格情况的过程能力指数

若只有上限要求,而对应下限没有要求,则过程能力指数计算式如下:

$$C_{pU}=\frac{T_U-\mu}{3\sigma}\approx\frac{T_U-\bar{x}}{3s} \qquad (34\text{-}2)$$

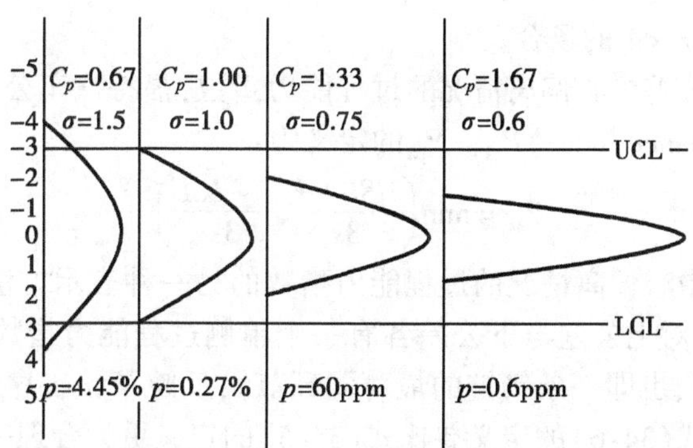

图34-2　典型 C_p 值情况下质量特性值正态分布的图形

式中，C_{pU} 为上单侧过程能力指数。而当 $\bar{x} \geqslant T_U$ 时，令 $C_{pU}=0$，表示过程能力严重不足，这时过程的不合格率高达50%以上。这里，令 $C_{pU}=0$ 的硬性规定的作法实际上意味着公式(34-2)只能用于 $\bar{x} < T_U$ 的范围。

若只有下限要求，而对上限没有要求，则过程能力指数计算如下：

$$C_{pL}=\frac{\mu - T_L}{3\sigma} \approx \frac{\bar{x} - T_L}{3s} \tag{34-3}$$

式中，C_{pL} 为下单侧过程能力指数。而当 $\bar{x} \leqslant T_U$ 时，令 $C_{pL}=0$，表示过程能力严重不足，这时过程的不合格率高达50%以上。这里，令 $C_{pL}=0$ 的硬性规定的作法实际上意味着公式(34-3)只能用于 $\bar{x} > T_U$ 的范围。

三、有偏移情况的过程能力指数

当产品质量分布的均值 μ 与公差中心 M 不重合（即有偏移）时，显然不合格率增大，也即 C_p 值降低。故式(34-1)所计算的过程能力指数不能反映有偏移的实际情况，需要加以修正（图34-3）。定义分布中心 μ 与公差中心 M 的偏移为 $\varepsilon = |M-\mu|$，以及 μ 与 M 的偏移度 K 为

$$K=\frac{\varepsilon}{T/2}=\frac{2\varepsilon}{T} \tag{34-4}$$

则式(34-1)的过程能力指数修正为

$$C_{pK}=(1-K)C_p=(1-K)\frac{T}{6\sigma} \approx (1-K)\frac{T}{6s} \tag{34-5}$$

这样，当 $\mu=M$（即分布中心与公差中心重合无偏移）时，$K=0$，$C_{pK}=C_p$，即还原；而当 $\mu=T_U$ 或 $\mu=T_L$ 时，$K=1$，$C_{pK}=0$，实际上，这时合格率仍为50%，故 $C_{pK}=0$ 是不恰当的，不得已只好加以这样的话：“$C_{pK}=0$ 表示过程能力由于偏移而严重不足，需要采取措施加以纠正”。当 μ 位于公差界限之外时，$K>1$，$C_{pK} \leqslant 0$，此时应规定 $C_{pK}=0$。这说明公式(34-5)的定义有不完善之外，实际上只能用

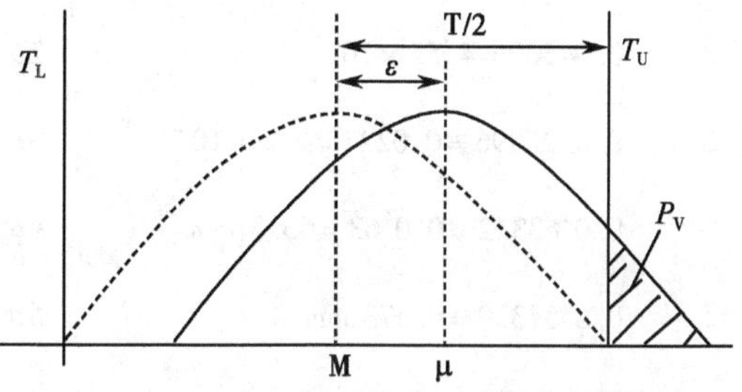

图34-3　产品质量分布的均值 μ 与公差中心 M 不重合的情况

于偏离量 ε 不太大,即 $K<1$ 的场合。

对于分布中心与公差中心偏离情况的过程能力指数,福特汽车公司质量管理手册将它记为性能指数(performance index)P_{pk}。P_{pk}的定义为:

$$P_{pk}=\min\left(\frac{USL-\bar{x}}{3s},\frac{\bar{x}-LSL}{3s}\right) \tag{34-6}$$

这是分布中心与公差中心偏离情况的过程能力指数的另一种表示方法。其物理概念是:分布中心既然偏移了,它对上公差与下公差各有一个单侧过程能力指数 C_{pU}与 C_{pL},则二者中的最小值(相当于瓶口,也即一条锁链的最薄弱环节),反映了该工序的过程能力指数。应该指出,从逻辑上讲,式(34-6)的定义要比式(34-5)的定义更为合理一些。

第三节　C_p 和 C_{pK} 的比较与说明

根据上述,简而言之,无偏移的 C_p表示过程加工的均匀性,即"质量能力",C_p越大,则质量特性值的分布越苗条,质量能力越强;而有偏移的 C_{pK}表示过程中心 μ 与公差 M 的偏移情况,C_{pK}越大,则二者偏离越小,即过程中心对公差中心瞄得越准。C_p与 C_{pK}是过程的"质量能力"与"管理能力"二者综合的结果。故二者的着重点不同,需要同时加以考虑。

C_p与 C_{pK}对于决策者很有参考价值,需要认真研究考虑。下面举一些应用的例子,仅供参考:

(1)若销售人员了解本企业过程的 C_p与 C_{pK},当发现某客户所要求的公差较为宽松时,则产品的合格率一定会大幅度提高,利润也会更有余裕,即使降价销售也仍然能够有赢余,这时就可以考虑最优的销售策略。

(2)若生产人员能够掌握本企业过程的 C_p与 C_{pK},就可以预计产品的合格率,从而调整发料与交货期,以便用最经济的成本去满足客户的需求。

(3)通过 C_p与 C_{pK}可以了解各个供应商的质量水平,也可以对本企业各个生产单位的质量进行评估。

将 C_p与 C_{pK}二数值联合使用,可对产品质量有更全面的了解,参见表 34-2 与表 34-3。

表 34-2　$K\sigma$ 控制原则的 C_p值与不合格率 p

K	P	说明	C_p
1	$0.31732=31.7\times10^{-2}$	1σ 原则的合格率为 68×10^{-2}	$C_p=0.33$
2	$0.04500=4.55\times10^{-2}$	2σ 原则的合格率为 95.4×10^{-2}	$C_p=0.67$
3	$0.0226996\cong0.0227=2.7\times10^{-3}$	3σ 原则的合格率为 99.73×10^{-2}	$C_p=1.0$
4	$0.0^463342\cong0.0^463=63.3$ppm	4σ 原则的合格率为 99.994%	$C_p=1.33$
5	$0.0^657330\cong0.573$ppm	5σ 原则的合格率为 99.9999%	$C_p=1.67$
6	$0.0^8197316\cong2$ppb	6σ 原则的合格率为 100%	$C_p=2$

表 34-3　联合应用 C_p 与 C_{pK} 所代表的合格率

C_{pK}	C_p					
	0.33	0.67	1.00	1.33	1.67	2.00
0.33	68.268%	84.000%	84.134%	84.134%	84.1344%	84.13447%
0.67		95.450%	97.722%	97.725%	97.72499%	97.72499%
1.00			99.730%	99.865%	99.86501%	99.86501%
1.33				99.994%	99.99683%	99.99683%
1.67					99.99994%	99.99997%
2.00						99.9999998%

现在对于表 34-3 作一些说明。从式(34-4)与(34-5),有

$$K=\frac{\varepsilon}{T/2}=\frac{2\varepsilon}{T}$$

$$C_{pK}=(1-K)C_p$$

即

$$C_{pK}=\left(1-\frac{2\varepsilon}{T}\right)C_{\mathrm{p}}$$

或

$$\varepsilon=\frac{T}{2}\left(1-\frac{C_{pK}}{C_p}\right) \tag{34-7}$$

式中,T 的数值随着控制方式而定,例如在 3σ 方式,T 可看作 6σ。现在设 $C_p=C_{pK}$,则代入式(34-7)后,得到 $\varepsilon=0$,即无偏移情况,这时的合格率即为 C_p 情况的合格率。再如,设 $C_p=1.33$(即 4σ 方式,$\mathrm{T}=8\sigma$),$C_{pK}=0.33$,则代入式(34-7)后,得到

$$\varepsilon=\frac{T}{2}\left(1-\frac{C_{pK}}{C_p}\right)=4\sigma\left(1-\frac{0.33}{1.33}\right)=\frac{3}{4}\cdot 4\sigma=3\sigma$$

即此时分布中心已偏移到 4σ 中的 3σ 处,即距离 $+4\sigma$ 界限为 1σ,记这一侧的不合格率为 $p(1\sigma)$;分布中心距离另一侧的 -4σ 界限为 7σ,记这一侧的不合格率为 $p(7\sigma)$,则查日本《统计数值表》,JSA-1972 中的正态分布表知,本例的不合格率为

$$p(1\sigma)+p(7\sigma)=0.1586552539+0.0^{11}12798\approx p(1\sigma)=0.1586552539$$

式中“0.0^{11}”表示小数点后面有 11 个 0。于是本例的合格率 p 为

$$p=1-0.1586552539\approx 84.13447\%$$

余类推。

从表 34-3 可见,$C_p=C_{pK}=1.33$,则合格率为 99.994%。乍看,这种质量水平似乎过分严格,如果考虑到有些产品,例如多层电路板,工序可达 100 道以上,这时累计合格率将降低为$(99.996\%)^{100}=99.96\%$,何况每道工序都要达到 1.33 才能够取得这样的结果,可见多层电路板的质量要求是非常严格的。

第四节 临床检验过程能力指数

临床检验对分析过程的管理涉及:①在医学实用性基础上规定质量要求,②选择测定方法及评价不精密度和偏倚以保证观测的分析性能满足要求,③在质量要求和测定方法观测的性能基础上选择或设计质控方法。

为了更好地理解在计划分析过程上的问题,我们须从“逆向工程”观点出发建立分析方法。质控方法(质控规则和质控测定值个数)的性能特征对于进行上面的工作是很重要的。

实验室把精力集中在排除“失控”批质控测定值(代表不稳定性能的发生率),由“在控”的质控测定值来估计不精密度,其代表稳定的性能。当过程工作正常时,标准差代表固有随机误差,即是稳定性能特征。被排除的批数代表不稳定的操作,且不稳定批与总批数的百分比提供了误差发生率的估计值,即不稳定的性能特征。

实验室依赖于统计质控方法检出分析误差来维持检验结果的质量。实验室试图通过在每一分析批上检测较少的质控测定值(N)来维持实验效率。这样质控方法可能没有足够的灵敏度检出医学上重要的误差,或质控方法太灵敏以至于当没有问题时判断多批为失控。

临界系统误差($\triangle SEc$)是在分布上造成5%的结果具有医学上重要的系统误差。从下列公式可计算$\triangle SEc$:

$$\triangle SEc=(TEa-|bias|)/s-1.65 \quad (34\text{-}8)$$

其中 TEa 是允许总误差,$bias$ 是偏倚,s 是测定方法的不精密度。

工业上“过程能力”(process capability)的概念对于建立某些标准是有用的。图34-4(上图)显示工业的名词术语并阐明了上和下界限包括围绕过程真均值(μ)6σ 的变异情况,给出 C_p为1.00,被认为代表过程可接受的最小限度的性能。

图34-4(下图)显示了工业上过程能力概念与医学上重要系统误差之间的关系。这一点显示出如何将这些已被接受的工业标准转化为临床检验上大家熟悉的词语,并且确定在临床分析方法上需要什么样的精密度水平才能满足这些标准。

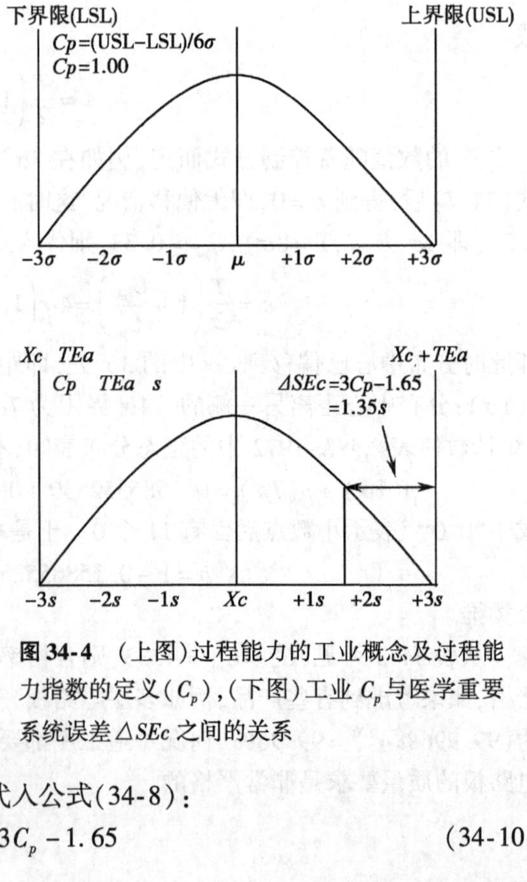

图34-4 (上图)过程能力的工业概念及过程能力指数的定义(C_p),(下图)工业 C_p与医学重要系统误差$\triangle SEc$之间的关系

在图34-4(下图),观测的 s 用作 σ 的估计,μ 由医学决定性水平 Xc 代替。上界限变为 $Xc+TEa$,下界限为 $Xc-TEa$。则公式34-1变成:

$$C_p=TEa/3s \quad (34\text{-}9)$$

对于偏差为零的简单例子,重新排列并代入公式(34-8):

$$\triangle SEc=3C_p-1.65 \quad (34\text{-}10)$$

表 34-4 描述不精密度要求与医学上重要系统误差之间的关系。反过来从 ΔSEc 开始，描述相应过程能力指数，标准差的个数必须落在给定的上界限（USL）和下界限（LSL）之间，以及标准差的个数转化成实验室名词来提供不精密度的标准。当前质量标准的解释是如果 $\pm 2s$ 限落在上和下界限之间，即是许多年前推荐的 $2s < TEa$ 方法选择标准，则其性能是可接受的。这种情况下相对应过程能力指数（C_p）为 0.67 及医学上重要系统误差相当于 $0.35s$，任何质控方法对它的检出都是不易的。

表 34-4　医学上重要系统误差（ΔSEc）与工业过程能力指数（C_p）及不精密度的各种标准的关系

医学上重要系统误差	工业过程能力指数	不精密度要求（USL-LSL）	实验室方法选择标准	要求精密度提高系数
$0.35s$	0.67	$4.0s$	$2.0s < TEa$	1.00
$1.35s$	1.00	$6.0s$	$3.0s < TEa$	1.50
$2.35s$	1.33	$8.0s$	$4.0s < TEa$	2.00
$3.35s$	1.67	$10.0s$	$5.0s < TEa$	2.50
$4.35s$	2.00	$12.0s$	$6.0s < TEa$	3.00

工业上对 C_p 规定最小限度为 1.00～1.33，它“表明过程尽管足够满足要求，但需要密切的控制”。ΔSEc 值为 1.35～2.35 是在功效曲线的上升部分，质控方法的仔细选择对提供成本-效率的操作是必需的。这些性能与当前标准相比，在精密度上需要提高 1.5～2.0 倍。

从表 34-4 可明显看出，要取得 C_p 值 1.67～2.00，其精密度提高系数必须是 2.50 以上，当前的质控方法容易检出它。对于下面情况的实验室：实验人员在分析技术上没有培训，实验过程的有限理解，以及评价性能和仪器检修问题上有限的熟练程度，甚至更需要选择严格的准则（$5s \sim 6s < TEa$）。

如果实验室要取得分析过程成本-效率的操作，应该改变不精密度目标，即需要对当前的标准提高 1.5～2.0 倍。在方法评价方案上随机误差标准，作为最小限度需要 $3s$ 在允许误差要求之内，即是 $3s < TEa$，但是作为强有力的论证，成本-效率操作需要 $4s < TEa$ 标准。

例如，葡萄糖的允许总误差（TEa）为 10%，如果要满足 $4s < TEa$ 标准，则 s 必须小于 2.5%，这样 $\Delta SEc > 2.35s$，$C_p > 1.33$，通过仔细地选择质量控制方法能满足误差检出能力的要求。如果是满足 $2s < TEa$ 标准，则 s 必须小于 5%，这样 $\Delta SEc > 0.35s$，$C_p > 0.67$，这种情况下一般的质控方法难以检出过程的误差。如果满足 $5s < TEa$ 标准，则 s 必须小于 2%，这样 $\Delta SEc > 3.35s$，$C_p > 1.67$，这种情况下简单的质控规则就能满足误差检出能力的要求。

如果不能取得较低的不精密度，则分析过程的稳定性对于取得成本-效率操作是非常关键的；当不能容易地检出问题时则需要采取预防措施。假定测定方法最初满足质量要求，只要没有干扰（问题）改变原来的稳定的误差分布，质量应该继续是可接受的。

高稳定性或低误差发生率，调和了所需要的高误差检出和不精密度降低，将测定方法的稳定性能调整质量设计到最大限度地提高质量和实验效率。然而，高过程能力（低不精密度）以及高稳定性（低误差发生率）很明显地为最大限度提高分析过程的成本-效率提供了最佳的策略。

第三十五章

六西格玛质量管理

六西格玛(6σ 或 six sigma)管理法起源于美国 20 世纪 80 年代兴起的一场质量革命,最早应用于摩托罗拉公司,取得了令人瞩目的成绩。以后逐步推广到通用电气(GE)、IBM 等一些著名跨国公司,至 20 世纪 90 年代形成一股 6σ 风暴。进入 21 世纪以后,6σ 管理法仍然是非常有影响的质量管理理念。

第一节　六西格玛的基本概念

六西格玛有两层含义:一层是基于统计角度,另一层是基于管理角度。

σ 是一个希腊字母,在数理统计中表示"标准差",是用来表征任意一组数据或过程输出结果的离散程度的指标,是一种评估产品和生产过程特性波动大小的统计量,如图 35-1 所示。由于 σ 的大小可以反映质量水平的高低,所以六西格玛采用"σ 水平"的尺度来衡量过程绩效。图上的 *LSL* 和 *USL* 分别为上规范限和下规范限。

σ 质量水平则是将过程输出的平均值、标准差与顾客要求的目标值(target value)、规范限(specification limit)联系起来进行比较,是对过程满足顾客要求能力的一种度量。σ 水平越高,过程满足顾客要求的能力就越强;σ 水平越低,过程满足顾客要求的能力就越低。六西格玛管理法中提到的 6σ 代表的是质量水平,6σ 质量水平意味着 100 万次机会中有 3.4 个缺陷的可能。图 35-2 为过程无漂移即实际分布中心与规格中心重合时产品特征分布图。其中 P_L 为低于下规范限(*LSL*)的概率;P_U 为高于上规范限(*USL*)的概率;μ 为正态分布的中心值;*M* 为规范中心;σ 为标准差,ppm 为百万分之一。表 35-1 显示了 σ 水平与合格率及缺陷数之间的关系(无漂移)。

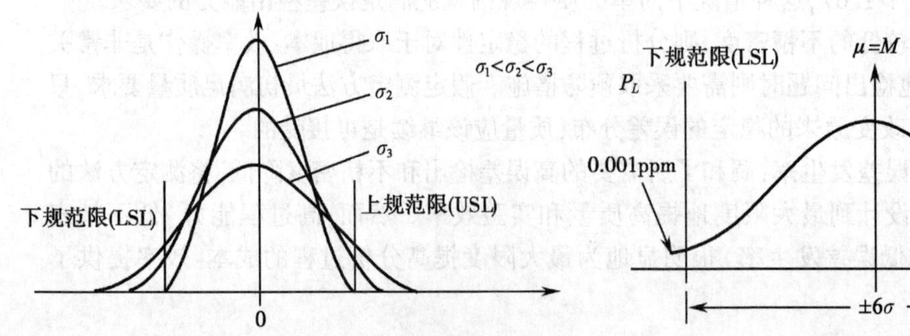

图 35-1　不同西格玛水平的统计含义

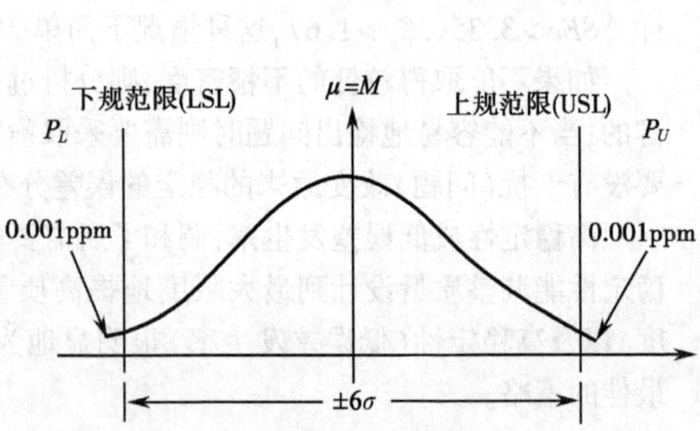

图 35-2　产品特征正态分布图(无漂移)

表 35-1　σ 水平与合格率及缺陷数之间的关系(无漂移)

σ 水平	合格率(%)	ppm 缺陷数
1	68.27	317 300
2	95.45	45 500
3	99.73	2 700
4	99.993 7	63
5	99.999 943	0.57
6	99.999 999 83	0.0018

实际上过程输出质量特性的分布中心与规范中心重合的可能性是很小的,而且只能维持很短一段时间,在这种状况下计算出的过程能力为短期过程能力。在生产中,即便是最佳的过程随着时间的推移也会存在波动——漂移,评估长期的质量水平就得将各种短期的情况综合起来考虑。因此,在计算过程长期运行中出现缺陷概率时,一般考虑将上述正态分布的中心向左或向右偏移 1.5σ,如图 35-3 所示。表 35-2 显示了 σ 水平与合格率及缺陷数之间的关系(中心偏移 ±1.5σ)。

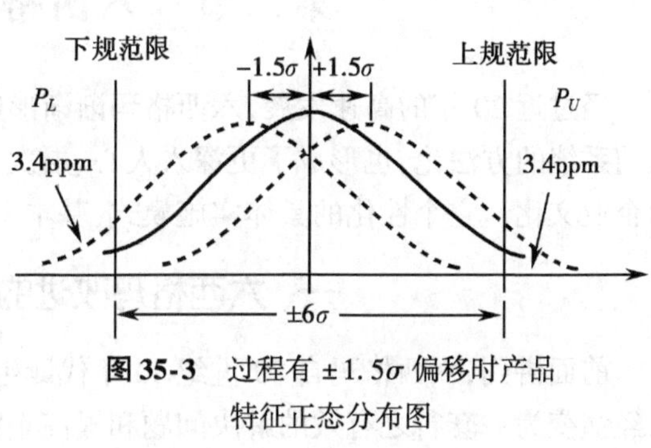

图 35-3　过程有 ±1.5σ 偏移时产品特征正态分布图

表 35-2　σ 水平与合格率及缺陷数之间的关系(中心偏移 1.5σ)

σ 水平	合格率(%)	ppm 缺陷数
1	30.23	697700
2	69.13	308700
3	93.32	66810
4	99.3790	6210
5	99.97670	233
6	99.999660	3.4

因此通常所说的六西格玛质量水平代表 3.4ppm 的缺陷率,是考虑了分布中心相对规范中心偏移 ±1.5σ 后的情况,是过程在长期运行中出现缺陷的概率。

既然 99% 的合格率看上去已经很高了,企业和临床实验室检测过程为什么还要追求六西格玛质量?表 35-3 也说明了 99% 的合格率是远远不够的。临床检验实验室追求六西格玛质量水平,表示临床检测的合格率可达到 99.999660%。

表 35-3　不同质量水平的比较分析

99%(3.8σ)	99.999 66%(6σ)
每小时丢失 2 万件邮件	每小时丢失 7 件邮件
每天有 15 分钟有不安全自来水	每 7 个月有 1 分钟不安全自来水
每星期有 5000 例不成功的外科手术	每星期有 1.7 例不成功的外科手术
在一些主要机场每天有 2 个航班不能降落	在一些主要机场每 5 年有 1 次航班不能降落
每个月有 7 个小时停电	每 34 年有 1 个小时停电

注:上述数据以美国为基线

第二节　六西格玛的实施模式

经过近 20 年的高速发展,六西格玛渐渐形成了一套行之有效的解决问题和提高企业绩效的系统的方法论,也形成了更深入人心、层次更高的以顾客为中心的蓬勃发展、永无止境的企业文化。它个性化的具体实施模式,基本上可以分为两大类。

一、六西格玛改进的模式——DMAIC

前面讲到,六西格玛自 20 世纪 80 年代诞生于摩托罗拉以来,经过 20 多年的发展,现在已经演变为一套行之有效的解决问题和提高企业绩效的系统的方法论。其具体实施模式为 DMAIC。DMAIC 代表了六西格玛改进活动的五个阶段:界定阶段(define),测量阶段(measurement),分析阶段(analysis),改进阶段(improvement),控制阶段(contro1)。

DMAIC 是一个逻辑严密的过程循环,它是在总结了全面质量管理几十年来的发展及实践经验的基础上产生的。

DMAIC 过程共分五个阶段实施,每个阶段的工作内容如下:

界定阶段。确认顾客的关键需求并识别需要改进的产品或流程,决定要进行测量、分析、改进和控制的关键质量特性,将改进项目界定在合理的范围内。

测量阶段。通过对现有过程的测量和评估,制订期望达到的目标及业绩衡量标准,识别影响过程输出 Y 的输入 Xs,并验证测量系统的有效性。

分析阶段。通过数据分析确定影响输出 Y 的关键 Xs,即确定过程的关键影响因素。

改进阶段。寻找最优改进方案,优化过程输出 Y 并消除或减小关键 Xs 的影响,使过程的缺陷或变异降至最低。

控制阶段。将改进成果进行固化,通过修订文件等方法使成功经验制度化。通过有效的监测方法,维持过程改进的成果并寻求进一步提高改进效果的持续改进方法。

国内有学者利用此模式用于分析前的质量控制。

二、六西格玛设计的模式

与六西格玛改进的 DMAIC 流程相似,六西格玛设计也有自己的流程,但是到目前为止还没有形成完全统一的模式,比较典型的有 DMADV(Define 界定——Measure 测量——Analyze 分析——Design 设计——Verify 验证)和 IDDOV(Identify 识别——Define 界定——Develop研制——Optimize 优化——Verify 验证)等模式。下面以 DMADV 流程为主线介绍每个阶段的工作内容。

1. 界定阶段 通过项目团队章程,创建项目计划,确定顾客需求,并根据顾客需求说明产品要求和目标,同时明确整个项目开展中所需的资源和受限条件。

2. 测量阶段 确认采用何种方法获知顾客的需求,并将它们列入"顾客的声音"(VOC)清单中,将顾客的声音转化为实际的要求,确认关键质量特性(CTQ)的衡量方法。

3. 分析阶段 利用创造性的方法确定可行的概念,使用符合逻辑的、客观的方法来评估可选的方案,确认并消除产品或服务失效的潜在可能。

4. 设计阶段 落实具体的产品研制规划,尽量减少产品或流程的差异性(稳健性优化),调整输出信息,使其达到可测量的指标。

5. 验证阶段 验证生产过程的能力,进行试生产,建立、测试并固化原型。

三、六西格玛的管理哲学

20 世纪 90 年代中期开始,六西格玛慢慢地从一种过程改进的方法演变成为一种提升企业竞争力和实现组织变革的战略举措。从更广泛的意义上讲,六西格玛已经成为了一种企业文化和管理哲学。这个哲学中蕴涵着六大主要原则,正在潜移默化地转变着人们传统的工作方式。

1. 真正关注顾客 六西格玛把顾客放在第一位,要求企业完全从顾客角度,而不是从自身的角度,来看待企业内部的各种活动,用顾客的要求来建立标准,以此来评估企业流程的有效性与合理性,并最终依此设立产品与服务的标准与规格。这种理念与许多企业在开发或改进产品与服务时,忽视市场需求,以自我为中心的方法形成鲜明的对比。实际上,六西格玛改进的成绩很大程度上也是以顾客满意来定义的。

2. 以事实和数据驱动管理 近年来,虽然知识管理渐渐受到重视,但是大多数企业仍然根据意见和假设来做决策。六西格玛的首要规则便是将分辨什么指标对测量经营业绩有关键影响作为开始,然后再收集数据并分析关键变量。这时,问题能够被更加有效地发现、分析、解决并彻底被消除。

更确切地说,六西格玛帮助管理者回答了两个重要问题来支持以数据为基础的解决方案:一是企业真正需要的是什么样的数据和信息;二是如何处理或提炼这些数据和信息以做出正确决策。

3. 以过程为重 无论是设计产品或服务,提升顾客满意度,还是改善业务经营,六西格玛都强调过程管理。六西格玛活动的显著突破主要都是针对过程,它使管理者确信掌握过程是构建向顾客传递价值的竞争优势的有效途径。

4. 预防性的管理 企业必须时常主动去做那些一般企业常忽略的事情,例如设定远大的目标并经常进行评审;设定明确的优先事项;强调防火而不是救火;常质疑"为什么要这么做",而不是常说"我们都是这么做的"。

真正做到预防性的管理是创造性和有效变革的起点,而绝不会令人厌烦或觉得分析过度。六西格玛将综合利用一系列方法,以动态的、积极的、预防性的管理风格取代被动的管理习惯。

5. 无边界的合作　六西格玛强调无界限的合作，让员工了解自己应该如何配合实现企业的大方向，并且思考在企业的众多过程中，各部门活动之间有什么关联性。改进企业内部各部门之间、企业和供货商之间、企业和顾客间的合作关系，打破障碍，加强自上而下、自下而上和跨部门、跨企业的团队合作，以此为企业带来巨大的商机。

6. 力求完美但容忍失败　从本质上讲，力求完美和容忍失败这看似对立的两方面是互补的。如果人们已经看到了接近完美的可能方法，却又太害怕随之而来的错误，他们将永远不会尝试，永远不会成功。员工不断追求一个能够提供较好服务，又降低成本的好方法，管理者持续追求完美的财务结果，但也能接受并处理偶然的挫折，从错误中学习，从失败中前进。

第三节　六西格玛在临床检验中的应用

一、临床检验过程中的 σ 质量水平

Nevalainen 等学者首次发表了六西格玛质量管理在检验医学中的应用，其研究阐明了使用结果测量描述实验室相关过程的性能。作者分析了三个特定实验室数据以及 300 ~ 500 家实验室参加美国病理家学会质量探索（Q-Probe）计划性能汇总结果。原文章提供了样本大小及缺陷或误差的数量，可将其转换为误差的百分数和每百万中的缺陷数。在表 35-4 中列出从 Q-Probe 数据代表性的质量指征的每百万的缺陷数及转换的 σ 质量水平。

表 35-4　Q-Probe 质量指征及相应的误差百分数、每百万中的缺陷数及 1.5*s* 偏移时 σ 质量水平

Q-Probe 质量指征	误差百分数	每百万中的缺陷数	1.5*s* 偏移时 σ 质量水平
申请试验的准确度	1.8	18 000	3.60
双份重复试验的申请	1.52	15 200	3.65
腕带标识误差（没有系紧）	0.65	6 500	4.00
治疗药物监测时间上的误差	24.4	244 000	2.20
血液学标本的可接受性	0.38	3.800	4.15
化学标本的可接受性	0.30	3 000	4.25
外科病理标本的采集	3.4	34 000	3.30
细胞学标本的适当性	7.32	73 700	2.95
实验室能力验证（室间质量评价）	0.9	9 000	3.85
外科病理切片诊断的不一致	1.7	17 000	3.60
PAP 涂片复查的假阴性	2.4	24 000	3.45
结果报告差错	0.0477	477	4.80

表 35-4 显示了分析前、分析中、分析后过程不同的指标，使用结果测量的方法实际上可应用于任何过程。这些过程有几种情况观察的误差发生率在 3.0% 到 0.3%，将其转换后为典型的 3σ 到 4σ 水平。即使是由能力验证数据估计的分析性能，也只在 3.85σ 水平。最佳的过程是"报告差错"，其 σ 质量水平为 4.8。上述的所有过程中没有达到 6σ 目标的。

二、6σ 在质量控制中的应用

从简单的公式能计算出 σ 质量水平，$\sigma=(TEa-bias)/s$，其中 TEa 表示允许总误差，$bias$ 和 s 分别为测量程序观测的偏倚和不精密度。图 35-4 阐述了测量程序的 σ 水平计算过程，其中 TEa 为 10%，$bias$ 为 1.0%，s 为 2.0%，σ 值为 4.5。

1. 分析系统　本研究对 Hitachi 7170A 配套系统检测常规检测工作，进行控制方法的设计。其分析项目有甘油三酯、碱性磷酸酶、镁、尿酸、肌酐、酸性磷酸酶、葡萄糖、总蛋白、胆固醇、氯、乳酸脱氢酶、尿素、白蛋白、丙氨酸氨基转移酶、天门冬氨酸氨基转移酶、总胆红素、淀粉酶、钾、钠、钙。

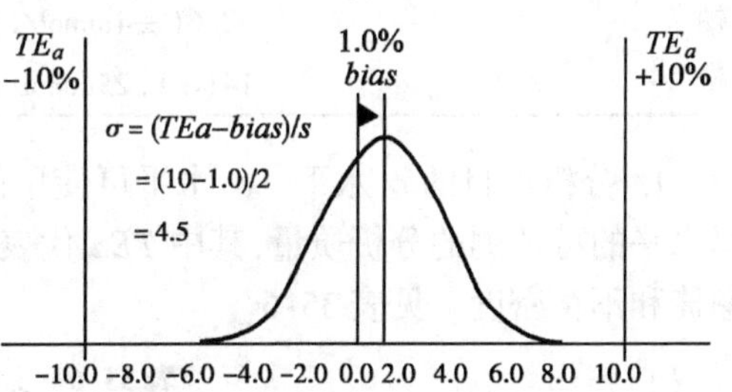

图 35-4　测量程序 σ 计算过程

2. 在化学分析仪质控性能基础上收集数据，卫生部临床检验中心全国临床化学室间质量评价准则用于规定项目的质量要求（即允许总误差 TEa）。偏倚（%）从室间质量评价活动中计算出。此外，变异系数（$CV\%$）从两个水平质控物的长期积累，一般为 3～5 个月累计在控的质控结果计算出来。质控物 1 和质控物 2 的变异系数相似，最差（最大）的值用来计算"最差情况"的 σ 水平值。质控物 1 和质控物 2 相差很大时，采用平均值来计算 σ 值。常规生化检验项目的不精密度（变异系数，$CV\%$）和偏倚（$bias$，%）及允许总误差见表 35-5。

表 35-5　分析项目的质量要求、偏倚、变异系数

分析项目	室间质量评价标准（TEa，%）	偏倚（%）	变异系数（%）
甘油三酯	25	2.0	0.9
碱性磷酸酶	30	3.8	1.2
镁	25	2.8	1.3
尿酸	17	1.2	1.1
肌酐	16	1.7	1.2
酸性磷酸酶	30	4.6	3.1
葡萄糖	10	1.9	0.9
总蛋白	10	2.6	1.4
胆固醇	10	5.8	1.3
氯	5	2.7	0.6
乳酸脱氢酶	25	10.5	2.0

续表

分析项目	室间质量评价标准(*TEa*,%)	偏倚(%)	变异系数(%)
尿素	9	3.6	1.3
白蛋白	10	5.6	1.5
丙氨酸氨基转移酶	20	8.9	3.9
天门冬氨酸氨基转移酶	20	1.1	4.0
总胆红素	20	2.9	4.9
淀粉酶	30	3.1	2.8
钾	12(±0.5mmol/L)	1.2	1.5
钠	2.6(±4mmol/L)	2.1	1.2
钙	14(±0.25mmol/L)	5.2	1.0

1. 分析项目的 σ 水平　σ 水平可使用简单的计算公式：$\sigma=(TEa-|bias|)/CV$。西格玛水平的可预测的分析质量，其中 *TEa* 代表允许总误差，*bias* 和 *CV* 分别为测量系统观测的偏倚和不精密度。见表35-6。

表35-6　分析项目的 σ 水平

分析项目	室间质量评价标准(*TEa*,%)	偏倚(%)	变异系数(%)	σ 水平值
甘油三酯	25	2.0	0.9	25.6
碱性磷酸酶	30	3.8	1.2	21.8
镁	25	2.8	1.3	17.1
尿酸	17	1.2	1.1	14.4
肌酐	16	1.7	1.2	11.1
酸性磷酸酶	30	4.6	3.1	8.2
葡萄糖	10	1.9	0.9	9.0
总蛋白	10	2.6	1.4	5.3
胆固醇	10	5.8	1.3	3.2
氯	5	2.7	0.6	3.8
乳酸脱氢酶	25	10.5	2.0	4.8
尿素	9	3.6	1.3	4.2
白蛋白	10	5.6	1.5	2.9
丙氨酸氨基转移酶	20	8.9	3.9	2.8
天门冬氨酸氨基转移酶	20	1.1	4.0	4.7
总胆红素	20	2.9	4.9	3.5
淀粉酶	30	3.1	2.8	9.6
钾	12	1.2	1.5	7.2
钠	2.6	2.1	1.2	0.4
钙	14	5.2	1.0	8.8

从上表35-6可见：有10个项目的 σ 水平值大于6，仅有5个项目的 σ 水平值小于4。为什么会出现有的项目的 σ 水平值很高，而其他的项目 σ 水平值如此之低？当然，许多项目方法的性能，如果偏倚（*bias*）和（或）变异系数（*CV*）高时，σ 水平值将是低的。但是，对于某些特定的项目，由于卫生部临床检验中心（NCCL）临床化学室间质量评价规定的质量要求较大。例如，甘油三酯具有如此之高的 σ 水平值的原因是由于NCCL规定质量要求是25%。相反的情况，钠的NCCL分析质量要求非常严格。对于变异的空间就很小，甚至很小的偏倚和变异系数，其 σ 水平值是不可信的小。

2. 推荐的质量控制方法　上表的数据输入质量控制设计软件（如本作者开发的QC Easy）。对每一试验，就可以进行自动的质控方法选择和设计。通过软件推荐如下的质控方法：

（1）甘油三酯：室间质量评价标准为靶值±25%，其允许总误差为25%。该项目参加国外室间质量评价的偏倚为2.0%。室内质量控制两个水平质控物的近3个月累积在控数据计算的变异系数分别为0.9%和0.8%。

σ 水平图（Sigma Metrics Graph）：图35-5的右边为8种不同的质控规则可检出临界误差。一般情况下，在 σ 水平图上，粗的垂直线将显示特定试验的 σ 水平。在本例中，方法性能如此之好，垂直线实际上已超出本图的右侧。基本上，如果有这样好的性能，任何质控方法都可以，并且加宽质控限是一个不错的想法。

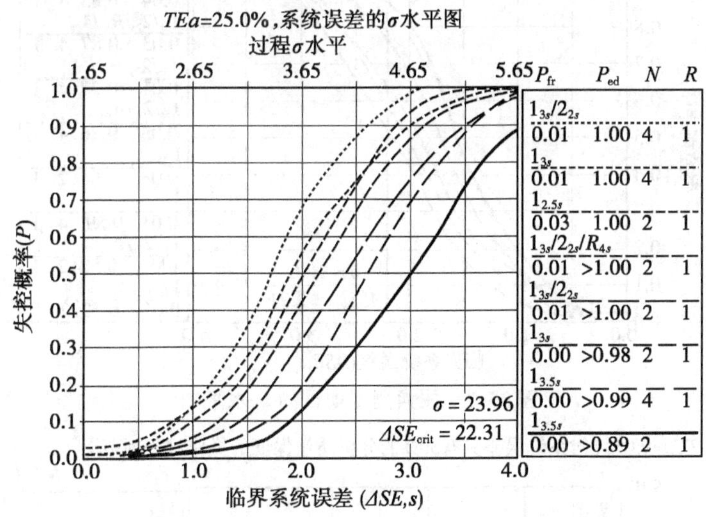

图35-5　甘油三酯测定项目的 σ 水平图

操作过程规范（OPSpecs）图：本方法的操作点是很低的，再次显示出实际上右侧的任何质控规则均能提供所需要的误差检出能力，见图35-6。

（2）尿素：室间质量评价质量要求为9%，偏倚为3.6%，变异系数为1.3%或1.1%。

σ 水平图：在此我们实际看到的是临界误差图。因为本方法的性能不太好，要求的质控规则更复杂（对规则）并且要求更多的质控测定结果个数（$N=4$）。实际显示的质控规则并不能提供期望的误差检出（大约90%或更高），尽管有些规则相当接近（图35-7的右侧）。

操作过程规范（OPSpecs）图：本操作过程规范图（图35-8）实际上显示的只是50%误差检出，而不是90%的误差检出，因为它达不到。正如图35-7的 σ 水平图，所有这些质控规

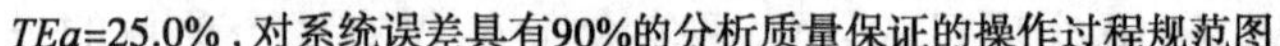

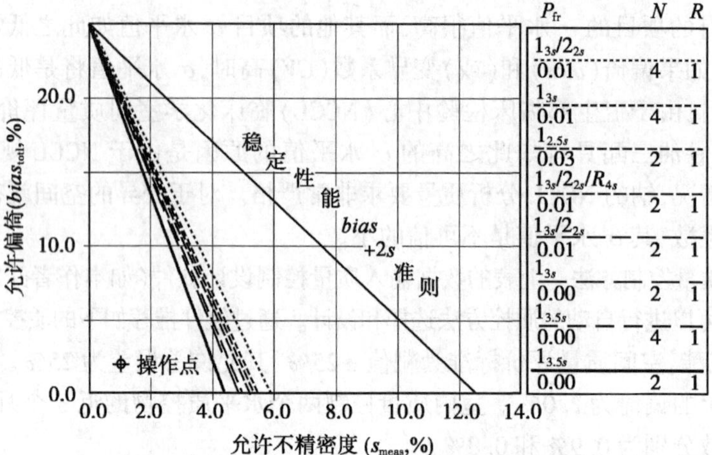

图 35-6　甘油三酯测定项目的操作过程规范图

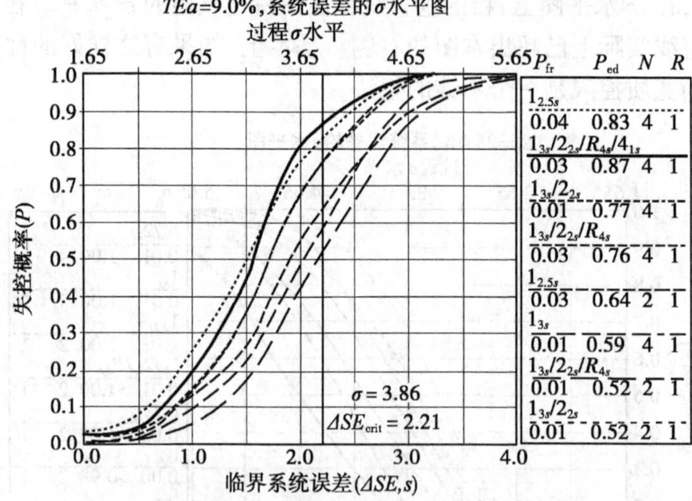

图 35-7　尿素测定项目的 σ 水平图

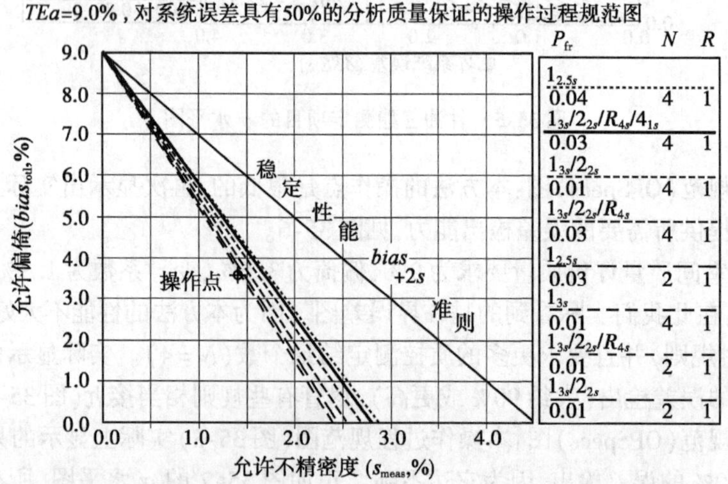

图 35-8　尿素测定项目的操作过程规范图(50% 分析质量保证)

则提供至少 50% 的误差检出，但是最好的情况是多规则，且质控结果个数为 4。

如果需要达到 90% 或更高的误差检出，需要使用至少 8 个质控测定结果（8 个浓度水平的质控品，或 4 个浓度水平质控品重复 2 次），见图 35-9。这样可达到 90% 的误差检出，但这样严格的质量控制是不实际的。

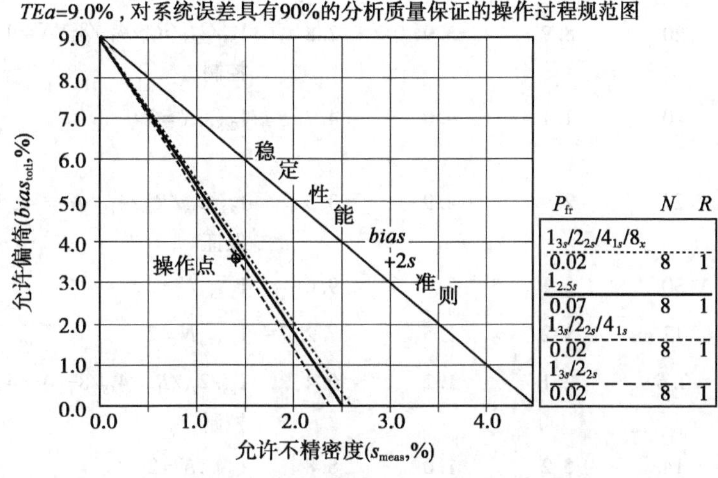

图 35-9　尿素测定项目的操作过程规范图（90% 分析质量保证）

重复上述甘油三酯和尿素测定的质控方法设计过程，对其他检测项目亦可设计出质控方法，见表 35-7。

表 35-7　分析项目的推荐的质量控制方法

分析项目	TEa（%）	偏倚（%）	变异系数（%）	σ 水平值	推荐的质控方法
甘油三酯	25	2.0	0.9	25.6	$1_{3.5S}$，$N=2$
碱性磷酸酶	30	3.8	1.2	21.8	$1_{3.5S}$，$N=2$
镁	25	2.8	1.3	17.1	$1_{3.5S}$，$N=2$
尿酸	17	1.2	1.1	14.4	$1_{3.5S}$，$N=2$
肌酐	16	1.7	1.2	11.1	$1_{3.5S}$，$N=2$
酸性磷酸酶	30	4.6	3.1	8.2	$1_{3.5S}$，$N=2$
葡萄糖	10	1.9	0.9	9.0	$1_{3.5S}$，$N=2$
总蛋白	10	2.6	1.4	5.3	1_{3S}，$N=2$
胆固醇	10	5.8	1.3	3.2	$1_{3S}/2_{2S}/R_{4S}/4_{1S}$，$N=4$，50% 分析质量保证
氯	5	2.7	0.6	3.8	$1_{3S}/2_{2S}/R_{4S}/4_{1S}$，$N=4$，50% 分析质量保证
乳酸脱氢酶	25	10.5	2.0	4.8	$1_{2.5S}$，$N=2$
尿素	9	3.6	1.3	4.2	$1_{2.5S}$，$N=4$

续表

分析项目	TEa(%)	偏倚(%)	变异系数(%)	σ水平值	推荐的质控方法
白蛋白	10	5.6	1.5	2.9	$1_{3S}/2_{2S}/R_{4S}/4_{1S}/8_{\bar{X}}$,$N=4$,最大化的质量控制*
丙氨酸氨基转移酶	20	8.9	3.9	2.8	$1_{3S}/2_{2S}/R_{4S}/4_{1S}/8_{\bar{X}}$,$N=4$,最大化的质量控制
天门冬氨酸氨基转移酶	20	1.1	4.0	4.7	$1_{2.5S}$,$N=2$
总胆红素	20	2.9	4.9	3.5	$1_{3S}/2_{2S}/R_{4S}/4_{1S}$,$N=4$,50%分析质量保证
淀粉酶	30	3.1	2.8	9.6	$1_{3.5S}$,$N=2$
钾	12	1.2	1.5	7.2	$1_{3.5S}$,$N=2$
钠	2.6	2.1	1.2	0.4	$1_{3S}/2_{2S}/R_{4S}/4_{1S}/8_{\bar{X}}$,$N=4$,最大化的质量控制
钙	14	5.2	1.0	8.8	$1_{3.5S}$,$N=2$

注:最大化的质量控制指的是使用在此的质控规则甚至不能达到50%的分析质量保证。建议是使用能执行的最大化的质控方法,增加非统计质量控制方法,及对该项目采用其他的检测方法。N为每批质控测定结果个数

3. 使用更实际的质控规则　关于质量控制规则的推荐是基于数学基础的,当实验室需要更实用的方法时还是可能的。要求的质控方法必须与实验室的某些疑问进行很好的协商来解决。更实际的质控方法见表35-8。

表35-8　根据σ水平可使用的实际的质控规则和质控结果个数

质控规则	分析项目
对于5.0σ水平或更高:1_{3S}规则,$N=2$	甘油三酯,碱性磷酸酶,镁,尿酸,肌酐,酸性磷酸酶,葡萄糖,总蛋白,淀粉酶,钾,钙
4.0σ到5.0σ水平:$1_{2.5S}$规则,$N=2$	乳酸脱氢酶,尿素,丙氨酸氨基转移酶
小于4.0σ:Westgard多规则,$N=2$	胆固醇,氯,白蛋白,天门冬氨酸氨基转移酶总胆红素,钠

由于所有这些分析项目均在同一仪器上检测,对于每一分析项目不可能检测不同的质控物个数。最大可能是只检测两个水平的质控物,这对于较高σ水平的分析项目是很好的,但是降低了需要$N=4$的方法的性能。然而,对于每一检测项目,质控规则的解释可以不同。另一现象就是许多市面上质控软件包不能使用$1_{2.5S}$、$1_{3.5S}$质控规则。对于推荐使用$1_{3.5S}$规则的,采用1_{3S}将会更好些,因为后者有更严格的质控界限。

对于σ水平为5或更高的方法,质控方法的选取就很容易。对于σ水平性能在4和5之间的方法,在变异系数和偏倚上的很小的改进将对σ水平具有很大的影响。对于σ水平在4.0或更低的水平,需要花很大的精力对变异系数和偏倚进行改进。降低偏倚是第一位并且是较容易的。但是实验室也必须增加对这些检测方法的各种监测方法,而不仅仅是统

计质量控制。如需要更多的仪器功能检查、校准、预防性维护等，即采用全面质量控制策略。

常规化学试验这种 σ 水平的评价显示实验室使用现代自动分析系统的情况。许多方法显示卓越的性能，且需要很少的质量控制。对于某些试验要求对质量控制规则仔细选择使得误差检出最大。仍然有些试验其误差检出不足，对这些试验需要花精力在其性能上进行改进。

最初的性能改进主要集中在降低方法的偏倚。这通常是与该方法的校准物及其赋值相关的。在操作过程规范图上通过将操作点简单地向 x 轴靠近（即，y 轴为偏倚）就可评价降低偏倚的潜在效果。

最重要的是，计算的 σ 水平显示达到或满足规定质量要求潜在的能力。在常规操作中，通过应用恰当的质量控制方法就可保证实际上可取得这种质量。

表 35-9 是对不同测定过程 σ 质量水平的室内质量控制的一些建议。

表 35-9　六西格玛和传统的质量控制的一些经验做法

性能	质量控制建议
6σ	使用 $N=2$，具有 3.0*s* 或 3.5*s* 控制界限。重要的是使假失控最低，这样确保避免使用 2*s* 控制界限
5σ	使用 $N=2$，2.5*s* 或 3.0*s* 控制界限。当高于 5σ 时优先使用 3.0*s* 控制界限，当低于 5.0σ 时优先使用 2.5*s* 控制界限
4σ	使用 $N=4$，多规则或 2.5*s* 单规则。实验室也应考虑多规则具有追溯到以前批的规则来最大化误差检出
$<4\sigma$	使用可提供的最大化的质量控制。也应最大化预防性维护、专业化仪器和功能检查，以及采用有丰富经验的分析人员来执行这些试验

1. 甘油三酯　根据我国临床检验室间质量评价标准，其 *TEa* 为 25%，如果实验室方法的 *CV* 为 3.0%，偏倚为 7.0%，则 $\sigma=(25-7)/3=6.0$，表示该测量程序的性能是 6σ 水平。因此，实验室的质量控制方法应为 $N=2$，控制界限为 3.5*s*。

2. 葡萄糖　根据我国临床检验室间质量评价标准，其在决定性水平 6.94mmol/L 下 *TEa* 为 10%，如果实验室方法的 *CV* 为 2.0%，偏倚为 0.0%，则 $\sigma=(10-0)/2.0=5.0$。因此，实验室的质量控制方法为 $N=2$，控制界限为 2.5*s* 或 3.0*s*。

3. 钙　根据 *TEa* 为 0.25mmol/L，在 2.5mmol/L 决定性水平下的 *TEa* 为 10%，如果实验室方法的 *CV* 为 2.0%，偏倚为 2.0%，则 $\sigma=(10-2)/2=4.0$。因此，实验室的质量控制方法应该是 $N=4$，使用 2.5*s* 单规则或多规则方法。

4. 胆固醇　根据 5.2mmol/L 决定性水平 *TEa* 为 10%，如果实验室方法的 *CV* 为 3.0%，偏倚为 0.0%，则 $\sigma=(10-0)/3=3.3$。因此，实验室的质量控制方法应使用 $N=6$ 的多规则质量控制方法。

5. 钠　根据 *TEa* 为 4.0mmol/L，在决定性水平 140mmol/L 下的 *TEa* 为 2.9%，如果实验室方法的 *CV* 为 1.0%，偏倚为 0.0%，则 $\sigma=(2.9-0)/1=2.9$。在这种情况下，实验室应使用能提供最大的质量控制批数的方法。

上述项目阐述了当执行不同的质量控制方法时实验室人员所遇到的一些困难。事实上甘油三酯容易控制，钠几乎不可能进行控制。因为许多试验通常在自动生化分析仪器上检测多个项目,大多数实验室对每一项目将检测相同的质控物个数,尽管上述描述需要不同的质量控制。在此,我们需要认识到统计质量控制只是作为全国质量控制策略的一部分。对于多项试验检测系统,你需要解决质控结果个数的问题,然后试图采用不同的质控规则来调整误差检出能力。质量控制软件具有对不同的试验提供执行不同规则的灵活性。对于较低 σ 的检测方法,需要关注的是预防性维护、仪器功能检查和其他质量检查。分析系统的技术能力和知识对于定义和执行全面质量控制计划将是非常宝贵的。

六西格玛(6σ)是一门管理战略,通过它可以实现顾客满意度的最大化,并使引起顾客不满的缺陷最小化。解决问题是 6σ 管理的一个显著特征,它帮助减少缺陷。6σ 方法包括5个连续的步骤,即界定阶段,测量阶段,分析阶段,改进阶段,控制阶段。每一步都是执行下一步的基础。

同缺陷率一样,还有许多缺陷评估方法可以度量 6σ 质量水平。由于缺陷方法有简单、一致和可比性等特点,因此,在 6σ 团队活动中经常被采用。常用的指标有:单位产品缺陷率(defects per unit,DPU)、每次机会中出现缺陷的概率(defects per opportunity,DPO)、每百万机会缺陷数(defects per million opportunity,DPMO)。

如今在医疗领域关注的是患者安全和质量,临床实验室已更加关注质量控制和新的管理工具,如六西格玛质量管理。六西格玛是一种卓有成效的管理方法,被评定为获得和保持企业在经营上的成功并将其经营业绩最大化的综合管理体系和发展战略,是使企业获得快速增长的经营方式。同时,六西格玛也是寻求同时增加顾客满意和企业经济增长的重要战略途径。因而,它不是单纯的方法学基础,而是一种全新的管理模式。现代临床实验室的发展对我们的管理方法提出了更高的要求,要全面考虑检验成本、服务质量、创新能力、反应速度、可持续改善、品牌效益、顾客满意度等关键因素的内在联系,从而有效实施流程优化管理。

6σ 管理法是在传统质量管理基础上发展起来的,所以传统的质量管理方法和工具仍然是 6σ 管理的重要工具。6σ 管理特别强调测量的作用,强调用顾客满意的方式,用提高竞争力和追求卓越的方法测量公司的业绩。这点与我们传统的管理模式与方法是根本不同的。在"测量什么"和"怎样测量"上,6σ 管理与我们传统的做法有什么不同。在"测量什么"上,6σ 管理提供了广泛的业绩测量"视角"。我们许多企业在组织业绩的测量方面是不完善的,在我们的日常管理活动中用对产品特性或实现过程的测量往往比较明确,但对其他业绩的测量则比较含糊。6σ 管理是基于对组织业绩测量的管理,它强调按照顾客的需求和企业发展重点测量组织业绩的各个方面。在"怎样测量"上,6σ 管理提供了"追求卓越"的测量方法。传统上,我们的测量仅限于"符合性"上。对合格品来说,一般我们不再关心其符合顾客要求的程度。但正是这种测量方法忽略掉的差异,在竞争力方面带来了不可忽略的差异。6σ 管理重视符合顾客要求程度方面的差异,并通过采用揭示这些差异的测量方法,展示业绩改进的空间。

在应用六西格玛对实验室流程进行改进的过程中,我们体会到,相对于传统的质量管理方法,六西格玛的管理理念有以下优势:①以顾客需求为关注焦点,强调关注顾客的多方面需求。在分析前流程改善中我们的出发点就很明确地界定为患者的需求,通过了解患者的需求来确定改善目标;在检测过程中,以卫生部临床检验中心室间质量评价标准为允许总误差(TEa),作为检测过程的质量要求。②将组织作为系统来看待,而不是一些独立部门和孤立过程的简单累加。③依据数据决策，以实际调查的数据作为分析基础，在建立目标、确定关键影响因素、提出改善方案等方面才能具有更强的客观性和说服力。为了获得方法的不精密度的估计值，可使用每日室内质量控制数据。相同方法组比较数据对于估计偏倚是有用的，但是另一选择可简单地假定偏倚为零，然后当偏倚的估计变得重要时，可对其重新评价。④关注"过程管理"，在流程的各个环节追求"六西格玛"品质。在临床检验分析前、分析中和分析后过程，可针对不同的质量指标，计算出每一质量指标的误差百分数、每百万中的缺陷数及 σ 质量水平。⑤采用"上下结合"的持续改进方法，通过"群策群力"会议，让相关部门的领导及一线工作人员反复论证改善方案以达成共识，充分调动员工的积极性；⑥推动文化变革。六西格玛强调流程改善要达到顾客、管理者、工作人员三方的满意，应用六西格玛加速变革流程有助于使工作人员意识到改革的必要性和迫切性，有利于建立改革创新的组织文化氛围，也有利于提高员工的凝聚力。因此，在临床实验室领域六西格玛管理的应用具有良好潜力。

详细内容可参考本作者主编的《临床检验 6σ 质量控制与设计》一书。

第三十六章

质量经济性分析

第一节　质 量 成 本

一、质量成本的基本概念

质量管理在企业内部已形成了一个完整的、独立的管理体系。企业为了提高产品质量，开展质量管理活动，必须支付一定的费用。为了降低产品寿命周期成本，选择最经济的质量水平，达到质量与效益的最佳组合，就必须对与质量相关的费用进行单独的核算与控制。

质量成本也称质量费用，其定义是：为了确保满意的质量而发生的费用以及没有达到满意的质量所造成的损失。它是企业生产总成本的一个组成部分。

成本的概念并不是新的概念，每个企业都要进行成本管理和核算。企业中常见的成本类型有生产成本、销售成本、运输成本、设计成本等，这些成本也可分为可变成本和固定成本。但是，质量成本不同于其他成本，它有特定的含义。很多人错误地认为一切与保持和提高质量直接或间接有关的费用都应计入质量成本，结果导致管理上的混乱。同时，成本项目设置的不规范也使企业之间缺少可比性。例如，有的企业把技术改造、设备大修、员工一般培训、新产品开发设计，甚至把托儿所的费用都一起计入质量成本之中。对于这些费用总可以直接或间接地找到其与保持和提高质量的关系，实际上这样计算出来的质量成本与生产总成本没有多少区别。

二、质量成本的构成

根据国际标准化组织的规定，质量成本由两部分构成，即运行质量成本和外部质量保证成本。其中运行质量成本包括：①预防成本；②鉴定成本；③内部故障成本；④外部故障成本。质量成本构成如图 36-1 所示。

质量成本的详细费用组成如下：

1. 运行质量成本　运行质量成本指质量体系运行后，为达到和保持所规定的质量水平所支付的费用。企业质量成本研究的对象主要是运行质量成本。

(1)预防成本：预防产生故障或不合格品所需要的各项费用。主要包括：质量工作费(企业质量体系中为预防发生故障、保证和控制产品质量、开展质量管理所需的各项费用)；

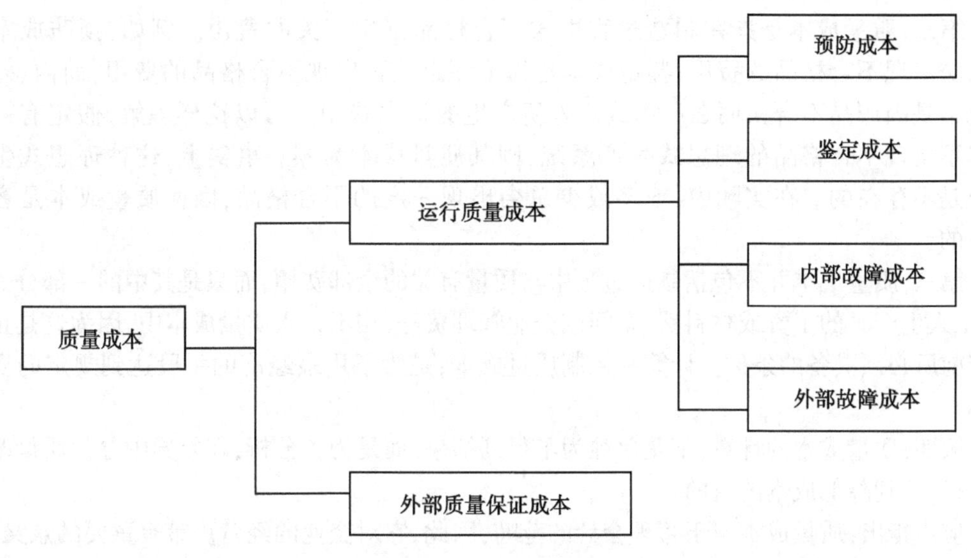

图 36-1　质量成本的构成

质量培训费;质量奖励费;质量改进措施费;质量评审费;工资及附加费(指从事质量管理的专业人员)和质量情报及信息费等。

(2)鉴定成本:评定产品是否满足规定质量要求所需的试验、检验和验证方面的成本。一般包括:进货检验费;工序检验费;成品检验费;检测试验设备校准、维护费;试验材料及劳务费;检测试验设备折旧费;办公费(检测、试验时发生的费用);工资(指专职检验、计量人员的工资)及附加费等。

(3)内部故障成本:在产品出厂前,由产品本身存在的缺陷所带来的经济损失,以及处理不合格品所花费的一切费用的总和,称为内部故障成本。一般包括:废品损失(包括工时费及材料费)、返工或返修损失、因质量问题发生的停工损失、质量事故处理费、质量降等降级损失等。

(4)外部故障成本:产品出厂后,在用户使用过程中由于产品的缺陷或故障所引起的一切费用总和,称为外部故障成本。一般包括索赔损失、退货或退换损失、保修费用、诉讼损失费、折价损失等。

2. 外部质量保证成本　在合同环境条件下,根据用户提出的要求,为提供客观证据所支付的费用,统称为外部质量保证成本。其组成项目如下:

(1)为提供附加的质量保证措施、程序、数据等所支付的费用。

(2)产品的验证试验和评定的费用,如经认可的独立试验机构对特殊的安全性能进行检测试验所发生的费用。

(3)为满足用户要求,进行质量体系认证和产品质量认证所发生的费用等。

根据以上关于质量成本的定义及其费用项目的构成,有必要将现行的质量成本做以下说明,以明确质量成本的边界条件。

第一,质量成本只是针对产品制造过程中的符合性质量而言的。也就是说,在设计已经完成、标准和规范已经确定的条件下,才开始进入质量成本计算。因此,它不包括重新设计和改进设计以及用于提高质量等级或质量水平而支付的那些费用。

第二,质量成本是指在制造过程中与不合格品密切相关的费用。例如,预防成本就是预防出现不合格品的费用;鉴定成本是为了评定是否出现不合格品的费用;而内、外故障成本是因产品不合格而在厂内或厂外所产生的损失费用。可以这样理解,假定有一种根本不出现不合格品的理想式生产系统,则其质量成本为零。事实上,这种理想式生产系统是不存在的。在实际中,或多或少总会出现一定的不合格品,因而质量成本是客观存在的。

第三,质量成本并不包括制造过程中与质量有关的全部费用,而只是其中的一部分。例如,工人生产时的工资或材料费、车间或企业管理费等,均不计入质量成本中,因为这是正常生产前所必须具备的条件。计算和控制质量成本,是为了用最经济的手段达到规定的质量目标。

第四,质量成本的计算,不是单纯为了得到结果,而是为了分析,在差异中寻找质量改进的途径,达到降低成本的目的。

应当指出,质量成本属于管理会计的范畴,因此,它对企业的经营决策有重要的意义。

三、质量成本科目设置

我国的质量成本核算目前尚未正式纳入会计核算体系,因此,质量成本项目的设置必须符合财务会计及成本的规范要求,不能打乱国家统一规定的会计制度、原则。质量成本项目的设置必须便于质量成本还原到相应的会计科目中去,以保证国家会计制度、原则的一致性。

质量成本一般分为三级科目。一级科目:质量成本。二级科目:预防成本、鉴定成本、内部故障(损失)成本、外部故障(损失)成本。三级科目:质量成本细目。国家标准 GB/T 13339——91《质量成本管理导则》中推荐了 21 个科目,企业可依据实际情况及质量费用的用途、目的、性质进行增删。

由于不同行业的企业具有不同的生产经营特点,因此具体成本项目可能不尽相同。同时,在设置具体质量成本项目(三级)时,还要考虑便于核算和正确归集质量费用,使科目的设置和现行会计核算制度相适应,符合一定的成本开支范围并和质量成本责任制相结合,做到针对性强、目的明确和便于实施。

从目前世界各国及国内各行业对质量成本项目的设置情况来看,世界各国对质量成本二级项目(4 个科目)内容的设置都基本相同。在合同环境下,可增设外部质量保证成本项目,而明细项目(三级)的划分也大同小异。

质量成本也是一种机会成本,有的项目企业可能在短时间内没有发生或很少发生,如停工损失,但这些企业毕竟会发生,只不过由于企业质量管理水平较高而减少或防止了因产品质量造成的停工。只要是可能发生的费用,企业就应该设置相应的科目。

根据国内外的实践经验,如表 36-1 和表 36-2 所示,分别列举了国内及国外几种具有代表性的质量成本项目设置情况。

表 36-1 国内质量成本项目名称对比表

类型	有色冶金企业	电缆企业	机械企业	机械部门讨论稿	航空仪表企业
预防成本	1. 培训费 2. 质量工作费 3. 产品评审费 4. 质量情报费 5. 质量攻关费 6. 质量奖励费 7. 改进包装费	1. 质量培训费 2. 质量管理办公及业务活动费 3. 新产品评审费 4. 质量管理人员工资等费用 5. 固定资产折旧及大修理费用 6. 工序能力研究费 7. 质量奖励费 8. 提高和改进措施费	1. 培训费 2. 质量工作费 3. 产品评审费 4. 质量奖励费 5. 工资及附加费 6. 质量改进措施费	1. 质量培训费 2. 质量审核费 3. 新产品评审费 4. 质量改进费 5. 工序能力研究费 6. 其他	1. 质量培训费 2. 质量管理人员工资 3. 新产品评审活动 4. 质量管理资料费 5. 质量管理会议费 6. 质量奖励费 7. 质量改进措施费 8. 质量宣传教育费 9. 差旅费(因质量)
鉴定成本	1. 原材料检验费 2. 工序检验费 3. 半成品检验费 4. 成品检验费 5. 存货复检费 6. 检测手段维修费	1. 进货检验和试验费 2. 新产品质量鉴定费 3. 半成品及成品检验和试验费 4. 检验、试验办公费 5. 检测房屋设备、仪器维修费 6. 检测设备、仪器维修费 7. 检验试验人员工资奖励费用	1. 检测试验费 2. 零件工序检验费 3. 特殊检验费 4. 成品检验费 5. 目标鉴定费 6. 检测设备评检费 7. 工资费用	1. 进货检验费 2. 工序检验费 3. 材料、样品试验费 4. 出厂检验费 5. 设备精度检验费	1. 原材料入厂检验费 2. 工序检验费 3. 元器件入厂检验费 4. 产品验收鉴定费 5. 元器件筛选费 6. 设备仪器管理费
内部损失成本	1. 中间废品 2. 最终废品 3. 残料 4. 二级品折价损失 5. 返工费用 6. 停工损失费 7. 事故处理费	1. 材料报废及处理损失 2. 半成品、制品成品报废损失 3. 超工艺损耗损失 4. 降级和处理损失 5. 返修和复试损失 6. 停工损失 7. 事故分析处理	1. 返修损失费 2. 废品损失费 3. 筛选损失费 4. 降级损失费 5. 停工损失费	1. 返修损失费 2. 废品损失费 3. 筛选损失费 4. 降级损失费 5. 停工损失费	1. 产品提交失败损失 2. 综合废品损失 3. 产品定检失败损失 4. 产品折价损失 5. 其他

续表

类型	有色冶金企业	电缆企业	机械企业	机械部门讨论稿	航空仪表企业
外部损失成本	1. 索赔处理费 2. 退货损失 3. 折价损失 4. 返修损失费	1. 保修费用 2. 退货损失及索赔费用 3. 折价损失及索赔费用 4. 申诉费用	1. 索赔损失 2. 退货损失 3. 折价损失 4. 保修损失 5. 用户建议费	1. 索赔费 2. 退货损失费 3. 折价损失费 4. 保修费	1. 索赔损失 2. 退货损失 3. 返修费用 4. 事故处理费 5. 其他

表 36-2 国外质量成本项目名称对比表

类型	美国	法国		日本	
预防成本	1. 质量计划工作费用 2. 新产品的审查评定费用 3. 培训费用 4. 工序控制费用 5. 收集和分析质量数据的费用 6. 质量报告费	预防成本	1. 审查设计 2. 计划和质量管理 3. 质量管理教育 4. 质量调查 5. 采购质量计划	预防成本	1. 质量管理计划 2. 质量管理技术 3. 质量管理教育 4. 质量管理事务
鉴定成本	1. 进货检验费 2. 零件检验与试验费 3. 成品检验与试验费 4. 测试手段维护保养费 5. 检验材料的消耗或劳务费 6. 检测设备的保管费	检验成本	1. 进货检验 2. 制造过程中的检验和试验 3. 维护和校准 4. 确定试制产品的合格性	鉴定成本	1. 验收检查 2. 工序检查 3. 产品检查 4. 试验 5. 再审 6. PM(维护保养)

续表

类型	美国	法国		日本	
内部故障成本	1. 废品损失 2. 返工损失 3. 复检费用 4. 停工损失 5. 降低产量损失 6. 处理费用	亏损成本	1. 废品 2. 修理 3. 保证 4. 拒收进货 5. 不合格品的处理	损失成本	1. 出厂前的不良品（报废、修整、外协中不良设计变更） 2. 无偿服务 3. 不良品的对策
外部故障成本	1. 处理用户申诉费 2. 退货损失 3. 保修费 4. 折价损失 5. 违反产品责任法所造成的损失				

第二节 质量成本核算

一、质量考核表

在进行质量成本核算时应设置“质量成本”一级科目，下面按质量成本的构成分设“预防成本”、“鉴定成本”、“内部故障成本”、“外部故障成本”和“外部质量保证成本”5个二级科目。同时还要设置汇总表和有关的明细表，如质量成本预防费用明细表（表36-3）、质量成本汇总表（表36-4）、质量成本鉴定费用明细表、质量成本内部损失明细表、质量成本外部损失明细表、质量成本外部保证费用明细表等。

表 36-3 质量成本预防费用明细表

项目 产品	质量 计划费	新产品 评审费	工序质量 控制费	质量 审核费	质量 改进费	检测设备 鉴定费	质量 奖励费	质量 培训费	合计

表 36-4 质量成本汇总表

单位 项目		质量成本汇总单位						合计	
		铸造 车间	金工 车间	装配 车间	检验科	销售科	…	金额	百分比%
内部故 障成本	废品损失费 返修损失费 降级损失费 停工损失费 处理故障费 小计								
外部故 障成本	索赔费 折价损失 退货损失 保修费 其他损失 小计								

续表

项目＼单位		质量成本汇总单位						合计	
		铸造车间	金工车间	装配车间	检验科	销售科	…	金额	百分比%
鉴定成本	各种检验费								
	设备维修、更新费								
	小计								
预防成本	质量计划费								
	新产品评审费								
	工序质量控制费								
	质量情报费								
	质量改进费								
	检测设备费								
	质量培训费								
	质量奖励费								
	小计								
外部质量保证成本	认证咨询费								
	体系建设费								
	评审费								
	认证费								
	小计								
合计									

二、质量成本核算的方法

目前,国内外企业对质量成本核算主要采用3种基本方法:

1. 统计核算方法　采用货币、实物、工时等多种计量工具,运用一系列的统计指标和统计图表以及统计调查的方法取得资料,并通过对统计数据的分组、整理获得所要求的各种信息,以揭示质量经济性的基本规律,不注重质量成本数据的完整性及准确性(相对准确即可)。

2. 会计核算方法　采用货币作为统一度量单位;采用设置账户、复试记账、填制凭证、登记账簿、成本计算和分析、编制会计报表等一系列专门方法,对质量管理全过程进行连续、系统、全面和综合的记录和反映;严格以审核无误的凭证为依据,质量成本资料必须准确、完整,整个核算过程与现行成本核算相类似。

3. 会计与统计相结合的核算方法　此核算方法即根据质量成本数据的来源不同,而采取灵活的处理方法。其特点是:采用货币、实物、工时等多种计量工具;采取统计调查、会计记账等方法收集数据;方式灵活机动,资料力求完整。

质量成本是一种专项成本,具有现行财务成本的一些特征,但它更是一种经营管理成本,其出发点和归宿点都是为质量经营管理服务。因此,它不可能拘泥于现行财务成本核算的规章制度，而应体现其自己的特殊性。质量成本核算方法的理想选择是，以会计核算为主，以统计核算和业务核算为辅。其基本特征是：以货币计量为主，适当辅之以实物计量、工时计量，以及其他指标，如合格品率、社会贡献率等；主要通过会计专门方法来获取质量成本资料，但在具体运用这些专门方法时，可根据具体情况灵活处理，如对有些数据的收集不必设置原始凭证，也不必进行复式记账，账簿记录也可大大简化。质量成本的归集和分配应灵活多样。对那些用会计方法获得的信息，力求准确、完整；而对通过统计手段、业务手段获取的资料，原则上只要求基本准确，不要求以原始凭证作为获取信息的必备依据。

三、质量成本核算的基础工作

质量成本核算的基础工作包括建立健全各种原始记录，建立健全计量和计价制度，建立健全质量成本核算责任制等。

1. 建立健全各种原始记录　质量成本核算的各种原始记录包括各种台账、表格、卡片、报表等。企业应根据不同的核算要求，设计不同格式的原始凭证，以便及时登记、收集与质量成本有关的数据。

2. 建立健全计量和计价制度　质量成本的范围涉及从设计到售后服务的各个环节，且很多与产品成本混杂在一起，需要进行仔细的分离。有些属于隐含的、潜在的支出，更需要通过建立一整套完善的计量、计价制度，才能相对完整地收集到质量成本数据。这一切有赖于配置灵敏、准确的计量、检测器具，并保持良好的工作状态，建立必要的计量制度，同时，还应根据企业实际及市场行情，制定不同的计价标准，为质量成本充分运用货币手段打下基础。

3. 建立健全质量成本核算责任制　质量成本各项数据的记录、收集、计算、考核、分析、控制、改进、奖惩只有与责任单位紧密联系起来，才能落到实处，取得成效。质量成本核算责任制的主要内容包括：质量成本各项内容的责任分解；在充分利用现有财会人员的基础上，培训、充实各级质量成本核算员，并明确职责分工；建立质量成本数据分离、记录、审核、汇集、计算、传递、报告的工作程序和规章，确保质量成本核算的及时、准确。

四、质量损失的核算

1. 质量损失的账户设置　一般应设置“质量损失”总账，下设“产品质量损失”、“工作质量损失”两个二级账户。明细科目的设置可根据各企业质量损失的大小，质量损失各具体项目的构成情况，择其要者设置，以有利于对最重要的质量损失项目进行收集和控制。

2. 质量损失各部门责任分解　在设计开发阶段造成的不良设计损失、最优设计损失、更改损失、更改设计损失由技术开发部门、工艺设计部门负责；在生产阶段造成的报废损失、停工损失、减产损失、降级降价损失等由生产部门、检验部门负责；在销售阶段造成的索赔费、退货换货损失、诉讼费、包修费用、各种质量罚款损失、市场份额下降损失等由销售服务部门负责；质量计划工作中的设计损失由技术开发、工艺设计部门负责；采购损失和储备保管损失由采购部门和物流部门负责；人力资源损失由人事教育部门负责；销售服务阶段造成的质量信誉损失等由销售服务部门负责；质量计划工作中的各种机会损失原则上由质量管理部门负责，各相关单位协助。

第三节　质量成本分析

质量成本分析是质量成本管理的重点环节之一。通过对质量成本核算数据的分析，找出质量存在的问题和管理上的薄弱环节，提出需要改进的措施并向各级领导提供资料信息和建议，以便对质量中的问题做出正确的处理决策。

企业对核算后的质量成本进行分析时要注意两点：一是围绕质量指标体系进行分析以反映质量管理的有效性和规律性；二是应用正确的分析方法找出产生质量损失的主要原因，围绕重点问题找出改进点，制订措施进行解决。

质量成本分析方法有定性成本分析和定量成本分析两种。进行定性分析可以加强质量成本管理的科学性和实效性，定量分析可以计算出定量的经济效益，作为评价质量体系有效性的评价指标。

为了进行定量分析，一般应建立质量指标体系。企业内部的质量指标一般可分为3类：

(1)占基数比例指标，反映质量成本占各种基数的比例关系。其基数主要有总产值、产品销售收入、产品销售利润、产品总成本等。

(2)结构比例指标，反映质量成本内各主要项目占质量总成本的比例。

(3)质量效益指标，反映可控成本(投资成本)增加而使结果成本(即损失成本)降低的情况。

一、基数比例指标

(1)质量成本率分析(每100元产品成本的质量成本含量)：

$$质量成本率=\frac{质量总成本}{商品产品总成本}\times 100\%$$

(2)销售质量成本率(每100元销售额中的质量成本含量)：

$$销售质量成本率=\frac{质量总成本}{销售额}\times 100\%$$

(3)产值质量成本率(每100元总产值中的质量成本含量)：

$$产值质量成本率=\frac{质量总成本}{总产值}\times 100\%$$

(4)销售外部损失成本率(每100元销售额中的外部损失含量)：

$$销售外部损失成本率=\frac{外部损失成本}{销售总额}\times 100\%$$

二、结构比例指标

(1)预防成本占质量总成本的比例 $=\frac{预防成本}{质量总成本}\times 100\%$。

(2)鉴定成本占质量总成本的比例 $=\frac{鉴定成本}{质量总成本}\times 100\%$。

(3)内部损失成本占质量总成本的比例 $=\frac{内部损失成本}{质量总成本}\times 100\%$。

(4)外部损失成本占质量总成本的比例 $= \dfrac{\text{外部损失成本}}{\text{质量总成本}} \times 100\%$。

通过结构比例的分析,大致可以看出各质量管理点接近最佳点的程度。

三、质量投资效益分析

所谓质量投资,就是指预防成本和鉴定成本,也就是可控成本。增加投资的目的,是为了减小内部损失与外部损失。所以增加投资的效益,就是增加单位投资所获得的内、外损失的减小额。

假定 K_1 为上期投资额,K_2 为本期投资额,C_1 为上期损失额,C_2 为本期损失额,则增加投资额为

$$\triangle K = K_2 - K_1$$

损失减小额为

$$\triangle C = -(C_2 - C_1)$$

此处,$C_2 < C_1$,负号表示损失费用的节约额。当$\triangle K < \triangle C$时,投资时有效的。单位投资效益为

$$t = \frac{\Delta C}{\Delta K}$$

而$\triangle K$-$\triangle C$为增加投资的总收益。当$\triangle K > \triangle C$时,则要考虑投资效果作用的年限 t,只有当$\triangle K \leqslant t\triangle C$,且 $t \leqslant 3$ 年时,才能认为投资是有效的。

四、排列图分析法

应用排列图也可以对质量成本进行分析,而且比较明显直观。表 36-5 是某厂各项质量成本分析的结果,根据该表的数据可以画出如图 36-2 所示的排列图。

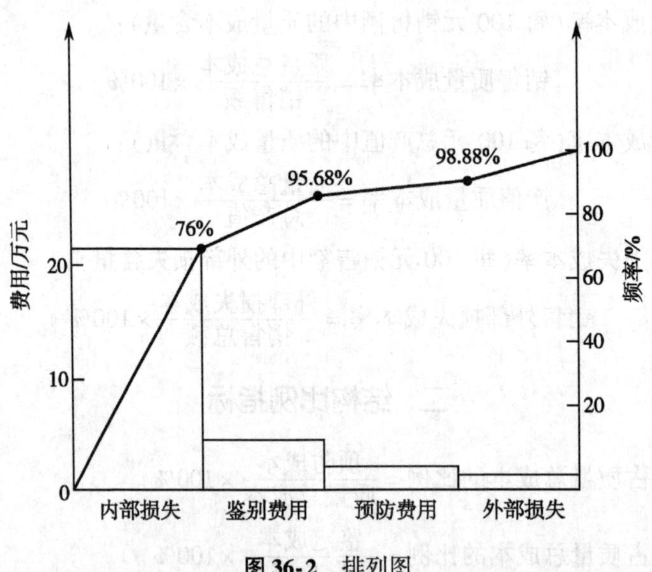

图 36-2　排列图

表 36-5　各项费用额及比例

项目	内部损失	鉴定费用	预防费用	外部损失	合计
金额	208 794.08	54 057.91	8754.75	3075.12	274 681.86
百分比	76%	19.68%	3.2%	1.12%	100%
累计百分比	76%	95.68%	98.88%	100%	

如图 36-2 所示,内部损失太大,而预防成本太小。说明应增加投资,主要是增加预防费用,质量总成本还有很大的下降潜力。如果把本期的排列图同上期的排列图进行对照比较,则可以得到更多的信息。

使用排列图还可以进行跟踪分析。例如,如果对图 36-2 中的内部损失进一步追问,内部损失重哪一类损失最大?再用排列图分析,则答案是废品损失最大。如果再追问哪一个车间废品损失最大?则按车间用排列图进行分析,如此等等,通过一步一步分析下去,终究可以把主要原因或主要问题寻找出来,以便采取措施进行改进。

五、灵敏度分析法

灵敏度分析是把质量成本 4 大项目(预防、鉴定及内部损失、外部损失)的投入与产出在一定时间内的变化效果与特定的质量改进效果,用灵敏度表示,其公式如下:

$$\alpha = \frac{\text{报告期内外损失成本与基准期相应值的差值}}{\text{报告期预防与鉴定成本之和与基准期相应值的差值}}$$

此外,还可采用质量成本趋势分析法,以了解质量成本在一定时间内的变动趋势;也可以用质量成本特性曲线分析,便于找出产品不合格率的适宜水平或质量成本的适宜区域。

六、质量成本报告

质量成本报告是质量管理部门和财务部门对上一期质量成本管理活动或某一典型进行调查、分析、建议的书面材料,它是一定时间内质量成本管理活动的总结性文件。其目的是为企业领导和各有关职能部门提供质量成本信息,以便评价质量成本管理效果以及质量管理体系的适用性和有效性,确定目前的质量工作重点以及质量和成本的目标。

1. 质量成本报告内容　质量成本报告一般包括如下内容:

(1)质量成本、质量成本二级科目以及质量成本三级科目的统计、核算。

(2)质量成本计划的执行情况以及与基准期或前期的对比分析。

(3)质量成本趋势分析结果。

(4)质量成本指标分析结果。

(5)分析并找出影响质量成本的关键因素,提出相应改进措施。

(6)提出对典型事件的分析结果。

(7)对质量成本管理中存在的问题及取得的成就做出文字说明。

(8)对质量管理和质量保证体系的有效性做出评价。

企业在编写质量成本报告时,应根据报送对象、报告形式以及要达到的目的等,确定相应的质量成本报告内容,其详简程度也应有所不同。

2. 质量成本报告分类　质量成本报告按提出单位、报送对象、报告形式、报送时间等分为4大类：

(1)按提出单位划分：质量成本报告可划分为车间(科室)质量成本报告、财务部门质量成本经济分析报告、质量部门质量成本综合分析报告等。

1)车间(科室)质量成本报告：由车间或科室提出的质量成本报告应侧重于质量成本二级科目及三级科目的数据收集和统计，并结合车间(科室)的质量成本管理情况，对质量成本统计结果进行分析，并提出相应的改进意见。车间(科室)质量成本报告是财务部门和质量部门提供质量成本报告的基础。

2)财务部门质量成本经济分析报告：财务部门提供的质量成本经济分析报告应侧重于质量成本核算，提供对质量成本总额及质量成本二级科目和三级科目的核算结果，并依此进行质量成本经济分析。一般包括质量成本结构分析、对比分析、指标分析等，并提出报告期质量成本控制重点。质量成本经济分析报告是质量部门进行质量成本综合分析的基础。

3)质量部门质量成本综合分析报告：质量部门提供的质量成本综合分析报告应侧重于质量成本管理的定性分析及报告期质量改进效果的评价，并依据质量成本经济分析结果制订出相应的质量改进措施和计划。

(2)按报送对象划分：质量成本报告可划分为厂级质量成本报告和车间(科室)级质量成本报告。

1)厂级质量成本报告：报送厂级的质量成本报告应侧重于宏观质量成本管理，报告要简明扼要第说明报告期质量成本计划的执行情况、存在问题以及要采取的措施和具体建议等，以便于领导一目了然第了解质量成本管理情况，进而做出质量和成本决策。

2)车间(科室)级质量成本报告：报送车间(科室)级的质量成本报告应侧重于微观质量成本管理，应有利于质量成本计划和具体改进措施的实施。因此，报送车间(科室)级的质量成本报告应提高详细的质量成本分析数据，帮助车间(科室)找出质量成本中存在的问题，确定改进措施。

(3)按报告形式划分：质量成本报告可划分为报表式、图表式、陈述式和综合式质量成本报告。

1)报表式报告：报表式质量成本报告是采用表格来整理、分析质量成本数据的，它是质量成本报告的主要形式。其特点是简单明了，便于人们掌握质量成本全貌。企业的质量部门和财务部门应根据实际情况，设计报表式质量成本报告的形式，形式一经确定，应保持相对稳定，以便收集、统计和分析。

2)图表式报告：图表式质量成本报告时才有排列图、折线图、圆饼图或其他图表整理、分析质量成本数据，以反映质量成本的管理情况。其特点是便于抓住重点。图表式报告所用图表形式多样，以能说明问题为选择依据。

3)陈述式报告：陈述式质量成本报告时通过文字来表达质量成本管理的现在、存在问题和改进措施。其特点是能较全面深入地进行分析，它是图表式质量成本报告的必要说明和补充。

4)综合式报告：综合式质量成本报告时指综合运用表格式、图表式和陈述式3种报告形式所完成的质量成本报告。综合式质量成本报告图文并茂，有理有据，更能全面地说明质量成本问题。

(4)按报送时间划分：质量成本报告可分为定期质量成本报告和不定期质量成本报告。

定期质量成本报告包括年报、季报、月报等;不定期质量成本报告指对目前存在的主要问题、典型事件,向有关部门提供质量成本专题分析报告。

第四节 质量损失

“提高经济效益的巨大潜力蕴藏在产品质量之中。”这句名言已经被世界许多企业的成功经验所证实。只有减少与质量有关的损失,效益才能得到充分体现和增加。因此,损失和效益是对立的统一体,而这种观念正在日益深入人心,我国许多行业和企业都在努力开展减损活动并已经取得了较好的效果。

根据国内一些部门和省、市的统计分析报告,目前中国工业企业的不合格品损失较大,约占工业产值的10%,甚至更多,仅按此比例计算,全国每年的不合格品损失超过千亿元。事实上,我国不少地区的不合格品损失量比上述统计数字要大得多。根据重量监督部门粗略统计,近年来,平均每年全国县以上企业仅废品损失一项就达 150 亿 ~180 亿元人民币。国外一些专家认为,工业企业的不良品损失要占到制造成本的 20%~30%。美国著名质量管理专家朱兰在他主编的《质量控制手册》一书中形象地描述:“在次品上发生的成本等于一座金矿,可以对它进行有利的开采”。

然而,生产过程中不良品损失,仅仅属于企业内部的质量损失范畴,不良品损失犹如水中冰山,暴露在水面上的比例并不大,而大部分隐患和损失都潜伏在水面下。实际上,质量损失应该是产品在整个生命周期中,由于质量不满足规定要求,对生产者、使用者和社会所造成的全部损失之和。它存在于产品的设计、制造、销售、使用直至报废的全过程,涉及生产者、使用者和整个社会的利益。

一、生产者的损失

生产者的质量损失包括因质量不符合要求,在出厂前和出厂后两方面的损失。其中既包括有形的损失,也包括无形的(隐形的)损失。有形损失是指可以通过价值计算的直接损失,如废品损失、返修损失,销售中的安装、修理、退货、赔偿、降价损失,辅助生产过程中的仓储、运输及采购中的某些损失等。据统计,生产和销售中的损失约占总损失的90%,其中废次品、返修、返工、包装不良等又是主要因素。因此,提高产品投入,产出一次合格品是减少生产者质量损失的有效手段。国外开展的“零缺陷生产”、“零公差生产”等管理也都是减少生产者损失、最终减少消费者损失的重要措施。

生产者损失除了上述有形损失外,还存在所谓的无形损失。例如,产品质量不好影响企业信誉,从而使订货量减少,市场占有率降低。这种损失是巨大的且难于直接计算,对于企业的影响也可能是致命的,有时甚至会导致企业的破产。

另外还有一种无形损失,就是不合理地片面追求过高的质量。不顾用户的实际需要,制定过高的内控标准,通常称之为“剩余质量”。这种剩余质量无疑会使生产成本过多增加,那些不必要的投入就造成了额外损失。为了减少这种损失,在产品开发设计时必须事先做好认真的调查,制定合理的质量标准,应用价值工程理论进行深入的价值分析,减少不必要的功能,使功能与成本相匹配,以提高质量的经济性。事实上,提高质量水平就可能要增加投入,这样必然会使成本增加,从而导致价格的提高,也就可能会使产品在投放市场后失去价格竞争优势。

在无形损失中，通常存在着机会损失。所谓机会损失，是在质量管理范畴中寻求最优的概念。在质量形成的各个阶段，都存在着质量优化的机会。例如，寻求设计中的最佳生命周期、最佳产品质量水平，寻求制造中的"零缺陷"、最佳工序能力指数、产品的最佳保修期等，这些会带来最佳效益。而实际效益与最佳效益之差称为机会损失。

二、消费者（用户）的损失

消费者损失是指产品在使用过程中，由于质量缺陷而使消费者蒙受的各种损失。如使用过程中造成人身健康、生命和财产的损失；能耗、物耗的增加；人力的浪费；造成停用、停工、停产、误期或增加大量维修费用等，都属于消费者的质量损失。毫无疑问，假冒伪劣产品也会给消费者带来不同程度的损失。《中华人民共和国产品质量法》、《中华人民共和国消费者权益保护法》等法律法规，规定了对消费者的损失给予全部或部分赔偿，其目的在于避免或减少消费者的质量损失，保护消费者的利益。

应该指出的是，消费者损失中也有无形损失和机会损失。例如，功能不匹配就是最典型的一种：仪器某个组件失效又无法更换，而仪器的其他部分功能正常，最终也不得不整机废弃，给消费者或用户造成经济损失。这些都是产品的各组成部分功能不匹配的缘故。

从质量的经济性出发，在开始设计一种寿命为 25 年的汽车时，最理想的状态是所有零部件的寿命都是 25 年或接近 25 年，但实际上这又是做不到的。所以，通常的设计原则是：对于那些易损零部件的耐用期尽量与整机的寿命或大修周期相等或使整机寿命与零部件的耐用期呈倍数的关系，其目的是减少功能不匹配的无形损失。值得注意的是，这类无形损失是相当普遍的，只是很多人未意识到或者熟视无睹。

三、社会（环境）的损失

生产者和消费者损失，广义来说都属于社会损失；反之，社会损失最终也会构成对个人和环境的损害。这里所说的社会损失主要是指由于产品缺陷对社会造成的公害和污染，对环境的破坏和对社会资源的浪费，以及对社会秩序、社会安定造成的不良影响等。

不难看出，如果用同样的消耗生产出高质量的产品，就相当于工厂超额完成了生产任务，既提高了经济效益，又造福于人类。因此对于企业来说，提高产品质量，降低消耗，增加效益，是相辅相成的统一体。

四、质量波动及其损失

1. 质量特性的波动性质　产品质量的好坏最终用质量特性来描述。质量特性的测量数值称为质量特性值。不同的产品有不同的质量特性，通常表现为功能、寿命、精度、强度、可靠性、维修性、经济性、物理、化学、机械性能等。同一批产品，即使是由一工人用同样的材料、设备、工具，在相同的环境下制造出来的，其质量特性值或多或少也会有所差别。通常，即使制造出来一批差异极小的产品，在使用过程中，特别是使用一段时间以后，其性能也会发生变化，这就是质量的波动。

2. 质量波动的损失　质量波动是客观存在的事实，只能采取措施来减小这种波动，而不能完全消除。通常所谓的合格品或优等品，只是误差较小。不管是什么原因引起的波动，都必然会给生产者、使用者或社会带来损失。例如,如果在制造时质量特性值的波动幅度超过了规定的公差界限,就可能引起返修、返工或报废,甚至引起停工、停产,从而造成生产者的损失。如果不合格品已到了用户手中,还可能引起索赔及相关的法律纠纷。同样,如果产品在使用过程中或使用一段时间后,质量特性值的波动幅度超过了使用的规定界限,则要送去修理或更新,从而造成用户或消费者的损失。如果这种波动的原因是生产者或供货者,则他们要承担全部或部分损失。但对消费者或多或少也是造成损失的。

对于质量波动的原因和规律,不管是使用时的内部干扰或外部干扰,还是制造时的偶然原因或异常原因,都可以归纳为规律性(系统性)原因或随机原因。应根据数理统计学的基本原理和方法加以识别,找出其原因并采取措施加以消除、调整和补偿。

第五节　质量损失函数

日本管理专家田口玄一认为产品质量与质量损失密切相关。质量损失是指产品在整个生命周期中,由于质量不满足规定的要求,对生产者、使用者和社会所造成的全部损失之和。田口玄一用货币单位来对产品质量进行度量,质量损失越大,产品质量越差;反之,质量损失越小,产品质量越好。

一、质量特性

产品质量特性是产品满足用户要求的属性,包括产品性能、寿命、可靠性、安全性、经济性、可维修性和环境适应性等。

1. 质量特性分类　田口玄一为了阐述其原理,对质量特性在一般分类的基础上作了某些调整,分为计量特性和计数特性。质量特性的分类如图 36-3 所示。

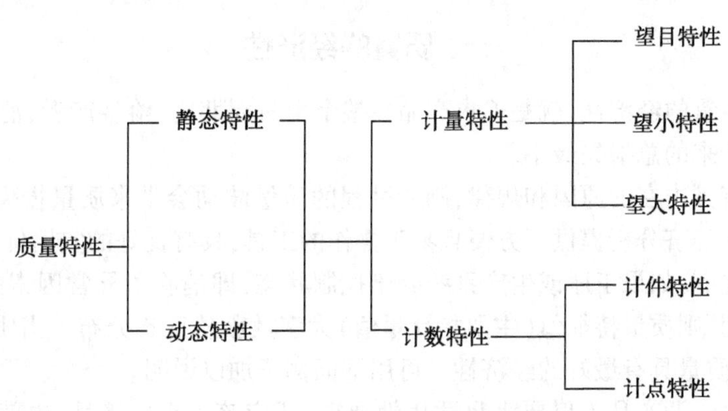

图 36-3　质量特性的分类

计数特性前面已作了介绍,这里主要对计量特性进行阐述。

2. 质量特性波动　产品在储存或使用过程中,随着时间的推移,会发生材料老化变质、磨损等现象,进而引起产品功能的波动。这种由于使用环境、时间因素、生产条件等的影响,产品质量特性 y 偏离目标值 m,产生波动,称为产品质量特性波动。引起产品质量特性波动的原因称为干扰源。干扰源主要有以下 3 种类型:

(1)外干扰(外噪音):使用条件和环境条件(如温度、湿度、位置、输入电压、磁场、操作者等)的变化引起产品功能的波动,我们称为使用条件和环境条件的变化,为外干扰,也称外噪音。

(2)内干扰(内噪音):材料老化现象为内干扰,也称内噪音。

(3)产品间干扰:在生产制造过程中,设备、操作材料、操作方法、操作人员、测量和环境(简称5M1E)等生产条件的微小变化,引起产品质量特性的波动,这种在生产制造过程中出现的功能波动称为产品间干扰。

二、质量损失函数

干扰引起了产品功能的波动,有波动就会造成质量损失。如何度量由于功能波动所造成的损失?田口玄一提出了质量损失函数的概念,它把功能波动与经济损失联系起来。田口玄一把产品(或工艺项目)看作一个系统,这个系统的因素分为输入因素(可再分为可控制因素X和不可控制因素Z)和输出因素(即质量特性或响应)Y,如图36-4所示,系统的设计目标值为m。

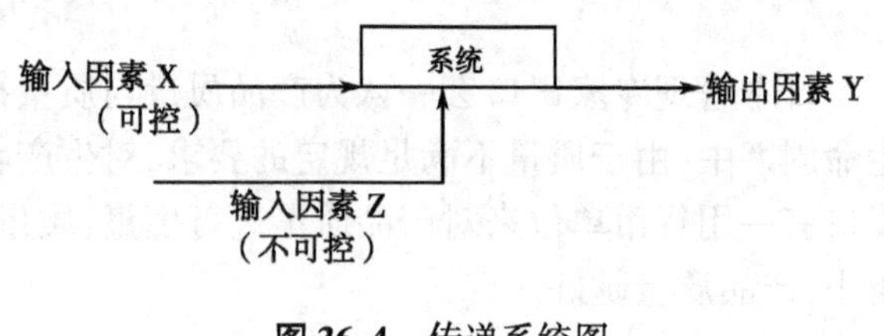

图 36-4 传递系统图

第六节 质量经济性分析

提高经济效益是企业经营管理中的一个重要目标。企业的经济效益同许多因素有关,但最重要的是产品质量和质量管理,高的产品质量是企业取得经济效益的基石。

一、质量的经济性

所谓产品质量的经济性,就是追求产品在整个生命周期内,给生产者、消费者(或用户)以及整个社会带来的总损失最小。

质量波动有其内在的原因和规律,制造过程的质量波动会带来质量损失。质量损失函数对质量的技术经济分析提供了方便且易于操作的工具,具有良好的实用价值。

前面已经提到,如果工序或生产系统处于控制状态,即消除了异常因素的影响,而只受随机因素的作用,则质量特征值(主要指计量值)大多数服从正态分布。当质量服从正态分布时,能使产品质量具有最好的经济性。可用下面例子加以说明。

质量经济性强调产品不仅要满足适用性要求,还应该讲求经济性,也就是说要降低成本,要研究产品质量同成本变化的关系。质量与费用的最佳选择,受到许多内部和外部因素的影响,一方面要保证产品的好质量,使用户满意;另一方面要保证支付的费用尽可能低。这就是说质量与经济的协调,是质量经济性的表现。在计算和考虑成本时,不能只讲企业的制造成本,还要考虑产品的使用成本,即从满足整个社会需要出发,用最少的社会劳动消耗,取得最好的社会经济效果。

二、产品质量水平与质量经济性

在确定产品的质量水平时,除满足国家规定的有关技术方针、政策等之外,其原则是尽量为企业带来更多的利润。企业的利润一般取决于产品的价格与产品成本的差额,而成本和价格往往又决定产品的质量水平,这就是所谓的最佳质量水平。因此,最佳质量水平绝非最高质量水平,不要将两者混为一谈。

在市场竞争条件下,质量水平与市场需求有密切关系,因而对市场需求的变化情况进行预测就显得特别重要。我们知道,生产出来的产品通过市场转到用户的手中,用户对质量的要求是变动的和不断提高的,并通过市场反映出来,这就要求产品质量要有灵敏的适应性。但新的质量水平从形成到制造出新的质量水平的成品供应市场,会有一个相当长的周期,这就往往导致新的质量水平产品的供应滞后于用户的需求,从而错过了时机。

正是由于以上原因,对质量水平以及相应的质量保证耗费,同满足市场需求之间的关系进行预测和分析就有重要意义。美国麻省理工学院的福里斯特(J. W. Forrester)教授在研究一个公司如何才能获得高利润并快速增长时,提出了一个基本的通用关系。福里斯特的分析方法可简单归纳如下:产品的质量水平同满足市场潜在需求的百分比有密切关系,当产品尚未达到一定的质量水平时,不能满足任何的潜在市场需求;当达到一定质量水平后,质量的改善可能很快扩大市场,最好为了更进一步满足市场需求,就要求大大提高质量水平。

三、提高质量经济性的途径

质量的经济性是指产品生命周期全过程的经济性,产品的生命周期包括3个时期:开发设计过程、制造过程、使用过程。

1. 提高产品开发设计过程的质量经济性　在产品的开发设计中,不仅要注意技术问题,也是注意经济性,做到技术和经济性的统一。要点如下:

(1)做好市场需求的预测:由于产品的质量水平与市场需求有紧密的关系,因此从产品进入市场到最后退出市场都经历试销、旺销、饱和及衰退4个阶段,如图36-12所示。因此,产品进入市场前,一般要进行市场调查,了解产品的目标市场。又由于用户关心的是产品的适用性及使用性成本,因此在产品设计开发阶段必须考虑到产品的使用费用。

(2)设计中要有完善的技术经济指标,要对总体方案进行可行性分析,做到设计上先进,经济上合理,生产上可行,综合地考虑质量的社会经济效益。此外,还要运用可靠性工程、价值工程、正交试验设计、稳健性设计等先进技术,实现产品各组件质量特征参数指标的优化设计。

(3)注意质价匹配:质量和价格有时是矛盾的,要提高质量往往就会增加质量成本,成本增加又会引起价格的提高。如果质量成本不恰当地增加,导致价格过高,超过社会的一般购买力,产品就会滞销。反之,产品质量低劣,即使价格再低,也没有人购买。质价匹配是一个十分重要的问题,不能盲目追求先进性,忽视经济性,否则,生产出来的产品只能成为样品、展品,而不能变成商品。这种教训在企业中并不少见。

2. 提高生产制造过程的质量经济性　生产制造过程的质量称为符合性质量。符合性质量水平对批量生产具有重要意义,它不仅是产品质量的重要标志,而且是经济性的重要标志,通常用批量生产合格品率来表示。从质量损失函数的形式也可以看出,在制造过程中严格采取措施控制质量特征值 m 的稳定性以及减小质量特征的分散程度 σ,就可以减小质量损失。可以运用前面所讲述的各种工序控制方法,对工序质量状况进行分析、诊断、控制和改善。

3. 提高产品使用过程的质量经济性　产品生命周期费用不仅与设计和制造成本有关,还与使用成本有关。产品使用过程的经济,是指在产品使用期间的总费用。使用过程的费用中主要包括两部分:

(1)产品使用中,由于质量故障带来的损失费用。对可修复性产品一般是停工带来的损失,而对不可修复的产品,如宇宙飞行、卫星通讯、海底电缆、火箭导弹等,则会带来重大的经济损失。

(2)产品在使用期间的运行费用。运行费用包括使用中的人员管理费、维修服务费、运转动力费、零配件及原料使用费等。

第三十七章

预测分析过程的质量

"成本-效果质量控制"(cost-effective quality control)是关于选择和设计控制方法最大限度地提高分析过程的质量和生产率的过程。质量和生产率依赖于测定和控制方法的性能特征。

测定方法的性能特征是它的医学上重要的误差发生率。当测定方法是稳定的且误差很少时,质量和生产率将是高的。控制方法的性能特征是误差检出概率和假失控概率(或平均批长度)。当控制方法具有高的误差检出概率时,将检出发生的任何误差,判断受影响的分析批为失控,并且维持高质量。当控制方法具有高的误差检出概率和低的假失控时,生产率是高的,因为重复批较少,重复检测申请也减少。

控制方法要具有高的误差检出概率(或短的失控质量的批长度)和低的假失控概率(或长的在控质量的批长度),一般要求每批多个控制测定值。这样的控制方法昂贵,除非分析批非常大。另一方面,如果大的分析批减慢了试验结果的报告和耽搁了患者的诊断和治疗,这样大分析批本身可能是昂贵的。

能不能选择或设计控制方法提供高的质量而没有要求太多的控制测定值?随着误差发生率变化,高误差检出和低假失控要求也变化吗?是否存在这样的情况,能达到高的误差检出而没有考虑维持低的假失控概率,或低的假失控概率比高的误差检出概率更重要?为了回答这些问题,管理者和分析人员需要理解分析过程的质量如何依赖于测定方法的误差发生率,以及控制方法的误差检出概率和假失控概率。

本章引入了额外的特征描述控制方法"在控"和"失控"信号的正确性,及预测分析过程的质量(缺陷率,defect rate),展示这些额外的特征如何定量地依赖于测定方法的误差发生率及控制方法的误差检出和假失控特征,通过对前面介绍的尿素氮例子阐明它们的意义。

第一节　分析过程预测值特征

我们在此使用"预测值特征"是为了把它与前面介绍的"性能特征"区分开来。性能特征是测定方法和控制方法的主要特征,描述了它们的特定性能。预测值特征是次要特征,其依赖于主要特征,但也描述它们对分析过程联合影响。预测值特征对于理解测定方法和控制方法之间的交互作用,及预测分析过程的行为如何是非常重要的。

在第十六章,由真失控(tr)、假失控(fr)、假在控(fa)和真在控(ta)把分析批进行分类

(表16-1)。表37-1显示在分析批这种分类上能计算出延伸的特征。误差检出概率(P_{ed})和假失控概率(P_{fr}),以及失控质量的平均批长度($ARLr$)和在控质量的平均批长度(ARLa),所有这些在前面已考虑过,分别描述有和无误差分析批获得多少次失控信号。在此引入三个术语——失控信号预测值(PV_r)、在控信号预测值(PV_a)和在控和失控信号预测值($PV_{r\&a}$),来描述控制决定的正确性,即定量地描述在控和失控决定有多少次是正确的。PV是"预测值"(predictive value)的缩写,强调这些特征预测分析过程将如何执行。最后,用"缺陷率"来预测分析过程的质量。

1. 失控决定的正确性 失控信号预测值(PV_r)指的是失控信号是真失控的比例——真失控除以总失控数(真失控加假失控),表达为比例或百分数。在理想情况下,PV_r应该是1.00或100%,意思是任何失控信号都是真失控。此值较低,如0.30,指的是仅30%的失控信号是真失控,即,如果出现失控信号,仅30%的机会分析批真正有误差。

2. 在控决定的正确性 在控信号的预测值(PV_a)指的是在控信号是真在控的比例——真在控数除以总在控数(真在控加假在控),表达为比例或百分数。在理想的情况下,PV_a应该是1.00或100%,意思是任何在控信号都是真在控。此值低时,如0.50,指的是仅50%的在控信号是真在控;仅一半的机会在控信号正确地指出分析批是没有误差。

表37-1 分析过程的性能及预测值特征

分析批	失控信号	在控信号	总
有误差	n_{tr}	n_{fa}	$n_{tr}+n_{fa}$
无误差	n_{fr}	n_{ta}	$n_{fr}+n_{ta}$
总	$n_{tr}+n_{fr}$	$n_{fa}+n_{ta}$	n_t

则:

误差检出率 $P_{ed}=n_{tr}/(n_{tr}+n_{fa})$

假失控概率 $P_{fr}=n_{fr}/(n_{fr}+n_{ta})$

失控预测值 $PV_r=n_{tr}/(n_{tr}+n_{fr})$

在控预测值 $PV_a=n_{ta}/(n_{fa}+n_{ta})$

在控和失控预测值 $PV_{r\&a}=(n_{tr}+n_{ta})/n_t$

质量 缺陷率(DR) $=n_{fa}/n_t$

3. 在控和失控两者的正确性 在控和失控决定的预测值($PV_{r\&a}$)指的是所有控制决定是正确的比例。它是真失控加上真在控除以总批数(真在控+真失控+假在控+假失控),且表达为比例或百分数。在理想的情况下,$PV_{r\&a}$应该是1.00或100%。0.70值的意思是仅70%的控制决定是正确的决定,另外30%是不正确的决定。

4. 分析过程的质量 分析过程的质量是与缺陷率成反比例关系。在第十章定义为试验结果具有"医学上重要误差"的比例。由报告的具有误差分析批的比例能预测缺陷率——假在控批数除以总批数,表达为比例或百分数。在理想情况下,缺陷率应该为0.00或0%,表示在报告的试验结果中不存在医学上重要的误差。0.05值意思是5%批或患者试验结果具有医学上重要的误差。

一、从失控概率估计预测值的特征

如果获得真在控、假失控、假在控和真失控的批数，我们就很容易计算预测值项。例如，分析过程产生100批，包括两个真在控批，8个假失控批，10个假在控批和80个真在控批，PV_r是$2/(2+8)=20\%$，PV_a是$80/(10+80)=89\%$，$PV_{r\&a}$是$(2+80)/(2+8+10+80)=82\%$，缺陷率(DR)是$10/100=10\%$。

由实验确定在每一分类上的批数是困难及费时的。对所有的失控信号必须仔细判断真和假失控，如果分析过程未正常工作或需要检修时，需要额外的精力。同时还必须识别所有在控信号确定哪些是假在控。

从分析过程的性能特征计算预测值是一个很好的方法。预测值项依赖于控制方法的误差检出和假失控的特征，及分析批具有医学上重要误差的批数，它是测定方法的特征。因为它们依赖于控制和测定方法两方面的特征，因此，作为整体，预测值项是分析过程的特征。

表37-2概括了计算预测值特征作为控制方法的误差检出概率(P_{ed})和假失控概率(P_{fr})，以及测定方法的误差发生率(f)函数的公式(本章附录有这些公式的衍变)。为了评价分析过程的行为，我们能使用这些公式计算各种过程特征的预测值项。

表37-2　预测值特征作为误差检出概率(P_{ed})，假失控概率(P_{fr})和误差发生率(f)的函数

分析批	失控信号	在控信号
有误差	$n_{tr}=n_t\text{fPed}$	$n_{fa}=n_t\text{f}(1-\text{Ped})$
无误差	$n_{fr}=n_t(1-\text{f})\text{Pfr}$	$n_{ta}=n_t(1-\text{f})(1-\text{Pfr})$

则：

$$PV_r=\frac{n_{tr}}{n_{tr}+n_{fr}}=\frac{fP_{ed}}{fP_{ed}+(1-f)P_{fr}}$$

$$PV_a=\frac{n_{ta}}{n_{ta}+n_{fa}}=\frac{(1-f)(1-P_{fr})}{(1-f)(1-P_{fr})+f(1-P_{ed})}$$

$$PV_{r\&a}=\frac{n_{tr}+n_{ta}}{n_t}=fP_{ed}+(1-f)(1-P_{fr})$$

$$\text{缺陷率}(DR)=n_{fa}/n_t=f(1-P_{ed})$$

(一) 失控信号预测值

通过研究失控信号预测值作为误差发生率(f)的函数。Y轴刻度从0到100代表预测值表示为百分数。误差发生率也表示为百分数，以及为了更好地了解低误差发生率在X轴上为对数刻度。不同的曲线相应为不同的P_{ed}和P_{fr}。当f低时，且P_{fr}是最低时，能取得最高的PV_r。P_{ed}有较小的影响，尽管随P_{ed}增加，PV_r提高较少。在高误差发生率时，PV_r是高的，而不必考虑控制方法的特征。

为了成本-效果的计算，当测定方法稳定时(即是当f低及很少发生误差)，失控信号的预测值是高的。否则，分析人员将浪费许多时间和精力对与分析问题无关系的失控信号产生响应。选择控制方法的主要目标是其具有低的假失控概率。

(二) 在控信号的预测值

通过研究PV_a作为误差发生率(f)的函数。对于高的误差发生率，PV_a几乎完全地依赖

于 P_{ed}，随着 P_{ed} 的增加而增加。由于 P_{fr} 变化（从 0.01 到 0.05）的差异在图上几乎看不到。在低的误差发生率时，大多数控制方法确取得高的 PV_a 值。

为了成本-效果操作，当测定方法是不稳定时（即 f 值高及有许多分析误差），在控信号预测值应该高。否则，即使误差存在也报告了患者的结果，造成医生再次申请试验获得有用的结果。选择控制方法主要目标是其具有高的误差检出概率，而很少考虑它的假失控概率。

（三）在控和失控信号的预测值

在误差发生率低时，$PV_{r\&a}$ 主要依赖于 P_{fr}，而在高误差发生率时，它主要依赖于 P_{ed}。关系是线性的，并能从单独的 P_{ed} 和 P_{fr} 知识中画出来：画出 0% 误差发生率是的 $1-P_{fr}$，并画出 100% 误差发生率时的 P_{fr}，然后用直线连接两点。

$PV_{r\&a}$ 图形阐明了控制信号的整个正确性依赖于 P_{ed} 和 P_{fr}，以及指出控制方法的最重要的特征依赖于感兴趣误差的发生率。在低 f 时，性能主要由 P_{fr} 决定。在高 f 时，性能主要由 P_{ed} 决定。一个完善的控制方法，具有低 P_{fr} 和高的 P_{ed}，在低或高误差发生率时能很好地执行。

（四）缺陷率（*DR*）

缺陷率取决于测定方法的误差发生率及控制方法的误差检出能力，如图 37-1 所示。P_{ed} 增加，缺陷率下降。P_{fr} 改变并不影响缺陷率，当 P_{fr} 允许增加时，它仍容易取得高的 P_{ed}。

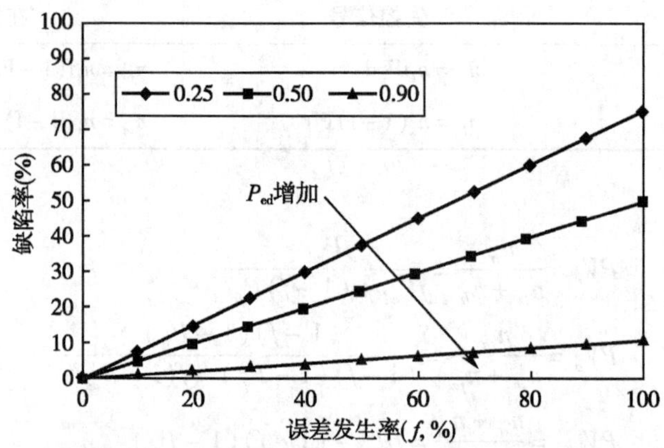

图 37-1　缺陷率作为测定方法误差发生率的函数

（五）应用实例：尿素氮

回忆第十章尿素氮临界系统误差是 1.83s。在第十六和第十七章描述了 1_{2S}，1_{3S} 和 $1_{3S}/2_{2S}/R_{4S}/4_{1S}/10_{\bar{X}}$ 控制方法的误差检出和假失控的特征。在表 17-4 比较了性能特征，其总结了计算 PV_r、PV_a、$PV_{r\&a}$ 和缺陷率所需要的资料。

表 37-3 显示了当应用于尿素氮测定方法时，1_{2S}、1_{3S} 和 $1_{3S}/2_{2S}/R_{4S}/4_{1S}/10_{\bar{X}}$ 控制方法计算的结果。对每一控制方法，计算是基于 0.00、0.01、0.02、0.05、0.10、0.20 和 0.50 误差发生率。当 f 是 0.00（即测定方法完全稳定）时，每组第一行指出控制信号的正确性及分析过程期望的质量。在这种情况下，失控信号总是给人错误的印象，$PV_r=0.00$，且在控信号总是正确的，$PV_a=1.00$。失控和在控信号的正确，$PV_{r\&a}$，由于发生假失控的比例小于 1.00。不管使用什么控制方法，缺陷率总是 0.00。

对于完全稳定的测定方法($f=0.00$),控制方法的选择对由分析过程取得的质量没有影响。因为没有出现误差,即使没有执行质量控制,缺陷率也是零。这种情况下,成本-效果控制方法是 1_{3S},$N=1$ 的控制方法,它的误差检出概率是低的,但是在很少的情况下,发生的大误差是能被检出的。它的低假失控概率把重复性工作减少到最小,因此,提供比其他控制方法更好的生产率。

随着误差发生率增加,在控信号的正确性在确定质量上更为重要。PV_a几乎完全地依赖于 P_{ed}。随着 P_{ed}增加,PV_a增加,且缺陷率下降。不同的控制方法具有不同的控制测定值个数(N)能达到给定的 P_{ed},也就是,用不同的 N 能取得相同的质量。

例如,如果$f=0.10$(10%),使用 1_{2S},$N=2$ 控制方法(3%),1_{3S},$N=8$ 控制方法(4%),或 $1_{3S}/2_{2S}/R_{4S}/4_{1S}/10_{\bar{X}}$,$N=4$ 控制方法(3%)能取得缺陷率为 3%~4%。尽管用这三种控制方法分析过程的质量几乎是相同的,根据不同的 PV_r值(0.43,0.76,0.73)及要求的不同控制测定值个数($N=2,8,4$),期望改变过程生产率。因此,1_{2S}控制方法涉及更多的重复性工作,降低了过程的生产率。使用 1_{3S}控制方法或多规则控制方法看来较好,但这些控制方法需要更多的控制测定值来抵消在生产率上潜在的效率。多规则控制方法较少地控制测定值对它进行更好的选择,因为期望过程的生产率是更好的。

当误差发生率非常高时,如 20%~25%,维持低的缺陷率的唯一方式是使用具有非常高的误差检出概率的控制方法,如 1_{3S},$N=4$ 控制方法能保持缺陷率在 5% 或更小,尽管它的假失控概率高。当 f 高时,1_{2S}控制方法对于维持质量可能是最好的选择。

表 37-3 尿素氮测定方法具有临界系统误差 1.83s 时不同控制方法的预测值特征

误差发生率 (f)	失控预测值 (PVr)	在控预测值 (PVa)	效率 (E)	缺陷率 (DR)
A) 1_{2S},$N=1$,$Pfr=0.05$,$Ped=0.42$				
0.00	0.00	1.00	0.95	0.00
0.01	0.08	0.99	0.94	0.01
0.02	0.15	0.99	0.94	0.01
0.05	0.31	0.97	0.92	0.03
0.10	0.48	0.94	0.90	0.06
0.20	0.68	0.87	0.84	0.12
0.50	0.89	0.62	0.69	0.29
B) 1_{2S},$N=2$,$Pfr=0.10$,$Ped=0.67$				
0.00	0.00	1.00	0.90	0.00
0.01	0.06	1.00	0.90	0.00
0.02	0.12	0.99	0.90	0.01
0.05	0.26	0.98	0.89	0.02
0.10	0.43	0.96	0.88	0.03
0.20	0.63	0.92	0.85	0.07
0.50	0.87	0.73	0.79	0.17

续表

误差发生率 (f)	失控预测值 (PVr)	在控预测值 (PVa)	效率 (E)	缺陷率 (DR)
C) 1_{2S}, $N=4$, $Pfr=0.18$, $Ped=0.90$				
0.00	0.00	1.00	0.82	0.00
0.01	0.05	1.00	0.82	0.00
0.02	0.09	1.00	0.82	0.00
0.05	0.21	0.99	0.82	0.01
0.10	0.36	0.99	0.83	0.01
0.20	0.56	0.97	0.84	0.02
0.50	0.83	0.89	0.86	0.05
D) 1_{3S}, $N=1$, $Pfr=0.01$, $Ped=0.10$				
0.00	0.00	1.00	0.99	0.00
0.01	0.09	0.99	0.98	0.01
0.02	0.17	0.98	0.97	0.02
0.05	0.34	0.95	0.95	0.05
0.10	0.53	0.91	0.90	0.09
0.20	0.71	0.81	0.81	0.18
0.50	0.91	0.52	0.55	0.45
E) 1_{3S}, $N=2$, $Pfr=0.01$, $Ped=0.17$				
0.00	0.00	1.00	0.99	0.00
0.01	0.15	0.99	0.98	0.01
0.02	0.26	0.98	0.97	0.02
0.05	0.47	0.96	0.95	0.04
0.10	0.65	0.91	0.91	0.08
0.20	0.81	0.83	0.93	0.17
0.50	0.94	0.54	0.58	0.41
F) 1_{3S}, $N=4$, $Pfr=0.01$, $Ped=0.38$				
0.00	0.00	1.00	0.99	0.00
0.01	0.28	0.99	0.98	0.01
0.02	0.44	0.99	0.98	0.01
0.05	0.67	0.97	0.96	0.03
0.10	0.81	0.93	0.93	0.06
0.20	0.90	0.86	0.87	0.12
0.50	0.97	0.61	0.69	0.31

续表

误差发生率 (f)	失控预测值 (PVr)	在控预测值 (PVa)	效率 (E)	缺陷率 (DR)
G) 1_{3S}, $N=8$, $Pfr=0.02$, $Ped=0.57$				
0.00	0.00	1.00	0.98	0.00
0.01	0.22	1.00	0.98	0.00
0.02	0.37	0.99	0.97	0.01
0.05	0.60	0.98	0.96	0.02
0.10	0.76	0.95	0.94	0.04
0.20	0.88	0.90	0.90	0.09
0.50	0.97	0.70	0.78	0.22
H) $1_{3S}/2_{2S}/R_{4S}/4_{1S}/10_{\bar{X}}$, $N=2$, $Pfr=0.01$, $Ped=0.33$				
0.00	0.00	1.00	0.99	0.00
0.01	0.25	0.99	0.98	0.01
0.02	0.40	0.99	0.98	0.01
0.05	0.63	0.97	0.96	0.03
0.10	0.79	0.93	0.92	0.07
0.20	0.89	0.86	0.86	0.13
0.50	0.97	0.60	0.66	0.34
I) $1_{3S}/2_{2S}/R_{4S}/4_{1S}/10_{\bar{X}}$, $N=4$, $Pfr=0.03$, $Ped=0.74$				
0.00	0.00	1.00	0.97	0.00
0.01	0.20	1.00	0.97	0.00
0.02	0.33	0.99	0.97	0.01
0.05	0.56	0.99	0.96	0.01
0.10	0.73	0.97	0.95	0.03
0.20	0.86	0.94	0.92	0.05
0.50	0.96	0.79	0.86	0.13

二、从平均批长度估计预测值特征

在前一部分，从控制方法的失控概率估计预测值的特征。正如在第十章讨论，失控概率是评价检出间断误差（误差发生在单独批而不必存在于后面批）的适当性能特征。当评价持续误差（误差一旦发生，在后面的批中存在直到被检出和排除）时，平均批长度是恰当的性能特征。

表 37-4 概括了从平均批长度特征计算预测值的公式［见本章附录这些公式的衍变］。

如前面的描述，控制信号正确性依赖于误差发生率。PV_r 主要依赖于在控质量的平均批长度(ARL_a)，PV_a 主要依赖于失控质量的平均批长度(ARL_r)。当 f 低时，$PV_{r\&a}$ 依赖于 ARL_a，当 f 高时，$PV_{r\&a}$ 依赖于 ARL_r。

从测定方法的误差发生率(f)及控制方法的失控质量的平均批长度(ARL_r)计算的缺陷率能预测分析过程的质量。当误差发生率增加时和当失控质量的平均批长度增加时，缺陷率增加。

表 37-4　预测值特征作为失控质量的平均批长度(ARL_r)，在控质量的平均批长度(ARL_a)和误差发生率(f)的函数

分析批	失控信号	在控信号
有误差	$n_{tr}=n_t f$	$n_{fa}=n_t f(ARL_r-1)$
无误差	$n_{fr}=n_t(1-ARL_r f)\frac{1}{ARL_a}$	$n_{ta}=n_t(1-ARL_r f)\left(1-\frac{1}{ARL_a}\right)$

$$PV_r=\frac{n_{tr}}{n_{tr}+n_{fr}}=\frac{f}{f+(1-ALR_r f)\left(\frac{1}{ARL_a}\right)}$$

$$PV_a=\frac{n_{ta}}{n_{ta}+n_{fa}}=\frac{(1-ARL_r f)\left(1-\frac{1}{ARL_a}\right)}{(1-ARL_r f)\left(1-\frac{1}{ARL_a}\right)+f(ARL_r-1)}$$

$$PV_{r\&a}=\frac{n_{tr}+n_{ta}}{n_t}=f+(1-ARL_r f)\left(1-\frac{1}{ARL_a}\right)$$

缺陷率(DR) $=n_{fa}/n_t=f(ARL_r-1)$

三、类似于诊断试验的预测值

对于已经涉及评价诊断试验的分析人员，对此描述的预测值概念应该是熟悉的。预测值特征类似于在评价诊断试验的临床实用性时的一些特征。“质量控制检验”和“诊断试验”在两者把检测的对象(一种是分析批，另一种是患者)分成两种类型之一上是相似的。质量控制检验试图把分析批分为有问题(误差)和没有问题(误差)批；诊断试验试图把患者分成有和没有疾病两种情况。由真失控(真阳性)，假失控(假阳性)，假在控(假阴性)和真在控(真阳性)能描述两者的性能。

误差检出概率(P_{ed})类似于诊断的灵敏度。假失控概率(P_{fr})与诊断的特异性有关系，或更直接地说，类似于1-特异性。误差发生率(f)类似于疾病的患病率。失控信号预测值(PV_r)类似于阳性诊断试验的预测值，在控信号预测值(PV_a)类似于阴性试验预测值，在控和失控信号两者的预测值($PV_{r\&a}$)类似于诊断试验的效率，缺陷率(DR)类似于诊断试验的假阴性率。

尽管在两种预测值模型上的相似性是明显的，但必须理解其存在的差异。P_{ed} 和 P_{fr} 是控制方法的理论特性，从概率计算或计算机模拟研究中估计，但诊断试验的灵敏度和特异性必须从仔细设计的实验研究中获得。f的估计可能困难，因为这样的数据不容易获得，而疾病的患病率常在医学文献中可查到。

两者类似，最为重要的是能优化控制方法适合于控制特定检测方法的误差发生率，以相同的方式，能优化诊断试验适合于在检验特定患者总体上疾病的患病率。

第二节　控制方法选择和设计的含义

分析过程的预测值阐明了在控和失控信号的正确性如何依赖于测定方法的误差发生率。当期望优化失控信号的正确性时，则必须把假失控概率维持在很低的水平，或在控质量的平均批长度必须是长的。当期望优化在控信号的正确性时，则误差检出概率必须是高的，或失控质量的平均批长度必须是短的。当期望优化两者时，则需要理想的控制方法，其可能需要更多的控制测定值，这样则是昂贵的方法。

一、选择"低f"和"高f"控制方法

很有可能，控制方法的不同设计适合于具有不同误差发生率的测定方法。对于具有低的误差发生率的测定方法，建议优化失控信号的解释（低f设计）。否则，假失控将导致昂贵和无效的控制。对于测定方法具有高误差发生率，应该优化在控信号的解释（高f设计），把假在控的批数减到最小限（即是避免报告具有误差的分析批）。

低f设计具有少的假失控和低到中等程度的误差检出概率。当f低时，1_{3S}控制方法将是适合的。对于$N=1\sim4$，1_{3S}控制方法提供少的假失控和低到中度的误差检出。1_{2S}方法不满意，因为有许多的假失控。

高f设计具有高的误差检出概率，其次考虑的是假失控的批数。1_{2S}控制方法可能是用少的控制测定值个数取得高的误差检出的实用方式。在这种情况下，假失控没有假在控那样严重的问题。当测定方法具有经常误差的历史，判断为失控比在控更好。

在应用这一策略上，至少最初f的定性估计是足够的。当误差发生率仅变化较少的百分数时，预测值的特征并没有显示出大的变化。简单鉴定稳定和不稳定的测定方法，或具有潜在性高或低的误差发生率情况应该是足够的。从质量控制记录中，特别是具有数据库能力的计算机控制程序的发展中，能获得f的定量估计。

当引入新的测定方法时，最好是先假定f为高值，以及使用具有高误差检出的控制方法。监测在常规操作的过程能获得f的实际估计。在估计的f基础上，然后能选择和设计新的控制方法。分析人员的目的应该是通过执行预防性维护过程来减小f，紧接着将重新设计新的，较低的误差发生率的控制方法。因此，在理想的情况下，控制方法的选择和设计是一个动态的而不是静态的过程。无论何时f发生了改变，则可考虑新的设计。

二、设计多阶段的控制方法

我们也可以对单个测定方法使用几个不同的控制方法，对在分析过程的常规操作上不同时间不同误差发生率产生反应。例如，测定方法受到天间的许多变化，能对其进行具有高误差检出概率的"开始"设计，紧接着具有低的假失控概率的"监测"设计。再后来，能使用"回顾性设计"检查在较长时间内积累的许多控制测定值。

图 37-2 阐明对这些不同阶段的设计期望的功效曲线的类型。开始阶段的功效曲线显示了高的误差检出，以及在假失控上的一些增加，很可能由 1_{2S} 控制规则且每批上 2 ~4 个控制测定值完成。监测阶段的功效曲线显示出非常低的假失控概率，以及同样低的误差检出；由使用 1_{3S} 控制规则且每批上 1 个或 2 个控制测定值就能取得这一性能。回顾性设计显示高的误差检出和低的假失控，且由多规则控制方法（具有连续批的规则）或平均数和极差（或卡方）规则检验大量的控制测定值取得这样的性能。

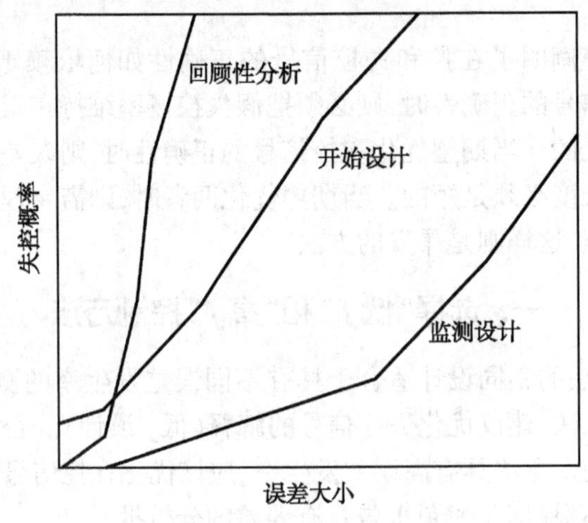

图 37-2 适合于多阶段控制方法不同阶段的功效曲线实例

三、设计适应性强的控制算法

执行质量控制不同设计的总方法能教育分析人员以协调的方式来个体化设计控制方法。能执行几种控制方法，包括多规则控制方法，平均数和极差图和趋势分析方法。

在第十七章讨论的多规则方法提供了一般的算法，通过选择不同的规则和不同的控制测定值个数来满足不同的使用。例如，对于开始的设计，使用 1_{2S}，$N = 2$ 控制方法作为失控规则，而不是警告规则，使误差检出达到最大限度。1_{3S}规则，$N = 1$ 能用于监测阶段的设计，把假失控降到最小。对于控制数据的回顾性分析，能使用 4_{1S}和 $10_{\bar{X}}$控制规则。

平均数和极差规则也可通过选择控制限把假失控减到最小及选择不同控制测定值个数来提供期望的误差检出而进行个体化设计。一方面能考虑 1_{2S}或 1_{3S}规则限制了平均数规则的应用；另一方面，能汇集大量的测定值估计平均数。类似的，使用趋势分析方法，可改变控制限和控制测定值个数来适应于许多不同情况的方法。

附录：预测值特征的计算

从测定方法的误差发生率和控制方法的误差检出和假失控特征，失控概率或平均批长度，能计算分析过程的预测值特征。

一、由失控概率计算

为了表达在每一分类上批数作为分析过程性能特征的函数，n_e是具有误差的批数，n_t是总批数($n_t = n_{tr} + n_{fr} + n_{fa} + n_{ta}$)。由下列表达式给出在每一分类上批数：

$$n_{tr} = n_e Ped \tag{37-1}$$

$$n_{fr} = (n_t - n_e) Pfr \tag{37-2}$$

$$n_{fa} = n_e - n_{tr} = n_e - n_e Ped = n_e(1 - Ped) \tag{37-3}$$

$$n_{ta} = (n_t - n_e)(1 - Pfr) \tag{37-4}$$

此外,对于分析过程受间断误差影响,n_e和n_t能被表达为比值,f是医学上重要误差发生率：

$$f = n_e / n_t \tag{37-5}$$

变换公式(37-5)：

$$n_e = n_t f \tag{37-6}$$

把n_e代入公式(37-1)~(37-4)允许把在每一分类上的批数表达为总批数(n_t)和分析过程的特征(f,Ped,Pfr)的函数。

$$n_{tr} = n_e \text{fPed} \tag{37-7}$$

$$n_{fr} = n_t(1 - \text{f})\text{Pfr} \tag{37-8}$$

$$n_{fa} = n_t \text{f}(1 - \text{Ped}) \tag{37-9}$$

$$n_{ta} = n_t(1 - \text{f})(1 - \text{Pfr}) \tag{37-10}$$

把n_{tr},n_{fr},n_{fa},n_{ta}的这些公式代入到表37-1中的公式中,我们能把PV_r,PV_a,$PV_{r\&a}$和缺陷率(DR)表达为分析过程特征的函数。例如,把公式(37-9)代替假在控批数能把缺陷率表达为过程特征的函数,如下所示：

$$\text{缺陷率}(DR) = n_{fa}/n_t = n_t f(1 - Ped)/n_t = f(1 - Ped) \tag{37-11}$$

表37-2概括了由控制方法的误差检出和假失控概率计算的预测值特征的公式。

二、由平均批长度计算

为了把在每一分类上的批数表达为平均批长度特征的函数,让n_e再一次是具有误差的批数,其是总批数为n_t、误差持续时间(检出误差之前平均批数,ARL_r)和误差发生率(f)的函数：

$$n_e = n_t ARL_r f \tag{37-12}$$

具有误差批中,有些是真失控和有些将是假在控。真失控批数依赖于f,因为误差持续直到被检出：

$$n_{tr} = n_t f \tag{37-13}$$

假失控的批数依赖于没有误差批数($n_t - n_e$)和在控质量的平均批长度(ARL_a)：

$$n_{fr} = (n_t - n_e)(1/ARL_a) \tag{37-14}$$

用公式37-12代替n_e得出：

$$n_{fr} = (n_t - n_t ARL_r f)(1/ARL_a) = n_t(1 - ARL_r f)(1/ARL_a) \tag{37-15}$$

假在控批数等于有误差总批数(n_e)减去检出误差批数(n_{tr})：

$$n_{fa} = n_e - n_{tr} \tag{37-16}$$

把公式(37-12)和(37-13)代入公式(37-16)中,能把假在控批数表达为过程特征函数：

$$n_{fa} = n_t ARL_r f - n_t f = n_t f(1 - ARL_r) \tag{37-17}$$

真在控批数等于总批数减去那些有误差和那些假失控的批数：

$$n_{ta} = n_t - n_e - n_{fr} \tag{37-18}$$

用公式(37-12)代替 n_e 和公式(37-15)代替 n_{fr} 得出：

$$\begin{aligned} \rightarrow n_{ta} &= n_t - n_t ARL_r f - n_t(1 - ARL_r f)(1/ARL_a) \\ &= n_t[(1 - ARL_r f) - (1 - ARL_r f)(1/ARL_a)) \\ &= n_t(1 - ARL_r f)[1 - (1/ARL_a))\end{aligned} \tag{37-19}$$

将这些表达式代替表 37-1 中的 n_{tr}、n_{fr}、n_{fa} 和 n_{ta} 提供了从控制方法平均批长度计算预测值项的公式。例如，通过公式(37-17)代替假在控批数，可将缺陷率表达为过程特征的函数：

$$缺陷率(DR) = n_{fa}/n_t = n_t f(ARL_r - 1)/n_t = f(ARL_r - 1) \tag{37-20}$$

表 37-4 为从控制方法平均批长度计算预测值特征的公式。

第三十八章

预测分析过程的生产率

为了成本-效果，应该选择或设计质量控制方法最大限度地提高分析过程的质量和生产率。在第三十七章，我们考虑了过程的特征对控制决策的正确性及产生的质量或缺陷率的影响，并且建立了计算公式从它们的测定和控制方法的特征来预测分析过程的缺陷率。在这一章，我们讨论分析过程的生产率如何依赖于测定和控制方法的性能特征。

我们使用"质量-成本"(quality-costs)的概念，即成本广泛性观点包括不适当质量的成本，发展定量的计划模型证实生产率如何依赖于测定方法医学上重要误差发生率和控制方法的误差检出和假失控的特征。为了预测生产率，我们仅考虑在过程水平上带来的那些成本，而不是扩展讨论实验室成本或医疗成本的更综合的评价(这超出了本书的范围)。

分析过程的类型成为确定其生产率的重要因素。在此，我们将考虑批，同时多批和随机式过程。在"批"过程上，一组患者样本与校准物及控制物在一分析批上一起进行分析。"同时多批"过程同时间(以平行方式)处理好几批。在"随机式"过程上，周期性地分析校准物和控制物，且在分析患者样本之前建立控制状态。

第一节　分析过程的质量-成本

一、质量-成本

质量-成本(quality-costs)一般用来描述与生产具有满足用户或顾客所需质量产品相关的成本。如在工业控制文献中描述，质量-成本包括预防-成本，评价-成本和损失-成本。"预防-成本"是用来防止发生缺陷而导致的成本。"评价-成本"是用来监测产品质量而导致的成本。"损失-成本"是内部作为"废品"和"重复工作"而导致的成本及由于"报怨"和"产品服务"而导致的外部成本。

在临床实验室，产品就是检测结果。在应用质量-成本概念上，我们必须考虑要求许多质量-保证活动产生有用的试验结果，并根据质量-成本模型把活动分类。

(一) 预防-成本(prevention-costs)

其定义为"开发，使用及提高计划的质量控制程序的费用。"活动包括医学要求的评价，分析目标的衍变及满足这些要求和目标建立的方针和方法，包括实验室试验的申请、标本的采集、标本的运输、在分析之前标本状态的核实、具有潜在干扰问题标本的识别、实验人员的教育和培训、仪器的获得及维护、试验结果报告和解释的规定及许多其他相关的活动。

(二) 评价-成本(appraisal-costs)

指的是"室内质量保证程序和室间质量保证程序运行和维护的费用。"活动包括分析过程的质量控制、实验室间的比较研究、实验室检查和认可计划、实验室人员和仪器系统的鉴定及报告功能的评价。

(三) 内部损失-成本(internal failure-costs)

指的是"重复性工作和(或)废弃整批标本结果或由于不恰当的因素单个样本导致不正确的结果的费用。"包括重新分析失控批的成本、检修分析过程故障的成本和评价误差发生率和来源的成本。

(四) 外部损失-成本(external failure-costs)

指的是由于实验结果无能力帮助解决患者诊疗问题,由医生和患者所要求的调查的费用。这些包括不正确试验结果的纠正和调查的费用,以及由于其他的原因不能正确使用试验结果的调查成本。

质量—成本(Q-costs)的一般公式如下:

$$\text{Q-成本} = \text{P-成本} + \text{A-成本} + \text{F-成本} \tag{38-1}$$

其中P-成本是预防-成本,A-成本是评价成本,F-成本是外部和内部两者的损失成本。预防-成本和评价-成本是通常在质量控制成本分析上的成本,且通常由直接和间接成本计算确定。损失-成本很少包括在质量控制成本分析上,因为对它难以确定。

二、损失-成本

当选择和设计质量控制方法时,有用的是能够从分析过程的特征预测损失-成本。从"模型",其描述过程的行为作为重要特征的函数的简单数学公式,能作出这样的预测。

内部损失-成本是对于那些判断为失控分析批——真失控和假失控导致的成本。外部损失-成本来源于假在控批及有时来源于真在控批的成本,如果医生怀疑试验结果的质量,则需要重新申请试验来证实前面报告的结果。

损失-成本是四种类型成本之和:

$$\text{F-成本} = C_{tr}n_{tr} + C_{fr}n_{fr} + C_{fa}n_{fa} + C_{ta}n_{ta} \tag{38-2}$$

其中C_{tr}、C_{fr}、C_{fa}和C_{ta}分别是真失控、假失控、假在控和真在控批的成本系数,且n_{tr},n_{fr},n_{fa},n_{ta}是相应每一类型的批数。

三、质量-成本模型

通过把公式38-2代入公式38-1我们能获得质量-成本的一般公式或模型:

$$\text{Q-成本} = \text{P-成本} + \text{A-成本} + C_{tr}n_{tr} + C_{ftr}n_{fr} + C_{fa}n_{fa} + C_{ta}n_{ta} \tag{38-3}$$

为了预测分析过程的质量-成本,我们能把每一类型上批数表达为过程的特征函数。表38-1概括了所有四种类型的表达式。对于间断误差,由总分析批数(n_t,等于$n_{tr}+n_{fr}+n_{fa}+n_{ta}$),测定方法的误差发生率($f$),控制方法误差检出概率($P_{ed}$)和假失控概率($P_{fr}$)表达批数。对于持续误差,由$n_t$,$f$和控制方法失控质量的平均批长度($ARL_r$)和在控质量的平均批长度($ARL_a$)表达每一类型的批数。

表 38-1 在每一类型上批数作为过程特征的函数

分类	计算的表达式,当误差为	
	间断	持续
n_{tr},真失控	$n_t fP_{ed}$	$n_t f$
n_{fr},假失控	$n_t(1-f)[1-(1-P_{fr})^m]$	$n_t(1-ARL_r f)[1-\left(1-\frac{1}{ARL_a}\right)^m$
n_{fr},当 $m=1$ 时	$n_t(1-f)P_{fr}$	$n_t(1-ARL_r f)\left(\frac{1}{ARL_a}\right)$
n_{fa},假在控	$n_t f(1-P_{ed})$	$n_t f(ARL_r-1)$
n_{ta},真在控	$n_t(1-f)(1-P_{fr})$	$n_t(1-ARL_r f)\left(1-\frac{1}{ARL_a}\right)$

m = 同时测定批数,或多通道仪器上通道个数

这些表达式与在第三十八章中描述的一样,除了已经修改了假在控批数的表达式考虑同时多批过程外。增加同时多批的个数就增加了作为整体过程的假失控的机会,正如增加控制测定值个数一样增加假失控的机会。为了表达受间断误差影响的同时多批分析过程的 n_{fr},我们用 $1-(1-P_{fr})^m$ 代替公式(38-8)中的 P_{fr},其中 m 是同时多批的批数或在多通道仪器上的通道个数。当 $m=1$ 时,这一项为 P_{fr},且表达式描述为单通道分析批过程。当分析过程受到持续误差的影响时,我们用 $1-[1-\left(\frac{1}{ARL_a}\right)^m)$ 代替公式 38-15 中 $1/ARL_a$。当 $m=1$ 时,这一项变为 $1/ARL_a$,且表达式描述为单通道批分析过程。

(一) 分析过程受间断误差的影响

把在表 38-1 中每一类型批数的"间断误差"表达式代入公式(38-3)中给出分析过程受间断误差影响的质量-成本模型:

$$\text{Q-成本} = \text{P-成本} + \text{A-成本} + n_t\{C_{tr}fP_{ed} + C_{fr}(1-f)[1-(1-P_{fr})^m] + C_{fa}f(1-P_{ed}) + C_{ta}(1-f)(1-P_{fr})\} \quad (38\text{-}4)$$

其中 P-成本和 A-成本是从实验室费用和预算的记录中估计,而其他的项可从过程特征和各种批类型的成本系数中估计。

(二) 分析过程受持误差的影响

把在表 38-1 中的每一类型批数的"持续误差"表达式代入公式(38-3)中给出分析过程误差从一批持续到下一批的模型:

$$\text{Q-成本} = \text{P-成本} + \text{A-成本} + n_t\left\{C_{tr}f + C_{fr}(1-ARL_r f)\left[1-\left(1-\frac{1}{ARL_a}\right)^m\right] + C_{fa}f(ARL_r-1) + C_{ta}(1-ARL_r f)\left(1-\frac{1}{ARL_a}\right)\right\} \quad (38\text{-}5)$$

除了由平均批长度特征代替误差检出和假失控概率外,该模型类似于前面的模型。从概率项中能计算出平均批长度特征,如在第十六章描述。

第二节 建立生产率模型

建立的特定的模型由重复批和重新申请的成本解释质量-成本来预测分析过程的生产

率。重复分析的成本是在过程产量上的损失。因此,质量-成本模型能预测过程的产量的有效作用。这样,度量生产率的“试验有效比”(test yield)能描述分析过程的质量-成本。

一、质量-成本模型的试验有效比公式

分析过程的试验有效比是作为患者结果是正确的并可报告的测定值的比例;理想情况下它应该是1(100%)。由为了校准和控制目的而进行测定的损失,分析批有误差及因此需要重复检测的损失,分析批没有误差但由于控制方法错误地区分分析批而进行重复检测的损失,分析批有误差而认为准确并且报告(这导致重新申请试验来证实试验结果)的损失,以及分析批没有误差但已重复申请来证实试验结果的损失,所有这些能减少分析过程的试验有效比。所有这些损失是过程的质量-成本:

$$\text{Q-成本} = L_{cc}n_t + L_{tr}n_{tr} + L_{fr}n_{fr} + L_{fa}n_{fa} + L_{ta}n_{ta} \quad (38\text{-}6)$$

其中 L_{cc},L_{tr},L_{fr},L_{fa} 和 L_{ta} 分别是校准和控制、真失控、假失控、假在控和真在控批的损失系数。

从过程的理想产量中减去这些损失能提供过程有效比的估计值。因此,分析过程的平均试验有效比等于1-每批平均的Q-成本:

$$\text{试验有效比} = 1 - (\text{Q-成本}/n_t) \quad (38\text{-}7)$$

把公式(38-6)的Q-成本代入公式(38-7)中得出下列表达式:

$$\text{试验有效比} = 1 - [(L_{cc}n_t + L_{tr}n_{tr} + L_{fr}n_{fr} + L_{fa}n_{fa} + L_{ta}n_{ta})/n_t] \quad (38\text{-}8)$$

利用把每一类型上批数表达为过程特征函数(使用表38-1中的表达式)和规定的损失(或成本)系数能预测分析过程的试验有效比。

(一)损失系数(loss factors)

在表38-2中列出批和随机式过程的恰当损失系数。校准和控制的损失系数描述了由于必须分析校准和控制物的个数而降低了产量。真和假失控的损失系数是失控批重新分析的重复系数。假在控损失系数说明医生知道已报告了不正确的结果而重复申请。真在控的损失系数说明医生已怀疑试验结果的质量及在他们接受试验结果之前想确证的重复申请试验。因为真在控的损失是与取得的质量有关系,这种损失系数包括缺陷率,$f(1-P_{ed})$或$f(ARL_a-1)$。

重新分析系数的赋值将依赖于特定实验室的管理方法,且不同实验室可不同。然而,在给定的实验室内,重复分析系数的赋值很可能应用于许多或甚至所有的分析过程。

真失控和假失控的重复分析系数通常是1.0。当控制方法指出该批失控时,分析人员通常重复所有分析批,因为假失控不能从真失控中区分开来,要同样地处理所有的失控信号。

假在控重复分析系数通常是2.0。那就是我们假定医生重新申请试验,获得重复的结果不同于原来的结果,然后再重新申请试验确定前面两个结果哪一个是正确的。真在控重复分析系数是1.0,因为重新申请试验的结果应该与原来的结果一致。

表38-2　批和随机式过程的损失系数

损失系数	过程类型	
	批过程	随机式过程
L_{cc}	$\frac{C+N}{T}$	同左

续表

损失系数	过程类型	
	批过程	随机式过程
L_{tr}	$R_{tr}\frac{S_p}{T}$	$R_{tr}\frac{N}{T}$
L_{fr}	$R_{fr}\frac{S_p}{T}$	$R_{fr}\frac{N}{T}$
L_{fa}	$R_{fa}\frac{S_p}{T}$	同左
L_{ta}(a)	$R_{ta}f(1-P_{ed})\frac{S_p}{T}$	同左
L_{ta}(b)	$R_{ta}f(ARL_r-1)\frac{S_p}{T}$	同左

a. 过程受间断误差影响

b. 过程受持续误差的影响

C,N和S_p是在T个总样本($T=C+N+S_p$)平均分析批上校准物,控制物和患者样本平均个数;R_{tr},R_{fr},R_{fa}和R_{ta}分别是真失控,假失控,假在控和真在控批的重新分析系数。

(二)试验有效比模型

把表38-1的表达式和表38-2损失系数或成本系数代入公式(38-8)中,能获得分析过程的试验有效比作为过程特征的预测模型。在表38-3中由公式描述了间断和持续分析误差影响批和随机式过程的模型。再就是C,N和S_p分别是在具有总样本T($T=C+N+S_p$)平均分析批上校准物,控制物和患者样本的平均个数;R_{tr},R_{fr},R_{fa}和R_{ta}分别是适当的重新分析或重复系数;m是同时多批或多通道过程上通道的个数;f是测定过程的误差发生率;及P_{ed},P_{fr},ARL_a和ARL_r的定义如前。

表38-3　批和随机式分析过程受间断和持续误差影响的生产率模型

批过程受间断误差的影响

$$试验有效比(TY)=1-\frac{C+N}{T}-\frac{S_p}{T}\{R_{tr}fP_{ed}+R_{fr}(1-f)[1-(1-P_{fr})^m]+R_{fa}f(1-P_{ed})+R_{ta}f(1-P_{ed})(1-f)(1-P_{fr})\}$$

随机式过程受间断误差的影响

$$试验有效比=1-\frac{C+N}{T}-\frac{N}{T}[R_{tr}fP_{ed}+R_{fr}(1-f)P_{fr}]-\frac{S_p}{T}[R_{fa}f(1-P_{ed})+R_{ta}f(1-P_{ed})(1-f)(1-P_{fr})]$$

批过程受持续误差的影响

$$试验有效比=1-\frac{C+N}{T}-\frac{S_p}{T}\left\{R_{tr}f+R_{fr}(1-ARL_rf)\left[1-\left(1-\frac{1}{ARL_a}\right)^m\right]+R_{fa}f(ARL_r-1)+R_{ta}f(ARL_r-1)(1-ARL_rf)\left(1-\frac{1}{ARL_a}\right)\right\}$$

随机式过程受持续误差的影响

$$试验有效比=1-\frac{C+N}{T}-\frac{N}{T}\left[R_{tr}f+R_{fr}(1-ARL_rf)\left(\frac{1}{ARL_a}\right)\right]-\frac{S_p}{T}\left[R_{fa}f(ARL_r-1)+R_{ta}f(ARL_r-1)(1-ARL_rf)\left(1-\frac{1}{ARL_a}\right)\right]$$

二、应用的实例:影响试验有效比的因素

为了阐明分析过程的生产率如何依赖于许多因素,我们已使用这些模型计算许多因素联合的试验有效比。用电子表格能容易地执行这些计算。

(一) 测定方法的误差发生率

影响分析过程试验有效比的主要因素是测定方法的误差发生率。当误差发生率是零时,获得最高的试验有效比。当预防了误差,即当$f=0$时,试验有效比将是最高的,因为降低了真失控损失和假在控的损失。当质量提高时(即降低了f),生产率将提高,证实克罗斯比(Crosby)质量是第一的观点。

(二) 控制方法的假失控特征

试验有效比也依赖于控制方法的假失控概率。随着P_{fr}减小,试验有效比提高,因为降低了假失控的损失。

(三) 控制方法的误差检出特征

试验有效比也依赖于控制方法的误差检出概率。随着P_{ed}增加,试验有效比提高,因为降低了假在控的损失。但随着P_{ed}增加,真失控损失增加,因为真失控的重复分析系数(或成本系数)小于假在控的成本系数,试验有效比将仍然提高。

(四) 批的大小及校准物和控制物的个数

因为校准和控制物样本的损失,分析批的大小如期望那样影响生产率。只要校准物(C)和控制测定值(N)个数保持恒定,增加在一批中样本个数可提高过程的试验有效比。当C和N减少时,试验有效比也增加。但当分析批的大小是很大时,这种改变的幅度是小的。

(五) 分析过程的类型

假定所有分析批为30个样本(2个控制物,1个校准物,27个患者样本),来研究不同分析过程类型对试验有效比的影响。所有过程具有相同的控制方法($P_{ed}=0.50$,$P_{fr}=0.05$)。随机式过程的试验有效比高于批过程的试验有效比,而批过程的试验有效比高于同时多批过程的试验有效比(在这个例子为四通道)。

(六) 同时多批的批个数

这里研究当同时多批的批数(或通道数)增加时,其如何严重地影响试验有效比。在这种模型上我们的假定是在同一仪器上将重复失控批;消耗所有通道的能力,即使仅单个分析物要求重复。因为随着通道或同时多批的批数增加,判断一批失控的机会将增加,在同时多批过程上控制方法的假失控概率成为关键的因素。尽管5%的假失控概率对于单通道过程是可耐受的,多通道过程要求非常低的假失控概率。另外,可用不同的分析过程执行重复性的工作,以至于维持多通道仪的生产率。

第三节　质量-生产率计划模型

在第三十七章由假在控损失模型计算的缺陷率及计算的试验有效比提供计划分析过程的质量-生产率模型。由于有了这些计划模型,我们通过预测缺陷率作为效率的指征(与质

量有关)及试验有效比作为成本的指征(与生产率有关)能研究质量控制方法的成本-效率。

期望不同的控制方法可提供不同的缺陷率和不同的试验有效比。当误差发生率低时,期望低的缺陷率和高的质量;控制方法具有少的假失控和较少的控制测定值个数能取得高的试验有效比或高的生产率。当误差发生率高时,需要高的误差检出概率;这样,分析人员应该选择更灵敏的控制规则或增加控制测定值个数。改变控制方法或增加控制测定值个数实际上能提高质量和生产率;因此,控制方法的仔细选择或设计能导致在较低的成本上提高质量。

一、应用实例:尿素氮

考虑尿素氮测定方法,它的临界系统误差为 1.83s,要求每批平均一个校准物($C=1$),且批大小为 30 个样本($T=30$)。表 38-4 显示了不同控制方法对批过程试验有效比的影响。表 38-5 显示了不同控制方法对随机式过程的影响。由缺陷率给出过程期望的质量,如在第三十七章确定(表 37-3)。

表 38-4　尿素氮测定方法临界系统误差为 1.83s,不同控制方法对批过程期望生产率的影响

误差发生率	CC-损失	TR-损失	FR-损失	FA-损失	TA-损失	实验效率
A) 1_{2S}, $N=1$, $P_{fr}=0.05$, $P_{ed}=0.42$						
0.00	0.07	0.00	0.05	0.00	0.00	0.89
0.01	0.07	0.00	0.05	0.01	0.01	0.87
0.02	0.07	0.01	0.05	0.02	0.01	0.85
0.05	0.07	0.02	0.04	0.05	0.02	0.79
0.10	0.07	0.04	0.04	0.11	0.05	0.70
0.20	0.07	0.08	0.04	0.22	0.08	0.52
0.50	0.07	0.20	0.02	0.54	0.13	0.04
B) 1_{2S}, $N=2$, $P_{fr}=0.10$, $P_{ed}=0.67$						
0.00	0.10	0.00	0.09	0.00	0.00	0.81
0.01	0.10	0.01	0.09	0.01	0.00	0.80
0.02	0.10	0.01	0.09	0.01	0.01	0.78
0.05	0.10	0.03	0.09	0.03	0.01	0.74
0.10	0.10	0.06	0.09	0.06	0.02	0.68
0.20	0.10	0.12	0.07	0.12	0.04	0.55
0.50	0.10	0.30	0.05	0.30	0.07	0.19
C) 1_{2S}, $N=4$, $P_{fr}=0.18$, $P_{ed}=0.90$						
0.00	0.17	0.00	0.15	0.00	0.00	0.68
0.01	0.17	0.01	0.15	0.00	0.00	0.67
0.02	0.17	0.02	0.15	0.00	0.00	0.67
0.05	0.17	0.04	0.14	0.01	0.00	0.64

续表

误差发生率	CC-损失	TR-损失	FR-损失	FA-损失	TA-损失	实验效率
C) 1_{2S}, $N=4$, $P_{fr}=0.18$, $P_{ed}=0.90$						
0.10	0.17	0.08	0.13	0.02	0.01	0.60
0.20	0.17	0.15	0.12	0.03	0.01	0.52
0.50	0.17	0.38	0.08	0.08	0.02	0.28
D) 1_{3S}, $N=1$, $P_{fr}=0.01$, $P_{ed}=0.10$						
0.00	0.07	0.00	0.01	0.00	0.00	0.92
0.01	0.07	0.00	0.01	0.02	0.01	0.90
0.02	0.07	0.00	0.01	0.03	0.02	0.87
0.05	0.07	0.00	0.01	0.08	0.04	0.80
0.10	0.07	0.01	0.01	0.17	0.07	0.67
0.20	0.07	0.02	0.01	0.34	0.13	0.44
0.50	0.07	0.05	0.00	0.84	0.21	0.00
E) 1_{3S}, $N=2$, $P_{fr}=0.01$, $P_{ed}=0.17$						
0.00	0.10	0.00	0.01	0.00	0.00	0.89
0.01	0.10	0.00	0.01	0.01	0.01	0.87
0.02	0.10	0.00	0.01	0.03	0.01	0.84
0.05	0.10	0.01	0.01	0.07	0.04	0.77
0.10	0.10	0.02	0.01	0.15	0.07	0.66
0.20	0.10	0.03	0.01	0.30	0.12	0.45
0.50	0.10	0.08	0.00	0.75	0.18	0.00
F) 1_{3S}, $N=4$, $P_{fr}=0.01$, $P_{ed}=0.38$						
0.00	0.17	0.00	0.01	0.00	0.00	0.83
0.01	0.17	0.00	0.01	0.01	0.01	0.81
0.02	0.17	0.01	0.01	0.02	0.01	0.79
0.05	0.17	0.02	0.01	0.05	0.02	0.73
0.10	0.17	0.03	0.01	0.10	0.05	0.64
0.20	0.17	0.06	0.01	0.21	0.08	0.47
0.50	0.17	0.16	0.00	0.52	0.13	0.03
G) 1_{3S}, $N=8$, $P_{fr}=0.02$, $P_{ed}=0.57$						
0.00	0.30	0.00	0.01	0.00	0.00	0.69
0.01	0.30	0.00	0.01	0.01	0.00	0.67
0.02	0.30	0.01	0.01	0.01	0.01	0.66

续表

误差发生率	CC-损失	TR-损失	FR-损失	FA-损失	TA-损失	实验效率
G) 1_{3S}, $N=8$, $P_{fr}=0.02$, $P_{ed}=0.57$						
0.05	0.30	0.02	0.01	0.03	0.01	0.62
0.10	0.30	0.04	0.01	0.06	0.03	0.56
0.20	0.30	0.08	0.01	0.12	0.05	0.44
0.50	0.30	0.20	0.01	0.30	0.07	0.12
H) $1_{3S}/2_{2S}/R_{4S}/4_{1S}/10_{\bar{X}}$, $N=2$, $P_{fr}=0.01$, $P_{ed}=0.33$						
0.00	0.10	0.00	0.01	0.00	0.00	0.89
0.01	0.10	0.00	0.01	0.01	0.01	0.87
0.02	0.10	0.01	0.01	0.02	0.01	0.85
0.05	0.10	0.01	0.01	0.06	0.03	0.79
0.10	0.10	0.03	0.01	0.12	0.05	0.69
0.20	0.10	0.06	0.01	0.24	0.10	0.50
0.50	0.10	0.15	0.00	0.60	0.15	0.00
I) $1_{3S}/2_{2S}/R_{4S}/4_{1S}/10_{\bar{X}}$, $N=4$, $P_{fr}=0.03$, $P_{ed}=0.74$						
0.00	0.17	0.00	0.03	0.00	0.00	0.81
0.01	0.17	0.01	0.02	0.00	0.00	0.80
0.02	0.17	0.01	0.02	0.01	0.00	0.78
0.05	0.17	0.03	0.02	0.02	0.01	0.75
0.10	0.17	0.06	0.02	0.04	0.02	0.69
0.20	0.17	0.12	0.02	0.09	0.03	0.57
0.50	0.17	0.31	0.01	0.22	0.05	0.24

表 38-5　尿素氮测定方法临界系统误差为 1.83*s*，不同控制方法对随机式过程期望生产率的影响

误差发生率	CC-损失	TR-损失	FR-损失	FA-损失	TA-损失	实验效率
A) 1_{2S}, $N=1$, $P_{fr}=0.05$, $P_{ed}=0.42$						
0.00	0.07	0.00	0.00	0.00	0.00	0.93
0.01	0.07	0.00	0.00	0.01	0.01	0.92
0.02	0.07	0.00	0.00	0.02	0.01	0.90
0.05	0.07	0.00	0.00	0.05	0.02	0.85
0.10	0.07	0.00	0.00	0.11	0.05	0.78
0.20	0.07	0.00	0.00	0.22	0.08	0.63
0.50	0.07	0.01	0.01	0.54	0.13	0.26

续表

误差发生率	CC-损失	TR-损失	FR-损失	FA-损失	TA-损失	实验效率
B) 1_{2S}, $N=2$, $P_{fr}=0.10$, $P_{ed}=0.67$						
0.00	0.10	0.00	0.01	0.00	0.00	0.89
0.01	0.10	0.00	0.01	0.01	0.00	0.88
0.02	0.10	0.00	0.01	0.01	0.01	0.88
0.05	0.10	0.00	0.01	0.03	0.01	0.85
0.10	0.10	0.01	0.01	0.06	0.02	0.81
0.20	0.10	0.01	0.01	0.12	0.04	0.72
0.50	0.10	0.02	0.01	0.30	0.07	0.51
C) 1_{2S}, $N=4$, $P_{fr}=0.18$, $P_{ed}=0.90$						
0.00	0.17	0.00	0.02	0.00	0.00	0.81
0.01	0.17	0.00	0.02	0.00	0.00	0.81
0.02	0.17	0.00	0.02	0.00	0.00	0.80
0.05	0.17	0.01	0.02	0.01	0.00	0.79
0.10	0.17	0.01	0.02	0.02	0.01	0.78
0.20	0.17	0.02	0.02	0.03	0.01	0.75
0.50	0.17	0.06	0.02	0.08	0.02	0.66
D) 1_{3S}, $N=1$, $P_{fr}=0.01$, $P_{ed}=0.10$						
0.00	0.07	0.00	0.00	0.00	0.00	0.93
0.01	0.07	0.00	0.00	0.02	0.01	0.91
0.02	0.07	0.00	0.00	0.03	0.02	0.88
0.05	0.07	0.00	0.00	0.08	0.04	0.81
0.10	0.07	0.00	0.00	0.17	0.07	0.69
0.20	0.07	0.00	0.00	0.34	0.13	0.46
0.50	0.07	0.00	0.00	0.84	0.21	0.00
E) 1_{3S}, $N=2$, $P_{fr}=0.01$, $P_{ed}=0.17$						
0.00	0.10	0.00	0.00	0.00	0.00	0.90
0.01	0.10	0.00	0.00	0.01	0.01	0.99
0.02	0.10	0.00	0.00	0.03	0.01	0.85
0.05	0.10	0.00	0.00	0.07	0.04	0.79
0.10	0.10	0.00	0.00	0.15	0.07	0.68
0.20	0.10	0.00	0.00	0.30	0.12	0.48
0.50	0.10	0.01	0.00	0.75	0.18	0.00

续表

误差发生率	CC-损失	TR-损失	FR-损失	FA-损失	TA-损失	实验效率
F) 1_{3S}, $N=4$, $P_{fr}=0.01$, $P_{ed}=0.38$						
0.00	0.17	0.00	0.00	0.00	0.00	0.83
0.01	0.17	0.00	0.00	0.01	0.01	0.82
0.02	0.17	0.00	0.00	0.02	0.01	0.80
0.05	0.17	0.00	0.00	0.05	0.02	0.75
0.10	0.17	0.01	0.00	0.10	0.05	0.68
0.20	0.17	0.01	0.00	0.21	0.08	0.53
0.50	0.17	0.03	0.00	0.52	0.13	0.16
G) 1_{3S}, $N=8$, $P_{fr}=0.02$, $P_{ed}=0.57$						
0.00	0.30	0.00	0.01	0.00	0.00	0.69
0.01	0.30	0.00	0.01	0.01	0.00	0.68
0.02	0.30	0.00	0.01	0.01	0.01	0.67
0.05	0.30	0.01	0.01	0.03	0.01	0.64
0.10	0.30	0.02	0.00	0.06	0.03	0.59
0.20	0.30	0.03	0.00	0.12	0.05	0.50
0.50	0.30	0.08	0.00	0.30	0.07	0.25
H) $1_{3S}/2_{2S}/R_{4S}/4_{1S}/10_{\overline{X}}$, $N=2$, $P_{fr}=0.01$, $P_{ed}=0.33$						
0.00	0.10	0.00	0.00	0.00	0.00	0.90
0.01	0.10	0.00	0.00	0.01	0.01	0.88
0.02	0.10	0.00	0.00	0.02	0.01	0.86
0.05	0.10	0.00	0.00	0.06	0.03	0.81
0.10	0.10	0.00	0.00	0.12	0.05	0.72
0.20	0.10	0.00	0.00	0.24	0.10	0.56
0.50	0.10	0.01	0.00	0.60	0.15	0.14
I) $1_{3S}/2_{2S}/R_{4S}/4_{1S}/10_{\overline{X}}$, $N=4$, $P_{fr}=0.03$, $P_{ed}=0.74$						
0.00	0.17	0.00	0.00	0.00	0.00	0.83
0.01	0.17	0.00	0.00	0.00	0.00	0.82
0.02	0.17	0.00	0.00	0.01	0.00	0.81
0.05	0.17	0.00	0.00	0.02	0.01	0.79
0.10	0.17	0.01	0.00	0.04	0.02	0.76
0.20	0.17	0.02	0.00	0.09	0.03	0.69
0.50	0.17	0.05	0.00	0.22	0.05	0.51

（一）分析过程质量和生产率的评价

研究具有 2*s* 控制限的 Levey-Jennings 控制图批过程的试验有效比和缺陷率。Y 轴为“过程试验效用”，表明过程产量提供可接受患者试验结果的百分比（试验有效比）和缺陷结果的百分数（缺陷率）。误差发生率（X 轴）范围从 0 到 25%。对于 1_{2S}控制方法，当 f 小于 15%～20%时，增加控制测定值个数（N）导致试验有效比下降。当 f 更大时，生产率随着 N 增加而增加。随着 N 增加质量也增加，如有较低的缺陷率时所示。

研究具有 3*s* 控制限 Levey-Jennings 控制图（1_{3S}）批过程的行为。对于 f 从 0 到 15%，增加 N 则降低试验有效比；对于 f 从 15% 到 25%，试验有效比随着 N 变化并没有很大的变化。随着 N 增加质量增加，但缺陷率比在 1_{2S}控制方法的要高。

研究由多规则控制方法（$1_{3S}/2_{2S}/R_{4S}/4_{1S}/10_{\bar{X}}$）控制的批过程行为。当 f 大于 10% 时，N 从2 增加到 4 提高了分析过程的质量和生产率。

在表 38-5 中给出随机式过程的行为，显示了 1_{2S}、1_{3S}和多规则控制方法的结果。在随机式过程由 1_{2S}控制方法取得的试验有效比高于在批过程相同控制方法的试验有效比。对于 1_{3S}和多规则方法，当误差发生率小于 10% 时，批和随机式过程之间在试验有效比上的差别是小的，当在较高误差发生率上时，其差别变得更明显。

（二）控制方法的成本-效果比较

比较由 1_{2S}、1_{3S}和多规则控制方法控制分析过程的质量和生产率。当 $N=2$ 和 f 是大约 12% 或更小时，多规则方法提供最好的生产率，但 1_{2S} 方法的质量是较好的。当 f 高于 12% 时，1_{2S}控制方法能提供最好的质量和生产率。

当 $N=4$ 和 $f=2\%$ 或更小时，1_{3S}控制方法提供最好的生产率；对于三种控制方法质量是非常好的。当 $N=4$ 和 f 超过 2% 时，多规则控制方法提供最好的生产率，但 1_{2S}控制方法提供稍好的质量。

对于规定的质量水平，也就是说，在 $f \leqslant 5\%$，缺陷率为 1% 或更小时，多规则控制方法 $N=4$和 1_{2S}控制规则 $N=2$ 能提供所需要的质量和差不多的相同的生产率。1_{3S}控制规则，即使 $N=8$，也不能提供一样好的质量，且具有较低的生产率。

质量控制方法的成本-效率很明显地依赖于测定方法的误差发生率。对于非常稳定的方法（$f=0\sim1\%$），1_{3S}控制方法 $N=2$ 是成本-效率的控制方法。对于误差发生率为 2%～10%，多规则控制方法将提供最好的生产率，但 1_{2S} 控制方法将提供稍好的质量。对于 $f>$ 10%，1_{2S}控制方法 $N=2$ 和多规则方法 $N=4$ 能提供类似质量和生产率；为了更好的质量，可使用 1_{2S}，$N=4$ 控制方法。

第四节　控制方法选择和设计的含义

正如前面描述，通过仔细选择和评价控制方法能取得更好的质量和更高生产率。当误差发生率低时，使用单规则控制方法每批一个或两个控制测定值将是成本-效率的。当误差发生率高时，需要具有高的误差检出概率的控制方法。改变控制规则和增加控制测定值个数能提高质量和生产率。

（一）根据分析过程的类型而设计

分析过程的生产率依赖于许多因素，一个重要的因素是分析过程的类型——批、同时多批或随机式过程。对于特定的分析过程类型需要选择或设计控制方法。批过程比随机式过程要求更低的假失控概率或更长的在控质量的平均批长度。同时多批过程的生产率特别地会受到影响,由于增加批的个数也增加了假失控。

（二）使用质量-生产率计划模型研究不同的设计

通过使用质量-生产率计划模型能研究不同控制方法对分析过程质量和生产率的影响。必须使用一系列的模型适合于在临床检验上存在的许多不同分析过程的特征。能以在此阐明的方式发展模型。使用试验有效比公式提供了更一般有用的模型。在微型计算机电子表格上执行模型为实验人员提供了方便。从计算机模拟程序或从发表的功效函数图上能获得所要求的关于控制方法性能特征的信息。

第三十九章

选择和设计成本-效果质量控制方法

当前实验室对所有的测定方法使用相同控制方法的实践不能提供成本-效果质量控制。有些测定方法受到过度的控制,而有些测定方法未受到控制。质量控制的适当程度依赖于特定的应用,即要考虑测定的分析物、分析物在医学上要求的质量、测定方法的性能特征(类型、精密度、正确度和稳定性),以及控制方法本身的性能特征(误差检出概率和假失控概率)。分析过程的成本-效果运行要求选择或设计的控制方法适合于受控的特定的测定方法。

在前面章节,我们已描述了影响分析过程成本-效果的许多因素,以及发展了的一些概念,其对选择或设计成本-效果质量控制方法应该是有用的。在这一章,我们总结了那些思想并且提出了把它们应用于各自实验室一些方法的建议。

第一节　成本-效果质量控制的原则

在前面章节描述的原则组成了我们选择和设计成本-效果质量控制方法的基础。在此我们回顾最重要的概念来阐明我们的设想和信念。

原则1:质量控制方法的成本-效果与分析过程取得的质量和生产率有关系。

在工业质量管理上发展的方法清楚地强调把提高质量作为提高生产率和降低成本的手段。基于这些方法,由质量和生产率能理解“成本-效果”。“成本”与生产率有关系,“效率”与质量有关系。当应用于临床检验分析过程所使用的控制方法时,“成本-效果”的控制方法就是最大限度地提高分析过程质量和生产率。

原则2:质量应理解为与用户或顾客的要求相符合

实验室检验和服务的用户或顾客主要是医生,也可以是护士,这两者都代表了最终的用户或顾客,即患者。通过把焦点集中在用户或顾客上,我们能规定分析过程的质量要求,因此,有了评价过程性能的客观目标。质量具有多维性,但它也是具体的,可定义的及可度量的。当选择或设计成本-效果控制方法时,我们关心的是试验结果的解释和医学使用所需的分析质量,即试验结果的医学实用性。

原则3:应该由医学上允许的分析误差规定分析性能的质量要求。 总误差规范比精密度和正确度的单独规范更好。

分析误差是试验结果与真值之间的差或偏离。由发生误差的大小描述分析质量的特征。尽管可能有随机误差和系统误差分量,对医生和患者来说重要的是它的净效果或总分析误差。

原则4:质量可由分析过程的“缺陷率”进行度量。

当分析误差大到足够是医学上重要的误差时(即影响试验结果的解释和医学使用),试验结果是有缺陷的,并且干扰了患者的诊断和治疗。有缺陷试验结果的个数或“缺陷率”提供了分析过程质量的度量。缺陷率定义为患者试验结果中具有医学上重要误差的比例。缺陷率越低,质量越高;反之亦然。

原则5:应该由“质量-成本”,即是质量的总成本来理解成本,其包括预防、评价和损失成本。

成本的广泛观点是基础,否则,就忽视了不具有足够质量控制的结果。“质量-成本”的工业概念包括“损失-成本”——由产品或服务不能满足用户或顾客的要求而导致的成本。通常的成本观点仅集中在进行质量控制的成本上,其仅仅是质量-成本的评价部分。

原则6:以生产率单位由分析过程的“试验有效比”来度量成本

分析过程的质量-成本也可由过程产量的损失来解释,因此允许评价过程产量如何有效地利用。分析过程的“试验有效比”是患者结果正确并且能报告结果的比例。从质量-成本中能导出试验有效比,但把成本描述为生产率的度量。

原则7:分析过程包括测定方法和控制方法,且两者的关键性能特征能影响过程的质量和生产率。

测定方法是分析过程的一部分,其包括分析人员获得患者样本结果所必需的操作方案、材料和仪器。控制方法也是分析过程的一部分,其包括分析人员评价患者试验结果的有效性,并确定是否能报告试验结果所需的操作方案和材料。

测定方法的性能由它的精密度和正确度,以及医学上重要误差发生率及持续时间描述。当稳定的分析性能仅造成小的、医学上不重要的误差时,以及当不稳定的性能不常出现或短暂时,可取得高质量和高生产率。

控制方法的性能由它的误差检出概率和假失控概率描述。当仅存在医学上重要的误差时,判断分析批失控,且控制方法没有产生假的信号时,可取得高质量和高生产率。

原则8:分析过程可受到随机误差或系统误差的影响,其在它们的持续时间上可能是间断的或持续的。

许多可能误差结构被考虑。我们假定误差在性质上是随机误差或系统误差。从总误差规范及从测定方法固有的不精密度和偏倚能确定“医学上重要误差”的大小。这些医学上重要误差的检出依赖于它们的大小及是否它们仅发生在单批上(间断误差)或从一批持续到另一批直到被检出和排除(持续误差)。

原则9:测定方法的性能由其精密度、正确度、误差发生率及持续时间描述。

测定方法的稳定性能由它的精密度和正确度描述,并且从方法评价研究能进行估计。精密度从重复试验中估计并由标准差描述。正确度从评价干扰、回收及方法比较试验中估计,且由平均系统差或偏倚描述。

测定方法的不稳定性能由它的分析误差发生率及持续时间描述。由于这些因素很少系统地进行研究,关于它们的定量信息一般都受到了限制。

原则10:控制过程的性能由间断误差的失控概率或持续误差的平均批长度描述。

为了指导控制方法的选择和设计,必须定量地确定控制方法检出医学上重要误差的能力。当误差是间断的且仅发生在单独批时,由判断具有不同误差大小分析批失控的概率给出适当的信息。这种信息能由功效函数图描述:失控概率与发生分析误差大小的关系图。需要两个功效函数图,一个是对于随机误差,另一个是对于系统误差。当误差是持续的及持续了几批时,由平均批长度(*ARL*),其能从概率资料计算出,给出适当的信息。

原则11:从测定和控制方法的性能特征中能预测分析过程的质量和生产率

从分析过程的关键性能特征能估计分析过程的缺陷率和试验有效比。因此,我们确定不同控制方法对分析过程期望的质量和生产率的影响。

为了从一组候选的控制方法中选出最具成本-效果的控制方法,需评价和比较它们的缺陷率和试验有效比,以及选出具有最低的缺陷率(最高的质量)和最高的试验有效比(最高的生产率)的方法。

为了设计成本-效率的控制方法,由改变控制规则,控制限和控制测定值个数来系统地研究缺陷率和试验有效比。最好的设计是能提供最低的缺陷率(最高的质量)和最高的试验有效比(最高的生产率)。

第二节 发展成本-效果质控方法的指导方针

在发展成本-效果质量控制方法上主要关心的是选择和设计控制方法适合于受控制的特定测定方法。一般的方法是认识到许多因素能影响分析过程的质量和生产率,和当评价不同质量控制方法的作用时考虑它们。

考虑的因素包括医学上要求的质量,测定方法的稳定性能(精密度和正确度),测定方法的不稳定性能(分析误差发生率和持续时间),以及控制方法检出医学上重要误差的能力。

下列指导方针描述了在发展成本-效果质量控制方法上如何考虑这些因素。

方针1:在试验结果的医学实用性基础上规定总误差规范。

在选择或设计控制方法上合理的起点是质量要求的规定,关心分析误差的量是允许的,没有使试验结果的医学实用性无效。总误差规范,或允许总误差,对允许分析误差的总量设置范围或界限是适合的,其范围包括来源于测定方法的误差和来源于控制方法缺乏的灵敏度的误差。

误差规范应该面向顾客,代表医学上有用试验结果的需要。由 Skendzel 等人推荐的医生调查方法是从调查表中确定分析质量要求的一个例子。Horder 提供了其他的方法和详细的例子。

例如,对于尿素氮测定方法,Ross 推荐医学上允许的标准差为 2.664mmol/L,在第十三章我们解释了总误差限为 5.22mmol/L(1.96×2.664mmol/L)。

方针2:在选择或设计控制方法之前评价测定方法的性能

测定方法的性能由在稳定操作下它的精密度和正确度,以及不稳定操作时的误差发生率描述。在选择或设计控制方法之前必须评价测定方法的正确度和精密度,以及确定其满足总误差规范。总误差规范应解释为在稳定操作中要求1%的缺陷率(方法评价),以及在不稳定操作下最大缺陷率为5%(医学上重要误差大小的计算)。在评价测定方法中需要更严格地解释质量规范，允许控制方法合理地检出从稳定到不稳定操作的变化。

方针3：计算由控制方法必须检出的医学上重要的误差。

控制方法必须检出的分析误差是那些在测定方法不精密度和偏倚上的增加其造成误差超过总误差规范。医学上重要的误差大小应该从总误差规范和测定方法的精密度及正确度计算。

医学上重要的误差在此定义为造成最大缺陷率超过5%的误差。临界随机误差（$\triangle REc$）是标准差上的增加造成误差分布的每一尾端2.5%超过由总误差规范规定的范围。临界系统误差（$\triangle SEc$）是系统偏移其造成误差的一尾端5%超过由总误差规范规定的范围。应该选择或设计控制方法提供对这些临界大小的误差有适当的误差检出概率。

尿素氮测定方法具有总误差要求为5.22mmol/L，及稳定的标准差1.499mmol/L，临界随机误差（$\triangle REc$）是1.78倍稳定标准差的增加，临界系统误差（$\triangle SEc$）相当于1.83s。

方针4：由计算机模拟程序或文献资料提供的信息来评价控制方法的性能特征。

计算机模拟程序通过提供多种控制规则以及考虑许多的因素，如批间变异分量，数据取舍及误差分布的形状，提供评价不同控制方法性能特征的更一般的能力。当可获得时，模拟程序提供评价性能特征和设计新的控制方法有用的工具。但当不能获得时，在文献上的记录对于选择控制方法应该是足够的。

方针5：选择或设计控制方法具有高的误差检出和低的假失控。

误差检出依赖于决定性判断标准或控制规则；它随着控制测定值个数增加和误差大小增加而增加。大多数感兴趣的误差大小是医学上重要的误差，误差足够大到造成误用或错误地解释试验结果。从功效函数图，或从失控前的平均批数（或平均批长度），其能从概率资料中计算，能定量地评价误差检出能力。

方针6：期望控制方法具有高的误差检出和低的假失控是不切实际时，可考虑测定方法期望的医学上重要误差的发生率来选择或设计控制方法。

对于小到中等程度的大小的误差，控制方法具有高的误差检出和低的假失控可能要求每批太多的控制测定个数（N），这在大多数实验室是不切实际的。然而，可以选择或设计具有高的误差检出或低的假失控的控制方法。

为了提供具有低N的实用控制方法，根据期望的误差发生率f来选择或设计控制方法。这种特征描述了测定方法的稳定性和对额外误差的灵敏度（即除了测定方法稳定的不精密度外的误差）。理想的情况下，误差发生率应该是零，在这样的情况下，测定方法将是完全的稳定，且不需要控制方法。在实际上，误差发生率很少是零，其依赖于选择的测定方法和保证过程正常工作所采取的预防性措施。

为了优化对具有低的误差发生率测定方法的控制方法，选择或设计具有低的假失控概率（或长的可接受质量平均批长度）的控制方法。在低误差发生率时，失控信号是关键的，因为当实际问题很少出现时，重复检测分析批是很浪费的。失控信号的正确性主要依赖于假失控概率P_{fr}或可接受质量的平均批长度$ARLa$。通过维持低的P_{fr}或长的$ARLa$，大多数能容易取得正确的失控信号。增加控制方法的误差检出能力是次要的。

为了优化具有高的误差发生率测定方法的控制方法，选择或设计具有高的误差检出概率（或短的拒绝质量的平均批长度）的控制方法。控制方法在控信号的正确性主要依赖于具有高的误差检出概率P_{ed}或短的可拒绝质量的平均批长度$ARLr$）。P_{fr}或$ARLa$没有影响。

尿素氮测定方法的例子，在第三十七章评价了控制决定的正确性，并且在表 37-3 中描述临界系统误差 1.83s。如前所示，当误差发生率非常低（<2 或 3%）时，简单的 1_{3S}控制方法是足够的；当误发生率非常高（>10%）时，简单的 1_{2S}控制方法是有效的。而在这两者之间，手工执行的多规则方法是有用的。

方针 7：使用质量-生产率计划模型更定量地研究分析过程的质量和生产率将如何随着测定方法的特征（误差发生率）和控制方法的性能特征（误差检出概率和假失控概率）的变化而变化。

在计划分析过程和评价不同质量控制方法对质量和生产率的影响上，我们能使用公式来预测分析过程的行为作为测定和控制方法的特征函数。如在第三十七章和第三十八章发展的质量-生产率计划模型，允许对实验操作进行更有用和更关键的评价，特别是对于选择或设计考虑期望的缺陷率和试验有效比的质量控制方法，以及分析过程的类型和分析误差持续的时间的效果。

由缺陷率考虑质量。缺陷的数量主要依赖于测定方法发生故障、造成误差的频率以及控制方法检出这些误差的能力。公式（37-11）显示缺陷率与测定方法的误差发生率及控制方法误差检出概率之间的关系；公式（37-20）显示缺陷率作为控制方法可拒绝质量平均批长度的函数。

使用有效的过程利用，或试验有效比来衡量成本。成本系数依赖于成本的范围或程度，能发展模型评价医疗成本、实验室成本或过程成本。成本系数也将依赖于特定的分析物、实验室和医院的应用。以选定的绝对或相对的成本单位使模型表达包括适当的结果。美元成本对于医疗成本是恰当的，而工作单位成本对于评价实验成本可能是有用的。对于更特殊的应用来说其他的单位是可能的；例如，分析过程本身的优化可建立在过程产量的利用基础之上，即，由分析过程的“试验有效比”（作为患者结果是正确的并且可报告分析测定值的比例）表示成本。

考虑分析过程的类型（单批，同时多批及随机式过程）。在质量-成本模型上的成本或损失系数依赖于分析过程的类型。例如，在批过程上，在一批上一起分析控制样本和患者样本。在同时多批过程上，或多通道过程，在一通道上失控可能影响其他通道的操作，随着通道数增加重复成本增加。在随机式过程中，在分析患者样本之前进行控制物的检验，因此，把重复成本减到了最小。过程类型之间的差别将表现为不同的成本或重复系数。

考虑分析误差的持续时间。间断误差发生在单独批上，在后面的批上不存在。持续误差从一批持续到另一批直到被检出和排除。计划模型恰当地描述控制方法的性能必须适合于误差持续不同的时间。对于间断误差，由误差检出和假失控概率来描述性能特征。对于持续误差，由拒绝和接受质量的平均批长度来描述其性能特征。

通过使用电子表格来执行计划模型。对于执行计划模型所要求的计算，电子表格提供了方便的工具。执行广泛范围误差发生率的计算，获得期望的质量和生产率作为误差发生率的函数的一般评价。

表 38-3 提供批过程和随机式过程受间断误差或持续误差影响估计试验有效比的公式。例如尿素氮，在表 37-3 中对于几个不同的控制方法和广泛范围的误差发生率给出的缺陷率。在表 38-4 中给出了批过程的试验有效比及表 20-5 给出随机式过程的试验有效比。

第三节　执行成本-效果质量控制的策略

在前面部分描述的原则和方针提供了理解成本-效果质量控制方法含义和如何发展成本-效果质量控制方法的基本知识。余下的问题是如何把这些概念在特定的实验室进行实践。寻找有效的策略需要花费精力。在此列出一些可能的策略,但这些列出项并不是完全综合的。

策略1:实验室选择或设计控制方法用于单个分析过程,不应用于所有的过程。

我们已反复地提倡对于成本-效果质量控制过程设计"个体化"的概念。这种想法是最重要的策略。通过对特定的测定方法选择或设计控制方法,我们能结合分析性能的医学要求,测定方法的不精密度(s)和偏倚($bias$),测定方法的不稳定性能(误差发生率,f)以及控制方法的性能特征。但仍然保持少的控制测定值个数及控制方法足够简单用于手工执行。发展广泛的可应用的质量控制方法具有完善的误差检出,无假失控,每批上的控制测定值个数,简单的统计计算及手工执行是不可能的。

策略2:对于第一次应用把具有最高工作负荷的分析过程作为目标。

目的是把概念应用到具有一些显著作用的某些测定方法。在临床检验上采用了几百种不同的试验和分析过程,一般的方法工作负荷不大;在这些测定方法中,大多数具有较少的问题,只有一些测定方法具有较多的问题。对于高工作量具有较多问题的测定方法,首先为了质量和生产率应优化它们的质量控制方法。这一策略应用质量管理的"帕累图原理":处理具有最多问题较少的过程将具有最大的作用。

策略3:开始于定性而不是定量的设计。

在你最好判断基础上,应该开始于定性地应用一般的原则和准则。使用定量的资料-总误差规范,医学上重要误差的计算,功效函数的评价,期望的缺陷率和试验有效比的计算,等等。这些可能耽搁这些概念的应用。开始于定性的应用,以及发展更定量的应用。

优化分析过程的质量和生产率是动态的而不是静态的过程;随着预防过程降低误差发生率,将需要改变控制方法。总是有机会在后来的时间中进一步地提高设计。重要的是开始应用这些概念。

策略4:根据质量管理的原则提供机构内培训强调问题的预防作为取得成本-效果质量控制的必需活动。

最具成本-效果的分析过程是从未有任何问题的过程,因此不需要质量控制。管理者和分析人员必须懂得永久消除问题来源的重要性,从而提高分析过程的质量和生产率。

当测定方法是稳定的和较少误差发生时,需要的是从定性开始设计的简单控制方法。因此,如果能排除或预防误差发生的原因,如在工业质量管理方法中执行的一样,所有的需要是定性设计过程和简单的控制方法。

策略5:对于稳定的仪器系统,特别是随机式过程,在分析患者样本之前检测控制物,而不是用控制物夹着患者的样本。

当在患者样本之前分析控制物,而不是与患者样本一起分析时,很大地降低了假失控的重复成本。如果过程失控,仅需要重复分析控制物。用较少的控制测定值能取得较高的误差检出,因为能使用具有较高的假失控概率更灵敏的控制规则。当然,这种实践假定,一旦已经评价了它的控制状态,过程是非常稳定的,没有发生改变的。许多新的仪器系统提供了非常好的日内稳定性,以及不同于旧的系统就能控制住——在患者样本之前分析控制物,而不是用控制物夹着患者样本的控制实践。当过程的稳定性允许,在分析患者样本之前,进行仪器检查及分析控制物来保证仪器系统是正常的工作。

策略6:把任何重复性工作从多通道分析仪或同时多批分析过程上移到单批或随机式过程分析仪上。

如果在同一仪器系统上执行重复性工作,不能维持同时多批的生产率。有太多的假失控,其与同时多批的影响有关系。如果能把重复性工作移到单通道分析仪上,然后就能在单通道性能的基础上选择控制方法。如果在相同的多通道系统上分析重复性工作,必须保持假失控非常低,通常以降低误差检出到不满意的概率为代价。

策略7:通过让控制限随着控制测定值个数和通道个数增加而变化,使单规则控制方法适应于不同的测定方法。

单规则控制方法,如具有 ±2*s* 或 ±3*s* 控制限的 Levey-Jennings 控制图,有严重的局限性——太多的假失控或太小的误差检出率。控制规则如 $1_{0.05}$或 $1_{0.01}$允许控制限随着每批控制测定值个数增加,或随通道个数增加而改变。这些控制规则比 1_{2S}规则有较少的假失控,且比 1_{3S}控制规则有更好的误差检出。

策略8:提供机构内统计质量控制的培训以至于分析人员懂得控制方法的技术上的细节及性能特征,以及为了成本-效果如何设计或选择控制方法。

当对特定的测定方法选择或设计控制方法时,分析人员将意识到在实验室内使用不同的控制方法,以及想知道为什么及如何选择它们。利用这些兴趣建立在统计质量控制上更强的基本知识,更好地理解质量控制方法的性能特征,以及意识到在确定分析过程的质量和生产率上许多因素是重要的。有些文献是适合于管理者和分析人员机构内培训教程的质量控制学习班。

策略9:设计或选择可改编的多规则控制算法。

不管是进行定性或定量的设计,对于不同的测定方法和过程类型将需要不同的控制方法,而维持总的方法对于所有的管理人员和分析人员是可以理解的。多规则算法能提供一般的方法,而且容易被改编适于不同的应用。一般的算法能提供中等程度的误差检出及低的假失控。适当的改编通过改变控制规则、控制限、或每批控制测定值个数能提供非常高的误差检出或非常低的误差检出。

策略10:当分析过程受到持续误差影响时,选择或设计多规则控制方法包括使用过去的控制测定值的控制规则。

当分析误差期望从一批持续到另一批时,由于过程的性质或可变量影响过程,多规则控制方法应该包括至少一个控制规则使用从前面批获得的控制数据。随着有误差批数的积累,在误差情况下获得控制测定值个数的积累,提高控制方法误差检出的能力。

策略11:在稳定和不稳定的操作过程中选择或设计不同的控制方法。

没有原因在使用的测定方法中仅可使用一个控制方法。当测定方法的行为处于稳定的状态时,比测定方法不稳定时需要更少的控制。在稳定的操作过程中,使用具有非常低的假失控概率的控制方法。在不稳定的操作中(或当质量是怀疑时),使用具有非常高误差检出的控制方法,而很少考虑它的假失控概率。

策略12:在分析过程操作上的不同阶段发展常规使用的多阶段设计。

分析过程的稳定性可预测地变化,这样在过程的常规操作上不同的时期或阶段质量控制的不同设计是恰当的。这种"多阶段"设计可能是顺序的,从起始阶段设计转换到监测设计,再转换到回顾性设计,当需要时,可能转换到急诊或"快速"设计。多阶段设计也可具有几个不同控制方法以平行的方式执行监测分析批问题的早期识别,为了数据报告的目的评价分析批,以及累积几批的控制信息识别较小的误差,开始预防性维护过程,以及记录取得的分析质量。

策略13:当可能是通过计算机执行控制方法。

如果提供分析人员最终的"在控"或"失控"信号,不需要记住在设计上的所有差别及作出所有数据的解释,对不同的分析过程和在过程的操作上不同的时期使用个体化设计将是容易的。尽管个体化的多规则,多阶段控制方法的手工执行是可能的,这就把要求放在分析人员要记住每个分析阶过程及应用的每一阶段控制方法的详细情况上了。这样,计算机支持对许多"个体化"控制方法的有效使用将成为必需的。

基于计算机化的质量控制程序应该提供管理者和分析人员对分析过程的成本-效果操作进行个体化设计所需要的灵活性。这些程序应该能够联机或手工输入数据。菜单应该允许选择控制规则、控制限和每批控制测定值个数。多规则方法应该是可获得的,也应该有多阶段设计。解释的特征应存在,帮助识别遇到的分析误差类型,以及提供检修故障的建议。应该提供数据库用于贮存和记录的能力以便能估计分析过程的误差发生率。总结的分析和报告应该记录过程取得的质量,辅助发展预防性维护过程的计划,以及指出当过程稳定性能有显著的变化时,需要重新设计控制方法。

策略14:执行广泛的质量控制程序,在实验室的所有活动上把优先权放在提高质量、生产率及降低成本上。

体现在成本-效果质量控制的原理和方法作为商业策略质量提高广泛应用的阶段。发展成本-效果质量控制作为实验室和卫生保健机构全面质量管理策略的一部分。

第四节　如何开始执行成本-效果质量控制

成本-效果质量控制方法的选择或设计是一个复杂的过程,因为需要考虑许多因素。理解原理和准则需要进行许多的思维活动。执行策略采用许多计划。简言之,它不是容易的。另一方面,它并不像它表现的那样困难。

现在你可以在你自己的实验室做一些事情,评价你们的控制方法的成本-效果,以及改进你们分析方法的操作。试着下面的步骤开始执行成本-效果的控制方法。

(1)列出在你实验室五项具有最少的问题分析方法,以及五项具有最多的问题分析方法。与实验室的分析人员协商看是否你列出的分析方法反映了他们的经验。

(2)确定采用什么控制方法控制这10项分析方法。如果对这些方法使用相同的控制方法,它很可能不是成本-效果的。

(3)评价那些控制方法的误差检出和假失控概率。根据你使用不同控制方法(控制规,控制测定值个数)的性能的知识,你能作出定性的评价,或参考适当的功效函数图,你能作出定量的评价。假定检出的随机误差相当于标准差的加倍($\triangle RE = 2.0s$)或系统偏移相当于两倍标准差的大小($\triangle SE=2.0s$)的情况是重要的。

通过对你最好的分析方法改用新的控制方法以提供低的假失控,以及对最差的分析方法采用新的控制方法以提供高的误差检出,很有可能改进成本-效果。对于最好的分析方法,它可能像减少控制测定值个数一样简单,或采用 Levey-Jennings 控制图,且具有 $\pm 3s$ 控制限以及每批只有一个或两个控制测定值。对于你最差的分析方法,它可能像增加控制测定值个数那样简单,或采用 Levey-Jennings 控制图,且具有 $\pm 2s$ 控制限以及每批有两个到四个控制测定值。

第四十章

临床检验风险管理

第一节 风险概述

风险的定义最早由美国学者威特雷于1901年提出,即风险是关于不愿意发生的事件发生的不确定的客观体现。其含义包括3层:①风险是客观存在的现象;②风险的本质与核心具有不确定性;③风险事件是主观上不愿发生的。

目前对风险的定义还没有达成统一,但通常有两种认识:①风险为不确定的事件;②风险为预期与实际的差距。前者从概率的观点定义风险,后者则强调风险带来的损害。因此风险的概念由两部分组成,即风险事件出现的概率和风险事件后果的严重程度或损失大小。

既然风险在人们日常生活和社会经济活动中普遍存在,并与人们自身利益密切相关,使得风险管理越来越重要。下面对风险相关的几个术语进行介绍:

1. 损害(harm) 对人体健康的实际伤害或侵害,或是对财产或环境的侵害。[ISO/IEC 指南 51:1999,定义 3.1]

2. 危害(hazard) 损害的潜在源。[ISO/IEC 指南 51:1999,定义 3.5]

3. 危害处境(hazardous situation) 人员、财产或环境处于一个或多个危害之中的境遇。[ISO/IEC 指南 51:1999,定义 3.6]

4. 风险(risk) 损害的发生概率与损害严重程度的结合。[ISO/IEC 51:1999,定义 3.21]

5. 风险分析(risk analysis) 系统运用可得资料,判定危害并估计风险。[ISO/IEC 51:1999,定义 3.10]

6. 风险评定(risk assessment) 包括风险分析和风险评价的全部过程。[ISO/IEC 指南 51:1999,定义 3.12]

7. 风险控制(risk control) 作出决策并实施保护措施,以便降低风险或把风险维持在规定水平的过程。

8. 风险评价(risk evaluation) 在风险分析的基础上,根据给定的现行社会价值观,对风险是否达到可接受水平的判断。[以 ISO/IEC 指南 51;1999,定义 3.11 和 3.7 为基础]

9. 剩余风险(residual risk) 采取防护措施后余下的风险。[ISO/IEC 指南 51:1999,定

义 3.91]

10. 风险管理(risk management)　系统地应用管理方针、程序及其实践进行风险分析、评价和控制工作。

11. 风险管理文档(risk management file)　由风险管理过程产生的、无须相连接的一组记录和其他文件。

12. 安全性(safety)　免除于不可接受的风险。[ISO/IEC 指南 51:1999,定义 3.1]

13. 严重度(severity)　危害可能后果的度量。

第二节　风险管理的过程

风险管理的整体过程如图 40-1 所示,其核心是风险评定过程,包括损害识别、风险估计和风险评价。

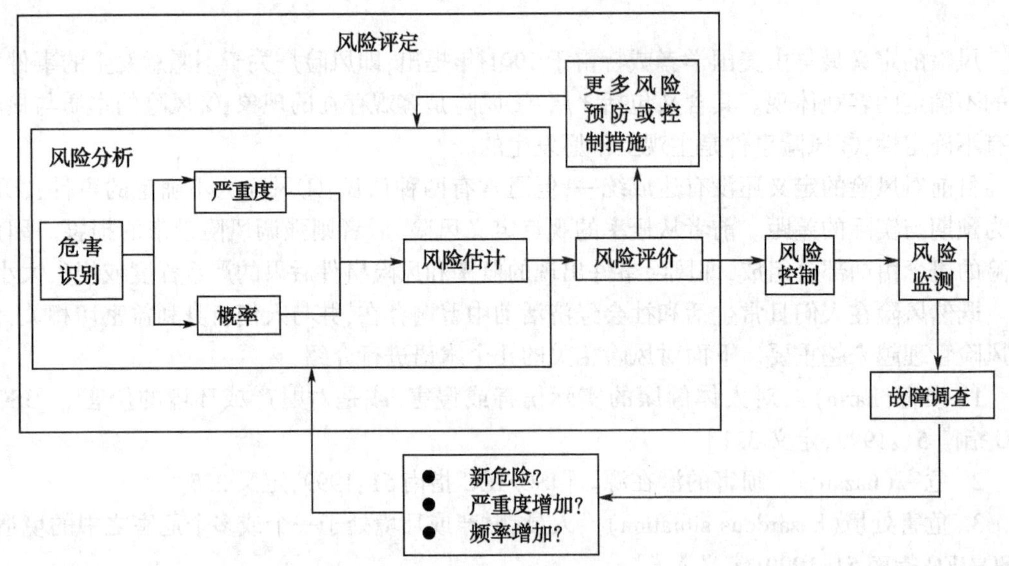

图 40-1　风险管理过程

一、危害识别

风险管理第一步应识别潜在的危害及其原因。对临床实验室而言,应审核检测过程、监管认可要求、厂家提供的信息、实验室环境、检测预期临床用途等相关信息,以供分析并识别过程中潜在的失效模式。

理想情况下,厂家应进行风险评估,并将评估结果提供给实验室。实验室对风险评估报告进行评价,判断厂家风险分析是否完整可靠,识别的失效模式是否全面,并结合实验室自身情况,明确实际的失效模式列表。表 40-1 为厂家提供的失效模式列表实例。

表 40-1 失效模式列表举例

	失效模式	风险		控制措施			剩余风险
检测步骤	原因	严重度	概率	预防	检测	恢复	可接受性
1 样品采集	1.1 污染						
	1.1.1 酒精						
	1.1.2 其他清洗剂						
	1.1.3 抗凝剂						
	1.1.4 静脉注射液						
	1.1.5 与其他液体或材料混合						
	1.2 样品量不足						
	1.2.1 采样点循环不好						
	1.2.2 血管不充盈						
	1.2.3 采集不够						
	1.2.4 技术不好						
	1.2.5 采集过多						
	1.3 溶血						
	1.4 采集不正确的患者						
	1.5 不合适的样品						
	1.5.1 动脉/静脉/毛细血管						
	1.5.2 全血/血浆						
	1.5.3 样品容器或注射器错误/错误的添加剂						
	1.5.4 空腹/餐后						
	1.5.5 样品凝集						
	1.5.6 采集时间不合理						
	1.6 患者状态不适合检测方法						
	1.6.1 血细胞比容太高或太低						
	1.6.2 含氧量太低或不稳定						
	1.6.3 药物治疗干扰						
	1.6.4 脂血						
	1.6.5 尿液过稀						
	1.7 患者准备不正确						
2 样品提呈	2.1 不正确的程序/技术						
	2.1.1 污染						
	2.2 不正确的提呈						
	2.2.1 样品类型						
	2.2.2 稀释不合理						

续表

失效模式		风险		控制措施			剩余风险
检测步骤	原因	严重度	概率	预防	检测	恢复	可接受性
2 样品提呈	2.2.3 移除多余微量部分失败						
	2.2.4 不正确的样品温度						
	2.2.5 储存样品处理不正确						
	2.3 采集至分析耽搁时间太长						
	2.4 样品混匀不充分						
	2.5 样品试剂混匀不充分						
	2.6 提交的样品量不合适						
	2.6.1 量不足						
	2.6.2 过量						
	2.7 气泡引入						
	2.8 不正确的患者标识信息输入到计算机						
3 仪器/试剂	3.1 不利的环境条件						
	3.1.1 温度						
	3.1.2 湿度						
	3.1.3 震动						
	3.1.4 静电						
	3.1.5 无线电频率或电磁干扰						
	3.1.6 灯光强度						
	3.1.7 气压或海拔						
	3.1.8 预热时间不足						
	3.1.9 电压过低						
	3.2 过期试剂						
	3.3 不正确试剂运输						
	3.4 不正确试剂储存						
	3.5 不正确试剂准备						
	3.6 试剂使用不正确						
	3.7 试剂污染						
	3.8 试剂时间过久而变质						
	3.9 批间变异						
	3.10 样品相关的试剂故障						
	3.10.1 干扰物						
	3.10.2 分析物浓度过高(钩状效应)						
	3.10.3 独特的 pH						

续表

	失效模式	风险		控制措施			剩余风险
检测步骤	原因	严重度	概率	预防	检测	恢复	可接受性
3 仪器/试剂	3.10.4 独特的黏度						
	3.10.5 独特的微粒负荷						
	3.11 电子模拟器故障						
	3.12 不适当的质控品运输						
	3.13 不适当的质控品储存						
	3.14 质控品混匀不充分						
	3.15 不适当的校准						
	3.16 精密度不好						
	3.17 正确度不好						
	3.17.1 偏倚						
	3.17.2 干扰						
	3.18 分析模式不正确						
	3.18.1 质控品与患者样品						
	3.18.2 选择分析物不正确						
	3.18.3 程序参数不正确						
	3.19 样品携带污染						
	3.20 仪器错误						
	3.21 仪器故障						
	3.21.1 软件计算						
	3.21.2 校准和分析之间的漂移						
	3.21.3 校准缺失						
	3.21.4 电力不稳定						
	3.21.5 读出设备故障						
	3.21.6 数据缺失或紊乱						
	3.22 使用前未验证仪器或试剂性能						
	3.22.1 仪器初始使用						
	3.22.2 仪器维修或保养						
	3.22.3 电池变化						
	3.22.4 试剂批号改变						
	3.22.5 常规使用						
	3.23 不合理的仪器功能未去除						
	3.24 仪器保养不足						
	3.24.1 光学部分污染						
	3.24.2 划痕						

续表

检测步骤	失效模式 原因	风险 严重度	概率	控制措施 预防	检测	恢复	剩余风险 可接受性
3 仪器/试剂	3.24.3 雾						
	3.24.4 设备外伤						
	3.25 使用患者私人设备						
	3.26 复杂的程序						
	3.27 不正确的技术						
4 结果、数据输出或原始数据	4.1 视觉误读						
	4.2 测量单位设置不正确						
	4.3 模式设置不正确						
	4.3.1 新生儿 VS 全血 VS 血浆 VS 尿液						
	4.3.2 质控品 VS 患者样品						
	4.3.3 不正确的程序设计						
	4.4 数据的偶尔缺失						
	4.5 需要计算						
5 初步审核	5.1 质控结果的不正确解释						
	5.2 离群值未识别						
	5.3 未识别超出线性范围的结果						
	5.4 未识别警报值						
	5.5 未识别需要确认的样品						
	5.6 未识别分析前变量的后果						
	5.7 未识别仪器故障						
	5.8 未识别干扰						
6 解释/报告	6.1 无结果						
	6.2 结果记录于不正确的患者表中						
	6.3 记录不正确的信息						
	6.3.1 数据						
	6.3.2 时间						
	6.3.3 结果						
	6.4 信息无法读取						
	6.5 无临床解释提示						
	6.5.1 参考区间						
	6.5.2 警告界限						
	6.5.3 历史结果						
	6.6 结果或报告位置不一致						
	6.7 由于报告机制结果暂时无法获得						

但目前并没有相应的法规要求厂家提供完整的风险评估报告,因此,实验室可能需要自己执行风险评估。实验室首先应详细绘制检测过程流程图,将整个测量系统分成若干步骤,以利于发现系统的薄弱点。流程图应包括详细的步骤,列出分析前、分析中和分析后阶段。以葡萄糖自动化检测为例,其流程图见图40-2,包括仪器启动/保养/校准、试剂/校准品采购和储存、操作者能力培训、实验室环境、标本接收及可接受性评价、结果审核等。如有必要,还可对流程图中的重要步骤详细展开,更好地识别潜在失效模式。

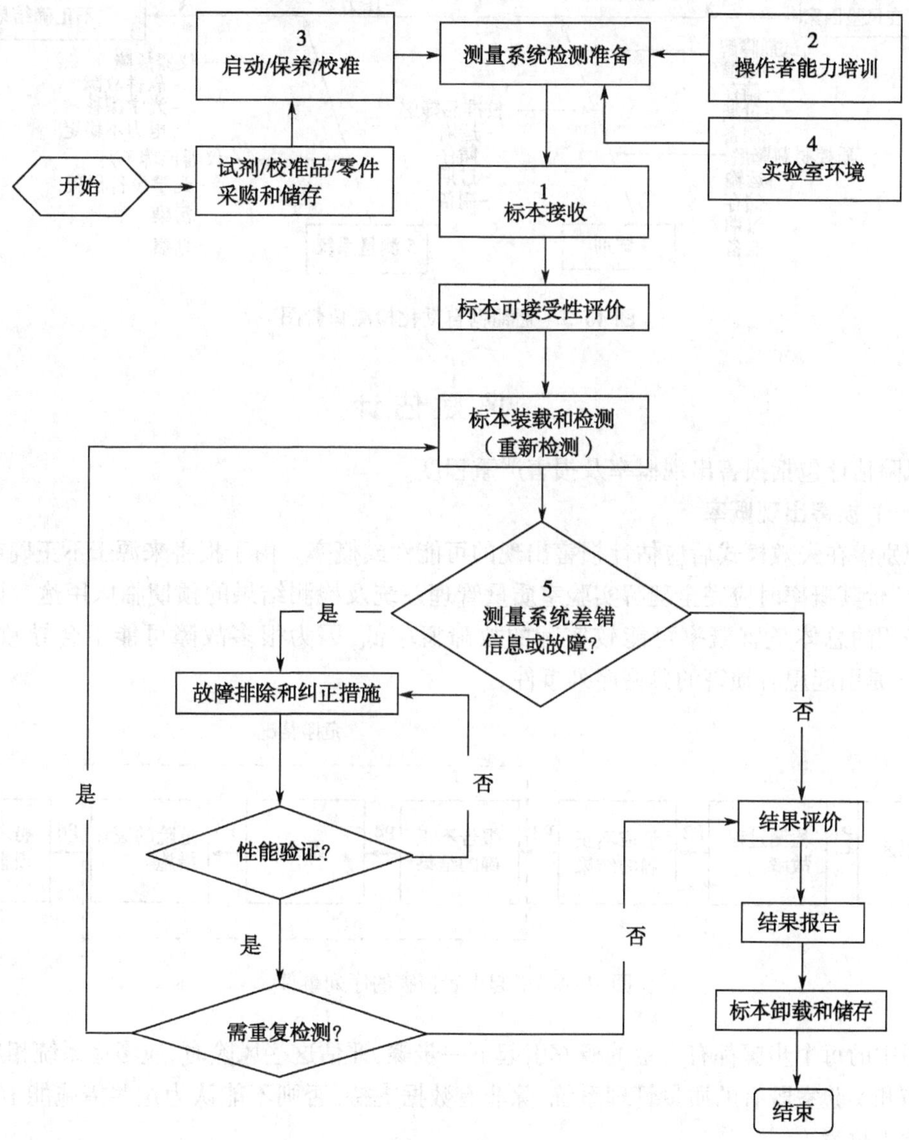

图40-2　葡萄糖自动化检测流程图

风险评估小组可通过头脑风暴的方式,收集小组成员的想法,讨论潜在失效模式,图40-3为该葡萄糖自动化检测对应的鱼骨图,潜在失效模式分为5类:标本、操作者、试剂、实验室环境及检测系统,其影响为不正确的检测结果。

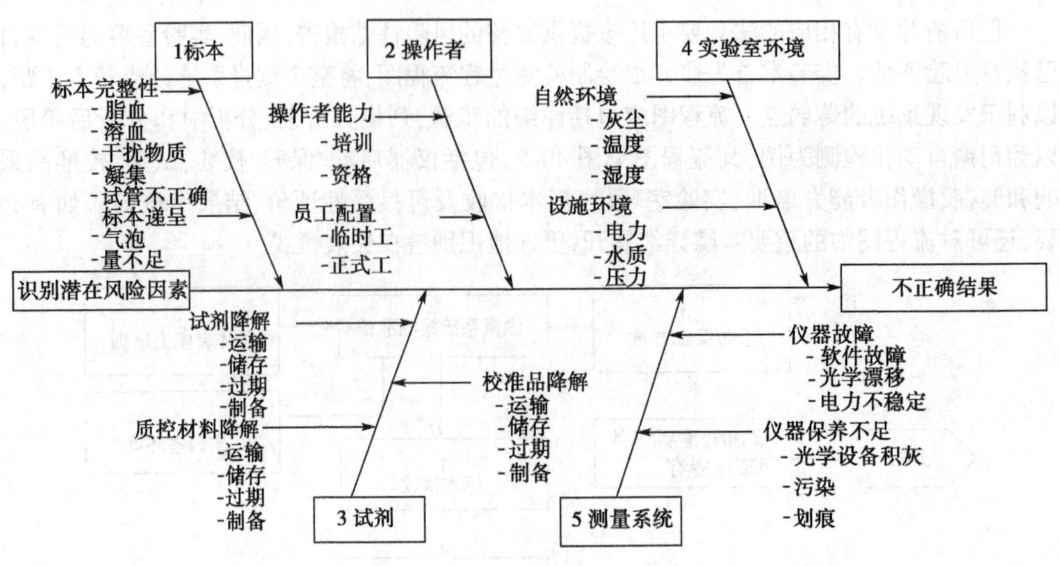

图 40-3 葡萄糖自动化检测鱼骨图

二、风险估计

风险估计包括损害出现概率及损害严重程度。

（一）损害出现概率

识别潜在失效模式后应估计损害出现的可能性或概率。由于损害来源于不正确或延迟结果，评价其概率时应完全理解实验室质量管理系统及检测结果的预期临床用途。许多实验室采用的总体危害概率可能较实际的故障概率低，因为很多故障可能不会导致危害。图 40-4 是引起患者损害的典型序列事件。

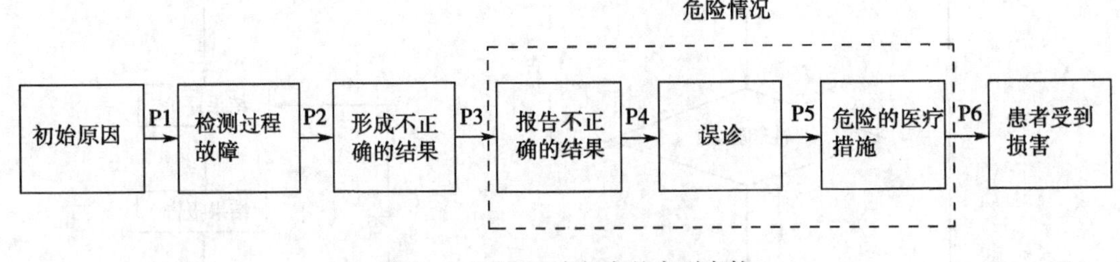

图 40-4 引起患者损害的序列事件

图中的每个步骤都有一定的概率引起下一步骤，评估这些风险时，应考虑系统相应的控制措施和实验室既有的质量管理系统，除非有数据支持，否则不能认为这些措施能 100% 预防或检出故障。

实验室最好能定量估计预期故障发生的概率，但往往没有充足的数据，这种情况下可采取描述性半定量方法，并建立描述的分类。如 ISO 14971 的半定量分级：经常 = 每周 1 次；可能 = 每月 1 次；偶尔 = 每年 1 次；很少 = 几年 1 次；不可能 = 整个使用期间 1 次。

这些危险情况的概率通常需要结合临床判断进行估计。其参考信息来源包括技术公告、同行评审文献、实验室记录、产品警报及商业杂志、专家判定等，专家判定最好能包括关于检测过程、测量系统和临床应用的不同方面的专家组。

(二) 损害严重度

故障包括不正确结果、延迟结果及无结果,其后果可能引起患者损害。例如,不正确的结果导致错误的诊断,患者可能接受不正确或未接受治疗。故障引起的损害严重度的评估需要实验室和临床共同协商判断。需要考虑的关键因素包括:①临床医生会如何使用该结果?②确认检测结果还有哪些信息?③临床医生在处理结果前获得确证结果的概率?④结果引起临床决策有多快?⑤根据结果会对患者采取哪些干扰措施?⑥不正确的干扰会对患者产生什么损害?⑦损害有多严重?

如果实验室不能评价所有这些关键因素,可考虑其中最重要的情况。同样目前对于严重度的估计主要采用半定量方法,如 ISO 14971 列出的严重度半定量分级:可忽略 = 临时不适;很小 = 临时伤害,不需要专业的医学干扰;严重 = 需要专业的医学干扰的伤害;危急 = 永久的或危及生命的伤害;灾难性 = 引起患者死亡。

三、风 险 评 估

将风险估计的结果与实验室既定的风险可接受标准进行比较,评价风险的可接受性。评估时应考虑试验的临床用途及现阶段能达到的技术水平,完全阻止故障或者检出所有不正确结果是不现实的,如果不正确结果的频率降低至可接受水平时,其风险也是可接受的。

风险可接受性标准应根据检测结果的临床用途而定,对于特殊检验,实验室可通过衡量利弊,判定是否将最初不可接受的风险判定为可接受的。表 40-2 为一半定量的风险可接受性矩阵表,表格一边为损害概率,另一边为严重度,表格中相应的空格为结合损害概率和严重度,判断风险是否可接受的结果。

表 40-2　风险可接受性矩阵表

危害概率	危害严重度				
	可忽略	很小	严重	重要	灾难性
经常	不可接受	不可接受	不可接受	不可接受	不可接受
可能	可接受	不可接受	不可接受	不可接受	不可接受
偶尔	可接受	可接受	可接受	不可接受	不可接受
稀有	可接受	可接受	可接受	可接受	不可接受
不可能	可接受	可接受	可接受	可接受	可接受

第三节　风 险 控 制

一、风险控制措施

如果风险评估的结果为不可接受,则应对相应的失效模式采取控制措施,使剩余风险降低至可接受水平。同时临床实验室应审核可接受的损害,验证其确实已降至当前可行水平。

风险控制措施可参考厂家提供的具体缓解措施或 QC 工具,但实验室应评估每种风险控制措施,验证其措施是否能使故障降低至临床可接受水平。如果采取控制措施后,评估剩余风险仍然不可接受,则临床实验室还需采取其他措施来降低风险,并重复该过程,直至剩余风险降低至可行的、可接受的水平。

二、质量控制计划

质量控制计划(quality control plan,QCP)指一套用于描述实践、资源及系列特定活动,以控制特定测量系统或检测过程质量,保证其满足特定要求的文件。

如果实验室评估剩余风险已降低至可接受水平,则可将相应的控制措施纳入至实验室QCP中。在实施QCP之前,实验室应对其进行审核,明确是否符合相应的监管机构和认可要求,是否符合厂家说明书。只有当实验室确定所有识别的风险已降低至临床上可接受的水平,并且QCP满足最低的监管机构和认可要求时,才能实施QCP。表40-3为实验室对QCP进行审核后的最终实施QCP的例子。

表40-3　经审核后的用于临床实验室的QCP

实验室QCP组分	厂家建议或监管机构要求	QCP更改
校准		
1. 重大保养前后应校准	保养前后应校准	保养前后校准一起检测质控品
2. 周校准或批号改变时校准	周校准或批号改变时校准	每周校准前后一起检测质控品
3. 质控失败后作为故障解决措施的校准	质控失败后的校准	同校准一起检测质控品
保养		
1. 按照保养计划:每月检查探针清洗,以监测压力或凝集检测;每月检查线路是否破损;每月监测灯光强度,必要时更换	按照保养计划	保养前后需要检测质控品。因此质控品检测至少与月保养和年保养一起进行
2. 每天监测冰箱温度		
3. 每次使用前检查质控品过期日期及开瓶稳定期		
4. 每次使用前检查试剂过期日期及开瓶稳定期		
5. 持续监测房间温度和湿度(有警报)		门诊实验室安装带警报的持续温度和湿度监测仪
6. 门诊实验室安装UPS/稳压器		

第四节　质量控制计划实施后的监测

作为质量管理体系的一部分,实验室应建立一个监控系统来监测QCP的有效性。不可接受的风险需要进行调查,以识别其根本原因,并进行合理的修正,实现持续质量改进。实验室应建立相应的标准,保证与厂家进行正确的交流。及时获得厂家更新、召回、实地纠正及任何影响检测结果评估的相关信息。

一、QCP 有效性的评估

一个有效的 QCP 能优化误差检出率,长期监测已应用的 QCP 时应考虑以下几点:①定期评估 QCP 性能,以验证预期有效性,验证识别的精密度或偏倚趋势;②记录和调查临床医生对于实验室结果与患者症状或诊断不一致的抱怨,后者作为实验室质量体系方针、政策和程序的一部分;③记录并跟踪分析批拒绝率、标本拒绝率及不合格标本的接受率等,为 QCP 性能评价提供信息。

二、调查及纠正措施

如果监测结果显示 QCP 未阻止或未检出故障,应调查相应的原因,判断风险是否依旧可接受、QCP 是否需要进行改进等。

一旦发现风险不可接受,应评估其对患者健康的影响,记录并纳入作为原始风险评估审核的一部分。同时进行调查,明确其根本原因,以采取纠正措施,阻止相同故障的再次出现,并将风险评估更新。

纠正措施可包括:①如果故障是测量系统本身的装备问题,应增加更多的预防性保养措施或新的控制过程;②如果故障是环境问题,应改进测量系统或实验室环境;③对于操作者错误,可修订程序消除差错或者选择培训计划,保证操作者了解该故障的原因。

三、监 测 实 例

以自动分析仪检测血清葡萄糖浓度为例,说明临床实验室如何对 QCP 进行监测。

场景说明:门诊实验室,10 名医疗人员组成的小组,自动化葡萄糖分析仪,由护士进行葡萄糖检测。

患者情况:45 岁,女性,糖尿病患者,主诉恶心、盗汗、口渴、多尿。利用该门诊实验室自动化分析仪检测葡萄糖结果为 12. 2mmol/L。离开医院的路上突然摔倒,呼叫救护车后,入院急诊室。其入院中心实验室葡萄糖检测结果为 23. 3mmol/L,这明显与门诊实验室结果不一致。

不可接受的 QCP 性能:阻止或检测葡萄糖危急值失败。

调查:6 个月内常规质控标本的结果在可接受范围内。测量系统无错误信息提示。审核 QCP,发现门诊实验室采用两个浓度的质控品,分别为 3. 9mmol/L(变动范围为 3. 1 ~ 4. 6mmol/L,*CV* 为 10%)和 13. 8mmol/L(变动范围为 11. 1 ~ 16. 7mmol/L,*CV* 为 10%),质控频率为 3 天 1 次。

患者样品的检测时间为质控通过后的第二天。重新检测患者原始标本结果为 11. 8mmol/L,重新检测质控标本的结果为 4mmol/L 和 11. 1mmol/L。将原始患者标本送至另一实验室检测结果为 23. 2mmol/L。

对该门诊实验室自动化葡萄糖分析仪的过去 6 个月质控数据进行审核,发现两个质控品的平均值分别为 4mmol/L 和 13. 9mmol/L,*CV* 都为 4%。这提示厂家说明书给出的质控界限过宽,不能及时检出失控状况。实验室采用实际的 *CV* = 4% 重新检查历史质控数据,发现过去两周已出现趋势——所有值都低于平均值,而根据 *CV* = 4%,最后 4 个数据超出了可接受限。这表明由于说明书提供的质控标本的范围较宽,采用厂家的质控限可能减弱了实验室检出试剂及校准品变质、测量系统故障的能力,最终导致不正确检测结果的报告。

可能原因:校准不正确,校准漂移,试剂变质,测量系统故障。

进一步调查:用相同批号的新试剂检测原有校准品,按照 $CV=4\%$ 可接受标准得到了可接受的质控结果。如果校准品存在问题,质控结果不会恢复。因此实验室怀疑原先使用的试剂变质。温度检测记录提示试剂储存在厂家建议的范围内且在有效期及开瓶稳定期内使用。

调查结论:①自动的内置试剂监测系统未能检测试剂的变质。主要原因由厂家确定,辅助原因为实验室未验证自动控制的有效性。②两个浓度的质控品未检出试剂变质引起的标本(23.2~11.0mmol/L)的漂移。其直接原因为实验室未采用合理的可接受限(如由质控标本结果统计得到的实验室特定的范围)。根本原因为实验室 QCP 规定质控限失败。

纠正措施:①根据测量系统的实际性能重新建立质控限,以提高检出试剂变质的能力。②增加质控品分析频率,从 3 天 1 次到每天 1 次。

第五节 风险管理工具

一、失效模式与影响分析

失效模式与影响分析(failure modes and effects analysis,FMEA)是以表格的形式列出一系列分析前、分析中和分析后阶段出现差错的潜在失效模式的过程,可帮助厂家和临床实验室识别特定检测系统的潜在故障来源,并评估相应的风险,以采取控制措施降低重大故障的风险。其基本过程包括选择研究过程、召集多学科小组、采集和组织研究过程的信息、执行风险分析、制订并实施行动和措施,其中风险分析又包括识别每个步骤的故障模式、明确每个故障模式的影响、严重度排序、概率和检测度排序、明确最重要的故障模式。图 40-5 为 FMEA 在临床实验室中的应用过程图。

二、帕累托分析

在资源有限的条件下,如果过程存在太多的潜在失效模式时,实验室必须采取最佳的方案来减少风险。首先应识别最需提高的领域,即危急故障模式。实现 100% 的安全目标是不现实的,FMEA 只能用于识别可接受范围外的风险。因此实验室必须将风险进行排序,这需要对严重度和概率进行半定量估计,如对不同等级赋予 1~5 分的等级,并将两者的等级相乘得到各故障的风险值,即风险优先数(RPN)或风险概率指数(RPI)。

但是计算 RPN 或者 RPI 也存在一定的弊端。假设故障 A 的严重度为 4,概率为 1,而故障 B 的严重度为 1,概率为 4,两者的风险值都为 4,如果将这两个故障视为一个等级显然是不合理的。这也是采用线性等级模式的缺陷,此时最好采用加权方式估计风险,但确定加权因子很困难。因此临床实验室需要利用其他工具重新将这两种故障进行排序,如帕累托分析,尤其是巢式帕累托分析,后者将严重度和概率的降序排列进行结合。首先将严重度最高的事件以出现频率降序方式进行排列,然后次严重事件再以出现频率降序排列,以此类推。表 40-4 为一个简单的帕累托分析实例。实际的帕累托分析通常包括上百个故障事件。此例中我们可以发现患者身份标记混淆的风险值为4,样本量不足的风险值为6,但由于前者导致的后果对患者的影响更严重,因此其真实的风险应高于后者而排在上方。

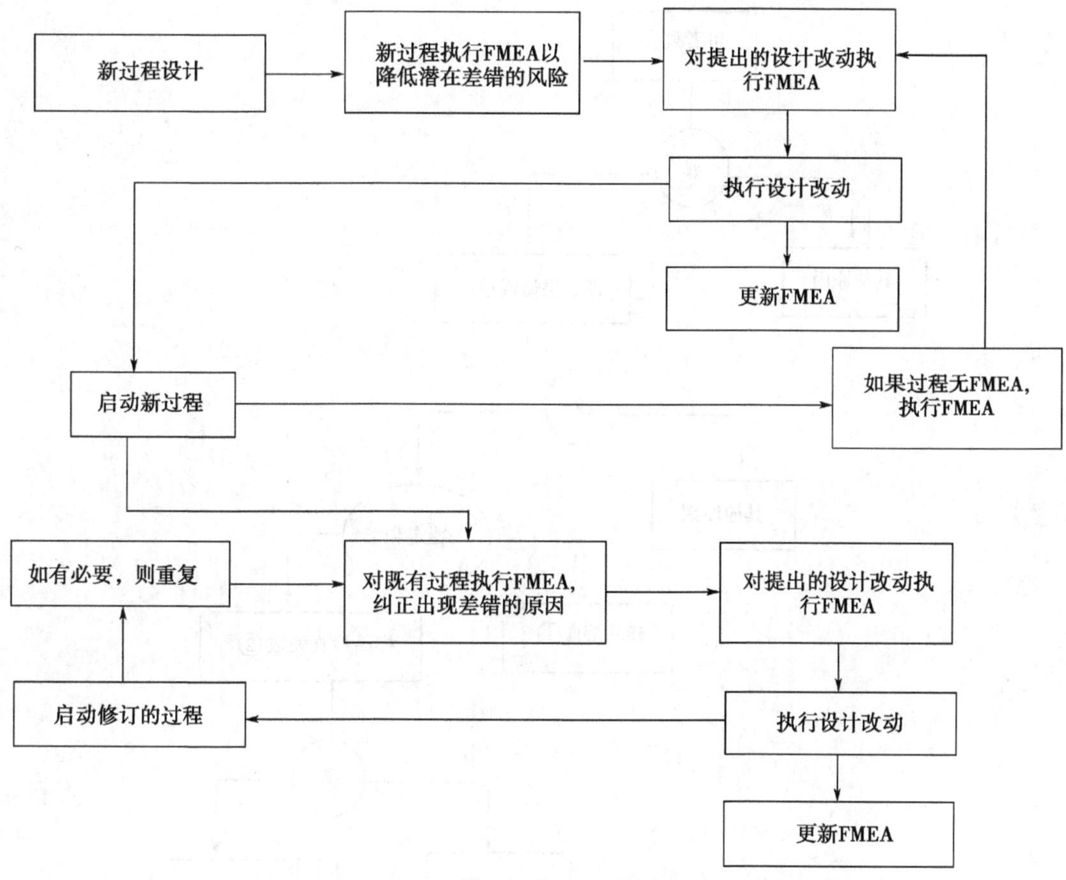

图40-5　失效模式与影响分析(FMEA)在临床实验室中的应用过程图

表40-4　帕累托分析实例

故障模式	严重度	概率	风险
干扰物	4	2	8
患者身份标识混淆	4	1	4
样本量不足	3	2	6
溶血样品	3	1	3

三、故障树分析

识别危急故障模式后,临床实验室应首先对潜在故障的根本原因进行调查。这里可利用工具故障树分析(fault tree analysis,FTA),其以图形的形式呈现故障的多重原因。FTA从最严重的故障开始,考虑故障可能的原因,也称为由上至下模式,这与FMEA不同,后者以过程步骤或组分开始,然后考虑该步骤中可能出现的故障,因此FMEA有时也称由下至上模式。

FTA通常以“门”的形式来区分单独原因(“或”门)和多重原因(“和”门)。此外,还有表示引起故障或事件所需的特定顺序("特定和"门)。图40-6为部分FTA实例,表40-5为对应的FMEA表格。

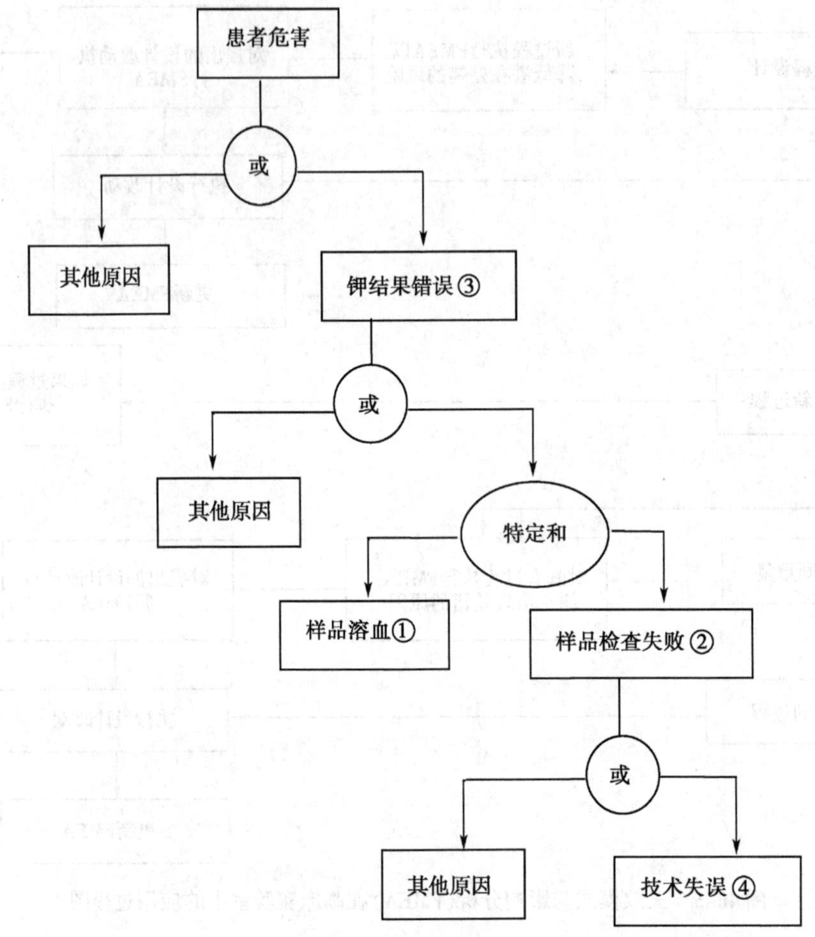

图40-6　FTA应用实例

表40-5　利用FTA得到的FMEA

步骤	故障模式	影响	原因
接收样品	样品溶血①	钾结果错误③	未知
检查样品	样品检查失败②	钾结果错误③	技术失误④

四、其　　他

风险管理还有很多实用的工具,如故障报告、分析和纠正措施系统(failure reporting and corrective action system,FRACAS),后者不同于FMEA及FTA,它并不是假定一系列潜在的故障模式,而是呈现过程中已出现的故障。其他工具还包括前文提及的识别潜在风险因素的过程图及鱼骨图等。

第四十一章

床旁检测质量管理

随着检验技术的不断进步，医学检验有向“自动化”、“简单化”、“小型化”、“科学化”、“床边化”方向发展的趋势。床旁检测(point of care testing，POCT)是在患者床旁进行各项检查，快速得到检查结果，极大地方便了临床诊断，得到了临床特别是急诊医学、社区医院和患者家庭的青睐。POCT 检测有很高的技术含量，蕴藏着巨大的发展前景，为检验高新技术的缩微。本章就 POCT 应用技术、临床应用和质量管理作一简述。

第一节　POCT 的基本概念

1995 年，在加利福尼亚召开的 AACC(美国临床化学协会)年会展览会上有一个特殊的展区，专门展示一些可以携带方便、操作简单、结果准确可靠的技术与设备，这些新颖的技术和设备带给所有参观者以崭新的概念，即“在靠近患者的地方在极短的时间内以混合型实验室的形式获得准确测量结果的装置与仪器”，即 POCT(point of care testing 或 point of care in vitro diagnostic testing)。

2005 年 10 月美国病理家学会(CAP)将 POCT 定义为那些无须常备专用场所就可进行的检测。POCT 涉及的是那些在医院内提供却在临床实验室之外的设备上进行的患者检测活动。

根据国际标准化组织 ISO 22870:2006 的定义，POCT 是指近患者进行的一种快速检测分析技术，它能在床旁、病房或中心实验室或者其他地方开展。其结果能够为患者监测或者诊疗提供依据，是检验医学发展的一种新趋势。

POCT 曾有过许多意思相近的表述：如辅助检测(ancillary testing)、床旁检测(bedside testing)、家庭检测(home testing)、患者近旁检测(near patient testing)、患者自我检测(patient self-testing)、医生诊所检测(physician's office laboratories)、卫星化检测(satellite testing)等。现在大都采用 POCT 这一名称。在我国至今尚无规范的中文名词，大多译为“床边体外诊断实验”，简称为“床边检验”或直接应用英文缩写“POCT”。

POCT 相对于中心实验室有以下方面的优势：①可以提供更快捷的检测结果，以便临床及时为患者确定治疗方案，即时检测结果是进行即时治疗的基础。②缩短了标本运送的时间，确保试验(如血气、乳酸)标本的稳定性。③减少了传统实验检测带来的分析前差错，如样品的处理、运送以及标记。④在手术室、重症监护室以及儿科检测，POCT 需要的样本量可以更少。

尽管拥有以上优点，POCT 仍存在以下挑战：①POCT 检测过程一般由护士或其他非实验室专业人员来完成，检测者通常没有经过系统的培训或不理解质量控制的基本概念，从而影响检测结果的准确性。②不同检测地点和中心实验室之间的一致化。③信息管理：将医疗机构中所有的 POCT 设备与中心实验室进行网络连接的能力。④通过远程完成检测的详细记录。由于不利因素的存在，实验室应该从检测各个方面进行分析，采取相应的质量保证措施，实现 POCT 检测的全面质量控制。同时，POCT 的检测应该与医院的中心实验室或者检验科进行及时沟通，确保检测结果的一致性，为患者诊治提供有效的依据。

我国于 2006 年 7 月 19 日由中国医院协会临床检验管理专业委员会发起并组织成立了“中国医院协会临床检验管理专业委员会 POCT 分委员会”，并初步拟定了“POCT 检查的 Checklist”、“POCT 临床应用指南”、“POCT 实行办法（草案）”等相关文件。同时，分委员会还充分利用各专业网站、专业杂志的继续教育专栏、举办培训班等形式宣传、普及 POCT 的相关知识，我国 POCT 的规范化管理、质量控制措施等工作正逐步在检验医学领域开展起来。

第二节　POCT 的应用技术及数据管理系统的发展

POCT 是将多种复杂的学科有机地结合在一起，以最简单的方法和语言表达出来的一门新型和热门技术。它所涉及的学科有：生理医学、生物化学、流体力学、光学、材料数学、统计学、电子工程学、文学、美术学和法学等。它所涉及的诊断领域有：妇女健康、优生优育、呼吸道感染、消化道感染、血液传播感染、虫媒传播感染、性传播感染、心血管疾病、癌症、药物滥用、环保及食品等。

一、当前 POCT 的应用技术

（一）免疫胶体金分析技术

免疫胶体金分析技术是以胶体金标记结合抗原-抗体反应的一种新的免疫标记分析技术，常有免疫层析法和斑点免疫金渗滤分析法，其基本原理是将抗原或抗体先固定于固体支持物如硝酸纤维素膜上，在与标本（尿液或血液）中的特异的抗体或抗原结合后，再与胶体金标记的第二抗体结合，在固定有抗原或抗体的特定区域显色，从而实现对被测抗体或抗原进行特异性检测，属于定性或半定量分析。

应用免疫胶体金分析技术开发的尿液分析试纸，已在临床上普遍使用。成熟的免疫胶体金分析方法最显著的特点是操作简便，获得结果迅速，因此不断开发和应用新的免疫胶体金分析方法，对 POCT 工作的开展将起到十分重要的推动作用。

（二）干化学分析技术

干化学分析技术是指建立在某些特殊固相支持物上的检测分析技术，通常将测定某些项目所必需的全部或部分试剂固定在具有一定结构的载体上，通过滴加液态样品溶解载体上的试剂，并与样品中的待测成分发生反应，在支持物的局部区域产生信号变化，再通过检测以获取待测物的浓度。干化学分析技术的原理大多采用反射光度法，与传统的生化分析方法有明显差异。干化学分析技术具有速度快，检测灵敏度和准确度较高的特点，并可采用仪器进行检测,目前已被广泛应用于血糖、血尿素氮、血脂、血氨以及心脏、肝脏等酶学分析的 POCT 检测。

(三) 生物与化学传感器技术

生物与化学传感器是指能感应(或响应)生物、化学量,并按一定的规律将其转换成可用信号(包括电信号、光信号等)输出的器件或装置。它一般由两部分组成,其一是生物或生化分子识别元件(或感受器),由具有对生物或化学分子识别能力的敏感材料(如由电活性物质、半导体材料等构成的化学敏感膜和由酶、微生物、DNA 等形成的生物敏感膜)组成;其二是信号转换器(换能器),主要是由电化学或光学检测元件(如电流、电位测量电极、离子敏场效应晶体管、压电晶体等)组成。

(四) 生物芯片技术

生物芯片又称微阵列,是 20 世纪 80 年代末在生命科学领域中迅速发展起来的一项高新技术,它主要是指通过微加工技术和微电子技术在固相载体芯片表面构建的微型生物化学分析系统,以实现对核酸、蛋白质、细胞、组织以及其他生物组分的准确、快速、大信息量的检测。

生物芯片技术基本原理是在面积可达几个平方毫米的面相材料等芯片表面有序点阵固定排列一定数量的生物分子(DNA、抗体或抗原等蛋白质及其他分子)。这些成分及相应的标记分子结合或反应,结果以荧光、化学发光或酶显色等指示,再用扫描仪或电感耦合器件摄像等技术记录,经计算机软件处理和分析,最后得到所需要的信息。而组织芯片的原理是将不同的组织样品点阵固定排列在一张芯片上,再通过免疫组化、原位杂交等手段对芯片上的组织样品进行分析。

目前,通过基因多态性芯片,对不同的个体药物代谢能力分析,从而实现临床的个体化用药;通过基因芯片进行细菌检测和细菌耐药性分析;通过生物芯片对肿瘤、糖尿病、高血压、传染性疾病的筛查和检测方面的检验产品日臻成熟。

二、POCT 数据管理系统的发展

从历史上看,POCT 数据管理系统大致可分为 5 个阶段,具体情况见表 41-1。

表 41-1 POCT 数据管理系统的发展

方法	注解
人工记录	不可靠且难以维持,不易审查,最初被应用于所有 POCT。广泛的人工操作,肉眼读取数据,高投入,低效率
第一代	可使用笔记本电脑下载检测数据,但不能连接到实验室或者医院信息系统,仅提供历史数据和质量管理数据,只能从一个制造商处下载数据
第二代	用以太网连接中央服务器及外围患者监护单元,在数据传输过程中可多次访问患者信息,允许中央服务器与外围设备双向交流,可连接实验室及医院信息系统,适用于多个制造商的设备
第三代	与第二代相比允许多厂商提供企业级数据连接管理解决方案
未来的可能	多厂商的设备可与同一中央服务器进行双向连接并支持不同检测终端设备

第三节 POCT 仪器的选择和评估

POCT 仪器的优点在于操作简单、结果即时、设备小型便携。特别是对于急诊治疗和抢救的患者,POCT 在短时间内即可完成测试,医生根据 POCT 提供的信息,对患者及时做出初步诊断并拟定救治方案,减少住院时间,降低发病率/死亡率。同时对于一些需要长期监控的慢性病,如糖尿病的患者,可以方便地按照医生的要求由患者自己或家属进行血糖和尿糖的监控。然而,POCT 也存在一定的问题,如质量控制体系不完善、检验成本偏高、操作者的技术水平参差不齐和临床管理不够完善等。为了更好的选择 POCT 检测仪并正确地使用仪器,为临床提供快速准确的检测结果,需对 POCT 检测仪进行相应的评估,下文列举了几种评估方法,以供参考。

一、临床需求的评估

若要引进一台 POCT 检测仪,应明确 POCT 的使用目的,量化临床检测需要,评估该仪器的检测项目是否能够满足临床需求,是否可代替中心实验室的检测。可从以下几个方面对 POCT 检测仪的临床需求进行评估。

(一) 厂家提供的信息

厂家提供的一些基本信息可以在一定程度反映 POCT 设备的性能。但是厂家提供的服务和技术支持的类型因合同签署内容的差异有所不同。厂家所提供必要的技术支持与维护的能力是设备长期稳定应用的关键。

(二) 仪器的使用特性

应该准确评估 POCT 检测仪的使用特征,仪器每个月的检测数量,估计出设备每小时所需的消耗品的数量和存储空间,评估是否可以将此项目在中心实验室的检测完全转移到 POCT 检测仪。

(三) 患者人群状况

评估 POCT 检测仪是否能够满足医院的患者人群的疾病分布特征和数量,以及临床对 POCT 需求的关键点,如疾病的发生率和未来趋势、快速周转时间的优点、测试的紧迫性、同水平新疗法的开展等。应说明检测仪适用和不适用的患者人群和标本。

(四) 循证医学的应用

美国临床生化协会、检验医学操作指南提出 POCT 检测仪的循证实践是对国内外现有的资料进行总结。按照疾病分组包括:评估患者检测的结果和预后情况;如何将 POCT 检测仪融入患者全面管理程序中;了解检测程序并用通过标准化检测程序保证检测结果的质量;对患者目前的治疗方案有何影响。

(五) 临床评估

评估潜在患者数量和类型,可实现临床的效益评估。当对临床已开展的项目和床旁检测项目进行对比并考虑以下问题:当床旁检测项目作为一个用来对患者进行分类、用于实时监测治疗的筛选实验时该如何开展;这对患者目前的治疗方案将产生什么样的影响;它的应用程度如减少的患者访视、降低复诊率、缩短住院时间、使发病率和死亡率下降、再入院率降低、改进工作流程或周转时间、改进治疗方案、降低治疗风险、提高患者生活质量、增加患者满意度、增加临床医生的满意度等能否得以量化。同时,还应该考虑 POCT 检测仪性能、试验的局限性、对患者治疗效果的影响。

(六) 成本收益评估

需要结合临床和实际操作对相关问题进行充分考虑来获取利润:比如应用 POCT 能否帮助患者减少看病的次数、节省患者的时间以免延误治疗患者的需要、改进临床医生的时间安排、增加患者流量以及降低血制品的消费等;POCT 试验的分析性能是否适合于临床需求;做这项测试是否需要更稳健的质量体系和质量保证程序;开展 POCT 的净成本;目前的程序能否改变以满足临床需要(如改进周转时间);有多少地方需要开展 POCT;需要多少台设备才能满足临床检测的需求;谁将进行此项检测的操作、有多少人需要进行培训、是护士还是医生;如果某一特定的床旁检测项目的技术即将上市,是否会导致现有设备的系统在短时期内就趋于陈旧并必须要进行更新等。

二、操作要求评估

(一) 质量控制

POCT 检测仪的质控程序设计应该包括质控的形式、频率、质控物浓度水平、可接受标准、对不合格结果的说明、记录文件、趋势监测、人员的职责以及质控结果的总结。厂家可在检测仪中添加质控系统,并对每一名患者进行监测。用电子系统检查评估函数。用已知值的校准物进行校准。许多 POCT 检测仪的用户不是实验室,不具备专业的检测水平,也没有质控的习惯和意识。为了防止 POCT 检测仪使用不当,因此要考虑该仪器是否使用恰当。全面的质量控制包括用户识别(只有合法的用户并经最新资格认证才能操作此系统)、试剂的应用(过期的检测试剂不能使用)、日间质控(实验室主任或厂家必须设置每日质控的频率,所有的质控结果必须满足要求)、外部质控(实验室主任需根据更换试剂的频率进行质量控制,所有的质控结果必须满足要求)、检测单元(质控在每一个单独的测试、设备或类别中都必须符合相应的规则)以及其他方面(任何不良因素的影响都会引发装置锁定)。

(二) 检测项目的选择

一些 POCT 系统可开展多个检测项目,在选择这检测仪时应考虑:检测项目是否符合临床需求;能力测试设备需满足多条件检测的需求;选择性报告的能力;可接受的标本类型。

(三) 检测数量

在评价操作要求时,需要考虑 POCT 是否符合变更要求。检测手册应包括:患者病历管理(确保检测结果都记录在患者的病例当中);质控结果管理;一次性用品的最低订购数量;完整的检测记录和检测人员;评估常规的质量控制检测的时间和效果;需要的检测仪器的数量;运行 POCT 需要的人力和物质资源的要求。

(四) 人员和物质资源要求

确定运行一个 POCT 系统需要的基础设施,需要一套完整的规程。在开展新的 POCT 项目之前,需要进行技术人员鉴定。

三、POCT 性能评估

POCT 检测系统的临床和实际操作的可行性都得到了认可后,还需要做性能评估。

（一）初步评价

对于一个床旁检测项目的应用、校准、控制要求、误差识别能力、精密度和正确度、可应用的期限及其对环境的敏感性等方面的评价以确定其是否适合实际应用的需要。①日内和日间的不精密度：日内的不精密度是在一天内对样品进行重复检测，对所得到的结果进行统计。日间的不精密度是通过多日的重复检测得出。②利用患者标本进行方法比较：为了得到更有意义的患者标本检测结果，评估人员必须具备良好的操作和分析能力。方法比较可以参照美国临床和实验室标准化研究院（CLSI）EP09 文件。③可报告范围：有效的可报告范围可以通过用厂家提供的质控品、液体质控品或由已知的样本及基体物质进行分析。要遵循生产厂家的说明进行检测，每个分析水平至少应进行两次重复检测。所得结果应该符合厂商提供的分析报告检测范围。对于大多数 POCT，临床可报告范围和分析检测范围的制订都要与实际检测的标本一样对待，在检测前不能稀释。④室间质量评价审核：POCT 检测仪要参与室间质量评价（EQA）以检查其精密度和正确度。

（二）特殊情况的考虑

特殊检测系统和使用人群可能会影响设备的选择。①患者自我检测：患者自我检测是患者通过操作 POCT 检测仪来进行检测。患者应该根据当地管理机构的规定和要求对检测仪和检测过程进行管理。负责床旁检测的专业人员应当在检验项目的选择中给予帮助。②手持式设备：每一台仪器的循环使用和维修在系统评估时都应该被考虑到。需要一套有序的方法来确保所有的设备能够进行定期评估。③非侵入性检测：不通过刺破皮肤和身体就获得标本检测称为非侵入性检测，如呼吸检测等，一般不受 POCT 管理机构进行管理，但是许多 POCT 活动都对这类仪器进行了监督。

（三）方法验证

建议以下进行的任何实验在开展之前都要验证其是否满足厂家的性能要求和认可要求。厂家的性能验证包括：正确性、精密度、可接受的范围。①正确度：利用患者标本或者已知浓度的标准物质进行方法比较，与厂家提供的正确度进行比较。如果检测的结果都在预定的限制范围内，那么正确度就得到了验证。可接受的范围应由 POCT 负责人进行规定。②精密度：精密度的评估包括相同样本重复检测多次结果一致性的确认。可由不同的检测人员进行试验，以包括所有可能的变异。将精密度的试验结果与厂家声明比较。③可报告的范围：验证厂家制订的可报告的范围，检测这个范围已知标本的高水平浓度和低水平浓度。只有在这个验证范围内的患者结果才可以报告。用潜在的方法确认检测值记录在检测地点可接受的范围内，或者使用其他软件来防止操作人员采用可接受范围外的结果。④参考范围/区间：厂家提供了检测项目的参考区间，但厂家的参考区间不一定适用于本实验室或医院，应该对参考区间进行验证。刚开始使用 POCT 检测仪时可以参考厂商提供的、教科书上发表的或已出版期刊上的参考范围。之后，实验室应该根据检测的目标人群对参考区间进行调整以更好地适应患者的检测。⑤质量控制活动：实验室技术的进步使检测系统在检测时分析问题的能力有所提高。检测系统能够稳定运行，并且在不利的环境、操作处理或其他差异（不同操作人员）中受到的影响最小。质控活动用于监测检测仪出现的误差或差错。

第四节　POCT 质量控制与质量保证

实验室检测结果在医疗决策以及患者安全方面都起着重要的作用。因此，使用中心实验室或是床旁的体外诊断设备的质量可靠是至关重要的。临床医疗单位应对 POCT 应加强管理，保证检测质量，减少和避免差错。临床医疗单位可根据工作需要设立 POCT 管理机构，该机构的组成成员包括医疗单位行政管理（医务、人事、总务、设备等部门）人员、急诊、监护室等专科医生、护士以及检验人员等，对医疗单位的 POCT 仪器的购置、数量和分布、操作人员培训、使用、维护和保养等作统一管理。

一、建立完善的组织结构并明确职责

首先，应在医院内成立 POCT 质控管理小组，并明确职责。质控管理小组要制订规范 POCT 质量管理要求和工作职责；还要建立质量保证体系；编写操作规程（内容应包括：仪器的规范化操作及维护保养、患者标本的正确采集及结果报告、质量控制的实施及质量调查要求）。健全的组织形式和明确的岗位职责是做好 POCT 质量管理的保证。

二、建立培训和考核制度

POCT 检测人员的技能和素质是 POCT 检测质量的关键，人员的严格培训是提高 POCT 质量的首要措施。通常，POCT 由没有检验背景的护理人员操作，大部分错误结果来源于此，因此，定期开展 POCT 操作人员的培训学习尤显重要，建议每年举行 1～2 次。培训内容包括开展 POCT 的目的和局限性；分析前的质量控制如标本的来源（动脉血、末梢血）和正确的采集、饮食、血细胞比容、仪器及试纸的检查等；分析中的质量控制如室内质控检测的正确操作、结果的填写、质控图的绘制及失控的处理、患者标本的规范化操作等；分析后质量控制如测定结果的复核、报告和保存、误差的分析及处理等；仪器的具体操作如标本的检测、注意事项及维护保养。然后通过理论和操作考核。

三、开展室内质量控制（IQC）

室内质控的主要目的是控制检验性能的重复性或精密度，保证结果的一致性。通常 POCT 系统被校准后，可以稳定较长时间，如能遵守良好的操作规程，则可保证稳定的分析结果。在临床标本检测前分析一个适当的质控物可以判断系统和工作人员操作是否正确，以便及时采取改正措施。控制限的设定和失控的判断与常规质控方法相同。POCT 的质控结果可以画在控制图上，Y 轴为浓度，X 轴为日期，如果分析在控，结果将随机分散在均值两侧，该分布仅仅有 5% 超出 $2s$，仅有 1% 超出 $3s$；如果精密度差，质控结果将分布很宽；如果正确度差，测定结果的平均值将偏离质控图的均值。在每个月的最后一天，应对当月的质控数据进行总结分析。

四、参加室间质量评价（EQA）

通过 EQA 可以评价 POCT 检测仪器之间、POCT 检测仪器与临床实验室其他仪器检测结果的一致性，同时可判断结果的准确性。参加 EQA 有利于实验室质量的提高，增加自己

实验室与其他实验室结果的可比性。目前，卫生部临检中心已开展了 POCT 血糖仪器的室间质量评价计划。

五、POCT 差错来源分析

随着 POCT 应用的不断增加，潜在的差错和风险也在相应的递增。出现差错的检测结果主要是由于检测人员缺乏实验室经验。全面的分析检测全过程中可能出现的差错，并采取相应的措施是十分有必要的。对检测过程的差错来源进行分析，经过总结得出容易出现问题的地方，从而有的放矢，减少差错的发生。下面内容中列出了 POCT 检测的可能的差错来源，还应根据具体的床旁检测分析项目或仪器进行具体分析。表 41-2、表 41-3 和表 41-4 列出了常见的分析前、分析中和分析后的影响因素，可能是产生的差错和相应的措施。

表 41-2　分析前影响因素

影响因素	可能产生的差错	可能受影响的分析项目举例	减少差错的措施
1. 患者的准备			
饮食	分析物受食物中分析物含量的影响，以及食物中其他成分对分析物检测程序造成干扰	葡萄糖、酮体、尿液 pH	空腹。如有必要，询问并记录可能造成结果改变的饮食情况
体力活动	剧烈运动会严重影响分析物浓度	尿液分析	避免剧烈运动，若存在此影响因素应在报告上注明
精神状态	情绪困扰会通过改变代谢途径造成分析物的稳定状态	葡萄糖、某些激素	尽量要受试者在采样前没有情绪压力，或在报告上注明
月经和怀孕	可能影响到一些分析物的存在或浓度	某些激素、尿液分析、血糖	女性的月经、怀孕状态应在报告上标明
药物治疗或食品添加剂	某些药物或食品添加剂可能增加分析物浓度或对其检测造成干扰	1. 阿司匹林摄入大于 325mg/d，会导致潜血试验假阳性的结果 2. 维生素 C 摄入超过 250mg/d 导致潜血试验假阴性结果 3. 抑肽酶可错误地延长活化凝血酶原时间检测结果	检测前尽量不要服用对分析物具有已知的干扰药物，如果必须服用药物，应在报告中标明。参考仪器说明书可识别可能的干扰物
吸烟	可能增加某些代谢产物	碳氧血红蛋白或高铁血红蛋白	检测前尽量不吸烟，如果有吸烟，应在报告中注明每日吸烟量及可能造成的影响

续表

影响因素	可能产生的差错	可能受影响的分析项目举例	减少差错的措施
1. 患者的准备			
临床操作	由于物理治疗或介入治疗造成的损伤，某些临床治疗程序会对分析物的浓度造成影响	血便、血尿	尽量在临床操作前取样。询问并记录患者经历过的治疗过程，如活检或内镜等介入治疗。记录可能产生的影响
2. 样品采集和处理			
患者身份证明丢失或错误	检测结果不能正确报告给患者	一般的检测项目	至少采用两种患者身份的标识。房间号、床号不应该作为身份识别。采样器(试管、注射器、毛细管)上始终附上患者信息的标识
信息技术(IT)系统在不同的部门和中心实验室间的通讯不适当	检测结果没有从检测地点传送给患者诊治部门 检测结果传送过程出现错误	一般的检测项目	确保IT系统有效运转，中心实验室能够连接不同的检测点，患者诊治部门以及财务部门
样品污染或稀释	造成某些分析物的假阳性或假阴性	葡萄糖、酒精	避免从静脉注射的手臂取样，确保皮肤完整干燥。酒精含量检测不要用含酒精的棉签进行消毒。采用适当的方法清除掉管内的残留物
凝血或供血不足导致样本采集不够	导致检测结果不准确	血小板计数：部分凝血会造成检测结果降低	使用适当的采血针、合适的压力，尽快采集样本
不当的采血管或样本不足	导致检测结果不准确	血细胞计数、血小板、血红蛋白、糖化血红蛋白、凝血酶原时间、血糖	使用恰当的采血管和正确的抗凝剂。采集适量的血液样本轻轻颠倒混合，与管内的抗凝剂充分混合。拒绝检测任何存在凝集块的样本
溶血或血液浓缩	溶血也是误差的一个潜在来源；血液浓缩也会错误地增加一些检测物质的浓度	血细胞计数、血红蛋白、血细胞比容、血小板、凝血酶原时间	使用正确的手术刀、采血针、止血带压力、采血时间和采血方式 拒绝检测任何发现溶血的样本
不正确的血源	一些分析物对末梢血和静脉血有不同的结果	血糖 乳酸	注意目标血液来源 在报告中注明血液来源

表 41-3　分析中的影响因素

影响因素	可能产生的差错	减少差错的措施
1. 与操作人员有关		
培训	缺乏必要的技能培训或能力评估	对更新的检测技术或者知识进行培训并评估,在评估的基础上进行任务分配
颜色分辨	视觉误读结果	检测前,操作者应作视觉评估
检测频率	性能不准确	性能检测的频率与质量水平成正比,在规定的时间内进行检测,可以保持相应的技能
未授权用户	检测不正确 共享操作者 ID 号 创建未授权 ID 号码	锁定操作员;使用条码操作证;有效的数据管理;严格地实施遵守检测规则
工作流程	处理异常;非标准化方法进行检测	标准化检测流程可以减少错误发生的概率并减少浪费。
质量控制	质控结果记录不正确	采用适当的方法记录质控结果,制订合适的质控界限,在指定的时间间隔使用适合的质控系统
维护	没有定期地执行维护及功能检查	在适当的时间间隔进行维护和功能检验;可以通过电子表格或维修日志进行核查和追溯
线性	对新的设备或在规定时间间隔内未能验证可报告范围	每个机构都必须验证线性范围,或者建立其自身的线性范围
分析测量范围(AMR)	检测者可能不理解方法的测量区间(分析测量范围)	程序手册必须包含有 AMR;该程序应详细说明如何处理超出此范围的标本
干扰物质	检测人员不了解检测的干扰物质	程序手册必须包含检测的干扰的物质
结果	不正确的单位和参考范围	随机监测及观测;在指定的时间与实验室进行结果比对
2. 与试剂相关		
温度	储存和处理条件不当影响试剂的稳定性,检测位置的温度会对检测结果造成影响	按照说明书对试剂进行保存和反应,并监测保存和使用温度
光线、湿度	对于光敏感的试剂没有避光处理;湿度可以影响样本的溶血	了解阈值/限制及在超出阈值时对采取措施进行记录
失效日期	试剂失效	立即对未超过有效日期的试剂或试剂盒标记新的截止日期
3. 与样品有关		
方法学	新生儿、小儿患者可能需要不同于成年人的检测方法。脐带血和指尖采血有不同的方法学线性	对各种样本类型都要进行方法确认

续表

影响因素	可能产生的差错	减少差错的措施
3. 与样品有关		
参考范围	没有建立所有年龄组或样本类型的参考区间	参考区间必须在检测点对所有患者人群进行验证 对于某些分析物必须区分开新生儿和小儿以及特定性别的参考区间
样本采集或患者的生理病理状态	溶血、脂血、黄疸样本	培训操作员了解溶血、脂血、黄疸对实验结果的影响
污染/交叉反应	尿液季铵盐污染或皮肤消毒剂可以改变尿液的 pH 检测结果 从空气中的大气氧污染血液可影响血气的检测结果	了解某些免疫学检测存在"钩状效应"对"无效试验结果"必须总是认为"内部控制窗"
血红蛋白或血细胞比容	没有认识到异常血红蛋白、血细胞比容对某些检测结果的影响	建立血红蛋白、血细胞比容上下限明确血红蛋白或血细胞比容对检测结果产生的影响
参考人群	解释不同人群之间的差异	根据适当的参考范围解释结果
气泡	氧饱和度检测结果偏高或者偏低	审核适当的采血技术以避免产生气泡并立即检测样品
基质效应	不理解质控样品与患者样品的差别	了解基质如何改变一些分析物的化学反应性
4. 设备相关		
校准	没有按规定进行校准和评估	在规定的时间间隔内校准。理解校准的范围，并对不成功的校准采取改进措施
电源	冰箱电源波动可能影响到一些试剂	监测电源，并采用声音警报的自动温度计不断地监测温度和电力供应

表 41-4　分析后的影响因素

影响因素	潜在差错	减少潜在的差错
1. 与沟通相关		
结果	对异常结果未能识别出及进行处理	正确理解参考区间，并处理超出参考范围的检测结果。
文件	没有文件记录；重复错误；复述差错	必须文件记录采取的措施
2. 与数据管理相关		
数据录入	患者身份信息录入不正确，检测结果混淆	对于所有床旁检测都要培训并强化操作者录入信息的正确性。将结果与正确的患者信息对应。使用信息系统同步患者信息，可以减少分析后（实验后）数据录入错误

续表

影响因素	潜在差错	减少潜在的差错
2. 与数据管理相关		
记录	手工图表审核发现患者结果记录与实验室信息系统(LIS)最终结果不相符	当结果是手工输入 LIS 系统的时候,针对这种直接通讯必须有相应的处理过程。培训操作者必须按照规定
手工检测结果录入准确性	抄写错误,检测结果错误,不正确的单位以及检测时间	对检测过程和结果录入进行审核
未能验证结果传输的准确性	错误的数值、单位或参考范围	使用用正确的单位和参考区间,定期审核仪器报告的结果
安全性	患者结果不能回顾检索	对数据管理器进行备份。手工结果必须安全存储,易于检索,在规定的时间段内保存
计算机系统	停机或检测结果丢失	应该规定一个手动的计算机停机处理过程。大部分设备可以继续操作,并保存结果直到系统恢复。如果计算机完全失去作用,必须有一个替代的过程检索验证检测结果
信息传递延时	设备没有及时加载,床旁设备和 LIS 系统之间的接口问题。	设定对接的时间间隔;实时的技术支持减少接口问题
结果回顾	缺少历史记录	记录患者的历史结果,以便评估患者的检测结果是否与临床评估和诊治一致
账单问题	使用错误的账单代码,无法对错误的患者提供账单、报销和结算服务	在每项检测的同时应审核财务号码与账单代码是否对应

六、使用质量指标减少 POCT 检测的差错

质量指标是监测和评价实验室检测过程的一种途径。可以使用图形工具来监测分析前、分析中以及分析后阶段可能出现的差错。使用质量指标进行监测时,若出现问题应该:①对差错进行详细的文件记录。②彻底调查误差的来源。③分析差错出现的趋势。④采取适当的纠正措施立即纠正差错,以及全面的预防措施减少或消除差错。差错以及任何不良后果的适当文件记录。⑤记录产生的任何不良后果。⑥管理评审。质量指标可以通过不同的方式进行监测,例如线图就是一种有用的表现工具,每个点的变化都可以清晰地显示出来。除此之外表格记录也可以对差错进行记录,从而达到减少 POCT 检测差错的目的,如表41-5。这种表格记录了差错和采取的相应措施,减少了以后发生类似的差错。表格分析法可以从直观上展示差错的信息,从而更好地进行持续改进。

表 41-5 分析前阶段应用实例

差错来源	指标	事件数量	采取的纠正措施	缩写字母
患者或标本识别错误	患者腕带错误	3	纠正或更换腕带或识别源	KCJ
错误的申请试验	申请者的问题	2	对类似的申请检查病历	KCJ

七、POCT 检测仪的持续质量改进

POCT 检测仪的质量改进是一个持续的过程,如图 41-1。质量改进过程从 POCT 检测仪的评估程序开始。评估包括基于临床需要、患者期望、操作规程以及制度要求的评估。若继续使用 POCT,需要对特定的检测项目进行评估。投入使用后标准化质量管理过程是保证检测结果满足质量要求的前提。质量管理监督包括对整个过程的监督,包括纠正措施的执行效果、记录的保持、质量控制、室间质量评价、训练以及能力评价。任何可能的问题被调查并给出适当的改正措施。一旦纠正行动开始,循环过程就将再次开始。

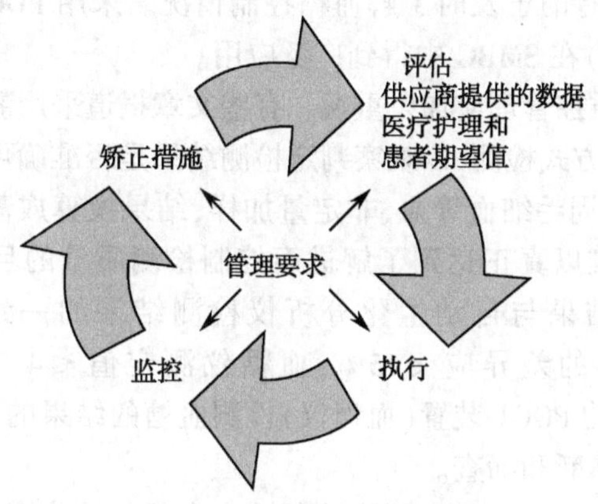

图 41-1 POCT 检测仪的持续质量改进

第五节 POCT 在临床应用中的质量管理建议

一、POCT 在急性冠脉综合征时检测心脏标志物的应用建议

急性冠脉综合征(acute coronary syndrome,ACS)是常见的急诊和心血管疾病,ACS 的及时诊断和治疗对于保障患者生命安全非常重要。采用 POCT 方式有助于快速检测心脏标志物。临床医疗单位应采取适当措施,合理应用 POCT,保证检测质量,使患者及时得到诊治。急诊室工作人员、初级保健医生、心脏科医生、医院管理人员以及实验室工作人员应共同合作,建立运用 POCT 检测心脏标志物评估 ACS 患者的操作规程。

POCT 方式检测心脏标志物应保证检测周转时间(TAT)在 1 小时之内,最好能 30 分钟。检测结果应与本医院检验科传统方法检测的结果相一致,否则应以后者为准。采用 POCT 的方式检测 cTn 时应选用可定量检测 cTn 的方法。必须指出的是,POCT 方式检测 cTn 的分析敏感性与医院检验科采用大中型免疫分析仪的分析敏感性存在一定差异。由于 POCT 检

测 cTn 的分析敏感性不够,必然会造成较多的假“阴性”结果,在临床应用时应特别加以注意。因此应尽可能选择分析敏感性高的检测 cTn 的 POCT 仪器;另一方面,生产厂商应努力提高 POCT 方式检测 cTn 的分析敏感性。

心肌损伤标志物特别是心肌肌钙蛋白 I(cTnI)和 T(cTnT)是临床诊断急性冠状动脉综合征(ACS)的重要标志物,检测灵敏度对早期诊断和危险分层意义重大。目前检验部门采用免疫分析仪检测 cTn 时最低可检测到 1ng/L 的 cTnI,或 3ng/L 的 cTnT(需更新,现在有超敏 cTnT),而采用 POCT 方法最低只能检测到 50ng/L 的 cTnI,或 30ng/L 的 cTnT,即 POCT 检测 cTn 在临床应用时的检测灵敏度明显不能满足早期诊断的需求。事实上许多 cTn 已经增高而 POCT 检测值为“阴性”的患者可能会因此被漏诊,而延误早期诊断和治疗。所以,对可疑心肌梗死的患者若考虑采用 POCT 方式检测 cTn 一定要慎重。

二、POCT 在糖尿病检测项目中的应用建议

糖尿病患者的血糖自我监测(self-monitoring of blood glucose,SMBG)是糖尿病治疗过程中一项常用的检测内容,有助于及时了解血糖控制情况。采用 POCT 方式的便携式血液葡萄糖检测仪(简称血糖仪)在 SMBG 中得到广泛应用。

对便携式血糖仪的质控管理应加以重视。有些文章报道采用静脉全血或血浆标本作为质控物,通过定量加样的方式检测,以观察判定检测结果是否准确可靠。而这种方式与患者检测的实际方式(采用外周毛细血管血、非定量加样、结果换算成静脉血浆标本值)有较大不同。这样的质控方式难以真正达到了解进而控制检测质量的目的。应注意 POCT 方式(血糖仪)检测血糖的结果与自动生化分析仪检测结果的一致性。血糖仪测定值 $>$ 4.2mmol/L 时,两者之间的差异应 $<15\%$;血糖仪测定值 $\leq$4.2mmol/L 时的差异应 $<$ 0.83mmol/L。由于不同的 POCT 装置(血糖仪)检测血糖的结果的不精密性和变异较大,所以不能应用于糖尿病的诊断和筛查。

糖化血红蛋白 A1c(HbA1c)是糖尿病诊断治疗中了解糖代谢状况的重要检测项目,是血糖控制的金指标,WHO 已经将该指标作为糖尿病诊断的首选指标,检测结果的准确可靠对临床诊断和治疗效果监测等意义重大。但目前大部分 POCT 方式检测 HbA1c 的准确性和不精密度都不尽如人意,不能满足临床诊治糖尿病的需求,因此专家们认为 POCT 方式检测 HbA1c 的结果不适合用于糖尿病的诊断。

糖尿病诊断治疗过程中,果糖胺(或糖化血清蛋白)、血酮体以及尿微量白蛋白等的检测中 POCT 方式是否有助于显著改进治疗效果和提高医疗效率,目前还需要更多临床证据。

三、POCT 在血气和酸碱平衡检测项目中的应用建议

POCT 方式进行动脉血气和酸碱平衡的快速检测应有必要的质量控制措施,以使检测结果准确可靠。另外,操作人员应经过操作培训,并严格按照生产厂商规定的要求进行操作,以使检测安全有效。应注意 POCT 方式进行动脉血气和酸碱平衡的检测准确性和检测精密性,选用高质量的 POCT 方式进行动脉血气和酸碱平衡检测的分析仪器。

四、POCT 在粪便隐血检测中的应用建议

粪便隐血检测的 POCT 检测方式主要有化学方法和免疫检测方法。化学检测方法有较

好的灵敏性,但有时会有假阳性结果;免疫检测方法有较好的特异性,但应注意有时会有假阴性结果。临床医生对50岁以上的无症状个体体检筛查时常规进行粪便隐血检测,以利于早期发现结肠癌患者。粪便隐血检测方式简便易行,费用不高,对患者几乎无任何不利影响。虽然某些研究证实粪便隐血检测方式可检测到上消化道损伤引起的出血,但并没有证据表明粪便隐血检测方式具有了解具体出血部位的特性。粪便隐血检测应有必要的质量控制措施,以使检测结果准确可靠。操作人员应经过操作培训,并严格按照生产厂商规定的要求进行操作,以使检测安全有效。

五、POCT 在人促绒毛膜性腺激素检测中的应用建议

采用 POCT 方式进行尿液中人促绒毛膜性腺激素(HCG)检测有助于了解早期妊娠,在计划生育中有较广泛的用途。生产 POCT 方式进行尿液中 HCG 检测的生产厂商应提供详细的操作说明以方便操作人员使用和正确解释结果。操作人员应严格按照生产厂商规定的要求进行操作,以使检测结果准确可靠。还应有必要的质量控制措施,以使检测结果准确可靠。建议采用 POCT 方式进行尿液中 HCG 检测的结果经过中心化检测的确认,以使检测结果准确可靠,有助于临床作出正确的医疗决策。

六、POCT 在感染性疾病预防和疾病控制中的应用建议

HIV 感染筛查中应用 POCT 方式检测有助于快速得到检测结果,在 HIV 感染预防和疾病控制中有重要的应用价值。使用 POCT 方式进行 HIV 感染筛查的操作人员应经过应用培训,并严格按照生产厂商规定的要求进行操作,以使检测安全有效。POCT 方式进行 HIV 感染筛查的检测结果为可疑阳性,应按照有关规定由确认实验室对检测结果进行确认。

应用 POCT 方式检测有助于快速得到检测结果,在其他病原微生物(如幽门螺旋杆菌、肺炎球菌、流行性感冒病毒等)感染预防和疾病控制中有重要的应用价值。现在已有比较灵敏、特异的 POCT 装置检测幽门螺旋杆菌感染,但尿素呼气试验是否优于粪便抗原试验还需要更多临床实验证据。

七、POCT 在凝血检测项目中的应用建议

POCT 方式检测凝血酶原时间(PT)和(或)部分凝血活酶时间检测(APTT)是一种适合临床监测和(或)患者自我监测抗凝和溶血治疗效果的方式。PT 的检测结果通常还换算成国际标准化指数(international normalized ratio,INR),以便于临床监测比较。为使 POCT 方式检测 PT 和(或)APTT 适合于患者治疗需要,治疗范围、工作流程、费用分析等都应评估并作必要的改变。应注意 POCT 方式检测 PT 和(或)APTT 的结果与中心化检测的一致性。

第六节　POCT 血糖检测仪使用的相关规定

为规范我国便携式(POCT)血糖检测仪的临床使用,提高医疗机构血糖监测质量和检测水平,保障医疗质量和医疗安全,卫生部先后出台了一些相关性文件,卫生部医政司于 2008 年 10 月发布了[2008]54 号文件《关于规范医疗机构临床使用便携式血糖检测仪采血笔的通知》;卫生部办公厅于 2009 年 8 月发布了[2009]126 号文件《关于加强便携式血糖监

测仪临床使用管理的通知》;卫生部办公厅于2010年12月印发了[2010]209号文件《医疗机构便携式血糖检测仪管理和临床操作规范(试行)的通知》。另外,还有中华人民共和国卫生行业标准于2002年4月发布了《便携式血糖仪血液葡萄糖测定指南》(WS/T226-2002)。卫生部临床检验中心于2006年开始开展了POCT血糖仪器室间质量评价计划,2006年参加的实验室为26家,2012年参加的实验室数量已增加至222家实验室,6年增长比例为854%。实验室检测的目的是为了提供给临床准确、可信的检测结果,为了达到这个目的,必须要求在实验室内开展室内质量控制(IQC)和参加室间质量评价(EQA)。临床实验室通过参加室间质量评价了解检验结果的可比性,检测方法的正确度,发现问题并改进分析能力和实验方法,随着观念的更新和检验技术的不断进步,人们对检验结果的质量日益关心,政府也通过法规和制度的建立逐步规范医疗行为。在这样的背景下,临床检验EQA是作为教育和帮助实验室提高检验质量、解决质量问题的一种工具。

一、关于规范医疗机构临床使用便携式血糖检测仪采血笔的通知

便携式血糖检测仪的采血针刺装置通称"采血笔",具有使用方便、痛感小的特点,医疗机构普遍使用其对患者进行监测血糖采血操作。为规范各级各类医疗机构对便携式血糖检测仪采血笔的临床使用管理,降低经医疗器械导致医源性感染的潜在风险,保障医疗安全,现对各级各类医疗机构临床使用便携式血糖检测仪采血笔的管理提出以下要求:

1. 各级各类医疗机构要加强对便携式血糖检测仪采血笔的临床使用管理。可重复使用的采血笔只限于一名患者专人专用,禁止用于多名患者。对不同患者进行监测血糖采血操作时,必须使用一次性采血装置;使用后的一次性采血装置不得重复使用。

2. 目前,有关医疗器械生产企业正对便携式血糖检测仪采血笔产品说明书进行修改完善,各级各类医疗机构今后要严格按照新修改的产品说明书实施操作。

3. 各级各类医疗机构要遵循无菌技术原则,完善和落实临床采血操作规程,加强对医务人员的教育,规范医务人员医疗行为,预防和控制采血过程中的医源性感染,保障患者安全。

4. 地方各级卫生行政部门要加强对辖区内各级各类医疗机构的监督检查,确保医疗机构对便携式血糖检测仪采血笔的临床使用管理措施落实到位,为患者提供安全的医疗服务。

地方各级卫生行政部门和各级各类医疗机构必须于10月30日前完成制订、完善便携式血糖检测仪采血笔临床使用管理规范的工作,确保本通知各项要求得到贯彻执行。各省级卫生行政部门要将有关执行情况于2008年11月15日前书面报送卫生部医政司。卫生部将在全国范围内对该项工作的落实情况进行督导检查。

二、关于加强便携式血糖监测仪临床使用管理的通知

对关于加强便携式血糖检测仪临床使用管理的问题作出了如下通知:临床使用的便携式血糖检测仪必须符合血糖仪国家标准,并经国家食品药品监督管理局登记注册。选择便携式血糖检测仪应充分考虑检测结果的准确性及影响因素,对无法区分葡萄糖和其他糖类物质影响血糖检测特异性的,临床应尽量避免使用。便携式血糖检测仪的临床使用操作(包括采血、检测、质量控制、废物处理、测定结果记录、质控及仪器维护记录保存和检验报告等)要严格按照《医疗废物管理条例》、《医疗机构临床实验室管理办法》(卫医发[2006]

73 号)、《全国临床检验操作规程(第 3 版)》、《关于规范医疗机构临床使用便携式血糖检测仪采血笔的通知》(卫医发[2008]54 号)和《便携式血糖仪血液葡萄糖测定指南》(WS/T226-2002)等有关规定执行。医疗机构应定期对便携式血糖检测仪与本机构临床实验室检测血糖结果进行比对。比对应使用新鲜样本,每半年至少开展一次,比对方法和结果判断标准按照国家标准(GB/T19634-2005)执行。医疗机构须要求生产厂商定期对便携式血糖检测仪进行质控,确保仪器精确度符合国家标准。医疗机构内应规定统一对便携式血糖检测仪检验报告格式和内容,书写检测结果应使用国际单位和国际规范缩写。比对记录、质控记录和检测结果记录保存均不得少于 2 年。地方各级卫生行政部门要督促医疗机构加强对便携式血糖检测仪临床使用的管理,建立、健全便携式血糖检测仪临床使用管理的规章制度,并确保相关措施落实到位;要加强对操作人员的培训,提高医务人员血糖检测技术能力和水平,并定期对相关医务人员进行考核;要加强便携式血糖检测仪临床使用情况监测,定期组织对相关科室及医务人员的操作水平、检测质量进行评估,发现问题要及时科学地处理。

三、医疗机构便携式血糖检测仪管理和临床操作规范(试行)

为加强各级各类医疗机构便携式血糖检测仪(以下简称"血糖仪")的临床使用管理,规范临床血糖检测行为,保障检测质量和医疗安全,根据《卫生部办公厅关于加强便携式血糖仪临床使用管理的通知》(卫办医政发〔2009〕126 号)、《关于规范医疗机构临床使用便携式血糖仪采血笔的通知》(卫医发〔2008〕54 号)和中华人民共和国卫生行业标准《便携式血糖仪血液葡萄糖测定指南》(WS/T 226-2002)等文件要求,制定本规范。本规范适用于各级各类医疗机构采用各类便携式血糖仪进行非诊断性血糖监测。

(一)医疗机构血糖仪管理基本要求

血糖仪属于即时检验(point-of-care testing,POCT,也被称为床旁检验)设备。其管理应作为医疗机构 POCT 管理的一部分。

1. 建立健全血糖仪临床使用管理的相关规章制度。医疗机构应编写本机构血糖仪管理规程并认真执行。规程应包括以下内容:

(1)标本采集规程:包括正确采集标本的详细步骤及防止交叉感染的措施。

(2)血糖检测规程。

(3)质控规程:制订完整的血糖及质控品检测结果的记录及报告方法。

(4)检测结果报告出具规程:对于过高或过低的血糖检测结果,应提出相应措施建议。

(5)废弃物处理规程:明确对使用过的采血器、试纸条、消毒棉球等废弃物的处理方法。

(6)贮存、维护和保养规程。

2. 评估和选择合适血糖仪及相应的试纸和采血装置,并对机构内使用的所有血糖仪进行造册管理。

3. 定期组织医务人员的培训和考核,并对培训及考核结果进行记录,经培训并考核合格的人员方能在临床从事血糖仪的操作。培训内容应包括:血糖检测的应用价值及其局限性、血糖仪检测原理,适用范围及特性、仪器、试纸条及质控品的贮存条件、标本采集、血糖检测的操作步骤、质量控制和质量保证、如何解读血糖检测结果、血糖检测结果的误差来源、安全预防措施等。

4. 建立血糖仪检测质量保证体系,包括完善的室内质控和室间质评体系。

(1)血糖仪检测结果与本机构实验室生化方法检测结果的比对与评估,每6个月不少于1次。

(2)每台血糖仪均应有质控记录,应包括测试日期、时间、仪器的校准、试纸条批号及有效期、仪器编号及质控结果。管理人员应定期检查质控记录。

(3)每天血糖检测前,都应在每台仪器上先进行质控品检测。当更换新批号试纸条、血糖仪更换电池或仪器及试纸条可能未处于最佳状态时,应重新进行追加质控品的检测。每种血糖仪均应有相应浓度葡萄糖的质控品,通常包括高、低两种浓度。

(4)失控分析与处理:如果质控结果超出范围,则不能进行血糖标本测定。应找出失控原因并及时纠正,重新进行质控测定,直至获得正确结果。

(5)采用血糖仪血糖检测的医疗机构均应参加血糖检测的室间质量评估。

(二) 血糖仪的选择

1. 必须选择符合血糖仪国家标准,并经国家食品药品监督管理局登记注册准入临床应用的血糖仪。

2. 同一医疗单元原则上应选用同一型号的血糖仪,避免不同血糖仪带来的检测结果偏差。

3. 准确性要求　血糖仪检测与实验室参考方法检测的结果间误差应满足以下条件:

(1)当血糖浓度 <4.2mmol/L 时,至少 95% 的检测结果误差在 ±0.83mmol/L 的范围内;

(2)当血糖浓度≥4.2mmol/L 时,至少 95% 的检测结果误差在 ±20% 范围内;

(3)100% 的数据在临床可接受区:血糖仪与实验室生化方法比对方案,比对方法可根据条件选用以下方案之一,样本量均为 50 例,样本选择的浓度范围见表 41-6。

表 41-6　比对样本浓度范围

样本数	葡萄糖浓度范围(mmol/L)
2	<2.8
8	≥2.8 且 <4.2
10	≥4.2 且 <6.7
15	≥6.7 且 <11.1
8	≥11.1 且 <16.6
5	≥16.6 且 <22.2
5	≥22.2

方案一:静脉血样比对试验。

使用静脉全血样品,轻轻倒转,使其充分混匀,并将静脉血样的氧分压(PO_2)调节至 8.67kPa ±0.67kPa(65mmHg ±5mmHg),先取适量全血样用于血糖仪检测,剩余血样 15 分钟内离心分离血浆,4℃保存,30 分钟内用实验室参考分析仪完成血浆葡萄糖测试。每台血糖仪测试的静脉血结果或由制造商提供的换算公式得到的静脉血浆结果与参考分析仪测试的静脉血浆结果之间的差异即为偏差。

血糖浓度在2.8～22.2mmol/L范围内的样品应由原始静脉血样品获得。可按如下方法对样品中的血糖浓度进行调整，以获得两端的极限浓度样品：将静脉血样品收集在加有适当抗凝剂的试管中，将其在温箱中孵育使血糖酵解，即可获得血糖浓度<2.8mmol/L的样品。获得系统要求的样品需要的孵育条件（例如温度）应由制造商确定。将静脉血样品收集在加有适当抗凝剂的试管中，然后加入适当的葡萄糖，即可获得血糖浓度>22.2mmol/L的样品。

方案二：毛细血管血与静脉血比对试验。

空腹状态，先取指尖末梢全血用血糖仪按照制造商使用说明的方法进行测试。随后立即采取抽静脉血，抗凝，15分钟内离心分离血浆，4℃保存，30分钟内用实验室参考分析仪完成血浆葡萄糖测试。每台血糖仪测试的末梢血糖结果或由制造商提供的换算公式得到的静脉血浆结果与参考分析仪测试的静脉血浆结果之间的差异即为偏差。

注：①必要时，为了保证完成检测，需要进行第二次皮肤针刺采血。②两端极限浓度的血样可用实验室血样替代，方法按照方案一。

4. 精确度要求　不同日期之间的测量结果的总体变异系数（*CV%*）应不超过5%（质控液葡萄糖浓度≤10mmol/L）和8%（质控液葡萄糖浓度>10mmol/L）。

5. 操作简便，图标易于辨认，数值清晰易读。血糖仪数值应为血浆校准。单位应锁定在国际单位“mmol/L”上。

6. 血糖检测的线性范围至少为1.1～27.7mmol/L，低于或高于检测范围，应明确说明。

7. 适用的血细胞比容范围至少为30%～60%，或可自动根据血细胞比容调整。

8. 末梢毛细血管血适用于在所有血糖仪上检测。但采用静脉、动脉和新生儿血样检测血糖时，应选用适合于相应血样的血糖仪。

9. 血糖仪应配有一次性采血器进行采血，试纸条应采用机外取血的方式，避免交叉感染。

10. 不同的血糖仪因工作原理不同而受常见干扰物的影响有所不同。应根据具体应用而选用适宜的血糖仪。常见的干扰因素为温度、湿度、海拔高度，以及乙酰氨基酚、维生素C、水杨酸、尿酸、胆红素、甘油三酯、氧气、麦芽糖、木糖等物质，详情见表41-7。

表41-7　各种原理血糖仪易受干扰的物质

干扰物质 / 血糖仪酶分类	氧气	糖类物质		
		麦芽糖	木糖	半乳糖
GOD	+	−	−	−
NAD-GDH	−	−	+	−
FAD-GDH	−	−	+	−
PQQ-GDH	−	+	+	+
Mut. Q-GDH	−	−	−	+

注：“+”表示有干扰，“−”表示无干扰；GOD：葡萄糖氧化酶；NAD-GDH：烟酰胺腺嘌呤二核苷酸葡萄糖脱氢酶；FAD-GDH：黄素腺嘌呤二核苷酸葡萄糖脱氢酶；PQQ-GDH：吡咯喹啉醌葡萄糖脱氢酶；Mut. Q-GDH：经改良的无麦芽糖干扰的吡咯喹啉醌葡萄糖脱氢酶

(三)血糖检测操作规范流程

1. 测试前的准备

(1)检查试纸条和质控品贮存是否恰当。

(2)检查试纸条的有效期及条码是否符合。

(3)清洁血糖仪。

(4)检查质控品有效期。

2. 血糖检测

(1)用75%乙醇擦拭采血部位,待干后进行皮肤穿刺。

(2)采血部位通常采用指尖、足跟两侧等末梢毛细血管全血,水肿或感染的部位不宜采血。

(3)皮肤穿刺后,弃去第一滴血液,将第二滴血液置于试纸上指定区域。

(4)严格按照仪器制造商提供的操作说明书要求和操作规程(SOP)进行检测。

(5)测定结果的记录包括被测试者姓名、测定日期、时间、结果、单位、检测者签名等。

(6)出现血糖异常结果时应采取的以下措施:重复检测一次;通知医生采取不同的干预措施;必要时复检静脉生化血糖。

(四)影响血糖仪检测结果的主要因素

1. 血糖仪检测的是毛细血管全血葡萄糖,而实验室检测的是静脉血清或血浆葡萄糖,采用血浆校准的血糖仪检测数值空腹时与实验室数值较接近,餐后或服糖后毛细血管葡萄糖会略高于静脉血糖,若用全血校准的血糖仪检测数值空腹时较实验室数值低12%左右,餐后或服糖后毛细血管葡萄糖与静脉血浆糖较接近。

2. 由于末梢毛细血管是动静脉交汇之处,既有静脉血成分,也有动脉血成分,因此其血样中葡萄糖含量和氧含量与静脉血样是不同的。

3. 由于血糖仪采用血样大多为全血,因此血细胞比容影响较大,相同血浆葡萄糖水平时,随着血细胞比容的增加,全血葡萄糖检测值会逐步降低。若有血细胞比容校正的血糖仪可使这一差异值减到最小。

4. 目前临床使用的血糖仪的检测技术均采用生物酶法,主要有葡萄糖氧化酶(GOD)和葡萄糖脱氢酶(GDH)两种,而GDH还需联用不同辅酶,分别为吡咯喹啉醌葡萄糖脱氢酶(PQQ-GDH)、黄素腺嘌呤二核苷酸葡萄糖脱氢酶(FAD-GDH)及烟酰胺腺嘌呤二核苷酸葡萄糖脱氢酶(NAD-GDH)三种。不同酶有不同的适应人群,应该根据不同患者的情况选用不同酶技术的血糖仪。GOD血糖仪对葡萄糖特异性高,不受其他糖类物质干扰,但易受氧气干扰。GDH血糖仪无需氧的参与,不受氧气干扰。FAD-GDH和NAD-GDH原理的血糖仪不能区分木糖与葡萄糖,PQQ-GDH原理的血糖仪不能区分麦芽糖、半乳糖等糖类物质与葡萄糖,经突变改良的Mut. Q-GDH原理的血糖仪无麦芽糖、木糖等糖类物质干扰。

5. 内源性和外源性药物的干扰,如对乙酰氨基酚、维生素C、水杨酸、尿酸、胆红素、甘油三酯、氧气、麦芽糖、木糖等均为常见干扰物。当血液中存在大量干扰物时,血糖值会有一定偏差。

6. pH、温度、湿度和海拔高度都可能对血糖仪的检测结果造成影响。

四、便携式血糖仪血液葡萄糖测定指南

(一) 范围

本标准适用于采用便携式血糖测定仪进行血液葡萄糖(以下简称血糖)测定。本标准为负责该血糖测定的管理人员提供以下信息:血糖测定仪器的选择、操作程序的制定、质量保证计划的实施及血糖测定仪器的维护保养、实验结果及质控的记录,操作人员的培训等。本标准还有助于从事该血糖测定的操作人员正确安全地采集及处理血样、准确地进行血糖测定,正确完成血糖测定的质量控制及血糖测定仪的维护保养,了解如何获取准确的血糖测定结果及测定结果在临床上的应用。

(二) 对血糖测定的管理要求

1. 管理人员的职责

(1)全面指导及执行血糖测定项目的实施。

(2)选择合适的测定仪器和试剂。

(3)管理和实施质量保证计划。

(4)操作人员的选择及资格认可。

(5)协调及监督操作人员的培训。

(6)负责便携式血糖仪测定结果与检验科自动生化分析仪方法测定结果的定期比较。

(7)全面了解对血糖浓度过高或过低患者应采用的适当措施。

2. 血糖测定仪器的选择　参照以下几个方面选择合适的血糖测定仪:

(1)测定结果准确。

(2)操作简便。

(3)消耗品易得。

(4)价格合理。

(5)良好的售后技术服务。

(6)测定线性范围宽。

(7)测定结果与标准实验室测定结果符合性良好,其结果应在检验科自动生化仪测定结果±15%范围内。

(8)适合环境温度。

(9)同一单位应选择同一类型的血糖测定仪,以避免不同测定仪可能带来的偏差。

3. 操作手册的制订要点

(1)标本采集:包括正确安全地采集标本的详细步骤以及防止标本污染的措施。

(2)血糖测定仪操作步骤及常见故障排除:主要参照仪器厂商的操作说明进行编制。

(3)仪器校准:按照厂商提供的方法及校准品定期对仪器进行校准。

(4)质量控制:主要说明如何进行质控品的测定及使用质控品应注意的事项。

(5)测定结果报告:制订一套完整的血糖及质控品测定结果的记录及报告方法。对于过高或过低的血糖测定结果,应给出采取某些相应措施的建议。

(6)废物处理:详细制订对使用过的采血器、试纸条、消毒棉球、压脉带及所有被血液污染的物品的处理办法。

(7)仪器、试纸条及其他配件贮存方法:参照厂商制订的方法进行编制。

4. 质量保证体系　质量保证体系是通过多个环节的检查(包括标本采集、质控步骤、仪器的维护及保养等),以保证血糖测定结果的可靠性。

(1)质量保证记录:每台血糖测定仪应有质控结果、仪器维护等记录。管理人员应定期检查质控记录。

(2)质量控制:质量控制是质量保证体系的中心环节,它是通过质控品的测试以评价操作人员技术、试纸条和仪器的性能。所有操作人员均应参加质量控制计划。

1)质控品:每种血糖测试仪均应有相应的含有一定浓度葡萄糖的质控品,通常包括高、低两种浓度。如果所采用的质控品不是由测定仪器生产厂商所提供,应仔细参阅质控品说明书,以确定该质控品是否适用于该血糖仪。

2)定期进行质控品测定:每天在进行患者标本血糖测定前,应在每台仪器上先进行质控品测定。

3)追加质控品测定:当试剂批号改变、新试纸条开封、血糖仪电池更换后均应立即重新进行质控品测定。另外,当怀疑仪器未处于最佳状态或试剂变质时,亦应重新进行附加质控品测定。

(3)室间质控评估:用血糖仪进行血糖测定的单位应参加有关机构组织的血糖测定室间质控评估。组织者将一系列样品发给各参加单位,测试后将结果回报给组织者。组织者根据回报结果对各参加者测定血糖的准确性进行评估。

5. 操作人员的培训　操作人员培训应按以下几方面进行:

(1)血糖测定的应用价值及其局限性。

(2)血糖仪、试纸条和质控物的贮存条件。

(3)环境因素如湿度、温度等对测试结果的影响。

(4)标本采集

1)根据进食及用药时间合理安排血糖测定时间。

2)掌握采血器的使用方法及从指尖、足跟(婴儿)等部位采集血样。

3)了解影响血糖测定结果的因素,如严重贫血、水肿、脱水及采血部位的损伤等。

(5)血糖测定的操作步骤

1)血糖测定仪的正确使用(最好采用仪器厂商提供的培训材料)。

2)仪器的校准、清洁、保养及常见故障排除的方法。

(6)质量控制和质量保证

1)血糖仪、试纸条、操作技术等对质控的影响及失控时应采取的措施。

2)质控的记录。

(7)血糖测定结果

1)熟悉不同人群如胰岛素依赖性糖尿病、妊娠期糖尿病、儿童及老年性糖尿病患者血糖值范围。

2)了解对血糖过高或过低患者应采取的适当措施。

3)正确解释便携式血糖测定仪与标准实验室方法血糖测定结果的差异,例如,便携式血糖测定仪采用全血进行血糖测定,而标准实验室方法采用血清或血浆测定血糖。前者测定结果将会比后者低10%~15%;但有些血糖测定仪在设计时经过调整。其全血血糖测定结果与血清(血浆)测定结果非常接近。另外,餐后毛细血管血液中的血糖值要高于标准实验室采用静脉全血所测得结果。

4）正确记录血糖测定结果。

（8）血糖测定结果的误差来源

1）患者因素（如采血部位水肿、休克或低血压等）。

2）不同品牌的血糖测定仪结果有一定的差异。

3）如果血糖测定结果过高或过低或质控测定结果超出范围，应能及时查找原因。如替换已过期或受热、受潮的试纸条。检查操作步骤是否正确，仪器是否损坏。找出原因后及时纠正，并重新测试。

（9）安全性及预防传染的措施：按照有关规定和安全措施，防止经血液感染，污染物品及时处理等。

6. 操作人员的资格认证　管理者应制订确认操作人员能否胜任血糖测定工作的标准。认证包括对操作人员的笔试和实际操作考试两部分。

7. 管理人员的资格认证　管理人员的资格认证由医院检验科负责。其工作接受检验科的管理与指导。

（三）对血糖测定操作人员的要求

1. 质量控制工作

（1）质量控制的定义：质量控制就是采用定值的质控品进行测定。以评价操作者技术、试纸条及仪器的性能。所有操作人员均应参加质控工作。

（2）测试前的准备

1）检查试纸条和质控品贮存是否恰当。

2）检查试纸条的有效期。

3）清洁血糖仪。

4）检查质控品有效期。

5）检查血糖仪的校准。

（3）校准检查：当试剂换用新的批号时，应对血糖仪进行重新校准。

（4）血糖仪的质量控制：每天进行患者标本血糖测定前，操作者应先用仪器厂商提供的质控品进行测定。质控品通常包括高、低两种浓度。

（5）追加质控：当试纸条批号改变、新的试纸条包装打开、血糖仪更换电池。怀疑仪器损坏或试纸条变质时，应重新进行质控品的测试。

（6）失控处理：如果质控结果超出范围，则不能进行血糖标本测定。操作者应找出失控原因并及时纠正，重新进行质控测定，直至获得正确结果。

（7）质控及仪器维护的记录：每台仪器应有两套记录，分别记录质控结果和仪器维护情况，质控记录应包括测试日期、时间、仪器的校准、试纸条批号及有效期、质控品批号及有效期、仪器编号及质控结果。

2. 血糖测定所需材料

（1）便携式血糖分析仪。

（2）合适的试纸条。

（3）采血器。

（4）纸巾或棉球。

(5)75%乙醇。

(6)一次性乳胶手套。

(7)定时钟(日测结果时用)。

(8)防污染废物桶。

(9)采血器丢弃盆。

3. 测试前准备工作。

(1)检查血糖仪的校准、质控品的测定。

(2)标本采集

1)用75%乙醇擦拭采血部位。待干后进行皮肤穿刺。

2)采血部位可以是指尖、足跟两侧。水肿或感染的部位不宜采用。

3)一般不采用静脉或动脉血。

4)皮肤穿刺后,弃去第一滴血液。将第二滴血置于试纸上指定区域。

4. 测定 按照仪器厂商制订的操作步骤进行。

5. 测定结果的记录 内容包括被测试者姓名、测定日期、时间、结果、单位、检测者签名等。

6. 出现血糖异常结果时应采取的措施 如发现患者血糖低于或高于正常参考范围,应采取以下措施:

(1)报警措施:重复测定血糖一次。并告知医生观察患者情况。

(2)"干预"措施:对于高血糖和低血糖患者(先重复测定血糖一次,并告知医生采取不同的"干预"措施)。

1)低血糖症:患者可出现烦躁、焦虑、出汗、震颤、心率增加等。严重者可出现意识模糊、肌肉共济失调、深度嗜睡,甚至昏迷等。对于使用胰岛素或口服降糖药的糖尿病患者,因其血糖浓度达3.9~5.0mmol/L,虽然尚属正常范围。但仍需采取"报警"措施,因其血糖浓度有可能会继续下降。此类患者应禁止其开车,或从事有危险性的活动。若患者出现低血糖症的症状,应采取"干预"措施。对于血糖浓度低于参考范围(即<3.9mmol/L)的患者,则无论其是否出现临床症状,均应采取"干预"措施。

低血糖症主要通过补充葡萄糖进行治疗。若患者处于清醒状态,可口服葡萄糖。若患者出现昏迷、嗜睡,不能正常吞咽时,可通过静脉注射胰高血糖素或葡萄糖,并密切观察病情,直至症状消失,血糖恢复正常。

2)高血糖症:常见症状为口干、口渴、多尿、感觉不适、易疲劳、恶心、严重者可出现嗜睡或昏迷,但也可无上述症状。这些症状大多在血糖升高数小时或数天后出现,对于高血糖症患者所采取的措施应视血糖升高的程度而定,此外还应考虑有无症状,进餐时间和患者的基础血糖浓度。单独测定血糖并不能用于糖尿病的诊断。只能用于糖尿病治疗的监控及疗效观察。

如果餐后血糖达14.4mmol/L或餐后数小时血糖达12.2mmol/L,且患者无自觉症状,此时只需采取"报警"措施。如果患者出现高血糖的症状或血糖浓度超出"报警"范围,可采用胰岛素治疗。对于通常使用口服降糖药的患者,若血糖升高幅度较大,此时不易采用增加口服降糖药剂量来降低血糖。

7. 影响血糖测定结果的因素

(1)技术因素

1)是否严格按厂商制订的操作规程操作。

2)血样量是否准确。

3)测试定时是否准确。

4)75%乙醇消毒皮肤时,是否待乙醇完全挥发后再采血。

(2)环境因素:如温度、湿度是否符合仪器要求。

(3)患者因素

1)血细胞比容异常:如新生儿血细胞比容偏高,而透析和化疗患者血细胞比容偏低。

2)血压过低:若患者收缩压<80mm/Hg,则不宜采用毛细血管血进行血糖测定。

3)严重脱水。

4)采血部位水肿。

5)某些药物。

6)餐后时间。

(4)仪器与试剂

1)试剂是否过期或变质。

2)仪器与试纸条是否匹配。

3)仪器是否清洁。

第四十二章

临床检验的量值溯源

第一节 概 述

临床检验结果足够准确,不同实验室、同一实验室不同时间的结果具有可比性,是“不同医疗机构间检验结果互认的”基础。目前临床检验普遍采用商品化的检测方法,方法学原理和类型多种多样,在这种情况下,实现检验结果准确可比的有效手段是建立和保证不同结果的计量学溯源性。

近10多年来,临床检验的量值溯源问题在国际上受到广泛重视,主要是由于欧盟于1998年10月签署的体外诊断器具的指令(Directive98/79/EC,法律文件,2003年生效),该指令要求“体外诊断器具的校准物质和(或)质控物质定值必须通过参考测量程序或参考物质保证其溯源性”。为配合该欧洲指令的实施,方便和规范临床检验量值溯源,欧洲标准化委员会于1999年起草有关标准,后来被国际标准化组织(ISO)采用,于2002-2003年出版。这些标准包括ISO17511(2003)“体外诊断医学器具-生物样本中量的测量-标准物质和质控物质定值的计量学溯源”,ISO 18153(2003)“体外诊断医学器具-生物学样本中量的测量-酶催化浓度校准物质和质控物质定值计量学溯源”,ISO 15193(2002)“体外诊断医学器具-生物样本中量的测量-参考测量程序的表述”,ISO 15194(2002)“体外诊断医学器具-生物样本中量的测量-参考物质的描述”和ISO 15195(2003)“临床检验医学-参考实验室的要求”。我国有关标准委员会对上述标准进行了转化工作,部分已经作为行业标准或国家标准出版。

临床检验量值溯源的另外一个推动因素是实验室认可。实验室认可近年来在临床检验领域逐渐受到重视,作为国际实验室认可准则的ISO17025:2005“检测和校准实验室的通用要求”和ISO 15189:2007“医学实验室-质量和能力的专用要求”均提出溯源性要求。我国实验室认可机构“中国合格评定国家认可委员会”已等同采用上述标准,如CNAS—CL01“检测和校准实验室能力认可准则(ISO17025:2005)”和CNAS—CL02“医学实验室质量和能力认可准则(ISO 15189:2007)”以及前述的ISO 15195,进行临床(参考)实验室/医学实验室的认可工作。

第二节　计量学溯源链

（一）计量学溯源链的类型

溯源性又称计量学溯源性，我国国家标准（GB/T 21415-2008/ISO 17511:2003）对计量学溯源性的定义如下：测量结果或标准量值的属性，它使测量结果或标准量值通过连续的比较链与给定的参考标准联系起来，给定的参考标准通常是国家或国际标准，比较链中的每一步比较都有给定的不确定度。计量溯源链的理想终点是定义到国际单位制（SI）的相关单位，但对于某一指定值，程序的选择和计量溯源的最终水平取决于是否有较高等级的测量程序和校准品。目前很多情况下，生产商选定的测量程序或工作校准品为计量溯源性的最高等级。因此，在有国际公认的参考测量程序和（或）校准品可用之前，测量的正确度取决于其校准等级水平。

校准的计量学溯源的目的是将参考物质和（或）参考测量程序的正确度水平传递给一个具有较低计量学水平的程序，例如常规程序。校准的计量学溯源要求参考测量程序和常规测量程序测量的是同一个可测量，这个可测量的分析物具有相同的相关特性。

需注意的是，用不同的测量程序测量特定样本或参考物质的同一量时，实际上可能会得出不同测量结果。例如用两个或多个基于免疫学原来的测量程序对某个参考物质的某种蛋白类物质，如促甲状腺素（甲状腺刺激激素，TSH）的浓度时，就会出现上述情况，因不同试剂识别被测物质的不同抗原决定簇并与其产生不同程度的反应，于是会得出不同的但相互关联的结果。

目前，常规医学检验定量项目有400～700个，其中多数临床检验项目因被测物质（主要是生物大分子类物质）的复杂性（如混合物、异构体等），其一级参考测量过程的建立和一级参考物质的制备非常困难，其量值溯源只能停止在较低水平，如为产品校准品定值的（参考）测量程序等级，或测量程序和（参考）校准品二个等级。

根据计量学溯源至SI的可能性及测量程序和校准品的不同计量水平的可获得性，可确定为以下五种典型的计量学溯源链。

1. 测量结果可以在计量上溯源至SI单位。

有可用的一级参考测量程序和一种或多种（经认定的）一级参考物质（用作校准品）。这样的检验项目有25～30个，电解质类物质（如钾、钠、氯、镁、钙、锂离子等）、代谢物类物质（如胆固醇、甘油三酯、葡萄糖、肌酐、尿酸、尿素等）和某些甾体类激素及甲状腺激素。这些项目虽占的数目不大，却是临床检验常规项目的主要组成部分。

2. 测量结果计量学不能溯源至SI单位。

（1）有国际约定参考测量程序（非一级参考测量程序）和一种或多种通过该程序定值的国际约定校准物，如HbA1c（糖化血红蛋白）。

（2）有国际约定的参考测量程序，但无国际约定校准物质。大约有30个项目属于此类情况，如凝血因子。

（3）有一个或多个国际约定校准物质（用作校准品）和定值方案，但无国际约定参考测量程序。大约有300多个项目属于此类情况，如世界卫生组织（WHO）国际标准物质，包含蛋白激素、某些抗体和肿瘤标志物。

(4)既无参考测量程序也无用作校准的参考物质。生产商自行建立“自用”测量程序和校准品为其产品校准品定值。大约有300个项目属于此种类型,如肿瘤标志物和抗体。

(二)具有一级参考测量程序和一级校准品,能在计量上溯源至SI的情况

临床检验的量值溯源可以有不同模式,但其中心内容是使各测量方法的测量值与一公认的标准发生联系。图42-1为ISO17511描述的完整的量值溯源图。一个样品或参考物质的测量结果的溯源性通过一系列对比测量而建立,对比测量中的测量过程和校准物质的计量学等级由低到高组成一条连续的链(溯源链)。链的顶端是国际单位制(SI)单位(基本或导出单位),SI单位国际通用,不随时间和空间的变化而变化,因此它们是溯源链的最高等级。

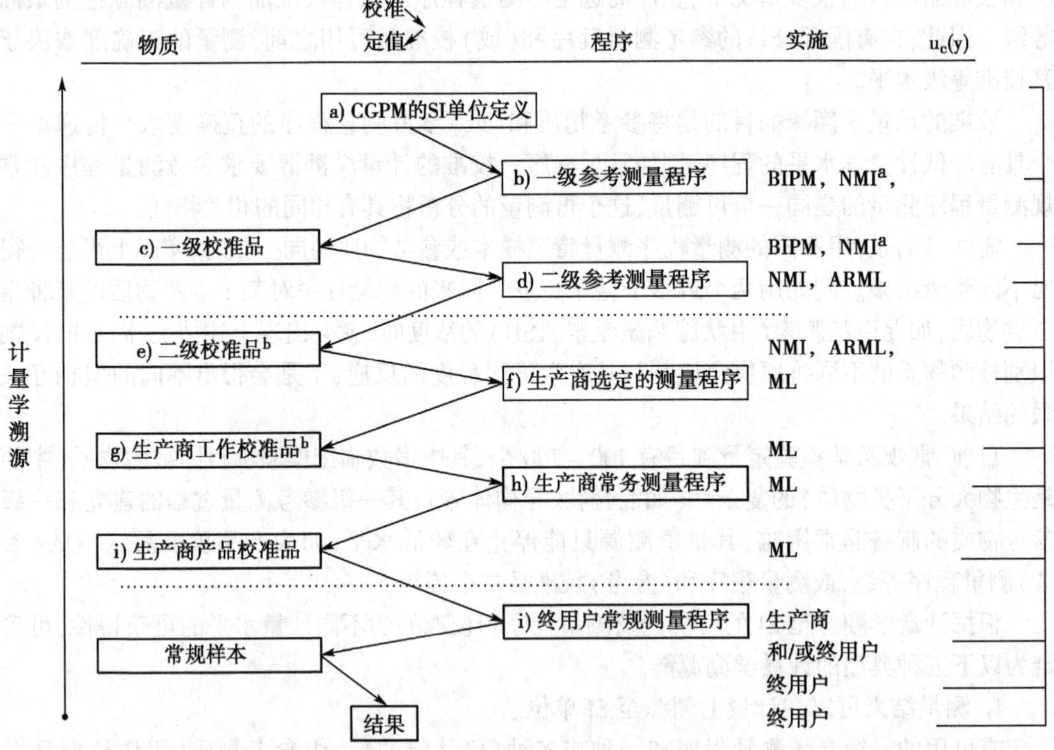

图42-1　溯源至SI单位的完成溯源图

ARML:认可的参考实验室;BIPM:国际计量局;CGPM:国际计量大会;ML:生产商实验室;NMI:国家计量机构;符号 $u_c(y)$:联合的标准测量不确定度

一级参考测量过程是具有最高计量学特性的参考测量过程,它须是基于特异、无需同量校准而能溯源至SI单位、低不确定度的测量原理,目前认为可用于一级参考测量过程的测量原理仅限于核素稀释/质谱(ID/MS)、库仑法、重量法、滴定法和依数性(如凝固点降低)测量等。

一级参考物质(用作一级校准品)是测量单位的体现体,具有最可能小的测量不确定度,它可由一级参考测量过程直接定值,也可通过可靠的杂质分析间接定值,一级参考物质一般是高度纯化的被测物质。

二级参考测量过程是经充分论证,其不确定度能满足特定要求,能用于低一级测量过程评价和参考物质鉴定的测量过程,二级参考测量过程用一级参考物质校准。二级校准品用一种或多种二级参考测量过程定值,一般具有与实际样品相同或相似的基质,主要用于量值传播。一级和二级参考测量过程的建立和维持及一级和二级参考物质的制备有高度的知识、技术和设备要求,故一般由国际或国家计量机构及经认证的参考实验室完成。一级和二级校准物质一般是经计量权威机构或行政机构认证的有证参考物质(CRM)。上述一级和二级参考测量过程和校准物质称参考系统,有时参考系统也包括从事参考测量的实验室。

上述能溯源至SI单位的检验项目的高级参考系统(一级和二级标准测量过程、一级标准物质和高准确度基质参考物质)多数由美国NIST、德国临床化学会(DGKC)和欧共体标准局(BCR)(现参考物质与测量研究所,IRMM)建立和保持。也有一些大学、医院、研究机构和生产厂家的专业实验室建立了自己的参考测量过程,多年从事标准测量工作,达到了很高的计量学水平。不能溯源至SI单位的检验项目的参考系统(主要是参考物质)主要来自有关国际组织,如世界卫生组织(WHO)、国际临床化学会和检验医学联合会(IFCC)等。酶催化浓度测量是临床检验的特殊情况,它是活性测量,不是物质测量,测量结果依赖于测量过程,因此酶催化浓度不能单用数字和单位描述,还需指明测量过程。ISO17511的垂直标准ISO 18153专门讨论酶催化浓度的量值溯源问题,规定SI导出单位$(mol/s)/m^3$或kat/m^3为溯源链的最高等级,要求一级参考测量过程的各步骤都有明确的定义和描述,能给出标准不确定度。一级参考物质用一级参考测量过程定值。近几年IFCC组织多家国际实验室合作,对过去的IFCC酶催化浓度测量过程进行了修改和优化(包括丙氨酸氨基转移酶、天冬氨酸氨基转移酶、淀粉酶、肌酸激酶、g-谷氨酰基转移酶、乳酸脱氢酶、脂肪酶、胆碱酯酶等),并对原参考物质重新定值,已取得令人满意的结果。这些测量过程和参考物质部分已成为国际一级参考测量过程和一级参考物质。

生产商选定的测量程序应是一个或多个现有的一级或二级校准品校准的测量系统,也可以是二级参考测量程序。

生产商工作校准品应由一个或多个生产商选定的测量程序定值。此校准品有时被称为"主校准品"或内部校准品,应证明该校准物质在生产商选定测量程序及被校准的测量程序间有互换性。该校准品可以是基质物质,使其类似于终端用户常规测量程序测量的常规样本。

生产商常设/常务测量程序应是由一个或多个生产商工作校准品或更高级的校准品校准、并已验证了分析特异性的测量程序。该程序的测量分析原理和方法能够与常规测量程序相同,但宜通过诸如大量的重复测定和较严格的质控系统等措施来实现较低的测量不确定度。

生产商产品校准品应有生产商常设/常务测量程序赋值,用于终端用户常规测量程序的校准,该校准品可以是基质物质,其类似于终端用户常规测量程序测量的常规样本。

终端用户测量程序应是由一个或多个生产商的产品进行校准的测量系统,常由生产商提供。

溯源链自上而下各环节的溯源性逐渐降低,而不确定度则逐渐增加,因此量值溯源过程应尽量减少中间环节。从计量学角度上讲,理想的情况是用一级参考测量过程直接测量样品,省去所有中间环节,这在临床检验中显然是不可能的。

常规实验室测定结果的计量学通常依赖于所使用试剂盒校准品的赋值,制造商需要说明其产品校准品的计量学溯源链,对于溯源链的说明应止于制造商所使用的最高等级的计量参考标准，此参考标准的不确定度应包括所有更高计量水平的合成不确定度。如前所述，由于检验项目的不同，能够溯源的最高计量学等级也不一样，图 42-1 为最完整的量值溯源图，即可以溯源至 SI 单位的情况。下文将就其他 4 种情况逐一描述。

（三）有国际约定的参考测量程序（非一级）和国际约定校准品，不能在计量上溯源至 SI 的情况

该种情况的溯源图为图 42-2 所示，这类项目如 HbA1c，对于 HbA1c 这一项目来说，国际约定参考测量程序如候选的高效液相色谱质谱法（HPLC/MS）测量血红蛋白中的血红蛋白 A1c 的物质的量的分数（几年前，IFCC 使用 mmol，mol 代替之前的% 来表示 HbA1c）。对国际约定校准品，例如血液血红蛋白（Fe）的物质的量浓度，其氰化衍生物的分光光度法，由欧共体标准局（EU-BCR）的牛血溶血液氰化血红蛋白【Hi（Fe）CN】参考物质 CRM522 校准，此参考物质的量浓度【Hi（Fe）CN】为（49.61 ± 0.08）μmol/L，给出的扩展不确定度为 95% 置信区间的半宽度。生产商工作校准液，由生产商确定，并以下列两种方式之一赋值：①称量，即称取国际标准品形式的被测物和称取基质，或②测量，及用生产商选定参考测量程序测量。

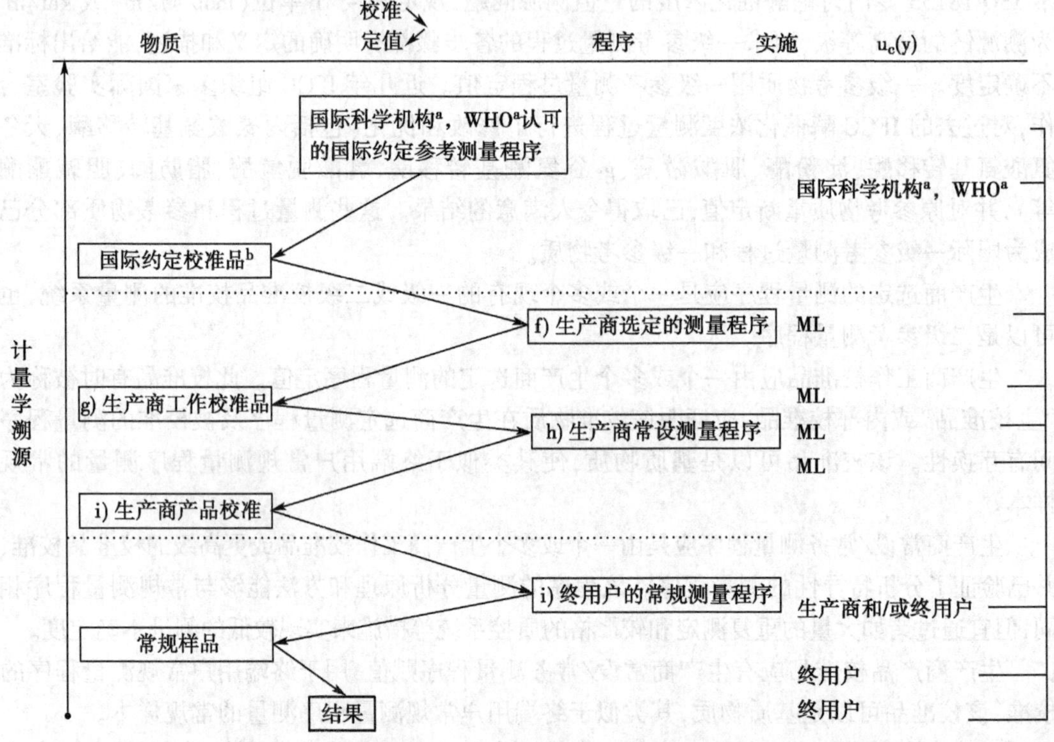

图 42-2　溯源至国际约定参考测量程序和国际约定校准品

（四）具有国际约定参考测量程序（非一级），无国际约定校准品，不能在计量上溯源至 SI 的情况

该种情况的溯源图如图 42-3 所示，它适用于如 HDL-胆固醇、血细胞和某些凝血因子等项目。

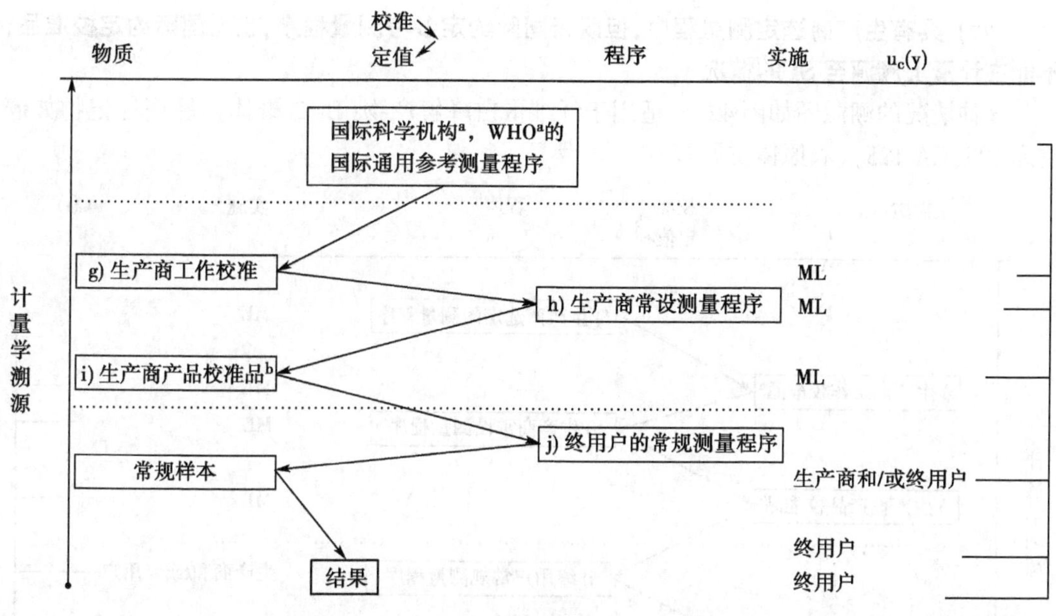

图 42-3　溯源至国际约定参考测量程序(非一级)

(五)具有国际约定校准品(非一级),但无国际约定参考测量程序,不能在计量上溯源至 SI 的情况

该种情况的溯源图如图 42-4 所示,它适用于如 B 型肝炎表面抗原(ad 亚型)和绒毛膜促性腺激素及其抗体这类组分的量。

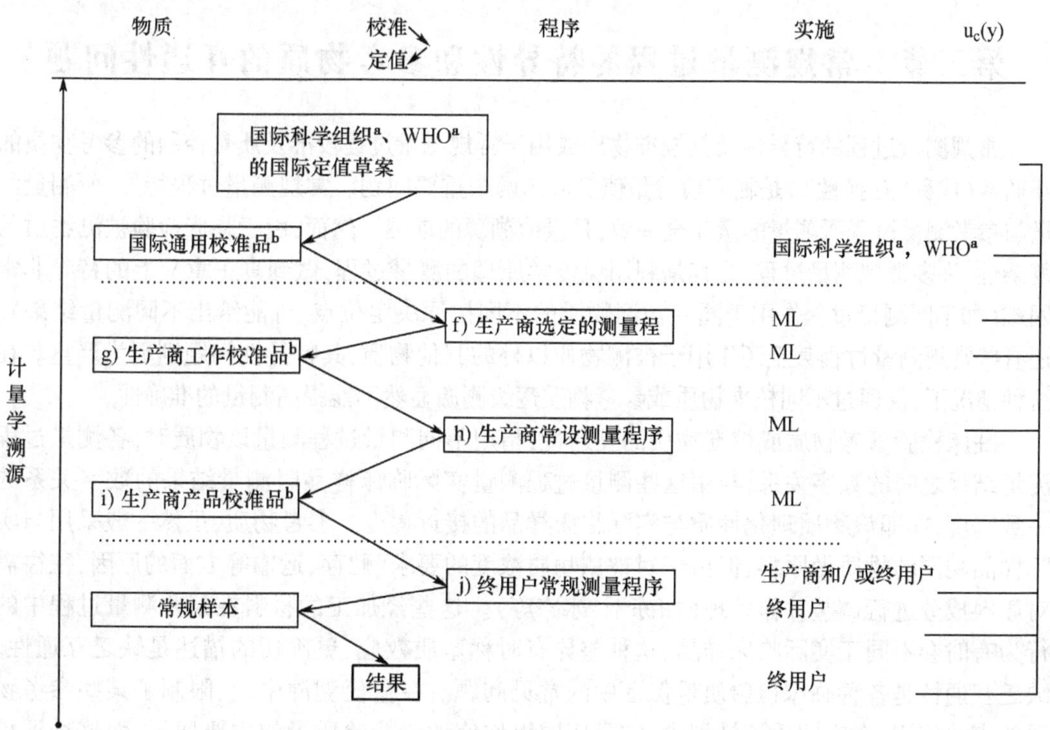

图 42-4　溯源至国际约定校准品(非一级)

(六) 具有生产商选定测量程序,但既无国际约定参考测量程序,也无国际约定校准品,不能在计量上溯源至 SI 的情况

该种情况的溯源图如图 42-5,适用于纤维蛋白降解产物(D-二聚体)、肿瘤标记物如癌抗原 125(CA 125)、衣原体抗原等。

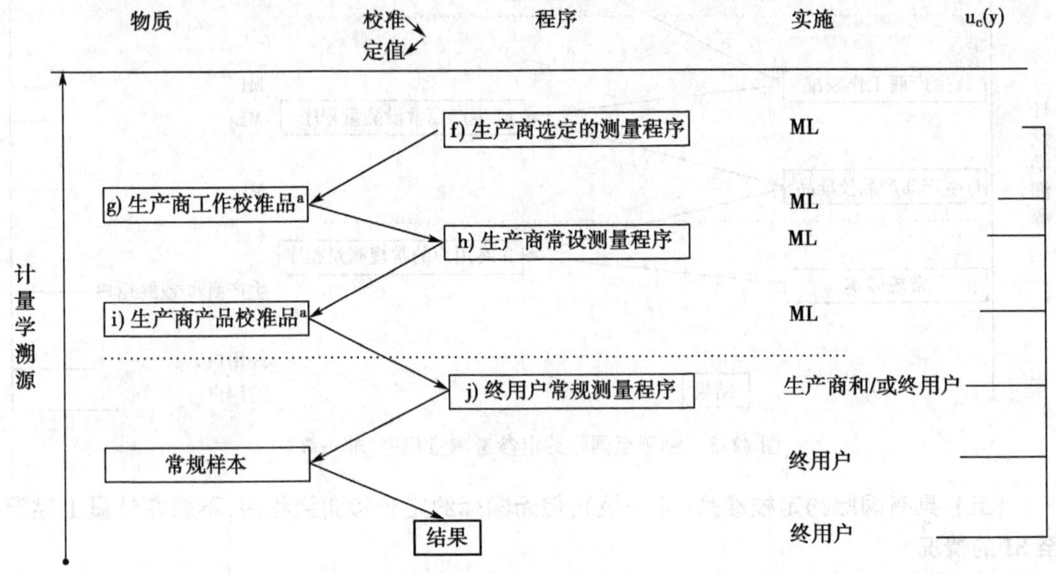

图 42-5　溯源至生产商选定的测量程序

第三节　常规测量过程的特异性和参考物质的互通性问题

常规测量过程的特异性及其校准物质或用于常规测量过程校准及质量控制的参考物质的互通性(或称"互换性")是临床检验量值溯源的两个重要问题。常规测量过程特异,所测量的量与参考测量过程所测量的量完全一致,是量值溯源的前提。然而,由于临床检验被测物质的复杂性,许多常规测量过程,尤其是利用免疫学原理的测量过程,做到真正意义上的特异非常困难(如不同测量过程作用于同一被测物质的不同抗原决定位点,可能给出不同测量结果)。还有些常规测量过程甚至还作用于被测物质以外的其他物质,其特异性问题则更为严重。在这种情况下,仅通过不同校准物质或参考物质逐级溯源显然不能提高测量的准确性。

临床检验参考物质或校准物质的互通性,指用不同测量过程测量该物质时,各测量过程测量结果之间的数字关系,与用这些测量过程测量实际临床样品时测量结果的数字关系的一致程度,亦即该物质理化性质与实际临床样品的接近程度。参考物质,虽然一般采用与实际样品相同的物质做原料,但出于对被测物质浓度的要求、贮存、运输等方面的原因,往往需对原料成分进行调整并作处理(如冻干、冰冻等)。这些经加工的材料在某些测量过程中的行为有时会不同于实际临床样品,这种差异有时称基质效应,更确切的描述是缺乏互通性。缺乏互通性是各种临床检验质量保证中的常见问题。在量值溯源中,它限制了某些参考物质的直接使用;在室间质评计划中,它是用同组均值评价检验质量的主要原因,而这种评价方式在不少情况下不能反映真正的检验质量,允许了错误的存在。值得指出的是,互通性问题的存在，不应是参考物质单方面的原因，认识和解决互通性问题需从参考物质和测量过程两方面入手。使参考物质与实际样品尽量接近是必要的，但对基质过分敏感的测量过程一般不是好的测量过程，尤其是对于小分子化合物的分析。然而，某些参考物质对于某些常规测量过程缺乏互通性，目前仍然是客观存在的，在利用参考物质进行量值溯源时需首先鉴定参考物质的互通性，鉴定的方法一般是用参考方法和常规方法同时分析参考物质和实际新鲜样品。若存在互通性问题，需进行修正，或改用无基质效应的参考物质。

第四节　基质效应（互通性）评价方法

基质效应（互通性）评价方法主要参照 CLSI EP14 文件，我国也颁布了相应的卫生行业标准“基质效应与互通性评价指南”，其大致步骤如下：

1. 将制备样品与 20 份新鲜临床样品随机穿插排列，分别使用评估方法与比对方法测定所有样品，重复测定 3 批，每批每个样品测定 1 次，每批测定都需校准。评估方法与比对方法宜同步进行，若不能实现同步测定，应在适宜的条件下储存样本。

2. 使用合适的方法剔除离群值，如 Grubbs 法。

3. 实验完成后，将实验样本在适宜条件下保存。如在数据分析过程中发现问题，有必要选用其他比对方法（如决定性方法或参考方法）对样品进行重新测定。

4. 数据分析

（1）利用新鲜临床样品及制备样品重复测定结果的均值（使用不同符号）作散点图，y 轴为评估方法结果，x 轴为比对方法结果。

（2）线性回归分析

1）目视，评估方法和比对方法测定结果呈线性关系，无明显弯曲；在实验浓度范围内，临床样本的评估方法测定值（回归线的 y 轴）呈均匀分布。

2）检查数据是否适合回归分析（参考最新版 CLSI/NCCLS 文件 EP6-定量测定方法的线性评估：统计方法）。

3）将评估方法测定临床样品结果的均值作为 y 值，比对方法测定临床样品的均值作为 x 值，进行线性回归分析。

（3）用以下公式计算给定 x 值下（重复测量均值），新鲜临床样品评估方法测定均值 y 的双侧 95% 置信区间。

$$\overline{Y}_{pred} \pm t(0.975, n-2) S_{y,x} \sqrt{\left[1 + \frac{1}{n} + \frac{(\overline{X}_i - \overline{\overline{X}})^2}{\sum (\overline{X}_i - \overline{\overline{X}})^2}\right]}$$

式中：

$\overline{Y}_{pred}$——根据回归曲线，计算出来的在 x 值的 y 值；

n——新鲜患者样本数量；

$S_{y.x}$——回归标准误，计算公式为$[\sum (Y_{pred} - \overline{Y}_i)^2/(n-g)]^{1/2}$；

$\overline{X}_i$——x 轴上第 i 个值（某样本比对方法测定均值）；

$\overline{Y}_i$——y 轴上第 i 个值（某样本评估方法测定均值）；

$\overline{\overline{X}}$——所有样本比对方法测定均值的整体均值。

(4)计算出数据如表42-1所示。

(5)图42-6为基质效应分析图。

(6)被评价制备物的基质效应见表42-2。

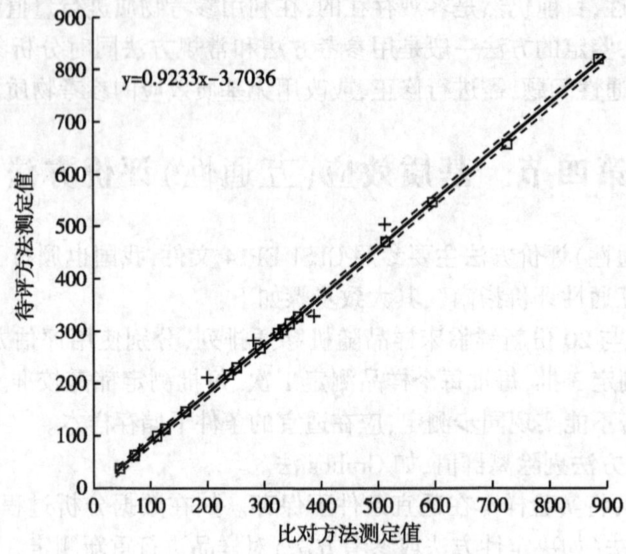

图42-6　基质效应分析图

图中实线为新鲜血清样品测定的回归曲线，虚线为其预测值Y的95%置信区间；"□"代表新鲜血清，"+"代表制备物。凡是落在虚线范围外的"+"，均判断为有基质效应

表42-1　酶法肌酐测定试剂盒基质效应评估　　(单位：μmol/L)

样品	比对方法均值($\bar{X}_i$)	$(\bar{X}_i-\bar{\bar{X}})^2$	评估方法均值($\bar{Y}_i$)	$\bar{Y}_{pred}$	$(\bar{Y}_{pred}-\bar{Y}_i)^2$	95%上限	95%下限
新鲜血清1	129.3	50273.6	116.3	115.8	0.3	125.0	106.5
新鲜血清2	881.9	279195.2	820.0	810.6	87.6	820.7	800.6
新鲜血清3	163.3	36196.1	147.7	147.1	0.3	156.3	138.0
新鲜血清4	886.4	283894.7	827.3	814.7	158.9	824.8	804.7
制备物1	200.0	—	220.0	181.0	—	190.1	171.9
新鲜血清5	298.3	3050.7	269.0	271.8	7.7	280.8	262.7
新鲜血清6	112.5	58090.9	103.3	100.2	9.6	109.5	91.0
新鲜血清7	322.9	939.5	292.7	294.5	3.3	303.5	285.4
新鲜血清8	293.3	3635.0	263.7	267.1	11.8	276.1	258.1
制备物2	80.0	—	70.0	70.2	—	79.2	61.2
新鲜血清9	599.9	60698.7	541.5	550.3	76.6	559.5	541.0
新鲜血清10	730.6	142195.9	658.5	670.9	154.8	680.5	661.4

续表

样品	比对方法均值($\bar{X}_i$)	$(\bar{X}_i-\bar{\bar{X}})^2$	评估方法均值($\bar{Y}_i$)	$\bar{Y}_{pred}$	$(\bar{Y}_{pred}-\bar{Y}_i)^2$	95%上限	95%下限
新鲜血清 11	250.3	10658.2	230.0	227.5	6.5	236.5	218.4
新鲜血清 12	516.7	26630.0	466.0	473.4	55.5	482.6	464.3
制备物 3	283.0	—	285.0	257.6	—	266.8	248.5
新鲜血清 13	160.9	37130.0	149.0	144.9	17.1	154.0	135.7
新鲜血清 14	70.8	79948.5	63.5	61.7	3.2	71.0	52.4
新鲜血清 15	43.7	96020.2	39.0	36.7	5.4	46.0	27.3
新鲜血清 16	343.5	101.3	307.5	313.5	35.8	322.5	304.5
制备物 4	390.0	—	330.0	356.4	—	365.7	347.2
新鲜血清 17	230.8	15066.5	215.0	209.4	30.9	218.5	200.4
新鲜血清 18	366.2	160.3	331.0	334.5	12.0	343.5	325.4
新鲜血清 19	328.7	617.1	302.5	299.8	7.1	308.9	290.8
新鲜血清 20	340.9	159.9	312.0	311.1	0.8	320.1	302.1
制备物 5	515.2	—	520.0	472.1	—	481.4	462.7

表 42-2　制备物基质效应判断

样本	均值($\bar{X}_i$)	均值($\bar{Y}_i$)	$\bar{Y}_{pred}$	95%上限	95%下限	判断
制备物 1	200.0	220.0	181.0	190.1	171.9	正基质效应
制备物 2	80.0	70.0	70.2	79.2	61.2	无基质效应
制备物 3	283.0	285.0	257.6	266.8	248.5	正基质效应
制备物 4	390.0	330.0	356.4	365.7	347.2	负基质效应
制备物 5	515.2	520.0	472.1	481.4	462.7	正基质效应

第五节　溯源性的确认或验证

鉴于上述特异性和基质效应问题及其他质量问题(线性、灵敏度等)的可能存在,临床检验量值溯源均需最后验证其有效性。验证方法是用参考测量过程和常规测量过程同时分析足够数量的、有代表性的、分别取自不同个体的实际新鲜样品,将每个样品一分为二,分别用参考方法和常规方法进行分析测定,可用线性回归进行结果判断。若两方法结果一致(在一定置信水平下斜率与"1"及截距与"0"无显著差异),常规方法的结果的溯源性得以验证或确认,如图 42-7 所示;如果两个方法结果不一致,可能会有不同情况,一种情况是两种方法结果关系密切,无明显截距,但是斜率与"1"的偏离不能接受,如图 42-8,此种情况说明常规方法有足够的特异性,但存在校准偏差,可通过调整校准使常规方法结果准确;另一种情况可以是,两种方法结果的关系过于分散,此种情况的出现往往是由于常规方法存在特异性问题,如图 42-9。当然常规方法的特异性问题还会有其他表现,如两种方法间存在明显的截距等。常规方法测量范围不足也会在参考方法对比中得以发现。两方法的比较,除用上述线性回归方法外,还可以用其他统计方法,如用两种方法结果之差对浓度作图等,如图 42-10 所示。

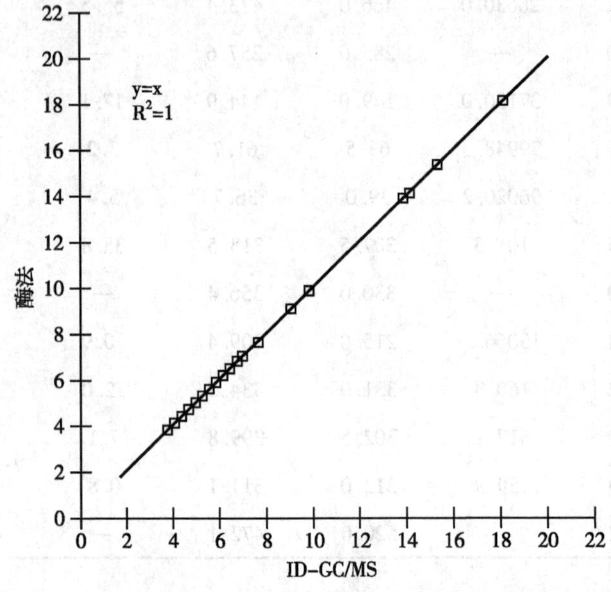

图 42-7　血清尿素,酶法 VS. ID-GC/MS

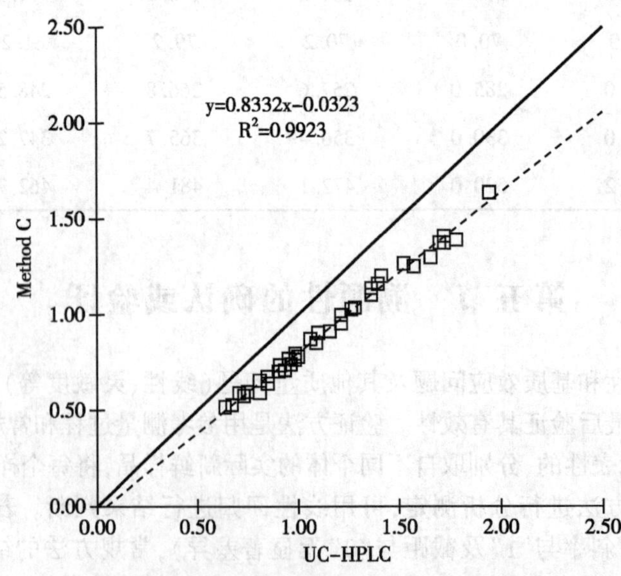

图 42-8　血清 HDL-C,一步法 VS. UC-HPLC

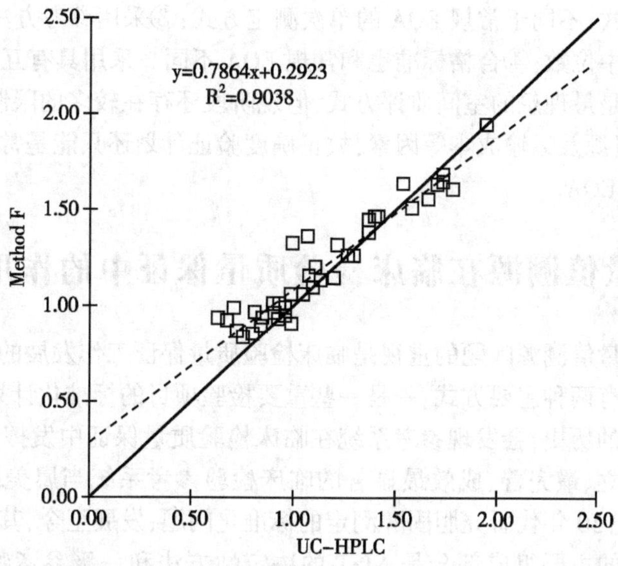

图 42-9　血清 HDL-C，一步法 VS. UC-HPLC

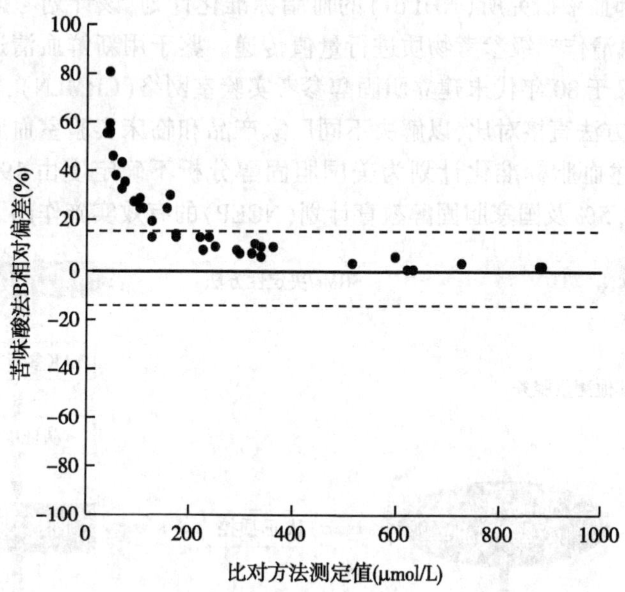

图 42-10　血清肌酐，苦味酸 VS. ID-GC/MS

参加由室间质评/能力验证组织机构开展的正确度验证是一种简便的溯源性验证方式。例如美国 CAP 开展的使用“互通性冰冻血清（commutable frozen serum，CFS）”和“基于准确度的“基于准确度的脂类调查（Accuracy Based Lipid Survey，ABL）”等计划。另外，我国卫生部临床检验中心自 2010 年起开始实施小分子代谢物正确度验证计划、脂类正确度验证计划，2012 年新增加了酶学正确度验证计划和糖化血红蛋白正确度验证计划，2013 年还将开展血细胞计数正确度验证计划。这些正确度验证计划和常规 EQA 计划的区别主要在于：①采用新鲜冰冻样本（血清或全血），没有互通性问题；②样本测定采用批内多次重复、在不同天内多批测定方式，不同于常规 EQA 的单次测定方式；③采用参考方法测定值作为靶值，而非采用分组后的中位数；④合格标准也和常规 EQA 不同。采用具有互通性的样本并利用参考方法确定靶值是最理想的室间质评方式，但现阶段还存在较多的限制，比如互通性的样本来源、参考方法资源及运输成本等因素，故正确度验证计划还只能是常规 EQA 的补充，尚无法完全替代常规 EQA。

第六节　量值溯源在临床检验质量保证中的作用及其发展

近年来人们对量值溯源问题的重视是临床检验质量保证工作发展的结果。临床检验的外部质量保证一直有两种主要方式：一是一些重要检验项目的标准化计划，二是室间质评计划。回顾这些计划的历史，会发现参考系统在临床检验质量保证中发挥着越来越重要的作用。国际上最早建立、最完善、成效最显著的临床检验参考系统当属美国的胆固醇参考系统。美国自 20 世纪 50 年代研究胆固醇测定的标准化问题，发展至今，其胆固醇参考系统如图 42-11 所示。它的主要组成部分是 NIST 的决定性方法和一级参考物质、CDC 的 Abell-Kendall（A-K）参考方法和二级参考物质及以此为基础的多种标准化计划。一种标准化计划是 CDC/国家心肺血液研究所（NHLBI）的血脂标准化计划，该计划考虑到冻干血清的互通性问题，用冰冻血清作二级参考物质进行量值传递。鉴于用新鲜血清进行量值传递是最有效的方式，CDC 又于 80 年代末建立胆固醇参考实验室网络（CRMLN），通过分析新鲜血清将常规方法与参考方法直接对比，以解决不同厂家产品和临床实验室血脂分析的量值溯源问题。应该说，上述血脂标准化计划为美国胆固醇分析不确定度由 1969 年的 18% 降至 1994 年的 5.5%～7.5% 及国家胆固醇教育计划（NCEP）的有效实施作出了突出贡献。

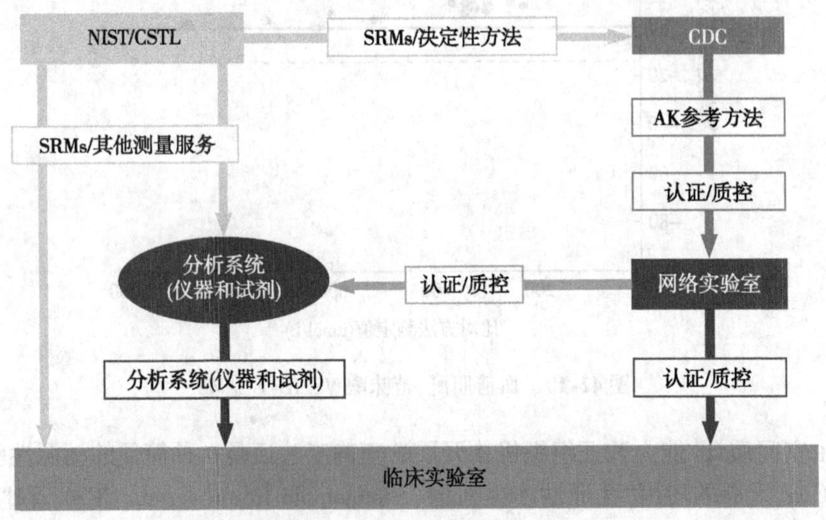

图 42-11　美国胆固醇参考系统

室间质评计划是涉及项目更多、影响更大的临床检验质量保证计划。室间质评计划的中心目的是提高检验结果的室间可比性，但由于所用质评材料对于某些检验项目可能存在互通性问题、常规方法日新月异、缺乏其他有效的评价方法等原因，室间质评计划多用同方法组均值评价检验质量。应该说此法在发现质量问题和提高检验质量方面发挥了重要作用,但这种方法的问题也是显而易见的,一个极端的例子是同方法组均值之间的差别达7倍以上。因此,室间质评计划组织者一直在寻求更有效的质评方法,用参考方法为质评材料定值,起码是对于某些小分子检验指标,逐渐成为上述问题的必然答案。即便由于互通性问题,一时不宜直接用参考方法定值进行质评,也可从中获得更多的质量信息。实际上,国际上现有参考系统正是在室间质评计划的促使下而逐步建立的。如CAP60年代初建立临床标准实验室,该室后来移至NIST,目前CAP仍有专职人员在NIST协调CAP质评材料定值工作。CAP与CDC在血脂项目上的合作也有多年历史。德国临床检验参考系统更是应其外部质评计划的需要而建立和发展的。目前室间质评计划中用参考方法定值评价检验质量正日趋广泛,尤其在欧洲。

回顾国际临床检验量值溯源历史还可以发现,参考系统的建立及其应用成效大概有两个决定因素。首先是临床需要,它有两方面,一方面是检验项目的重要性。虽然所有项目都很重要,但其中有些关系到多发、危害大的疾病的诊断或危险分析,提高这些项目的检验质量显然对提高人类健康水平的意义最大。典型的例子是胆固醇等血脂指标的标准化工作历史最长、受重视程度最高,因它们与心脑血管疾病的防治有关,而且心脑血管疾病在很多国家是第一位死因。临床需要的另一方面是检验项目的短期生物变异性,再以血脂为例,胆固醇个体内短期生物变异平均约为6%,而甘油三酯则高达20%以上,除与疾病关系密切程度外,生物变异大本身就使得甘油三酯测定质量不如胆固醇重要。决定参考系统的建立及其应用成效的第二个因素是被测物质(或量)的性质及人们对它的理解程度,目前参考系统较完整的检验项目几乎都是一些小分子化合物,而许多生物大分子(或其复合物),有些临床上很重要,但由于定义不明确、结构或组成复杂、测定时影响因素多等原因,建立和应用参考系统都比较困难或烦琐,它们的量值溯源和测定质量往往处于较低水平。

第七节　我国临床检验参考系统现状

我国临床检验参考系统研究始于20世纪90年代胆固醇标准化研究,该参考系统由卫生部北京老年医学研究所和国家标准物质研究中心制备的纯度标准物质(GBW09203a 和 GBW09203b)(一级参考物质)、卫生部北京老年医学研究所建立的参考方法和该研究所制备的血清标准物质(GBW09138)(二级参考物质)组成;后来还有20余项与临床检验有关的国家一级标准物质,其中包括国家标准物质研究中心制备的尿素(GBW09201)和尿酸(GBW 09202)纯度标准物质(ISO17511定义中的一级标准物质),其余则主要是生物样品中无机成分标准物质。在“十一五”期间,在国际临床检验标准化发展趋势的驱动下,我国在国家科技支撑计划和“863”支持下得以系统开展临床检验参考系统研究,迄今已建立近30个重要常规检验项目的(候选)参考方法,同时在参考物质研究方面取得明显进展。所建立的参考方法已在国际比对中显示出良好测量性能,部分参考物质已被批准为国家一级标准物质。卫生部临床检验中心一直是参考系统研究的主要参与者,经过近5年的努力,共同建立下列检验项目参考方法或候选参考方法:代谢物类(葡萄糖、肌酐、尿酸、尿素)、脂类(高密度脂蛋白胆固醇、低密度脂蛋白胆固醇、脂蛋白亚类、总胆固醇、总甘油、游离甘油)、电解质和无机离子类(钠、镁)、酶类(丙氨酸氨基转移酶、天冬氨酸氨基转移酶、肌酸激酶、乳酸脱氢酶、γ-谷氨酰转肽酶、淀粉酶）、非肽激素类（孕酮、氢化可的松）、糖化血红蛋白和血细胞计数等，同时研制上述多数检验项目的国家标准物质；卫生部临床检验中心免疫室研制的多种乙型肝炎病毒、丙型肝炎病毒、艾滋病病毒核酸和（或）抗原、抗体标准物质，已在我国室间质量评价计划中得到了广泛的应用，在我国检测结果的一致化中发挥了重要的作用。通过上述工作，不仅使我国重要常规检验项目参考系统初具规模，同时建设我国参考测量和标准化物质研制基础条件，初步培养出一支参考测量和标准物质制备队伍。另外，北京医院老年医学研究所自2003年一直是美国CDC血脂标准化计划的CRMLN成员，为我国临床实验室和体外诊断企业提供标准化服务；2006—2011年间，已有21个厂家的61分析系统通过了该实验室提供的总胆固醇和（或）高密度脂蛋白胆固醇分析系统溯源认证。

量值溯源作为提高检验质量的重要手段，已受到越来越广泛的重视，检验结果的溯源性将可能成为检验试剂生产和临床实验室检验中的重要质量指标。开展量值溯源工作需要参考系统。我国临床检验参考系统经过近10年的建设，已经取得了初步成效，但是较欧洲和美国，还存在一定的差距。根据临床需要，建立必要的临床检验参考系统，加强有关国际合作，应成为我国检验医学和计量学工作者的重要课题。值得指出的是，临床检验量值溯源的中心目的是提高和保证临床诊断与治疗的有效性，鉴于建立参考系统是一项昂贵的工作，故开展此项工作应有合理的针对性，不应为溯源而溯源。另外，量值溯源也不是万能的，还有其他影响检验质量的因素，如各种分析前误差、方法本身（原理、试剂组成等）存在严重质量问题、各种人为失误等。

第四十三章

测量不确定度

近年来随着国内外各种学术机构对测量不确定度研究的不断深入和权威文件的发表，测量不确定度在检验医学发展中的作用和意义不可忽视。首先，实验室认可准则的国际标准 ISO 17025 和 ISO 15189 都对测量不确定度提出了明确要求。实验室要通过认可就必须考虑测量不确定度问题。其次，我国临床参考系统研究工作取得了较大的发展，国际国内相关的标准和规范明确规定参考测量结果和标准物质定值都必须给出测量不确定度。最后，如果要将患者的检测结果与以前的结果或者临床决定水平(如参考值)进行比较，则需要获得测量程序的不确定度信息。因此，临床实验室的管理和检验医学的发展离不开测量不确定度。然而，如果不能为临床实验室建立一个简单实用的评定常规检验结果的测量不确定度的方法，则会限制测量不确定度在检验医学中的应用。

第一节 测量概述

测量是通过实验获得并可合理赋予某量一个或多个量值的过程。被测量真值的信息通常以测得的量值和测量不确定度来表示。

当使用测量误差概念时，测得的量值等于真值加上由系统误差和随机误差总和形成的测量误差。测量误差是因测量过程不完善引入的，客观上不能得到确定的测量误差。因而被测量真值的信息用测得的量值和测量不确定度表示是科学的。

一、测量误差和测量不确定度

实验室测量有随机误差和系统误差。随机误差是指重复测量围绕其均值的随机的分散度或者不精密度。系统误差或者偏倚是重复测量均值与真值间的差异。偏倚可能随时间改变，如随校准物和试剂批号变化。从长期的角度来看，有些短期的变异可能被认为是随机变异。测量不确定度在检验医学领域是一个相对较新的概念。“不确定度模型”与传统的“误差模型”在测量结果属性方面的观点稍微有不同，前者尝试将随机误差与系统误差结合到不确定度这一概念中。两种模型的主要特点总结如下。

测量误差：①是一个不可知的量值；②原则上有系统和随机两种组分形式，处理不一样；③系统误差估计值已知，可被修正；④应用于单个测量量值，也可用于平均值。

注：①传统上，所谓测得的量值的“总误差”是两项的和，对它们的处理不尽相同。第一项总系统误差，是各个系统误差的和。采用加法合成到总误差，并保留其正负号；第二项总随机误差，是随机误差的和，按各值的平方总和的平方根进行计算，再乘以包含因子 k，一般常取 $k=1.96$。②总误差的主要缺点就是缺乏转换性，如果将已算出的一个值的总误差输入到另一个测得的量值，在与测量模型中其他输入量合并之前，必须将总误差分解成系统和随机误差。

测量不确定度：①定义为一个量值区间，与测量结果的测得的量值的可控程度成反比关系；②是一个不可知的量值，不能用来修正；③原则上，只有一个组分类型，也就是无论其来源类型如何，可用同一方式处理所有的组分；④在质量控制下进行测量，可用于给定测量程序在一定测量区间获得的所有测得值。

注：GUM 将测量的各种要素组合在一起，并以测量不确定度来表达量值不完整性的信息，而不是去关注“真值”和“误差”的不可知本质。

“不确定度模型”纠正了已知的偏倚，将纠正过程的不确定度与由于随机误差产生的不确定度成分结合起来。估计值的不确定度区间将比只有随机成分的不确定度要宽。这种将误差合成的方法见图 43-1。

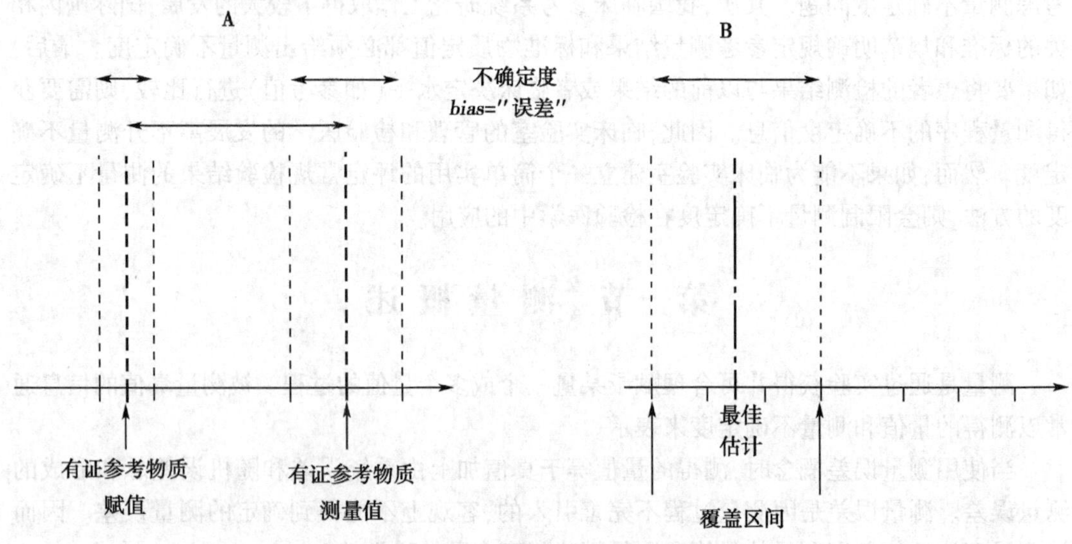

图 43-1　将随机误差与系统误差相结合的不确定度模型

图 43-1 中 A 是有证参考物质（CRM）的定量值的偏倚纠正，纠正过程使得 B 图中的定量不确定度增加了。纠正之后 CRM 的定量值与赋值一致。B 图中的最佳估计以一定的置信水平（p）落在覆盖区间内。覆盖区间即扩展不确定度（U），通过合成不确定度乘以包含因子 k 得到。A 图中第一排的两个箭头分别表示 CRM 的赋值不确定度和定量不确定度，第二排的箭头表示定量值与赋值的偏差。

二、确定被测量

定义临床检验被测量至少包括以下信息：

1. 系统，需要对其存在时间和空间说明；

2. 组分(分析物);

3. 量。

如需要,可对测量程序说明。必要时应进一步提供测量组分的生物和病理信息。

表 43-1 是检验医学中一些被测量的定义举例。

表 43-1　检验医学中一些被测量的定义举例

系统	组分(分析物)	量	测量单位
人(尿液)	皮质醇(未结合)	物质的量浓度	nmol/L
血浆(动脉血)	二氧化碳(游离)	气压(37℃)	kPa
血浆	丙氨酸氨基转氨酶	催化活性浓度(37℃)	μkat/L
全血	白细胞	浓度	$\times 10^9$/L

第二节　测量不确定度评定概论

ISO 15189 将医学实验室一个完整的测量过程分为检验前、检验中和检验后三个阶段。理论上这三个阶段都存在测量不确定度的来源。本书仅针对检验中的不确定度的评定进行介绍。

一、医学实验室测量不确定度的评定方法

测量不确定度的评定有两种模型:自下而上(bottom-up)和自上而下(top-down)。自下而上的模型是基于对测量程序可能的不确定度来源进行综合剖析,并对其进行鉴定和定量,然后进行数学合成产生结果的"合成的标准不确定度"。自上而下的模型使用统计原理直接估计给定测量系统的总不确定度,一般通过评估特定设计的实验的数据、质控数据或者方法确认数据(ISO 21748)。如果自上而下的方法提示的不确定度估计不满足目标性能,则可用自下而上的方法确定可能的可变更的不确定度来源。理想情况下,通过自上而下的方法和自下而上的方法对不确定度的估计是可以互换的。

自下而上方法常特指为 GUM 方法或模型(modeling)方法。是基于对测量的全面、系统分析后,识别出每个可能的不确定度来源并加以评定。通过统计学或其他方法,如从文献、器具或产品的性能规格等来源搜集数据,评定每一来源对不确定度贡献大小。然后将识别的不确定度用方差方法合并得到测量结果的"合成标准不确定度"。

自上而下方法,是在控制不确定度来源或程序的前提下,评定测量不确定度,即运用统计学原理直接评定特定测量系统受控结果的测量不确定度。典型方法是依据特定方案(正确度评估和校准方案)的试验数据、QC 数据或方法验证试验数据进行评定,正确度/偏移(b)和精密度/实验室内复现性(s/R_W)是两个主要的分量。常规医学实验室常将这两者与系统误差和随机误差相联系。

不确定度评定有 A 类评定和 B 类评定。A 类评定是利用统计分析方法评定标准不确定度,以标准差表示。B 类评定是利用非统计分析方法评定标准不确定度,是基于经验或其他信息的假定概率分布估算的,也用标准差表示。

测量不确定度的评定与其预期应用目的有密切关系。实践表明,对于常规医学实验室,自上而下评定测量不确定度的方法是经济、实用和可接受的方法。

二、医学实验室中测量不确定度的来源

大部分实验室既有全自动检测系统又有半自动的系统,半自动的系统的各组分是购自不同的厂家。这两种类型的检测系统都会有各种来源的变异,有些变异是仪器和试剂固有的变异,有的则是来源于实验室检测程序和人为因素。总的来说,医学实验室和化学实验室类似,测量不确定度分量来源包括(但不限于):

1. 精密度(重复性 、实验室内复现性 、复现性);
2. 校准(溯源性、值的不确定度、校准方式);
3. 校准值正确性和测量不确定度,校准品与参考物质的互通性;
4. 与样品相关的效应(基体、干扰);
5. 试剂、校准品和参考物质的批间差;
6. 不同的操作者;
7. 器材的变异(如天平、注加器、仪器维护等);
8. 环境变化(如温度、湿度、振动、电压等)。

另外,有些影响因素虽然不直接作用于公信值,但却对示值和测量结果之间的关系有影响,也需要识别。有些影响因子如脂血、溶血和黄疸等可能本身无量值特性,但其实质是产生了干扰测量的物质或颜色等。

三、评定测量不确定度数据的主要来源

(一) 从实验室外获得数据

医学实验室可以从国际/国家计量机构参考物质、开发测量程序的厂家或实验室的确认资料中取得评定测量不确定度所需的数据。国际/国家计量机构参考物质证书上的数据不少是通过实验室网络确认,确认的数据按如下计算该示值的标准不确定度:

$$U_{\text{char}} = \sqrt{\frac{s_{\text{R}}^2}{n}} \tag{43-1}$$

式中:

U_{char}:示值的测量不确定度;

s_{R}:测量复现性;

n:实验室数。

在此情况下,测量不确定度包含了各种主要影响组分(样品、仪器、校准品、操作者、试剂、质控品、环境条件、时间等)的变异。由于综合多个权威或参考实验室的测量结果,具有很高的权威性。通常情况下,国际/国家计量机构参考物质证书中的不确定度数据可直接引用。

利用参考物质修正偏移,参考物质的不确定度应转移到实验室的不确定度中。如果根据上述数据(特别是偏移和厂家内复现性),用自上而下的方法计算测量不确定度,需要了解方法的一致性和实验室水平的一致性。因为,这些数据的大小最终与实验室的人员、设备、材料、方法、环境等有直接关系,不在一个统计总体内,就不宜直接利用。

（二）从实验室常规工作中获得数据

本书推荐医学实验室应根据本实验室内部数据来评定测量不确定度，而且数据不应是来自短期特定的实验，而是来自一段较长期间的日常工作，这样评定的测量不确定度具有很强的真实性。

实验室需要制订校准和正确度验证计划，应利用国际、国内（有证）参考物质（应考虑互换性），评估本实验室各项检测项目的正确性，获得相关的不确定度分量数据。

应认识到从质控品得到的标准不确定度可能不同于患者样品，需要时应评估这种差异。更重要的是数据要有足够长时间的积累，以保证数据的统计控制状态，如：多次校准、不同批号试剂、常规仪器维护、校准品批号更换以及操作者不同等。

（三）从实验室参加的能力验证（PT）获得数据

上述方法都是基于被测量能够计量溯源到公认的参考系统，可以通过校准和正确度验证计划发现偏移。但是，目前不少医学实验室的被测量尚无法计量溯源到公认的参考系统。这种情况下，医学实验室可以利用 PT 数据评定测量不确定度。PT 数据中包括了不同实验室的可变因素。如果实验室间水平相近，所得到的数据会接近于本实验室的实际数据。如果 PT 方案设计或实施不当，或包含多种原理不同的测量方法，或参加实验室数量很少，或者参加的实验室能力差异大或欠佳时，所评定的标准不确定度的使用价值有限。

四、定义不确定度

“定义不确定度”是“由于被测量定义中细节量有限所引起的测量不确定度分量。”在 QUAM 文件中，在评定被测量的测量不确定度时，不是马上列出测量模型进行评定，而是要先明确被测量，找出由于被测量定义中细节量有限而引起的不确定度分量。给被测量定义实质上是要详细说明要测量什么量值以及如何测量的问题。任何被测量的定义需要描述：

1）被检系统（例如：血浆、尿液、全血）；

2）系统中需要考虑的组分（例如：葡萄糖、白细胞、血凝过程）；

3）量（例如：浓度、反应速率）。

注：如表 43-1 中列出的前 3 个例子。需要的时候，还应对系统、成分或量增加说明。构成定义不确定度还有两个重要来源，测量量值的计量以及参照物（参考系统）的类型。用以下 3 个例子说明。

示例 1：人血浆中葡萄糖的物质的量浓度是一个清晰定义的被测量。通过不同测量程序获得的测量结果都是可计量溯源的，通过一级参考测量程序（如核素稀释质谱法、分光光度法）可溯源到 SI，例如 mmol/L。

示例 2：另外一类有关测量量值的类型也能计量溯源到一个测量单位，但只在使用规定的测量程序时才能达到，有时还包括一个或多个特定的校准品。此时，测量程序成为被测量定义中的一个成分。如：检测酶的催化活性浓度，重要的是要详细规定测量条件，如指定使用 IFCC 参考测量程序，则 IFCC 参考测量程序成为被测量定义的一部分。此时，应向临床详细说明，以更好用于患者的诊治。

示例 3：用免疫化学程序测量人血浆中的多肽激素浓度，使用不同的抗体（来自不同厂家）产生不同的结果，这在室间 PT 中表现得很明显。原因是测量结果取决于抗体的特异性，不同抗体可能测量了不同的分子实体，如不同的糖基化或不同构象的多肽激素。由于常常不知多肽激素的确切结构，被测量的定义中应包括使用特异抗体的测量程序。

五、不确定度分布图

在理论上，采用同一测量程序测量不同浓度的样品，很难得到相同的测量不确定度，无论是绝对测量不确定度还是相对测量不确定度。

在确认测量程序时，如有可能，应计算一系列浓度量值的测量不确定度，形成不确定度分布图（uncertainty profile）。理想情况是不确定度分布应说明横跨整个测量区间的不确定度。常表现为一条曲线，测量不确定度随横坐标上浓度的变化而变化。图 43-2 是通过 5 日双份测量所得到的血浆肌钙蛋白的不确定度分布情况。

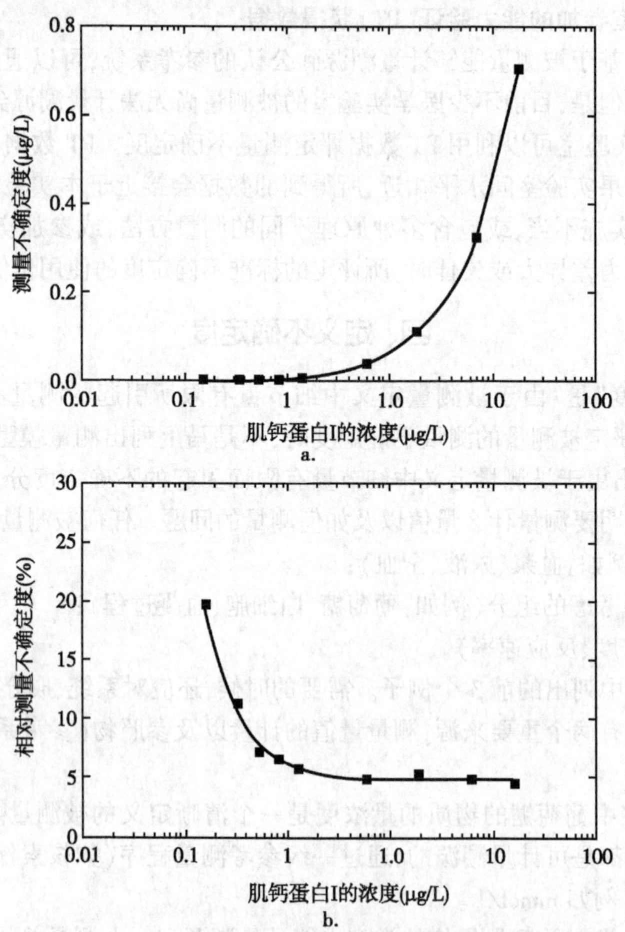

图 43-2　a. 肌钙蛋白 I 不确定度与浓度的关系（绝对值）；b. 肌钙蛋白 I 不确定度与浓度的关系（相对值）

图 43-2 中，低浓度时的绝对测量不确定度和高浓度时的相对测量不确定度几乎恒定不变。检验医学中不少检测的测量不确定度分布显示出上图的特性。可以考虑在一个高浓度的较广范围内，采用相对测量不确定度较为合适，但在低浓度或在窄范围内，采用测量不确定度的绝对值，可能更好。在某些情况，有理由可考虑使用二者。

本书建议实验室确认新的测量程序时，应建立测量不确定度分布图，让临床医师对不同浓度测量量值的测量不确定度有一个全面了解,尤其是临床决定限左右的测量不确定度有助于判断某一测量结果与临床判断值之间差异有无显著意义。

临床实验室建立不确定度分布图往往要花费大量资源,可考虑按表43-2计算。

表43-2　低、中、高值的测量不确定度的计算

浓度	范围	报告内容
低值	参考值上限左右[a]	报告测量不确定度
中值	参考值上限2倍左右[a]	报告相对测量不确定度
高值	参考值上限5倍左右[a]	报告相对测量不确定度

[a]:定值±20%

六、测量不确定度的复审和再评定

医学实验室评定测量不确定度后,在下列情况下往往还要复审和再评定:

1. 测量阶段中的任何不确定度分量重要来源出现了显著性变化。

注:此情况常发生在测量系统发生明显改变。例如变更了试剂的厂家来源、更换了试剂和(或)校准品批号、仪器进行了维护并更换重要部件。

2. 评定的不确定度不在测量程序期望的性能规格内或者未达到目标不确定度的要求,需要系统审核不确定度的来源和组分,或采取自下而上的方法评定。

注:如果采用自上而下的方法评定的测量不确定度明显不同于自下而上的方法的结果,使用者应审阅自下而上的方法所采用的测量模型,很可能是测量模型不全面,所评定的测量不确定度偏低所致。

按实验室质量体系规定应定期复审:采用自上而下的方法评定测量不确定度的基础是测量程序受控,依据的数据有代表性,因此需要实验室定期对测量程序及其控制状态进行评审,建议每年至少做一次系统的评审。

第三节　"自下而上"的方法估计不确定度

GUM中正式提到了自下而上的不确定度模型,其相关的应用在其他文件中都有提到,如QUAM 2000和NIST 1297等。标准不确定度$u(x)$可以直接通过实验估计(A类评定),也可通过其他信息的来源(B类评定),或者将两者相结合。选择哪一种方式取决于测量的性质和获得的需要信息。A类:通过一系列测量的统计分析进行估计,如在一定条件下的重复测量结果。$u(x)$等于这些结果的标准差s。B类:是用非统计方法估计不确定度,如使用以前与测量系统相关研究获得的数据、厂家的数据、文献的数据或者专业判断。

当用测量函数进行不确定度传递时,两种方法产生的标准不确定度估计可以等同对待。理想情况下,对于给定的程序使用A类和B类方法进行测量不确定度估计应该有相同的结果。这两种方法的区别有时候是不定的:A类评定结果可由于任何原因变成B类评定,除了最初的预期目的外。这个区别是为了评估估计的质量和相关性。

一、自下而上的不确定度估计主要有以下步骤

（一）确定不确定度来源

不确定度来源的确定和定量很大程度上取决于用户对测量结果的质量要求。在检验医学领域，不确定度的来源一般是按照影响检验前、检验中和检验后阶段分组的。本书只考虑与测量系统本身直接相关的不确定度来源，如：不精密度（批内、批间、实验室内和仪器间）；校准（估计参数、模型误差）；校准物赋值的真实度和校准物及参考物质的互通性；样品相关影响（基质、干扰）；试剂、产品校准物和参考物质批号之间的差异；操作者间的差异；设备的变异（如天平、微量吸管和仪器维护）；环境变异（如温度、湿度、震动和电压）。其他影响因素如定量因素，它不会影响实际上是被测量的量，但是可能影响指示与测量结果间的关系，这种因素需要进行确定。一些影响因素可能是不能够测量的属性，如脂血。

图 43-3 展示了 24 小时尿总蛋白计算定量测量的输入量和影响量之间的相互作用。图 43-3的基本样式有几种名称，如“石川图”“因果图”或者“鱼骨图”。

（二）估算不确定度

一旦测量模型中的输入量及其关系确定了之后，下一步是要建立一系列不确定度的来源、标准不确定度大小和测量模型中它们的相互作用。这个过程的结果用一个术语表示即不确定度预算。审查不确定度应该核查其合适度然后选择自上而下或者自下而上的方法估计合成的标准测量不确定度。对于两点校准的光度测定方法，测量函数如下：

$$\mathrm{Conc}_{\mathrm{sample}} = \left[\frac{s_s - s_0}{s_{\mathrm{cal}} - s_o} \times C_{\mathrm{cal}}\right] \times d + E_m + E_u \tag{43-2}$$

此测量可行的不确定度预算见表 43-3。

表 43-3　不确定度预算的实例

输入量	值	标准不确定度	相对标准不确定度	评定类型	来源
样品指示（测量信号）	S_s	$u(S_s)$	$u(S_s)/\|S_s\|$	A	重复实验
校准指示（测量信号）	S_{cal}	$u(S_{cal})$	$u(S_{cal})\|S_{cal}\|$	A	重复实验
空白指示（测量信号）	S_0	$u(S_0)$	$u(S_0)\|S_0\|$	B	以前的研究
校准品浓度	C_{cal}	$u(C_{cal})$	$u(C_{cal})\|C_{cal}\|$	B	厂家
稀释因子	d	u(d)	u(d)|d|	B	专业判断
基质效应（如干扰）	E_m	$u(E_m)$	$u(E_m)\|E_m\|$	B	文献
非特异效应	E_u	$u(E_u)$	$u(E_u)\|E_u\|$	B	专业判断

（三）不确定度的定量

表 43-3 中 A 类不确定度一般用重复测量的标准差 *s* 估计，B 类不确定度的估计一般是基于文献和专业经验等，其不能直接用标准不确定度来表达。B 类信息能够通过信息属性做出合理的假设从而转换成标准不确定度。B 类不确定度信息转换的一个例子，假设表 43-3中厂家声明的校准品浓度是 $C_{cal} = X \pm 1\%$，不确定度的置信度水平是 95%。因此校准物的相对标准不确定度是 ±0.5%（由于 $u = \pm k \times u_c$，这里的 $u_c = 1\%/2 = 0.5\%$），或者用小数表示为 $u_c = 0.005$。如果厂家没有说明包含概率，则保守的假设其声明不确定度代表

u_c而不是 U, $u_c=1\%=0.001$。

(四) 测量函数和不确定度的传递

测量函数从数学的角度描述了输入量间是怎样相互作用产生结果的。输入变量的不确定度根据测量函数被传递产生了合成的不确定度。考虑到输入量之间是独立的,简单的传递规则使用不确定度的平方根。

用其他不确定度来源合成测量不确定度。一个特殊被测量值的结果 y 通常会用测量公式中没有的因子系数进行校准,这些校准因子可能来源于检验前和检验后的程序或者生物学变异。在一定程度上这些因子可以被确定并对不确定度的定量有贡献,可以定义一个扩展公式。在临床检验医学领域,很多因素与浓度成比例,并且扩展公式包括一系列的乘积。

$$\text{结果}=y\times\text{因子}_1\times\text{因子}_2\times\cdots\times\text{因子}_n \tag{43-3}$$

这些因子系数在一定程度上独立,则

$$\frac{u_c(\text{结果})}{|\text{结果}|}=\sqrt{\left(\frac{u(y)}{y}\right)^2+\left(\frac{u_c(\text{因子}_1)}{\text{因子}_1}\right)^2+\left(\frac{u_c(\text{因子}_2)}{\text{因子}_2}\right)^2+\cdots+\left(\frac{u_c(\text{因子}_n)}{\text{因子}_n}\right)^2} \tag{43-4}$$

这些因子不影响测量结果,但是对结果不确定度有贡献,例如检查时间对于血清葡萄糖有一个单位的不确定度大小,$\text{因子}_i=1$。如果因子对不确定度的贡献不显著,例如原子质量检测中由于涉及分子重量的核素分度变异来源的不确定度,可以从不确定度评价中剔除出去也可以将其不确定度赋值为 0,$u(\text{因子}_i)=0$。其他对测量结果进行加减的因素可以给出一个扩展的公式:

$$\text{结果}=y\pm\text{因子}_1\pm\text{因子}_2\pm\cdots\pm\text{因子}_n \tag{43-5}$$

各因子在一定程度独立,可以按照下面的公式计算:

$$\text{结果}=\sqrt{u^2(y)+u^2(\text{因子}_1)+u^2(\text{因子}_2)+\cdots+u^2(\text{因子}_n)} \tag{43-6}$$

对于此附加公式,如果因子不影响测量结果则应该赋值为 0,$\text{因子}_i=0$。如果因子对不确定度的贡献不显著,例如原子质量检测中由于涉及分子重量的核素分度变异来源的不确定度,可以从不确定度评价中剔除出去也可以将其不确定度赋值为 0,$u(\text{因子}_i)=0$。

二、举例:自下而上的模型估计 24 小时尿总蛋白定量的不确定度

1. 确定被测量及数学模型。如对于两点校准的光度仪检测,被测量是标本浓度 $Conc_{标本}$,其与输入量间的数学关系为 $Conc_{标本}=\left[\frac{s_s-s_0}{s_{cal}-s_o}\times C_{cal}\right]\times d+E_m+E_u$,各输入量的含义见表 43-3。

2. 列出不确定度的来源。临床检验的不确定度可以从检验前、检验中和检验后阶段的各方面考虑。与测量系统本身直接相关的不确定度来源如:不精密度(批内、批间、实验室内和仪器间),校准,校准赋值的真实度和校准物及参考物质的互通性,标本相关影响(基质、干扰);试剂批、产品校准物和参考物质间批与批的差异,操作者间的差异,设备的变异(如平衡、吸样和仪器维护),环境变异。图 43-3 展示了等式 24 小时尿总蛋白计算定量测量的输入量和影响量之间的相互作用。

3. 根据不确定度的来源确定各分量的标准不确定度值和测量模型中它们的相互作用。表 43-3 中 A 类不确定度一般用重复测量的标准差 s 估计,B 类不确定度的估计一般是基于文献和专业经验等,其不能直接用标准不确定度来表达。B 类信息可转换成标准不确定度。

假设表 43-3 中厂家声明的校准浓度是 $C_{cal} = X \pm 1\%$，不确定度的置信度水平是 95%。因此校准物的相对标准不确定度是 ±0.5%（由于 $u = \pm k \times u_c$，这里的 $u_c = 1\%/2 = 0.5\%$），或者用小数表示为 $u_c = 0.005$。如果厂家没有说明包含概率，则可假设其声明不确定度代表 u_c 而不是 U，$u_c = 1\% = 0.001$。列出不确定度分量的汇总表，如表 43-3。

4. 计算合成不确定度。根据各不确定度分量的数学关系，选择合适的统计学公式计算。如假设 x，y 是独立的，

$$u_c(z) = u(x \pm y) = \sqrt{u^2(x) + u^2(y)} \tag{43-7}$$

5. 计算扩展不确定度。为了达到相应的置信水平，将合成的不确定度乘以一个包含因子 k。因此获得的不确定度称为扩展部确定度：$u(y) = \pm k \times u_c(y)$。95% 置信区间下的 k 值通常为 2，即有 95% 的置信度定量值将落在区间 $u(y) = \pm k \times u_c(y)$ 范围内。

6. 报告测量不确定度。当将测量结果以不确定度的形式展示给使用者，应报告：x、测量单位、U(x) 或者% U(x)、不确定度的单位以及用于计算 $U(x) = k \times u_c(x)$ 的包含因子 k，或者置信度水平如 95%。几种常用的结果和不确定度报告形式，GUM 推荐的完整形式如下："血清-肌酐；物质浓度 = (50 ± 1) μmol/L，± 号后面的是扩展不确定度 $U = k \times u_c$，其中 u 是用合成标准不确定度 $u_c = 1\mu mol/L$ 和包含因子 $k = 2$ 计算得来的，它表示此估计区间有 95% 的置信度。"上述表达常用的缩写形式为：血清-肌酐 = (50 ± 1) μmol/L，$k = 2$。

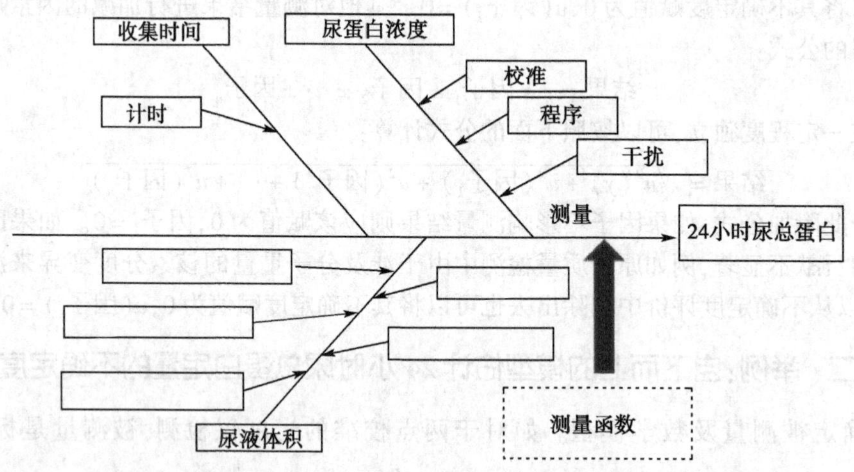

图 43-3　因果图展示了 24 小时尿总蛋白估计时的输入变量和一些可能的影响因素

第四节　"自上而下"的方法评定测量不确定度

"自上而下"的方法是将所选标本的重复测量直接估计的标本不确定度结合起来。这种方法特别适用于在临床实验室常见的封闭测量系统。但是，不确定度预算与更好的理解不确定度来源并确定将其减少或消除的可能同样重要。

从理论上讲，"自上而下"方法评定测量不确定度是基于正确度和实验室内测量复现性进行测量不确定度评定的方法。偏移（系统误差）和实验室内测量复现性（随机误差）是医学实验室分析（测量）过程测量不确定度的最重要的两个分量。对于医学实验室，利用测量

重复性(S_r)数据显然忽略了很多影响因素,用测量复现性(S_R)数据,也不一定合适。对于一个特定的医学实验室,利用实验室内测量复现性[$s(R_w)$]数据评定测量不确定度是适宜的。值得注意的是,在技术报告中实验室内测量复现性引入的测量不确定度分量[$u(R_w)$/$u_{rel}(R_w)$]在量值上与$s(R_w)/RSD(R_w)$是相等的,但表达含义不同。自上而下的方法按公式(43-8)、公式(43-9)简单计算测量(分析)过程的合成标准不确定度和相对合成标准不确定度。

$$u_c = \sqrt{u_c^2(\text{bias}) + u^2(R_w)} \quad (43\text{-}8)$$

$$u_{crel} = \sqrt{u_{rel}^2(\text{bias}) + u_{rel}^2(R_w)} \quad (43\text{-}9)$$

式中:

u_c:合成标准不确定度;

$u_c(\text{bias})$:偏移引入的测量不确定度分量;

$u(R_w)$:实验室内测量复现性引入的测量不确定度分量;

u_{crel}:相对合成标准不确定度;

$u_{crel}(\text{bias})$:偏移引入的相对测量不确定度分量;

$u_{rel}(R_w)$:实验室内测量复现性引入的相对测量不确定度分量。

例:在水平 X 测得值为 200mg/L,实验室内测量复现性 $s(R_w)$ 为 2.4mg/L,则:$RSD(R_w) = 2.4 \times 100/200 = 1.2\%$。实验室内测量复现性引入的测量不确定度分量 $u(R_w)$ 为 2.4mg/L,$u_{rel}(R_w)$ 为 1.2%。

计算偏移引入的测量不确定度比计算与由精密度引入的测量不确定度复杂得多。除了考虑偏移量值(b)以及由参考值引入的测量不确定度[$u(Cref)$]两个偏移组分外,还要考虑增加由于反复测量所得均值的测量不确定度。评定偏移引入的测量不确定度分量存在多种情况:

1. 如果按 GUM 原则,修正了偏移,则由偏移引入的测量不确定度和相对测量不确定度分别按公式(43-10)、公式(43-11)计算:

$$u_c(\text{bias}) = \sqrt{u^2(Cref) + u^2(\text{CRM})} \quad (43\text{-}10)$$

$$u_{crel}(\text{bias}) = \sqrt{u_{rel}^2(Cref) + u_{rel}^2(\text{CRM})} \quad (43\text{-}11)$$

式中:

$u_c(\text{bias})$:偏移引入的测量不确定度;

$u_{crel}(\text{bias})$:偏移引入的相对测量不确定度;

$u(Cref)$:示值引入的测量不确定度;

$u_{rel}(Cref)$:示值引入的相对测量不确定度;

u_{CRM}:重复测量参考物质引入的测量不确定度;

$u_{rel}(\text{CRM})$重复测量参考物质引入的相对测量不确定度。

2. 如果不修正偏移,则由偏移引入的测量不确定度和相对测量不确定度按公式(43-12)、公式(43-13)计算:

$$u_c(\text{bias}) = \sqrt{u^2(Cref) + u^2(\text{CRM}) + b^2} \quad (43\text{-}12)$$

$$u_{crel}(\text{bias}) = \sqrt{u_{rel}^2(Cref) + u_{rel}^2(\text{CRM}) + b_{rel}^2} \quad (43\text{-}13)$$

u_c(bias):偏移引入的测量不确定度;

u_{crel}(bias):偏移引入的相对测量不确定度;

$u(Cref)$:示值引入的测量不确定度;

$u_{rel}(Cref)$:示值引入的相对测量不确定度;

u_{CRM}:重复测量参考物质引入的测量不确定度;

u_{rel}(CRM):重复测量参考物质引入的相对测量不确定度;

b:测量平均值与 CRM 认定值间的偏移量值;

b_{rel}:测量平均值与 CRM 认定值间的相对偏移量值。

一、实验室内测量复现性引入的测量不确定度的评定

依据得到数据方法的不同,可从不同途径评定此参数,推荐的优先次序为:

1. 从实验室内质控数据计算实验室内测量复现性引入的测量不确定度;

2. 从实验室间比对数据计算测量复现性引入的测量不确定度;

3. 从重复测量常规样品的合并标准偏差计算实验室内测量复现性引入的测量不确定度。

(一)利用室内质控数据评定实验室内测量复现性引入的测量不确定度

如果室内质控所使用的质控品,经过完整的测量过程并表达与常规样品类似的基体,则根据质控数据计算出来的标准偏差就是实验室内测量复现性;如果实验室室内质控计划是每一批次实验前后均测量某一特定浓度的质控品一次,可按公式(43-14)、公式(43-15)和公式(43-16)分别计算测量平均值、标准偏差和变异系数,此时的标准偏差和变异系数在数值上与实验室内测量复现性引入的测量不确定度和实验室内测量复现性引入的相对测量不确定度相等。

$$\bar{x} = \frac{\sum_{i=1}^{n} x_i}{n} \tag{43-14}$$

$$u(R_w) = s(R_w) = \sqrt{\frac{\sum_{i=1}^{n}(x_i - \bar{x})^2}{n-1}} \tag{43-15}$$

$$u_{rel}(R_w) = RSD(R_w) = \frac{s(R_w)}{|\bar{\chi}|} \times 100 \tag{43-16}$$

式中:

$\bar{\chi}$:平均值;

χ_i:单个测量值;

n:测量次数;

$u(R_w)$:实验室内测量复现性引入的测量不确定度;

$s(R_w)$:实验室内测量复现性;

$RSD(R_w)$:相对的实验室内测量复现性;

$u_{rel}(R_w)$:实验室内测量复现性引入的相对测量不确定度;

以下举例说明。表 43-4 给出在同一个仪器上测量同一个质控品中乳酸脱氢酶(LDH)

的结果，共40批次，批次1~20和批次21~40使用了不同批号试剂。

表43-4　同一批号质控品中LDH常规测量结果

批次	操作者	试剂批号A		批次	操作者	试剂批号B	
1	FH	151.0	152.2	21	FH	158.0	156.5
2	LSM	158.9	162.1	22	FH	156.4	156.1
3	LSM	162.5	152.8	23	FH	158.4	157.6
4	FH	158.6	160.1	24	LSM	159.0	151.1
5	FH	160.0	160.0	25	LSM	156.3	153.7
6	FH	160.0	158.0	26	LSM	157.3	153.0
7	LSM	162.9	152.8	27	FH	155.6	154.0
8	LSM	158.8	157.8	28	FH	150.6	152.8
9	FH	157.3	154.2	29	LSM	153.9	155.4
10	FH	159.5	153.6	30	LSM	157.2	152.9
11	LSM	154.8	160.2	31	LSM	154.4	155.8
12	FH	154.0	155.0	32	FH	153.5	155.8
13	FH	161.0	156.9	33	FH	152.9	151.0
14	FH	154.9	151.5	34	FH	157.0	155.3
15	LSM	157.1	153.6	35	LSM	155.8	153.4
16	LSM	154.4	151.5	36	LSM	159.9	153.3
17	LSM	152.8	153.1	37	FH	154.7	158.0
18	FH	151.3	152.9	38	FH	152.1	158.7
19	FH	152.9	151.5	39	LSM	154.5	165.0
20	LSM	159.0	158.7	40	LSM	157.0	154.2

根据表43-4的数据按以下步骤计算：

1. 分别按公式(43-14)、公式(43-15)和公式(43-16)计算前20批次(40次)测量结果的平均值、实验室内测量复现性引入的测量不确定度和实验室内测量复现性引入的相对测量不确定度：

平均值为：$\bar{x} = \frac{\sum_{i=1}^{n} x_i}{n} = \frac{\sum_{i=1}^{40} x_i}{40} = 156.3\text{U/L}$

实验室内测量复现性引入的测量不确定度为：

$$u(R_w) = s(R_w) = \sqrt{\frac{\sum_{i=1}^{n}(x_i - \bar{x})^2}{n-1}} = \sqrt{\frac{\sum_{i=1}^{40}(x_i - \bar{x})^2}{39}} = 3.6\text{U/L}$$

实验室内测量复现性引入的相对测量不确定度为：

$$u_{rel}(R_w) = RSD(R_w) = \frac{s(R_w)}{|\bar{\chi}|} \times 100 = \frac{3.6}{|156.3|} \times 100 = 2.30\%$$

2. 分别按公式(43-14)、公式(43-15)和公式(43-16)计算后20批次(40次)测量结果的平均值、实验室内测量复现性引入的测量不确定度和相对测量不确定度。

平均值为：$\bar{x}=\frac{\sum_{i=1}^{n}x_i}{n}=\frac{\sum_{i=1}^{40}x_i}{40}=155.5\text{U/L}$

实验室内测量复现性引入的测量不确定度为：

$$u(R_w)=s(R_w)=\sqrt{\frac{\sum_{i=1}^{n}(x_i-\bar{x})^2}{n-1}}=\sqrt{\frac{\sum_{i=1}^{40}(x_i-\bar{x})^2}{39}}=2.8\text{U/L}$$

实验室内测量复现性引入的相对测量不确定度为：

$$u_{rel}(R_w)=RSD(R_w)=\frac{s(R_w)}{|\bar{\chi}|}\times 100=\frac{2.8}{|155.5|}\times 100=1.80\%$$

3. 分别按公式(43-14)、公式(43-15)和公式(43-16)计算40批次(80次)测量结果的平均值、实验室内测量复现性引入的测量不确定度和相对测量不确定度：

平均值为：$\bar{x}=\frac{\sum_{i=1}^{n}x_i}{n}=\frac{\sum_{i=1}^{40}x_i}{40}=155.9\text{U/L}$

实验室内测量复现性引入的测量不确定度为：

$$u(R_w)=s(R_w)=\sqrt{\frac{\sum_{i=1}^{n}(x_i-\bar{x})^2}{n-1}}=\sqrt{\frac{\sum_{i=1}^{40}(x_i-\bar{x})^2}{39}}=3.2\text{U/L}$$

实验室内测量复现性引入的相对测量不确定度为：

$$u_{rel}(R_w)=RSD(R_w)=\frac{s(R_w)}{|\bar{\chi}|}\times 100=\frac{3.2}{|155.9|}\times 100\%=2.06\%$$

测量次数按每批次实验前和实验后的顺序依次排序。中间蓝色实线分别为A批号、B批号试剂测量结果均值，蓝色虚线为40批次(80次)结果均值；红色实线分别为A批号、B批号试剂测量结果95%可信限，红色虚线是40批次(80次)结果的95%的可信限。

观察图43-4可得出以下结论：

均值的变化与相应的95%包含概率的不同，反映了随着时间的延长，预期测量条件变异增加。从总均值和 $s(R_w)$ 可计算实验室内相对测量复现性，

$$u_{rel}(R_w)=RSD(R_w)=\frac{s(R_w)}{|\bar{\chi}|}=\frac{3.2\times 100\%}{155.9}=2.06\%$$

注1：仔细观察，第39批次实验后结果165U/L。如除去此值，则后20批次(40次)结果均值为155.2U/L，$s(R_w)$ 为2.3U/L，相应的 $u_{rel}(R_w)=1.48\%$；总均值为155.7U/L，$s(R_w)$ 为3.1U/L，相应的 $u_{rel}(R_w)=1.99\%$。

注2：如果只收集连续几个批次的结果，数据较少，常因为测量系统运行不当，而高估测量不确定度；如果每个批次多次测量质控IQC，由于减少了批间变异组分，引起低估测量不

确定度。低估测量不确定度还可源自不按统计原则剔除离群值或处理资料。

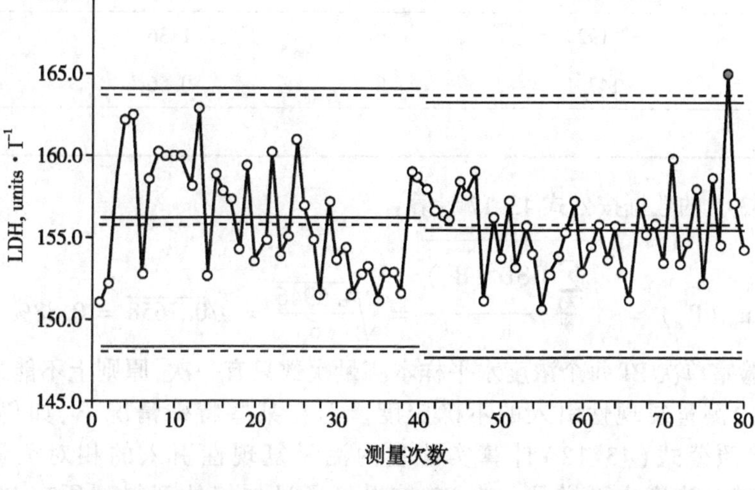

图 43-4 同一批号质控品中 LDH40 批次(80 次)测量的质控图

注 3:如将 IQC 数据依据质控品、试剂或其他测量条件出现重大改变,分为亚组,然后合并计算有可能减小过高和过低评估测量不确定度的危险。

(二) 利用 PT 数据评定实验室内测量复现性引入的测量不确定度

采用此法评定,实验室需参加足够次数的 PT,同时还需要考虑 PT 的背景。由于每次 PT 的公认值很难一致,所以通常采用相对值进行计算,有两种情况:

1. 若实验室单次 PT 每个浓度水平样品测量次数不只一次,可按公式 43-14 计算实验室内测量复现性引入的相对测量不确定度。单一实验室某浓度水平样品的 n 次 PT 结果可通过加权处理得到所有 PT 的平均值。

$$u_{rel}(R_w) = \sqrt{\frac{\sum_{i=1}^{n} RSD_i^2(R_w)}{n}} \tag{43-17}$$

式中:

$u_{rel}(R_w)$:实验室内测量复现性引入的相对测量不确定度;

$RSD_i(R_w)$:单次 PT 的相对实验室内测量复现性;

n:PT 总次数。

以下举例说明,假设某一实验室参加了 6 次 PT,数据见表 43-5。

表 43-5 某实验室 6 次 PT 数据

PT 次数	测量均值 U/L	测量次数	$RSD_i(R_w)$%	$RSD_i^2(R_w)$
1	196.6	20	0.49	0.2401
2	101.7	6	0.75	0.5625
3	246.6	8	0.68	0.4624
4	178.8	6	1.08	1.1664

续表

PT 次数	测量均值 U/L	测量次数	$RSD_i(R_w)\%$	$RSD_i^2(R_w)$
5	192	6	1.36	1.8496
6	147.1	8	0.56	0.3136
合计				4.5946

根据表 43-5 的数据按公式 43-17 计算：

$$u_{rel}(R_w) = \sqrt{\frac{\sum_{i=1}^{n} RSD_i^2(R_w)}{n}} = \sqrt{\frac{4.5946}{6}} = \sqrt{0.7658} = 0.88\%$$

2. 若实验室单次 PT 每个浓度水平样本测量次数只有一次，原则上不能采用 PT 数据评定实验室内测量复现性引入的不确定度。但在某些特殊情况下，如仍需采用此法评定，也可参照公式(43-18)计算实验室内测量复现性引入的相对测量不确定度。所有实验室某个浓度水平样品 n 次 PT 结果可通过加权处理得到所有 PT 的平均值。但应注意此法评定的结果实质是利用实验室间复现性代替实验室内复现性。此时，如果参加 PT 的实验室测量水平接近，此法评定结果基本可代表实验室内测量复现性；如果各参加 PT 实验室的测量水平相差悬殊，则此法评定结果缺乏可靠性。一般认为，该法评定的实验室内测量复现性与实验室真实测量水平会有一定差异，应慎用。

$$u_{rel}(R_w) = \sqrt{\frac{\sum_{i=1}^{n} RSD_{R,i}{}^2 \times (m_i - 1)}{\sum_{i=1}^{n} m_i - n}} \tag{43-18}$$

式中：

$u_{rel}(R_w)$：实验室内测量复现性引入的相对测量不确定度

$RSD_{R,i}$：单次 PT 的相对测量复现性；

m_i：单次 PT 的实验室数量；

n：PT 总次数。

公式(43-18)较复杂，计算时可分解为以下步骤：

1）计算单次 PT 的 RSD_R，用单次 PT 的 RSD_R^2 乘以单次 PT 的自由度($m-1$)(m：实验室数量)；

2）将单次 PT 的 $RSD_R^2*(m-1)$ 相加得总和 $\sum_{i=1}^{n} RSD_{R,i}{}^2 \times (m_i - 1)$，再除以自由度总 $\sum_{i=1}^{n} m_i - n$。

3）将上一步的计算值开方得实验室内测量复现性引入的相对测量不确定度。

以下举例说明，假设某一实验室参加了 6 次 PT，6 次 PT 数据见表 43-6。

表 43-6　某实验室参加的 6 次 PT 数据

PT 次数	C_{cons}(公认值) U/L	m_i	RSD_{Ri}%	$RSD_{Ri}^2 \times (m_i - 1)$
1	42.3	1128	11.93	160400
2	51.1	1119	7.20	57957
3	65.9	1062	7.27	56077
4	55.3	1177	9.80	112943
5	72.8	1303	12.62	207362
6	31.2	1250	28.03	981315
合计	—	7039		1576055

根据表 43-6 的数据按公式 43-18 计算：

$$u_{rel}(R_w) = \sqrt{\frac{\sum_{i=1}^{n} RSD_{R,i}^{\ 2} \times (m_i - 1)}{\sum_{i=1}^{n} m_i - n}} = \sqrt{\frac{1576055}{7039-6}} = \sqrt{224.09} = 14.97\%$$

二、偏移引入的测量不确定度的评定

常用的偏移引入测量不确定度的评定方法有下列几种，建议的优先次序为：

①使用有证参考物质/标准物质(CRM)，包括正确度控制品(trueness control material)；②应用 PT 数据。

1. 采用分析 CRM 的方法评定偏移引入的测量不确定度　通过 CRM 来评定偏移，可将 CRM 示值作为正确值。检验医学领域通常用 2 个参数描述 CRM：示值(认定值/标称量值/赋值)和示值的扩展不确定度。示值用于确定偏移量值。当评定偏移引入的测量不确定度时，应考虑示值的扩展不确定度。将重复测量 CRM 所得的均值与 CRM 的示值比较，在此基础上计算偏移。

在检验医学中，由于被测样品来自生物，不可避免存在生物样品中除被测物以外物质对测量的影响，即基体效应。也就是在评定正确度时不仅要使用 CRM，还要检查 CRM 的互通性，并以自然的、未经人工处理的生物标本作为判断正确性的标准。

具体按以下步骤计算：

①分别按公式(43-19)、公式(43-20)计算测得的量值与 CRM 示值间的偏移量值和相对偏移量值：

$$b = \overline{\chi} - C_{ref} \tag{43-19}$$

$$b_{ref} = \frac{|\overline{\chi} - c_{ref}|}{c_{ref}} \times 100 \tag{43-20}$$

式中：

b：测得的量值与 CRM 值间的偏移量值；

$\bar{\chi}$：实验室测得的量值；

C_{ref}：CRM 示值；

b_{ref}：测得的量值与 CRM 值间的相对偏移量值。

②分别按公式(43-21)、公式(43-22)计算重复测量参考物质引入的测量不确定度和相对测量不确定度：

$$u_{CRM} = \frac{s(R_w)}{\sqrt{n}} = \frac{1}{\sqrt{n}} \times \sqrt{\frac{\sum_{i=1}^{n}(x_i - \bar{x})^2}{n-1}} \tag{43-21}$$

$$u_{rel}(CRM) = \frac{RSD(R_w)}{\sqrt{n}} = \frac{s(R_w)}{\sqrt{n} \times |\bar{x}|} \times 100 \tag{43-22}$$

式中：

u_{CRM}：重复测量参考物质引入的测量不确定度；

$u_{rel}(CRM)$：重复测量参考物质引入的相对测量不确定度；

$s(R_w)$：测量参考物质时的实验室内测量复现性；

x_i：实验室的单次测量值；

$\bar{x}$：实验室测得的量值；

n：参考物质重复测量次数；

$RSD(R_w)$：测量参考物质时的相对实验室内测量复现性。

③分别按公式(43-23)、公式(43-24)计算由参考物质的测量不确定度和相对测量不确定度：

$$u(Cref) = \frac{u(Cref)}{k} \tag{43-23}$$

$$u_{rel}(Cref) = \frac{u(Cref)}{k \times C_{ref}} \times 100 \tag{43-24}$$

式中：

$u(Cref)$：由 CRM 引入的测量不确定度；

$U(Cref)$：CRM 的扩展不确定度($k=2$)；

k：包含因子；

$u_{rel}(Cref)$：由参考物质的示值引入的相对测量不确定度。

④将上述各分量合成为由偏移引入的测量不确定度：按公式(43-10)、公式(43-11)、公式(43-12)、公式(43-13)进行计算。如果参考物质证书上无 k 值的信息，从稳健考虑，可将 U(Cref)视为 u(Cref)使用。

以下举例说明。某实验室重复测量一个有互通性的参考物质，参考物质的示值为(195.8±2)U/L($k=2$)。测量 4 个批次，每批次都重新溶解 CRM，并在重复条件下重复测量 3 次。这是因为虽主观上不想改变测量条件，但不可避免会有些小变化，如试剂和环境条件等，应多个批次而不是一次测量有互通性参考物质。表 43-7 列举了 12 个测得值。

表 43-7　某实验室某参考物质测量结果

测量批次	结果(U/L)		
	1	2	3
1	173.6	173.2	173.0
2	170.9	171.0	171.8
3	171.0	172.0	173.0
4	171.0	172.7	171.9

注：测量批次增加，测量结果的可信限增加。但 CRM 很难得到，并且价格昂贵，实际工作中应测量不少于 4 个批次

根据表 43-7 数据进行计算：

①公式(43-14)计算 12 次测得的量值：

$$\bar{x} = \frac{\sum_{i=1}^{n} x_i}{n} = \frac{\sum_{i=1}^{12} x_i}{40} = 172.1\text{U/L}$$

②分别按公式(43-19)、公式(43-20)计算测得值与 CRM 示值间的偏移量值和相对偏移量值：

$$b = \bar{\chi} - \text{C}_{\text{ref}} = 172.1 - 195.8 = -23.7\text{U/L}$$

$$\text{b}_{\text{ref}} = \frac{|\bar{\chi} - \text{C}_{\text{ref}}|}{\text{C}_{\text{ref}}} \times 100 = \frac{|172.1 - 195.8|}{195.8} \times 100 = 12.1\%$$

③分别按公式(43-21)、公式(43-22)计算重复测量参考物质引入的测量不确定度和相对测量不确定度：

$$\text{u}_{\text{CRM}} = \frac{\text{s}(\text{R}_{\text{w}})}{\sqrt{\text{n}}} = \frac{1}{\sqrt{\text{n}}} \times \sqrt{\frac{\sum_{i=1}^{n}(x_i - \bar{x})^2}{n-1}} = \frac{1}{\sqrt{12}} \times \frac{\sum_{i=1}^{n}(x_i - 172.1)^2}{12-1} = 0.283\text{U/L}$$

$$\text{u}_{\text{rel}}(\text{CRM}) = \frac{\text{RSD}(\text{R}_{\text{w}})}{\sqrt{\text{n}}} = \frac{\text{s}(\text{R}_{\text{w}})}{\sqrt{\text{n}} \times |\bar{\text{x}}|} \times 100 = \frac{0.98}{\sqrt{12} \times |172.1|} \times 100 = 0.16\%$$

④分别按公式(43-23)、公式(43-24)计算 CRM 引入的测量不确定度和相对测量不确定度：$\text{u}(\text{Cref}) = \frac{\text{u}(\text{Cref})}{\text{k}} = \frac{2}{2} = 1\text{U/L}$

$$\text{u}_{\text{rel}}(\text{Cref}) = \frac{\text{u}(\text{Cref})}{\text{k} \times \text{C}_{\text{ref}}} \times 100 = \frac{2}{2 \times 195.8} \times 100 = 0.51\%$$

⑤将上述各分量合成为由偏移引入的测量不确定度和相对测量不确定度：如果按 GUM 原则，修正了偏移，则分别按公式(43-10)、公式(43-11)计算：

$$\text{u}_{\text{c}}(\text{bias}) = \sqrt{\text{u}^2(Cref) + \frac{\text{S}^2(\text{R}_{\text{w}})}{\text{n}}} = \text{u}_{\text{c}}(\text{bias}) = \sqrt{1^2 + 0.283^2} = 1.040\text{U/L}$$

$$\text{u}_{\text{crel}}(\text{bias}) = \sqrt{\text{u}_{\text{rel}}^2(Cref) + \frac{\text{RDS}^2(\text{R}_{\text{w}})}{\text{n}}} = \sqrt{0.51^2 + 0.16^2 +} = 0.53\%$$

如果不修正偏移，则分别按公式(43-12)、公式(43-13)计算：

$$u_c(\text{bias}) = \sqrt{u^2(Cref) + \frac{S^2(R_w)}{n} + b^2} = \sqrt{1^2 + 0.283^2 + (-23.7)^2} = 1.040\text{U/L}$$

$$u_{crel}(\text{bias}) = \sqrt{u_{rel}^2(Cref) + \frac{RDS^2(R_w)}{n} + b_{rel}^2} = \sqrt{0.51^2 + 0.16^2 + 12.1^2} = 12.11\%$$

很清楚,偏移大时又不修正,则产生较大的测量不确定度。

2. 应用PT数据评定偏移引入的测量不确定度 通过分析有互通性的CRM或者参加正确性能力比对计划是判定偏移引入的测量不确定度较好的方法。但在相当一段时间内,对大多数常规医学实验室而言,最现实、可行的方法可能还是从PT数据推导出与偏移有关的测量不确定度。此时将PT样品均值或所谓的测量的"公认(consensus)"值考虑为"正确值","公认"值一般是除去离群值后的参加PT实验室结果的平均值。如果该参数不具备计量溯源性,宜理解为"一致性值"。

此所谓"正确值"受多种因素影响,仅利用单次PT"公认"值常会得出不可靠的结果。Nordtest建议以6次PT结果数据作为评定测量不确定度的依据,从而得到一个具有足够可信限的与偏移相关的不确定度。为此Nordtest提出一个新的术语"方法和实验室偏移",符号为RMS_{bias}。

利用PT数据评定不确定度简便经济。但是对于无计量溯源性的项目,应慎用。不可为了有不确定度而评定不确定度,如果使用不确定度的概念就要符合其内涵。

实际工作中,由于每次PT的公认值很难一致,所以通过PT数据评定由偏移引入的测量不确定度时多采用相对值进行计算,需要的参数包括PT组织者给出的公认值consC、每个参加实验室测量值x_i和由全部PT数据得出的测量复现性S_R或RSD_R,可按以下步骤计算:

①根据每个实验室实测值和PT组织者提供的公认值,分别按公式(43-25)、公式(43-26)计算单次PT的偏移量值和相对偏移量值:

$$b_i = x_i - C_{cons,i} \tag{43-25}$$

$$b_{rel,i} = \frac{(x_i - c_{cons,i}) \times 100}{c_{cons,i}} \tag{43-26}$$

式中:

b_i:单次PT的偏移量值;

x_i:每个参加实验室单次PT的测量值;

$C_{cons,i}$:单次PT的公认值。

$b_{rel,i}$:单次PT的相对偏移量值;

②按公式(43-27)、公式(43-28)分别计算方法和实验室偏移和相对偏移:

$$RMS_{bias} = \sqrt{\frac{\sum_i^n b_i^2}{n}} \tag{43-27}$$

$$RMS_{rel}(\text{bias}) = \sqrt{\frac{\sum_i^n b_{irel}^2}{n}} \tag{43-28}$$

式中:

RMS_{bias}:方法和实验室偏移;

b_i:单次 PT 的偏移量值;

n:PT 次数;

$RMS_{rel}(bias)$:相对的方法和实验室偏移;

$b_{rel,i}$:单次 PT 的相对偏移量值。

注:在实际工作中,通常采用相对值进行计算。

③公式(43-29)计算单次 PT 公认值的测量复现性引入的相对测量不确定度:

$$u_{rel}(cons,i)=\frac{RSD_{R,i}}{\sqrt{m}} \tag{43-29}$$

式中:

$u_{rel}(cons,i)$:单次 PT 公认值的测量复现性引入的相对测量不确定度;

$RSD_{R,i}$:单次 PT 的相对测量复现性;

m:参加单次 PT 的实验室数量。

④ 按公式(43-30)计算多次 PT 公认值的测量复现性引入的相对测量不确定度:

$$u_{rel}(Cref)=\frac{\sum_{i=1}^{n}u_{rel}(cons,i)}{n} \tag{43-30}$$

式中:

$u_{rel}(Cref)$:多次 PT 公认值的测量复现性引入的相对测量不确定度。可将此值看成类似分析 CRM 方法评定偏移引入的测量不确定度中的重复测量标准物质的测量不确定度 $u_{rel}(CRM)$,以符号 $u_{rel}(Cref)$表示。

$u_{rel}(cons,i)$:单次 PT 公认值的测量复现性引入的相对测量不确定度;

n:PT 次数;

⑤按公式(43-31)计算偏移引入的相对测量不确定度:

$$u_{crel}(bias)=\sqrt{RMS_{rel}^2(bias)+u_{rel}^2(Cref)} \tag{43-31}$$

式中:

$u_{crel}(bias)$:偏移引入的相对测量不确定度;

$RMS_{rel}(bias)$:相对的方法和实验室偏移;

$u_{rel}(Cref)$:多次 PT 公认值引入的相对测量不确定度。可将此值看成类似分析 CRM 方法评定偏移引入的测量不确定度中的重复测量标准物质的测量不确定度 $u_{rel}(CRM)$,以符号 $u_{rel}(Cref)$表示。

注:某些情况下,从 PT 计算出的偏移引入的测量不确定度对目标不确定度而言太大,此时要放弃从 PT 数据评定不确定度,改用其他办法乃至暂不评定测量不确定度。

以下举例说明。某实验室参加 7 次 PT,原始数据及某些处理后数据见表 43-8。

表 43-8 某实验室 7 次 PT 数据

n	cons,i	x_i	b_i	$b_{rel,i}$	$b_{rel,i}^2$	*m*	$RSD_R\%$	$\frac{RSD_R}{\sqrt{m}}\%$
1	73	69	-4	-5.48	30.02	1128	11.93	0.36
2	85	81	-4	-4.71	22.15	1119	7.20	0.22
3	102	97	-5	-4.90	24.03	1062	7.27	0.22

续表

n	cons, i	x_i	b_i	$b_{rel,i}$	$b^2_{rel,i}$	m	$RSD_R\%$	$\frac{RSD_R}{\sqrt{m}}\%$
4	95	94	-1	-1.05	1.11	1177	9.80	0.29
5	85	86	1	1.18	1.38	1303	12.62	0.35
6	85	77	-8	-9.41	88.58	1250	28.03	0.79
7	85	85	0	0.00	0.00	1291	11.98	0.33
合计					167.27			2.56

根据表43-8数据按以下步骤计算：

①按公式(43-28)计算相对的方法和实验室偏移：

$$RMS_{rel}(bias) = \sqrt{\frac{\sum_{i}^{n} b_{irel}^2}{n}} = \sqrt{\frac{167.27}{7}} = 4.89\%$$

②按公式(43-30)计算多次PT公认值的测量复现性引入的相对测量不确定度：

$$u_{rel}(Cref) = \frac{\sum_{i=1}^{n} u_{rel}(cons, i)}{n} = \frac{2.56}{7} = 0.37\%$$

③按公式(43-31)计算由偏移引入的相对测量不确定度：

$$u_{crel}(bias) = \sqrt{RMS_{rel}^2(Cref) + u_{rel}^2(CRM)} = \sqrt{4.89^2 + 0.37^2} = 4.91\%$$

3. 通过方法学比对方法评定由偏移引入的测量不确定度　如果采用方法学比对方法评定由偏移引入的测量不确定度，应考虑与参考测量方法比较。用参考测量方法和常规方法同时测量患者样品，根据这些数据也可评定测量不确定度。需要注意参考测量方法与常规方法之间的计量溯源关系，须合理设计比对方案。

4. 评定合成标准不确定度(u_c)和相对合成标准不确定度(u_{crel})　采用自上而下的方法，只考虑评定测量过程的不确定度，不考虑检验前和检验后阶段各种组分对测量不确定度的贡献，按公式(43-8)和公式(43-9)进行计算。

$$u_c = \sqrt{u_c^2(bias) + u^2(R_w)} \tag{43-8}$$

$$u_{crel} = \sqrt{u_{crel}^2(bias) + u_{rel}^2(R_w)} \tag{43-9}$$

三、评定扩展不确定度

按公式(43-32)和公式(43-33)计算：

$$U = k \times u_c \tag{43-32}$$

$$U_{crel} = k \times u_{crel} \tag{43-33}$$

式中：

U：扩展不确定度；

k：包含因子。对于正态分布，$k=2$时，包含概率$p=95.45\%$；$k=3$，包含概率$p=99.73\%$；通常采用$k=2$；

u_c：合成标准不确定度；

U_{rel}：相对扩展不确定度；

u_{crel}：合成相对标准不确定度。

四、使用室内质控数据评价测量不确定度

可以从室内质控(IQC)程序获得的数据，假定质控物质与患者标本相似。要确保数据收集的时间足够长以保证这些数据包括了可能的条件改变，如重新校准、更换试剂(相同批次)、常规仪器维护、校准物批次改变和不同的操作者。但是，如果出现过多的系统效应，从连续数批中收集的结果可能导致高估测量不确定度。另一方面，用室内质控数据重新计算不确定度的频率太高可能导致低估测量的长期不确定度性能，因为这样做消除了系列间的变异成分。低估不确定度也可能是由于对离群值的过分关注剔除和对数据集的过分处理。可以将IQC结果根据材料、试剂或其他测量条件重大改变的次数分割成亚组并将各亚组的不确定度合成从而使得低估和高估不确定度最小化。可以使用方差分析(ANOVA)的方法实现这一过程。值得注意的是在条件改变时的大的和小的漂移都可认为是系统误差，如果漂移较大可能需要对其干预。但是从长期的角度看，这些漂移都可看作是由于条件改变引起的随机变异而不是偏倚。

IQC活动通常有两个浓度水平的质控物质。如果在每一批中只获得各浓度水平的一个测量，则每一个物质的u_c即这个物质所有结果的标准差s。如果在每一批上对每一浓度执行多次的测量，则u_c必须至少包括批内和批间的分量。这些不确定度组分的大小可以用基于ANOVA的方差分量分析估计。ANOVA程序在很多分析软件中都有提供，包括电子表格程序。这些系统在其适用性方面变化很大，有的系统适用范围很窄、很严格，但是适用简单，有的系统很灵活，适用范围很广，但是需要专业知识。尽管是最简单的系统都提供了基本的单因素ANOVA，适合于只按批分组的数据。

不需要研究或者对单因素ANOVA的数学关系即可适用其输出的结果。对于估计批内和批间的不确定度分量，重要变量是批内均方MS_{with}和批间均方MS_{btw}。总的平方(SS)和自由度(df)值是中间结果，F和P值表示批间差异的显著性。批内的标准差MS_{with}可直接用MS_{btw}估计：

$$s_{wth} = \sqrt{MS_{wth}} \tag{43-34}$$

批间的标准差s_{btw}可以通过MS_{btw}和MS_{with}估计，n_0是指m批获得数据：

$$s_{btw} = \sqrt{MAX\left(0, \frac{MS_{btw} - MS_{with}}{n_o}\right)} \tag{43-35}$$

MAX(a,b)函数是指取a和b中较大的一个。因此公式中如果$MS_{btw} < MS_{btw}$，则$s_{btw} = 0$。当所有的批次都有相同的数据数，则这个数据集认为是平衡的，n_0是指每一批内的数据个数。若数据集不平衡则要通过统计学公式计算出n_0。

通过实验设计，不确定度s_{btw}和s_{with}是独立的，对于给定质控物的单个测量的合成不确定度u_c为：

$$u_c = \sqrt{s_{btw}^2 + s_{wth}^2} \tag{43-36}$$

单向ANOVA分析中包括的所有测量均值$\bar{x}$相关的不确定度也是偏倚纠正的目标。当

$s_{btw}>0$，则均值的不确定度为：

$$u_c(\bar{x})=\sqrt{\frac{MS_b}{n_{total}}} \tag{43-37}$$

其中 n_{total} 表示用于分析的测量总数。当 $s_{btw}=0$ 时，单向 ANOVA 的假设不满足，更适合的估计为：

$$u_c(\bar{x})=s(\bar{x})=\frac{s(x)}{\sqrt{n_{total}}} \tag{43-38}$$

在检验医学领域，不确定度随着被测量的值的改变而改变。如果测量区间足够宽，更适合于用相对不确定度表示，$u(x)/|x|$ 或 $\%u(x)$。但是在低浓度或者测量区间较窄时，通常用不确定度的绝对值 $u(x)$ 表示更为适当。在某些情况下，绝对值和相对值同时使用更为合理，因为低浓度时重复测量的 s 通常趋向于一个常数，在高浓度时 $CV\%$ 通常趋向于一个常数。

举例：用 IQC 数据估计不确定度

自上而下的方法是用标本的重复测量直接估计不确定度。这种方法特别适用于在临床实验室常见的封闭测量系统。如果在一段足够长时间内，如一年，我们使用了不同方法、不同试剂，由多个检验人员用多台仪器进行检验，一年后通过室内质控得出测量的 *CV* 值，这个 *CV* 值在很大意义上为这个结果的标准不确定度，虽然没有区分出分析人员、仪器、方法等具体因素，但这些因素已包含在一年中的室内质控结果中，我们可以用常规质控数据估计不确定度。

例如某实验室同一分析仪检测 40 个连续批次的胆固醇质控物质的测量结果。前 20 批与后 20 批使用了两个不同的试剂批次。假如每批只检测一次，没有重复测量。前 20 批的均值为 7.61mmol/L，标准差为 0.29mmol/L；后 20 个结果的均值为 7.71mmol/L，标准差为 0.21mmol/L；40 个结果的均值为 7.66mmol/L 标准差为 0.26mmol/L。图 43-5 展示了测量结果与批次的关系，蓝色实线代表均值，红色实线代表两个试剂组的 95% 的置信区间，红色虚线代表所有结果的 95% 置信区间。考虑到独立测量结果个数较多，使用包含因子 $k=2$，置信区间的计算为均值 $\pm 2s$。扩展不确定度为 $\%U=2\times 3.4=6.8\%$，相对不精密度为 $CV\%=100\times 0.26/7.66=3.4\%$。

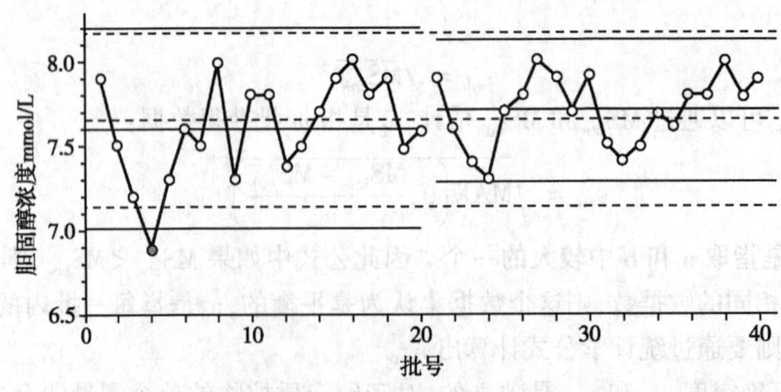

图 43-5　不同质控批的质控图

仔细核查，发现第 4 批的操作者不经常使用仪器，但是所得的结果为 6.9mmol/L，最接近均值。将这个值作为技术可疑排除，则前 20 批的均值为 7.64mmol/L 标准差为

0.25mmol/L，总的均值为7.68mmol/L，标准差为0.23mmol/L。总的相对变异系数 *CV%* 为3.0%，不确定度 *U%* 为6.0%。如果考虑重复测量，每个批次共3次重复测量。使用单向方差分析（ANOVA）对数据进行分析，排除批号4的可疑值，结果如表43-9。

表43-9 ANOVA结果

变异来源	离均差平方和(*SS*)	自由度(*df*)	均方(*MS*)
组间变异	5.91	39	0.151
组内变异	0.51	77	0.00657
总的变异	6.42	116	

不确定度计算如下：

$$MS_{btw}=0.02483, MS_{wth}=0.02083$$

$$s_{wth}=\sqrt{MS_{wth}}=\sqrt{0.00657}=0.081\text{mmol/L}$$

$$s_{btw}=\sqrt{MAX\left(0,\frac{MS_{btw}-MS_{with}}{n_0}\right)}=\sqrt{\frac{0.151-0.00657}{3}}=0.219\text{mmol/L}$$

$$u_c=\sqrt{0.0481+0.00657}=0.234\text{mmol/L}$$

$$U=2\times u_c=0.468\text{mmol/L}$$

$$\%U=100m\frac{0.468}{7.69}=6.1\%$$

所得结果比6.0%稍大，是因为考虑了批内变异。两个或以上浓度水平的质控物质的定量结果可使测量过程不精密度成分的性能特征更完整。

五、应用实验室间比对数据估计不确定度

实验室间比对研究名称很多，包括“能力验证（PT）”、“室间质量评价（EQA）”、“协作参考活动”、“合作分析研究”和“多中心研究”等。这些研究除了监测每个实验室的性能外，还能够在确定的测量互通性内为物质、分析程序和现有水平进行性能描述。因此，这些研究可能与其最初的目标差异很大，没有单个的研究设计可以满足所有的要求。除了特别的为不确定度研究进行设计，这些研究对于特定实验室描述测量程序的不确定度特性的用途非常有限。但是，室间比对计划可能用于验证测量不确定度的声明。例如，如果能力验证活动使用具有互通性且有计量学溯源性值的物质进行性能评价，则实验室的检测结果与参考值之间的差异应该小于参考物质声明的合成的扩展不确定度。这类研究设计涉及用于每个测量程序的特性较好具有溯源性和互通性的物质，以及可用于描述单个程序测量不确定度的被测量。一些在一定时间段内进行的相关研究可以用于评估长期的性能。

如果使用自上而下的方法为特定的测量程序估计的不确定度不在测量程序的预期范围内或者不满足结果的预期用途，则系统核查不确定度的各个来源是必要的。自下而上的方法提供了这样一个构造方法。如果使用自上而下的方法估计的不确定度超过了自下而上方法的估计值，用户应该对测量模型和自下而上的模型成分进行核查，找出漏掉的或低估的成分。

第五节　不确定度估计的表述

只有当测量结果有不确定度信息时,才能将其与其他结果或者参考值进行比较。因此,检验科希望能够给临床使用者提供测量不确定度。对于电子数据库,推荐每一个测量包含以下信息:测量值 x,x 的合成标准不确定度 $u_c(x)$,包含因子(k)和(或)扩展不确定度 $U(x)=ku_c(x)$、x 的单位以及不确定度是以测量单位表示还是以测量百分数表示。当将测量结果以不确定度的形式展示给使用者,应报告:x、测量单位、U(x)或者% U(x)、不确定度的单位以及用于计算 $U(x)=ku_c(x)$的包含因子 k,或者置信度水平如95%。几种常用的结果和不确定度报告形式,GUM 推荐的完整形式如下:“血清-肌酐;物质浓度 =(50 ±1)μmol/L, ±号后面的是扩展不确定度 U,其中 U 是用合成标准不确定度 $u_c=1$ 成标准不确定和包含因子 $k=2$ 计算得来的,它表示此估计区间有 95% 的置信度。”上述表达常用的缩写形式为:血清 - 肌酐 =(50 ±1)μmol/L,$k=2$。

测量值和标准不确定度或者扩展不确定度都不能超出指定的有效数字位数。通常不确定度的报告最多为 2 个有效数字。在最终结果报告中,一般将不确定度四舍五入至最近的数字。测量值的表示应该与不确定度一致。例如,如果 $x=48.261$mg,不确定度为 $U(x)=1.2$mg,x 应该四舍五入为 48.3mg;如果 $U(x)=1$mg,x 应该为48mg。

第六节　不确定度的临床应用

测量不确定度表达了测得值的可靠性,因为它提供了在一定包含概率中真值存在的区间。了解所谓真值、真值存在区间与包含概率的关系,实验室和医师会更好地理解、认识和解释测量结果,并恰当地应用于临床诊断和治疗,减少误用。

一、目标不确定度

目标不确定度的定义为“根据测量结果的预期用途,规定作为上限的测量不确定度”。为了更好地应用测量不确定度概念和理论,医学实验室有责任与临床共同设立检验结果的目标不确定度,表达报告的测量量值是否达到临床应用的要求。医学实验室在正式提供检验服务前,一件重要的工作就是要判断结果的不确定度是否符合该参数目标不确定度的要求。如果不符合,说明该医学实验室的检验结果尚未控制在期望的质量水平。

目标不确定度的确定可以基于生物变异、国内外专家组的建议、管理准则或当地医学界的判断。根据应用要求,对不同水平的测量结果可以确定一个或多个目标不确定度。目前仍习惯分别为测量变异、偏移设立目标,其基础是测量变异应小于给定值的个体内和(或)个体间变异。目前设定的“最佳”测量变异和测量偏移的上限,分别按公式(43-39)、公式(43-40)计算:

$$CV_{imp} < 0.25 \times CV_{intra} \tag{43-39}$$

式中:

CV_{imp}:期间测量变异系数(不同批次试剂和校准品,不同操作员等);

CV_{intra}:个体内的生物变异系数。

$$|b_{lab}| < 0.125\sqrt{CV_{inter}^2 + CV_{intra}^2} \tag{43-40}$$

式中：

b_{lab}：通过测得值与参考测量方法值（或公认的PT值）的差异而得到的实验室测量偏移；

CV_{inter}：个体内的生物学变异系数；

CV_{intra}：个体间的生物学变异系数。

注：对一些检测项目，如血清钠测量，在技术上要达到上述要求，暂时尚有困难，此时可将公式(43-39)中的0.25和公式(43-40)式中的0.125分别乘以2或3就可得到“期望限”和“最低限”。

在确定质控图的质控限时，可分开表达对测量变异和测量偏移的要求，即包括控制测量变异的质控图和控制偏移的质控图。

二、实验室的应用

（一）评定测量不确定度是改进医学实验室质量的有效途径

测量不确定度存在的原因是存在影响测量结果的因素。这些影响因素中，有些因素可以消除，有些因素可以通过一些控制方法使其对测量的影响减低。如果实验室按科学规律和应用有效方法，找到那些可以消除或减低的影响因素，并采取措施，就会明显提高检验结果的质量。

（二）测量不确定度是医学实验室选择测量程序的客观指标

医学实验室的任务是提供可靠的检验结果。所谓可靠的检验结果就是“真值”、真值存在区间与置信概率关系清楚的结果。在满足应用的前提下，测量不确定度是选择经济、可靠测量程序的关键指标。

（三）加强与临床联系

经常、及时地向临床提供不确定度的信息，有助于实验室工作者加强与临床联系，帮助临床改进对患者结果的解释与应用，从而促进与医师的合作。

三、医师的应用

诊断疾病时，一般先将报告测量量值与生物参考值或临床决定限进行比较，后二者都不存在不确定度。由于测量量值并不是真值，也不是完整的检验结果，直接比较是有风险的。科学的方法是在比较时考虑结果的不确定度。

示例1：成年男性全血血红蛋白含铁量（Fe）浓度的参考区间为(7.5～9.5)μmol/L，此参考区间的限值没有不确定度。三位患者A、B、C的被测量的测得值分别是：7.0μmol/L、8.2μmol/L、9.2μmol/L。已知这3个测得值的标准不确定度均是0.2μmol/L，取$k=2$，上述测得值可表达为：

A：(7.0 ±2 ×0.2μmol/L = (6.6～7.4)μmol/L

B：(8.2 ±2 ×0.2μmol/L = (7.8～8.6)μmol/L

C：(9.2 ±2 ×0.2μmol/L = (8.8～9.6)μmol/L

这样可认为A患者结果偏低；B患者结果在参考区间内；虽然C患者结果在参考区间内，但无法确定是否正常，因为测得值加上扩展不确定度，已高于参考区间上限。

示例2：血浆前列腺特异性抗原（PSA）广泛用于筛查前列腺癌。医师经常解释为：当

PSA 测量值 > 4.0μg/L，指示需要对前列腺活检。某人测量了 PSA，他焦急地想知道 4.3μg/L 是否异常。

标准不确定度是 0.08μg/L，对应的相对测量不确定度是(0.08μg/L)/(4.0μg/L) = 2.0%。使用包含因子 $k=2$ 得到单侧的包含概率，扩展不确定度为 $U=0.16$μg/L。按规定，临床决定值 4.0μg/L 没有测量不确定度。但考虑扩展不确定度，实验室可置信的决定值的最低值应是(4.0 +0.16)μg/L = 4.2μg/L。这样，某人的 PSA 测量值 4.3μg/L 高于决定值的最低值（概率超过 97.5%）。

实验室还建议应该考虑 PSA 的个体内生物变异。目前的文献认为个体内生物变异系数为 10% 左右。则综合变异按公式 43-41 计算：

$$CV_{total} = \sqrt{CV_{imp}^2 + CV_{intra}^2} = \sqrt{(2.0\%)^2 + (10\%)^2} = 10.2\% \tag{43-41}$$

式中：

CV_{total}：总变异；

CV_{imp}：期间测量变异系数（不同批次试剂和校准品，不同操作员等）；

CV_{intra}：个体内的生物变异系数值。

公式(43-41)表明：生物变异占据主导地位。包括个体内变异，PSA = 4.0μg/L 的测量不确定度应为 0.102 × 4.0μg/L = 0.41μg/L，使用包含因子 $k=2$，此扩展不确定度 U = 0.82μg/L，该实验室可置信的决定值的最低值应是(4.0 +0.9)μg/L = 4.9μg/L

临床医师常需比较两个量值，如同一人的前、后两次测量量值。此时需要知道这两个量值的不确定度信息，如果是同一个实验室测量，通常认为测量不确定度是一样的。医师需要决定两个结果间差异的意义，通过考虑它们的不确定度可以做到此点。因此，实验室认为某人的 PSA 真值异常的概率不大，可暂不考虑活检。

示例 3：一个患者血浆中钠离子浓度为 142mmol/L，后来第 2 次测量升高为 146mmol/L，如果标准不确定度是 1.2mmol/L，前后差异 4mmol/L。如果有显著意义，两次测量结果间的差异要大于差异的不确定度有意义吗？按公式(43-42)计算：

$$u_{\Delta} = \sqrt{(u_{142})^2 + (u_{146})^2} = \sqrt{1.2^2 + 1.2^2} = 1.7\text{mmol/L} \tag{43-42}$$

式中：

u_{Δ}：两次测量结果差异的不确定度；

u_{142}：第 1 次测量结果的标准不确定度；

u_{146}：第 2 次测量结果的标准不确定度。

如果按 95% 的包含概率认为差值 Δ 有显著意义，则差值应该大于扩展不确定度。

$$U_{\Delta} = 2 \times u_{\Delta} = 3.4\text{mmol/L}, (k=2)$$

因此，从 142mmol/L 增高到 146mmol/L 按 95% 的包含概率有显著意义。

四、计量溯源的作用

溯源到规定的参照对象，是测量结果可以实现相互比较的基础。部分医学检验参数已具备了国际/国家在计量学上公认的参照对象（体现为 SI 单位或其他单位），但部分医学检验参数目前仍不具备国际/国家在计量学上公认的参照对象，缺乏相互比较的基础。

测量不确定度可通过不同模型进行估计。图 43-6 展示了由上而下和自下而上的方法。

自下而上的方法要求有一个全面的不确定度预算,并且确定输入量间的函数关系。然后使用 A 类或者 B 类对每一个输入变量的不确定进行评定。由上而下的方法通过 A 类或者 B 类评定对整个过程进行估计。理论上两种方法得出的结果是一样的,但是自下而上的系统是一种系统性的方法,可以改进性能。自上而下的方法对于模型中的不完整成分或被低估的成分比较稳健。不管选用哪种模型,实验室应该对所选模型进行验证。如果选用自下而上的模型,应该用自上而下的模型进行验证。如果选用由上而下的模型且结果可接受,则不需要进一步的工作,但是这种方法得到的结果不满意,则要使用自下而上的测序进行系统的查找原因。

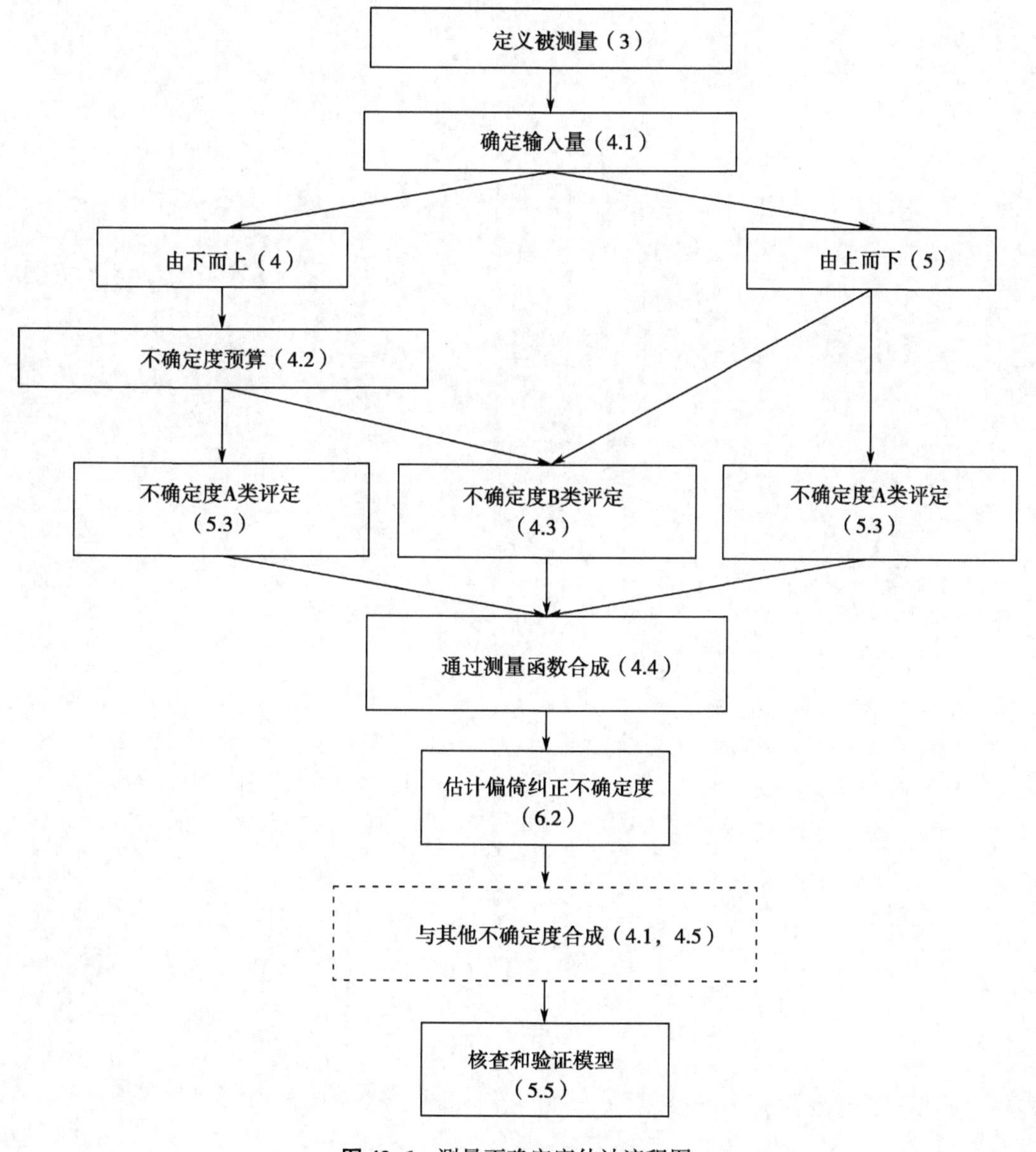

图 43-6　测量不确定度估计流程图

两个或以上浓度水平的质控物质的定量结果可使测量过程不精密度成分的性能特征更完整。应该对性能特征进行扩展以反映同一实验室或不同实验室的多个仪器性能。质控物质的赋值一般使用更高等级的测量系统和有证参考物质，如果质控物质已适当赋值则应该估计测量偏倚。

第四十四章

临床实验室信息系统

实验室信息系统(laboratory information systems,LIS)是临床实验室运作的重要部分。然而,尽管临床实验室产生信息的复杂性与日俱增,而且随着新的高通量和大规模的实验室检测的使用,实验室产生的信息快速扩张,LIS 的功能明显落后于目前硬件和软件科技的能力。在广泛的意义上,LIS 对于临床科室、患者和实验室之间的信息流是至关重要的,而且 LIS 应该被设计来同时优化实验室操作和个体化的临床医疗。

从 20 世纪 70 年代起,LIS 已成为临床实验室运作的重要部分。它们最初建立用来收集、记录、显示、组织和存档实验室结果,通常聚焦在产生恰当实验室财务管理信息上。尽管通用的信息技术以越来越快的发展速度在前进,特别是在硬件领域,同时软件方面也在发展,但是 LIS 并没有得到相应的发展。

现代临床实验室是信息提供者,实验室结果的形式可能是数字、文本、图片或者其他的图像,加上解释性数据,来帮助医疗保健提供者提供最佳的患者医疗。医学实验室提供信息的复杂性与日俱增,而且随着大规模分析技术的出现,例如微阵列和下一代测序,产生的数据量将是以几个数量级的幅度快速增加。数据管理和生物信息学的新进展需要融入到 LIS 中从而使得这些大型的数据集成为临床上有用的信息。另外,查询大量代表性的实验室数据库的能力(数据挖掘)越来越用于改进提供医疗服务的质量和效率。这两个趋势给了 LIS 和支持硬件的不断扩大的能力和加工的需求。

越来越多的改进实验室操作质量的工作重点从分析阶段转移到实验室检测分析前和分析后方面,在分析阶段,特别是对于高度自动化仪器执行的测试,目前显示出很少的问题。先进的 LIS 和相关数据库和专家系统对于改善实验室检测的分析以外的方面的质量目标来说是至关重要的,包括模式改变创新方法的实施。

本章节列出来自实验室实践专业人员的观点设计或者改进最先进技术的 LIS 的想法,重点在于优化临床实验室操作和通过实验室信息的智能化管理改善临床医疗。在本章里 LIS 的定义是广泛的,列出的由软件模块提供的一些特定的功能严格来说被认为不完全是 LIS 所具有。这些可能包括作为 HIS 的一部分的临床申请和报告系统、分析仪器内置软件、标本处理和管理软件(通常被称为“中间件”)、财务、货存清单与人员管理包和其他(图 44-1)。虽然本章讨论的观点大多对于全部的临床实验室部门是适用的,一些特定的关于解剖病理学、微生物学、分子和遗传学检测、输血医学和细胞/

组织/血库的问题已超出本章范围。

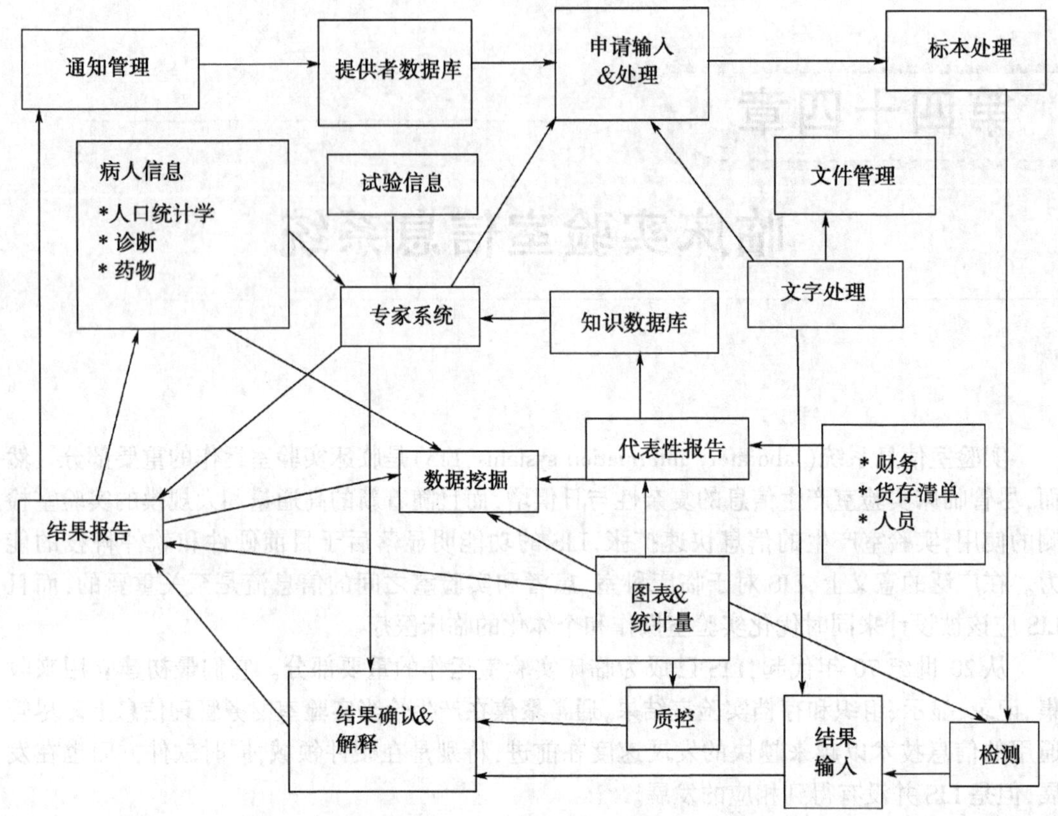

图 44-1　对理想的实验室信息系统贡献的模块

第一节　信息安全

医疗信息系统必须防止未经授权的内部和外部访问,并且要根据适用的法律和规章保护健康档案的机密性同时不阻碍合法用户的功能性。例如医疗提供者应该能够获取他们的全部患者的相关信息,但是不能获得其他患者的信息(除非他们作为会诊医生)。涉及评估医疗质量的人员应该可以访问全部患者的某些信息。可以提供不同的安全级别,而且系统应该允许使用者利用用户规定的功能来建立工作小组并且存取资料,正如在表 44-1 中列举。

表 44-1　实验室信息系统(LIS)使用者种类

信息管理者	完全访问所有功能,包括该系统的低层次的过程,设计脚本和程序为本地需求定制功能的能力
医疗提供者	申请试验,附上申请意见,界定警戒和观察结果,同时有能力根据他们的需要制订报告和解释信息

续表

技术人员	处理申请和标本,执行检测,记录结果,对结果附上解释,执行质量和其他实验室管理活动
管理者	制作和审核报告和统计学量,人员管理活动,货存清单,编写和审查程序和其他文件
实验室责任人	有能力设计和检查他或者她的领域的全部活动,包括有权使用患者信息,质量管理数据,文件检查与管理和代表性的报告
患者	依据机构政策,系统(LIS 或者 HIS)应该为患者提供直接访问实验室结果、报告和患者解释性意见,例如通过一个可靠的基于网络的浏览器界面

HIS:医院信息系统

LIS 的安全接口应该包括先进的登录能力,例如,通过生物识别或者频射识别装置(RFIDs),能够把按键和登录时间降到最低,同时在离开工作区时提供快速自动注销。在某些可靠的场所,系统应该有能力连续显示实验室检测的实时结果(例如,在实验室"STATs"时间内的或者手术室内的患者的结果)而不需要多重登录要求。系统应该有远程登录和访问申请和报告系统,例如,通过一个安全的网络浏览器,允许提供者和实验室工作人员在任何地点和从任何移动和手持设备进入 LIS。系统应该允许灵活的、可靠的并且提供信息的电子签名以便鉴定数据和文件。

第二节 分析前阶段

一、试验申请

试验申请是最适合的干预步骤,目的是提高实验室资源的合理使用(实验室利用)。试验申请系统连接到智能决策支持系统具有减少周转时间和停留时间的潜力,同时可以指导提供者利用优化的试验,而且可以是 LIS 或者 HIS 的一个功能,处于 LIS 和 HIS 之间的边界。不管使用哪一个系统,应该给用户提供及时的反馈。正如在其他的情况下在实验室和临床实践的接口中,临床医生和实验室人员的同时参与对于引导实验室使用的政策和规则的发展是很重要的。最有用的系统是那些要求医疗提供者直接进入系统申请,从而提供系统和提供者(计算机化的提供者申请进入(CPOE))之间合作的可能性。CPOE 系统成功的一个重要考虑是恰当的设计来使它最可用并且与提供者使用的日常工作流程相匹配。下面列出的是在试验申请系统中理想的功能列表。

1. 系统应该从 HIS 或者申请提供者(当信息在 HIS 中是难以获取的或者不正确的)接收输入的数据,包含以下内容:

(1)申请提供者:姓名(强制的);专业;地址(如果在不同的地点);与认证和权限的数据库接口是希望提供最新的提供者的信息,用于常规通知的联系媒体(电子邮箱,固定或者移动电话,寻呼机号码等)(强制的);危急结果通知联系信息(寻呼机,手机和非工作时间代理联系),包括链接机构通知级联/电话安排合适的一个特定的患者(强制的);另外的提供者/提供者团队和其他合法委托人或医疗提供者希望的人员接收结果。

进一步的通知要求(例如,当获得结果时,或者当结果超出参考范围、危急限值或自定义的阈值限时进行通知)。由机构、部门或者其他小组政策有能力建立通知标准。有能力选择通知媒介,包括HIS最重要的警报,HIS在患者记录上的警报,电子邮件,短信服务(SMS)文本消息,自动电话通话,寻呼机,电传和其他。对于某些重要地区,例如,手术室,新的有意义的结果应该引发一个可以听见的警报。某些通知(例如,危急的结果)必须有一个确保安全的通知机制,返回确认已收到消息并且允许未答复的通知根据预建立的协议逐步升级。

(2)患者信息:患者识别(姓和名、或者社会保险号码)或者如果需要的话进行唯一加密审计跟踪(例如,研究或者环境标本);患者人口特征,包括出生日期/年龄,性别(男性,女性,跨性别者),种族,种族特点和曾用名;患者地址(固定地址和如果住院现行位置);编纂的诊断(诊断相关小组做出的初步诊断,适当时,国际疾病分类(ICD)-9或者ICD-10)和其他相关临床信息("研究的原因");编纂的非实验室检测结果;身高,体重,重要特征;药物史(剂量和执行的日期/时间);中药和其他补充剂;饮食和用餐时间(来决定空腹时间);对患者实施的医疗程序,包括外科干预和放射程序;妇产科信息;其他相关的临床信息。

(3)申请信息:要求的试验;要求的标本来源;申请日期/时间;要求采集的日期/时间(开始,结束);重复频率(对于固定的申请,如果从制度上允许);特定患者准备指南;试验的紧迫性(根据制度需求制订类别);采集的职责(患者的邮件、床旁检测、病房或护理单元、常规抽血路线、实验室采集等);给实验室的其他的自由文本注释和说明。

2. 专家系统使用患者信息、以前的检测结果和临床医生的输入(例如,一系列可能的诊断)来建议适当的试验,检测频率和解释标准。

更简单的系统可能用一种机制来指导提供者从一系列标准的诊断和临床情况中进行选择以及获得相应的指南和临床路径,从而容易申请到适当的试验。

3. 系统具有用户友好界面显示试验目录(包含外部参考实验室执行的检测),并有可获取的可选择的分组,例如,按字母顺序的、按实验室学科、按临床表现。此目录必须与现行通用目录一致、完整并且定期更新,而且在HIS系统与LIS系统接口处要使用标准的专业术语。每个进入检测目录的信息应该显示不同使用者选择的种类和复杂程度,包括表44-2中显示的项目。

表44-2　试验目录条目包含的项目

试验名称和同义词
适当的标本并有超链接采集方法
患者准备要求,例如,空腹,饮食,避免药物和中药
适当的采集时间(一天中的时间,与进餐、使用药物的相关时间,等等)
医院管理决定的检测费用(视情况而定,不同种类患者不同水平)
执行实验的部门
链接试验性能特征

4. 系统根据地点、诊断、提供者专业等,对某些试验具有限制允许申请的能力。

5. 系统允许例如由临床医生和实验室专家要求批准的试验进行定义。此批准系统应该融入一个下游的连接数据库,自动通知批准者和申请提供者有待批准的试验。

6. 系统有能力区别研究与患者医疗的标本，而且有能力提供不同计费程序(即使是同一标本上的不同检测)。研究申请应该被附在研究管理系统中，包括可以获得的链接不同方案和研究报告。

7. 一个恰当的申请专家系统要有如表44-3中列出的功能。

表44-3 恰当的申请专家系统的理想功能

系统显示之前相关试验结果(图表的，如果需要)和待定相关申请，让提供者有机会在意识到这类信息后取消申请。
系统建立和制订医学必要性审核和接受或拒绝准则，包括不同情况下，例如，病人位置，诊所，专家，诊断，最大恰当申请频率准则。
系统合并或取消落在预先设定的标准冗余的申请(机构或国家建立的)。例如，如果两个提供者在同一周内申请促甲状腺素检测，申请合并且两个提供者将会收到结果。如果一个提供者在系统中有可获取的结果后的一个月申请了一个 HbA1c 的检测，此申请就要被取消，如果需要推翻的话，通知提供者给实验室打电话进行说明。
系统使用现有的临床和实验室输入来确定是否合适。例如，如果患者性别是女性而申请检测前列腺特异性抗原，此申请会被标记取消。如果患者接受纳巴霉素和环孢素治疗，而只申请环孢素，那么系统会询问提供者是否也需要测量纳巴霉素。
系统有能力强制性取消标记的申请来阻止不适合的工作规则，同时提供一个机制让申请提供者证明此例外是有理由的，例如，通过让提供者给实验室打电话来忽视规则。一些申请类型，例如，与研究方案有关的申请，应该通过政策免除遵守适当条款。
专家申请适当系统应该能够暂停与适当诊断代码不相关联的申请(例如 ICD-9 或 ICD10)。

ICD:国际疾病分类

8. 申请系统应该具有从不同的接口系统中接替申请的能力，例如，在另一个机构或参考实验室的另一个 LIS，而无需人工干预，以便在一个设施里申请的试验可以允许在另一个地点或机构进行标本的采集和登记。理想情况下，参考实验室的目录应该对申请提供者可在线获得，同时对于申请、检测和报告实施机构性的限制和批准过程。对于送出的检测，系统应该能够生成一个清楚的有运输者、接收者和运输信息的运输单。

9. 申请系统应该接收来自 LIS 的实时反馈并且通知申请提供者申请的状况，包括以下步骤：①实验室申请确认；②标本采集；③标本登记登记；④实验室启动登记；⑤分析完成；⑥结果验证；⑦结果报告；申请完成。

10. 系统具有分割实验室申请的能力，即一个申请可能包含多种测试需要多种标本和登记。系统应该具有跟踪进展并且报告一个申请里的每个独立部分状况的能力。

二、标本采集、登记和处理

适当的标本采集和处理是保证实验室结果质量的基础，遵从著名原则“输入的是垃圾，得到的也是垃圾”。一个理想的 LIS 应该具有优化标本采集和处理的功能，包括以下内容：

1. 标本采集目录视机构运作情况而定。例如，对于一个地点的每轮采血，系统产生要采血的患者的适合目录，以及事先打印的登记标签。此目录应该指出每个患者最有效的到达途径，并且考虑到要求优先的测试。

2. 系统用在线或者打印的恰当标本采集指南指导标本采集者，指南中有与全部程序相关的简单的一步一步的格式。

3. 系统有能力为采集者提供待定实验室申请的清单，并生成唯一的条码或者射频识别(RFID)或电子标签在床旁扫描患者识别腕带或者其他独特的物理患者标识符。在采集点生成的标签应该包括至少两个患者标识符，及采集日期和时间，采集者身份，申请的紧迫性，及尽可能要求试验的缩写名称。使用二维条形码或RFID标签允许大量的信息附加到标本上。标本到达实验室，系统应该能够通过扫描标本采集器上附加的标签识别标本，且无须进一步的人为干预启动试验，例如，在机器人样品加工自动线。

4. 除了自动记录患者信息、位置、采集日期和时间、采集者身份，系统应该允许采集者输入编纂或自由文本形式相关信息，从而用于某些实验室试验的适当性能和解释，正如表44-4所示。

表44-4　标本采集者输入的信息可用于某些实验室试验的适当性能和解释

一系列标本的标本号和采集时间。
特定采集地点。
空腹或餐后，末次进食时间。
妇科和一些内分泌试验，末次月经。
上次用药日期/时间/剂量(如果从HIS中得不到)。
标本采集困难，例如长时间使用止血带，静脉通路的存在。
其他相关临床信息(定制试验，系统提示)。

HIS：医疗信息系统

5. 系统应该能够支持用于患者识别、标本登记和床旁检测便携式设备的双向接口，包括用于数据传输的无线连接能力。床旁检测结果应该与主要分析仪器结果整合在一起，同时要确定这些结果的来源。

6. 床旁检测管理系统应该能够获取跟踪仪器、试剂、质量控制、用户身份、培训和能力的记录。

7. 系统应该分别记录标本登记(如，申请与实物标本吻合)，实验室标本接收和启动标本分析。例如，采血者扫描加患者条形码腕带及选择一个适当的待定申请，系统记录采集时间和登记标本，及采血者携带的便携装置打印出一个登记标签。标本被采集，标签在患者面前贴在标本容器上。到达实验室接收台后，标本登记标签扫描由实验室确认接收，然后运送到实验室的分析单元。当标本放入到自动机器人标本处理线时，再次扫描标签且启动分析。或最后两步合并，标本可能在放入机械轨道后首先进行扫描并且启动分析。在这种情况中，实验室周转时间就分化成从申请到采集到登记到接收到启动到报告。最后一部分(启动到报告)是分析时间，而前面的部分就是分析前。区别不同部分的周转时间很重要，因为通常只有从接收到报告过程是在实验室完全控制之下。使用这些时间点，“未完成清单”可以集中在待定申请，实验室标本接收，或者只在进行分析的登记准备上。

8. 系统应该根据机构的政策允许以上描述的标本处理结果的偏离，例如：

(1)实验室接收到没有申请或正式加入的标本，但是有适当的患者标识符。系统承认实验室接收到的这类标本，等待到来适当的相应的申请。在规定的情况下，实验室人员应该具有在系统中输入一个文件或者口头的申请。

(2)在实验室接收到的适当识别的标本具有纸质的或电子的申请单,但是没有正式加入的标签。实验室承认及验证申请和标本的适当性,然后标本的正式加入和应用适当的标签或 RFID 标签。

(3)系统应该有能力正式加入和处理非患者标本,例如,与患者无关的动物、研究或者环境标本,质控和验证材料,及最为重要的能力验证材料。系统应该允许特定的人员来给能力验证材料分配唯一虚拟的患者身份,这样执行测试的分析人员不知道标本是能力验证材料。

9. 系统应该有能力识别和编纂用于研究目的的标本,并具有包括生物样本库和组织库的数据库管理能力。

10. LIS 应该与实验室自动化管理软件接口来确保在申请过程中规定所有分析前的要求(如,离心的速度、时间、分样的数量、自反性检测)发送到了标本处理系统。

11. 系统应该能在分析前、分析中、分析后阶段跟踪标本位置,包括运送到实验室不同的部门或者外部场所,以及标本的储存管理。后者包括容易检索到精确的标本储存位置和定期报告以便标本按批处理的功能。

12. 系统应该能够生成能被扫描的多个分样标本的标签来执行与每个分样有关的适当的试验。

第三节 分析中阶段

分析中阶段已经成为大多数医学实验室科学技术发展的焦点及通常是与医学实验室最低差错频率有关。除了与标本处理和分析仪器软件(通常称为中间件)接口来合理化处理分析请求——包括有能力依据工作量直接找到适当仪器检测,召回要重复检测的标本,直接标本稀释,执行自反性检测,添加另外的测试和记录检测结果以及适当的说明——LIS 应提供以下的功能:

1. 跟踪和联系特定检测,记录检测所需的全部要素,特别是手工分析和那些与实验室建立的试剂相关的方法。关于试剂和其他试验要素的信息应包含如表 44-5 所示的信息中。

表 44-5 与试剂和其他试验要素相关有用的信息

要素的名称
制造商
目录号
批号
实验室接收日期/时间
打开并且使用的日期/时间
最初体积/测试数量
目前体积/剩余测试数量
有效期
储存要求

2. 文件控制系统(如下)管理每个检测(特别是手工分析)适当的标准化操作程序,根据分析人员的要求很容易显示或打印。

3. 对每个患者的测试记录检测仪器。分析仪器记录应该包括表44-6中的信息并且提供链接到在线预防性维护和服务记录,并有能力提示用户定期的维护和服务。如果实验室要求,也应自动地通知仪器制造商。

表44-6 与每个实验室分析仪器有关的有用信息

仪器名称
制造商
系列号
开始运转日期
预期寿命
校准研究(通过检测)
维护和修理记录

4. 系统应该产生实验室具体工作量的清单("工作清单")便于人工和自动化检测批处理和结果,同时跟踪还没有完成的申请。如果额外的标本在工作清单创立以后到来,工作清单应该通过扫描增加标本的条形码或者RFID标签进行清单扩增。

5. 试验中"未完成清单"是已得到正式加入但是还没有完成的测试,要强调那些超出了申请种类规定时间的测试,应该在要求时被显示,如果非常需要,也应该在连续报告屏幕上显示。类似的,未完成或者无法履行的申请清单应该在需要时可获取或者有能力通过时间表为未执行发生点定位。未完成清单应该有能力包括送往参考实验室的测试。未完成测试显示有重要临床影响的一个例子是在大屏幕上连续展示没有在规定时间内完成的急诊申请,可能是按照颜色编码和(或)通过年龄要求进行整理,来提示工作人员调查并且处理有风险超出可接受周转时间临界值的申请或标本。

第四节 分析后阶段

一、结果的输入和验证

LIS不仅应该作为分析过程得出的实验室结果库,而且应该指导分析者提供准确的、可复现的和适用于临床情况的高质量结果。结果输入和验证的理想功能包括以下内容:

1. 以不同的格式记录结果的能力,包括数字,包含扩展字符的文本和图像,通过一个灵活的数据储存方法避免约束数据大小的限制。

2. 在有接口或非接口分析仪器上执行的试验以及手工检测结果的自动和手工输入和修正,并使用适当的安全级别。结果输入应该包括单独结果输入、批量结果输入、除外的批量输入、修正结果、添加结果及中间的和最终结果的选项。可以通过个别检测、或者小组、使用自定义小组结构来输入结果。

3. 系统应该允许不同水平的结果证明,有能力扣留结果的发放直到更高级用户的批准,例如,技术主管。

4. 为了电子记录中所有实验室结果的无缝集成，系统应该能够接收来自其他实验室，包括通过电子接口外部参考实验室如表格和图形的不同形式的结果。这种数据整合非常可取的一个实例是对于白血病的诊断，其临床信息连同血液学、血液病理学、分子的和流量数据通常需要用来做出准确的诊断。

5. 系统应该可以使用先进的专家决策支持来进行结果自动验证。自动验证避免了实验室结果证明中的人为干预，而且是促使实验室运转效率改善的主要动力。越高级的系统用于执行自动验证，报告错误结果的概率就越低，就有更多的时间允许专家来检查异常的结果。用于达到自动验证决策的输入包括以下内容：

(1)与患者记录中从前的检测结果比较[时间上的差值(*delta*)检查]。

(2)与相同或者密切相关的标本其他相关试验的结果比较(横向检查)。一个例子就是肌酐和尿素。

(3)根据溶血、脂血、黄疸的预先确定界限来检查标本。

(4)临床信息，包括人口特征、地点(住院患者与门诊患者，诊所类型)、诊断、用药，程序。

(5)外部和内部质控结果。

(6)结果分布的统计数据。

6. 执行时间上的差值(*delta*)检查的能力应该包括分析时间上的数据和计算变化率以及绝对变化值，可以与预先确定的界限值进行比较，此界限值可能由于患者临床信息，例如人口特征、诊断、治疗不同而呈现不同。

7. 专家系统应该有能力根据分析结果和临床数据申请自反性检测，它可由机构或实验室政策进行规定，以及由申请提供者制订，并与标本处理和分析系统接口，以及对结果增加适当的代码或解释。

二、结果报告

系统应该能够提供用于患者医疗不同形式的报告，包括根据试验、试验组、日期、数据范围、申请提供者或提供者小组、诊所或专业、按次序的或列表的累积工作单组成标准和自定义的报告，以及以下附加的功能：

1. 除了实际的检测值，数字的试验结果应该包括以下显示的内容(选择的或强制的，视情况而定)：

(1)测量单位。

(2)适当参考人群的参考区间(通过不同临床输入用户设定的，包括走动的与躺着的、性别、年龄、种族、体重、孕龄、月经周期)。

(3)应显示个性度量来指导参考范围的解释。对于高个性的试验，其个体内变异性远低于个体间变异性，应该增加一个说明：基于个体的参考改变要比基于人群的参考区间更为适当。对于有高个性的试验和有足够记录数据的患者，系统应该能计算和显示出特定个体的参考范围，例如，以前结果中央90%，并有能力让用户或者专家系统从明显与疾病相关的计算结果中排除。

(4)结果的置信区间，基于在相应水平上观察到的分析变异。

(5)此外，参考改变值(*RCV*)，即结果的区间，是分析不精密度、个体内生物变异和执行重复检测的数量的结果。应该允许用户通过选择置信度阈值(例如,95%)和涉及单侧(例如,增加)与双侧(增加或降低)决定的适当的 Z 值的改变来定制参考改变值区间。

(6)结果相关的标志,如表 44-7 所示,由用户预先规定临界值。

(7)分析人员添加的有关解释。

表 44-7　与实验室检测结果有关的有用的标志

参考区间外的结果,有上或下参考界限倍数的指示。
置信区间外的结果,由于分析的或者生物变异引起改变可能性的指示。
超出医学相关不同水平临界值的结果,包括多层次意义和危急结果。后者应该链接到自动通知提供者。
与以前结果的动态的改变(*delta*)超出用户规定的临界值,例如,超出 *RCV* 区间。对不同水平改变的概率可以编码标志,例如,“可能”为 $P>0.80$,”较可能”为 $P>0.90$,”很可能” 为 $P>0.95$,和“事实上确定”为 $P>0.99$。

RCV:参考改变值

2. 生成的报告是灵活的,并由用户设定,包括试验的生产者(实验室人员)和接收者(提供者、患者)的信息。

3. 提供各种报告的选择,包括用户定制的自动安全传真、电子邮件和其他电子文本传输机制。

4. 复杂图形的实验室结果,理想情况下,要融合其他适当临床信息,例如生命体征、生物计学、用药剂量/时间。图形功能应该与目前技术水平绘图程序匹配并且允许在(坐标)轴和刻度、柱状图、条件格式、彩色编码、用户规定计算结果的公式和多维数据显示的动态改变。彩色显示更好。

5. 能够将结果评论超链接到包含进一步试验信息的页面,包括分析参数、毒素的半衰期、药物和某些其他分析物、计算器、临床指南、跟踪建议、参考文献和其他相关数据来帮助提供者解释结果和在临床医疗中使用信息。

6. 系统应该依据 HIS 或用户的输入内容,通过显示选择诊断阳性和阴性的似然比来连接检测前和检测后诊断信息。在选择特定临床条件下,系统应该显示适当的贝叶斯统计资料,包括敏感度、特异性、准确度、阳性和阴性预测值和受试者操作曲线。

7. 所有可能的明显干扰和异常试验结果的原因的方便显示,包括疾病、中药补品、药物。如果在 HIS 可得到资料中抽出此信息,那么应该对此信息进行标记,而且完整的列表应该可被用户通过链接选择来进行显示。

8. 由患者相关事件启动智能的累积报告,例如出院或者门诊就诊,以方便快捷的临床医疗。例如,用决策支持来避免由于已描述未知的或未解决的临床意义的实验室结果导致的不适当的出院。

9. 专家系统应该能够添加对试验结果适当的解释性的评论,其考虑不仅是检测结果本身,而且是其他相关试验和在 HIS 和一个随当地信息更新的知识数据库中可得到的临床信息,例如,疾病流行性。存在的模式也应该考虑,特别是治疗药物监测和临床有用的药代动力学参数计算,例如,集中曲线下面积和评估消除半衰期。

三、通知管理

对于某些结果(例如“危急值”)应结合机构的政策来制定结果分发到最终用户手中以及对常规报告用户选择通知机制(例如,打印出来、传真、电子邮件、HIS 提示)。一个基于规则的系统应该用来选择通知用户适当的机制和时机(见上述“试验申请”)。通知管理系统应该具有以下功能:

1. LIS 应该有先进的“有意义结果”通知系统。系统应该包括对重要结果通知的多层次的紧迫性。例如,防止医疗差错马萨诸塞州同盟建立了三个水平的通知:红色、橙色和黄色。“红色”结果是说明如果没有快速采取行动就有死亡或者发病危险的结果。这些与美国联合委员会(JC)和美国病理学家学会(CAP)定义的“危急的试验结果”相一致,而且强制地直接通知医疗提供者并在机构内政策规定的最大时间框架内(通常为 15 ~60 分钟)有能力对患者的医疗进行干预,并且要求对接收到的信息进行确认或者“复述”过程。实例就是钾水平为 2. 5mmol/L。“橙色”结果是具有高度意义结果,但是不会立即威胁到患者而且在通知前可以等待数小时(目标,6 ~8 小时)。“橙色”结果包括,例如,高度升高的肌酐、淀粉酶、脂肪酶和转氨酶水平。通知提供者应该通过一个高度优先过程来进行,例如,通过一个高度优先 HIS 警告要求接收者进行确认收到,并且如果适当的提供者难以获得时,要有替代通知的级联过程。最后,“黄色”水平结果是那些如果诊断和治疗没有适时进行的话可能有显著的患病率和死亡率,但是没有立即威胁到生命的结果。黄色结果要求 3 天内通知,并且可能包括被动的方法,如 HIS 警告或者图表标记,并有强制性确认收到和跟踪。实例包括高促甲状腺素(TSH)或高铅水平,或者新诊断癌症或者 HIV 感染。

2. 意义重大的结果通知应该使用人工智能和专家决策支持系统使得更能鉴定出真阳性(例如,威胁生命的)结果,同时把假阳性信号(例如,预期结果)降到最低。专家系统应该使用先前描述的各种各样的输入内容来执行申请输入和自动验证系统。即使没有专家系统的干预,动态规则应该用来决定结果是否是危急的。例如,对于低血红蛋白水平的单一临界值是不恰当的,因为慢性贫血比急性贫血具有更好的耐受性。一个动态的临界值检出血红蛋白急速降低将与临床更加相关,而且会识别出使用固定临界值时病情可能不被认为严重的实际有危险的患者。

3. 除了在申请输入步骤规定提供者和代理者外,系统使用基于规则通知适当的第三方,如传染病控制或公共卫生部门,其视实验室结果而定。

4. 实验室结果的任何改变或有待改正应该快速与提供者交流,与 HIS 系统接口的报告应该是正确无误的并且是完全更新的。

5. 系统应该给最终用户提供询问实验室试验、标本接收、获取结果的能力,如果需要更进一步的信息应该可以链接适当的在线信息和实验室人员的信息。搜索引擎应该使用最先进水平的科技,允许检索项同义词、拼写错误和先进的布尔组合。实验室管理者应该可以获得用户活动报告以便进行过程改进。

第五节　数据挖掘和代表性报告

执行实验室和临床数据库查询的能力对于最大化实验室运转效率和质量,提供识别影响特定人群的临床问题,执行流行病学和公共卫生学研究和进行用于临床或者研究目的的病例调查是最为重要的。先进的数据仓库和挖掘能力应该在先进的 LIS 中是可以获取的。有用的查询和报告的例子包括以下内容:

1. 搜索功能,结合实验室结果和临床信息,如诊断、药物和治疗专业,使用布尔数学体系逻辑,生成带有用户定制的查询和非查询的领域显示的报告,例如患者人口特征,标本确认资料和地点。这种报告应该可以输出到电子数据表程序以便进一步分析。理想情况下,应该有常用的统计学功能用于总计数据。

2. 实验室检测周转时间报告要有合并或者分割不同部分的能力,如申请到采集、采集到实验室接收、接收到检测和检测到报告,并有通过确认区域,个别测试或者测试组、时间或者轮班、雇员、患者位置、诊所、提供者等来进行归类的能力。

3. 使用适当的标准,用它们需要的格式,监测数据联机报告给公共卫生部门。

4. 医院感染跟踪和报告对抗菌剂微生物敏感性频率分布的抗菌谱。与药房记录接口来监测抗菌药物使用率与敏感性。

5. 根据提供者、提供者小组、专业、诊所、病区、患者类型、诊断和诊断组、ICD-9/10 编码等的实验室利用报告来包含每个病例的试验类型、量和花费。系统应该为提供者提供适当的关于利用资料的实时反馈,例如,在患者出院时。

6. 使用实验室数据挖掘能力和从 HIS 中抽取的临床资料进行患者后果分析。关于临床检测的有用参数的举例包括根据诊断组归类的死亡率、患病率、住院时间和医疗费用。

第六节 方法验证与质量管理

一、方法验证

方法确认是在临床实验室中实施新的分析之前的一个重要的步骤,而且要以一个更加总结性的方式定期执行,以保证检测系统的稳定性和遵从监管和认可机构的要求。

1. LIS 应该包括一个方法确认模块,有能力指导和记录以下研究(包括计算和显示适当统计学数据和图表)内容:检测的线性和校准验证;分析批内和批间精密度;与已建立的方法比较或者比较不同分析仪器;参考范围验证;和干扰和回收的研究。

2. 适当时,系统应该提示实验室工作人员需要执行验证程序(例如,一年两次的线性检查和仪器的相互性)。

二、质量管理

在目前的医疗经济环境下,机构越来越注重改善患者医疗的质量和结果来提高他们的财务状况并且获得竞争优势。临床实验室质量管理包括确保实验室操作全方面质量的计划。更严格来说,质量控制(QC)指的是定期分析已知反应或者分析浓度的样本来评估分析准确度和精密度。一个现代的 QC 计划应该旨在通过最大限度检出失误和最小化假不合格测试来改善实验室结果的准确度和可靠性。此质量管理模块应该支持认可要求,包括 CAP、1988 临床实验室改进修正法案(CLIA)和国际标准化组织(ISO)15189:2012 标准,以及包含以下功能：

1. 质控方案和报警机制应该使用依据源于生物变异导出的总的可接受误差的概念和监管要求的可接受的界限。用户应该依据建立的生物变异数据库和对与临床决策相关的不同测试使用特定仪器执行检测得到的测量不精密度来制订 QC 方案。

2. 每个检测系统的质量控制文件应该记录以下内容：

(1)特定质控品的信息(所描述检测成分,包括批号,有效期)。

(2)对每个有关检测系统的制造商或者实验室指定的控制值。

(3)有关每个控制物和每个分析仪器的一系列质控检测结果。

3. 每个患者检测结果应该在一个容易检索的记录中链接到相关质控结果。

4. 系统安排自动地运行质控或者作为选择提醒适当的人员来执行 QC 任务。

5. 系统应该指导用户考虑检测系统的总可接受误差和分析性能(精密度和偏倚)来选择 QC 规则。

6. 起作用的 QC 规则和报告应该通过试验、试验组、分析仪器类型、实验室地点和轮班工作来制订。

7. 先进的用户规定的 QC 结果的显示应该包括 Levey-Jennings 图和用户选择的规则违背的交互显示,例如 Westgard 规则。

8. 包含 Levey-Jennings 质控图的质控报告应该是容易解释的以便员工可以迅速做出关于测试可接受性的重大决定。违反质控的故障维修和纠正措施指导应该是在使用者选择范围内可以得到的。

9. 使用者应该能够定制日期间隔和时间范围,并且能够合计,分割或者比较多重 QC 水平,QC 批号,测试组,试剂盒,试剂批号,分析仪器,实验室单元和多个实验室。

10. 应该可以链接第三方销售商获取 QC 数据的自动上载并且可以获取同行性能数据的实时下载。

11. 系统应该有能力来实时记录 QC 失败后的纠正措施。

12. 系统应该能够依据恰当的统计学参数和使用者的输入内容从 QC 计算结果中剔除离群值和不正确的结果。

13. 对于用户规定的某些试验批,系统应该在 QC 失败的情况下自动地中断分析或者自动验证,并且指导工作人员进行适当的调查和决策的选择。

14. 系统应该有能力批量处理 QC 结果,因此用户不用不断地转变屏幕去验证 QC。

15. 同行比较统计量应该包括范围、平均值、中位数、标准差、标准差指数、变异系数、Youden 图和基于时间的绘制图和直方图。系统应该能够从外部实验室间计划输入这些参数。

16. 可代替质量控制方法应该是可得到的,包括正常值、全部结果或者用户指定的准则的移动平均值法。如果使用所有的结果,应该以中位数表示。另一个用于质量监测有价值的报告是显示根据试验和不同患者特点的结果直方图,并带有规定的强调标识与历史的频率分布的偏离。

17. 系统提供用户制订的 QC 总结报告以便监督人员和管理人员回顾,并有能力记录审核和改正措施的功能。

18. 系统应该有接口连接仪器性能数据,温度监测系统,水质参数,环境测量,有关良好实验室实践和认可需要的周期性记录的其他数据。

19. 系统应该管理能力验证(PT)计划,从 PT 物质的存货清单控制到记录 PT 结果和调查 PT 失败,并可以让适当的管理人员在线回顾和确认 PT 结果。理想情况下,与外部 PT 计划提供者的接口应该保证 PT 数据准确无误的传输。

20. 系统管理认可在线要求,包括准备适当的文件,例如,通过合并清单和问卷调查,此资料是从官方认可机构的数据库中得到的,数据库允许追踪和记录清单问题的答案和调查结果,并包含链接到相关政策、程序和其他能作为依从证据的电子记录。系统应该能够捕获和控制认可机构如 CAP 或者 ISO15189 需要的全部数据。

21. 系统应该有用户友好的事件、差错和过程改善追踪机制,并具有尖端的数据库,查询和报告功能。系统应该允许任何用户开启实时的事件和差错报告,并可以选择匿名方式。

第七节　行政和财务问题

现代实验室管理需要访问各种不同层次的整合数据。LIS 应该包括高级行政和财务功能,包括以下内容:

1. 对于报销的试验,具有选择适当的试验代码(当前的程序术语[CPT]医学系统命名法[SNOMED],或者 ICD-9 或者 ICD-10),生成和传送必要的表格和通知的能力。

2. 与实验室测试、记账、依从和认可有关在线智能生成和印刷的监管表格,如 1996 年健康保险携带和责任法案(HIPAA)保险索赔标准业务格式,医疗保险放弃/提前通知受益者表格及其他,用在床旁检测和行政场所中。

3. 实验室运行成本的跟踪,包括消费品、劳动力、还款和其他固定费用。

4. 定价、盈利、“制造或购买”决策工具和外联客户管理能力的分析。

5. 基于系统变量如登录时间、试验验证的数量和仪器原检测数量以及用户输入内容的工作量统计。

6. 通过使用以下内容,产生实验室生产力和管理效率的定期报告:

(1)整体数字,如总的和计费测试和解释(和谁做出的解释)数、全职员工(FTEEs 分为技术人员,非技术人员和科学家/病理学家)数量、工作时间、实验室成本(按部门划分、可变的与固定的,等等)、患者的数量(门诊就诊患者、出院患者、住院患者,等等),用于自上到下分析。

(2)每个检测和每个实验室工作组的单独成本和生产力分析,用于自下而上的财务和生产力分析。

(3)用户制订的财务和生产力计算,例如,每个计费试验的成本、每个全职员工的成本、每个全职员工支付时间,测试的数量和每个患者(不同类型)成本,与基准进行比较并有能力制订粒度(例如,整个实验室、实验室部门、加入群组、或者单独检测)。

7. 库存物质管理包括自动地从选择的供应商处订购和实时跟踪预算的功能。

8. 文件管理系统完全集成在 LIS 中,具有从检测信息菜单中容易获取的程序指南,及通过适当的一方定期通知、审核和认证的机制。文件控制系统应该允许扫描和适当链接相关文件,如试剂和 QC 包裹说明书、检测要求和来自外部实验室的报告。

9. 员工管理能力包括与人力资源数据库接口，劳动力成本报告、跟踪凭证、能力、继续教育培训和绩效评估。能力培训和资格的记录应该连接于使用者使用 LISs 完成规定检测或者检测组的能力。理想情况下，系统将提供在线继续教育和基于角色的能力培训模块的一个接口。

第八节　其他操作问题

一个理想的 LIS 其他需要的功能包括以下内容：

1. 系统应该有足够的能力记录大型的数据集和与遗留系统接口（实时或者通过输入功能）来获取历史的实验室数据，目的在于储存每个患者的终身结果。有能力处理大量基因组的数据集，同时给临床提供者提供有意义的报告和“适时的”培养，在未来的 LIS 中将越来越有必要。

2. 系统应该获取译码、记账、文件生成和接口格式的行业标准，如 CDC，HL7 CDA1/2，XML，ASC X12，LOINC，SNOMED-CT，ICD-9，或者 ICD-10，适当地用于每种数据类型。用于不同标准之间适当相互交流的映射字典应该是可以用的。

3. 用户界面和导航应该是直观和用户友好的。

4. 对于所有活动，系统应尽量减少按键数目（在可能的情况下使用自动返回）。

5. 系统应该在软件中对类似的任务具有统一性，例如，使用“进入”用于全部的程序而不是一些使用点击“OK”另一些则使用双击。

6. 所有的屏幕和报告应该用恰当的文件文本、电子数据表、或者图表格式打印或者输出。

7. 在文本输入域的全功能的文本编辑器，具有丰富的文本和普通的 Word 程序功能。

8. 在系统发生故障时，具有适当的备份数据捕获和保留的快速检索。

9. 审计能力应该跟踪任何使用者做出的任何数据（结果、QC、患者信息，等等）的改变。

10. 与单一或者多种 HIS 系统的接口应该有灵活的数据格式并且是完全实用的。并且在使用前，要有恰当的可获取途径检测接口的功能性，以便满足终用户的期望。

11. 与 HIS 连接的接口应该允许 LIS 相关信息实时更新，例如患者地点和目前提供者，相反的实验室数据应该立即在连接的全部 HIS 系统中可以获取。应该特别注意 LIS 和药房软件的接口，以便用药和检测选择，检查和预防药物反应和药物实验室干扰，监测药物水平，等等。

12. 系统应该融入即时通信（服务）、论坛、在线会议和社会网络能力来增加实验室人员之间和同实验室用户之间的交流。

13. LIS 系统应能够执行多种功能，并且感觉不到对它速度的影响。

14. 在手工活动涉及的地方，就需要尽量减少按键数目和时间精力的浪费来完成任务，不管工作量如何，并没有降低 LIS 的性能。

在本章节中我们列出了在未来 LISs 中相当多的需要功能，旨在通过尽可能优化临床实验室操作和优化医疗提供者和临床实验室之间的接口，来改善患者医疗质量和成本效率。

实验室信息系统对于恰当的打包临床实验室产生的信息以便临床提供者能够最优的使用是至关重要的。我们想象 LIS 在大多数活动中代替了人类,就允许人为错误的选择。人类将通过用精益方法设计的友好的用户界面与 LIS 进行交互作用,来优化效率和最大限度地提高生产力。本章节中列出的想法已在目前可获得的 LIS 中可变地实现,但是相当大的努力将结合人工智能、专家系统、先进数据库、数据挖掘和其他最先进信息技术,必须用来达到一个综合的、全功能的、用户界面友好的和临床上有用的 LIS。

附　录

附录 A　标准正态分布表

（标准正态分布曲线下由标准 u 到 $+\infty$ 时的面积比例）

U	0.00	0.01	0.02	0.03	0.04	0.05	0.06	0.07	0.08	0.09
0.0	0.5000	0.4960	0.4920	0.4880	0.4840	0.4801	0.4761	0.4721	0.4681	0.4641
0.1	0.4602	0.4562	0.4522	0.4483	0.4443	0.4404	0.4364	0.4325	0.4286	0.4247
0.2	0.4207	0.4168	0.4129	0.4090	0.4052	0.4013	0.3974	0.3936	0.3897	0.3859
0.3	0.3821	0.3783	0.3745	0.3707	0.3669	0.3632	0.3694	0.3557	0.3520	0.3483
0.4	0.3446	0.3409	0.3372	0.3336	0.3300	0.3264	0.3228	0.3192	0.3156	0.3121
0.5	0.3085	0.3050	0.3015	0.2981	0.2946	0.2912	0.2877	0.2843	0.2810	0.2776
0.6	0.2743	0.2709	0.2676	0.2643	0.2611	0.2578	0.2546	0.2514	0.2483	0.2451
0.7	0.2420	0.2389	0.2358	0.2327	0.2296	0.2266	0.2236	0.2206	0.2177	0.2148
0.8	0.2119	0.2090	0.2061	0.2033	0.2005	0.1977	0.1949	0.1922	0.1894	0.1867
0.9	0.1841	0.1814	0.1788	0.1762	0.1736	0.1711	0.1685	0.1660	0.1635	0.1611
1.0	0.1587	0.1562	0.1539	0.1515	0.1492	0.1469	0.1446	0.1423	0.1401	0.1379
1.1	0.1357	0.1335	0.1314	0.1292	0.1271	0.1251	0.1230	0.1210	0.1190	0.1170
1.2	0.1151	0.1131	0.1112	0.1093	0.1075	0.1056	0.1038	0.1020	0.1003	0.0985
1.3	0.0968	0.0951	0.0934	0.0918	0.0901	0.0885	0.0869	0.0853	0.0838	0.0823
1.4	0.0808	0.0793	0.0778	0.0764	0.0749	0.0735	0.0721	0.0708	0.0694	0.0681
1.5	0.0668	0.0655	0.0643	0.0630	0.0618	0.0606	0.0594	0.0582	0.0571	0.0559
1.6	0.0548	0.0537	0.0526	0.0516	0.0505	0.0495	0.0485	0.0475	0.0465	0.0455
1.7	0.0446	0.0436	0.0427	0.0418	0.0409	0.0491	0.0392	0.0384	0.0375	0.0367
1.8	0.0359	0.0351	0.0344	0.0336	0.0329	0.0322	0.0314	0.0307	0.0301	0.0294

续表

U	0.00	0.01	0.02	0.03	0.04	0.05	0.06	0.07	0.08	0.09
1.9	0.0287	0.0281	0.0274	0.0268	0.0262	0.0256	0.0250	0.0244	0.0239	0.0233
2.0	0.0228	0.0222	0.0217	0.0212	0.0207	0.0202	0.0197	0.0192	0.0188	0.0183
2.1	0.0179	0.0174	0.0170	0.0166	0.0162	0.0156	0.0154	0.0150	0.0146	0.0143
2.2	0.0139	0.0136	0.0132	0.0129	0.0125	0.0122	0.0119	0.0116	0.0113	0.0110
2.3	0.0107	0.0104	0.0102	0.00990	0.00964	0.00939	0.00914	0.00889	0.00866	0.00842
2.4	0.00820	0.00798	0.00776	0.00755	0.00734	0.00714	0.00695	0.00676	0.00657	0.00639
2.5	0.00621	0.00604	0.00587	0.00570	0.00554	0.00539	0.00523	0.00508	0.00494	0.00480
2.6	0.00466	0.00453	0.00440	0.00427	0.00415	0.00402	0.00391	0.00379	0.00368	0.00357
2.7	0.00347	0.00336	0.00326	0.00317	0.00307	0.00298	0.00289	0.00280	0.00272	0.00264
2.8	0.00256	0.00248	0.00240	0.00233	0.00226	0.00219	0.00212	0.00205	0.00199	0.00193
2.9	0.00187	0.00181	0.00175	0.00170	0.00164	0.00159	0.00154	0.00149	0.00144	0.00140

附录B　奈尔检验法的临界值表

n	90%	95%	97.5%	99%	99.5%	n	90%	95%	97.5%	99%	99.5%
						26	2.602	2.829	3.039	3.298	3.481
						27	2.616	2.843	3.053	3.310	3.493
3	1.497	1.738	1.955	2.215	2.396	28	2.630	2.856	3.065	3.322	3.505
4	1.696	1.941	2.163	2.431	2.618	29	2.643	2.869	3.077	3.334	3.516
5	1.835	2.080	2.304	2.574	2.764	30	2.656	2.881	3.089	3.345	3.527
6	1.939	2.184	2.408	2.679	2.870	31	2.668	2.892	3.100	3.356	3.538
7	2.022	2.267	2.490	2.761	2.952	32	2.679	2.903	3.111	3.366	3.548
8	2.091	2.334	2.557	2.828	3.019	33	2.690	2.914	3.121	3.376	3.557
9	2.150	2.392	2.613	2.884	3.074	34	2.701	2.924	3.131	3.385	3.566
10	2.200	2.441	2.662	2.931	3.122	35	2.712	2.934	3.140	3.394	3.575
11	2.245	2.484	2.704	2.973	3.163	36	2.722	2.944	3.150	3.403	3.584
12	2.284	2.523	2.742	3.010	3.199	37	2.732	2.953	3.159	3.412	3.592
13	2.320	2.557	2.776	3.043	3.232	38	2.741	2.962	3.167	3.420	3.600
14	2.352	2.589	2.806	3.072	3.261	39	2.750	2.971	3.176	3.428	3.608
15	2.382	2.617	2.834	3.099	3.287	40	2.759	2.980	3.184	3.436	3.616

续表

n	90%	95%	97.5%	99%	99.5%	n	90%	95%	97.5%	99%	99.5%
16	2.409	2.644	2.860	3.124	3.312	41	2.768	2.988	3.192	3.444	3.623
17	2.434	2.668	2.883	3.147	3.334	42	2.776	2.996	3.200	3.451	3.630
18	2.458	2.691	2.905	3.168	3.355	43	2.784	3.004	3.207	3.458	3.637
19	2.480	2.712	2.926	3.188	3.374	44	2.792	3.011	3.215	3.465	3.644
20	2.500	2.732	2.945	3.207	3.392	45	2.800	3.019	3.222	3.472	3.651
21	2.519	2.750	2.963	3.224	3.409	46	2.808	3.026	3.229	3.479	3.657
22	2.538	2.768	2.980	3.240	3.425	47	2.815	3.033	3.235	3.485	3.663
23	2.555	2.784	2.996	3.256	3.440	48	2.822	3.040	3.242	3.491	3.669
24	2.571	2.800	3.011	3.270	3.455	49	2.829	3.047	3.249	3.498	3.675
25	2.587	2.815	3.026	3.284	3.468	50	2.836	3.053	3.255	3.504	3.681
51	2.843	3.060	3.261	3.509	3.687	76	2.974	3.185	3.381	3.624	3.798
52	2.849	3.066	3.267	3.515	3.692	77	2.978	3.189	3.385	3.628	3.801
53	2.856	3.072	3.273	3.521	3.698	78	2.983	3.193	3.389	3.631	3.805
54	2.862	3.078	3.279	3.526	3.703	79	2.987	3.197	3.393	3.635	3.808
55	2.868	3.084	3.284	3.532	3.708	80	2.991	3.201	3.396	3.638	3.812
56	2.874	3.090	3.290	3.537	3.713	81	2.995	3.205	3.400	3.642	3.815
57	2.880	3.095	3.295	3.542	3.718	82	2.999	3.208	3.403	3.645	3.818
58	2.886	3.101	3.300	3.547	3.723	83	3.002	3.212	3.407	3.648	3.821
59	2.892	3.106	3.306	3.552	3.728	84	3.006	3.216	3.410	3.652	3.825
60	2.897	3.112	3.311	3.557	3.733	85	3.010	3.219	3.414	3.655	3.828
61	2.903	3.117	3.316	3.562	3.737	86	3.014	3.223	3.417	3.658	3.831
62	2.908	3.122	3.321	3.566	3.742	87	3.017	3.226	3.421	3.661	3.834
63	2.913	3.127	3.326	3.571	3.746	88	3.021	3.230	3.424	3.665	3.837
64	2.919	3.132	3.330	3.575	3.751	89	3.024	3.233	3.427	3.668	3.840
65	2.924	3.137	3.335	3.580	3.755	90	3.028	3.236	3.430	3.671	3.843
66	2.929	3.142	3.339	3.584	3.759	91	3.031	3.240	3.433	3.674	3.846
67	2.934	3.146	3.344	3.588	3.763	92	3.035	3.243	3.437	3.677	3.849
68	2.938	3.151	3.348	3.593	3.767	93	3.038	3.246	3.440	3.680	3.852
69	2.943	3.155	3.353	3.597	3.771	94	3.042	3.249	3.443	3.683	3.854
70	2.948	3.160	3.357	3.601	3.775	95	3.045	3.253	3.446	3.685	3.857
71	2.952	3.164	3.361	3.605	3.779	96	3.048	3.256	3.449	3.688	3.860

续表

n	90%	95%	97.5%	99%	99.5%	n	90%	95%	97.5%	99%	99.5%
72	2.957	3.169	3.365	3.609	3.783	97	3.052	3.259	3.452	3.691	3.863
73	2.961	3.173	3.369	3.613	3.787	98	3.055	3.262	3.455	3.694	3.865
74	2.966	3.177	3.373	3.617	3.791	99	3.058	3.265	3.458	3.697	3.868
75	2.970	3.181	3.377	3.620	3.794	100	3.061	3.268	3.460	3.699	3.871

附录 C　格拉布斯检验法的临界值表

n	90%	95%	97.5%	99%	99.5%	n	90%	95%	97.5%	99%	99.5%
						6	1.729	1.822	1.887	1.944	1.973
						7	1.828	1.938	2.020	2.097	2.139
3	1.148	1.153	1.155	1.155	1.155	8	1.909	2.032	2.126	2.221	2.274
4	1.425	1.463	1.481	1.492	1.496	9	1.977	2.110	2.215	2.323	2.387
5	1.602	1.672	1.715	1.749	1.764	10	2.036	2.176	2.290	2.410	2.482
11	2.088	2.234	2.355	2.485	2.564	56	2.811	3.000	3.172	3.383	3.531
12	2.134	2.285	2.412	2.550	2.636	57	2.818	3.006	3.180	3.391	3.539
13	2.175	2.331	2.462	2.607	2.699	58	2.824	3.013	3.186	3.397	3.546
14	2.213	2.371	2.507	2.659	2.755	59	2.831	3.019	3.193	3.405	3.553
15	2.247	2.409	2.549	2.705	2.806	60	2.837	3.025	3.199	3.411	3.560
16	2.279	2.443	2.585	2.747	2.852	61	2.842	3.032	3.205	3.418	3.566
17	2.309	2.475	2.620	2.785	2.894	62	2.849	3.037	3.212	3.424	3.573
18	2.335	2.504	2.651	2.821	2.932	63	2.854	3.044	3.218	3.430	3.579
19	2.361	2.532	2.681	2.854	2.968	64	2.860	3.049	3.224	3.437	3.586
20	2.385	2.557	2.709	2.884	3.001	65	2.866	3.055	2.230	3.442	3.592
21	2.408	2.580	2.733	2.912	3.031	66	2.871	3.061	3.235	3.449	3.598
22	2.429	2.603	2.758	2.939	3.060	67	2.877	3.066	3.241	3.454	3.605
23	2.448	2.624	2.781	2.963	3.087	68	2.883	3.071	3.246	3.460	3.610
24	2.467	2.644	2.802	2.987	3.112	69	2.888	3.076	3.252	3.466	3.617
25	2.486	2.663	2.822	3.009	3.135	70	2.893	3.082	3.257	3.471	3.622
26	2.502	2.681	2.841	3.029	3.157	71	2.897	3.087	3.262	3.476	3.627
27	2.519	2.698	2.859	3.049	3.178	72	2.903	3.092	3.267	3.482	3.633
28	2.534	2.714	2.876	3.068	3.199	73	2.908	3.098	3.272	3.487	3.638

续表

n	90%	95%	97.5%	99%	99.5%	n	90%	95%	97.5%	99%	99.5%
29	2.549	2.730	2.893	3.085	3.218	74	2.912	3.102	3.278	3.492	3.643
30	2.563	2.745	2.908	3.103	3.236	75	2.917	3.107	3.282	3.496	3.648
31	2.577	2.759	2.924	3.119	3.253	76	2.922	3.111	3.287	3.502	3.654
32	2.591	2.773	2.938	3.135	3.270	77	2.927	3.117	3.291	3.507	3.658
33	2.604	2.786	2.952	3.150	3.286	78	2.931	3.121	3.297	3.511	3.663
34	2.616	2.799	2.965	3.164	3.301	79	2.935	3.125	3.301	3.516	3.669
35	2.628	2.811	2.979	3.178	3.316	80	2.940	3.130	3.305	3.521	3.673
36	2.639	2.823	2.991	3.191	3.330	81	2.945	3.134	3.309	3.525	3.677
37	2.650	2.835	3.003	3.204	3.343	82	2.949	3.139	3.315	3.529	3.682
38	2.661	2.846	3.014	3.216	3.356	83	2.953	3.143	3.319	3.534	3.687
39	2.671	2.857	3.025	3.228	3.369	84	2.957	3.147	3.323	3.539	3.691
40	2.682	2.866	3.036	3.240	3.381	85	2.961	3.151	3.327	3.543	3.695
41	2.692	2.877	3.046	3.251	3.393	86	2.966	3.155	3.331	3.547	3.699
42	2.700	2.887	3.057	3.261	3.404	87	2.970	3.160	3.335	3.551	3.704
43	2.710	2.896	3.067	3.271	3.415	88	2.973	3.163	3.339	3.555	3.708
44	2.719	2.905	3.075	3.282	3.425	89	2.977	3.167	3.343	3.559	3.712
45	2.727	2.914	3.085	3.292	3.435	90	2.981	3.171	3.347	3.563	3.716
46	2.736	2.923	3.094	3.302	3.445	91	2.984	3.174	3.350	3.567	3.720
47	2.744	2.931	3.103	3.310	3.455	92	2.989	3.179	3.355	3.570	3.725
48	2.753	2.940	3.111	3.319	3.464	93	2.993	3.182	3.358	3.575	3.728
49	2.760	2.948	3.120	3.329	3.474	94	2.996	3.186	3.362	3.579	3.732
50	2.768	2.956	3.128	3.336	3.483	95	3.000	3.189	3.365	3.582	3.736
51	2.775	2.964	3.136	3.345	3.491	96	3.003	3.193	3.369	3.586	3.739
52	2.783	2.971	3.143	3.353	3.500	97	3.006	3.196	3.372	3.589	3.744
53	2.790	2.978	3.151	3.361	3.507	98	3.011	3.201	3.377	3.593	3.747
54	2.798	2.986	3.158	3.368	3.516	99	3.014	3.204	3.380	3.597	3.750
55	2.804	2.992	3.166	3.376	3.524	100	3.017	3.207	3.383	3.600	3.754

附录 D　狄克逊检验法的临界值表

n	统计量	90%	95%	99%	99.5%
3		0.886	0.941	0.988	0.994
4		0.679	0.765	0.889	0.926
5	$r_{10}=\frac{x_{(n)}-x_{(n-1)}}{x_{(n)}-x_{(1)}}$或	0.557	0.642	0.780	0.821
6	$r'_{10}=\frac{x_{(2)}-x_{(1)}}{x_{(n)}-x_{(1)}}$	0.482	0.560	0.698	0.740
7		0.434	0.507	0.637	0.680
8	$r_{11}=\frac{x_{(n)}-x_{(n-1)}}{x_{(n)}-x_{(2)}}$或	0.479	0.554	0.683	0.725
9	$r'_{11}=\frac{x_{(2)}-x_{(1)}}{x_{(n-1)}-x_{(1)}}$	0.441	0.512	0.635	0.677
10		0.409	0.477	0.597	0.639
11	$r_{21}=\frac{x_{(n)}-x_{(n-2)}}{x_{(n)}-x_{(2)}}$或	0.517	0.576	0.679	0.713
12	$r'_{21}=\frac{x_{(3)}-x_{(1)}}{x_{(n-1)}-x_{(1)}}$	0.490	0.546	0.642	0.675
13		0.467	0.521	0.615	0.649
14		0.492	0.546	0.641	0.674
15		0.472	0.525	0.616	0.647
16	$r_{22}=\frac{x_{(n)}-x_{(n-2)}}{x_{(n)}-x_{(3)}}$或	0.454	0.507	0.595	0.624
17	$r'_{22}=\frac{x_{(3)}-x_{(1)}}{x_{(n-2)}-x_{(1)}}$	0.438	0.490	0.577	0.605
18		0.424	0.475	0.561	0.589
19		0.412	0.462	0.547	0.575
20		0.401	0.450	0.535	0.562
21		0.391	0.440	0.524	0.551
22		0.382	0.430	0.514	0.541
23		0.374	0.421	0.505	0.532
24		0.367	0.413	0.497	0.524

续表

n	统计量	90%	95%	99%	99.5%
25		0.360	0.406	0.489	0.516
26		0.354	0.399	0.486	0.508
27		0.348	0.393	0.475	0.501
28		0.342	0.387	0.469	0.495
29		0.337	0.381	0.463	0.489
30		0.332	0.376	0.457	0.483

附录 E　双侧狄克逊检验法的临界值表

n	统计量	95%	99%	n	统计量	95%	99%
3		0.970	0.994	17		0.529	0.610
4		0.829	0.926	18		0.514	0.594
5	r_{10}和r'_{10}中较大者	0.710	0.821	19		0.501	0.580
6		0.628	0.740	20		0.489	0.567
7		0.569	0.680	21		0.478	0.555
				22		0.468	0.544
8		0.608	0.717	23		0.459	0.535
9	r_{11}和r'_{11}中较大者	0.564	0.672	24		0.451	0.526
10		0.530	0.635	25	r_{22}和r'_{22}中较大者	0.443	0.517
				26		0.436	0.510
11		0.619	0.709	27		0.429	0.502
12	r_{21}和r'_{21}中较大者	0.583	0.660	28		0.423	0.495
13		0.557	0.638	29		0.417	0.489
				30		0.412	0.483
14		0.586	0.670				
15	r_{22}和r'_{22}中较大者	0.565	0.647				
16		0.546	0.627				

附录 F　偏度检验法的临界值表

n	95%	99%	n	95%	99%
8	0.99	1.42	40	0.59	0.87
9	0.97	1.41	45	0.56	0.82
10	0.95	1.39	50	0.53	0.79
12	0.91	1.34	60	0.49	0.72
15	0.85	1.26	70	0.46	0.67
20	0.77	1.15	80	0.43	0.63
25	0.71	1.06	90	0.41	0.60
30	0.66	0.98	100	0.39	0.57
35	0.62	0.92			

附录 G　峰度检验法的临界值表

n	95%	99%	n	95%	99%
8	3.70	4.53	40	4.05	5.02
9	3.86	4.82	45	4.02	4.94
10	3.95	5.00	50	3.99	4.87
12	4.05	5.20	60	3.93	4.73
15	4.13	5.30	70	3.88	4.62
20	4.17	5.38	80	3.84	4.52
25	4.14	5.29	90	3.80	4.45
30	4.11	5.20	100	3.77	4.37
35	4.08	5.11			

附录H　输血医学不一致室间质量评价结果的调查样表

输血医学不一致室间质量评价结果的调查　　生效期：________

文件#/版本#

对输血医学不一致室间质量评价结果的调查

调查人姓名和编号________　　试验执行日期________

回答下列问题：

1. 检测材料接收是否处于满意条件？是 □　　否 □
   如果否，请说明情况：________
2. 问题是否与下列要素有关？请在第2页对所选框进行解释。

A　与试验有关的书写活动：

1. □ 结果没有正确地抄写到 EQA 报告上
2. □ 结果报告的样本有错
3. □ 选定的方法代码不正确
4. □ 选定的试剂代码不正确
5. □ 使用的抗体 ID 代码不正确
6. □ 试验管标签贴错
7. □ 计算机按键或数据输入错误
8. □ 记录未经仔细核查
9. □ 未执行终校验
10. □ EQA 分析工作表使用麻烦
11. □ 其他（请说明）

B　方法技术性操作：

12. □ 选择的测试方法不正确
13. □ 未按书面程序文件执行
14. □ 未遵循分析工作表上说明执行
15. □ 未遵循生产商说明书执行
16. □ 试验使用的试剂不适当
17. □ 不能在检测系统上增加试剂/样本
18. □ 不能对不适当 QC 结果校正
19. □ 在工作台上样本混淆
20. □ EQA 材料准备或贮存不正确
21. □ EQA 材料混合不充分
22. □ 移液器未经适当校准
23. □ 设备未经适当维护
24. □ 不能观察到试验系统/设备上问题
25. □ 对试验结果解释错误
26. □ 不能正确解释提供的临床数据
27. □ 试验执行不当
28. □ 任务未能有效/认真执行
29. □ 未执行附加检测
30. □ 任务未能适当协调
    （认为由别人去做）
31. □ 工作人员不能将知识应用到该场合下
32. □ 其他（请说明）

C　用于执行试验的方法

33. □ 无书面程序
34. □ 程序与当前实践标准不一致
35. □ 编写程序不全面/程序表示较差
36. □ 试剂性能有问题/试剂失效
37. □ 方法不准确
38. □ 方法缺乏灵敏度/特异性（循环应用）
39. □ 方法未经内部确认
40. □ 温育条件不适当
41. □ QC 没有涵盖试验可检出限
42. □ QC 程序不充分/不适当
43. □ LIS/软件出现问题
44. □ 其他（请说明）

D　设备功能

45. □ 设备功能出现故障
46. □ 设备失效
47. □ 在设备数据处理功能上出现问题
48. □ 前一个样本携带
49. □ 设备管道/孔为凝固血块堵塞
50. □ 取样不足
51. □ 其他（请说明）

E　组织因素

52. □ 人员不够
53. □ 未经充分培训以执行任务
54. □ 设备不够和（或）不适用
55. □ 工作场所设计不当
56. □ 不能进行监督
57. □ 未能与所有轮换人员进行适当交流
58. □ 无组织体系或先后顺序
59. □ 其他（请说明）

单位名称：　　（下一页续）

（文件名和路径）　　P1/2

续表

对输血医学不一致室间质量评价结果的调查　　生效期：________

文件#/版本#

3. 在收到调查结果后是否需要对原始样本复检？　□否　□是

如果是，请描述结果：

4. 是否需要替换样本并进行复检？　□否　□是

如果是，请描述结果：

5. 对在第1页上指出问题描述：

对出现问题调查评价：

指明问题根源或起作用因素（知道情况下）。

描述所采取纠正措施。

监督人________________　日期________

签名

实验室主任________________　日期________

签名

单位名称：

（文件名和路径）　P2/2

附录I 对细菌学不一致室间质量评价结果的调查样表

对细菌学不一致室间质量评价结果的调查　　　　生效期：________
文件#/版本#

对细菌学不一致室间质量评价结果的调查

调查人姓名和编号__________________　　　　试验执行日期__________________

请回答以下问题：

1. 检测材料接收是否处于满意条件？是 □　　　否 □
   如果否，请说明情况：__________________
2. 问题是否与下列要素有关？请在第 2 页对所选框进行解释。

A	与试验有关的书写活动： 1. □ 小瓶或载玻片标签贴错 2. □ 结果没有正确地抄写到 EQA 报告上 3. □ 结果报告的样本有错 4. □ 使用的 OSIMIB 代码不正确 5. □ 使用的抗生素代码不正确 6. □ 使用的方法代码不正确 7. □ 计算机按键错误 8. □ 其他书写活动(请说明)	C	用于执行试验的方法 23. □ 程序与当前实践标准不一致 24. □ 编写程序不全面 25. □ 抗生素报告方案与 CLSI 指南不一致 26. □ 使用的 CLSI 解释标准不正确 27. □ 使用的 CLSI 解释标准过期 28. □ 在数据库上有机体标识不正确 29. □ 自动系统不能生成正确的敏感性试验结果 30. □ 温育条件不适当(时间、温度和(或)空气) 31. □ 方法未经内部验证 32. □ 方法缺乏灵敏度 33. □ 方法缺乏特异性 34. □ 质控程序不充分/不适当 35. □ LIS 软件出现问题 36. □ 其他方法问题(请说明)
B	方法技术性操作： 9. □ 在工作台上样本混淆 10. □ EQA 材料配制或贮存不正确 11. □ 使用试剂盒或试剂已过效期 12. □ 工作人员不能将知识应用到该场合下 13. □ 任务未能适当协调(认为由别人去做) 14. □ 革兰染色形态判定错误 15. □ 不能观察混合培养物 16. □ 在试验结果上解释错误 17. □ 任务未能有效执行 18. □ 未能遵循书面程序文件执行 19. □ 使用的接种体不正确 20. □ 未能遵循分析工作表上说明执行 21. □ 未能对 QC 结果校正 22. □ 其他技术问题(请说明)	D	设备功能 37. □ 设备功能出现问题(请说明)
		E	组织因素 38. □ 执行任务的人员不合格 39. □ 人员不够 40. □ 不能确保情景知识为所有轮换人员接受 41. □ 未经充分培训以执行任务 42. □ 无组织体系或先后顺序 43. □ 其他组织因素(请说明)

单位名称：　　　　(下一页续)
(文件名和路径)　　　　P1/2

续表

对细菌学不一致室间质量评价结果的调查　　　　生效期：______
文件#/版本#

3. 初始样本在收到调查结果后是否需要复检？　☐ 否　☐ 是
如果是，请描述结果：

4. 是否需要替换样本并进行复检？　☐ 否　☐ 是
如果是，请描述结果：

5. 描述在问题1上识别的问题：

6. 对出现问题调查评价：

7. 指明问题根源或起作用因素(知道情况下)。

8. 描述所采取纠正措施。

监督人______________　　　　日期______________
签名

实验室主任______________　　　　日期______________
签名

单位名称：
(文件名和路径)　　　　P2/2

附录 J　对临床生化不一致室间质量评价结果的调查样表

对临床生化不一致室间质量评价结果的调查　　　　生效期：＿＿＿＿
文件#/版本#

对临床生化不一致室间质量评价结果的调查

调查人姓名和编号＿＿＿＿＿＿＿＿　　　　试验执行日期＿＿＿＿＿＿

请回答以下问题：

1. 检测材料接收是否处于满意条件？是 □　　否 □
   如果否，请说明情况：＿＿＿＿＿＿＿＿
2. 问题是否与下列要素有关？请在第 2 页对所选框进行解释。

A	与试验有关的书写活动	C	用于执行试验方法
	1. □ 小瓶贴错标签 2. □ EQA 分析工作表难以使用 3. □ 抄写错误 4. □ 报告单位不正确或小数点位置错误 5. □ 在分析工作表上结果被忽略不计 6. □ 数据输入错误 7. □ 不能通知 EQA 提供者方法代码变化，因此，在不适当对等组上分析 8. □ 报告的分析物不正确 9. □ 其他书写活动(请在第 2 页说明)		31. □ 编写程序不准确或不全面 32. □ 方法不准确/不精确 33. □ 方法缺乏灵敏度和(或)特异性(循环应用) 34. □ 受干扰影响方法 35. □ 方法未经内部验证 36. □ 校准值错误 37. □ 生产商或供应商相关事宜；如试剂或校准品性能问题 38. □ QC 材料不适当 39. □ 在 QC 图上限值过宽 40. □ QC 材料不在相应分析物浓度上 41. □ 由前一个样本引起携带 42. □ 水供应问题 43. □ 定期设备维护未能适当执行 44. □ 方法受实验室温度影响 45. □ 其他方法问题(请在第 2 页上描述)
B	方法技术性操作	D	设备功能
	10. □ 在工作台上样本混淆或检测样本有错 11. □ 样本混合不充分 12. □ 冻干样本重构错误 13. □ 未遵循分析工作表上说明书执行 14. □ 移液器未经适当校准 15. □ 设备出错信息误解 16. □ 设备校准不正确 17. □ 计算误差 18. □ 试验结果解释错误 19. □ 稀释错误 20. □ 不能对不合格 QC 结果校正 21. □ 不能观察试验系统(如设备)上问题 22. □ 样本处理不当 23. □ 不能在试验系统上增加试剂或样本 24. □ 在移取部分样本至设备上后检测延迟 25. □ 在重大设备故障后不能校准 26. □ 不能将结果转换成要求的报告单位 27. □ 使用的试剂或校准品过期 28. □ 设备维护不当 29. □ 未遵循编写程序以执行 30. □ 其他技术问题(请在第 2 页上描述)		46. □ 设备软件出错 47. □ 设备管道或孔堵塞 48. □ 样本抽吸量不足 49. □ 电气干扰 50. □ 检测系统出错 51. □ 其他设备功能问题(请在 P2 上描述)
		E	组织因素
			52. □ 不能确保情境知识被转移到所有轮班人员上 53. □ 设备不足和(或)不适当 54. □ 人员分配不足 55. □ 向工作人员提供的在职教育不适当 56. □ 未经充分培训以执行任务 57. □ 无组织体系或先后顺序 58. □ 其他组织因素(请在 P2 上描述)

单位名称：　　　　　　　　　　　　　　(下一页续)
(文件名和路径)　　　　　　　　　　　　P1/2

续表

对临床生化不一致室间质量评价结果的调查　　生效期：______

文件#/版本#

3. 初始样本在收到调查结果后是否需要复检？　□ 否　□ 是

如果是，请描述结果：

4. 是否需要替换样本并进行复检？　□ 否　□ 是

如果是，请描述结果：

5. 描述在问题 1 上识别的问题：

6. 对出现问题调查评价：

7. 指明问题根源或起作用因素（知道情况下）。

8. 描述所采取校正措施。

监督人______________　　日期______________

签名

实验室主管______________　　日期______________

签名

单位名称：

（文件名和路径）　　P2/2

附录 K　不可接受 EQA 调查的文件记录样表

XYZ 实验室
不可接受 EQA 调查

调查日期：

EQA 设置标识：
日期：
不可接受结果：
可接受结果/范围：
分析物/试验的先前趋势/不合格结果：

书写/抄写核查：

调查：

结论：

患者结果是否受到影响？

问题分类：	
书写	方法
设备	技术
EQA 材料问题	无法解释
EQA 评估问题	

采取纠正措施/系统更换,以避免问题复发:

批准人:

	监督人	日期
	主任	日期

附录L　临床检验质量控制计算机模拟程序(QCCS)介绍

由本作者主持开发的质量控制计算机模拟软件能帮助实验人员进行定量测定统计控制方法的评价和设计。这种模拟软件允许使用者研究分析过程的参数(方法的标准差,方差分量,数据的取舍)和质控方法参数(统计量,控制限和质控测定结果个数)的作用。在几个不同的随机误差和系统误差水平估计的失控概率(假失控概率 P_{fr} 和误差检出概率 P_{ed})来描述质控方法的性能特征,并且用功效函数图表示统计功效与分析误差大小(临界随机误差 $\triangle RE$ 和临界系统误差 $\triangle SE$)之间的关系。在这些性能特征的基础上能比较不同质控方法的相对性能。本软件能提供下列单个规则或随机组合的多规则质控方法的功效函数图。这一程序的另一重要作用是设计质控方法,保证常规分析达到规定的质量水平。此外,该程序能计算特定误差模型下在不同误差发生率的在控和失控信号的预测值及缺陷率,因此,可以预测测定方法的质量。

一、本软件中包括的质控规则有:

下面的质控规则主要用于随机误差的检出:

1. 1_{2S}
2. $1_{2.5S}$
3. 1_{3S}
4. $1_{3.5S}$
5. 1_{4S}
6. $1_{0.05}$
7. $1_{0.01}$
8. $1_{0.002}$
9. $R_{0.05}$
10. $R_{0.01}$
11. $R_{0.002}$
12. $\chi^2_{0.05}$
13. $\chi^2_{0.01}$
14. $\chi^2_{0.002}$
15. Trigg 方差卡方 $P_{fr}=0.05$ 规则
16. Trigg 方差卡方 $P_{fr}=0.01$ 规则
17. Trigg 方差卡方 $P_{fr}=0.002$ 规则
18. R_{4S}

下面的质控规则主要用于系统误差的检出：

1. 2_{2S}
2. $(2of3)_{2S}$
3. 3_{1S}
4. 4_{1S}
5. $(3of6)_{2S}$
6. 7_{T}
7. $7_{\overline{X}}$
8. $8_{\overline{X}}$
9. $9_{\overline{X}}$
10. $10_{\overline{X}}$
11. $12_{\overline{X}}$
12. $2_{0.05}$
13. $2_{0.01}$
14. $2_{0.002}$
15. CS(1.0s:2.7s)
16. CS(1.0s:3.0s)
17. CS(0.5s:5.1s)
18. $\overline{x}_{0.05}$
19. $\overline{x}_{0.01}$
20. $\overline{x}_{0.002}$
21. Trigg 轨迹信号
22. Trigg 平均数平均规则 $P_{fr}=0.05$
23. Trigg 平均数平均规则 $P_{fr}=0.01$
24. Trigg 平均数平均规则 $P_{fr}=0.002$
25. Trigg 平均数累积和 CS(1.0s:2.7s)

选择方式二用于最佳质量保证系统的设计，程序提供一组联合的规则：

1. 1_{2S}
2. 1_{3S}
3. $1_{3S}/2_{2S}$
4. $1_{3S}/2_{2S}/4_{1S}/10_{\overline{X}}$
5. $1_{0.05}/2_{0.05}$
6. $1_{0.01}/2_{0.01}$
7. $1_{0.002}/2_{0.002}$
8. $1_{3S}/$ CS(1.0s:2.7s)
9. $1_{3S}/$CS(0.5s:5.1s)
10. $R_{0.05}/\overline{x}_{0.05}$
11. $R_{0.01}/\overline{x}_{0.01}$
12. $R_{0.002}/\overline{x}_{0.002}$
13. $\chi^2_{0.05}/\overline{x}_{0.05}$
14. $\chi^2_{0.01}/\overline{x}_{0.01}$
15. $\chi^2_{0.002}/\overline{x}_{0.002}$
16. $1_{3S}/4_{1S}$
17. $1_{3S}/2_{2S}/R_{4s}$
18. $1_{3S}/2_{2S}/R_{4s}/4_{1S}$
19. $1_{3S}/2_{2S}/R_{4s}/4_{1S}/8_{\overline{X}}$
20. $1_{3S}/2_{2S}/R_{4s}/4_{1S}/10_{\overline{X}}$
21. $1_{3S}/2_{2S}/R_{4s}/4_{1S}/12_{\overline{X}}$

计算质控限的标准差可采用总标准差 s_t，批内标准差 s_w，或批内和批间联合标准差，即 $s=(s_b^2+s_w^2/N)^{1/2}$，例如，平均数规则常用 s 计算质控限。

二、质控测定值的模拟

对于质控物“真”浓度值(μ)，通过加入误差分量到“真”值中来模拟质控测定值$\{c_i, i=1,N\}$。

对于稳定的分析性能，加入随机误差分量($\in$w 和 $\in$b)和系统误差分量(δ)，其分别代表测定方法受到固有随机误差(由批内和批间标准差描述)和分析偏差的影响，即：

$$c_i=\mu+\in b+\in w,i+\delta$$

其中$\in$b 对于每一单批是固定的，但在批间是不同的；$\in$w 在每批内不同，模拟批内变异，δ是一常量。

由下式给出随机误差分量：

$$\in = R\sigma$$

其中 R 是由高斯随机数字偏离发生器(或随机数字程序)产生的正态(0,1)随机数。

在不稳定的条件下产生质控测定值:当产生随机误差 $\in w$ 时,通过加入另外的系统误差 ΔSE 和(或)系数 ΔRE 乘固有批内标准差 σ_w,模拟分析误差[基线的偏移和(或)随机误差分量增加]的影响。在此假定批间标准差 σ_b 保持恒定。在实际工作中,从 30~50 批重复试验计算的 s_w 估计 σ_w,s_b 估计 σ_b 和 s_t 估计 σ_t,以及质控的平均值(c)估计 μ,用这些值进行上面的计算。模拟批数为 400 批。

三、功效函数的产生

计算某一选定质控方法(由控制规则,控制限和每批控制测定值个数决定)的功效函数:

(1)产生下列条件的大量分析批:①除了测定方法的固有随机误差外没有误差;②系统误差达到相当于 4 倍方法总标准差的偏移,即是 $0.5s_t$,$1.0s_t$,$1.5s_t$,$2.0s_t$,$3.0s_t$,$4.0s_t$;③随机误差达到方法批内标准差的 3 倍,即 1.25,1.5,1.75,2.0,2.5,3.0。

(2)由规则的失控标准检验这些分析批(每批 N 个控制测定值)。

(3)计算每一误差条件下失控的批数。

(4)将每一特定误差条件下的失控批数除以总批数可得到相应的失控概率。

画出失控概率与发生误差大小(ΔSEc 或 ΔREc)之间的关系图,一种是对于随机误差,另一种是对于系统误差。这些图形被称为"功效函数(图)",因为它们显示出控制方法的统计功效或检出误差的能力。

四、质量保证系统的设计

设计质量保证系统的步骤如下:

(1)规定允许总误差(TEa)和医学决定性水平(Xc)。

(2)评价测定方法的稳定分析性能,估计方法的标准差和偏倚。

(3)为了维持试验在规定的质量要求范围之内,计算由控制方法必须检出的临界系统误差(ΔSEc)和临界随机误差(ΔREc)的大小。设计控制方法的目的是保证 95% 的患者结果具有 TEa 或更小的误差。这就意味着保持误差分布的一定尾端在由 TEa 规定的界限之外。

$$\Delta SEc = (TEa - |bias|)/s_t - 1.65$$

$$\Delta REc = (TEa - |bias|)/(1.96s_t)$$

(4)选定检出临界分析误差(ΔSEc 或 ΔREc)期望的概率。

(5)计算候选控制方法的功效函数,并确定哪一质控方法和多少质控测定允许其具有期望的概率检出临界分析误差。

在最少的质控测定值个数,最低的假失控概率,最简单的计算,或其他实际考虑的基础上,选出恰当的质控系统。

程序的描述

计算机模拟在发展质量控制系统上是一个有用的工具,为了更近似地模拟分析过程的特征,交互作用的计算机模拟程序是理想的。

质量控制计算机模拟程序可帮助分析人员：

(1)考虑特定方法或仪器的特征，评价特定质控方法的性能特征(选择方式一)；

(2)设计质控方法保证常规试验达到规定的质量水平(选择方式二)。

一、程序的操作

选择方式一(评价质控方法的性能特征)，提示分析人员输入：

(1)测定方法“稳定的性能参数”，即总标准差 s_t，批内标准差 s_w，批间和批标准差的比值 s_b/s_w，质控物的平均数($\bar{x}$)；报告结果小数点位数，以及每批质控测定值个数(N)；

(2)从菜单上选择单个或多规质控规则；

(3)规定质控限应由 s_t，s_w 或 s_b 和 s_w 联合标准差计算。

然后，程序对不同的误差条件模拟400分析批，由特定质控规则判断失控批的比值来估计失控概率。

以表格或图形表示选定质控规则对系统误差和随机误差的功效函数图。

选择方式二，提示分析人员输入：

(1)允许总误差(TEa)；

(2)测定方法“稳定性能参数”(s_t，s_w，s_b/s_w)，分析偏倚(*bias*)，质控物平均数($\bar{x}$)，以及报告结果小数点位数；

(3)从菜单上选择质控规则和质控限；

(4)规定检出临界误差期望的概率。

然后，程序计算临界系统误差和临界随机误差，评价不同质控方法检出这些分析误差的概率，确定获得期望误差检出概率所需的质控测定值个数以及其相应的假失控概率。

汇总表列出每一质控方法所需的质控测定值个数(N)和假失控概率(P_{fr})。

二、程序实例运行的结果

本研究以血清钙测定为例加以说明。

选择方式一运行结果：

选择的参数是：$s_t=0.043$，$s_w=0.037$，$s_b/s_w=0.057$，$\bar{x}=2.68$，$N=4$，小数点位数=3，

选择检出随机误差的规则：$R_{0.05}$

选择检出系统误差的规则：$\bar{x}_{0.05}$

随机误差的功效函数：

$\triangle REc$	1.00	1.25	1.50	1.75	2.00	2.50	3.00
$\triangle REw$	1.00	1.32	1.63	1.93	2.23	2.82	3.41
P	0.075	0.233	0.450	0.600	0.712	0.842	0.925

系统误差的功效函数：

$\triangle SEc$	0.0s	0.5s	1.0s	1.5s	2.0s	3.0s	4.0s
P	0.075	0.192	0.527	0.842	0.975	1.000	1.000

选择方式二运行结果：

选择的参数是：$TEa=0.17$，$s_t=0.043$，$s_w=0.037$，$s_b/s_w=0.057$，$\bar{x}=2.68$，$N=4$，小数点

位数 =3,

选择的规则是:1_{2S},1_{3S},$1_{3S}/2_{2S}/R_{4S}/4_{1S}/10_{\bar{X}}$

$P(ED,SE)$:检出系统误差$\triangle SEc=2.30s$的概率,

$P(ED,RE)$:检出随机误差$\triangle REc=2.02s$的概率,

1. 1_{2S}

N	1	2	4	6	8	10	16	20
$P(ED,SE)$	0.560	0.825	0.973	0.993	1.000	1.000	1.000	1.000
$P(ED,SE)$	0.333	0.533	0.780	0.920	0.962	0.980	1.000	1.000

2. 1_{3S}

N	1	2	4	6	8	10	16	20
$P(ED,SE)$	0.207	0.400	0.663	0.793	0.868	0.947	0.990	0.998
$P(ED,SE)$	0.140	0.235	0.430	0.595	0.710	0.765	0.895	0.947

3. $1_{3S}/2_{2S}/R_{4S}/4_{1S}/10_{\bar{X}}$

N	1	2	4	6	8	10	16	20
$P(ED,SE)$	0.505	0.772	0.945	0.990	0.995	1.000	1.000	1.000
$P(ED,SE)$	0.165	0.320	0.613	0.800	0.905	0.957	0.993	1.000

误差检出概率$P_{ed}=0.90$(90%)时所要求的质控测定值个数(N)及假失控概率(P_{fr}):

质控系统	N	P_{fr}
1_{2S}	6	0.225
1_{3S}	16	0.025
$1_{3S}/2_{2S}/R_{4S}/4_{1S}/10_{\bar{X}}$	8	0.097

附录 M 临床实验室定量测定室内统计质控规则设计、评价和应用软件(QC Easy)

由本作者主持开发的临床实验室定量测定室内统计质控规则设计和应用软件(QC Easy),可提供1_{2S},$1_{2.5S}$,1_{3S},$1_{3.5S}$,1_{4S},R_{4S},2_{2S},$(2\ of\ 3)_{2S}$,3_{1S},4_{1S},$6_{\bar{X}}$,$8_{\bar{X}}$,$9_{\bar{X}}$,$10_{\bar{X}}$,$12_{\bar{X}}$等质控规则的功效函数图和操作过程规范图(OPSpecs 图)。本软件的功能:

1. 提供常用质控规则的功效函数图和 OPSpecs 图,用于质控方法的评价和设计。

2. 利用选定的质控规则用于常规测定过程,绘制质控图(Levey-Jennings 图、Youden 图和 Z 分数图),自动判断质控数据在控或失控,室内质控数据统计分析(当月数据统计分析、累积数据统计分析)等。

附录 N 临床检验室间质量评价计算机模拟程序(EQACS)

由本作者指导的硕士研究生张建平与北京科临易检信息技术有限公司共同开发。本软

件系统采用计算机模拟技术,研究实验室内不同的变异系数(CV%)和偏倚(*bias*,%)与室间质量评价之间的定量关系。利用计算机模拟得出在一定的允许总误差(*TEa*)的条件下不同的室内变异系数(*CV%*)和偏倚组合条件下,实验室参加室间质量评价取得满意成绩的概率有多大。或者为了要达到80%的及格,实验室内的变异系数和偏倚应控制在什么样的水平下(详细内容见第三十一章)。

附录 O 临床检验方法评价及确认软件(MVS)

由本作者与北京科临易检信息技术有限公司共同开发的临床检验方法评价和确认软件,此软件系统包括了不精密度、方法比对、线性、定性试验比对、参考区间验证等统计分析功能(详细内容见第十一章)。

附录 P 临床检验定量测定分析批长度设计软件(ARLD)

由本作者指导的硕士研究生胡丽涛与北京科临易检信息技术有限公司共同开发。该软件在应用计算机模拟技术和统计学技术的基础上,结合临床实验室的具体情况,可用于临床实验室设计定量检测的分析批长度,合理设置质控频率。该软件还引入了平均不合格患者标本数 $E(N_U)$ 作为分析批长度设计的依据,这种设计思想达到了国际先进水平。使用平均的不合格患者结果增加数作为质控设计目的,合理设计质控规则和每一批的患者样本数,使实验室的质控达到预期目标要求。通过这种模拟可以为 SQC 提供新的思路,在此基础上改进质控规则的设计和应用。如果系统不稳定,出现持续误差的概率较大,就需要缩短质控的间隔时间,增加质控的频率,从而达到有效提高检测质量,保障患者安全的目的。以平均不合格患者标本数 $E(N_U)$ 作为质控指标使得质控活动更加科学,并能合理利用资源,提高质控效率。

本研究开发的软件主要有 7 个功能模块:计算规则在系统误差下的 ARL_{ed},计算规则系统误差下的 ARL_{ed} 汇总,计算随机误差下的 ARL_{ed},计算随机误差下 ARL_{ed} 的汇总,计算 ΔP_E,计算 $E(N_U)$ 和计算 N_B。其中前五个软件模块可用于质量控制理论研究,后两个模块可为实验室设计最佳的分析批长度。整个软件界面友好、操作简便、功能完整、结果表述清晰(详细内容见第二十五章)。

附录Q 质量规范举例表

为你提供了质量规范实例表：

Q-1. 生物学变异导出的质量规范

Q-2. 美国临床实验室改进修正案能力验证可接受分析质量准则

Q-1 生物学变异导出的质量规范

样品类型	分析项目中文名称	生物学变异		适当的性能规范			最低性能规范			最佳性能规范		
		个体内生物学变异 CV_I	个体间生物学变异 CV_G	允许不精密度 I(%)	允许偏倚 B(%)	允许总误差 TE(%)	允许不精密度 I(%)	允许偏倚 B(%)	允许总误差 TE(%)	允许不精密度 I(%)	允许偏倚 B(%)	允许总误差 TE(%)
S-	11-脱氧皮质醇	21.3	31.5	10.7	9.5	27.1	15.98	14.26	40.62	5.33	4.75	13.54
U-	氨基酮戊酸	16	27	8	7.8	21	12.00	11.77	31.57	4	3.92	10.52
S-	17-羟孕酮	19.6	52.4	9.8	14	30.2	14.70	20.98	45.23	4.9	6.99	15.08
U-	香草扁桃酸	22.2	47	11.1	13	31.3	16.65	19.49	46.96	5.55	6.50	15.65
S-	5'核苷酸酶	11.3	12.6	5.7	4.2	13.6	8.48	6.35	20.33	2.825	2.12	6.78
U-	5-羟吲哚醋酸	20.3	33.2	10.2	9.7	26.5	15.23	14.59	39.71	5.075	4.86	13.24
S-	α1-酸性糖蛋白	11.3	24.9	5.7	6.8	16.2	8.48	10.25	24.24	2.825	3.42	8.08
S-	α1-抗胰乳蛋白酶	13.5	18.3	6.8	5.7	16.8	10.13	8.53	25.23	3.375	2.84	8.41
S-	α1-抗胰蛋白酶	5.9	16.3	3	4.3	9.2	4.43	6.50	13.80	1.475	2.17	4.60
S-	α1-球蛋白	11.4	22.6	5.7	6.3	15.7	8.55	9.49	23.60	2.85	3.16	7.87
U-	α1-微球蛋白,浓度,晨尿	33	58	16.5	16.7	43.9	24.75	25.02	65.86	8.25	8.34	21.95

续表

样品类型	分析项目中文名称	生物学变异		适当的性能规范			最低性能规范			最佳性能规范		
		个体内生物学变异 CV_I	个体间生物学变异 CV_G	允许不精密度 I(%)	允许偏倚 B(%)	允许总误差 TE(%)	允许不精密度 I(%)	允许偏倚 B(%)	允许总误差 TE(%)	允许不精密度 I(%)	允许偏倚 B(%)	允许总误差 TE(%)
P-	α2-抗纤溶酶	6.2		3.1			4.65			1.55		
S-	α2-球蛋白	10.3	12.7	5.2	4.1	12.6	7.73	6.13	18.88	2.575	2.04	6.29
S-	α2-巨球蛋白	3.4	18.7	1.7	4.8	7.6	2.55	7.13	11.33	0.85	2.38	3.78
U-	α2-微球蛋白,晨尿	29	32	14.5	10.8	34.7	21.75	16.19	52.08	7.25	5.40	17.36
S-	α-淀粉酶	8.7	28.3	4.4	7.4	14.6	6.53	11.10	21.87	2.175	3.70	7.29
S-	α-淀粉酶(胰腺相关的)	11.7	29.9	5.9	8	17.7	8.78	12.04	26.52	2.925	4.01	8.84
U-	α-淀粉酶,浓度,随机	94	46	47	26.2	103.7	70.50	39.24	155.57	23.5	13.08	51.86
S-	α-胡萝卜素	35.8	65	17.9	18.6	48.1	26.85	27.83	72.13	8.95	9.28	24.04
S-	酸性磷酸酶	8.9	8	4.5	3	10.3	6.68	4.49	15.50	2.225	1.50	5.17
S-	前列腺酸性磷酸酶活性(PAP)	33.8		16.9			25.35			8.45		
S-	抗酒石酸酸性磷酸酶(TR-ACP)	8	13.3	4	3.9	10.5	6.00	5.82	15.72	2	1.94	5.24
P-	激活部分凝血活酶时间	2.7	8.6	1.4	2.3	4.5	2.03	3.38	6.72	0.675	1.13	2.24
S-	乙酰化/游离 肉毒碱	10.4	27.2	5.2	7.3	15.9	7.80	10.92	23.79	2.6	3.64	7.93
S-	腺苷脱氢酶(ADA)	11.7	25.5	5.9	7	16.7	8.78	10.52	25.00	2.925	3.51	8.33
P-	脂肪连接蛋白	18.8	51.2	9.4	13.6	29.1	14.10	20.45	43.72	4.7	6.82	14.57
S-	AFP(非肝癌)	12	46	6	11.9	21.8	9.00	17.83	32.68	3	5.94	10.89

续表

样品类型	分析项目中文名称	生物学变异		适当的性能规范			最低性能规范			最佳性能规范		
		个体内生物学变异 CV_I	个体间生物学变异 CV_G	允许不精密度 I(%)	允许偏倚 B(%)	允许总误差 TE(%)	允许不精密度 I(%)	允许偏倚 B(%)	允许总误差 TE(%)	允许不精密度 I(%)	允许偏倚 B(%)	允许总误差 TE(%)
P-	丙氨酸	14.7	55.8	7.4	14.4	26.6	11.03	21.64	39.83	3.68	7.21	13.28
S-	丙氨酸氨基肽酶	4.1		2.1			3.08			1.025		
S-	丙氨酸氨基转移酶	24.3	41.6	12.2	12	32.1	18.23	18.07	48.14	6.075	6.02	16.05
S-	白蛋白	3.1	4.2	1.6	1.3	3.9	2.33	1.96	5.79	0.775	0.65	1.93
U-	白蛋白,浓度,晨尿	36	55	18	16.4	46.1	27.00	24.65	69.20	9	8.22	23.07
S-	糖化白蛋白	5.2	10.3	2.6	2.9	7.2	3.90	4.33	10.76	1.30	1.44	3.59
U-	夜尿白蛋白量	29.5	58	14.8	16.3	40.6	22.13	24.40	60.91	7.38	8.13	20.30
U-	白蛋白/肌酐	30.5	32.5	15.3	11.1	36.3	22.88	16.71	54.46	7.63	5.57	18.15
S-	醛固酮	29.4	40.1	14.7	12.4	36.7	22.05	18.65	55.03	7.35	6.22	18.34
U-	醛固酮,浓度	32.6	39	16.3	12.7	39.6	24.45	19.06	59.40	8.15	6.35	19.80
S-	碱性磷酸酶	6.4	24.8	3.2	6.4	11.7	4.80	9.60	17.52	1.6	3.20	5.84
S-	碱性磷酸酶,骨	6.2	35.6	3.1	9	14.1	4.65	13.55	21.22	1.55	4.52	7.07
S-	碱性磷酸酶,肝	10	27	5	7.2	15.4	7.50	10.80	23.17	2.5	3.60	7.72
S-	碱性磷酸酶,胎盘	19.1		9.6			14.33			4.775		
U-	氨,总量,24 小时	24.7	27.3	12.4	9.2	29.6	18.53	13.81	44.37	6.175	4.60	14.79
S-	淀粉样物质 A	25	61	12.5	16.5	37.1	18.75	24.72	55.66	6.25	8.24	18.55
S-	雄烯二酮	11.1	51.1	5.6	13.1	22.2	8.33	19.61	33.35	2.775	6.54	11.12

续表

样品类型	分析项目中文名称	生物学变异		适当的性能规范			最低性能规范			最佳性能规范		
		个体内生物学变异 CV_I	个体间生物学变异 CV_G	允许不精密度 I(%)	允许偏倚 B(%)	允许总误差 TE(%)	允许不精密度 I(%)	允许偏倚 B(%)	允许总误差 TE(%)	允许不精密度 I(%)	允许偏倚 B(%)	允许总误差 TE(%)
S-	雄甾烯二酮	11. 1	51. 1	5. 8	13. 1	22. 6	8. 33	19. 61	33. 35	2. 775	6. 54	11. 12
P-	血管紧张素转化酶	0. 1		0. 1			0. 08			0. 025		
S-	阴离子间隙	9. 5	10. 1	4. 8	3. 5	11. 3	7. 13	5. 20	16. 96	2. 38	1. 73	5. 65
P-	抗凝血酶 Ⅲ	5. 2	15. 3	2. 6	4	8. 3	3. 90	6. 06	12. 49	1. 3	2. 02	4. 16
S-	载脂蛋白 A1	6. 5	13. 4	3. 3	3. 7	9. 1	4. 88	5. 58	13. 63	1. 625	1. 86	4. 54
S-	载脂蛋白 B	6. 9	22. 8	3. 5	6	11. 6	5. 18	8. 93	17. 47	1. 725	2. 98	5. 82
P-	精氨酸	19. 3	34. 1	9. 7	9. 8	25. 7	14. 48	14. 69	38. 58	4. 83	4. 90	12. 86
P-	抗坏血酸(维生素 C)	20	21	10	7. 3	23. 8	15. 00	10. 88	35. 63	5. 00	3. 63	11. 88
S-	抗坏血酸(维生素 C)	26	31	13	10. 1	31. 6	19. 50	15. 17	47. 35	6. 50	5. 06	15. 78
S-	抗坏血酸(维生素 C)	26	31	13	10. 1	31. 6	19. 50	15. 17	47. 35	6. 5	5. 06	15. 78
P-	天冬酰胺	12. 3	28	6. 2	7. 6	17. 8	9. 23	11. 47	26. 69	3. 08	3. 82	8. 90
S-	天门冬氨酸氨基转移酶	11. 9	17. 9	6	5. 4	15. 2	8. 93	8. 06	22. 79	2. 975	2. 69	7. 60
P-	天冬氨酸	31. 2	55. 1	15. 6	15. 8	41. 6	23. 40	23. 75	62. 36	7. 80	7. 92	20. 79
S-	α-生育酚	13. 8	15	6. 9	5. 1	16. 5	10. 35	7. 64	24. 72	3. 45	2. 55	8. 24
S-	β2-微球蛋白	5. 9	15. 5	3	4. 1	9	4. 43	6. 22	13. 52	1. 475	2. 07	4. 51
B-	剩余碱	76. 4	43. 2	38. 2	21. 9	85	57. 30	32. 91	127. 46	19. 10	10. 97	42. 49
S-	嗜碱性粒细胞计数	28	54. 8	14	15. 4	38. 5	21. 00	23. 08	57. 73	7	7. 69	19. 24

续表

样品类型	分析项目中文名称	生物学变异		适当的性能规范			最低性能规范			最佳性能规范		
		个体内生物学变异 CV_I	个体间生物学变异 CV_G	允许不精密度 I(%)	允许偏倚 B(%)	允许总误差 TE(%)	允许不精密度 I(%)	允许偏倚 B(%)	允许总误差 TE(%)	允许不精密度 I(%)	允许偏倚 B(%)	允许总误差 TE(%)
S-	β-胡萝卜素	36	39.7	18	13.4	43.1	27.00	20.10	64.65	9	6.70	21.55
S-	β-隐黄素	36.7		18.4			27.53			9.175		
S-	β-球蛋白	10.1	9.1	5.1	3.4	11.7	7.58	5.10	17.60	2.525	1.70	5.87
S-	结合胆红素	36.8	43.2	18.4	14.2	44.5	27.60	21.28	66.82	9.2	7.09	22.27
S-	总胆红素	23.8	39	11.9	11.4	31.1	17.85	17.13	46.59	5.95	5.71	15.53
Patient-	体重	1.1	26.6	0.6	6.7	7.6	0.83	9.98	11.34	0.28	3.33	3.78
S-	C 肽	16.6	23.2	8.3	7.1	20.8	12.45	10.70	31.24	4.15	3.57	10.41
P-	C 蛋白	5.6	55.2	2.9	13.9	18.7	4.20	20.81	27.74	1.40	6.94	9.25
S-	C 反应蛋白	42.2	76.3	21.1	21.8	56.6	31.65	32.70	84.92	10.55	10.90	28.31
S-	补体 C3	5.2	15.6	2.6	4.1	8.4	3.90	6.17	12.60	1.3	2.06	4.20
S-	补体 C4	8.9	33.4	4.5	8.6	16	6.68	12.96	23.98	2.225	4.32	7.99
S-	CA 125	24.7	54.6	12.4	15	35.4	18.53	22.47	53.04	6.175	7.49	17.68
S-	CA 153	6.1	62.9	3.1	15.8	20.8	4.58	23.70	31.25	1.525	7.90	10.42
S-	CA 199	16	102	8	25.8	39	12.00	38.72	58.52	4	12.91	19.51
S-	CA 549	9.1	33.4	4.6	8.7	16.2	6.83	12.98	24.24	2.275	4.33	8.08
S-	钙	1.9	2.8	1	0.8	2.4	1.43	1.27	3.62	0.475	0.42	1.21
S-	可扩散结合钙	5.3	4.5	2.7	1.7	6.1	3.98	2.61	9.17	1.33	0.87	3.06

续表

样品类型	分析项目中文名称	生物学变异		适当的性能规范			最低性能规范			最佳性能规范		
		个体内生物学变异 CV_I	个体间生物学变异 CV_G	允许不精密度 I(%)	允许偏倚 B(%)	允许总误差 TE(%)	允许不精密度 I(%)	允许偏倚 B(%)	允许总误差 TE(%)	允许不精密度 I(%)	允许偏倚 B(%)	允许总误差 TE(%)
U-	钙,浓度,24 小时	27.5	36.6	13.8	11.4	34.1	20.63	17.17	51.20	6.875	5.72	17.07
U-	钙离子	1.7	1.9	0.9	0.6	2	1.28	0.96	3.06	0.425	0.32	1.02
U-	钙,总量,24 小时	26.2	27	13.1	9.4	31	19.65	14.11	46.53	6.55	4.70	15.51
S-	蛋白结合钙	4.1	6.1	2.1	1.8	5.2	3.08	2.76	7.83	1.03	0.92	2.61
S-	超过滤钙	2.2	2.7	1.1	0.9	2.7	1.65	1.31	4.03	0.55	0.44	1.34
S-	糖缺失性转铁蛋白	7.1	38.7	3.6	9.8	15.7	5.33	14.75	23.54	1.775	4.92	7.85
(B)Gas	二氧化碳	4.8	5.3	2.4	1.8	5.7	3.60	2.68	8.62	1.20	0.89	2.87
S-	CEA	12.7	55.6	6.4	14.3	24.7	9.53	21.39	37.10	3.175	7.13	12.37
S-	游离肉毒碱	7.6	15.2	3.8	4.2	10.5	5.70	6.37	15.78	1.90	2.12	5.26
S-	总肉毒碱	7.7	13.8	3.9	4	10.3	5.78	5.93	15.45	1.93	1.98	5.15
B-	CD4 淋巴细胞计数	25		12.5			18.75			6.25		
S-	血浆铜蓝蛋白	5.8	11.1	2.9	3.1	7.9	4.35	4.70	11.87	1.45	1.57	3.96
S-	铁氧化铜蓝蛋白	5.8	11.1	2.9	3.1	7.9	4.35	4.70	11.87	1.45	1.57	3.96
S-	氯	1.2	1.5	0.6	0.5	1.5	0.90	0.72	2.21	0.3	0.24	0.74
S-	胆固醇	5.4	15.2	2.7	4	8.5	4.05	6.05	12.73	1.35	2.02	4.24
S-	胆碱酯酶	7	10.4	3.5	3.1	8.9	5.25	4.70	13.36	1.75	1.57	4.45
S-	胆碱酯酶,活性	5.4	10.3	2.7	2.9	7.4	4.05	4.36	11.04	1.35	1.45	3.68

续表

样品类型	分析项目中文名称	生物学变异		适当的性能规范			最低性能规范			最佳性能规范		
		个体内生物学变异 CV_I	个体间生物学变异 CV_G	允许不精密度 I(%)	允许偏倚 B(%)	允许总误差 TE(%)	允许不精密度 I(%)	允许偏倚 B(%)	允许总误差 TE(%)	允许不精密度 I(%)	允许偏倚 B(%)	允许总误差 TE(%)
S-	胆碱酯酶活性	6.1	18.2	3.1	4.8	9.8	4.58	7.20	14.75	1.53	2.40	4.92
S-	胆碱酯酶浓度	7.1		3.6			5.33			1.78		
S-	胆碱酯酶,免疫活性	6.4		3.2			4.80			1.6		
P-	嗜铬蛋白 A	12.8	26.3	6.4	7.3	17.9	9.60	10.97	26.81	3.2	3.66	8.94
P-	瓜氨酸	21.4	43.9	10.7	12.2	29.9	16.05	18.31	44.80	5.35	6.10	14.93
S-	Ⅰ型原骨胶原 C 前肽(PICP)	7.8	26.7	3.9	7	13.4	5.85	10.43	20.08	1.95	3.48	6.69
S-	Ⅰ型原骨胶原 N 前肽(PINP)	7.4	57.3	3.7	14.4	20.5	5.55	21.67	30.82	1.85	7.22	10.27
S-	Ⅲ型原骨胶原 N 前肽(PⅢNP)	13.6	87.2	6.8	22.1	33.3	10.20	33.10	49.93	3.40	11.03	16.64
U-	晨尿颜色	30.9	47.4	15.5	14.1	39.6	23.18	21.22	59.46	7.73	7.07	19.82
P-	铜	8	19	4	5.2	11.8	6.00	7.73	17.63	2	2.58	5.88
S-	铜	4.9	13.6	2.5	3.6	7.7	3.68	5.42	11.48	1.225	1.81	3.83
S-	皮质醇	20.9	45.6	10.5	12.5	29.8	15.68	18.81	44.67	5.225	6.27	14.89
S-	Ⅰ型原骨胶原 C 肽	8.2	17.6	4.1	4.9	11.6	6.15	7.28	17.43	2.05	2.43	5.81
S-	C-反应蛋白	42.2	76.3	21.1	21.8	56.6	31.65	32.70	84.92	10.55	10.90	28.31
S-	肌酸激酶	22.8	40	11.4	11.5	30.3	17.10	17.27	45.48	5.7	5.76	15.16
S-	肌酸激酶-MB,%	6.9	48.2	3.45	12.17	17.87	5.18	18.26	26.80	1.725	6.09	8.93
S-	肌酸激酶-MB,活性	19.7	24.3	9.9	7.8	24.1	14.78	11.73	36.11	4.925	3.91	12.04

续表

样品类型	分析项目中文名称	生物学变异		适当的性能规范			最低性能规范			最佳性能规范		
		个体内生物学变异 CV_I	个体间生物学变异 CV_G	允许不精密度 I(%)	允许偏倚 B(%)	允许总误差 TE(%)	允许不精密度 I(%)	允许偏倚 B(%)	允许总误差 TE(%)	允许不精密度 I(%)	允许偏倚 B(%)	允许总误差 TE(%)
S-	肌酸激酶-MB,质量	18.4	61.2	9.2	16	31.2	13.80	23.96	46.73	4.6	7.99	15.58
S-	肌酐	5.3	14.2	2.7	3.8	8.2	3.98	5.68	12.24	1.325	1.89	4.08
S-	肌酐	6	14.7	3	4	8.9	4.50	5.95	13.38	1.50	1.98	4.46
Patient-	肌酐清除率	13.6	13.5	6.8	4.8	16	10.20	7.19	24.02	3.4	2.40	8.01
Patient-	肌酐清除率(肾脏病膳食改良试验)	6.7		3.4			5.03			1.68		
U-	肌酐,浓度,24 小时	24	24.5	12	8.6	28.4	18.00	12.86	42.56	6	4.29	14.19
U-	肌酐,浓度,晨尿	23.2	25.7	11.6	8.7	27.8	17.40	12.98	41.69	5.80	4.33	13.90
U-	肌酐,浓度,随机尿	36.3	32.4	18.2	12.2	42.1	27.23	18.25	63.17	9.08	6.08	21.06
U-	肌酐,总量,24 小时	11	23	5.5	6.4	15.4	8.25	9.56	23.17	2.75	3.19	7.72
U-	Ⅰ型胶原 C 端肽/肌酐,第一次晨尿	32.8	48	16.4	14.5	41.6	24.60	21.80	62.39	8.2	7.27	20.80
U-	Ⅰ型胶原 C 端肽/肌酐,第二次晨尿	23.4		11.7			17.55			5.85		
U-	Ⅰ型胶原 C 末端交联肽(s-CTx)	9.6	30.6	4.8	8	15.9	7.20	12.03	23.91	2.4	4.01	7.97
U-	Ⅰ型胶原 C 末端交联肽/肌酐	24.4	48	12.2	13.5	33.6	18.30	20.19	50.39	6.10	6.73	16.80
S-	Cyfra 21.1	22.5	31.1	11.3	9.6	28.2	16.88	14.39	42.24	5.625	4.80	14.08

续表

样品类型	分析项目中文名称	生物学变异		适当的性能规范			最低性能规范			最佳性能规范		
		个体内生物学变异 CV_I	个体间生物学变异 CV_G	允许不精密度 I(%)	允许偏倚 B(%)	允许总误差 TE(%)	允许不精密度 I(%)	允许偏倚 B(%)	允许总误差 TE(%)	允许不精密度 I(%)	允许偏倚 B(%)	允许总误差 TE(%)
S-	胱抑素 C	4.6	13	2.3	3.4	7.2	3.45	5.17	10.86	1.15	1.72	3.62
P-	胱抑素 C	5.5		2.8			4.13			1.38		
P-	半胱氨酸	5.9	12.3	3	3.4	8.3	4.43	5.12	12.42	1.475	1.71	4.14
P-	半胱氨酸	38.3	48.5	19.2	15.4	47	28.73	23.17	70.57	9.58	7.72	23.52
S-	硫酸脱氢表雄酮	4.2	29.3	2.1	7.4	10.9	3.15	11.10	16.30	1.05	3.70	5.43
S-		5.6	25.9	2.8	6.6	11.2	4.20	9.94	16.87	1.40	3.31	5.62
U-	脱氢表雄酮/分钟	26.5	35.7	13.3	11.1	33	19.88	16.67	49.47	6.625	5.56	16.49
U-	脱氢表雄酮/分钟,晨尿	15.4	30.3	7.7	8.5	21.2	11.55	12.75	31.80	3.85	4.25	10.60
U-	脱氢表雄酮/分钟,24 小时尿	16	30.7	8	8.7	21.9	12.00	12.98	32.78	4.00	4.33	10.93
U-	脱氢表雄酮/肌酐,24h(Delmas CC 2001)	13.5	17.6	6.8	5.5	16.7	10.13	8.32	25.02	3.375	2.77	8.34
U-	脱氢表雄酮/肌酐,晨尿	13.1	19	6.6	5.8	16.6	9.83	8.65	24.87	3.275	2.88	8.29
U-	脱氢表雄酮/肌酐,晨尿	13.8	34.6	6.9	9.3	20.7	10.35	13.97	31.05	3.45	4.66	10.35
P-	二肽基肽酶Ⅳ(ACE)	8.2	14.5	4.1	4.2	10.9	6.15	6.25	16.39	2.05	2.08	5.46
S-	二肽基肽酶Ⅳ(ACE)	12.5	27.7	6.3	7.6	17.9	9.38	11.40	26.86	3.125	3.80	8.95
P-	弹性蛋白酶	13.6	16.4	6.8	5.3	16.5	10.20	7.99	24.82	3.4	2.66	8.27
S-	内皮生长因子	10.7	47.6	5.4	12.2	21	8.03	18.30	31.54	2.675	6.10	10.51
B-	嗜酸性粒细胞计数	21	76.4	10.5	19.8	37.1	15.75	29.71	55.70	5.25	9.90	18.57

续表

样品类型	分析项目中文名称	生物学变异		适当的性能规范			最低性能规范			最佳性能规范		
		个体内生物学变异 CV_I	个体间生物学变异 CV_G	允许不精密度 I(%)	允许偏倚 B(%)	允许总误差 TE(%)	允许不精密度 I(%)	允许偏倚 B(%)	允许总误差 TE(%)	允许不精密度 I(%)	允许偏倚 B(%)	允许总误差 TE(%)
(B)Plat-	肾上腺素	25.3		12.7			18.98			6.325		
P-	肾上腺素	48.3		24.2			36.23			12.075		
(B)Plat-	肾上腺素	25.3		12.7			18.98			6.33		
B-	红细胞分布宽度	3.5	5.7	1.8	1.7	4.6	2.63	2.51	6.84	0.875	0.84	2.28
B-	红细胞计数	3.2	6.1	1.6	1.7	4.4	2.40	2.58	6.54	0.8	0.86	2.18
U-	雌二醇	30.4		15.2			22.80			7.6		
S-	雌二醇	18.1	19.7	9.1	6.7	21.6	13.58	10.03	32.43	4.525	3.34	10.81
S-	雌二醇	22.8	24.4	11.4	8.3	27.2	17.10	12.52	40.74	5.70	4.17	13.58
U-	游离雌二醇	38.6		19.3			28.95			9.65		
P-	凝血因子Ⅴ	3.6		1.8			2.70			0.9		
P-	凝血因子Ⅶ	6.8	19.4	3.4	5.1	10.7	5.10	7.71	16.12	1.7	2.57	5.37
P-	凝血因子Ⅷ	4.8	19.1	2.4	4.9	8.9	3.60	7.39	13.33	1.2	2.46	4.44
P-	凝血因子Ⅹ	5.9		3			4.43			1.475		
S-	铁蛋白	14.2	15	7.1	5.2	16.9	10.65	7.75	25.32	3.55	2.58	8.44
P-	纤维蛋白原	10.7	15.8	5.4	4.8	13.6	8.03	7.16	20.40	2.675	2.39	6.80
(B)Erythr-	叶酸	12	66	6	16.8	26.7	9.00	25.16	40.01	3	8.39	13.34
S-	叶酸	24	73	12	19.2	39	18.00	28.82	58.52	6	9.61	19.51

续表

样品类型	分析项目中文名称	生物学变异		适当的性能规范			最低性能规范			最佳性能规范		
		个体内生物学变异 CV_I	个体间生物学变异 CV_G	允许不精密度 I(%)	允许偏倚 B(%)	允许总误差 TE(%)	允许不精密度 I(%)	允许偏倚 B(%)	允许总误差 TE(%)	允许不精密度 I(%)	允许偏倚 B(%)	允许总误差 TE(%)
S-	卵泡刺激素 FSH	7. 9	41. 6	3. 9	10. 6	17. 1	5. 93	15. 88	25. 66	1. 98	5. 29	8. 55
S-	卵泡刺激素 FSH(男性)	8. 7	18	4. 4	5	12. 2	6. 53	7. 50	18. 26	2. 175	2. 50	6. 09
S-	游离肉毒碱	7. 6	15. 2	3. 8	4. 2	10. 5	5. 70	6. 37	15. 78	1. 9	2. 12	5. 26
S-	游离雌二醇	22. 8		11. 4			17. 10			5. 7		
U-	游离雌二醇	38. 6		19. 3			28. 95			9. 65		
S-	游离睾酮	9. 3		4. 7			6. 98			2. 325		
U-	游离睾酮	51. 7		25. 9			38. 78			12. 925		
S-	游离 T4	5. 7	12. 1	2. 9	3. 3	8	4. 28	5. 02	12. 07	1. 425	1. 67	4. 02
S-	游离 T3	7. 9	17. 6	4	4. 8	11. 3	5. 93	7. 23	17. 01	1. 975	2. 41	5. 67
S-	果糖胺	3. 4	5. 9	1. 7	1. 7	4. 5	2. 55	2. 55	6. 76	0. 85	0. 85	2. 25
S-	半乳糖基羟赖氨酸	11. 8	25. 8	5. 9	7. 1	16. 8	8. 85	10. 64	25. 24	2. 95	3. 55	8. 41
S-	g 球蛋白	14. 6	12. 3	7. 3	4. 8	16. 8	10. 95	7. 16	25. 23	3. 65	2. 39	8. 41
S-	g-谷氨酰转移酶	13. 8	41	6. 9	10. 8	22. 2	10. 35	16. 22	33. 30	3. 45	5. 41	11. 10
S-	总的球蛋白	5. 5	12. 9	2. 8	3. 5	8	4. 13	5. 26	12. 07	1. 375	1. 75	4. 02
S-	葡萄糖	5. 7	6. 9	2. 9	2. 2	6. 9	4. 28	3. 36	10. 41	1. 425	1. 12	3. 47
P-	葡萄糖	4. 5	5. 8	2. 3	1. 8	5. 5	3. 38	2. 75	8. 32	1. 13	0. 92	2. 77
S-	葡萄糖	6. 1	6. 1	2. 9	2. 2	6. 9	4. 58	3. 24	10. 78	1. 53	1. 08	3. 59

续表

样品类型	分析项目中文名称	生物学变异		适当的性能规范			最低性能规范			最佳性能规范		
		个体内生物学变异 CV_I	个体间生物学变异 CV_G	允许不精密度 I(%)	允许偏倚 B(%)	允许总误差 TE(%)	允许不精密度 I(%)	允许偏倚 B(%)	允许总误差 TE(%)	允许不精密度 I(%)	允许偏倚 B(%)	允许总误差 TE(%)
(B)Erythr-	葡萄糖-6-磷酸脱氢酶(G6PDH)	32.8	31.8	16.4	11.4	38.5	24.60	17.13	57.72	8.2	5.71	19.24
B-spot	葡萄糖-6-磷酸脱氢酶(G6PDH)	7.3	10.3	3.7	3.2	9.2	5.48	4.73	13.77	1.825	1.58	4.59
P-	谷氨酸	46.4	79.9	23.2	23.1	61.4	34.80	34.65	92.07	11.60	11.55	30.69
P-	谷氨酰胺	12.1	22	6.1	6.3	16.3	9.08	9.42	24.39	3.03	3.14	8.13
S-	谷胱甘肽过氧化物酶	7.2	21.7	3.6	5.7	11.7	5.40	8.57	17.48	1.8	2.86	5.83
S-	糖化清蛋白	5.2	10.3	2.6	2.9	7.2	3.90	4.33	10.76	1.3	1.44	3.59
S-	糖化总蛋白	0.9	11.6	0.5	2.9	3.7	0.68	4.36	5.48	0.225	1.45	1.83
P-	甘氨酸	11.8	40.3	5.9	10.5	20.2	8.85	15.75	30.35	2.95	5.25	10.12
P,S-	结合珠蛋白	20.4	36.4	10.2	10.4	27.3	15.30	15.65	40.89	5.1	5.22	13.63
P-	结合珠蛋白	20	27.9	10	8.6	25.1	15.00	12.87	37.62	5.00	4.29	12.54
S-	结合珠蛋白	20.4	36.4	10.2	10.4	27.3	15.30	15.65	40.89	5.10	5.22	13.63
S-	高密度脂蛋白胆固醇1	5.5	27.2	2.8	6.9	11.5	4.13	10.41	17.21	1.375	3.47	5.74
S-	高密度脂蛋白胆固醇2	15.7	40.7	7.9	10.9	23.9	11.78	16.36	35.79	3.925	5.45	11.93
S-	高密度脂蛋白胆固醇3	7	14.3	3.5	4	9.8	5.25	5.97	14.63	1.75	1.99	4.88
S-	高密度脂蛋白胆固醇	7.1	19.7	3.6	5.2	11.1	5.33	7.85	16.64	1.775	2.62	5.55
B-	血细胞比容	2.8	6.4	1.4	1.7	4.1	2.10	2.62	6.08	0.7	0.87	2.03

续表

样品类型	分析项目中文名称	生物学变异		适当的性能规范			最低性能规范			最佳性能规范		
		个体内生物学变异 CV_I	个体间生物学变异 CV_G	允许不精密度 $I(\%)$	允许偏倚 $B(\%)$	允许总误差 $TE(\%)$	允许不精密度 $I(\%)$	允许偏倚 $B(\%)$	允许总误差 $TE(\%)$	允许不精密度 $I(\%)$	允许偏倚 $B(\%)$	允许总误差 $TE(\%)$
B-	血红蛋白	2.8	6.6	1.4	1.8	4.1	2.10	2.69	6.15	0.7	0.90	2.05
B-	糖化血红蛋白 A1 C	3.4	5.1	1.7	1.5	4.3	2.55	2.30	6.51	0.85	0.77	2.17
B-	糖化血红蛋白 A1 C	1.9	5.7	0.9	1.5	3	1.43	2.25	4.60	0.48	0.75	1.53
P-	组氨酸	9.7	27.2	4.9	7.2	15.2	7.28	10.83	22.83	2.43	3.61	7.61
P-	同型半胱氨酸	9	40.3	4.5	10.3	17.7	6.75	15.48	26.62	2.25	5.16	8.87
S-	羟基丁酸脱氢酶	8.8		4.4			6.60			2.2		
S-	羟基丁酸脱氢酶	6.6		3.3			4.95			1.65		
P-	羟脯氨酸	34.5	56.7	17.3	16.6	45.1	25.88	24.89	67.58	8.63	8.30	22.53
S-	羟脯氨酸/肌酐	25.9	38	13	11.5	32.9	19.43	17.25	49.30	6.475	5.75	16.43
U-	羟脯氨酸/分钟,晨尿	34.3	42.7	17.2	13.7	42	25.73	20.54	62.99	8.58	6.85	21.00
U-	羟脯氨酸/肌酐	19	33.8	9.5	9.7	25.4	14.25	14.54	38.05	4.75	4.85	12.68
U-	羟脯氨酸/分钟,第一次晨尿	36.1	38.8	18.1	13.2	43	27.08	19.87	64.55	9.03	6.62	21.52
U-	羟脯氨酸/分钟,夜尿	36.1	38.8	18.1	13.2	43	27.08	19.87	64.55	9.025	6.62	21.52
U-	羟脯氨酸/肌酐	40.5	32.9	20.3	13	46.5	30.38	19.57	69.69	10.13	6.52	23.23
S-	免疫球蛋白 A	5.4	35.9	2.7	9.1	13.5	4.05	13.61	20.30	1.35	4.54	6.77
S-	免疫球蛋白 G	4.5	16.5	2.3	4.3	8	3.38	6.41	11.98	1.125	2.14	3.99
S-	免疫球蛋白 M	5.9	47.3	3	11.9	16.8	4.43	17.87	25.18	1.475	5.96	8.39

续表

样品类型	分析项目中文名称	生物学变异		适当的性能规范			最低性能规范			最佳性能规范		
		个体内生物学变异 CV_I	个体间生物学变异 CV_G	允许不精密度 I(%)	允许偏倚 B(%)	允许总误差 TE(%)	允许不精密度 I(%)	允许偏倚 B(%)	允许总误差 TE(%)	允许不精密度 I(%)	允许偏倚 B(%)	允许总误差 TE(%)
S-	免疫球蛋白 K 链	4.8	15.3	2.4	4	8	3.60	6.01	11.95	1.2	2.00	3.98
S-	免疫球蛋白 λ 链	4.8	18	2.4	4.7	8.6	3.60	6.99	12.93	1.2	2.33	4.31
S-	胰岛素	21.1	58.3	10.6	15.5	32.9	15.83	23.25	49.36	5.275	7.75	16.45
S-	胰岛素样生长因子(IGF-1)	9.4	27	4.7	7.1	14.9	7.05	10.72	22.35	2.35	3.57	7.45
S-	胰岛素样生长因子(IGF-1)	14.6	45.4	7.3	11.9	24	10.95	17.88	35.95	3.65	5.96	11.98
S-	胰岛素样生长因子结合蛋白 3(IGFBP-3)	10.1	63.9	5.1	16.2	24.5	7.58	24.26	36.76	2.53	8.09	12.25
S-	细胞间黏附分子-1	1.9	21	1	5.3	6.8	1.43	7.91	10.26	0.475	2.64	3.42
(B)Leuc-	干扰素受体	14	20	7	6.1	17.7	10.50	9.15	26.48	3.5	3.05	8.83
S-	白介素 1-β	30	36	15	11.7	36.5	22.50	17.57	54.70	7.50	5.86	18.23
S-	白介素-8	24	31	12	9.8	29.6	18.00	14.70	44.40	6	4.90	14.80
S-	铁	26.5	23.2	13.3	8.8	30.7	19.88	13.21	46.00	6.625	4.40	15.33
P-	异亮氨酸	15.5	45.5	7.8	12	24.8	11.63	18.03	37.21	3.88	6.01	12.40
B-	乳酸	27.2	16.7	13.6	8	30.4	20.40	11.97	45.63	6.8	3.99	15.21
S-	乳酸脱氢酶	8.6	14.7	4.3	4.3	11.4	6.45	6.39	17.03	2.15	2.13	5.68
S-	乳酸脱氢酶异构酶 1(LDH1)	6.3	10.2	3.2	3	8.2	4.73	4.50	12.29	1.575	1.50	4.10
S-	乳酸脱氢酶异构酶 1(LDH1)	2.3	8.3	1.2	2.2	4.1	1.73	3.23	6.08	0.58	1.08	2.03
S-	乳酸脱氢酶异构酶 2(LDH2)	4.9	4.3	2.5	1.6	5.7	3.68	2.44	8.51	1.225	0.81	2.84

续表

样品类型	分析项目中文名称	生物学变异		适当的性能规范			最低性能规范			最佳性能规范		
		个体内生物学变异 CV_I	个体间生物学变异 CV_G	允许不精密度 I(%)	允许偏倚 B(%)	允许总误差 TE(%)	允许不精密度 I(%)	允许偏倚 B(%)	允许总误差 TE(%)	允许不精密度 I(%)	允许偏倚 B(%)	允许总误差 TE(%)
S-	乳酸脱氢酶异构酶2(LDH2)	3.3	2.4	1.7	1	3.7	2.48	1.53	5.61	0.83	0.51	1.87
S-	乳酸脱氢酶异构酶3(LDH3)	4.8	5.5	2.4	1.8	5.8	3.60	2.74	8.68	1.2	0.91	2.89
S-	乳酸脱氢酶异构酶3(LDH3)	2.8	3.8	1.4	1.2	3.5	2.10	1.77	5.24	0.70	0.59	1.75
S-	乳酸脱氢酶异构酶4(LDH4)	9.4	9	4.7	3.3	11	7.05	4.88	16.51	2.35	1.63	5.50
S-	乳酸脱氢酶异构酶4(LDH4)	5.9	5.3	3	2	6.9	4.43	2.97	10.28	1.48	0.99	3.43
S-	乳酸脱氢酶异构酶5(LDH5)	12.4	13.4	6.2	4.6	14.8	9.30	6.85	22.19	3.1	2.28	7.40
S-	乳酸脱氢酶异构酶5(LDH5)	8	9.6	4	3.1	9.7	6.00	4.69	14.59	2.00	1.56	4.86
P-	乳铁蛋白	11.8	23.7	5.9	6.6	16.4	8.85	9.93	24.53	2.95	3.31	8.18
S-	低密度脂蛋白胆固醇	8.3	25.7	4.2	6.8	13.6	6.23	10.13	20.40	2.075	3.38	6.80
S-	低密度脂蛋白胆固醇(直接)	6.5		3.3			4.88			1.625		
P-	低密度脂蛋白胆固醇(氧化型)	21	50	10.5	13.6	30.9	15.75	20.34	46.32	5.25	6.78	15.44
S-	低密度脂蛋白受体 mRNA	21.5	13.6	10.8	6.4	24.1	16.13	9.54	36.15	5.375	3.18	12.05
P-	亮氨酸	14.8	44	7.4	11.6	23.8	11.10	17.41	35.72	3.70	5.80	11.91
B-	白细胞计数	10.9	19.6	5.5	5.6	14.6	8.18	8.41	21.90	2.725	2.80	7.30
P-	白细胞计数	10.9	19.6	5.5	5.6	14.6	8.18	8.41	21.90	2.725	2.80	7.30
S-	脂肪酶	23.1	33.1	11.6	10.1	29.1	17.33	15.14	43.72	5.775	5.05	14.57
S-	脂蛋白(a)	8.5	85.8	4.3	21.6	28.6	6.38	32.33	42.85	2.125	10.78	14.28

续表

样品类型	分析项目中文名称	生物学变异		适当的性能规范			最低性能规范			最佳性能规范		
		个体内生物学变异 CV_I	个体间生物学变异 CV_G	允许不精密度 I(%)	允许偏倚 B(%)	允许总误差 TE(%)	允许不精密度 I(%)	允许偏倚 B(%)	允许总误差 TE(%)	允许不精密度 I(%)	允许偏倚 B(%)	允许总误差 TE(%)
S-	脂蛋白(a)	20.8	18.1	10.4	6.9	24.1	15.60	10.34	36.08	5.20	3.45	12.03
S-	黄体素	19.5	21	9.8	7.2	23.3	14.63	10.75	34.88	4.875	3.58	11.63
P-	黄体素	13	21	6.5	6.2	16.9	9.75	9.26	25.35	3.25	3.09	8.45
S-	黄体素	23.7		11.9			17.78			5.93		
S-	黄体生成素	14.5	27.8	7.3	7.8	19.8	10.88	11.76	29.70	3.625	3.92	9.90
B-	淋巴细胞 CD4	25		12.5			18.75			6.25		
B-	淋巴细胞计数	10.4	27.8	5.2	7.4	16	7.80	11.13	24.00	2.6	3.71	8.00
P-	赖氨酸	11.5	38.2	5.8	10	19.5	8.63	14.96	29.19	2.88	4.99	9.73
(B)Erythr-	镁	5.6	11.3	2.8	3.2	7.8	4.20	4.73	11.66	1.4	1.58	3.89
(B)Leuc-	镁	18.3	16.4	9.2	6.1	21.2	13.73	9.22	31.86	4.575	3.07	10.62
S-	镁	3.6	6.4	1.8	1.8	4.8	2.70	2.75	7.21	0.9	0.92	2.40
(B)Mon-	镁	18.1	20.3	9.1	6.8	21.7	13.58	10.20	32.60	4.53	3.40	10.87
U-	镁,浓度,24h	45.4	37.4	22.7	14.7	52.2	34.05	22.06	78.24	11.35	7.35	26.08
U-	离子镁	1.9	5.1	1	1.4	2.9	1.43	2.04	4.39	0.475	0.68	1.46
U-	镁,总量,24h	38.3	37.6	19.2	13.4	45	28.73	20.13	67.52	9.575	6.71	22.51
(B)Erythr-	红细胞平均血红蛋白含量(HCM)	1.6	5.2	0.8	1.4	2.7	1.20	2.04	4.02	0.4	0.68	1.34

续表

样品类型	分析项目中文名称	生物学变异		适当的性能规范			最低性能规范			最佳性能规范		
		个体内生物学变异 CV_I	个体间生物学变异 CV_G	允许不精密度 I(%)	允许偏倚 B(%)	允许总误差 TE(%)	允许不精密度 I(%)	允许偏倚 B(%)	允许总误差 TE(%)	允许不精密度 I(%)	允许偏倚 B(%)	允许总误差 TE(%)
(B)Erythr-	红细胞平均血红蛋白浓度(MCHC)	1.7	2.8	0.9	0.8	2.2	1.28	1.23	3.33	0.425	0.41	1.11
(B)Erythr-	红细胞平均体积(MCV)	1.3	4.8	0.7	1.2	2.3	0.98	1.86	3.47	0.325	0.62	1.16
(B)Plat-	血小板平均体积(MPV)	4.3	8.1	2.2	2.3	5.8	3.23	3.44	8.76	1.075	1.15	2.92
P-		14.7	43.4	7.4	11.5	23.6	11.03	17.18	35.37	3.68	5.73	11.79
B-	单核细胞计数	17.8	49.8	8.9	13.2	27.9	13.35	19.83	41.86	4.45	6.61	13.95
S-	黏液癌相关抗原(MCA)	10.1	39.3	5.1	10.1	18.5	7.58	15.22	27.72	2.525	5.07	9.24
S-	髓过氧化物酶	36	30	18	11.7	41.4	27.00	17.57	62.12	9	5.86	20.71
S-	肌红蛋白	13.9	29.6	7	8.2	19.6	10.43	12.26	29.46	3.475	4.09	9.82
U-	Ⅰ型胶原N端肽/肌酐,第一次尿	17.2	44.8	8.6	12	26.2	12.90	18.00	39.28	4.3	6.00	13.09
U-	N-乙酰葡萄糖苷酶,第一次晨尿	52.9	22	26.5	14.3	58	39.68	21.48	86.95	13.23	7.16	28.98
U-	N-乙酰葡萄糖苷酶,浓度,过夜	48.6	18.4	24.3	13	53.1	36.45	19.49	79.63	12.15	6.50	26.54
U-	N-乙酰葡萄糖苷酶/肌酐	51.1	21.8	25.6	13.9	56	38.33	20.83	84.07	12.78	6.94	28.02
B-	中性粒细胞计数	16.1	32.8	8.1	9.1	22.4	12.08	13.70	33.63	4.025	4.57	11.21
U-	氮,总量	13.9	24.2	7	7	18.4	10.43	10.47	27.67	3.475	3.49	9.22

续表

样品类型	分析项目中文名称	生物学变异		适当的性能规范			最低性能规范			最佳性能规范		
		个体内生物学变异 CV_I	个体间生物学变异 CV_G	允许不精密度 I(%)	允许偏倚 B(%)	允许总误差 TE(%)	允许不精密度 I(%)	允许偏倚 B(%)	允许总误差 TE(%)	允许不精密度 I(%)	允许偏倚 B(%)	允许总误差 TE(%)
S-	非抑制的 arilestearase 活性	3.8	37.2	1.9	9.3	12.5	2.85	14.02	18.73	0.95	4.67	6.24
B(Plat)-	去甲肾上腺素	9.5		4.8			7.13			2.375		
P-	去甲肾上腺素	19.5		9.8			14.63			4.875		
B(Plat)-	去甲肾上腺素	9.5		4.8			7.13			2.38		
U-	Ⅰ型胶原 N 端肽/肌酐,第一次晨尿	17	52	8.5	13.7	27.7	12.75	20.52	41.55	4.25	6.84	13.85
U-	Ⅰ型胶原 N 端肽/肌酐,第二次晨尿	15.5	37.6	7.8	10.2	23	11.63	15.25	34.43	3.88	5.08	11.48
S-	N 端前脑钠素	20.8	36.2	10.4	10.4	27.6	15.60	15.66	41.40	5.2	5.22	13.80
S-	N 端前脑钠素	10	16	5	4.7	13	7.50	7.08	19.45	2.50	2.36	6.48
P-	鸟氨酸	18.4	54.9	9.2	14.5	29.7	13.80	21.71	44.48	4.60	7.24	14.83
S-	渗透压	1.3	1.2	0.7	0.4	1.5	0.98	0.66	2.27	0.325	0.22	0.76
P-	渗透压	1.3	1.5	0.7	0.5	1.6	0.98	0.74	2.35	0.33	0.25	0.78
Saliva-	渗透压	9.5	35.8	4.8	9.3	17.1	7.13	13.89	25.65	2.38	4.63	8.55
U-	晨尿渗透压	28.3	57.9	14.2	16.1	39.5	21.23	24.17	59.19	7.08	8.06	19.73
S-	骨钙蛋白	6.3	23.1	3.2	6	11.2	4.73	8.98	16.78	1.575	2.99	5.59
S-	骨钙蛋白(+1 trab)	7.2	27	3.6	7	12.9	5.40	10.48	19.39	1.8	3.49	6.46
U-	草酸,浓度,24h	44	18	22	11.9	48.2	33.00	17.83	72.28	11	5.94	24.09

续表

样品类型	分析项目中文名称	生物学变异		适当的性能规范			最低性能规范			最佳性能规范		
		个体内生物学变异 CV_I	个体间生物学变异 CV_G	允许不精密度 I(%)	允许偏倚 B(%)	允许总误差 TE(%)	允许不精密度 I(%)	允许偏倚 B(%)	允许总误差 TE(%)	允许不精密度 I(%)	允许偏倚 B(%)	允许总误差 TE(%)
U-	草酸,总量,24h	42.5	19.9	21.3	11.7	46.8	31.88	17.60	70.19	10.625	5.87	23.40
S-	对氧磷	13.4	84	6.7	21.3	32.3	10.05	31.90	48.48	3.35	10.63	16.16
S-	对氧磷酶	13.4	84	6.7	21.3	32.3	10.05	31.90	48.48	3.35	10.63	16.16
S-	对氧磷酶 1 底物抑制剂(PON 4SI)	3.9	80.1	1.9	20	23.2	2.93	30.07	34.90	0.975	10.02	11.63
S-	对氧磷酶活性(salt estimulated)	8	86.4	4	21.7	28.3	6.00	32.54	42.44	2	10.85	14.15
S-	甲状旁腺激素(PTH)	25.9	23.8	13	8.8	30.2	19.43	13.19	45.24	6.475	4.40	15.08
B-	pCO2	4.8	5.3	2.4	1.8	5.7	3.60	2.68	8.62	1.2	0.89	2.87
B-	pH(pH units)	0.2		0.1			0.15			0.05		
B-	pH [H+]	3.5	2	1.8	1	3.9	2.63	1.51	5.84	0.875	0.50	1.95
S-	乙酸苯酯	6.6	25.2	3.3	6.5	12	4.95	9.77	17.94	1.65	3.26	5.98
P-	乙酸苯酯	9.5	40.6	4.8	10.4	18.3	7.13	15.64	27.39	2.38	5.21	9.13
S-	磷	8.5	9.4	4.3	3.2	10.2	6.38	4.75	15.27	2.125	1.58	5.09
Patient-	肾小管重吸收磷	2.7	3.3	1.4	1.1	3.3	2.03	1.60	4.94	0.675	0.53	1.65
U-	磷,浓度,24h	26.4	26.5	13.2	9.4	31.1	19.80	14.03	46.70	6.6	4.68	15.57
U-	磷,总量,24h	18	22.6	9	7.2	22.1	13.50	10.83	33.11	4.5	3.61	11.04
S-	磷脂	6.5	11.1	3.3	3.2	8.6	4.88	4.82	12.87	1.625	1.61	4.29

续表

样品类型	分析项目中文名称	生物学变异		适当的性能规范			最低性能规范			最佳性能规范		
		个体内生物学变异 CV_I	个体间生物学变异 CV_G	允许不精密度 I(%)	允许偏倚 B(%)	允许总误差 TE(%)	允许不精密度 I(%)	允许偏倚 B(%)	允许总误差 TE(%)	允许不精密度 I(%)	允许偏倚 B(%)	允许总误差 TE(%)
B-	丙酮酸盐	15.2	13	7.6	5	17.5	11.40	7.50	26.31	3.80	2.50	8.77
P-	纤溶酶原	7.7		3.9			5.78			1.925		
B-	血小板分布宽度	2.8		1.4			2.10			0.7		
B-	血小板比容	11.9		6			8.93			2.975		
B-	血小板计数	9.1	21.9	4.6	5.9	13.4	6.83	8.89	20.15	2.275	2.96	6.72
U-	胆色素原	17	31	8.5	8.8	22.9	12.75	13.26	34.30	4.25	4.42	11.43
U-	尿卟啉	40		20			30.00			10		
U-	尿卟啉(总)	40		20			30.00			10.00		
(B)Leuc-	钾	13.6	13.4	6.8	4.8	16	10.20	7.16	23.99	3.4	2.39	8.00
S-	钾	4.8	5.6	2.4	1.8	5.8	3.60	2.77	8.71	1.2	0.92	2.90
U-	钾,浓度,24 小时	27.1	23.2	13.6	8.9	31.3	20.33	13.38	46.91	6.775	4.46	15.64
U-	钾,总量	24.4	22.2	12.2	8.2	28.4	18.30	12.37	42.57	6.1	4.12	14.19
S-	前清蛋白	10.9	19.1	5.5	5.5	14.5	8.18	8.25	21.74	2.725	2.75	7.25
S-	Ⅰ型前胶原 C 末端	7.8		3.9			5.85			1.95		
S-	Ⅰ型前胶原 N 末端	6.8	18.4	3.4	4.9	10.5	5.10	7.36	15.77	1.7	2.45	5.26
S-	催乳素	23	35	11.5	10.5	29.4	17.25	15.71	44.17	5.75	5.24	14.72
S-	催乳素(男性)	6.9	61.2	3.5	15.4	21.1	5.18	23.10	31.63	1.725	7.70	10.54

续表

样品类型	分析项目中文名称	生物学变异		适当的性能规范			最低性能规范			最佳性能规范		
		个体内生物学变异 CV_I	个体间生物学变异 CV_G	允许不精密度 I(%)	允许偏倚 B(%)	允许总误差 TE(%)	允许不精密度 I(%)	允许偏倚 B(%)	允许总误差 TE(%)	允许不精密度 I(%)	允许偏倚 B(%)	允许总误差 TE(%)
P-	脯氨酸	17	104.4	8.5	26.4	40.5	12.75	39.67	60.70	4.25	13.22	20.23
P-	脯氨酰肽链内切酶	16.8	13.9	8.4	5.5	19.3	12.60	8.18	28.97	4.2	2.73	9.66
S-	备解素因子 B	9.5	11.2	4.7	3.7	11.5	7.13	5.51	17.26	2.375	1.84	5.75
S-	前列腺特异性抗原(PSA)	18.1	72.4	9.1	18.7	33.6	13.58	27.99	50.38	4.525	9.33	16.79
S-	蛋白	2.7	4	1.4	1.2	13.4	2.03	1.81	5.15	0.68	0.60	1.72
S-	蛋白 C	5.8	55.2	2.9	13.9	18.7	4.35	20.81	27.99	1.45	6.94	9.33
P-	蛋白 S	5.8	63.4	2.9	15.9	20.7	4.35	23.87	31.05	1.45	7.96	10.35
U-	蛋白,浓度,24 小时	39.6	17.8	19.8	10.9	43.5	29.70	16.28	65.29	9.9	5.43	21.76
S-	糖化蛋白	0.9	11.6	0.5	2.9	3.7	0.68	4.36	5.48	0.23	1.45	1.83
U-	蛋白,总量,24 小时	35.5	23.7	17.8	10.7	40	26.63	16.01	59.94	8.875	5.34	19.98
S-	蛋白,总量	2.7	4	1.4	1.2	3.4	2.03	1.81	5.15	0.675	0.60	1.72
S-	总糖化蛋白	0.9	11.6	0.5	2.9	3.7	0.68	4.36	5.48	0.23	1.45	1.83
P-	凝血酶原时间	4	6.8	2	2	5.3	3.00	2.96	7.91	1	0.99	2.64
U-	吡啶烷醇/肌酐	8.7	17.6	4.4	4.9	12.1	6.53	7.36	18.13	2.18	2.45	6.04
U-	吡啶烷醇/肌酐,morning spot	8.7	17.6	4.4	4.9	12.1	6.53	7.36	18.13	2.175	2.45	6.04
U-	吡啶烷醇/肌酐(晨尿)	19.4	23.6	9.7	7.6	23.6	14.55	11.46	35.46	4.85	3.82	11.82
B-	丙酮酸	15.2	13	7.6	5	17.5	11.40	7.50	26.31	3.8	2.50	8.77

续表

样品类型	分析项目中文名称	生物学变异		适当的性能规范			最低性能规范			最佳性能规范		
		个体内生物学变异 CV_I	个体间生物学变异 CV_G	允许不精密度 I(%)	允许偏倚 B(%)	允许总误差 TE(%)	允许不精密度 I(%)	允许偏倚 B(%)	允许总误差 TE(%)	允许不精密度 I(%)	允许偏倚 B(%)	允许总误差 TE(%)
B-	红细胞分布宽度	3.5	5.7	1.8	1.7	4.6	2.63	2.51	6.84	0.875	0.84	2.28
S-	高荧光强度网织红细胞计数	10	62	5	15.7	24	7.50	23.55	35.93	2.5	7.85	11.98
S-	低荧光强度网织红细胞计数	1.6	4.9	0.8	1.3	2.6	1.20	1.93	3.91	0.4	0.64	1.30
S-	中荧光强度网织红细胞计数	13	33	6.5	8.9	19.6	9.75	13.30	29.39	3.25	4.43	9.80
S-	网织红细胞计数	11	29	5.5	7.8	16.8	8.25	11.63	25.24	2.75	3.88	8.41
P-	视黄醇(维生素 A)	6.2	21	3.1	5.5	10.6	4.65	8.21	15.88	1.55	2.74	5.29
S-	视黄醇(维生素 A)	13.6	19	6.8	5.8	17.1	10.20	8.76	25.59	3.4	2.92	8.53
S-	类风湿因子	8.5	24.5	4.3	6.5	13.5	6.38	9.72	20.24	2.125	3.24	6.75
P-	S 蛋白	5.8	63.4	2.9	15.9	20.7	4.35	23.87	31.05	1.45	7.96	10.35
S-	SCC 抗原	39.4	35.7	19.7	13.3	45.8	29.55	19.94	68.70	9.85	6.65	22.90
P-	硒	12	14	6	4.6	14.5	9.00	6.91	21.76	3	2.30	7.25
B-	硒	12	12	6	4.2	14.1	9.00	6.36	21.21	3	2.12	7.07
Semen-	精子,浓度	26.8	56.4	13.4	15.6	37.7	20.10	23.42	56.58	6.7	7.81	18.86
Semen-	精子,形态	19.6	44	9.8	12	28.2	14.70	18.06	42.32	4.9	6.02	14.11
Semen-	精子,向前运动性	15.2	32.8	7.6	9	21.6	11.40	13.56	32.37	3.8	4.52	10.79
Semen-	精子,快速向前运动性	18.8	51.8	9.4	13.8	29.3	14.10	20.66	43.93	4.7	6.89	14.64
Semen-	精子,总的运动性	18.4	29.8	9.2	8.8	23.9	13.80	13.13	35.90	4.6	4.38	11.97

续表

样品类型	分析项目中文名称	生物学变异		适当的性能规范			最低性能规范			最佳性能规范		
		个体内生物学变异 CV_I	个体间生物学变异 CV_G	允许不精密度 $I(\%)$	允许偏倚 $B(\%)$	允许总误差 $TE(\%)$	允许不精密度 $I(\%)$	允许偏倚 $B(\%)$	允许总误差 $TE(\%)$	允许不精密度 $I(\%)$	允许偏倚 $B(\%)$	允许总误差 $TE(\%)$
Semen-	精子,活力	10.3	25.8	5.2	6.9	15.4	7.73	10.42	23.16	2.575	3.47	7.72
P-	丝氨酸	12.8	42.8	6.4	11.2	21.7	9.60	16.75	32.59	3.20	5.58	10.86
S-	性激素结合蛋白(SHBG)	12.1	42.7	6.1	11.1	21.1	9.08	16.64	31.62	3.025	5.55	10.54
(B)Erythr-	钠	1.8	12.4	0.9	3.1	4.6	1.35	4.70	6.93	0.45	1.57	2.31
(B)Leuc-	钠	51	36.4	25.5	15.7	57.7	38.25	23.50	86.61	12.75	7.83	28.87
S-	钠	0.7	1	0.4	0.3	0.9	0.53	0.46	1.32	0.175	0.15	0.44
S-	碳酸氢钠	4.8	4.7	2.4	1.7	5.6	3.60	2.52	8.46	1.2	0.84	2.82
B-	碳酸氢钠	4	4.8	2	1.6	4.9	3.00	2.34	7.29	1.00	0.78	2.43
Sweat-	氯化钠	15	25	7.5	7.3	19.7	11.25	10.93	29.50	3.75	3.64	9.83
U-	钠,总量,24 小时	28.7	16.7	14.4	8.3	32	21.53	12.45	47.97	7.175	4.15	15.99
U-	钠,浓度,24 小时	24	26.8	12	9	28.8	18.00	13.49	43.19	6	4.50	14.40
P-	可溶性 CD163	9	35.9	4.5	9.3	16.7	6.75	13.88	25.02	2.25	4.63	8.34
S-	可溶性 CD163	4.5	4.5	2.3	1.6	5.3	3.38	2.39	7.96	1.125	0.80	2.65
Semen-	精子,浓度	26.8	56.4	13.4	15.6	37.7	20.10	23.42	56.58	6.70	7.81	18.86
Semen-	精子,快速向前运动性	18.8	51.8	9.4	13.8	29.3	14.10	20.66	43.93	4.70	6.89	14.64
Semen-	精子,形态	19.6	44	9.8	12	28.2	14.70	18.06	42.32	4.90	6.02	14.11
Semen-	精子,向前运动性	15.2	32.8	7.6	9	21.6	11.40	13.56	32.37	3.80	4.52	10.79

续表

样品类型	分析项目中文名称	生物学变异		适当的性能规范			最低性能规范			最佳性能规范		
		个体内生物学变异 CV_I	个体间生物学变异 CV_G	允许不精密度 I(%)	允许偏倚 B(%)	允许总误差 TE(%)	允许不精密度 I(%)	允许偏倚 B(%)	允许总误差 TE(%)	允许不精密度 I(%)	允许偏倚 B(%)	允许总误差 TE(%)
Semen-	精子,总的运动性	18.4	29.8	9.2	8.8	23.9	13.80	13.13	35.90	4.60	4.38	11.97
Semen-	精子活力	10.3	25.8	5.2	6.9	15.4	7.73	10.42	23.16	2.58	3.47	7.72
S-	超氧化物歧化酶	17.1	10.5	8.6	5	19.1	12.83	7.52	28.69	4.275	2.51	9.56
(B)Erythr-	超氧化物歧化酶	12.3	4.9	6.2	3.3	13.5	9.23	4.97	20.19	3.075	1.66	6.73
P-	牛磺酸	30.6	44	15.3	13.4	38.6	22.95	20.10	57.97	7.65	6.70	19.32
S-	睾酮	9.3	23.7	4.7	6.4	14	6.98	9.55	21.06	2.325	3.18	7.02
Saliva-	睾酮	17.3	28.8	8.7	8.4	22.7	12.98	12.60	34.01	4.325	4.20	11.34
U-	睾酮	25		12.5			18.75			6.25		
S-	游离睾酮	9.3		4.7			6.98			2.33		
U-	游离睾酮	51.7		25.9			38.78			12.93		
S-	甲状腺球蛋白	14	39	7	10.4	21.9	10.50	15.54	32.86	3.5	5.18	10.95
S-	甲状腺球蛋白抗体	8.5	82	4.3	20.6	27.6	6.38	30.91	41.43	2.125	10.30	13.81
S-	甲状腺过氧化物酶抗体	11.3	147	5.7	36.9	46.2	8.48	55.29	69.27	2.825	18.43	23.09
S-	促甲状腺激素	19.3	24.6	9.7	7.8	23.7	14.48	11.73	35.61	4.825	3.91	11.87
S-	促甲状腺素受体抗体	4.8		2.4			3.60			1.2		
S-	甲状腺素(T4)	4.9	10.9	2.5	3	7	3.68	4.48	10.55	1.225	1.49	3.52
S-	甲状腺素结合蛋白	4.4	12.6	2.2	3.3	7	3.30	5.00	10.45	1.1	1.67	3.48

续表

样品类型	分析项目中文名称	生物学变异		适当的性能规范			最低性能规范			最佳性能规范		
		个体内生物学变异 CV_I	个体间生物学变异 CV_G	允许不精密度 $I(\%)$	允许偏倚 $B(\%)$	允许总误差 $TE(\%)$	允许不精密度 $I(\%)$	允许偏倚 $B(\%)$	允许总误差 $TE(\%)$	允许不精密度 $I(\%)$	允许偏倚 $B(\%)$	允许总误差 $TE(\%)$
S-	甲状腺素结合蛋白	0.09	0.06	0	0	0.1	0.07	0.04	0.15	0.02	0.01	0.05
S-	游离甲状腺素	5.7	12.1	2.9	3.3	8	4.28	5.02	12.07	1.43	1.67	4.02
S-	甲状腺素/甲状腺素结合蛋白	0.1	0.1	0	0	0.1	0.08	0.05	0.18	0.03	0.02	0.06
P-		10.5	61	5.3	15.5	24.1	7.88	23.21	36.21	2.63	7.74	12.07
S-	组织多肽抗原(TPA)	28.7	40.4	14.4	12.4	36.1	21.53	18.58	54.10	7.175	6.19	18.03
S-	组织多肽抗原(TPA)	31.1	63.7	15.6	17.7	43.4	23.33	26.58	65.07	7.78	8.86	21.69
S-	组织多肽特异性抗原(TPS)	36.1	108	18.1	28.5	58.3	27.08	42.70	87.38	9.025	14.23	29.13
S-	总的肉毒碱	7.7	13.8	3.9	4	10.3	5.78	5.93	15.45	1.925	1.98	5.15
U-	总的儿茶酚胺,浓度,24 小时	24	32	12	10	29.8	18.00	15.00	44.70	6	5.00	14.90
U-	总的卟啉	40		20			30.00			10		
S-	转铁蛋白	3	4.3	1.5	1.3	3.8	2.25	1.97	5.68	0.75	0.66	1.89
P-	苏氨酸	17.9	33.1	9	9.4	24.2	13.43	14.11	36.26	4.48	4.70	12.09
S-	甘油三酯	20.9	37.2	10.5	10.7	27.9	15.68	16.00	41.86	5.225	5.33	13.95
S-	三碘甲状腺氨酸(T3)	8.7	17.2	4.4	4.8	12	6.53	7.23	17.99	2.175	2.41	6.00
S-	游离三碘甲状腺氨酸(T3)	7.9	17.6	4	4.8	11.3	5.93	7.23	17.01	1.98	2.41	5.67
S-	三碘甲状腺氨酸,摄入	0.05		0.03			0.04			0.01		
S-	三碘甲状腺氨酸/甲状腺素结合蛋白	0.1	0.1	0.1	0	0.1	0.08	0.05	0.18	0.03	0.02	0.06

续表

样品类型	分析项目中文名称	生物学变异		适当的性能规范			最低性能规范			最佳性能规范		
		个体内生物学变异 CV_I	个体间生物学变异 CV_G	允许不精密度 I(%)	允许偏倚 B(%)	允许总误差 TE(%)	允许不精密度 I(%)	允许偏倚 B(%)	允许总误差 TE(%)	允许不精密度 I(%)	允许偏倚 B(%)	允许总误差 TE(%)
S-	肌钙蛋白 I	14	63	7	16. 1	27. 7	10. 50	24. 20	41. 53	3. 5	8. 07	13. 84
S-	肌钙蛋白 I	9. 7	57	4. 9	14. 5	22. 5	7. 28	21. 68	33. 69	2. 43	7. 23	11. 23
S-	肌钙蛋白 I	30. 5	90	15. 3	23. 7	48. 9	22. 88	35. 64	73. 38	7. 63	11. 88	24. 46
P-	色氨酸	22. 7	152. 6	11. 4	38. 6	57. 3	17. 03	57. 85	85. 95	5. 68	19. 28	28. 65
S-	肿瘤坏死因子 α	43	29	21. 5	13	48. 4	32. 25	19. 45	72. 66	10. 75	6. 48	24. 22
S-	尿酸	9	17. 6	4. 5	4. 9	12. 4	6. 75	7. 41	18. 55	2. 25	2. 47	6. 18
U-	尿酸,浓度,24 小时	24. 7	22. 1	12. 4	8. 3	28. 7	18. 53	12. 43	43. 00	6. 175	4. 14	14. 33
U-	尿酸,总量,24 小时	18. 5	14. 4	9. 3	5. 9	21. 1	13. 88	8. 79	31. 69	4. 625	2. 93	10. 56
S-	尿素	12. 3	18. 3	6. 2	5. 5	15. 7	9. 23	8. 27	23. 49	3. 075	2. 76	7. 83
U-	尿素,浓度,24 小时	22. 7	25. 9	11. 4	8. 6	27. 3	17. 03	12. 91	41. 01	5. 675	4. 30	13. 67
U-	尿素,总量,24 小时	17. 4	25. 4	8. 7	7. 7	22. 1	13. 05	11. 55	33. 08	4. 35		
P-	缬氨酸	10. 6	40. 1	5. 3	10. 4	19. 1	7. 95	15. 55	28. 67	2. 65	5. 18	9. 56
U-	香草扁桃体酸,浓度,24 小时	22. 2	47	11. 1	13	31. 3	16. 65	19. 49	46. 96	5. 55	6. 50	15. 65
S-	血管细胞黏附分子 1	5. 2	16	2. 6	4. 2	8. 5	3. 90	6. 31	12. 74	1. 3	2. 10	4. 25
S-	血管细胞黏附分子 1(VCAM-1)	5. 2	16	2. 6	4. 2	8. 5	3. 90	6. 31	12. 74	1. 30	2. 10	4. 25
S-	血管内皮生长因子	14. 1	28. 8	7. 1	8	19. 6	10. 58	12. 02	29. 47	3. 525	4. 01	9. 82
P-	血管内皮生长因子	14. 1	18. 1	7. 1	5. 7	17. 4	10. 58	8. 60	26. 05	3. 53	2. 87	8. 68

续表

样品类型	分析项目中文名称	生物学变异		适当的性能规范			最低性能规范			最佳性能规范		
		个体内生物学变异 CV_I	个体间生物学变异 CV_G	允许不精密度 I(%)	允许偏倚 B(%)	允许总误差 TE(%)	允许不精密度 I(%)	允许偏倚 B(%)	允许总误差 TE(%)	允许不精密度 I(%)	允许偏倚 B(%)	允许总误差 TE(%)
B-	血管内皮生长因子	14.3	28.8	7.2	8	19.8	10.73	12.06	29.75	3.58	4.02	9.92
S-	血管内皮生长因子	10.7	47.6	5.4	12.2	21	8.03	18.30	31.54	2.68	6.10	10.51
P-	维生素 B_1	4.8	12	2.4	3.2	7.2	3.60	4.85	10.79	1.2	1.62	3.60
(B)Eryth-	维生素 B_{12}	15	69	7.5	17.7	30	11.25	26.48	45.04	3.75	8.83	15.01
B-	维生素 B_2(核黄素)	5.8	10	2.9	2.9	7.7	4.35	4.34	11.51	1.45	1.45	3.84
(B)Eryth-	维生素 B_2(核黄素)	6.4	11	3.2	3.2	8.5	4.80	4.77	12.69	1.6	1.59	4.23
(B)Eryth-	维生素 B_2(谷胱甘肽还原酶活化)	5.2	40	2.6	10.1	14.4	3.90	15.13	21.56	1.3	5.04	7.19
(B)Eryth-	维生素 B_6	14	24	7	6.9	18.5	10.50	10.42	27.74	3.5	3.47	9.25
B-	维生素 B_6	20	34	10	9.9	26.4	15.00	14.79	39.54	5	4.93	13.18
(B)Eryth-	维生素 B_6 状态(AST 激活)	1.4	44	0.7	11	12.2	1.05	16.51	18.24	0.35	5.50	6.08
(B)Eryth-	维生素 E	7.6	21	3.8	5.6	11.9	5.70	8.37	17.78	1.9	2.79	5.93
(B)Eryth-	维生素 K	38	44	19	14.5	45.9	28.50	21.80	68.83	9.5	7.27	22.94
S-	极低密度脂蛋白胆固醇	27.6		13.8			20.70			6.9		
P-	血管性血友病因子	0.001	28.3	0.0005	7.1	7.1	0.00	10.61	10.61	0.00025	3.54	3.54
P-	血管性血友病因子	2.5	27.3	1.3	6.9	8.9	1.88	10.28	13.37	0.63	3.43	4.46
P-	血管性血友病因子抗原	5	18	2.5	4.7	8.8	3.75	7.01	13.19	1.25	2.34	4.40
S-	水	3.1	0.1	1.6	0.8	3.3	2.33	1.16	5.00	0.775	0.39	1.67

续表

样品类型	分析项目中文名称	生物学变异		适当的性能规范			最低性能规范			最佳性能规范		
		个体内生物学变异 CV_I	个体间生物学变异 CV_G	允许不精密度 I(%)	允许偏倚 B(%)	允许总误差 TE(%)	允许不精密度 I(%)	允许偏倚 B(%)	允许总误差 TE(%)	允许不精密度 I(%)	允许偏倚 B(%)	允许总误差 TE(%)
S-	玉米黄素	34.7		17.4			26.03			8.675		
S-	锌	9.3	9.4	4.7	3.3	11	6.98	4.96	16.47	2.325	1.65	5.49
P-	锌	11	14	5.5	4.5	13.5	8.25	6.68	20.29	2.75	2.23	6.76
P-	α-氨基丁酸	24.7	32.3	12.4	10.2	30.5	18.53	15.25	45.81	6.18	5.08	15.27
U-	α-淀粉酶(胰腺)	39	78.4	19.5	21.9	54.1	29.25	32.84	81.10	9.75	10.95	27.03
P-	α-胡萝卜素	24	65	12	17.3	37.1	18.00	25.98	55.68	6.00	8.66	18.56
S-	α-胡萝卜素	48	65	24	20.2	59.8	36.00	30.30	89.70	12.00	10.10	29.90
S-	甲胎蛋白(AFP,非肝癌)	12.2	45.6	6.1	11.8	21.9	9.15	17.70	32.80	3.05	5.90	10.93
P-	β-胡萝卜素	18	48	9	12.8	27.7	13.50	19.22	41.50	4.50	6.41	13.83
U-	δ-氨基酮戊酸	16	27	8	7.8	21	12.00	11.77	31.57	4.00	3.92	10.52

注:S,血清;P,血浆;U,尿液;

Patient-,患者;(B)Gas,血气;(B)Erthry,血红细胞;B-spot,血斑;Saliva-,唾液;

(B)Leuc-,血细胞;Semen-,精液;Sweat-,汗液

Q-2　美国临床实验室改进修正案能力验证可接受分析质量准则

常规化学	
分析项目	可接受性能
丙氨酸氨基转移酶	靶值±20%
白蛋白	靶值±10%
碱性磷酸酶	靶值±30%
淀粉酶	靶值±30%
天门冬氨酸氨基转移酶	靶值±20%
总胆红素	靶值±0.4mg/dl[6.8μmol/L]或±20%(取大者)
PO_2	靶值±3*SD*
PCO_2	靶值±5mmHg or±8%(取大者)
pH	靶值±0.04
总钙	靶值±1.0mg/dl[0.25mmol/L]
氯	靶值±5%
胆固醇	靶值±10%
高密度脂蛋白胆固醇	靶值±30%
肌酸激酶	靶值±30%
肌酸激酶同工酶	MB升高(存在或不存在)or靶值±3SD
肌酐	靶值±0.3mg/dl[27μmol/L]或±15%(取大者)
葡萄糖	靶值±6mg/dl[0.3mmol/L]±10%(取大者)
铁	靶值±20%
乳酸脱氢酶	靶值±20%
乳酸脱氢酶同工酶	LDH1/LDH2(+或-)或靶值±30%
镁	靶值±25%
钾	靶值±0.5mmol/L
钠	靶值±4mmol/L
总蛋白	靶值±10%
甘油三酯	靶值±25%
尿素氮	靶值±2mg/dl[0.71mmol/L]或±9%(取大者)
尿酸	靶值±17%

续表

	毒理学
分析项目	可接受性能
酒精(血)	靶值 ±25%
血铅	靶值 ±10% 或 ±0.019μmol/L(4μg/dl)(取大者)
卡马西平	靶值 ±25%
地高辛	靶值 ±20% 或 0.2μg/L(更大)
乙琥胺	靶值 ±20%
庆大霉素	靶值 ±25%
锂	靶值 ±0.3mmol/L 或 ±20%(更大)
苯巴比妥	靶值 ±20%
苯妥英	靶值 ±25%
扑痫酮	靶值 ±25%
普鲁卡因酰胺(及代谢物)	靶值 ±25%
奎尼丁	靶值 ±25%
茶碱	靶值 ±25%
妥布霉素	靶值 ±25%
丙戊酸	靶值 ±25%

	血液学
分析项目	可接受性能
细胞识别	在识别上 90% 或更高一致性
白细胞分类	靶值 ±3*SD*(基于不同类型白细胞的百分数)
红细胞计数	靶值 ±6%
血细胞比容	靶值 ±6%
血红蛋白	靶值 ±7%
白细胞计数	靶值 ±15%
血小板计数	靶值 ±25%
纤维蛋白原	靶值 ±20%
活化的部分凝血活酶时间	靶值 ±15%
凝血酶原时间	靶值 ±15%

来自美国联邦登记 2,28,1992;57(40):7002-186.

附录 R　格式化的工作表

本文附上的工作表可作为实验室日常质量控制的应用

R-1　质量规范

R-2　质量控制过程设计

R-3　质控图的定义

R-4　模拟临界系统误差的偏移

R-5　每日质量控制问题调查工作表

R-6　汇总质量控制问题调查工作表

R-1　质量规范

实验室 ____________________　　部门 ____________________

日期 ______/______/______　　签字：____________________

仪器	分析项目	质控样本	靶值	#	*TEa%*	*TEa*	*

靶值基于：
1. 实验室间相同方法组比较
2. 包装说明书
3. 历史/累积数据
4. 其他：__________

* 允许总误差限基于：
1. 生物学变异
2. 由设置的临床界限：__________
3. 来自室间质量评价准则：__________
4. 相同方法组公议值：__________
5. 文献推荐：__________
6. 其他：__________

R-2　质量控制过程设计

实验室 ______________________　　　　部门 ______________________

日期 ______/______/______　　　　签字：______________________

仪器	分析项目	质控样本	均值	*SD*	*N*	临界系统误差 *SEc*	误差发生率	规则	#

#1. 经常性地检查质控图
2. 经常性地增加质控
3. 采取纠正措施

$SEc = [(TEa - |Bias|)/SD - 1.65$

误差发生率：

低　= __________ 显著性误差在 __________ 月

中　= __________ 显著性误差在 __________ 月

高　= __________ 显著性误差在 __________ 月

R-3　质控图的定义

实验室＿＿＿＿＿＿＿＿　部门＿＿＿＿＿＿＿＿

日期＿＿／＿＿／＿＿　签字：＿＿＿＿＿＿＿＿

仪器	分析项目	质控样本	实际均值	指定均值	#	实际标准差(*SD*)	指定标准差(*SD*)	*

#1. 指定均值＝实际均值
2. 指定均值≠实际均值
→潜在增加假失控

*1. 指定标准差(*SD*)＝实际标准差(*SD*)
2. 指定标准差(*SD*)＜实际标准差(*SD*)
→潜在地增加了假失控
3. 指定标准差(*SD*)＞实际标准差(*SD*)
→潜在地增加了假在控

R-4　模拟临界系统误差的偏移

实验室 ______________　　部门 ______________

日期 ____/____/____　　签字：______________

仪器	分析项目	质控样本	实际均值	指定均值	实际标准差（SD）	指定标准差（SD）
靶值	*TEa*	*SEc*	评论			

指定值			
+4*SD*			
+3*SD*			
+2*SD*			
+1*SD*			
Mean			
-1*SD*			
-2*SD*			
-3*SD*			
-4*SD*			

实际值			
+4*SD*			
+3*SD*			
+2*SD*			
+1*SD*			
Mean			
-1*SD*			
-2*SD*			
-3*SD*			
-4*SD*			

目标值		
+1*TEa*		
靶值		
-1*TEa*		

R-5　每日质量控制问题调查工作表

数据-分析项目:________ 仪器:________________ 日期:____/____/____

影响的控制物:水平1______水平2________水平3________其他________

质量控制标记信号:1_{2S}__ $1_{2.5S}$__ 1_{3S}__ $1_{3.5S}$__ 1_{4S}__ 1-s [随机或系统误差]

2_{2S}__ 4_{1S}__ $10_{\bar{x}}$____ 3_{1S}____ $12_{\bar{x}}$____ [系统误差]

R_{4S}____ [随机误差] 其他____________

最近数据被标记的比例:_ 个数据点中有___ 个数据点 = ________

最近数据的分布:高于均值____ 低于均值___ 或均值两侧________

改变之前%多少的数据点在±1s内:大约68%____ <68%____ >68%______

开始改变:突然__ 或逐渐地______ 出现在____批号 日期____/____/____

一个新批号试剂开始于第________批号,日期:____/____/____

一个新包装试剂开始于第______批号,日期:____/____/____

一个新批号校准物开始于第______批号,日期:____/____/____

一个新包装的校准物开始于第______批号,日期:____/____/____

一盒新的控制物开始于第______批号,日期:____/____/____

一瓶新的控制物开始于第______批号,日期:____/____/____

仪器维护或更新发生在第______批号 日期:____/____/____

分析过程的改变发生在第______批号 日期:____/____/____

其他受影响的试验:______________________

常见的共同特性是:仪器________ 波长________ 试剂____ 校准物________

分配器______ 试验原理______ 供应品的运输________ 其他:____________

其他受影响的仪器:__________

常见的共同特性是:试剂______ 校准物______ 部件/维护/更新________

过程或人员______ 其他:________________

信息:

质量控制图均值的指定值:正确______太高______太低______

质量控制图标准差的指定值:正确______太高______太低______

可能的误差类型是:系统误差______随机误差____或随机误差或系统误差______

患者结果可能是错误的:高______低______不精密______

方法准确度的改变______或精密度改变______同时伴有下列变化:

试剂______校准______仪器______控制物____过程________

措施:

重复控制物___ (和所有患者样本______或临界患者样本______),用:

新的试剂__________ 新批号的试剂________

新的校准物______ 新批号的校准物______

新的控制物________ 另外的控制物______

清洁或维护仪器________ 安排来自厂家仪器的服务________

向主管、主任、或技术专家咨询________

续表

临时中断报告患者结果 ______

将患者样本提交给其他实验室进行检测 ________

参照靶值和允许总误差(*TEa*)评价当前的均值和标准差 _____

如果采用上述措施没能纠正改变,并且 $TE < TEa$,需重新指定控制图的均值__或标准差__

调查执行者 ________________ 日期 ____/____/____

R-6　汇总质量控制问题调查工作表

数据-分析项目：_______ 仪器:______________ 日期:_____/_____/_______

质控标记信号:$TE > TEa$ ___ $\triangle SEc < 2.0$ ___ $SDI > \pm 2.0$ _____ $CVI > 1.0$ _________

受影响的控制物:水平 1 ___ 水平 2 ___ 水平 3 ___ 其他 ___

与四个关键项指标相关的数据及计算						
	水平 1		水平 2		水平 3	
靶值						
允许总误差(*TEa*)						
均值(*Mean*)						
控制图上指定值						
	N	值	*N*	值	*N*	值
当前实际的						
累积的						
相同方法组的						
所有实验室的						
标准差(*SD*)						
质控图上指定值						
常规的						
	N	值	*N*	值	*N*	值
当前实际的						
相同方法组的						
所有实验室的						
当前数据的总误差						
当前数据的 $\triangle SEc$						

续表

信息：

当前数据满足质量规范：水平 1：____水平 2：_ 水平 3：______

靶值是有效的：水平 1：____水平 2：______水平 3：________

允许总误差（TEa）限是有效的：水平 1：____水平 2：_____ 水平 3：______

均值和标准差指数（SDI）指出正的_或负的_ 偏倚，与靶值 _累积值 _或相同方法组_均值相比较，开始于本月_或自从____/____/___逐渐地

标准差（SD）和变异系数指数（CVI）指出增加的不精密度，与常规的___ 累积的___ 或相同方法组的______标准差相比较，开始于本月____或自从____/____/____逐渐地

患者结果可能是错误的：高____低 ______不精密的________

措施：

____ 验证用于产生实验室内和相同方法组数据所有统计量的有效性

____ 计算最近数据总体的均值和标准差

____ 对质控图上的均值重新赋值：水平 1：____ 水平 2：____ 水平 3：________

____ 对质控图上的标准差重新赋值：水平 1：______水平 2：____水平 3：______

____ 对靶值重新赋值：水平 1：___水平 2：____水平 3：________

____ 对允许总误差（TEa）限重新赋值：水平 1：_水平 2：______ 水平 3：________

____ 选择质控规则和策略来最大化误差检出 ____或最小化假失控______

____ 采取纠正措施减小偏倚

____ 采取纠正措施减小不精密度

____ 安排来自厂家的仪器服务

____ 临时中断报告患者结果

调查执行者 ____________________日期 _____/_____/_____

参考文献

1. 王治国. 临床检验质量控制预测值模型的建立和应用. 中国卫生统计,1994,11(3):49-52.
2. 王治国. 使用多元回归分析进行试验干扰的确定. 陕西医学检验,1995,10(3):3-4.
3. 王治国. 临床化学质量控制方法的选择和设计. 陕西医学检验,1995,10(4):49-53.
4. 王治国. 临床检验分析方法精密度要求的重新评价. 陕西医学检验,1996,11(1):34-37.
5. 王治国. 临床检验方法比较研究中回归分析方法的介绍. 陕西医学检验,1996,11(2):18-20.
6. 王治国. 应用 Lotus 1-2-3 进行临床检验实验数据处理. 陕西医学检验,1996,11(3):12-13.
7. 王治国. 临床化学实验室内统计质量控制规则的介绍. 陕西医学检验,1997,12(2):35-38.
8. 王治国. 临床检验质量控制的计算机模拟程序研究. 中国卫生统计,1997,14(4):58-60.
9. 王治国. Internet 在医学检验中的应用. 医学信息,1998,11(10):34-37.
10. 王治国. SARS 软件在临床实验室实验数据统计分析上应用技巧的研究. 陕西医学检验,1998,13(2):24-25.
11. 王治国. 血气及 pH 测定室间质量评价系统的建立. 江西医学检验,1998,16(4):223-224.
12. 李小鹏,王治国. 临床化学室间质评靶值确定及评价限设定的研究. 陕西医学检验,1999,14(1):45-49.
13. 王治国. 中国临床检验信息网的开发和研究. 医学信息,1999,12(7):16-17.
14. 王治国. 论我国临床检验系统信息化建设. 医学信息,1999,12(8):28-29.
15. 王治国. 全国临床检验实验室间质评(EQA):远程数据通信网络系统的研究. 医学信息,2000,13(1):16-18.
16. 李小鹏,王治国. 临床化学实验室室内质量控制方法的简便设计. 临床检验杂志,2001,19(1):47-48.
17. 李小鹏,王治国. 美国临床实验室标准化委员会标准与指南. 中华检验医学杂志,2001,24(4):251-252.
18. 李小鹏,王治国. 临床检验分析方法不精密度要求研究. 中国卫生统计,2002,19(6):328-331.
19. 王治国. 2001 年全国新生儿疾病筛查实验室质量评价. 中国公共卫生,2002,18(11):1324-1327.
20. 王治国. 6σ 质量标准在临床实验室质量控制的应用(Ⅰ). 上海医学检验杂志,2002,17(2):125-127.
21. 王治国. 6σ 质量标准在临床实验室质量控制的应用(Ⅱ). 上海医学检验杂志,2002,17(3):189-190.
22. 王治国. 临床化学分析仪室内质量控制方法的评价和选择. 华中医学杂志,2002,26(1):6-8.
23. 王治国. 医学实验室的质量管理. 世界标准化与质量管理,2002,(9):15-17.
24. Wang Zhiguo, et al. Internet-based interlaboratory comparison of internal quality control data. 54th Annual Meeting July 28-August 1, 2002, Orlando, Florida, Clin Chem Suppl S6 02
25. Wang Zhiguo et al. Internet-based National External Quality Assessment (EQA) Data management system for Clinical Laboratory in China. Clin Chem Lab Med 2002, 40 Special Suppl, pp S157 The 18 th International Congress of Clinical Chemistry and Laboratory Medicine, Kyoto, Japan, 20-25 October 2002
26. 王治国. 休哈特和累积和联合控制图提高临床检验质量控制水平. 中国卫生统计,2003,20(2):87-92.
27. 王治国. 应用操作过程规范图设计临床检验室内质控方法. 中国卫生统计,2003,20(5):292-295.
28. 王薇,王治国. 凝血试验项目室内统计质控方法的设计. 临床检验杂志,2003,21(4):242-243.
29. 王治国. 2003 年全国产前筛查实验室质量评价. 中国预防医学会,2004,5(6):481-483.
30. 王治国. 监测临床检验分析过程的多特征化途径. 齐鲁医学检验,2004,15(1):1-2.
31. 王治国. 利用工作表调查和解决临床实验室每日质控问题. 中华检验医学杂志,2004,27(9):600-602.
32. 王治国. 临床检验定量测定室内质控系统的建立. 检验医学,2004,19(1):6-9.
33. 王治国. 临床检验定量测定量统计质控方法选择和设计表格. 检验医学,2004,19(1):10-11.

34. 王治国. 临床检验室内质量控制数据实验室间比对. 中华检验医学杂志,2004,27(10):701-702.
35. 王治国. 临床实验室精密度性能的评估. 检验医学,2004,19(5):455-457.
36. 王薇,王治国. 血红蛋白测定室内质量控制方法设计. 临床输血与检验,2004,6(1):17-19.
37. 王薇,王治国. 应用操作过程规范图设计血液分析仪室内质量控制方法. 检验医学,2004,19(1):12-14.
38. 王治国. 测量不确定度及其在临床检验中应用. 中国卫生统计,2005,22(2):85-86.
39. 王治国. 英国临床病理学实验室认可-医学实验室标准的修订及内容. 中国医院管理,2005,25(5):62-64.
40. 王治国. 临床检验方法评价决定图的制作及应用. 检验医学,2006,21(6):570-572.
41. 王治国. 临床生化检测分析中实验室质量控制. 中华检验医学杂志,2007,30(3):357-360.
42. 张建平,王治国. 临床检验室间质量评价计划主要问题以及研究进展. 中华检验医学杂志,2007,30(9):977-981.
43. 王薇,王治国. 六西格玛在临床实验室的应用. 中国医疗器械信息,2008,14(12):10-16.
44. 王薇,王治国. 全国新生儿疾病筛查实验室苯丙氨酸和促甲状腺素检测的质量评价. 广东医学,2008,29(3):353-356.
45. 张建平,王治国. 肌酐检测的准确性问题研究. 国际检验医学杂志,2008,29(6):501-503.
46. 张建平,王治国. 介绍一种诊断明确时定性检测方法的性能评估方案. 检验医学,2008,23(1):76-78.
47. 王治国. 临床化学检验项目的 s 水平的计算及质控方法的选择. 检验医学,2009,24(1):71-73.
48. 王治国. 新生儿遗传代谢病筛查实验室质量管理. 广东医学,2009,30(9):1215-1216.
49. 张建平,王治国. 临床实验室定量检测方法总分析误差评估的研究. 国际检验医学杂志,2009,30(1):79-80.
50. 曾蓉,王治国. 临床实验室误差与患者安全. 国际检验医学杂志,2010,31(12):1402-1403.
51. 王薇,王治国. 全国同型半胱氨酸检测室间质量评价结果分析. 现代检验医学杂志,2010,25(3):149-151.
52. 王薇,王治国. 便携式血糖检测仪室内质量控制方法的设计. 现代检验医学杂志,2010,25(4):150-152.
53. 王薇,王治国. 临床实验室对厂家声明的精密度和真实度的性能验证要求. 检验医学,2010,25(12):1001-1005.
54. 王薇,王治国. 全国血铅临床检测室间质量评价结果分析. 中国医药导刊,2010,12(12):2121-2123.
55. 王薇,王治国. 全血五元素检测的实验室间质量调查结果分析. 中国预防医学杂志,2010,11(8):839-841.
56. 钟堃,王治国. 利用多中心使用相同检测系统建立人体参考区间的要求. 中华检验医学杂志,2010,33(8):790-792.
57. 钟堃,王治国. 全国 2009 年新生儿遗传代谢病筛查项目切值分析. 中国儿童保健杂志,2010,18(12):982-984.
58. 钟堃,王治国. 稳健统计在全国临床化学检验室间质量评价的应用. 中国计量,2010,12(1):46-48.
59. 曾蓉,王薇,王治国. 临床检验质量控制指标的现状分析. 中国医院,2011,6(15):30-33.
60. 曾蓉,王治国. 肿瘤标志物应用的质量要求探讨. 国际检验医学杂志,2011,32(7):746-747.
61. 曾蓉,王治国. 免疫检测的临床评估. 国际检验医学杂志,2011,8(32):1523-1524.
62. 曾蓉,王治国. 诊断性检验中的误差网格的建立与解释. 国际检验医学杂志,2011,9(32):1652-1653.
63. 曾蓉,王薇,王治国. 美国临床实验室质量跟踪计划的经验与启示. 中国医院,2011,11(15):57-60.
64. 曾蓉,王薇,王治国. 误差网格在血铅检测性能评估中应用. 中国公共卫生杂志,2011,27:60-63.
65. 曾蓉,王治国. 临床实验室质量指标体系的建立. 中华医院管理杂志,2011,27(3):211-214.
66. 何法霖,王治国. POCT 血糖仪质量规范的研究. 国际检验医学杂志,2011,32(17):2002-2004.
67. 何法霖,王治国. 全国全血细胞计数室间质量评价两种评价标准的比较. 现代检验医学杂志,2011,26

(1):150-152.
68. 胡丽涛,王治国.临床实验室安全与患者安全的相关分析.国际检验医学杂志,2011,1(32):11-13.
69. 胡丽涛,王治国.实验室质量控制:用患者数据评价分析性能.国际检验医学杂志,2011,32(5):617-618.
70. 胡丽涛,王治国.临床检验定性检测的质量控制.检验医学杂志,2011,26(8):564-566
71. 胡丽涛,王治国.血凝分析仪的性能评估方法的研究进展.国际检验医学杂志,2011,32(9):975-977.
72. 胡丽涛,王治国.凝血检测标本的采集、运送、处理和保存.现代检验医学杂志,2011,26(2):29-31.
73. 胡丽涛,何法霖,王治国.生物学变异在患者系列结果改变评价中的应用.现代检验医学杂志,2011,26(6):153-155.
74. 胡丽涛,何法霖,王治国.血液分析仪的室内质量控制.国际检验医学杂志,2011,32(15):1777-1779.
75. 王薇,王治国.临床肌酐检测结果质量水平现状分析及溯源性问题研究.现代检验医学杂志,2011,26(3):47-50.
76. 王薇,王治国.全国常规化学检验项目参考区间现状调查分析.中华检验医学杂志,2011,34(12):1139-1143.
77. 王薇,王治国.同一医院内两台凝血分析仪血浆凝血酶原时间的可比性验证.现代检验医学杂志,2011,26(4):114-115.
78. 王薇,王治国.中国便携式血糖检测仪的质量评价.国际检验医学杂志,2011,32(3):382-384.
79. 王薇,王治国.在同一医院内白细胞计数在3台不同血细胞分析系统上可比性验证.国际检验医学杂志,2011,32(5):620-621.
80. 杨雪,王治国.常规实验室检验血液标本处理程序.中国医院杂志,2011,11(16):61-64.
81. 张妍,王治国.医疗服务人员培训及能力评估.国际检验医学杂志,2011,32(5):615-616.
82. 钟堃,王治国.参考区间的理论问题探讨.国际检验医学杂志,2011,32(4):526-527.
83. 钟堃,王治国.临床检验参考区间的转换和验证.现代检验医学杂志,2011,26(4):140-143.
84. 钟堃,王治国.临床检验共同参考区间的分析质量规范.国际检验医学杂志,2011,32(20):2420-2421.
85. 白玉,王治国.美国政府对临床检验项目管理及质量控制要求.国际检验医学杂志,2011,32(3):384-385.
86. 白玉,王治国.全国常规化学检验项目室内质控变异系数的分析.检验医学,2011,26(3):207-209.
87. 曾蓉,王薇,王治国.临床实验室报告周转时间的监测.临床检验杂志,2012,30(4):301-308.
88. 曾蓉,王薇,王治国.常规血培养污染监测的质量保证措施.现代检验医学杂志,2012,27(6):160-162.
89. 曾蓉,王薇,王治国.临床实验室心肌损伤标志物检测回报时间的调查.临床检验杂志,2012,30(11):922-923.
90. 曾蓉,王薇,王治国.临床检验全局性和支持性过程中的质量指标和规范.国际检验医学杂志,2012,33(3):380-381.
91. 曾蓉,王薇,王治国.临床实验室关键过程的质量指标和规范.中国医院管理,2012,(1):49-51.
92. 曾蓉,王薇,王治国.临床实验室危急值报告制度的建立.中华检验医学杂志,2012,35(4):380-381.
93. 何法霖,白玉,王薇,钟堃,王治国.由生物学变异确定的质量规范在常规化学室间质评和室内质控中的应用.中华检验医学杂志,2012,35(6):531-537.
94. 何法霖,胡丽涛,王薇,钟堃,王治国.澳大利亚室间质量评价限在我国常规化学室间质量评价中的应用.现代检验医学杂志,2012,27(2):140-143.
95. 何法霖,王薇,钟堃,王治国.3种允许总误差(TEa)质量规范在血脂室间质评中的应用.临床检验杂志,2012,30(1):70-71.
96. 何法霖,王薇,钟堃,王治国.临床血液学检验项目质量规范的研究.国际检验医学杂志,2012,33(18):2302-2304.

97. 何法霖,王薇,钟堃,王治国.一种新的室间质量评价反馈方案.临床检验杂志,2012,30(4):307-308.
98. 何法霖,王治国,王薇,钟堃,王治国.两种来源的允许总误差质量规范在凝血室间质量评价中的应用.检验医学,2012,27(6):513-515.
99. 何法霖,王治国.生物学变异在制定临床检验质量规范中的应用.国际检验医学杂志,2012,32(18):2117-2119.
100. 胡丽涛,王薇,王治国.回归和多元分析在参考物质互换性研究中的应用.中国卫生统计,2012,29(3):462-464.
101. 胡丽涛,王治国.分子诊断质量控制面临的问题.临床检验杂志,2012,30(6):466-467.
102. 胡丽涛,王治国.计算的检验项目室内质量控制方法研究.检验医学,2012,27(2):99-102.
103. 康凤凤,王薇,王治国.基于风险管理的临床实验室质量控制.国际检验医学杂志,2012,33(21):2673-2674.
104. 康凤凤,王治国.FRACAS在临床检验中的应用.现代检验医学杂志,2012,27(6):14-16.
105. 康凤凤,王治国.临床实验室质量控制中的风险管理.临床检验杂志,2012,30(7):539-542.
106. 康凤凤,王治国.失效模式和效应分析在减少检验医学差错中的应用.中国医院,2012,16(9):37-39.
107. 王治国,居漪,王薇.临床检验质量规范.检验医学,2012,27(12):984-988.
108. 王薇,杨雪,胡丽涛,等.糖化血红蛋白两种床旁检测方法性能的比较.中国糖尿病杂志,2012,20(7):511-514.
109. 王薇,钟堃,白玉,等.北京市常规化学检验结果互认项目在全国室间质评中的结果分析.中华检验医学杂志,2012,35(1):62-66.
110. 王薇,钟堃,何法霖,等.全国新生儿遗传代谢病筛查葡萄糖-6-磷酸脱氢酶检测实验室室间质评质量调查分析.中国儿童保健杂志,2012,20(3):205-207.
111. 王薇,钟堃,何法霖,等.全国新生儿先天性肾上腺皮质增生症筛查17-羟孕酮检测室间质量调查分析.中国儿童保健杂志,2012,20(6):573-575.
112. 杨雪,王薇,张传宝,等.我国肌酐检测系统性能分析.检验医学,2012,27(12):989-994.
113. 杨雪,王治国.感染性疾病定量分子检测的质量保证.国际检验医学杂志,2012,33(16):2010-2012.
114. 杨雪,王治国.患者身份和标本识别的准确性.实用医院临床杂志,2012,9(3):18-20.
115. 杨雪,王治国.临床检验项目的生物学变异.现代检验医学杂志,2012,27(2):4-6.
116. 张妍,王治国.实验室不符合项管理计划的制定.国际检验医学杂志,2012,33(1):118-120.
117. 张妍,王治国.体外诊断试剂的稳定性测试.现代检验医学杂志,2012,27(2):161-162.
118. 钟堃,何法霖,王薇,等.参考区间的发展与现状.中国实验诊断学,2012,16(12):2355-2358.
119. 钟堃,王薇,白玉,等.全国干化学室间质量评价项目参考区间现况调查.检验医学,2012,27(8):684-687.
120. 钟堃,王薇,何法霖,等.北京市医疗机构常规生化互认指标参考区间分析.临床检验杂志,2012,30(8):621-622.
121. 钟堃,张传宝,王薇,等.多种统计方法对实验室间定量检测结果的比对研究.临床检验杂志,2012,30(9):697-699.
122. 赵海建,张传宝,王薇,等.脂类检验项目室内质控变异系数分析.中华检验医学杂志,2012,35(12):1172-1175.
123. 胡丽涛,王治国.自动血液学分析仪的确认和验证.国际检验医学杂志,2011;32(13):1497-1499.
124. 胡丽涛,王治国.临床检验室内质量控制技术的发展.现代检验医学杂志,2013;28(1):001-003.
125. 胡丽涛,王薇,王治国.质量控制规则检出持续误差的性能特征研究.临床检验杂志,2013,31(2):134-136.
126. 姜好,杨雪,王薇,等.320个病种临床路径检验项目设置分析.中华医院管理杂志,2013,29(5):

359-361.

127. 康凤凤,王治国.一种新的室间质量评价靶值建立及其不确定度的稳健统计方法.检验医学,2013;28(9):845-846.
128. Feng F. Kang, Wei Wang, Chuan B. Zhang, et al. Wang. Establishment of an assigned value and its uncertainty for tumour markers in proficiency testing in China. Accreditation and Quality Assurance, 2013, 18(5): 435-439.
129. Zeng R, Wang W, Wang Z. National survey on critical values notification of 599 institutions in China. Clin Chem Lab Med 2013;51:2099-2107.
130. 康凤凤,王薇,何法霖,等.已通过ISO15189认可的临床实验室常规生化指标的性能评价.临床检验杂志,2013,31(1):57-59.
131. 康凤凤,王薇,王治国.风险管理与临床实验室质量改进.实验与检验医学,2013,31(1):1-3.
132. 康凤凤,王薇,何法霖,等.重点专科检验科常规生化项目检测性能现状研究.现代检验医学杂志,2013,28(4):20-22.
133. 康凤凤,王薇,王治国.HIV感染的实验室检测质量控制.临床输血与检验,2013,15(4):327-330.
134. 康凤凤,杨雪,曾蓉,等.ISO15189:2012与临床实验室质量指标.临床检验杂志,2013,31(8):609-611.
135. 王薇,曾蓉,王治国.用西格玛水平评价四种血葡萄糖检测系统的性能.现代检验医学杂志,2013,28(4):83-88.
136. 王薇,钟堃,何法霖,等.2003-2012年全国新生儿遗传代谢病筛查室间质量评价结果分析.中国儿童保健杂志,2013,21(4):345-354.
137. 杨雪,王治国.利用室间质评数据评估便携式血糖仪性能.现代检验医学杂志,2013:28(2):118-122.
138. 杨雪,王薇,王治国.8种糖化血红蛋白床旁检测仪性能的分析.中国糖尿病杂志,2013,21(8):695-698.
139. 杨雪,王治国.检验医学分析前的差错类型与防范.中华医院管理杂志,2013,29(1):31-34.
140. 杨雪,王治国.检验医学中的差错.国际检验医学杂志,2013,34(10):1341-1342.
141. 杨雪,张传宝,王薇,等.我国心肌损伤标志物不同检测系统质量水平调查.临床检验杂志,2013,31(1):65-67.
142. 赵海建,王萌,张传宝,等.同一医院内血清葡萄糖(GLU)在两台不同检测系统上可比性验证.现代检验医学杂志,2013:28(3):158-159.
143. 赵海建,张传宝,何法霖,等.常规化学检测项目室间质量评价数据统计新方法探讨.检验医学杂志,2013:28(7):625-628.
144. 中华人民共和国国家标准GB/T 20468-2006《临床实验室定量测定室内质量控制指南》.北京:中国标准出版社,2006.
145. 中华人民共和国国家标准GB/T 20470-2006《临床实验室室间质量评价要求》.北京:中国标准出版社,2006.
146. 王毓芳,郝凤.过程控制与统计技术.北京:中国计量出版社,2001.
147. 张公绪,孙静.现代质量管理学.北京:中国财政经济出版社,1999.
148. 张公绪,孙静.现代质量控制与诊断工程 — 21世纪技术工程师与质量工程师必读.北京:中国经济科学出版社,1999.
149. GB/T 4091.1 — 1983《常规控制图总则》
150. GB/T 4091.2 — 1983《均值-标准差控制图($\bar{x}$-s图)》
151. GB/T 4091.3 — 1983《均值-极差控制图($\bar{x}$-R图)》
152. GB/T 4091.6 — 1983《不合格品率控制图(p图)》
153. CNAS-CL31 医学实验室质量和能力认可准则在临床微生物学检验领域的应用说明,中国合格评定国家认可委员会,2007.

154. CNAS-TRL-001:2012　CNAS 技术报告:医学实验室—测量不确定度的评定与表达,中国合格评定国家认可委员会(2012 年 11 月 08 日)
155. 中华人民共和国国家卫生和计划生育委员会. WS/T 414-2013:室间质量评价结果应用指南. 北京:中国标准出版社,2013.
156. 中华人民共和国国家卫生和计划生育委员会. WS/T 415-2013:无室间质量评价时实验室检测评估方法. 北京:中国标准出版社,2013.
157. 杨振华,王治国. 临床实验室质量管理. 北京:人民卫生出版社,2003.
158. 申子瑜,杨振华,王治国. 临床实验室管理. 北京:人民卫生出版社,2003.
159. 王治国. 临床检验质量控制技术. 北京:人民卫生出版社,2004.
160. 王治国,王清涛,邹伟民. 临床实验室质量管理学习与考试指导. 北京:中国协和医科大学出版社,2005.
161. 王治国. 临床检验质量控制技术. 第 2 版. 北京:人民卫生出版社,2008.
162. 王治国. 临床检验方法确认与性能验证. 北京:人民卫生出版社,2009.
163. 陈文祥,王治国. 医院管理学系列丛书-临床实验室管理分册. 北京:人民卫生出版社,2011.
164. 王治国. 临床检验六西格玛质量控制设计. 北京:人民卫生出版社,2012.
165. 王治国. 临床检验生物学变异与参考区间规范. 北京:人民卫生出版社,2012.